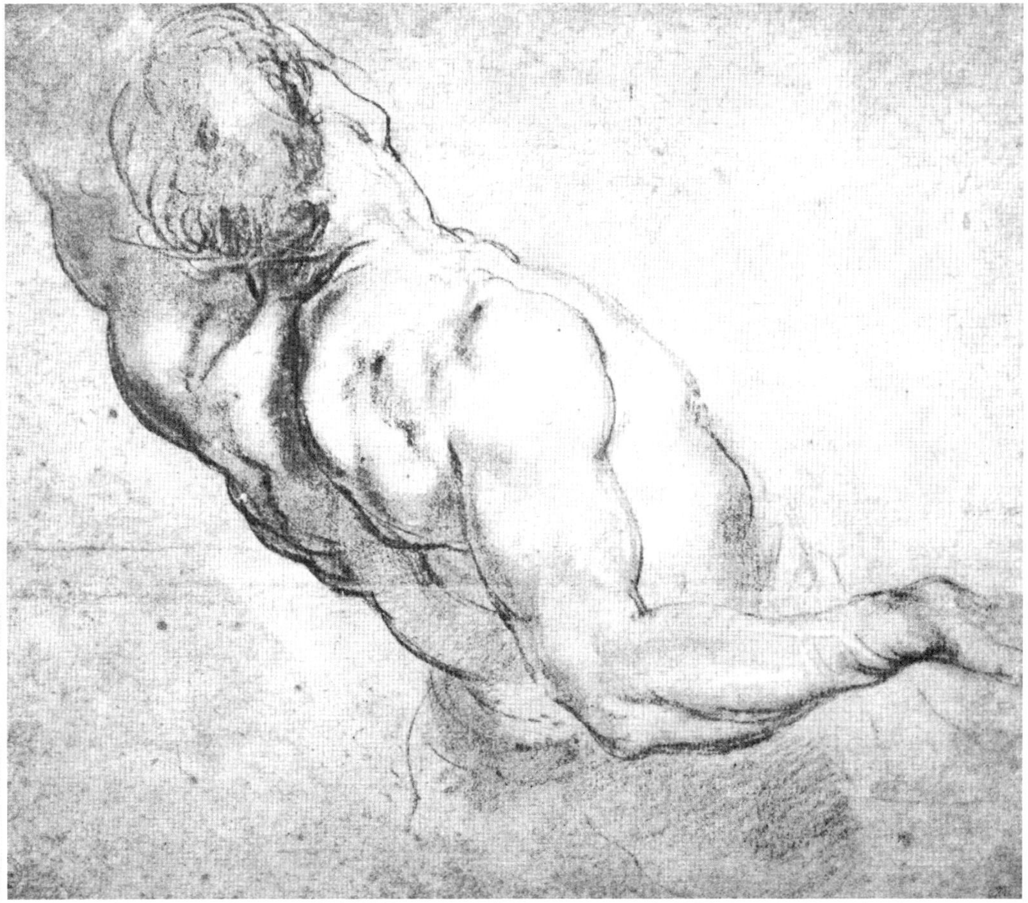

개정4판

요점 및 실습가이드

사람해부학

HUMAN ANATOMY

한상숙 지음

청구문화사

4차 개정판 머리말

의학계열의 학생들에게 있어서 가장 기본적인 학문의 하나인 사람해부학은 인체의 구조와 기능을 이해하는 학문으로서, 단순히 강의와 암기보다는 실제의 사람해부실습을 통해 관찰하고 이해함으로써 최대의 학습효과를 얻을 수가 있다. 그러나 현실적으로는 여러 가지 여건상 실제실습을 통한 강의가 충분하지 못하기 때문에 많은 어려움을 겪고 있다.

이러한 점들을 감안하여 학생들이 보다 효율적으로 인체의 구조와 기능을 이해할 수 있는 방법을 모색 중에 요점정리를 가이드로 하여 사람해부도를 채색하는 방법이 다른 어느 교육방법보다도 더 효율적이라고 생각되어 본 지침서를 마련하게 되었다.

이 책은 상세한 해부도와 명칭은 물론 조직학과 작용기전 및 임상적인 내용을 함께 기술하였다. 그러므로 형태를 이해하면서 동시에 기능에 관한 지식을 익힐 수 있음은 물론 임상에서 활용되는 해부학의 지식을 습득할 수 있을 것이다. 특히 앞으로는 국가시험을 비롯한 의료계 전반에 걸쳐 새의학용어를 사용하게 됨에 따라 해부학용어를 대한해부학회에서 개정한 새로운 용어로 교정하였다. 그러나 구용어와의 혼동을 염려하여 가능한 영문을 함께 명기하였다.

초판에 이어 4차례 미흡했던 점들을 어느 정도 수정 · 보완하고 나니 다소 안도가 되나 부끄럽기는 마찬가지이다. 그간 각별한 배려를 아끼지 않으셨던 여러분들께 감사드리며 앞으로도 계속 여러분들의 지도편달을 받아 수시로 수정 · 보완해 나갈 것을 다짐한다. 선배제현들의 배전의 충고를 바라마지 않는다.

끝으로 어려운 여건 속에서도 이 책이 출간될 수 있도록 여러모로 수고와 협조를 아끼지 않으신 靑丘文化社 李相泰사장님과 임직원 여러분들께 깊이 감사드린다.

2009년 2월

저자 씀

색 칠 안 내

1. 12가지색을 중심으로 색깔을 제시하였으나 20가지 이상의 색연필을 준비하는 것이 바람직하다.
2. 색을 칠할 때에는 그 페이지에서 제시한 색을 먼저 칠한 다음 나머지 부분은 원하는 색을 칠한다. 일반적으로 넓은 부분이나 겉부분은 따뜻한 색을 사용하고 좁은 부분이나 속부분은 차가운 색을 사용한다.
3. 여러가지 동맥, 정맥, 신경 등을 칠할 때를 제외하고는 가능한 동맥=빨강, 정맥=파랑, 신경=회색, 림프관=녹색, 지방=노랑, 근육=갈색 등으로 칠하는 것이 바람직하다.
4. 구별하는 문자는 같지만 작은 수자가 첨가되는 경우(예, a_1, a_2 등)나 대칭구조의 경우에는 같은 색을 사용한다.
5. 한 단원에서 같은 낱말은 동일한 색을 사용한다.
6. 동맥, 정맥, 신경 또는 관을 따라 표시된 점선은 그 구조가 뒤쪽에 있음을 의미한다.
7. 이 책에서 약어는 다음과 같다.

A.=동맥	CART.=연골	MED.=안쪽
V.=정맥	LIG.=인대	LAT.=가쪽
N.=신경	SUP.=위쪽	EXT.=바깥
M.=근육	INF.=아래쪽	INT.=속
FLEX.=굽힘	EXT.=폄	ABD.= 벌림
ADD.= 모음		

목 차

제 1 장 서 론

Introduction

해부학의 범위 FIELD OF ANATOMY
육안해부학 MACROSCOPIC ANATOMY (GROSS ANATOMY) 계통해부학 Systemic Anatomy 국소해부학 Regional Anatomy
현미해부학 MICROSCOPIC ANATOMY 조직학 Histology 세포학 Cytology
발생학 DEVELOPMENTAL ANATOMY (태생학 EMBRYOLOGY)

서론 INTRODUCTION : 인체의 개요 HUMAN BODY AS A WHOLE
위치와 방향용어 Terms of Position and Direction

1=빨강 2=주황
3=노랑 4=엷은파랑
상반되는 방향용어=상반되는 색으로
<예:빨강(위쪽) – 녹색(아래쪽)>

Body Planes 인체의 면

	용어	설명
1	MIDSAGITTAL 정중시상면 (MEDIAN 정중면)	• 신체 또는 기관을 오른쪽과 왼쪽 반을 나누는 중앙면, 시상면중에서 정중면에 해당되는 머리뼈의 시상봉합 Sagittal Suture을 지난다.
2	SAGITTAL 시상면	• 인체를 동등하지 않게 왼쪽과 오른쪽 부분으로 나누는 면으로 정중면과 평행한다.
3	FRONTAL 이마면 (CORONAL 관상면)	• 신체 혹은 장기를 앞과 뒷부분으로 나누는 면을 말하며, 두개골의 관상봉합 Coronal Suture을 지나므로 관상면이라 한다.
4	HORIZONTAL (TRANSVERSE) (CROSS SECTIONAL) 수평면	• 신체를 위와 아래로 나누는 면으로 시상면과 관상면에 수직이며 가로단면이라고도 한다.

Directional Terms 방향용어

	용어	설명
5	SUPERIOR 위쪽 (CRANIAD 머리쪽)	• 기립자세에서 신체의 머리쪽, 즉 다른 구조물보다 머리에 더 가깝거나 더 높은 곳을 표시한다.
6	INFERIOR 아래쪽 (CAUDAD 꼬리쪽)	• 기립자세에서 신체의 발쪽, 즉 다른구조물보다 발에 가깝거나 더 낮은 곳을 표시한다.
7	ANTERIOR 앞쪽 (VENTRAL 배쪽)	• 신체나 장기의 앞면 또는 다른 구조물보다 더 앞쪽에 있음을 표시한다.
8	POSTERIOR 뒤쪽 (DORSAL 등쪽)	• 신체나 장기의 뒷면 또는 다른 구조물보다 더 뒤쪽에 있음을 표시한다.
9	PROXIMAL 몸쪽	• 한 구조물이 팔다리내에서 다른 구조물보다 더 정중면에 가깝거나 팔다리의 몸쪽(기원)에 가까움을 표시한다.
10	DISTAL 안쪽	• 한 구조물이 팔다리내에서 다른 구조물보다 정중면으로부터, 또는 팔다리의 근원에서 더 멀리 떨어져 있음을 표시한다.
11	MEDIAL 안쪽	• 신체 혹은 장기에서 정중면에 더 가까움을 표시한다.
12	LATERAL 가쪽	• 신체 혹은 장기에서 정중면으로부터 더 멀리 있음을 표시한다.
	SUPERFICIAL 얕은부분	• 신체 혹은 장기의 표면에 가까이 위치함을 표시한다.
	DEEP 깊은부분	• 신체 혹은 장기의 표면에 깊은 곳에 위치함을 표시한다.

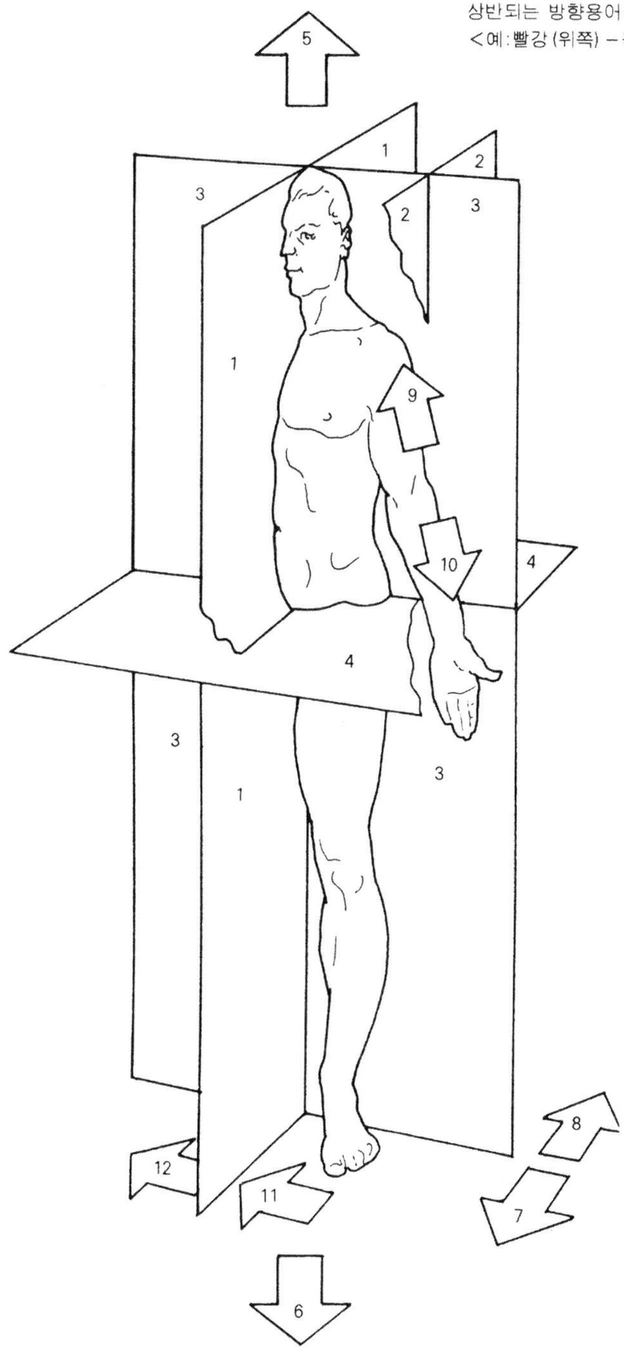

머리·목부분=노랑색 계통
몸통=따뜻한 색
팔다리 =차가운 색

1—1

서론 INTRODUCTION : 인체의 개요 HUMAN BODY AS A WHOLE

인체의 부위 Regions of Body, 배부위 Abdominal Region

★ 해부학적 자세 Anatomical Position

인체의 각 부위 또는 각 장기들의 위치나 방향을 표현하기 위한 신체의 기본자세를 말한다. 사람이 똑바로 서서, 눈을 수평으로 전방을 바라보고, 팔은 반듯하게 펴서 양옆에 붙이고 손바닥과 발가락이 전방을 향한 자세를 말한다.

HEAD 머리부분

1 CRANIUM 머리
2 FACE 얼굴

NECK 목부분

3 ANT. NECK 앞목
4 POST. NECK 목덜미

TRUNK 몸통

5 THORAX 가슴
6 ABDOMEN 배
7 PELVIS 골반
BACK(DORSUM) 등
가슴·배의 뒷면

UPPER 팔 EXTREMITY

8 SHOULDER 어깨
9 BRACHIUM 위팔
10 ELBOW 팔꿈
11 ANTEBRACHIUM 아래팔
12 WRIST 손목
13 HAND 손

LOWER 다리 EXTREMITY

14 BUTTOCK 볼기
15 THIGH 넓적다리
16 KNEE 무릎
17 LEG 종아리
18 ANKLE 발목
19 FOOT 발

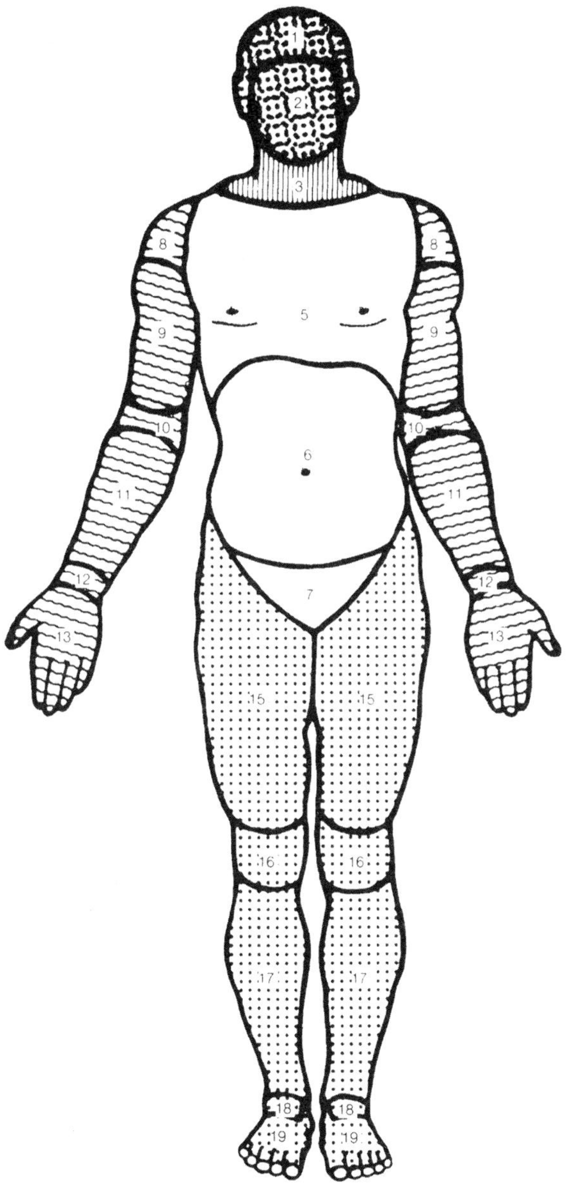

앞면

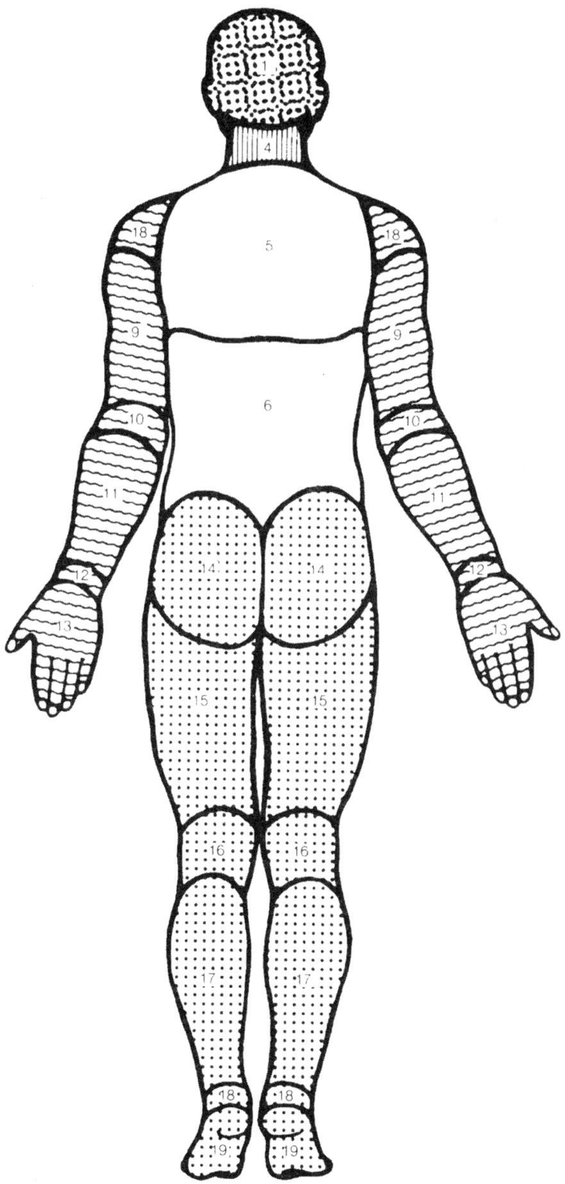

뒷면

9 ABDOMINAL REGION 배의 9구역

1. R. HYPOCHONDRIAC 오른갈비밑부위
2. EPIGASTRIC 명치부위
3. L. HYPOCHONDRIAC 왼갈비밑부위
4. R. LUMBAR 오른옆구리부위
5. UMBILICAL 배꼽부위
6. L. LUMBAR 왼옆구리부위
7. R. INGUINAL 오른샅굴부위
8. HYPOGASTRIC/PUBIC 두덩부위
9. L. INGUINAL 왼샅굴부위

★ 구역의 경계선

a 빗장 중간선 Midclavicular Line
빗장뼈의 중간점을 지나는 수직선으로 아래쪽에서는 샅고랑인대의 중간을 지난다.

b 날문가로면 Transpyloric Plane
목아래 패임과 두덩결합의 중간을 지나는 수평면으로 첫째와 둘째 허리뼈 사이를 지난다.

c 결절사이면 Transtubercular Plane
양쪽 엉덩뼈 결절을 지나는 수평면으로 다섯째 허리뼈 몸통의 높이에 해당한다.

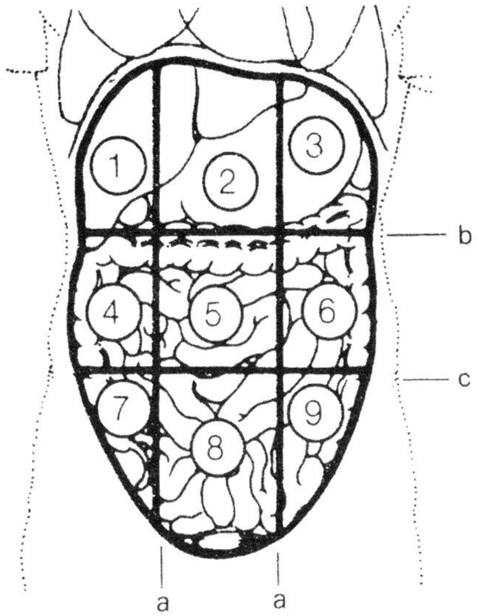

배의 9구역

①	②	③
· 간 (오른엽) · 쓸개 · 오른 콩팥 (위 1/3) · 오른 부신	· 간 (왼엽 오른엽일부) · 위 (날문구멍 작은굽이) · 작은창자 (샘창자 일부) · 이자 (몸통과 아래부분) · 부신	· 위 (몸통과 위바닥부분) · 큰창자 (왼창자굽이) · 지라 · 이자 (꼬리부분) · 왼콩팥 (꼬리부분) · 왼부신
④	**⑤**	**⑥**
· 작은창자 (빈창자, 돌창자) · 큰창자 (오른창자굽이, 오름(잘록)창자, 막창자상부) · 오른콩팥 (아래 2/3 가쪽부분)	· 작은창자 (샘창자 일부, 빈창자,돌창자) · 큰창자 (가로(잘록)창자 의 중간부분 · 배대동맥의 분기부와 아래대정맥 · 콩팥 (콩팥부위)	· 작은창자 (빈창자,돌창자) · 큰창자 (내림(잘록) 창자) · 왼쪽콩팥 (아래 1/3 부분)
⑦	**⑧**	**⑨**
· 작은창자 (돌창자) · 큰창자 (막창자 아래 끝부분) · 막창자꼬리	· 작은창자 (돌창자) · 큰창자 (구불(잘록)창자, 곧창자 일부) · 방광 (팽창되었을때)	· 작은창자 (막창자) · 큰창자 (내림(잘록) 창자, 구불 (잘록)창자의 접합부)

4 ABDOMINAL QUADRANTS 배의 4구역

A. LEFT UPPER QUADRANT (L.U.Q.) 왼쪽 위구역
B. LEFT LOWER QUADRANT (L.L.Q.) 왼쪽 아래구역
C. RIGHT UPPER QUADRANT (R.U.Q.) 오른 위구역
D. RIGHT LOWER QUADRANT (R.L.Q.) 오른 아래구역

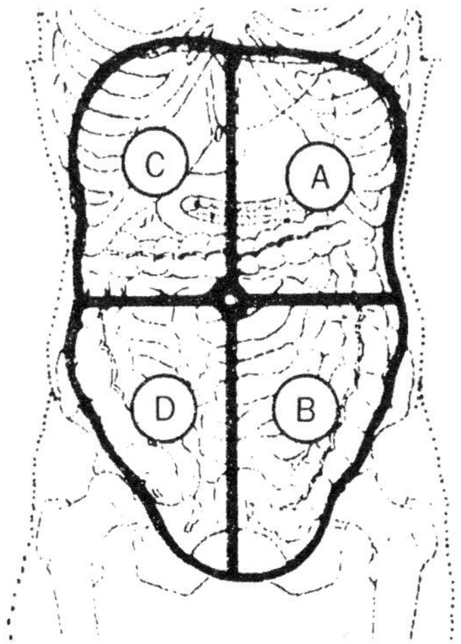

배의 4구역

1－2

서론 INTRODUCTION : 세포 CELL
세포의 구성 Components of Cell

N=노랑 a=살색 c=파랑
1=보라 4=오렌지 8=녹색

■ **미세구조로 본 몸의 구성**

몸－조직 Body Tissues
- 세포 Cells
- 세포사이물질 Intercellular Substances
- 체액 Body Fluid

＊ 체액은 구성의 한 요소이기는 하나 관찰되지는 않음

■ **구조적 구성단위**

세포는 개체를 구성하는 현미경적인 기본단위로 개체의 구조적인 단위이며 기능적인 단위이다.

FUNDAMENTAL STRUCTURE OF THE HUMAN BODY 인체의 기본적구성

CHEMICAL 화학단위 → CELLULAR 세포단위 → TISSUE 조직 → ORGAN 기관 → SYSTEM 계통

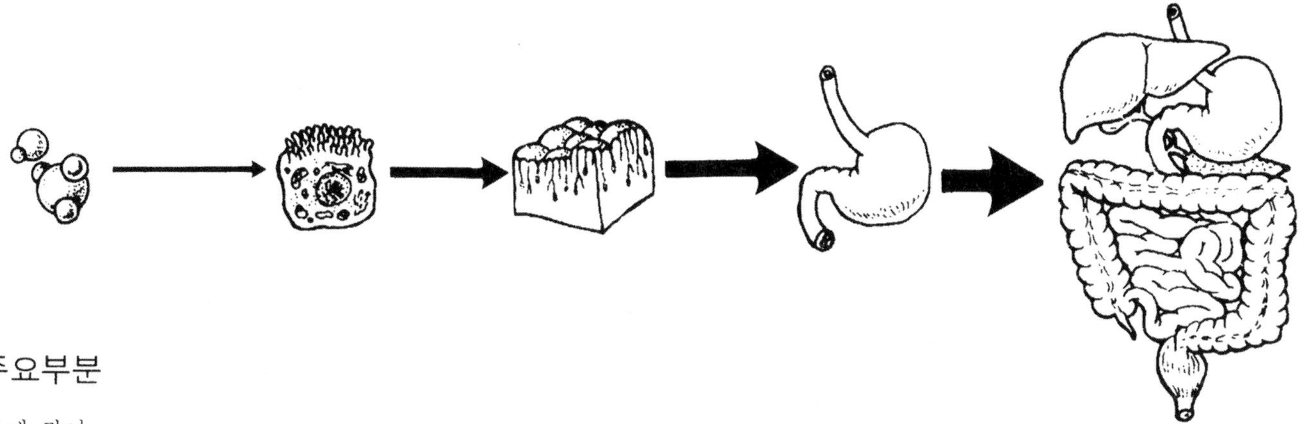

PRINCIPAL PARTS OF A CELL 세포의 주요부분

PROTOPLASM 원형질
- N **NUCLEUS 핵** · 세포의 성장, 재생, 증식등에 관여
  - N_1 **NUCLEOLUS 핵소체**
- CYTOPLASM 세포질
  - a **CELL MEMBRANE 세포막** 세포질의 맨 바깥쪽을 싸는 두께 7.5nm의 막세포형질과 조직액 사이에 있어서 관문 Barrier 역할한다.
  - b **INTERIOR ORGANELLES 세포소기관**
    1. **ENDOPLASMIC RETICULUM 세포질세망**
    2. **RIBOSOMES 리보소체**
    3. **GOLGI APPARATUS 골지장치**
    4. **MITOCHONDRIA 사립체**
    5. **LYSOSOMES 용해소체**
    6. **PEROXISOME 과산화소체**
    7. **CENTROSOME 중심소체**
  - • **CELL INCLUSIONS 세포포함물** : 세포의 물질대사 결과로 생기며 생명이 없다.
  - c **CYTOPLASMIC MATRIX 바탕질**
    - **CYTOPLASMIC LATTICE 세포질 격자**
    8. **MICROTUBULES 미세관**
    9. **MICROFILAMENTS 미세사**

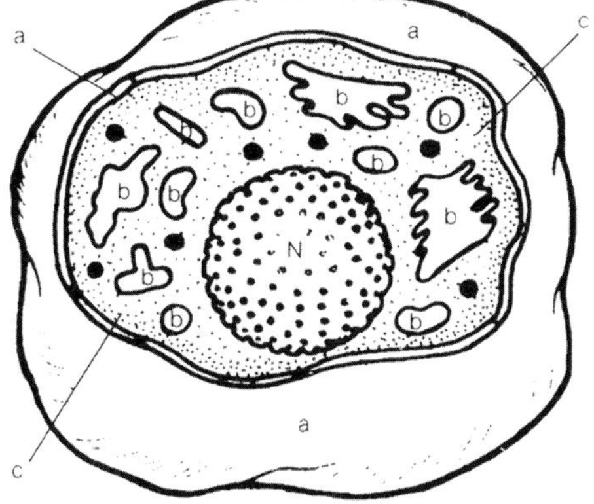

■ **세포질세망** : 리보소체가 붙어 있는 과립세포질세망과 리보소체없이 표면이 매끈한 무과립 세포질세망으로 나뉜다. 단백질 합성과 관계 있다.

■ **리보소체** : RNA로 되어 있으며 단백질 합성의 중추적 역할을 한다. 세포질세망에 붙어 있는 것은 외부로 분비하는 단백질을 합성하고, 세포바탕질내에 유리되어 있는 것은 세포자체에 필요한 단백질을 합성한다.

■ **골지장치** : 형질내그물에서 생산되어 운반해 온 물질을 농축하여 배출한다. 당단백, 점액 및 당류합성에 관여한다.

■ **사립체** : 많은 효소를 갖고 있어 영양분을 분해하여 Energy를 생산한다. 세포기능이 왕성한 세포일수록 사립체수가 많다.

■ **용해소체** : 산성분해효소 갖고 있어 세포가 손상받았을 때 이로써 세포 자체가 용해된다.

■ **중심소체** : 방추사를 형성하여 염색체 이동에 관여한다.

■ **미세사** : 세포의 점성과 탄력에 관여한다.

■ **과산화소체** : 미소체 microbody라고도 하며 용해소체와 매우 유사하게 보이는 막으로 둘러싸인 과립성 세포질 구조로서 효소와 그외의 물질을 함유한 타원형 또는 구형의 과립이다.

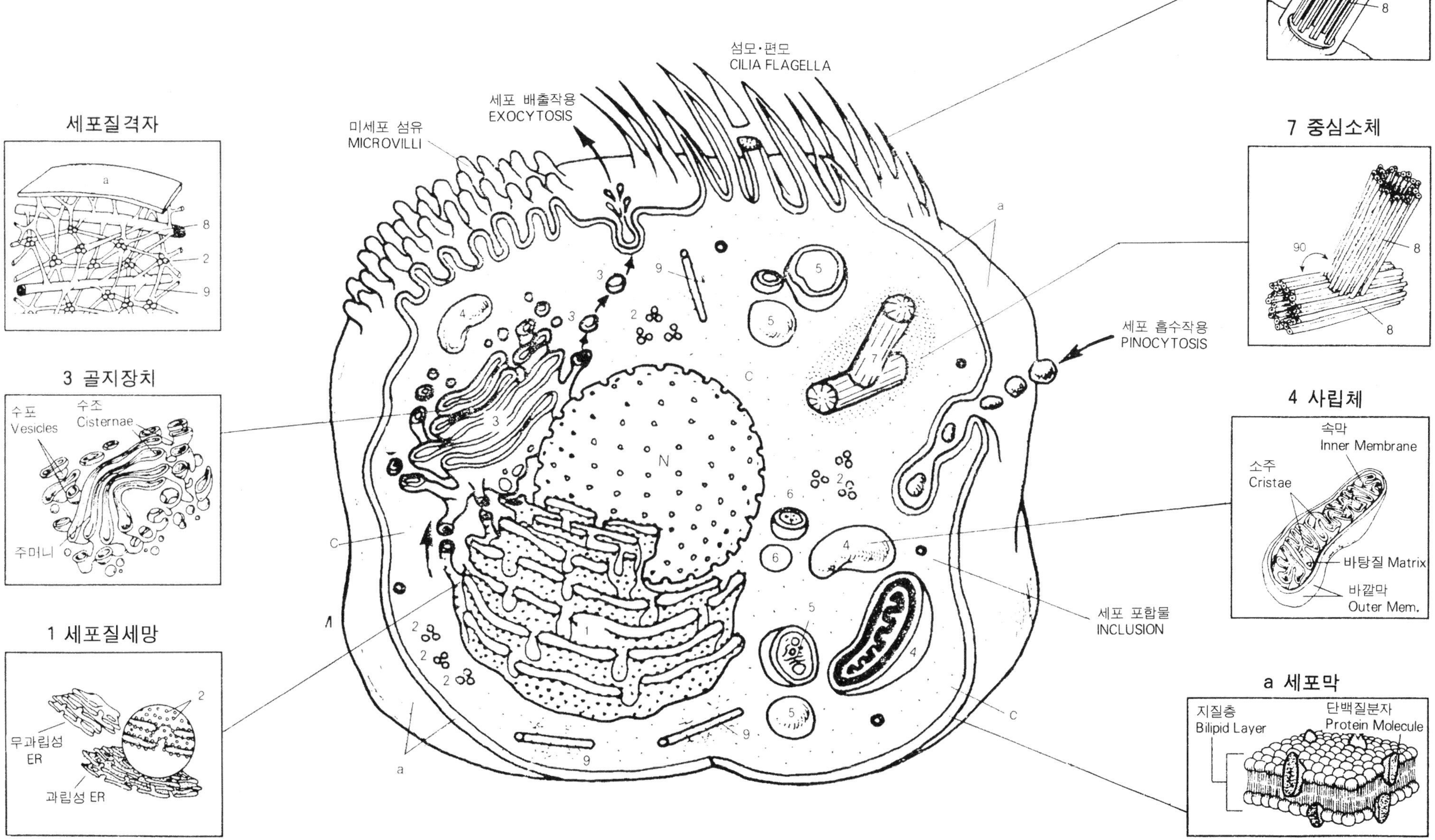

1－2

서론 INTRODUCTION : 세포 CELL
세포분열 Cell Division : 유사분열 Mitosis, 감수분열 Meiosis

*** 세포분열 CELL DIVISION**

인체내에서 중추신경계를 제외한 모든 조직들은 성인이 된 후에도 그 구성세포들이 같은 둘로 나뉘어져서 새로운 세포들을 만들어 내는 것을 세포분열이라 한다. 즉 세포자체가 증식하는 것을 뜻하며 유사분열 Mitosis과 무사분열 Amitosis의 두가지 방식이 있다. 이밖에 생식세포가 형성되는 과정에서 감수분열 Meiosis이라는 특수한 유사분열의 형태가 있다.

유사분열 Mitosis/간접분열 Indirect Division

분열과정에서 섬유성 구조물이 나타나기 때문에 유사분열이라 이름지어 졌으며, 소요시간은 약 1시간이며 전기가 가장 길고 중기와 후기는 짧다.

간기 INTERPHASE : 연속적인 분열사이의 기간을 말하며 이 기간동안 염색분체 내의 DNA는 다음 유사분열을 위한 준비로 2배가 된다. 즉 복재가 일어난다.

전기 PROPHASE 세포분열이 시작되는 초기로 염색질 Chromatin이 치밀하게 되어 염색질사 Chromatin Thread가 되고 더욱 농축되어 일정 수의 토막진 염색분체 Chromatid가 된다.
핵막, 핵소체는 소실되고 2개의 중심소체는 반대극으로 이동하는데 방추사 Spindle Fiber가 나타난다.

중기 METAPHASE 모든 염색체가 적도판 Equatorial Plate에 나란히 배열되어 단성 Monoster을 형성한다.
각 염색체는 다시 세로로 갈라져 2개로 나뉘어진다. 이때 방추사는 모든 염색체에 연결되어 있다.

후기 ANAPHASE 갈라진 각 염색체가 서로 분리되어 방추사의 수축에 의하여 양극에 있는 중심소체를 향해 이동되어 2성 Diaster을 이룬다.

종기 TELOPHASE 염색체가 염색질로 되돌아가고 소실되었던 핵소체와 핵막이 출현하며, 방추사는 소실된다. 어미세포와 똑같은 2개의 딸세포가 형성된다.

색깔을 임의로 선택하여 box안을 칠하시오.

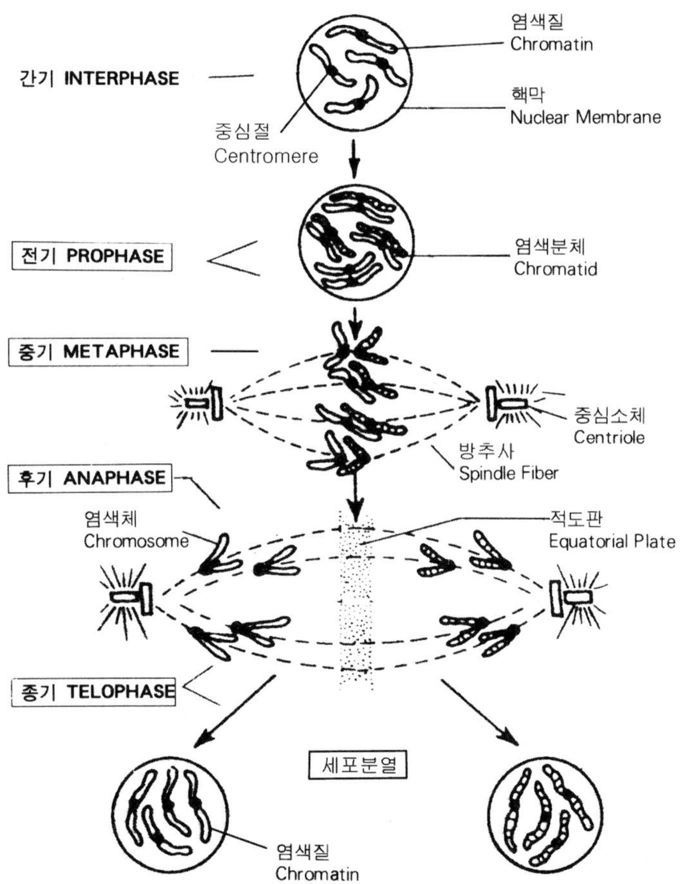

유사분열

* 감수분열 MEIOSIS

감수분열은 원시적 성세포가 완숙한 성세포로 성숙하는 과정에서만 볼 수 있는 형태의 세포분열이다. 감수분열 과정은 연속적으로 진행되는 두번의 세포분열로 구성되는데 이를 각기 1차 감수분열 및 2차 감수분열이라고 하며 매분열마다 유사분열처럼 전기, 중기, 후기 및 종기등의 과정을 밟게 된다.

■ 1차 감수분열 First Meiotic Division

① 전기 PROPHASE Ⅰ : 매우 긴 기간(정자 22일, 난자 수십년 동안)동안 진행된다. 상동염색체 Homologus가 짝을 지어 나란히 배열되는 시기로서 46개의 염색체가 마치 23개인양 보인다.

② 중기 METAPHASE Ⅰ : 유사분열과 같이 상동염색체가 적도판에 배열되며, 이들은 방추사에 의해 중심소체에 연결된다.

③ 후기 ANAPHASE Ⅰ : 상동염색체를 이루고 있는 두 염색체가 하나씩 양극으로 끌려간다. 즉 23개의 염색체가 양극으로 끌려간다.

④ 종기 TELOPHASE Ⅰ 22개의 상동염색체와 1개의 성염색체를 가진 두개의 세포가 생긴다.

■ 2차 감수분열 Second Meiotic Division

• 유사분열과 동일하게 전기Ⅱ, 중기Ⅱ, 후기Ⅱ, 종기Ⅱ를 거쳐 원시성세포는 염색체의 수가 반으로 주는 4개의 세포가 된다. 즉 감수분열의 결과 난자는 22개의 상염색체와 1개의 X성염색체를 갖는 반면, 정자는 22개의 상염색체와 1개의 X성염색체나 Y성염색체를 갖는다. 정자와 난자가 수정되면 염색체수는 46개로 복귀되면서 배자 Embryo의 성이 결정된다.

★ 간기 Interphase : 일차감수분열이 시작되기 전인 간기에서는 유사분열에서와 마찬가지로 DNA복재로 인해 각각의 염색체가 두개의 염색분체가 되며, 두 염색분체는 중심절 Centromere에 붙는다.

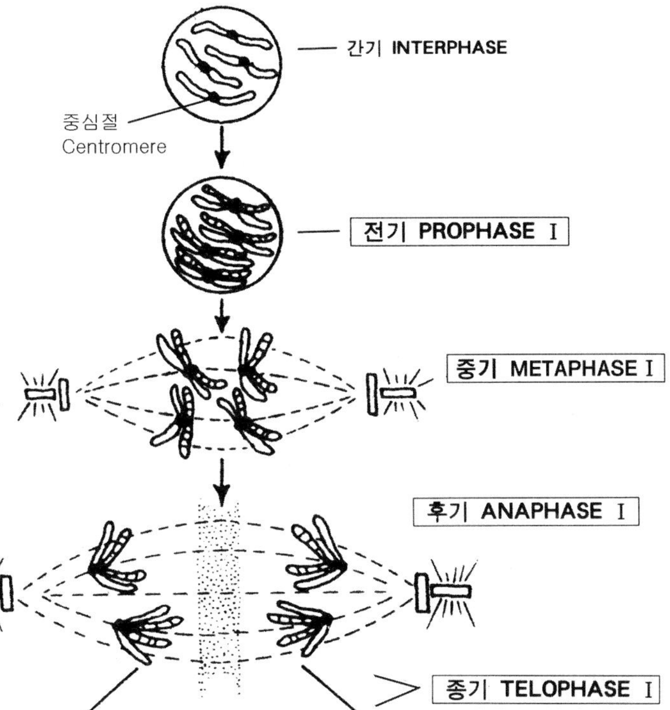

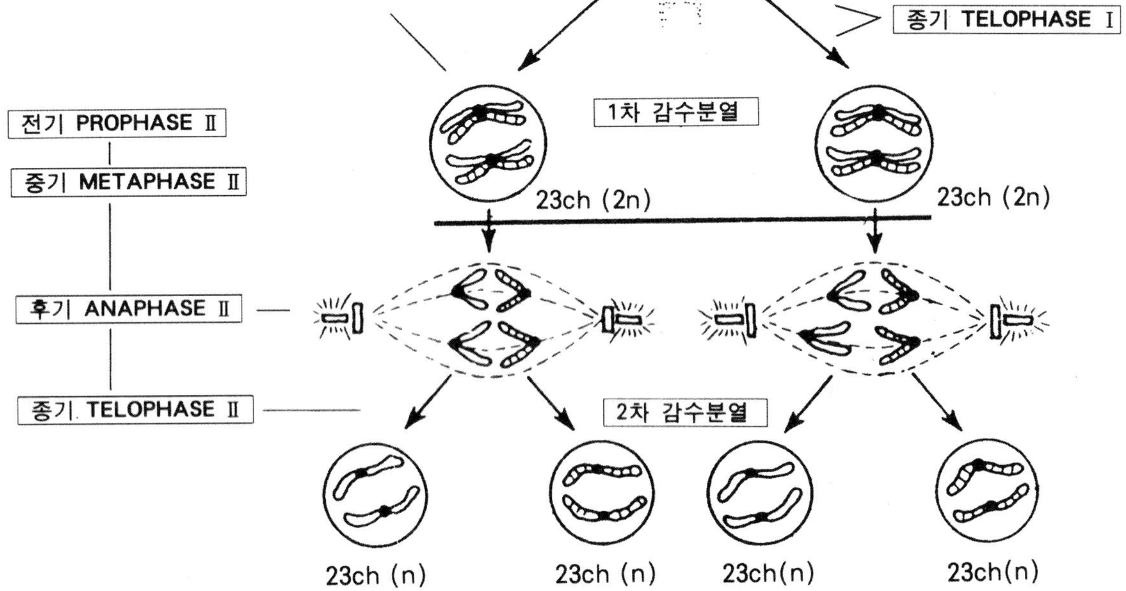

감수분열

1-4

서론 INTRODUCTION : 조직 TISSUE
조직의 분류 Classification of Tissue

* 조직 TISSUE : 수정란이 세포분열을 거듭하는 동안 각 세포의 집단들은 그 형태가 분화되면서 작용이 비슷한 것끼리 모여 4종류의 조직 즉 근육조직, 신경조직, 상피조직, 결합조직으로 나뉜다. 각 조직은 그 고유의 세포와 세포의 분비물이나 원형질 변화물들로 이루어진 세포사이바탕질 Intercellular Matrix로 구성된다.

■ **MUSCLE TISSUE 근육조직**

SMOOTH MUSCLE 민무늬근
- a **SMOOTH MUSCLE CELL 민무늬근세포**
- b **NUCLEUS 핵**
- c **CONNECTIVE TISSUE 결합조직**

CARDIAC MUSCLE 심장근
- d **STRIATED CELL 가로무늬세포**
- e **INTERCALATED DISCS 사이원반**
- f **CAPILLARIES 모세혈관**

SKELETAL MUSCLE 뼈대근
- g **SARCOLEMMA 근세포막**
- h **MYOFIBRILS 근원섬유**

■ **NERVOUS TISSUE 신경조직**

NEURON 신경세포
- i **CELL BODY 세포체**
- j **AXON 축삭**
- k **DENDRITE 가지돌기**

NEUROGLIA 신경아교

4기본조직=그림의 box안을 칠하시오

BASIC TISSUE 기본조직
- MUSCLE TISSUES 근육조직
- NERVOUS TISSUES 신경조직
- EPITHELIAL TISSUES 상피조직
- CONNECTIVE TISSUES 결합조직

Components of Tissue 조직의 구성

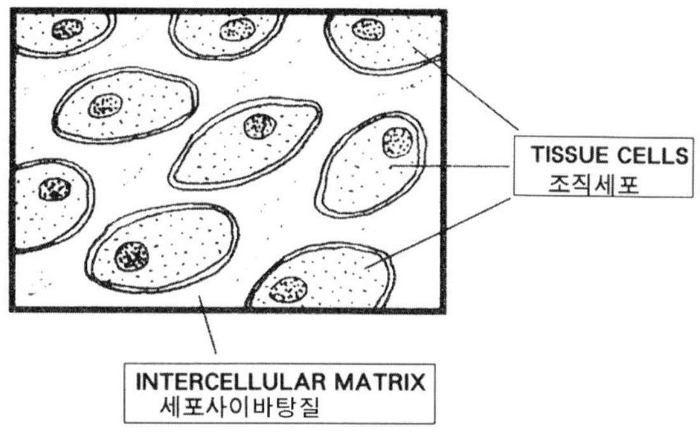

A MUSCLE TISSUE 근육조직

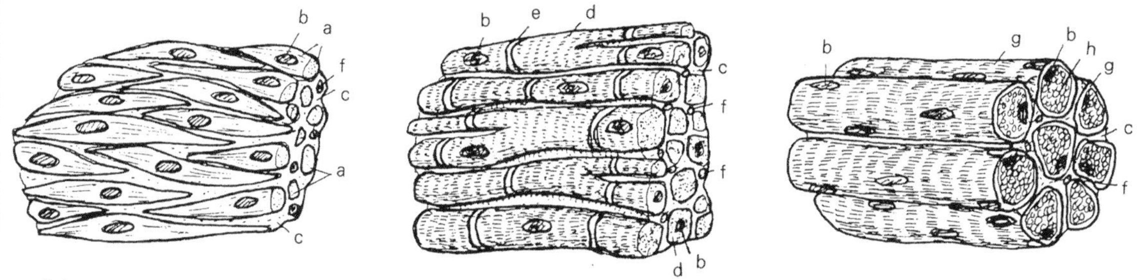

SMOOTH MUSCLE 민무늬근
- 내장근으로 주로 관강장기 구성
- 근세포의 구조는 긴 방추형
- 근섬유에 가로무늬 없으며 핵은 1개
- 자율신경 지배에 의한 불수의근

CARDIAC MUSCLE 심장근
- 심장벽에만 있는 근
- 가로무늬 있으나 불수의 근
- 단핵세포로서 원주상
- 근섬유사이 경계에 사이원반

SKELETAL MUSCLE 뼈대근
- 전신의 관절운동에 관여
- 가로무늬 있는 수의근
- 표면은 근막으로 싸여서 독립
- 체중의 약 40% 차지

B NERVOUS TISSUE 신경조직

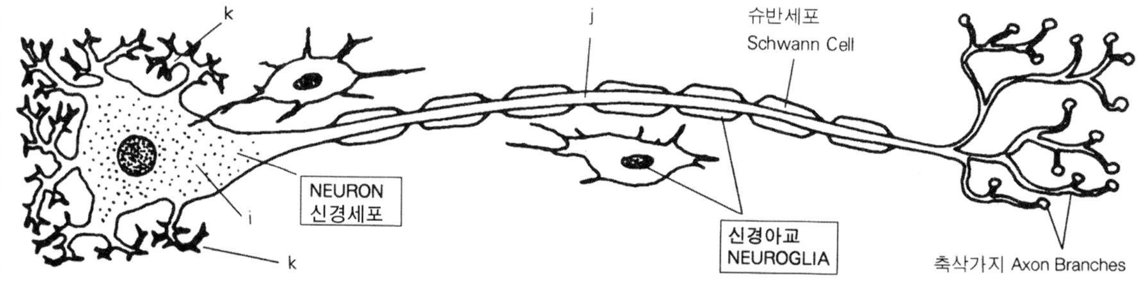

■ 상피조직 EPITHELIAL TISSUE

- 발생학적으로 외배엽, 중간배엽, 내배엽에서 유래된 조직이다.
- 신체의 외표면(표피)이나 체강(가슴안, 배안), 맥관의 내표면, 각 기관의 외표면과 그 내강면을 덮는 막성조직이다.
- 상피세포의 일반적 기능은 보호, 흡수, 분비이며, 특수기능으로는 관내의 물질 운반, 생식세포 생산 및 우수한 재생능력 등이다.
- 세포형태와 세포배열상태에 따라 분류된다.
- 한 조직의 세포는 바닥막과 세포사이의 섬유에 의해 함께 고정되어 있다.
- 조직은 확산에 의해 영양분을 받는데, 그 이유는 혈관이 없기 때문이다.

■ 결합조직 CONNECTIVE TISSUE

- 발생학적으로 중간배엽에서 유래된 조직이다.
- 피부밑결합조직, 근막 Fascia, 힘줄 및 각종 조직 사이나 기관사이를 결합 또는 채우고 있는 조직이다.
- 이 조직은 바탕질인 결합조직섬유(아교섬유, 탄력섬유)가 많고, 결합조직세포는 적다.
- 고유의 결합조직세포는 결합조직섬유를 생산하는 섬유세포 Fibrocytes와 그물조직을 구성하는 그물세포 Reticular Cell의 두 종류이지만 조직구 Histiocytes, 비만세포 Mast Cell, 형질세포 Plasma Cell, 백혈구, 림프구 등이 들어있다.
- 조직구와 백혈구는 식세포작용 Phagocytosis이 있고 형질세포는 면역물질을 생산한다.

· 결합조직의 종류

결합조직은 바탕질의 성질과 바탕질내의 섬유형태와 구성에 따라 분류된다.

1 CONNECTIVE TISSUE 고유결합조직

2 CARTILAGES 연골

3 BONE 뼈

4 BLOOD & LYMPH 혈액과 림프

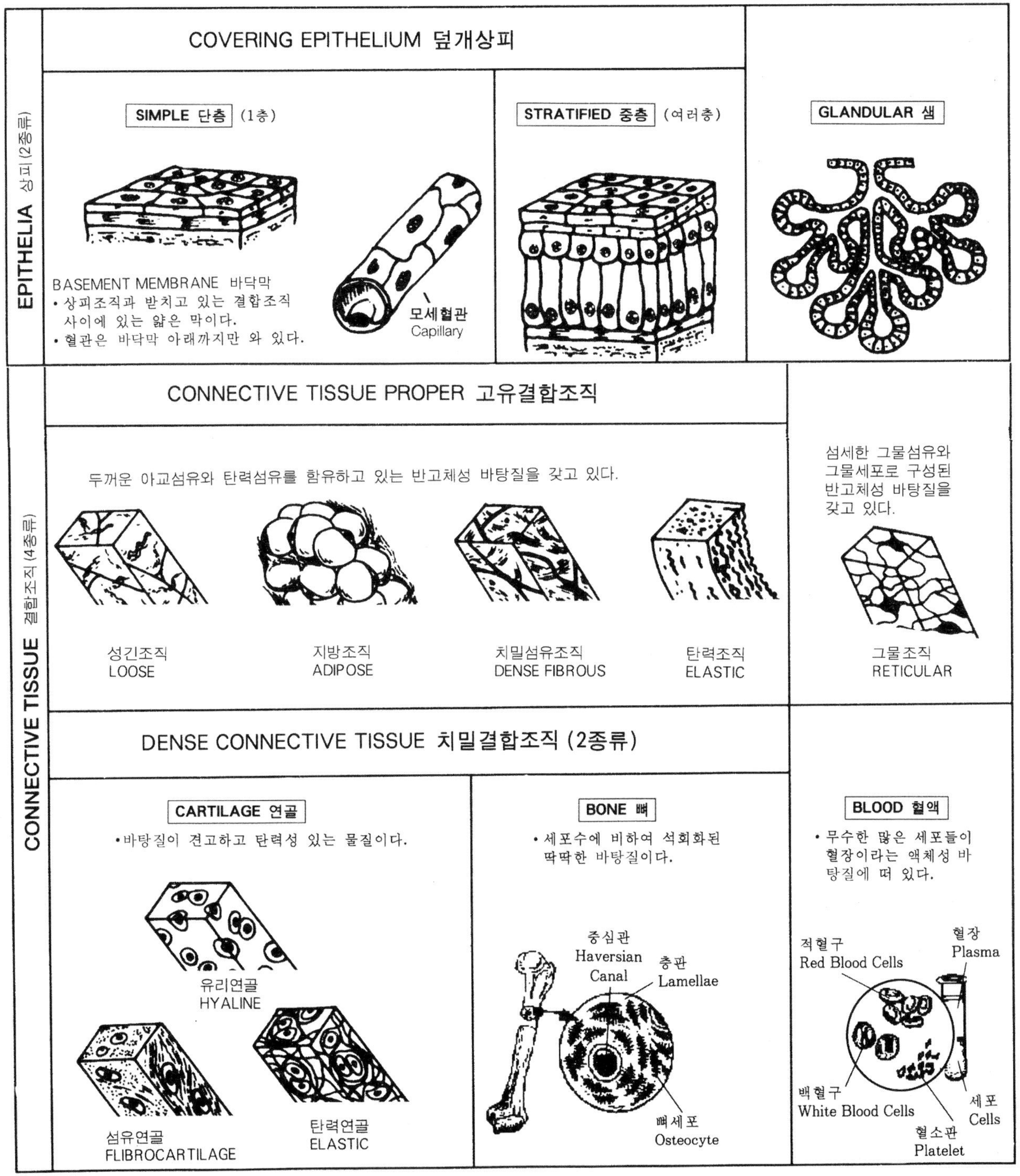

서론 INTRODUCTION : 조직 TiSSUE

상피조직 Epithelial Tissue : 덮개상피 Covering Epithelium, 샘상피 Glandular Epithelium

색깔은 임의로 선택하시오.

*** 상피조직 EPITHELIAL TISSUE**

기능에 따라 덮개상피와 샘상피로 분류되며, 덮개상피는 자유표면에 있는 세포모양에 따라 다시 단층과 중층으로 분류된다.

■ COVERING EPITHELIUM 덮개상피

Ⅰ 단층상피 Simple Epithelium

- 단층편평상피는 허파꽈리, 콩팥의 세뇨관, 혈관, 림프관에서 볼 수 있으며, 얇은 상피층을 통해서 여과와 확산이 신속히 일어난다.
- 단층입방상피는 갑상샘소포, 수정체, 샘, 분비관에서, 단층원주상피는 위장관의 내면상피에서 볼 수 있다.

Ⅱ 거짓 중층 상피 Pseudostratified Epithelium

단층이면서 마치 중층으로 구성되어 있는 것 같은 모양이다. 여러형태의 세포들이 배열되어 각세포의 핵들이 여러 높이에서 나타나 세포들이 2~3겹으로 쌓여 있는 것 같이 보인다. 코안, 후두, 기관 및 남성생식기의 분비관에서 볼 수 있다.

Ⅲ 중층상피 Stratified Epithelium

- 중층 편평상피는 피부, 입안, 인두, 식도, 질, 항문관 등의 내면에서 볼 수 있다.
- 중층입방상피는 성인의 땀샘관에서, 중층원주상피는 성인의 요도일부에서 볼 수 있다.
- 중층이행상피는 방광, 요관, 콩팥 등에서 볼 수 있으며 오줌의 양이 변하는 것에 반응하여 팽창과 수축을 할 수 있다.

EPITHELIAL TISSUE상피조직의 종류

- ■ COVERING EPITHELIUM 덮개상피
- ■ GLANDULAR EPITHELIUM 샘상피

■ COVERING EPITHELIUM 덮개상피

Ⅰ Simple 단층상피(1층)

① SIMPLE SQUAMOUS 단층편평상피

② SIMPLE CUBOIDAL 단층입방상피

③ SIMPLE COLUMNAR 단층원주상피

Ⅱ Pseudostratified 거짓중층상피

④ PSEUDOSTRATIFIED CILIATED COLUMNAR 거짓중층섬모상피

Ⅲ Stratified 중층상피

⑤ STRATIFIED SQUAMOUS 중층편평상피

⑥ STRATIFIED CUBOIDAL 중층입방상피

⑦ STRATIFIED COLUMNAR 중층원주상피

⑧ STRATIFIED TRANSITIONAL 중층이행상피

Covering Epithelium 덮개상피의 고정

a BASEMENT MEMBRANE 바닥막

상피조직과 결합조직 사이에 있는 얇은 막

b SUPPORTING CONNECTIVE TISSUE 지지결합조직

상피조직은 세포사이질(바탕질)을 거의 갖고 있지 않고 세포들만으로 구성되어 연약하므로 결합조직이 받치고 있다.

COVERING EPITHELIUM 피개상피

I. SIMPLE 단층(1층)

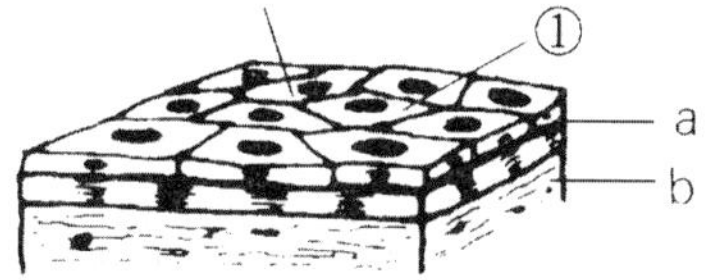

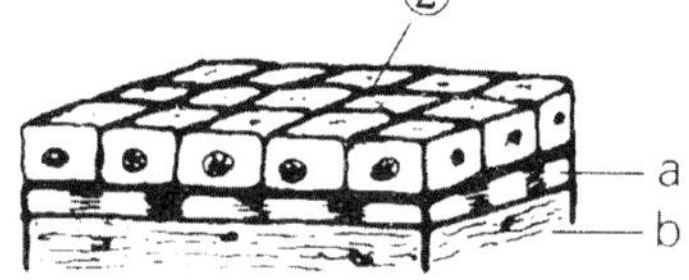

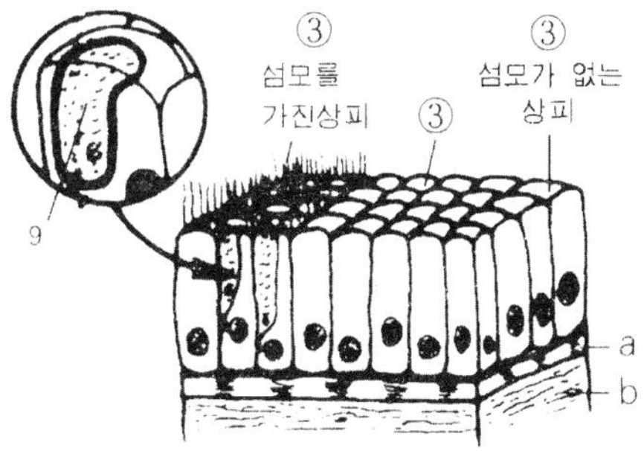

II. PSEUDOSTRATIFIED

거짓중층상피(1층)

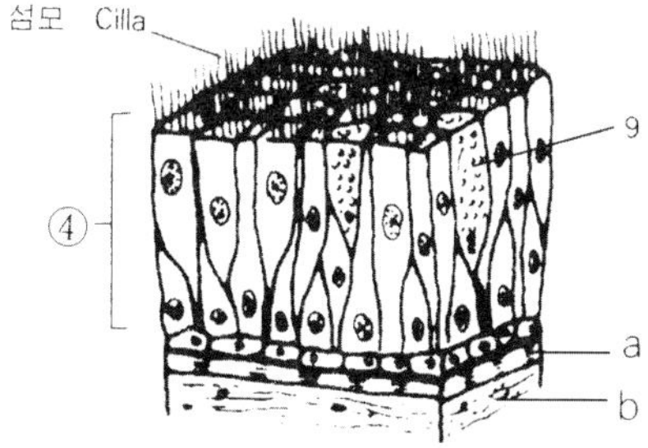

III. STRATIFIED 중층

(2층또는 그 이상)

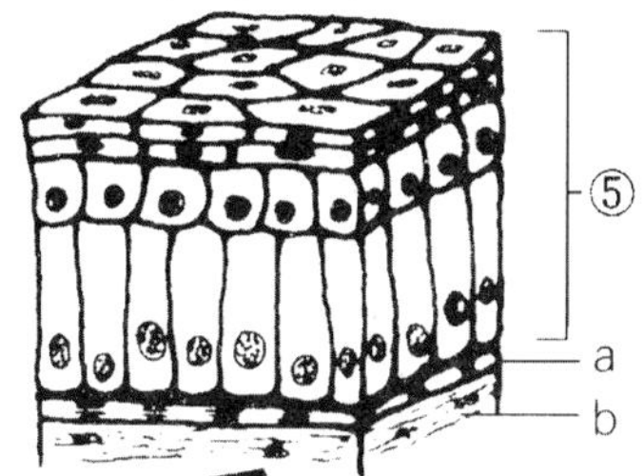

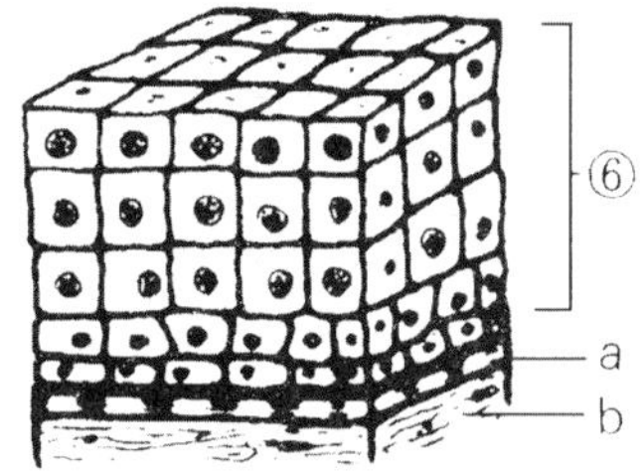

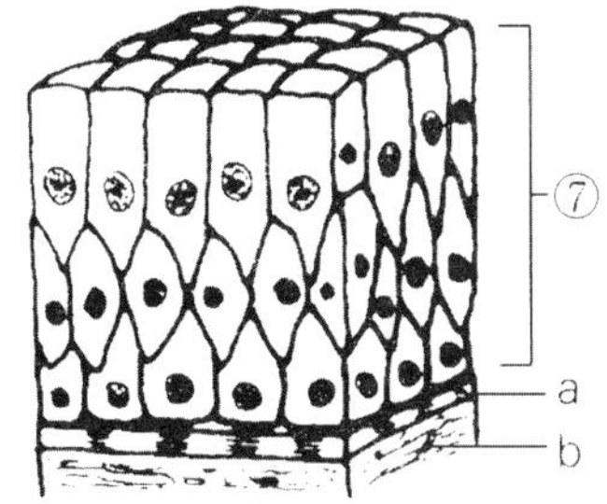

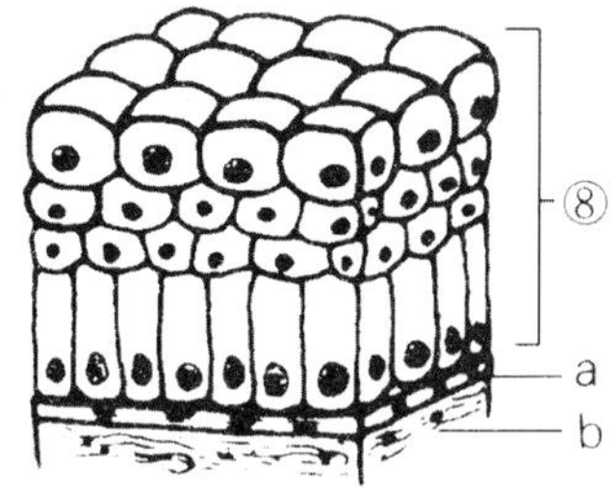

■ GLANDULAR EPITHELIUM 샘상피

상피조직이 깊은쪽의 결합조직 속으로 함몰되어 들어가서 분비작용을 하는 것을 샘이라 한다. 샘에는 분비물을 도관을 통하여 체표면이나 관강장기의 내강에 방출하는 외분비샘 Exocrine Gland과 도관없이 그 분비물을 혈액이나 조직액 속으로 방출하는 내분비샘 Endocrine Gland이 있으며, 그 분비물을 호르몬이라 한다.

I EXOCRINE GLAND 외분비샘

Structural Classification 구조적분류

9 UNICELLULAR GOBLET CELL 단세포술잔세포

10 SIMPLE 단순샘

- TUBULAR 대동샘
- BRANCHED TUBULAR 분지대동샘
- COILED TUBULAR 나선대동샘
- ACINAR 꽈리샘
- TUBULOACINAR 대동꽈리샘

11 COMPOUND 복합샘

- TUBULAR 대동샘
- ACINAR 꽈리샘
- TUBULOACINAR 대동꽈리샘

c ⊡ DUCT OF GLAND 샘관

d ⊡ SECRETORY DUCT 분비부분

Functional Classification 기능적 분류

(12) HOLOCRINE 전분비샘 : 눈꺼풀샘 Tarsal Gland

(13) MEROCRINE 샘분비샘 : 침샘 Salivery Gland

(14) APOCRINE 부분분비샘 : 젖샘 Mammary Gland

II ENDOCRINE GLAND 내분비샘

I. EXOCRINE GLANDS 외분비샘

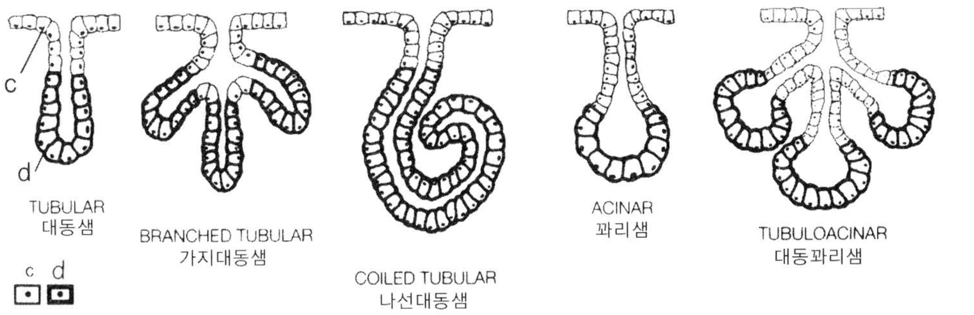

10 단순샘

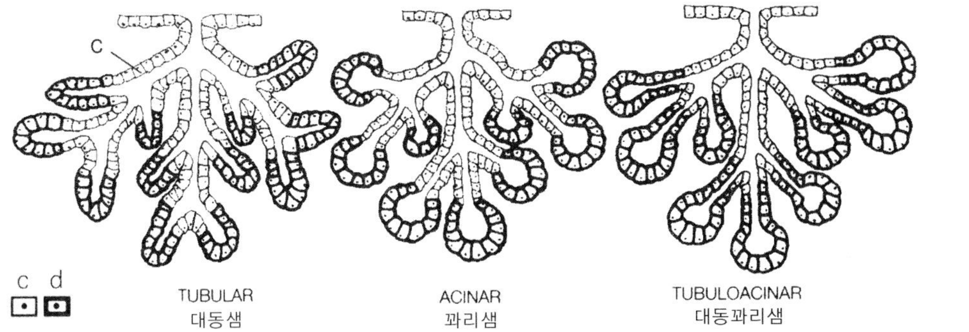

11 복합샘

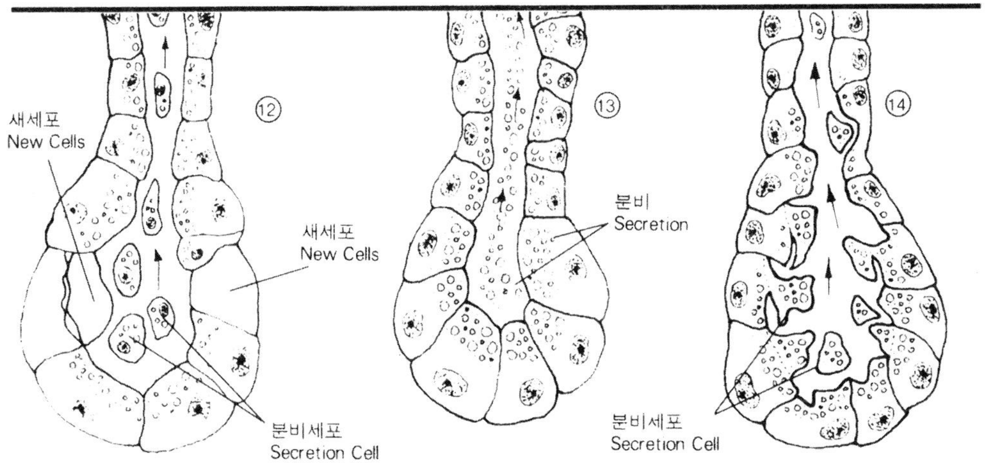

II. ENDOCRINE GLANDS 내분비샘

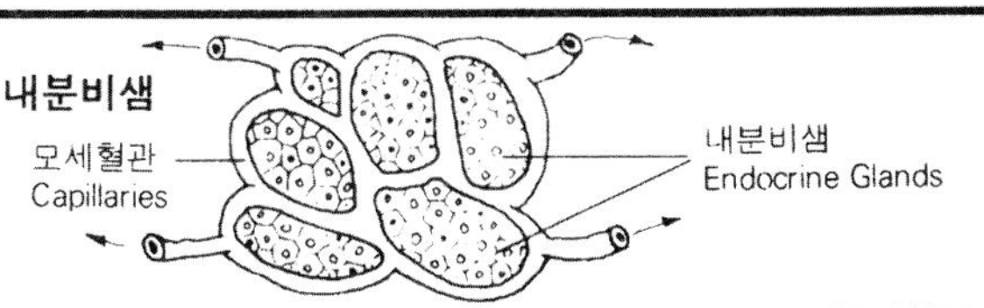

1−6

서론 INTRODUCTION : 조직 TISSUE
결합조직 Connective Tissue : 고유결합조직 Connective Tissue Proper, 연골 Cartilage

색깔은 임의로 선택하시오

＊ 4 Kinds of Connective Tissue 결합조직의 종류
- 고유결합조직 Connective Tissue Proper
소성조직, 지방조직, 치밀조직, 탄력조직, 그물조직
- 연골 Cartilage : 유리연골, 섬유연골, 탄력연골
- 뼈 Bone
- 혈액과 림프 Blood and Lymph

■ BONE 뼈
결합조직중에서 고도로 분화된 것이며 매우 굳은 조직이다. 뼈 바탕질은 각종 석회염류 Calcium Salts의 침전으로 석회화되어 조직을 굳게 만들고 많은 아교섬유가 독특한 배열을 이루어 그 사이에 뼈세포가 들어 있다.

■ BLOOD and LYMPH 혈액과 림프
혈액과 림프는 태아의 결합조직인 간엽 Mesenchyme의 분화로 형성된 것이며, 그 특징은 바탕질이 액체이다. 혈액은 혈구와 혈장, 림프는 림프세포와 림프혈장으로 구성된다.

■ **CONNECTIVE TISSUE PROPER 고유결합조직**
좁은 뜻의 결합조직을 의미하며, 조직과 기관사이의 틈을 메우고 서로 결합하는 구실을 한다.

1 LOOSE 성긴조직 — 피부밑결합조직이나 점막밑결합조직 등에서 섬유 또는 세포 틈새가 많은 조직으로 체벽과 체지의 여유 공간을 채운다.

2 ADIPOSE(FATTY) 지방조직 — 미분화된 간엽조직에서 유래된 것으로 성긴결합조직 내에 다량의 지방세포가 들어 있다.

3 DENSE FIBROUS 치밀섬유조직 — 아교섬유가 매우 치밀하게 배열되어 질기고 튼튼한 것이 특징이다. 아교섬유가 규칙적인 조직은 진피, 기관의 피막, 골막에서 불규칙적인 조직은 힘줄, 인대에서 볼 수 있다.

4 ELASTIC 탄력조직 — 탄력섬유를 주성분으로 하는 조직으로 동맥, 탄력연골, 탄력 인대 등에 나타난다.

5 RETICULAR 그물조직 — 림프절, 편도, 지라, 골수 등에서 그물세포의 돌기를 만드는 망상조직의 내부에 림프가 집단으로 모여 있는 조직이다.

■ **CARTILAGE 연골**
연골은 연골세포 Chondrocytes와 많은 Matrix로 구성되고 성질이 굳어서 지주 및 보호의 구실을 한다.

6 HYALINE 유리연골 — 바탕질에 약간의 아교섬유가 섞여 있으며 매끈하고 투명하다. 연골세포는 연골소강에 들어 있으며, 관절연골 코나 후두의 연골, 긴뼈의 골단선 Epiphyseal Line에서 볼 수 있다.

7 FIBROCARTILAGE 섬유연골 — 바탕질에 많은 아교섬유가 있어 압박에 견딜수 있는 질긴 연골로서 척주사이원반 Intervertebral Disc, 치골사이원반에서 볼 수 있다.

8 ELASTIC 탄력연골 — 바탕질에 탄력섬유가 많아 탄력성이 있고 거칠고 불투명하다. 후두연골의 일부 귓바퀴 Auricle에서 볼 수 있다.

■ 고유결합조직의 구성요소

a COLLAGEN FIBER (WHITE) 아교세포
b RETICULAR FIBERS 그물세포
c MACROPHAGES 큰포식세포
d FAT CELL 지방세포
e ELASTIC FIBERS(YELLOW) 탄력섬유
f FIBROBLASTS 섬유모세포
g PLASMA CELL 형질세포
h MATRIX 바탕질
i ORGAN CELL 기관세포

■ 연골조직의 구성요소

j COLLAGEN FIBER (YELLOW) 아교섬유
k ELASTIC FIBER (YELLOW) 탄력섬유
L LACUNA 소강
m MATRIX 바탕질
n CHONDROCYTES 연골세포

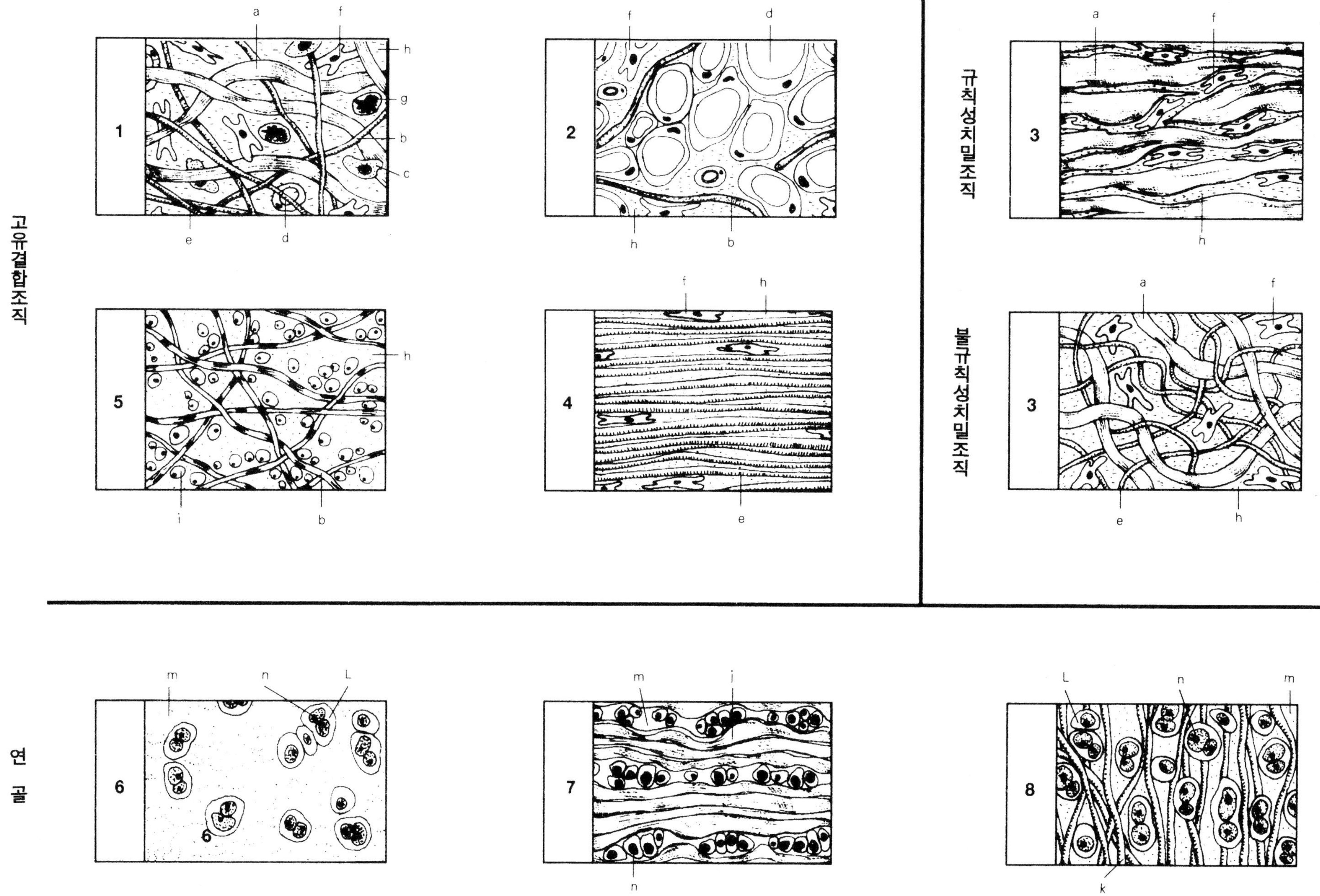

1－6

제 2 장 뼈대계통

Skeletal System

뼈대계동의 구성	
• 뼈 Bone	• 관절 Joint
• 연골 Cartilage	• 인대 Ligament

뼈의 기능
• 신체를 지지하는 역할을 한다. • 관절을 만들고, 뼈대근육의 수축에 의해 운동 기로써 작용한다. • 체강의 기초를 만들고 내부의 장기를 보호한다. • 혈액을 위한 칼슘이온의 근원이며 혈구를 형성 한다.

뼈의 종류
• 긴뼈 Long bone, 짧은 뼈 Short bone • 납작뼈 Flat bone • 공기뼈 Pneumatic Bone

1. AXIAL SKELETON 몸통뼈대

신체의 중요한 지지 구조이며, 중앙의 세로축을 따라 맞추어져 있으며 팔다리뼈보다 훨씬 단단하다.

- 머리뼈 Skull 22
- 척주 Vertebral Column 26
- 목뿔뼈 Hyoid 1
- 갈비와 복장뼈 Ribs and Sternum 25
- 귓속뼈 Auditory Ossicle 6

2. APPENDICULAR SKELETON 팔다리뼈

팔과 다리에 대해서 꽤 자유롭게 움질일 수 있는 구조이다.

- 팔뼈 Bones of Upper Limb 64
- 다리뼈 Bones of Lower Limb 62

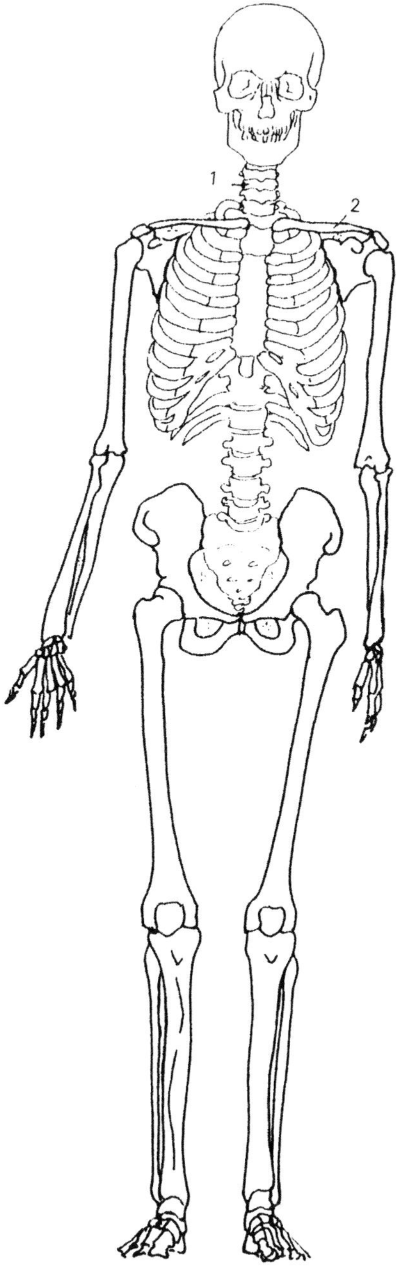

앞면

단원 색칠 안내

- 몸통뼈대=따뜻한색
- 팔, 다리뼈=차가운색
- 머리뼈와 얼굴뼈에서의 각명칭은 모두 같은색으로 칠한다.

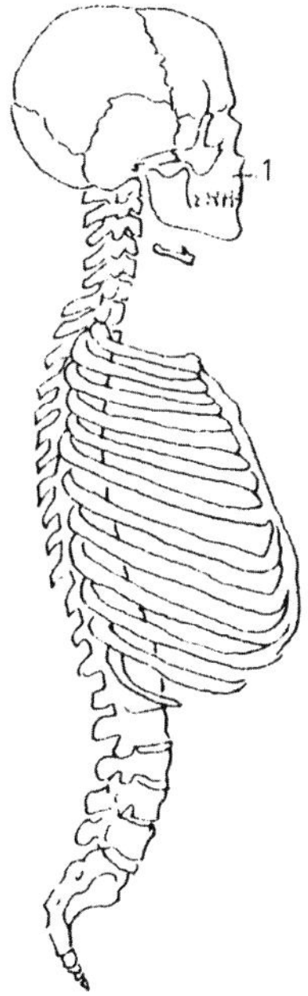

몸통뼈대(가쪽면)

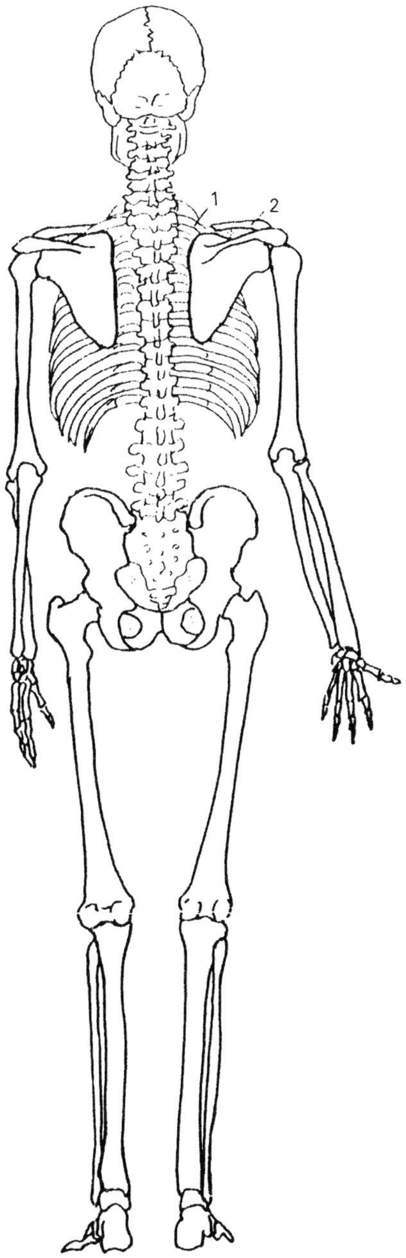

뒷면

2-1

뼈대계통 SKELETAL SYSTEM : 일반적 구성 GENERAL ORGANIZATION
기본형태 Gross Structure

1=살색 2=크림색 3=엷은파랑
4=빨강 7=회색 8=주황
A==노랑 B=분홍

■ 뼈속막 ENDOSTEUM
골수공간과의 경계에 있는 막으로 뼈모세포로 분화될 수 있는 뼈형성세포 Osteoprogenitor Cell로 구성되어 있다.

■ 뼈(바깥)막 PERIOSTEUM
관절면을 제외한 모든 부분에 있으며, 뼈막은 지각신경과 혈관이 풍부한 막으로 뼈를 보호하는 외에 뼈의 표층에 혈관을 보내어 뼈의 영양, 성장, 골절의 재생에 관여한다.

■ 뼈끝판/선 EPIPHYSEAL PLATE/LINE
긴뼈의 경우 임신 3개월경 뼈몸통에서 일차골화중심이 만들어져 양쪽 뼈 끝쪽으로 뼈조직이 형성되어 가고, 출생전후가 되면 뼈끝에 2차 뼈발생중심이 형성되어 뼈몸통쪽으로 자라나오게 되므로 뼈끝과 뼈몸통이 만나는 부분에 연골조직이 남게되어 뼈끝판 Plate을 이루고 성장이 완전히 멈추면 선 Line으로 남는다.

■ 영양동맥 NUTRIENT ARTERY
긴뼈는 뼈몸통속에 영양동맥이 지나가도록 비스듬한 관을 갖고 있다. 영양동맥은 골수공간으로 들어가서 전체에 갈라지며 몸통에 공급한다. 그러나 뼈끝에 이르는 동맥은 일반적으로 관절낭에서 생긴다.

■ 관절연골 ARTICULAR CARTILAGE
성인들의 뼈가 연골이었다는 유일한 증거로 남아있는 관절연골은 매끄럽고 미끄러우며, 혈관이 없는 유리연골로 되어있어 골수안의 활액에 의해서 습기를 유지한다.

LONG BONE 긴 뼈의 구조

1 EPIPHYSIS (END) 뼈끝

1a PROXIMAL EPIPHYSIS 몸쪽뼈끝

1b DISTAL EPIPHYSIS 먼쪽뼈끝

2 DIAPHYSIS (BODY) 뼈몸통

3 EPIPHYSEAL PLATE/LINE 뼈끝판/선

4 NUTRIENT ARTERY 영양동맥

5 ARTICULAR CARTILAGE 관절연골

6 PERIOSTEUM 뼈바깥막

■ 골수공간(뼈속질공간) MEDULLARY CAVITY
뼈몸통의 골수공간은 뼈무게를 가볍게 해주며, 골수 Bone Marrow로 채워져있는 긴뼈의 골수공간과 해면뼈의 뼈지주는 조혈작용을 한다.

- 적색골수 Red Bone Marrow : 조혈작용이 가장 왕성하다.
- 황색골수 Yellow Bone Marrow : 유년기후에 조혈작용은 주로 몸통의 골수에서 중단되며, 세포들은 노란색의 지방으로 대치되어 생긴다.
- 아교성골수 Gelatinous Bone Marrow : 노인에게서 빈혈의 원인이 된다.

A SPONGY BONE 해면뼈

긴뼈의 끝부분으로 해면뼈에 골수가 들어 있으며 유리연골로 된 관절연골로 덮혀있다. 뼈끝판 / 선에 의해서 뼈몸통과 분리된다.

B MEDULLARY CAVITY 골수공간

긴뼈의 축이며 그 중앙에 골수가 있는 골수공간이 있는 치밀뼈로 이루어져 있다. 뼈몸통의 치밀뼈는 내부에서 연골이 뼈로 대치되기 바로전에 발달하여 골수공간이 형성되는 동안에 뼈를 지탱한다.

뼈조직 BONE TISSUE의 종류

C COMPACT/DENSE BONE 치밀뼈

A CANCELLOUS/SPONGY BONE 해면뼈

■ 치밀뼈와 해면뼈

- 뼈의 표층은 단단한 치밀뼈로 되어있고, 심층은 엉성한 해면뼈로 되어 있으며, 그 중심부에는 골수공간이 있다.
- 해면뼈 Spongy는 뼈끝에 주로 있으며, 느슨하고 가는 섬유의 배열에 의해 지지를 받는 발생중인 적/백혈구와 성숙한 적/백혈구의 덩어리로 이루어져 있다. 즉 적색골수는 조혈작용을 하고 있는 상태이다.

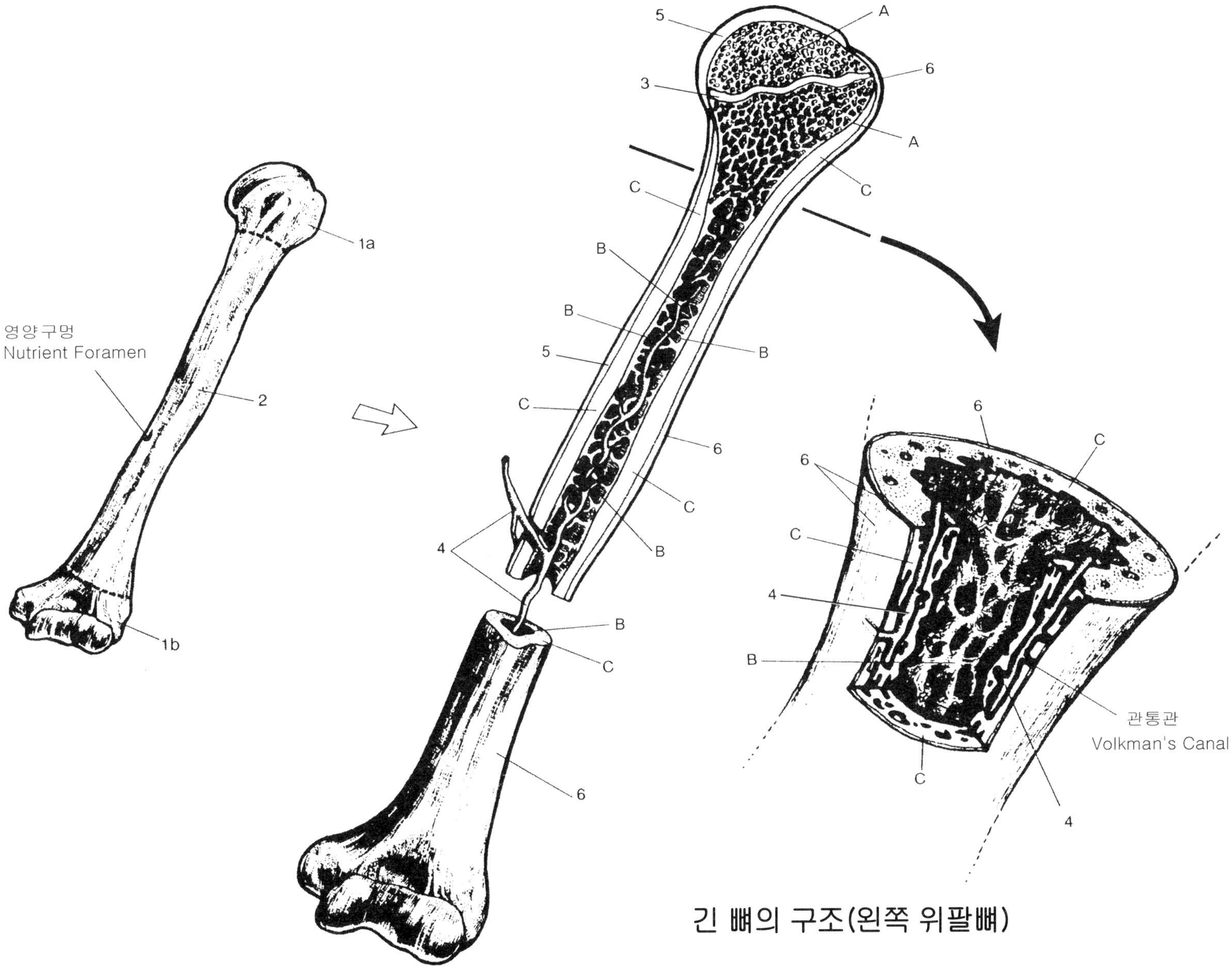

긴 뼈의 구조(왼쪽 위팔뼈)

2—1

2-2

뼈대계통 SKELETAL SYSTEM : 일반적 구성 GENERAL ORGANIZATION

미세구조 Microscopic Structure

11=크림색 12=살색 14=빨강 연골막/뼈막=회색
뼈끝판/선=엷은파랑 영양동맥=빨강 골수공간=분홍
뼈세포=녹색 뼈모세포=파랑 뼈파괴세포=보라

- **뼈원 중심관** HAVERSIAN'S CANAL
  두꺼운 치밀뼈에 혈액을 공급하기 위하여 뼈의 장축을 따라 발달한 특수구조

- **관통관** VOLKMAN'S CANAL
  뼈원 중심관을 가로로 연결하는 관으로 뼈막을 통해 들어오는 신경과 혈관을 도입하는 가로방향의 관이다.

- **뼈층판** LAMELLAE
  치밀뼈를 형성하는 기본단위로써 뼈막 가까운 부분 이외에 뼈표면에 평행으로 달리고 안쪽에서는 뼈원중심관을 중심으로한 동심원을 그린다.

- **뼈세관** CANALICULI
  단단한 기질사이로 혈액이 확산되어 들어가지 못하기 때문에 뼈세관을 통하여 영양분의 공급이 이루어진다.

- **혈관** BLOOD VESSEL
  동맥은 골수기질에 영양을 공급하고 정맥은 골수에서 생성된 혈구를 체순환으로 운반한다.

HAVERSIAN SYSTEM 뼈원

9 HAVERSIAN' CANAL 뼈원중심관
10 VOLKMAN'S CANAL 관통관
11 LAMELLAE 뼈층판
12 LACUNAE 뼈소강
13 CANALICULI 뼈세관
14 BLOOD VESSEL 혈관

■ HAVERSIAN SYSTEM 뼈원
- 각각의 뼈원중심관 Haversian Canal은 여러겹의 뼈층판 Lamellae을 중심으로 뼈소강 Lacuna이 동심원상으로 배열되어 있다.
- 각각의 뼈소강은 뼈세관 Canaliculi에 의해 연결된 단위구조이다.
뼈원은 원주형이며 여러개의 뼈원이 모여서 치밀뼈를 형성한다.

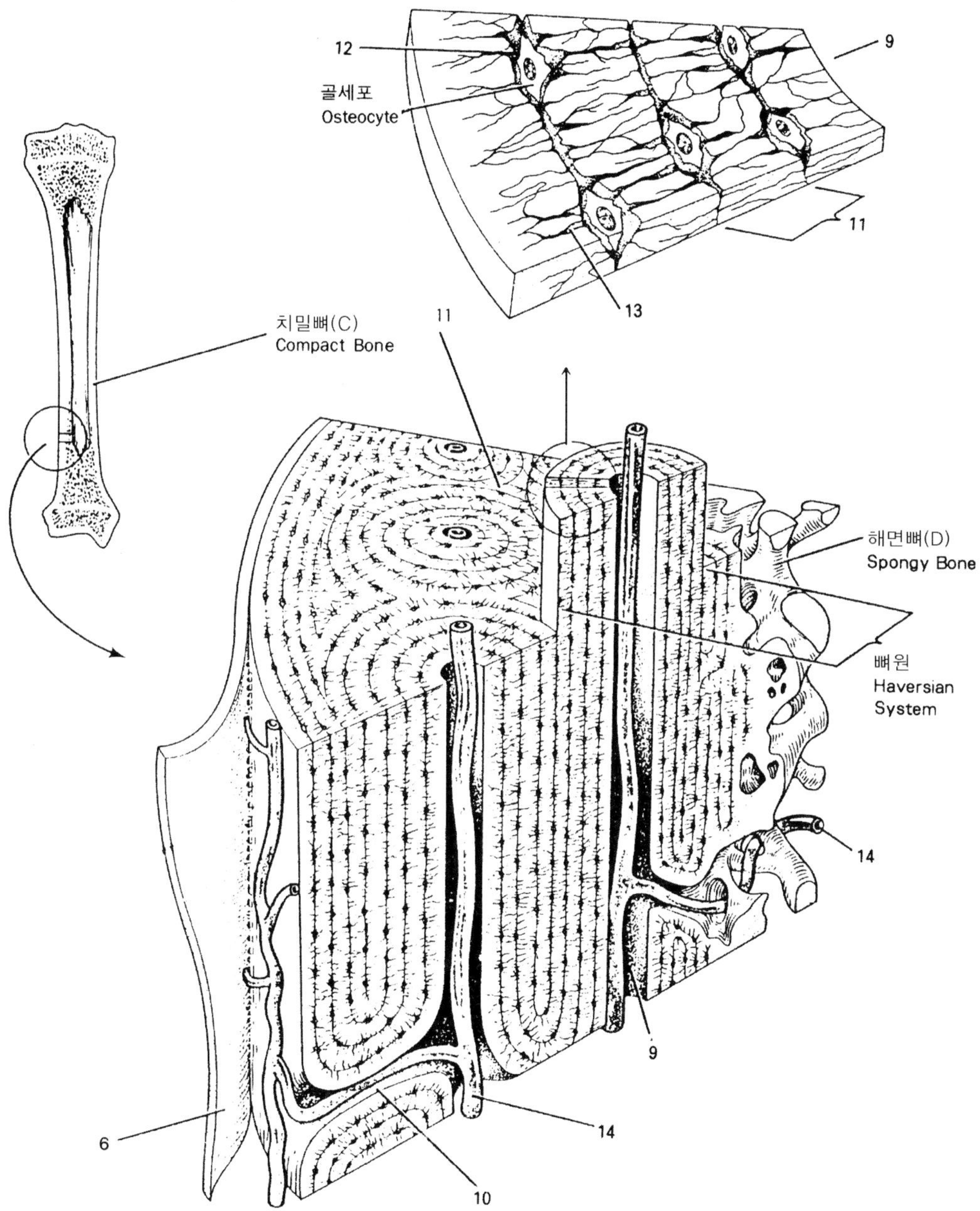

긴 뼈의 현미경적 구조

연골성뼈 발생
INTRACARTILAGENOUS OSSIFICATION

a CARTILAGE 연골
b EPIPHYSEAL CARTILAGE 뼈끝연골
c PRIMARY OSSIFICATION CENTER 일차뼈발생중심
d SECONDARY OSSIFICATION CENTER 이차뼈발생중심
3 EPIPHYSEAL PLATE/LINE 뼈끝/선
4 NUTRIENT ARTERY 영양동맥
5 ARTICULAR CARTILAGE 관절연골
7 PERICHONDRIUM/PERIOSTEUM 연골막 / 뼈막
8 MARROW CAVITY 골수공간
9 SPONGY BONE 해면뼈

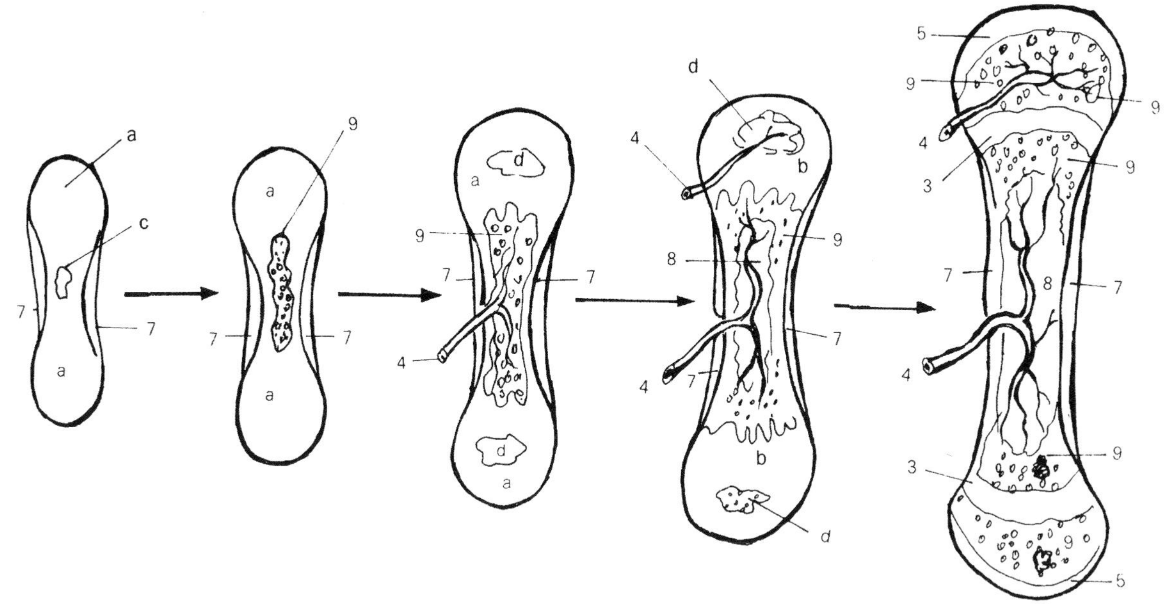

연골성 뼈발생 과정

★뼈의 발생 DEVELOPMENT OF BONE

뼈의 발생은 중간엽조직 Mesenchymal Tissue에서 직접 발생되는 막성뼈 발생 Intramembranous Ossification과 연골조직에서발생하는 연골성뼈 발생 Intracartilagenous Ossfication이 있다.

■ 연골속뼈되기 Intracartilagenous Ossification

앞으로 뼈조직이 형성될 부분의 중간엽조직 Mesenchymal Tissue에서 먼저 연골조직이 뼈의 형태대로 생겨나고 그후 그 일부에 칼슘침착이 일어나면서 연골세포는 뼈모세포 Osteoblast로 바뀐다. 머리뼈 이외의 뼈는 대부분 이 형태로 이루어진다.

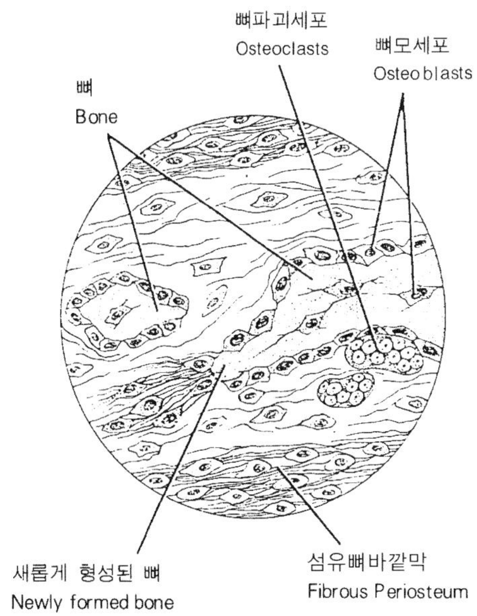

막성뼈 발생

■ 막성뼈 발생 INTRAMEMBRANOUS

머리뼈 Skull에서 주로 볼 수 있는 것으로 태생기의 결합조직인 중간엽 Mesenchyme이 막모양을 이루며 여기에 혈관분포가 이루어지고 점차 중간엽세포가 골모세포 Osteoblast로 변해가는 한편, 세포간질에는 칼슘성분이 침착되어 뼈형성이 된다. 출생시에 주변의 뼈되기가 완성되지 못해 완전한 봉합 Suture이 이루어지지 않아 숫구멍 Fontanel이 생긴다.

2–3

뼈대계통 SKELETAL SYSTEM : 몸통뼈대 AXIAL SKELETON

머리뼈 Skull : 앞 · 뒤면 Anterior and Posterior Views

1=분홍	2=파랑	3=오렌지	4=빨강
5=노랑	6=엷은파랑	7=살색	8=주홍
9=보라	10=주황	11=갈색	12=연두
13=남색	14=녹색	15=크림색	h=회색

✳ 머리뼈 SKULL

머리뼈는 턱관절을 제외하고는 단단하게 봉합 Suture으로 결합되어 있으며, 뇌를 간직하는 머리뼈와 얼굴의 외곽구조를 형성하는 얼굴뼈로 구분된다.

- 머리뼈 CRANIAL BONE 8
- 얼굴뼈 FACIAL BONE 14
- 목뿔뼈 HYOID BONE 1

23개

■ 광대뼈 ZYGOMATIC BONE

뺨과 관자놀이 사이에 있고 눈확 Orbit 가쪽 및 아래의 일부를 이룬다.

■ 아래코선반 INF. NASAL CONCHAE

조개껍질 모양의 1쌍의 뼈로서 코안 가쪽 뼈에 붙어있다.

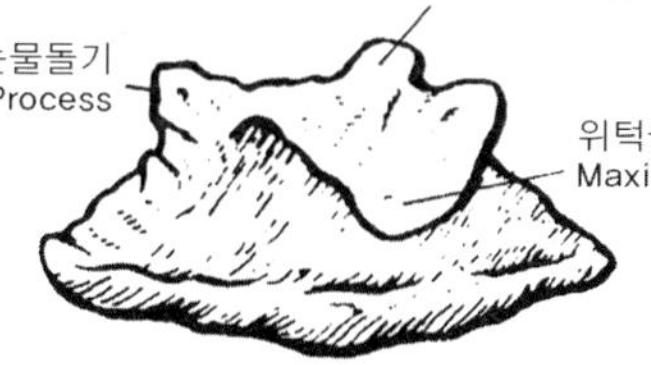

오른 아래코선반 –외면–

8 CRANIAL BONES 머리뼈

1	FRONTAL 이마뼈	1
2	PARIETAL 마루뼈	2
3	TEMPORAL 관자뼈	2
4	OCCIPITAL 뒤통수뼈	1
5	SPHENOID 나비뼈	1
6	ETHMOID 벌집뼈	1
		8

H HYOID BONE 목뿔뼈

목뿔뼈 HYOID BONE

혀 밑 부분에 자리잡고 있는 말발굽 모양의 작은 뼈로서, 혀 근육무리 및 목뿔혀근무리의 이는곳이 된다.

눈확 ORBIT : 시각기를 수용하는 커다란 한 쌍의 웅덩이로 이마뼈, 광대뼈, 위턱뼈, 눈물뼈, 나비뼈, 벌집뼈, 입천장뼈로 구성된다.

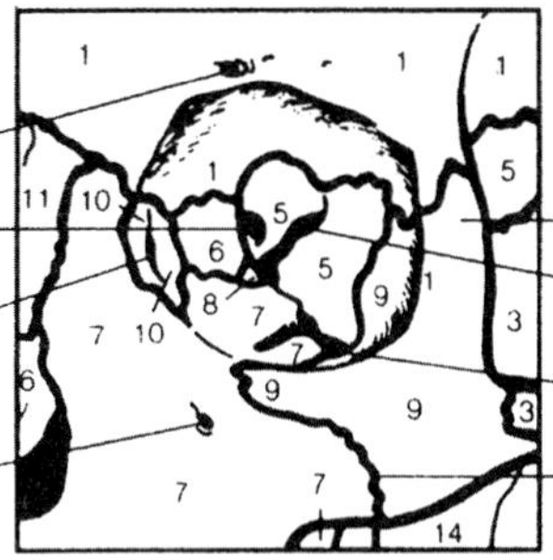

눈확을 구성하는 뼈

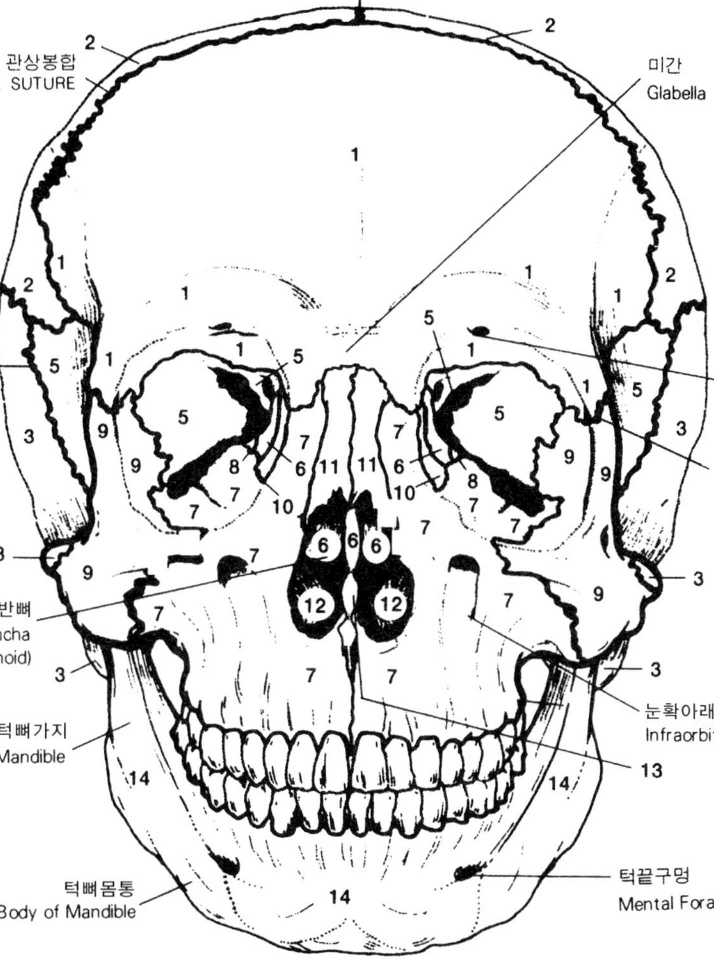

머리뼈(앞면)

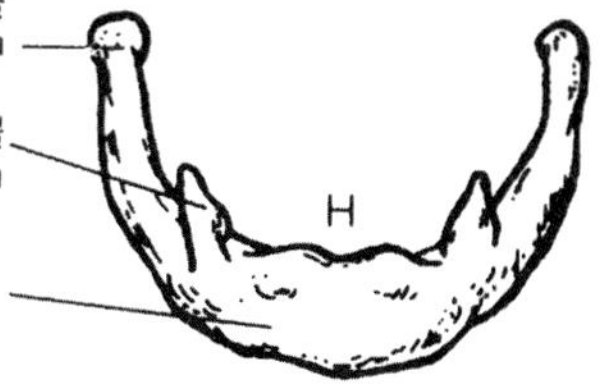

* FONTANELLE 숫구멍

머리뼈의 막속 뼈발생과정에서 중심부 부터 뼈형성이 시작되어 점차 주변으로 퍼져간다. 출생시에는 주변의 뼈형성이 완성되지 않아 완전한 봉합이 이루어지지 못해 숫구멍이 생긴다.

A **ANTERIOR FONTANELLE 앞숫구멍**

시상봉합과 관상봉합사이에 생기며 생후 $1\frac{1}{2}$~2년에 폐쇄된다.

P **POSTERIOR FONTANELLE 뒤숫구멍**

시상봉합과 시옷봉합사이에 생기며 생후 약 3개월에 폐쇄된다.

S **SPHENOID FONTANELLE 앞가쪽숫구멍**

마루뼈 전하각에 생기는 불규칙한 숫구멍으로 생후 약 6개월에 폐쇄된다.

M **MASTOID FONTANELLE 뒤가쪽숫구멍**

마루뼈 후하각에 이루어지는 불규칙한 숫구멍으로 생후 약 $1\sim1\frac{1}{2}$년에 폐쇄된다.

14 FACIAL BONES 얼굴뼈

7	MAXILLA 위턱뼈	2
8	PALATINE 입천장뼈	2
9	ZYGOMATIC 광대뼈	2
10	LACRIMAL 눈물뼈	2
11	NASAL 코뼈	2
12	INF. NASAL CONCHA 아래코선반	2
13	VOMER 보습뼈	1
14	MANDIBLE 아래턱뼈	1
		14

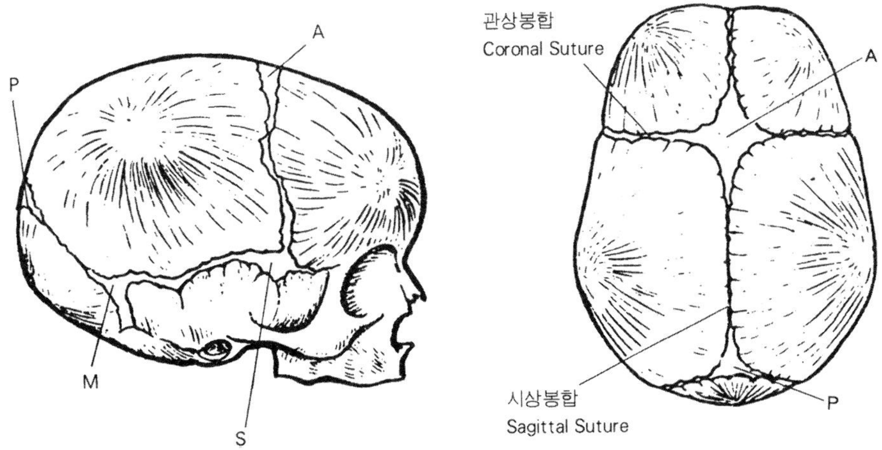

신생아의 머리뼈(가쪽면, 위면)

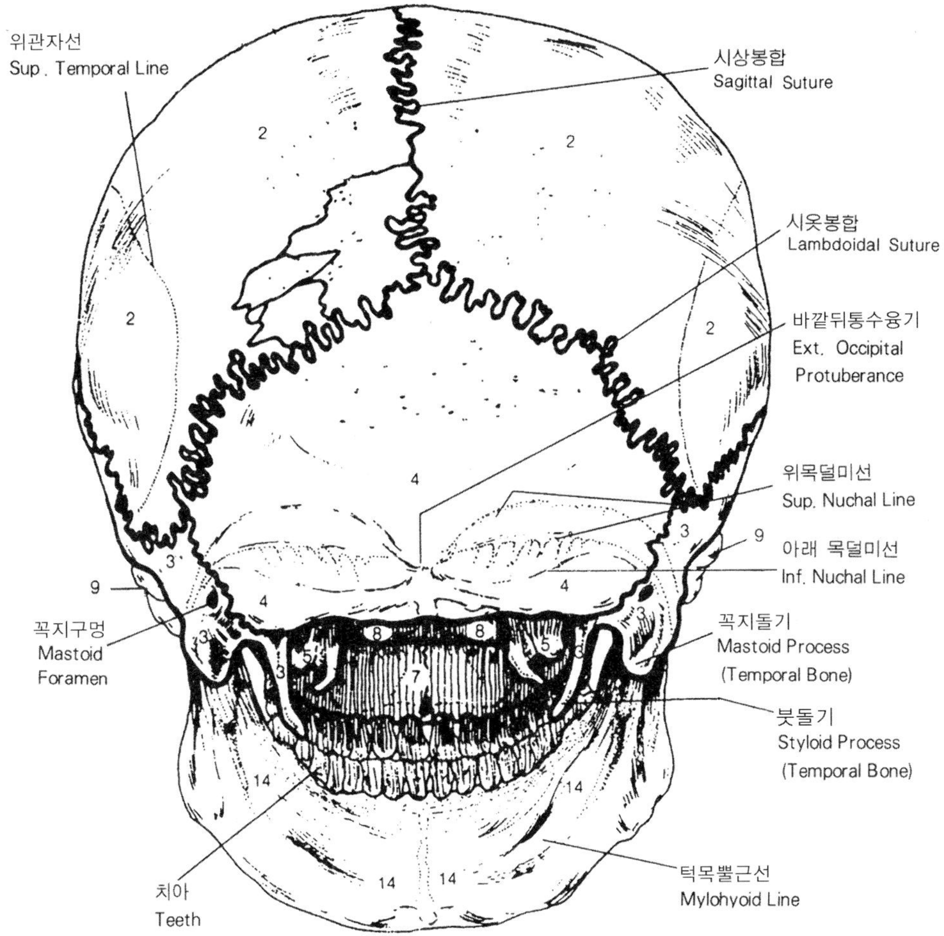

머리뼈(뒷면)

봉합 SUTURE
■ **관상봉합** Coronal Suture 이마뼈와 왼 · 오른마루뼈 사이에 생긴다.
■ **시상봉합** Sagittal Suture 왼 · 오른마루뼈 사이에 생긴다.
■ **시옷봉합** Lambdoidal Suture 왼 · 오른마루뼈와 뒤통수뼈 사이에 생긴다.
■ **비늘봉합** Squamous Suture 관자뼈와 마루뼈 사이에 생긴다.

2–4

뼈대계통 SKELETAL SYSTEM : 몸통뼈대 AXIAL SKELETON
머리뼈 Skull : 가쪽면과 분리골 Lateral View and Individual Bones

2–3 에서와 동일하게 칠하시오.

22 BONES OF THE SKULL 머리뼈

8 CRANIAL BONES 머리뼈

1	FRONTAL 이마뼈	1
2	PARIETAL 마루뼈	2
3	TEMPORAL 관자뼈	2
4	OCCIPITAL 뒤통수뼈	1
5	SPHENOID 나비뼈	1
6	ETHMOID 벌집뼈	1
		8

14 FACIAL BONES 얼굴뼈

7	MAXILLA 위턱뼈	2
8	PALATINE 입천장뼈	2
9	ZYGOMATIC 광대뼈	2
10	LACRIMAL 눈물뼈	2
11	NASAL 코뼈	2
12	INF. NASAL CONCHA 아래코선반	2
13	VOMER 보습뼈	1
14	MANDIBLE 아래턱뼈	1
		14

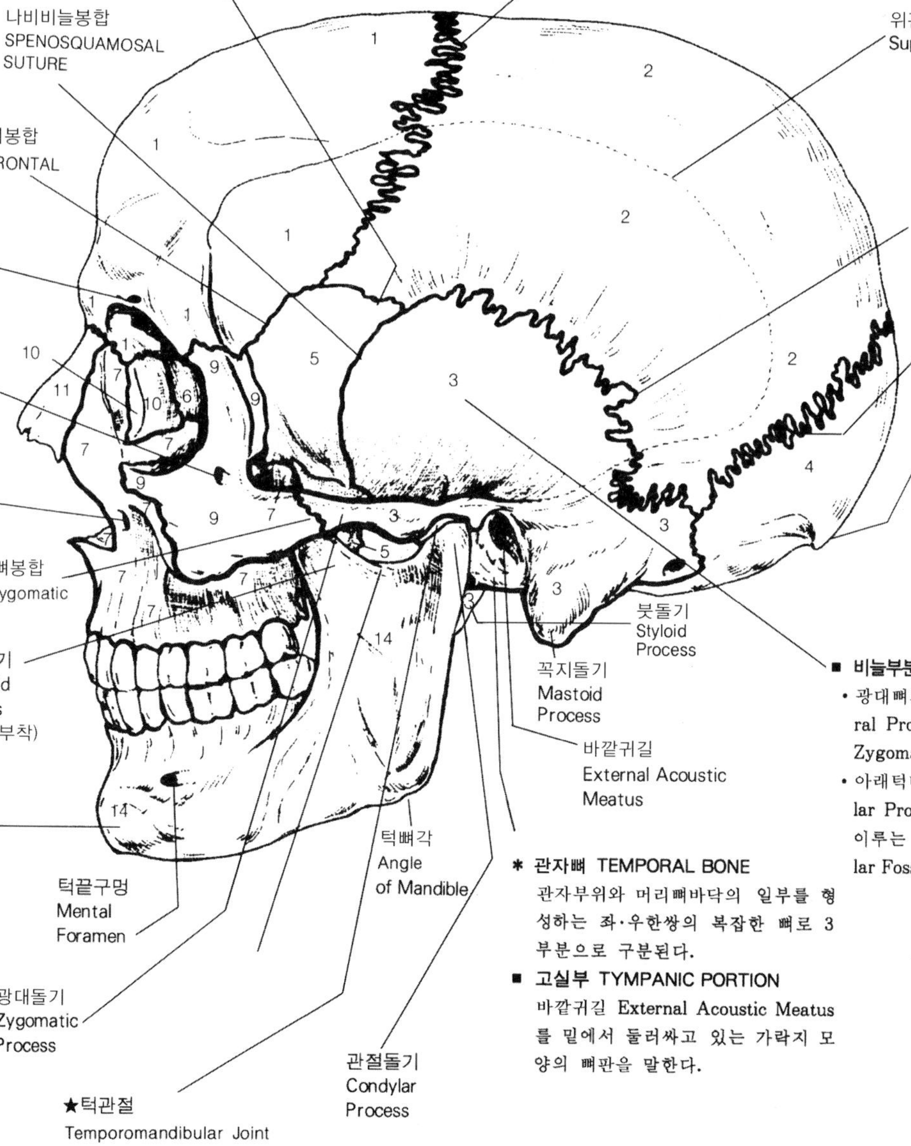

■ 비늘부분 SQUAMA PORTION
- 광대뼈의 관자돌기 Temporal Process와 만나 광대활궁 Zygomatic Arch을 형성한다.
- 아래턱뼈의 관절돌기 Condylar Process와 만나 턱관절을 이루는 턱관절오목 Mandibular Fossa이 있다.

✱ 관자뼈 TEMPORAL BONE
관자부위와 머리뼈바닥의 일부를 형성하는 좌·우한쌍의 복잡한 뼈로 3 부분으로 구분된다.

■ 고실부 TYMPANIC PORTION
바깥귀길 External Acoustic Meatus를 밑에서 둘러싸고 있는 가락지 모양의 뼈판을 말한다.

머리뼈 가쪽면

■ 위턱뼈 MAXILLA

얼굴중앙에 있는 것으로 윗니를 받치고 코안의 바닥과 가쪽벽을 이루며, 입안의 천정이 되며 눈확의 바닥이 된다.

- **위턱뼈몸통 Body**은 내면에 위턱굴 Maxillary Sinus이 있다.
- **이마돌기 Frontal Process**는 이마뼈, 코뼈와 관절한다.
- **광대돌기 Zygomatic Process**는 광대뼈의 관자돌기 Temporal process와 만나 광대활 Zygomatic Arch을 형성한다.
- **이틀돌기 Alveolar Process**는 윗니를 수용한다.

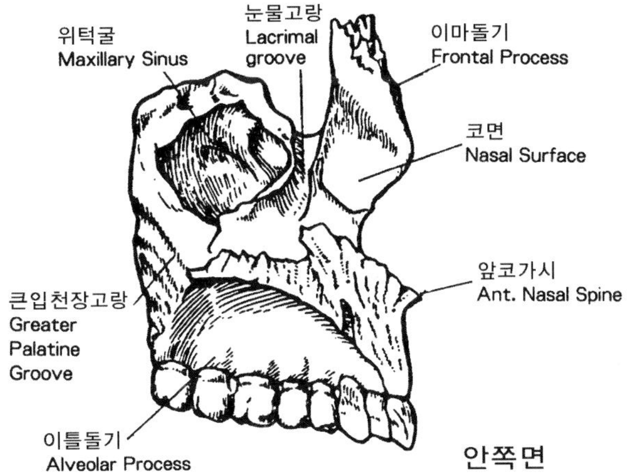

안쪽면

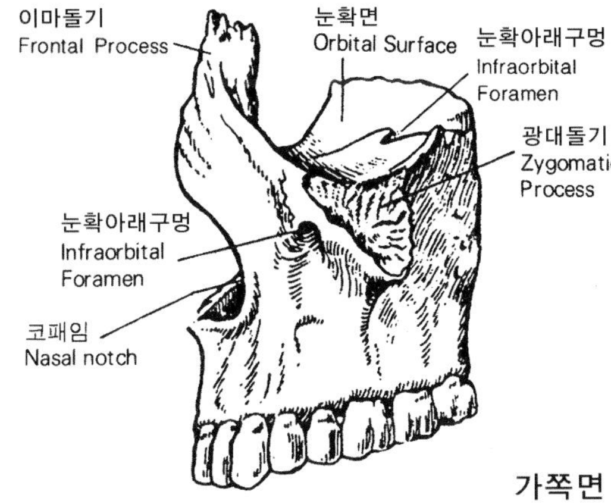

가쪽면

■ 벌집뼈 ETHMOID

벌집뼈는 입방형의 가벼운 뼈로 스폰지와 같이 속이 비어 있으며, 3부로 나뉜다.

- **체판 Cribriform Plate**은 후각신경통로가 된다.
- **수직판 Perpendicular Plate**은 보습뼈 Vomer과 만나 코중격을 형성한다.
- **벌집로(벌집뼈미로) Ethmoidal Labyrinth**은 오른쪽벽은 눈확의 안쪽, 왼쪽벽은 코안의 가쪽을 이루며, 벌집뼈 양쪽에는 코안으로 위코선반과 중간코선반이 돌출해 있다.

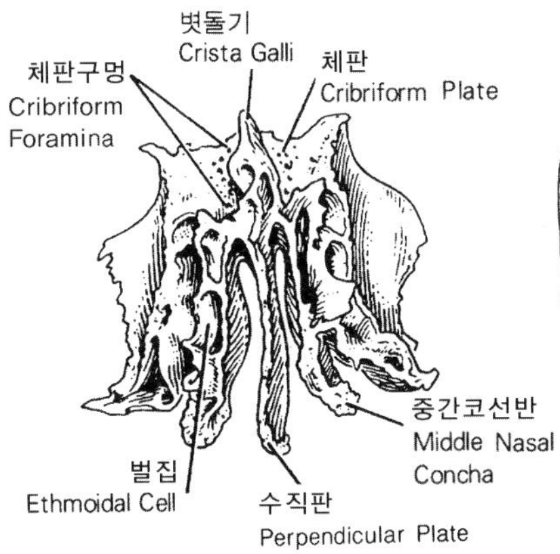

뒷면

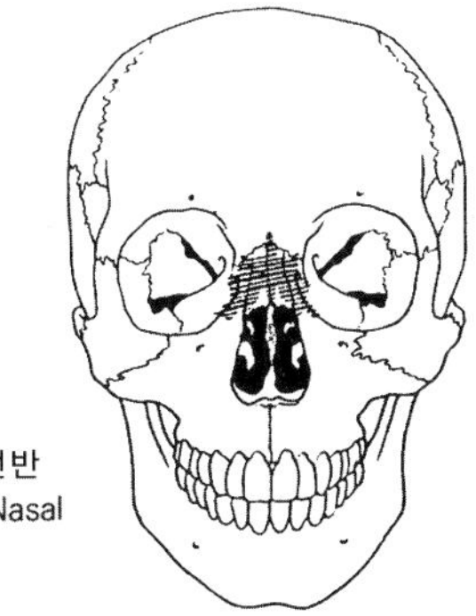

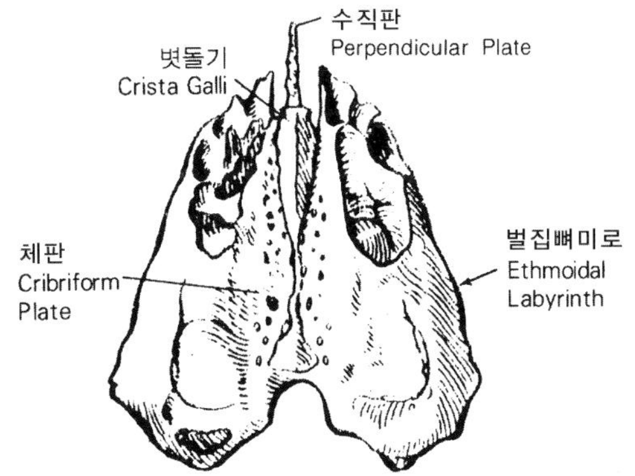

윗면

■ 아래턱뼈 MANDIBLE

- **턱뼈몸통 Body**은 아랫니를 수용하는 턱뼈활 Mandibular Arch과 턱뼈관이 개구하는 턱끝구멍 Mental Foramen이 있다.
- **턱뼈가지 Ramus**는 씹기근이 부착되는 근육돌기 Coronoid Process와 관자뼈의 턱뼈오목과 만나 턱관절을 이루는 관절돌기 Condylar Process가 있다. 또한 턱뼈구멍 Mandibular Foramen은 아래이틀신경 및 혈관이 여기서부터 턱뼈관을 뚫고 턱끝 구멍으로 개구된다.
- **턱뼈각 Mandibular Angle**은 남성은 여성보다 더 돌출되어 있고, 유아기는 둔각, 청년기는 직각, 노령기에는 다시 둔각이 된다.

안쪽면

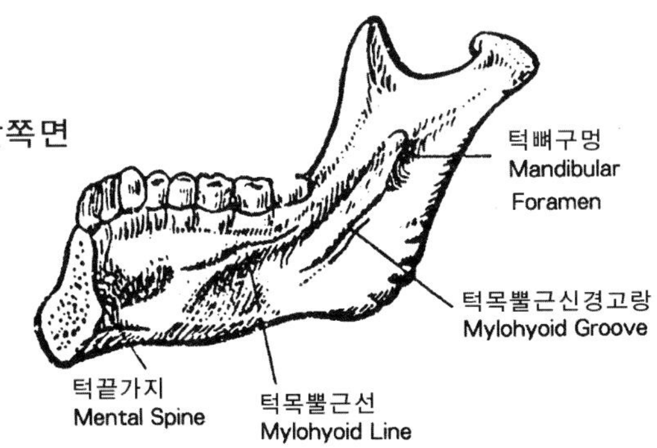

가쪽면

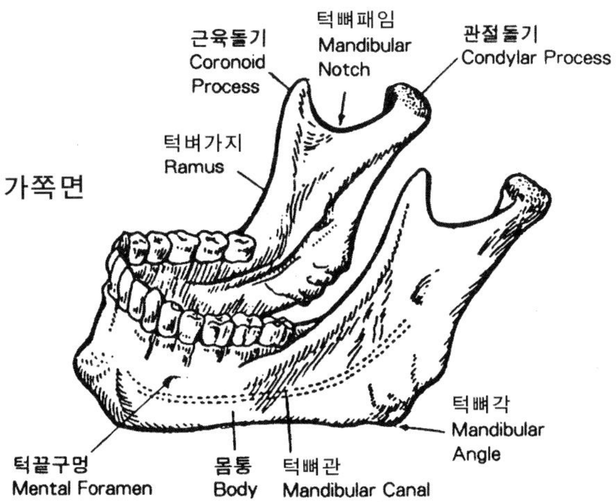

2－5

뼈대계통 SKELETAL SYSTEM : 몸통뼈대 AXIAL SKELETON
머리뼈 Skull : 아래면과 머리뼈바닥속면 Inferior and Superior(Base) View

■ 뒤통수뼈 OCCIPITAL BONE
- 뒤통수뼈비늘 Squama
- 가쪽부분 Lateral Part : 뒤통수뼈관절돌기는 제1목뼈와 관절한다.
- 바닥부분 Basilar Part : 큰구멍은 뇌와 척수의 경계가 되며, 혀밑신경관은 혀밑신경이 지나는 통로이다.

■ 입천장뼈 PALATINE BONE
L자모양의 작은 뼈(1쌍)로 위턱뼈 뒤쪽에 붙어 단단입천장 Hard Palate를 이룬다.

8 CRANIAL BONES 머리뼈

1 FRONTAL 이마뼈
2 PARIETAL 마루뼈
3 TEMPORAL 관자뼈
4 OCCIPITAL 뒤통수뼈
5 SPHENOID 나비뼈
6 ETHMOID 벌집뼈

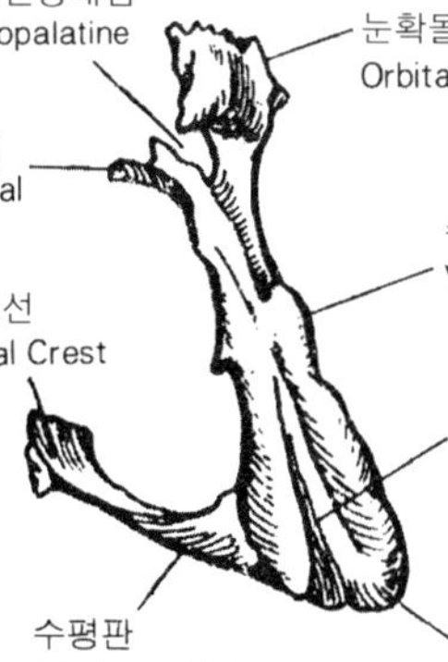

오른쪽머리뼈의 뒷면

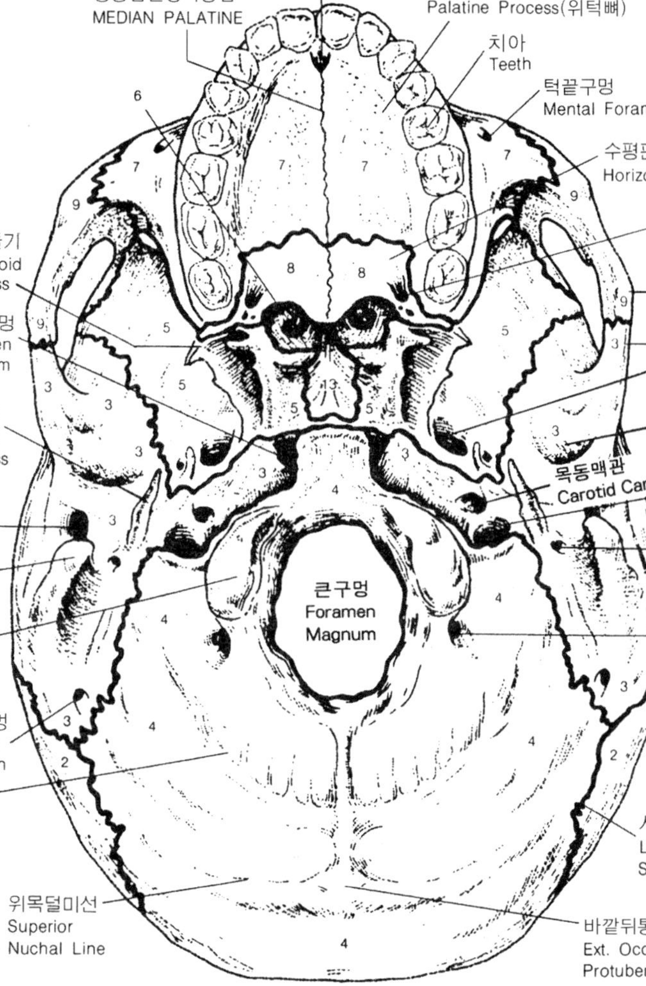

머리뼈안 아래면

뇌 구멍을 출입하는 신경 및 혈관

- 후각신경 Olfactory(Ⅰ)－체판 Cribriform Foramen
- 시각신경 Optic(Ⅱ)－시각신경관 Optic Canal
- 눈돌림신경 Oculomotor(Ⅲ)－위화과 틈새 Sup. Orbital Fissure
- 도르래신경 Trochlear(Ⅳ)－위화과 틈새 Sup Orbital Fissure
- 삼차신경 Trigeminal(Ⅴ)
  눈신경 Opthalmic－위화과 틈새 Sup. Orbital Fissure
  위턱신경 Maxillary－원형구멍 Foramen Rotundum
  아래턱신경 Mandibular－타원구멍 Foramen Ovale
- 갓돌림신경 Abducens(Ⅵ)－위눈확과 틈새 Sup. Orbital Fissure
- 얼굴신경 Facial(Ⅶ)－붓꼭지구멍 Stylomastoid Foramen
- 속귀신경 Vestiblilo Cochlear(Ⅷ)－속귀길구멍 Int. Acoustic Meatus
- 혀인두신경 Glossopharyngeal(Ⅸ)－목정맥구멍 Jugular Foramen
- 미주신경 Vagus(Ⅹ)－목정맥구멍 Jugular Foramen
- 더부신경 Accessory(Ⅺ)－목정맥구멍 Jugular Foramen
- 혀밑신경 Hypoglossal(Ⅻ)－혀밑신경관 Hypoglossal Canal
- 속목동맥－목동맥구멍 Carotid Canals
  →목동맥 고랑 Canal Carotid Sulcus
- 목정맥 Jugular V.－목정맥구멍 Jugular Foramen
  ← 구불정맥굴고랑 Sigmoid Groove
- 척추동·정맥 Vertebral A. & V.－큰구멍 Foramen Magnum
- 중경질막동·정맥 Mid. Meningeal A. & V.－가시구멍 Foramen Spinosum

■ **나비뼈 SPHENOID BONE**

머리뼈의 중앙부에 위치하며, 나비모양의 뼈로 4부로 구분된다.

- **나비뼈몸통** Body : 뇌하수체를 수용하는 안장을 이루며, 속은 비어있어 나비굴 Sinus을 이룬다.
- **큰날개** Greater Wing : 눈확의 가쪽벽을 형성하며, 4개의 구멍이 있어 신경과 동맥의 통로가 된다.
- **작은날개** Lesser wing : 시신경관이 뒤에 개구하여 눈확과 교통하며, 위눈확틈새는 눈확에 출입하는 혈관, 신경 등의 통로이다.
- **날개돌기** Pterygoid Process : 안쪽은 뒷코구멍 Choana의 가쪽벽을 구성한다.

14 FACIAL BONES 얼굴뼈

7	MAXILLA 위턱뼈
8	PALATINE 입천장뼈
9	ZYGOMATIC 광대뼈
10	LACRIMAL 눈물뼈
11	NASAL 코뼈
12	INFERIOR NASAL CONCHA 아래코선반
13	VOMER 보습뼈
14	MANDIBLE 아래턱뼈

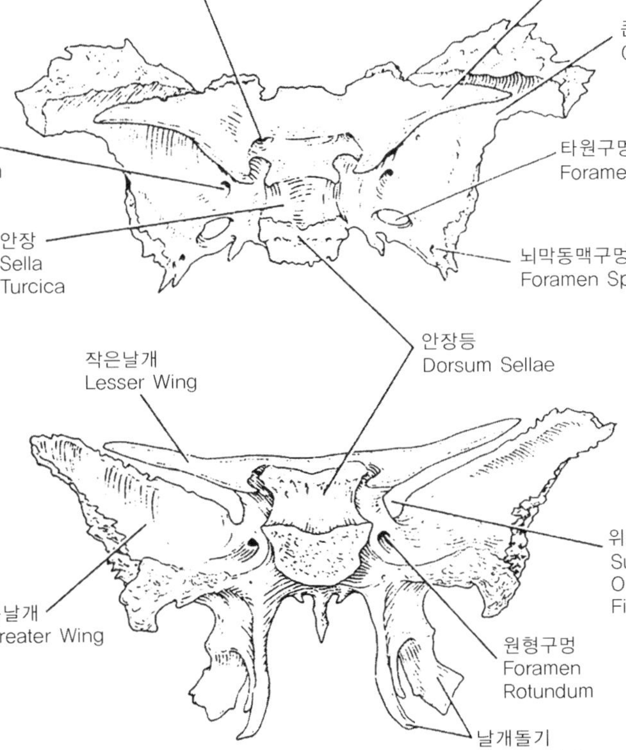

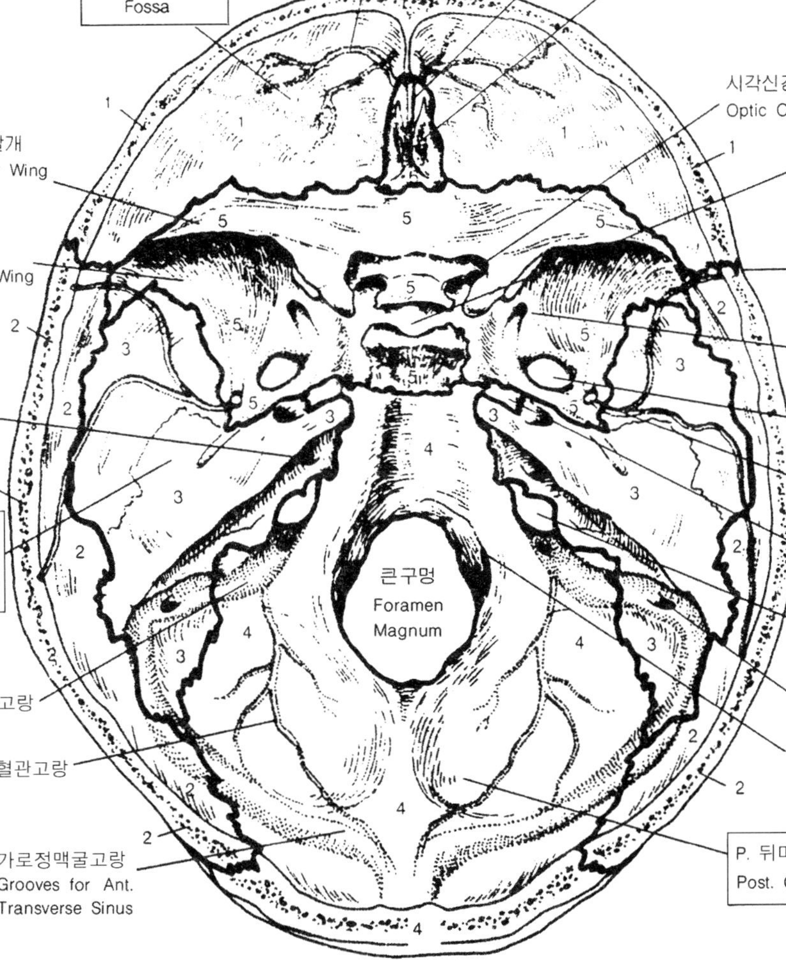

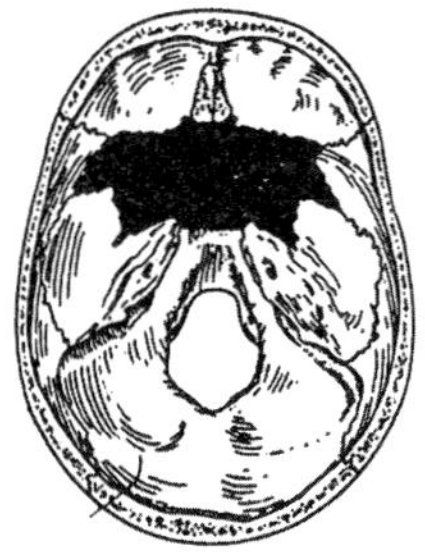

속머리 바닥 INTERNAL SURFACE

A **ANTERIOR CRANIAL FOSSA 앞머리오목**
대뇌의 이마엽 수용

M **MID. CRANIAL FOSSA 중간머리오목**
대뇌의 관자엽과 뇌하수체 수용

P **POST. CRANIAL FOSSA 뒤머리오목**
소뇌수용, 대뇌의 뒤통수엽 수용

2-5 나비뼈의 윗면과 아래면

2-6

뼈대계통 SKELETAL SYSTEM : 몸통뼈대 AXIAL SKELETON
머리뼈 Skull : 정중면과 코안 Midsagittal View and Nasal Cavity

1=분홍 2=파랑 3=오렌지 4=빨강
5=노랑 6=엷은파랑 7=살색 8=주홍
9=보라 10=주황 11=갈색 12=연두
13=남색 14=녹색 15=크림색 16=회색
17=올리브색 18=자주색

8 CRANIAL BONES 머리뼈

1	FRONTAL 이마뼈	1
2	PARIETAL 마루뼈	2
3	TEMPORAL 관자뼈	2
4	OCCIPITAL 뒤통수	1
5	SPHENOID 나비뼈	1
6	ETHMOID 벌집뼈	1
		8

4 FACIAL BONES 얼굴뼈

7	MAXILLA 위턱뼈	2
8	PALATINE 입천장뼈	2
9	ZYGOMATIC 광대뼈	2
10	LACRIMAL 눈물뼈	2
11	NASAL 코뼈	2
12	INFERIOR NASAL CONCHA 아래코선반	2
13	VOMER 보습뼈	1
14	MANDIBLE 아래턱뼈	1
		14

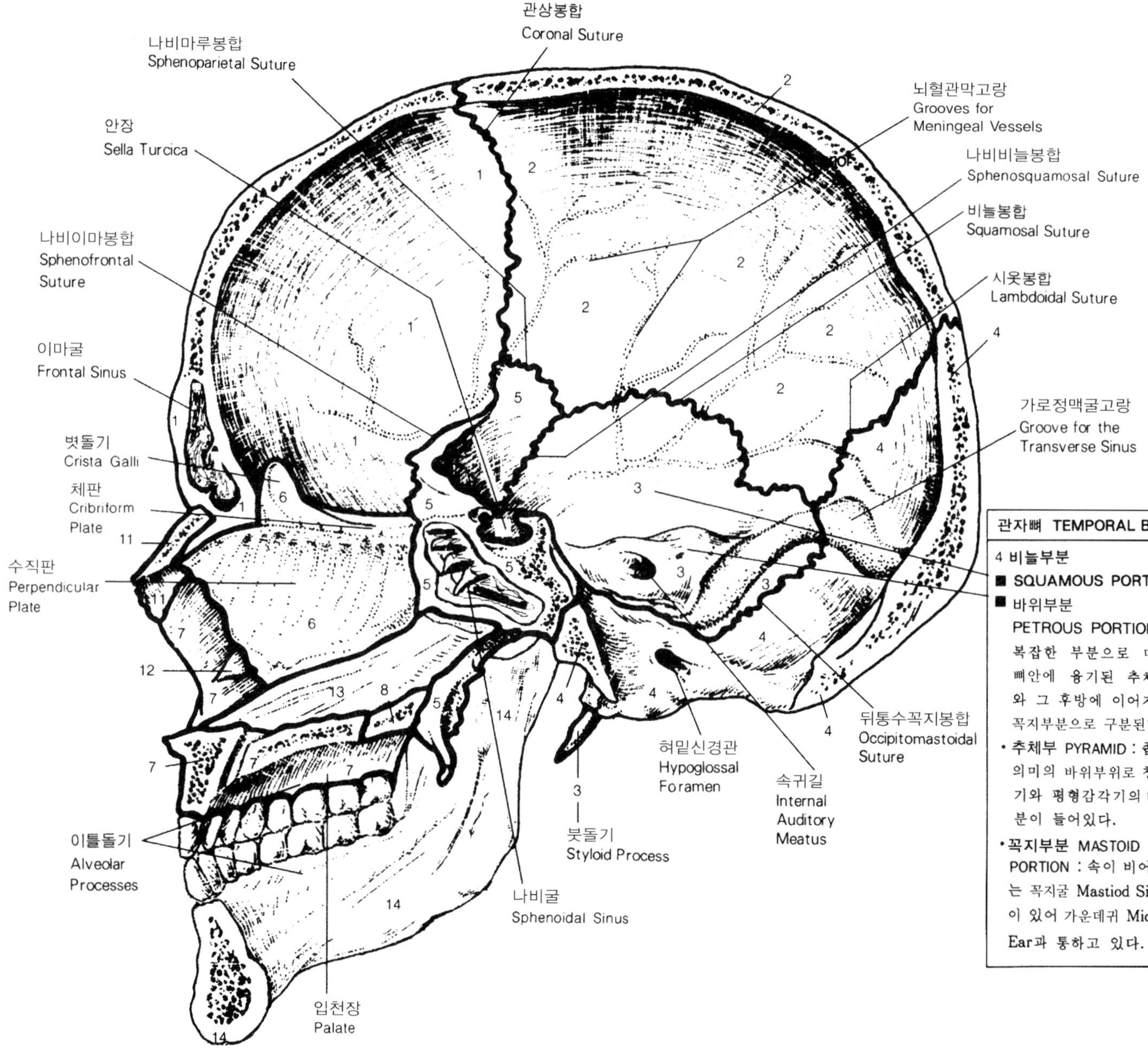

관자뼈 TEMPORAL BONE
4 비늘부분 ■ SQUAMOUS PORTION ■ 바위부분 PETROUS PORTION 복잡한 부분으로 머리뼈안에 융기된 추체부와 그 후방에 이어지는 꼭지부분으로 구분된다. • 추체부 PYRAMID : 좁은 의미의 바위부위로 청각기와 평형감각기의 대부분이 들어있다. • 꼭지부분 MASTOID PORTION : 속이 비어 있는 꼭지굴 Mastiod Sinus 이 있어 가운데귀 Middle Ear과 통하고 있다.

머리뼈 -정중단면-

NASAL CAVITY 코안

1 **FRONTAL BONE 이마뼈** : 앞벽
5 **SPHENOID BONE 나비뼈** : 뒷벽
6a **CRIBRIFORM PLATE OF ETHMOID BONE 벌집뼈의 체판** : 윗벽 (후각부위)
HARD PALATE 단단입천장] 아래벽
SOFT PALATE 물렁입천장

LATERAL WALL 가쪽벽

CRANIAL BONES 머리뼈

1 **FRONTAL BONE 이마뼈**
5 **SPHENOID BONE 나비뼈**
6 **ETHMOID BONE 벌집뼈**

FACIAL BONES 얼굴뼈

7 **MAXILLA 위턱뼈**
8 **PALATINE BONE 입천장뼈**
10 **LACRIMAL 눈물뼈**
11 **NASAL BONE 코뼈**

NASAL SEPTUM(MEDIAL WALL) 코중격

15 **SEPTAL CART. 코중격 연골**
6b **PERPENDICULAR PLATE OF ETHMOID BONE 벌집뼈의 수직판**
11 **NASAL CREST OF THE NASAL BONES 코뼈의 코능선**
13 **VOMER 보습뼈**

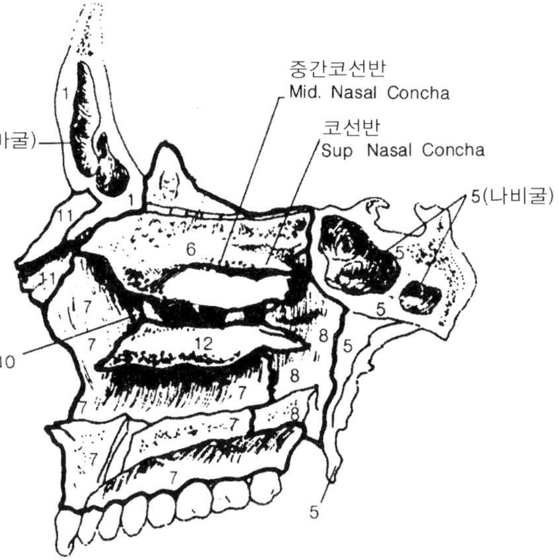

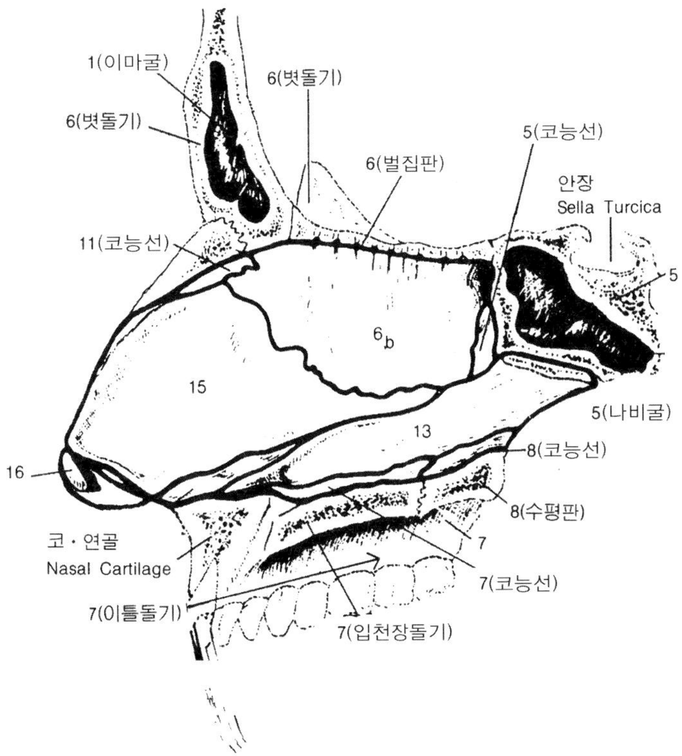

NOSE 코

EXTERNAL NOSE 바깥코

11 **NASAL BONES 코뼈**
F **FIBRO-FATTY TISSUE 섬유지방조직**

CARTILAGES 연골

15 **SEPTAL CARTILAGE 중격연골**
16 **GREATER ALAR CART. 큰콧방울연골**
17 **LESSER ALAR CART. 작은콧방울연골**
18 **LAT. NASAL CART. 가쪽코연골**

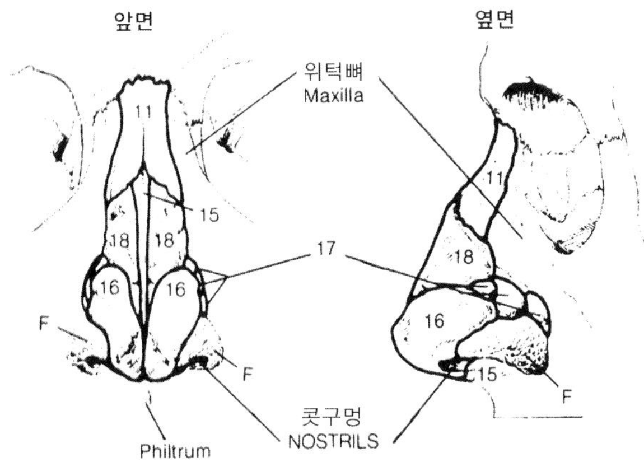

■ 코곁굴 PARANASAL SINUS

코안을 둘러싼 뼈 속의 빈 자리로서 내면은 얇은 점막으로 덮혀 있는데 신생아에서는 매우 작지만 성인이 되면서 점차로 부피가 커지며, 위턱굴 Maxillary Sinus · 벌집굴 Ethmoidal Sinus · 이마굴 Frontal Sinus · 나비굴 Sphenoidal Sinus이 있다.

2-7

뼈대계통 SKELETAL SYSTEM : 몸통뼈대 AXIAL SKELETON
척추와 척추뼈 The Vertebral Column and Vertebrae : 일반구조 General Structure

C=크림색 T=노랑 L=살색
S=빨강 C_o=오렌지 척추사이원반=파랑

나머지는 색깔을 임의로 선택하시오.

* 척주의 개요

척주는 32~35개의 척추뼈와 그 사이에 끼워진 척추뼈사이원반 Intervertebral Disc에 의해 이루어지며 길이는 성인에서 약 71~75cm이다. 척추는 4곳에 굽어진 곳이 있는데 목부위와 허리부위 굽이는 앞으로, 등부위와 엉치부위 굽이는 뒤로 굽어져 있다.

ADULT SPINAL CURVATURE 척주굽이(성인)

- CERVICAL CURVATURE 목(척주)굽이

C **7 CERVICAL VERTEBRAE 목(척추)뼈**

- THORACIC CURVATURE 목(척주)굽이

T **12 THORACIC VERTEBRAE 등(척추)뼈**

- LUMBAR CURVATURE 허리(척주)굽이

L **5 LUMBAR VERTEBRAE 허리(척추)뼈**

- SACRAL CURVATURE 엉치(척주)굽이

S **1 SACRUM 엉치뼈**
5 SACRAL VERTEBRAE

Co **1 COCCYX 꼬리뼈**
3-6 COCCYGEAL VERTEBRAE

■ 등부위와 엉치부위 굽이는 태생기에 볼 수 있는 1차 굽이 Primary Curve이고, 목부위와 허리부위 굽이는 출생후에 형성되는 2차 굽이 Secondary Curve이다. 출생후 3~4개월에 머리를 바로 세울 때에 목부위굽이가 일어나고, 그후 1세 전후에 서는 것과 걷는 자세로부터 허리굽이가 형성된다.

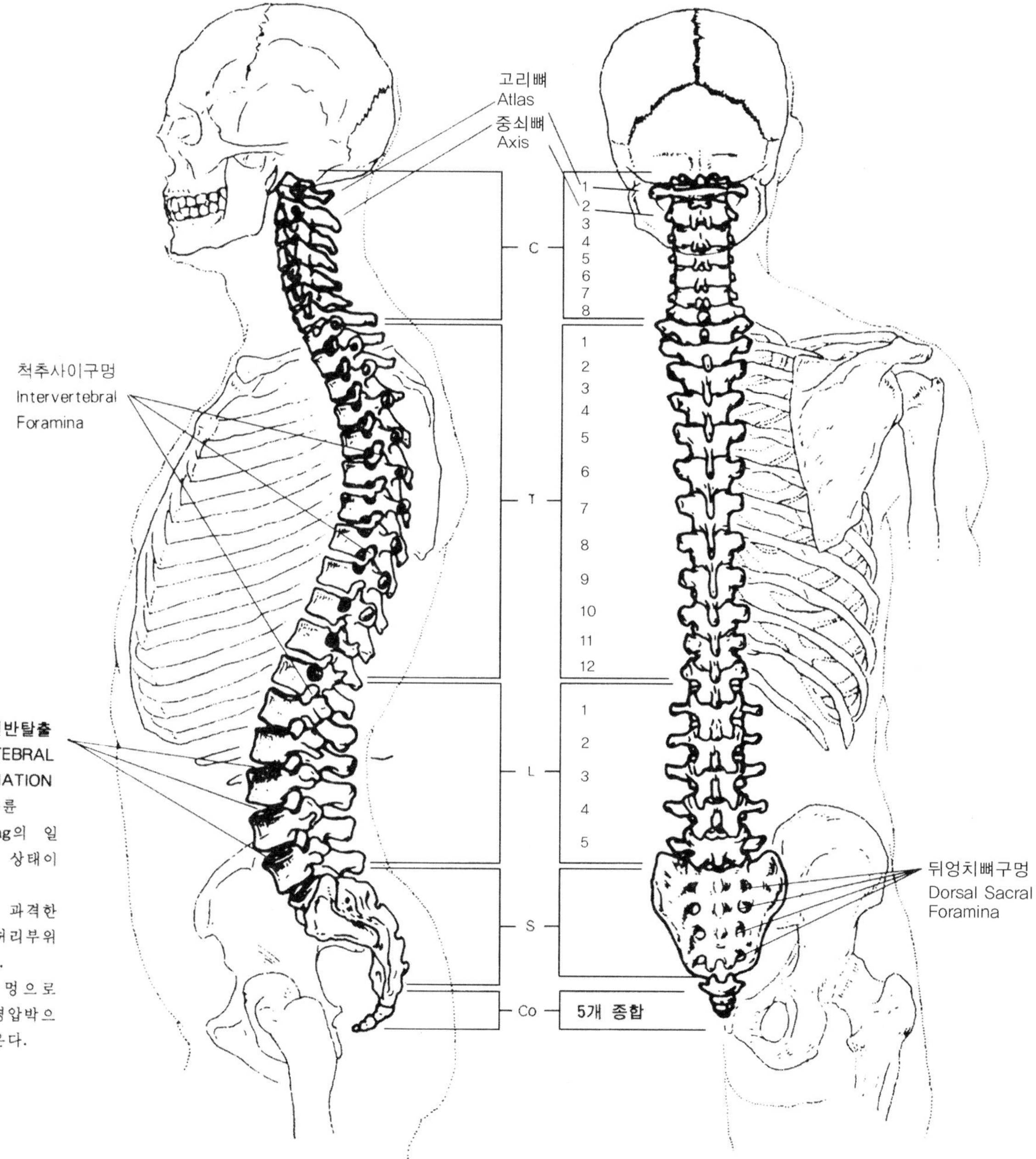

★척추사이 원반탈출
INTERVERTEBRAL
DISK HERNIATION

- 수핵이 섬유륜 Fibrous Ring의 일부를 밀어낸 상태이다.
- 체중 또는 과격한 운동으로 허리부위에 빈발한다.
- 척추사이구멍으로 나오는 신경압박으로 통증이 온다.

GENERAL STRUCTURE 척추뼈의 일반적 구조

BODY 몸통

VERTEBRAL(NEURAL) ARCH 척추뼈고리

PEDICLE 고리뿌리

LAMINA 고리판

FORAMEN 구멍

PROCESS 돌기

SPINOUS PROCESS 가시돌기 ······················ 1
TRANSVERSE PROCESS 가로돌기 ············· 2
SUP. ARTICULAR PROCESS 위관절돌기 ········ 2
INF. ARTICULAR PROCESS 아래관절돌기 ······· 2

■ **척추사이관절** INTERVERTEBRAL JOINT
상하로 마주 겹치는 32−35개의 척추뼈의 위·아래 관절돌기가 갖는 평활한 관절면 사이에서 만들어지는 것이며, 등부위에서는 운동이 제한되지만 목부위와 허리부위에서는 비교적 가동성이 크다.

■ **척추사이원반** INTERVERTEBRAL DISKS
각 척추뼈는 몸통사이에 있는 섬유연골인 척추원반 Intervertebral Disc으로 연결되어 척주 Vertebral Column를 구성한다.

■ **척주관** VERTEBRAL CANAL
척추구멍이 위·아래로 연결되어 이루어지며 척수 Spinal Cord를 수용한다.

★ **척추사이구멍** INTERVERTEBRAL FORAMEN
좌우 각 척추뼈활 사이에 모두 29짝의 구멍이 생기며, 척수신경이나 척수혈관의 출입구가 된다.

척추뼈의 일반적 구조

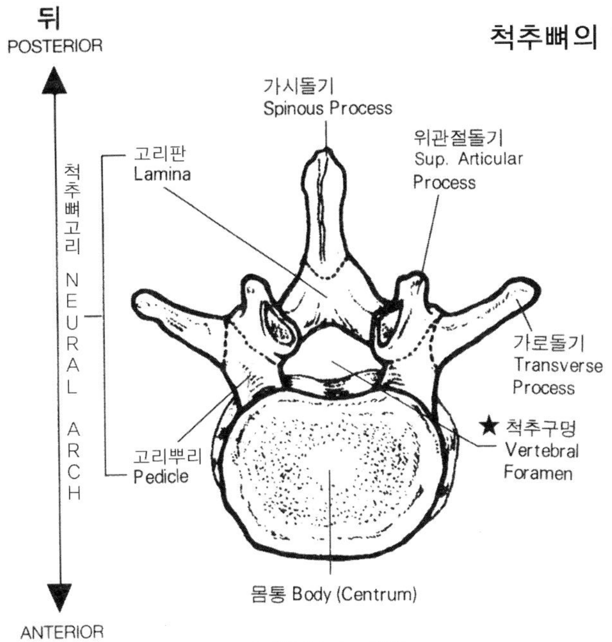

등(척추)뼈 -윗면-

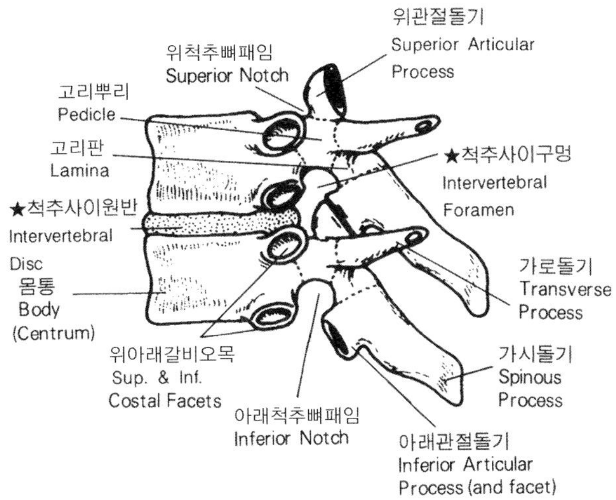

척추뼈의 연결(척추사이구멍과 척추사이원반)

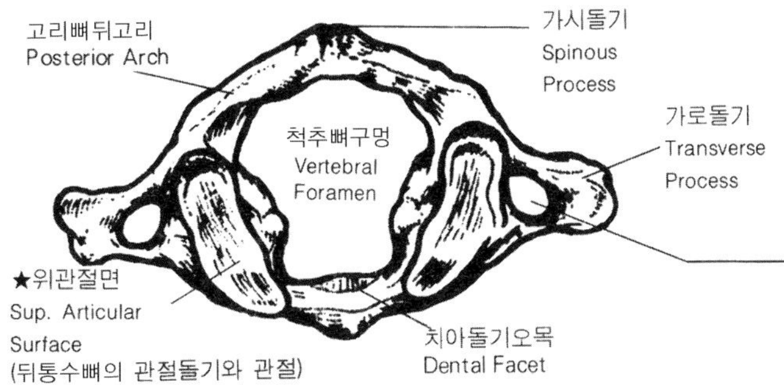

고리뼈(제1목뼈) -윗면-

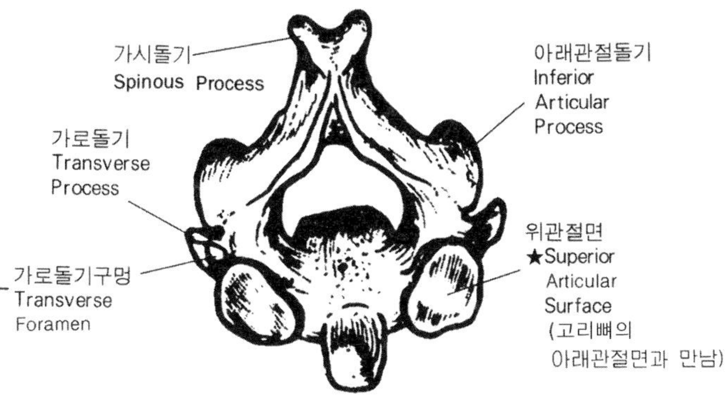

중쇠뼈(제2목뼈) -윗면-

C1 ATLAS 고리뼈

제1목뼈는 척추몸통이 없어 그 생김새에 따라 고리뼈라 한다. 양측 가쪽덩이 Lateral Mass와 이를 연결하는 앞·뒤고리 Anterior Posterior Arch으로 구성되며, 머리뼈의 관절돌기와 만나 고리뒤통수관절 Atlantooccipital Joint을 이룬다.

C2 AXIS 중쇠뼈

제2목뼈는 중쇠뼈 Axis이라고도 하는데 척추몸통상면에 치아돌기 Dens가 있다. 이것은 제1목뼈의 몸통이 제2목뼈에 유합된 것으로, 환추골의 앞고리와 관절하여 고리중쇠관절 Atlantoaxial Joint을 이루어 머리 돌림운동을 한다.

부위의 특징	윗면(후상면)	옆면(가쪽면)

C₁ ATLAS 고리뼈

■ 고리뒤통수관절 Atlantooccipital Joint : 고리뼈의 위관절오목과 뒤통수뼈의 뒤통수돌기 Occipital Condyle와의 연결로 "Yes Movement"라 한다.

■ 가쪽고리중쇠관절 Lat. Atlantoaxial Joint : 고리뼈의 아래관절면과 중쇠뼈의 위관절면과의 연결로 두개골을 돌립시킨다.

■ 정중고리중쇠관절 Median Atlantoaxial Joint : 고리뼈의 치아돌기오목과 중쇠뼈의 치아돌기와 연결 "No Movement"라 한다.

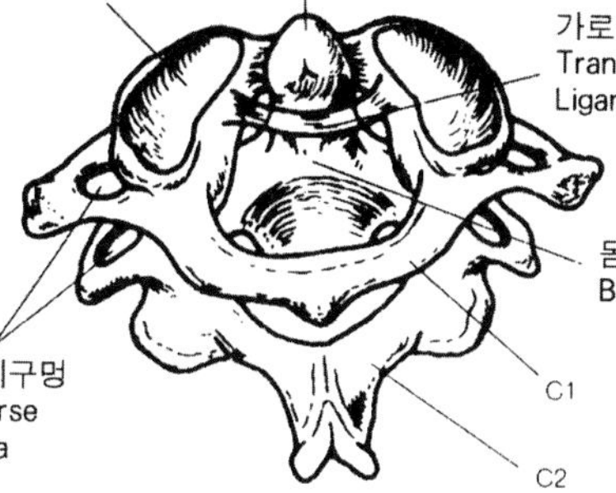

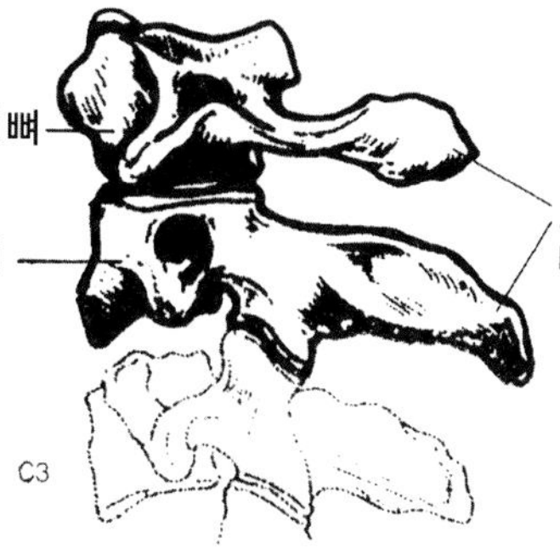

C 7 CERVICAL 목(척추)뼈

■ 척추뼈중에서 꼬리뼈 다음으로 작은뼈이다.

■ 작고 넓게된 가로돌기에 척추뼈 동·정맥이 지나는 가로돌기구멍 Transverse Foramen이 있다(C_1-C_6).

■ 가시돌기 Spinous Process가 이분 Bifid되어 있다 (C_2-C_6).

■ C_7은 가시돌기 Spinous Process가 매우 길어서 솟을뼈 Vertebral Prominance라 하며 피부표면에서 잘 만져 척추뼈의 높이 측정의 기준이 된다.

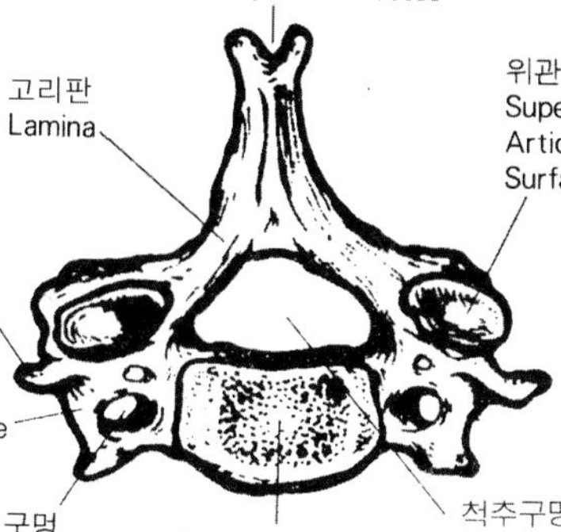

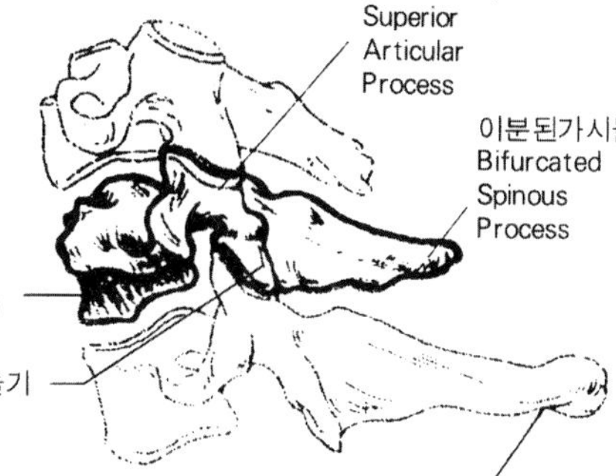

T 12 THORACIC 등(척추)뼈

■ 비교적 단단하며 등뼈와 관절하고 있는 24개의 갈비뼈와 함께 가슴을 형성한다.

■ 척추뼈몸통 Body이 넓고 심장형이며, 뒤쪽 양쪽에 갈비뼈머리 Head와 관절하는 위·아래갈비오목이 있다. T_1은 1쌍의 오목 Facet과 1쌍의 반오목 Demifacet, T_2-T_8은 2쌍의 반오목, T_9은 1쌍의 반오목이 있다.

■ 가시돌기 Spinous Process가 예리하고 길다.

■ 가로돌기의 앞면에 갈비결절 Tubercle과 관절하는 가로돌기 갈비오목 TransverseCostal Facet이 있다.

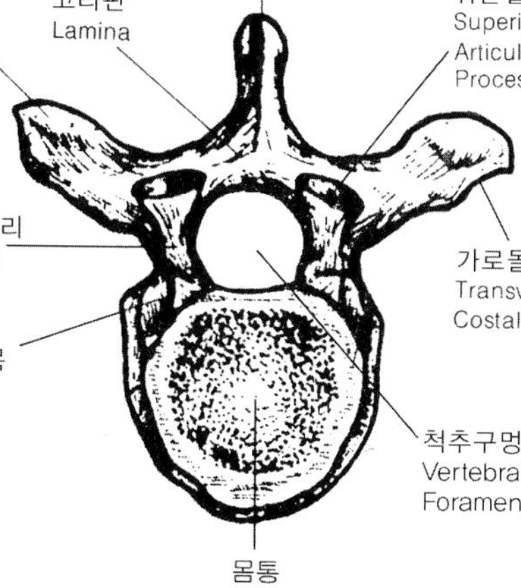

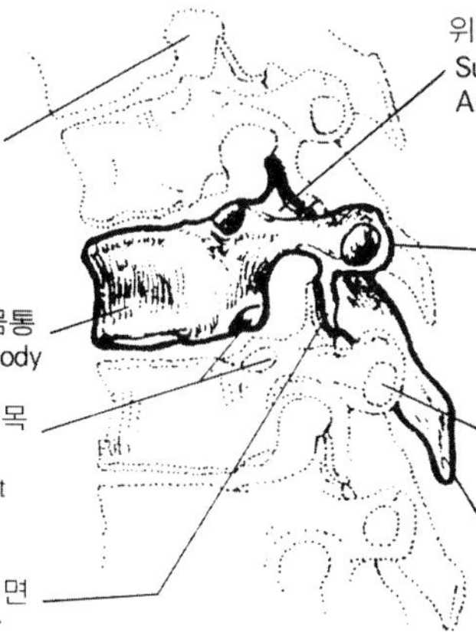

L **LUMBAR 허리뼈**

- 척추에서 가장 큰 척추뼈로 척추몸통 Body과 돌기 Process가 튼튼하며, 몸통이 엉치뼈의 위에서 균형을 유지하도록 되어 있다.
- **가로돌기** Transverse Process는 갈비뼈가 척추몸통에 유합한 것으로 길고 평평해서 가로돌기구멍 Transverse Foramen이 없다.
- **척추뼈몸통** Body에는 갈비오목 Costal Facet이 없다.
- 덧돌기 Accessory Process, 꼭지돌기 Mammillary Process가 있다.

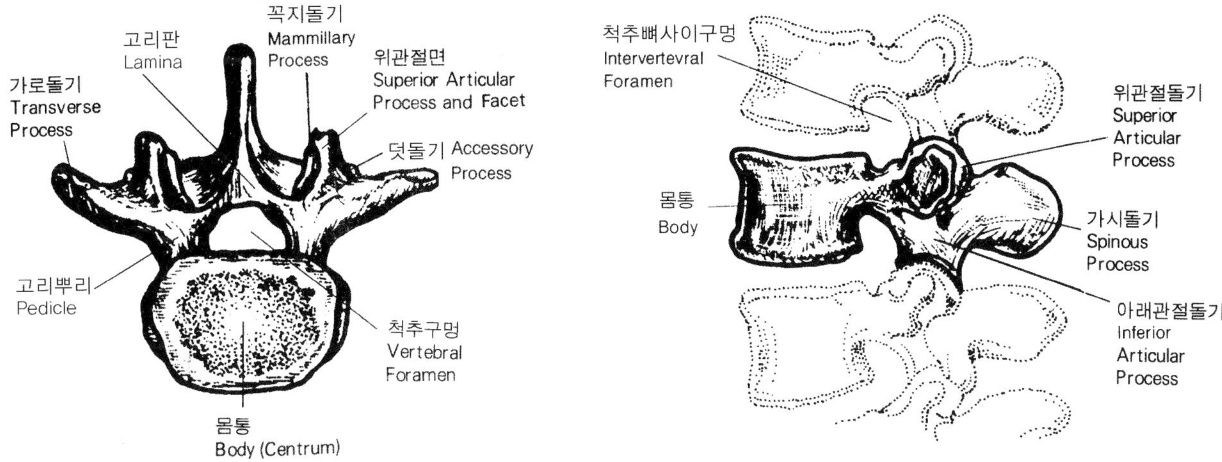

S **SACRUM 엉치뼈**

- 삼각형의 뼈로서 골반의 후벽을 이루며 5개의 엉치척추뼈가 유합하여 1개의 엉치뼈가 되며, 다리이음뼈와의 관절을 통하여 엉덩관절까지 체중을 전달한다.
- **가로선** Transverse Line은 척추뼈몸통의 결합선이다.
- **정중엉치뼈능선** Middle Sacral Crest은 가시돌기 Spinous process의 결합선이다.
- **중간엉치뼈능선** Intermediate Crests은 각관절돌기 Articular Process의 결합선이다.
- **앞·뒤엉치뼈구멍** Ventral·Dorsal Foramen은 척추사이구멍 Intervertebral foramen에 상당한다.
- **엉치뼈관** Sacral Canal은 척주관 Vertebral canal 에 상당하는 것으로 이것과 교통한다.
- **귓바퀴면** Auricular Surface은 볼기뼈 Hip bone의 귓바퀴면과 만나 엉치엉덩관절 Sacroiliac joint(S-I joint)을 이룬다.

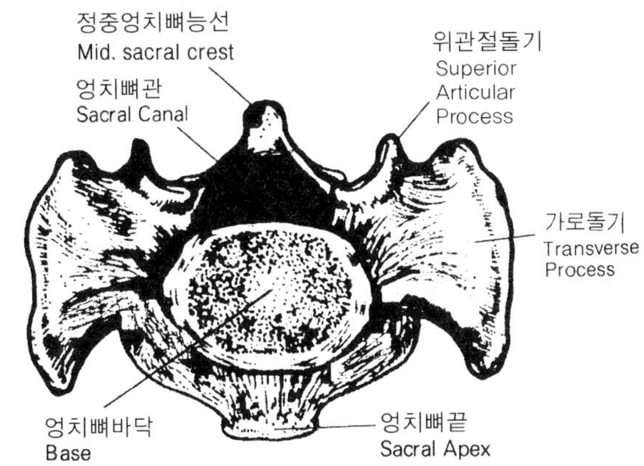

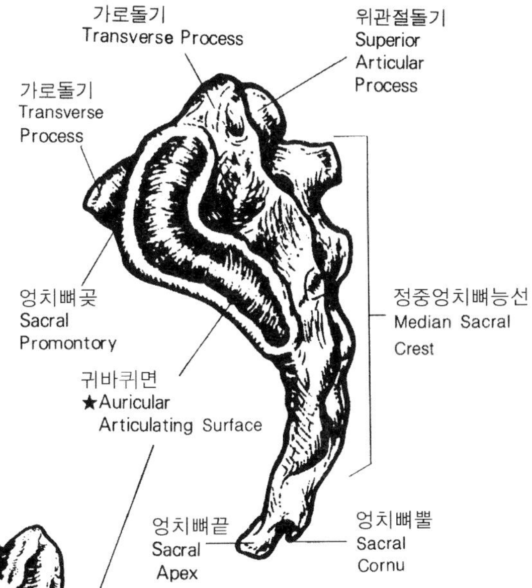

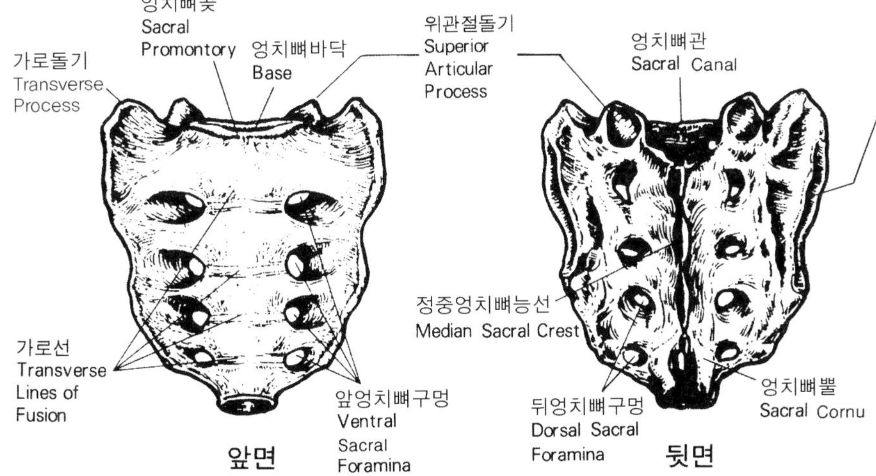

Co **COCCYX 꼬리뼈**

개인차가 있으나 평균 3~5개의 꼬리뼈가 유합하여 1개의 꼬리뼈가 되며, 기능적으로는 중요하지 않은 뼈이다.

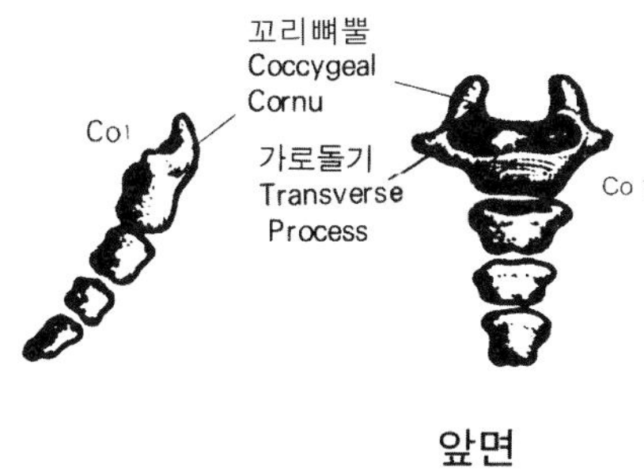

S=주황 R=크림색 CC=회색
TR=살색 F,FR=갈색 a=노랑 b=오렌지 c=빨강

2-9

뼈대계통SKELETAL SYSTEM:몸통뼈대AXIAL SKELETON

가슴우리 Rib Cage / Thorax

THE RIB(THORACIC) CAGE 가슴우리

S STERNUM 복장뼈

R 12 PAIRED RIBS 12쌍의갈비뼈

CC COSTAL CARTILAGES 갈비연골

T 12 THORACIC VERTEBRAE 등(척추)뼈

■ 가슴 THORAX
12개의 등뼈, 12쌍의갈비뼈 및 1개의 복장뼈로 형성된다. 가슴아래입구 아래는 가로막이 있고, 가슴위입구 위로는 목부위와 연결된다.

■ 갈비활 COSTAL ARCH
복장뼈 끝부터 아래로 전개되는 활선을 말하며, 가슴부위 및 배 촉진에 이용되며, 왼·오른활선의 각은 70°~80° 이다.

The RIBS (A RIB=A COSTA) 갈비뼈

TR 7 PAIRED TRUE RIBS 참갈비뼈

FR 5 PAIRED FALSE RIBS 거짓갈비뼈

F 2 PAIRED FLOATING RIBS 뜬갈비뼈

■ 갈비뼈RIB : 등뼈와 복장뼈를 잇는 12쌍의 긴뼈로서 가슴의 가쪽을 구성하며, 안쪽은 갈비연골로 연결되어 있다.

- 갈비뼈 Head와 갈비뼈결절 Tubercle은 등뼈의몸통과 가로돌기에 있는 갈비오목 Costal Facet과 평면관절 Plane Joint을 이룬다.
- 몸통 Body에는 갈비신경과 혈관이 지나는 갈비고랑 Costal Groove이 있다.
- 제1~10째 갈비뼈는 앞쪽에 갈비연골로 연결되나 가슴에 알맞는 탄력성을 부여해 준다.

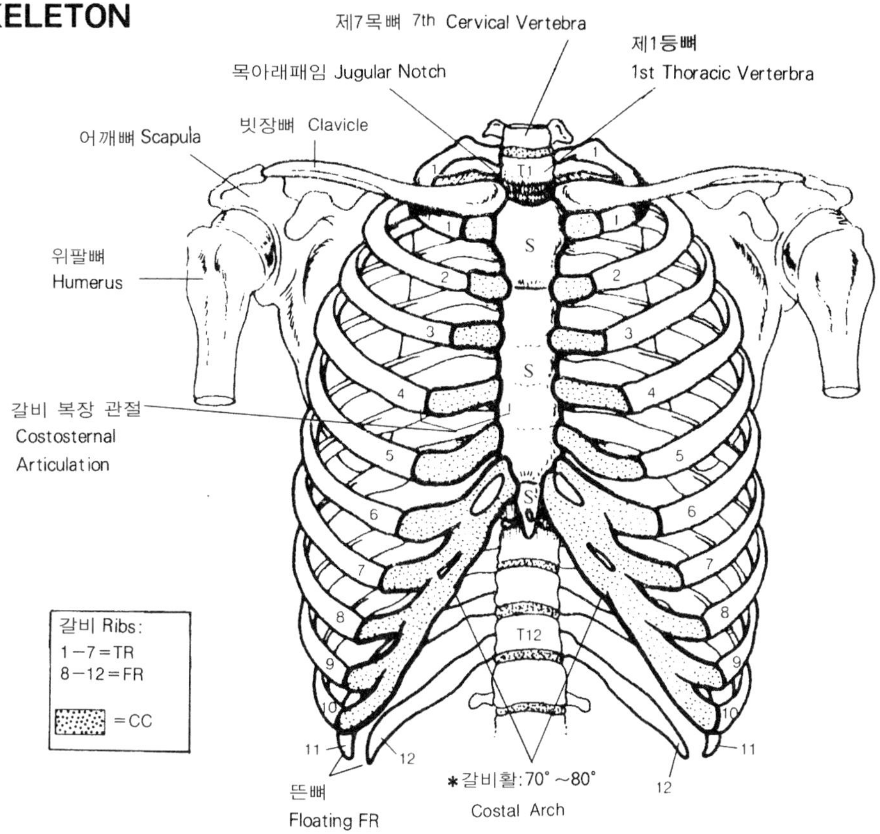

■ 가슴위입구 경계
제1등뼈, 제1갈비 및 복장자루

■ 갈비의 종류
- 참갈비뼈 TRUE RIB
1-7째 갈비뼈는 갈비연골에 의하여 직접 관절한다.
- 거짓갈비뼈 FALSE RIB
8-10번째 갈비연골은 7째 갈비연골에 관절한다.
- 뜬 갈비뼈 FLOATING RIB
11, 12번째 갈비뼈는 제7갈비뼈와 관절하지 않고 복벽근속에 유리되어 있다.

■ 가슴아래입구 경계
제12등뼈, 제12갈비뼈, 제7-10갈비연골

가슴우리의 앞면

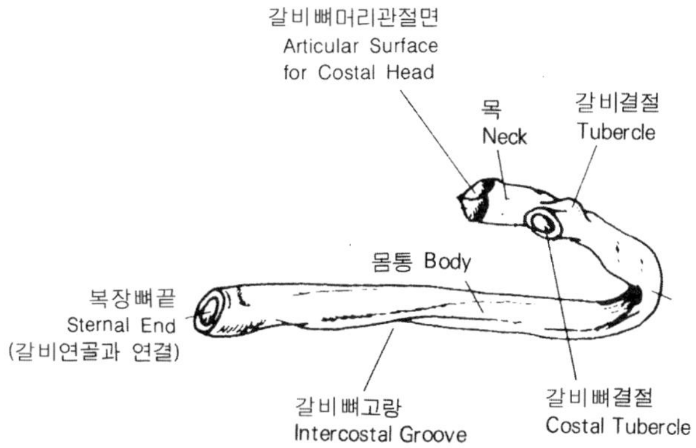

오른쪽 갈비뼈

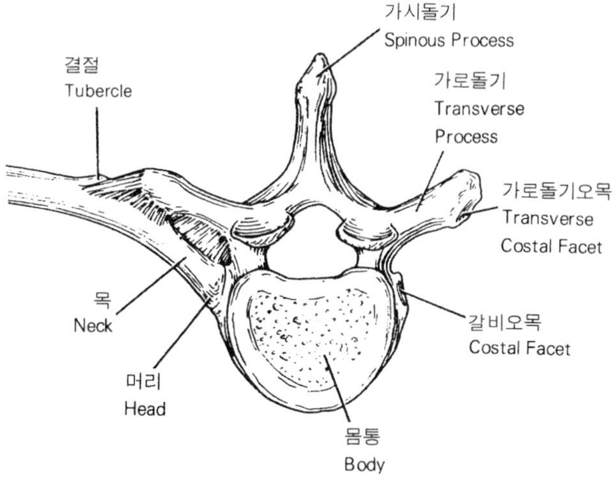

갈비뼈와 등뼈의 관절

✳ 복장뼈 STERNUM

가슴의 앞면 중앙부에 있는 편평골로 복장뼈몸통이 앞쪽으로 융기되면 새가슴 Pigeon Chest이라 하고, 함요되면 깔대기가슴 Funnel Chest라 한다.

■ 복장뼈각 STERNAL ANGLE

복장뼈자루와 몸통의 결합부가 앞쪽으로 굽이되어 복장뼈각을 이룬다. 복장뼈각은 체표에서 촉지되므로 갈비뼈의 높이를 인지할 수 있으며 등뼈의 4-5째가 된다.

C 칼돌기 XIPHOID PROCESS

연골성인 칼돌기는 청년기 이후 특히 노령자는 완전히 뼈형성이 되어 복장뼈 몸통과 결합 하지만 여기에는 갈비뼈가 관절하지 않는다.

★ 복장뼈천자 STERNAL PUNCTURE

복장뼈 몸통이 표재성이고 얇은 치밀층으로 싸여 있는 조혈작용이 왕성한 곳이기 때문에 복장뼈천자 부위로서 임상적으로 이용된다. 천자부위는 보통 셋째 내지 넷째 갈비뼈 부위가 선택된다.

■ 복장 갈비관절 STERNOCOSTAL JOINT

복장뼈 7짝의 갈비패임 Costal Notch와 갈비연골 Costal Cartilage과의 연결이다.

✳ 가슴의 관절 JOINT OF THORAX

12개의 등뼈, 12짝의 갈비뼈, 1개의 복장뼈 간에 형성되는 관절이다.

■ 갈비척추관절 COSTOVERTEBRAL JOINTS

- 갈비뼈머리관절 Costocapital Joint은 갈비머리 Head와 흉추몸통의 갈비오목 Costal Facet과의 연결이다.
- 갈비가로돌기관절 Costotransverse Joint:갈비의 결절 Tubercle과 등뼈의 가로돌기오목 Transverse Costal Facet과의 연결이다.

THE STERNUM 복장뼈

a MENUBRIUM 복장뼈자루

b BODY 몸통

c XIPHOID PROCESS 칼돌기

3 STERNAL NOTCH 복장패임

JN JUGULAR NOTCH 목아래패임

CC CLAVICULAR NOTCH 빗장패임

CN COSTAL NOTCH 갈비패임

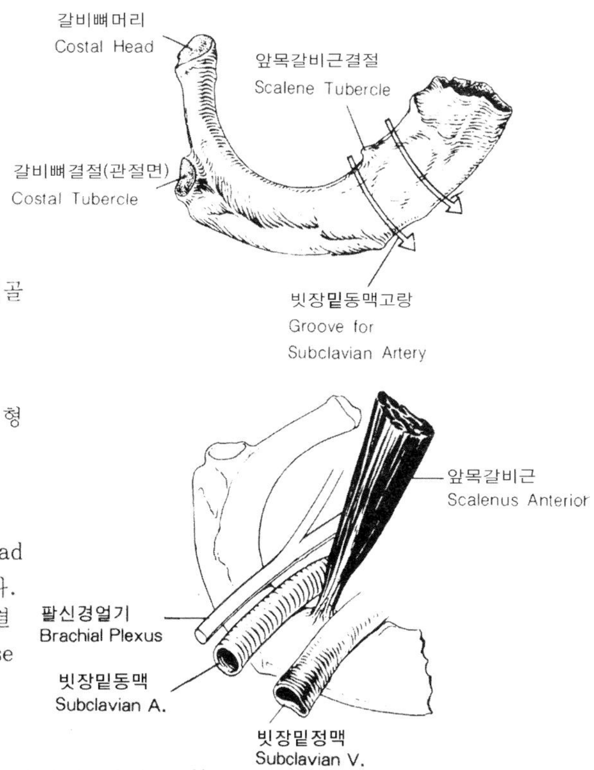

제1갈비뼈 (위면의 근육결절과 혈관고랑)

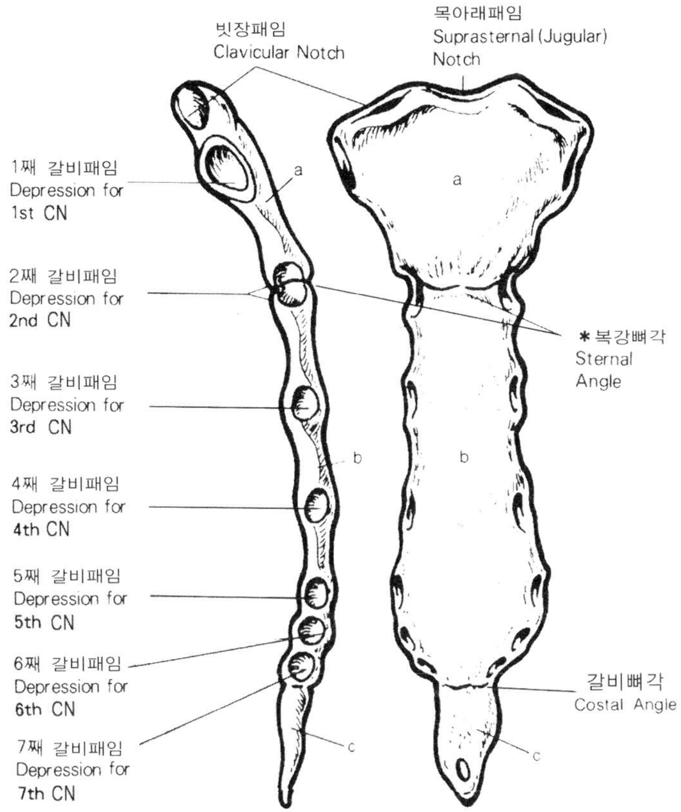

복장뼈의 옆면과 앞면

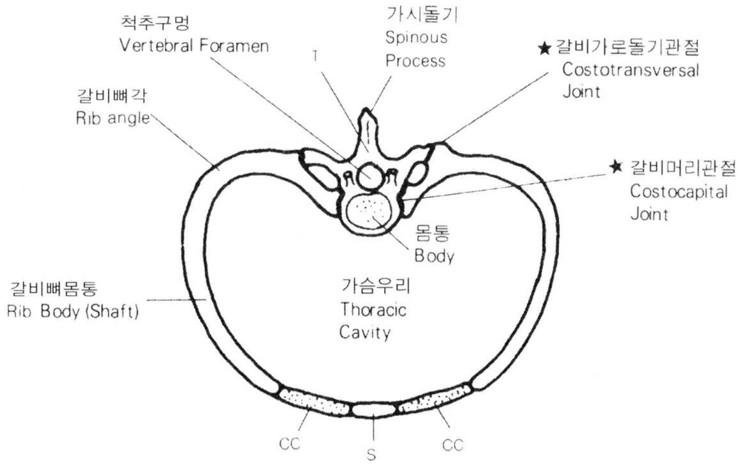

가슴우리 가로단면

2－10

뼈대계통 SKELETAL SYSTEM : 팔다리뼈대 APPENDICULAR SKELETON
팔뼈 Bones of the Upper Limb/Extremity : 팔이음뼈 Pectoral Girdle, 팔 Arm, 아래팔 Forearm

1＝파랑　2＝회색　3＝노랑
4＝오렌지　5＝빨강

＊ 팔다리뼈대는 팔과 다리를 이루는 뼈는 팔은 팔이음뼈(4)와 자유팔뼈(60)로 구성되고, 다리뼈는 다리이음뼈(2)와 자유다리뼈(60)로 구성된다.

UPPER EXTREMITY 팔뼈

PECTORAL GIRDLE 팔이음뼈

① CLAVICLE 빗장뼈

② SCAPULA 어깨뼈

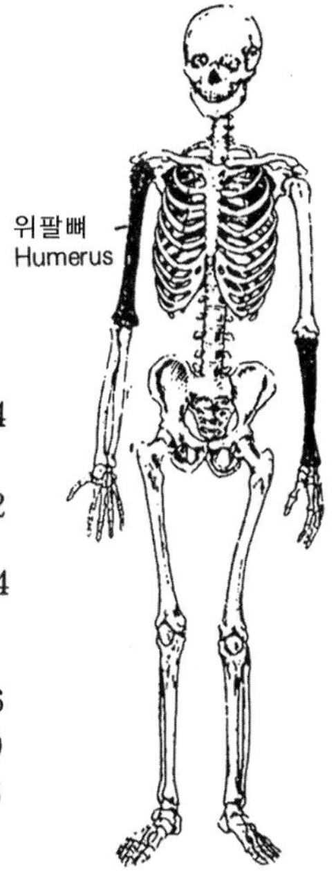

＊ 팔뼈의 구성

· 팔이음뼈 PECTORAL GIRDLE
빗장뼈 CLAVICLE, 어깨뼈 SCAPULA ············4
· 자유팔뼈 BONES OF FREE UPPER LIMB
위팔 ARM　　위팔뼈 HUMERUS ······2
아래팔 FOREARM　　자뼈 ULNA
　　노뼈 RADIUS ············4
· 손 HAND
손목뼈 CARPAL BONES ··························16
손허리뼈 METACARPAL BONES ···············10
손가락뼈 PHALANGES ····························28

■ 빗장뼈 Clavicle

약간 S자형으로 구부러진 긴뼈이며 복장뼈 끝은 복장뼈와 더불어 복장 빗장관절 Sternoclavicular Joint을 이루어 팔뼈 전체를 몸통에 연결시킨다.

■ 어깨뼈 Scapula

· 가슴 뒷면에 있는 3각형의 편평골로서 갈비면이 제 2~7갈비 높이에 걸쳐있다.
· 어깨돌기빗장관절 Acromioclavicular Joint : 빗장뼈의 바깥쪽 봉우리끝 Acromial end와 어깨뼈의봉우리관절면 Acromial Articular Surface과 관절이다.
· 어깨관절 Shoulder Joint : 어깨뼈 접시오목 Glenoid Cavity과 위팔뼈머리 Head와의 관절이다.

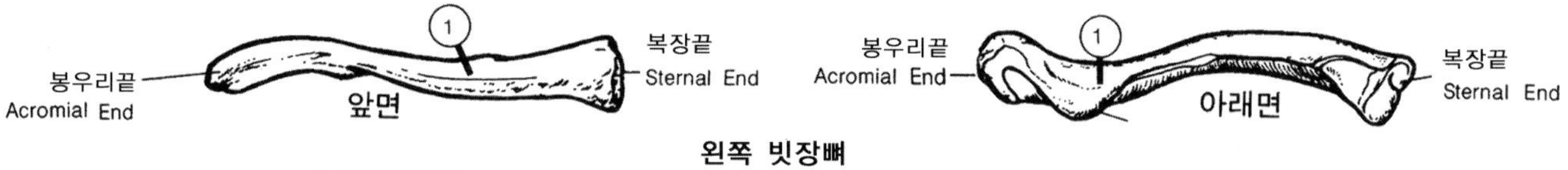

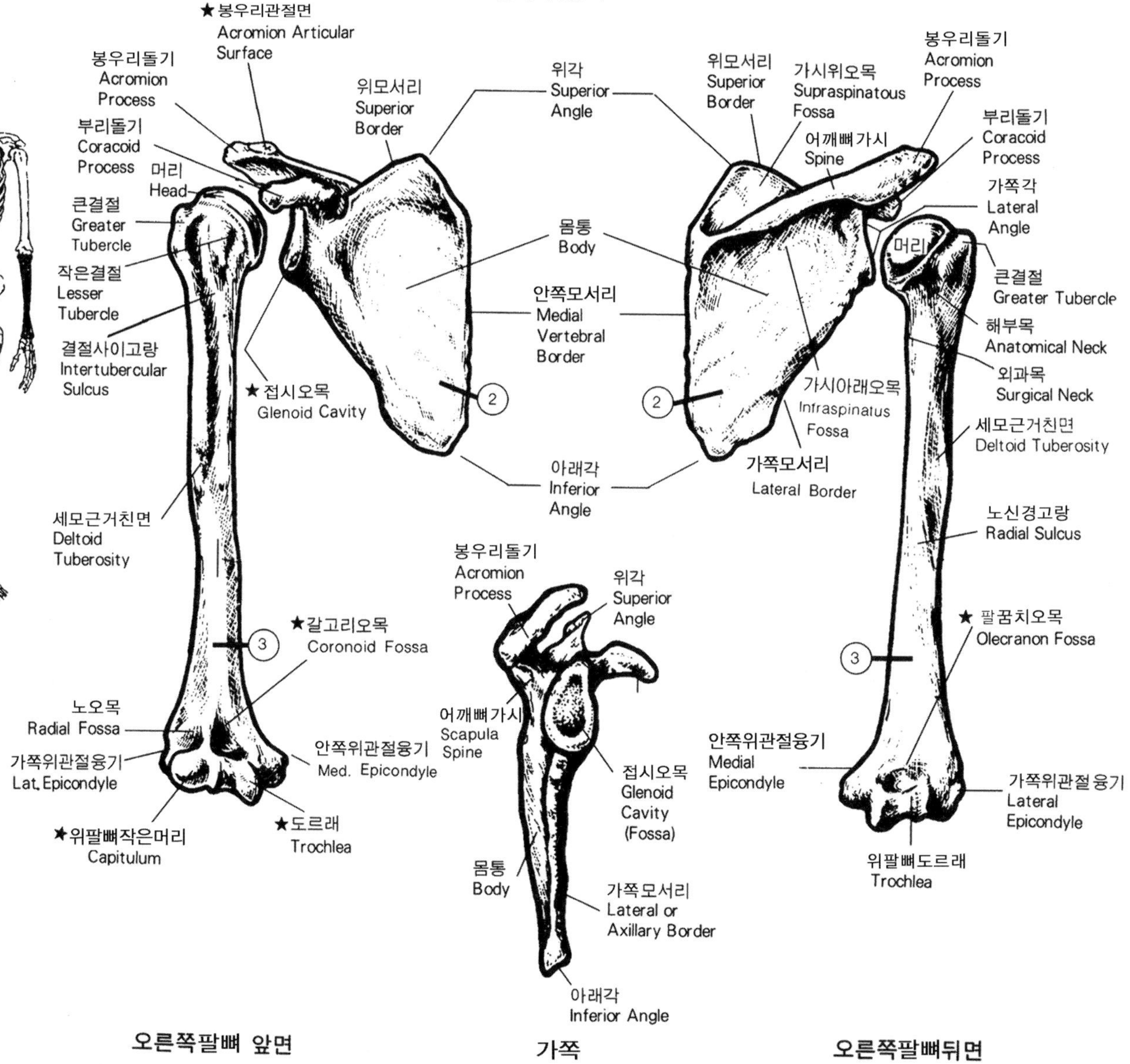

* **팔꿉관절 ELBOW JOINT**

위팔뼈 아래끝과 노뼈 및 자뼈 위끝이 만드는 복합관절로서, 전체적으로 경첩관절 Hinge Joint이다. 팔꿉관절은 다음과 같은 세관절이 공통의 관절주머니에 싸여 있다.

- **위팔노관절 HUMERORADIAL JOINT**

위팔뼈 작은머리 Capitulum과 노뼈머리 위면의 머리면 Capital Surface이 만드는 절구관절 Ball and Socket이다.

- **위팔자관절 HUMEROULNAR JOINT**

위팔뼈도르래 Trochlea 와 자뼈의 도르래 패임 Trochlear Notch사이에 만들어지는 경첩관절 Hinge Joint이다.

- **몸쪽노자관절 PROXIMAL RADIOULNAR JOINT**

노뼈머리의 둘레관절면 Articular Circumference과 자뼈의 노패임 Radial Notch사이에서 만들어지는 자축관절 Trochoid Joint이며, 먼쪽노자관절 Distal Radioulnar Joint과 함께 위팔의 엎침, 뒤침 운동을 한다.

- **먼쪽노자관절 DISTAL RADIOULNAR JOINT**

손목부위에서 자뼈머리의 둘레관절면과 노뼈의 자패임 Ulnar Notch 사이에서 이루어지는 자축관절 Trochoid Joint로 위팔의 엎침, 뒤침운동에 관여한다.

- **중간노자관절 MIDDLE RADIOULNAR JOINT**

노뼈몸통과 자뼈몸통의 뼈사이막 Interosseous Membrane으로 연결되는 것으로 자뼈거친면과 노뼈거친면 사이를 잇는다.

ARM 팔

③ **HUMERUS 위팔뼈**

FOREARM 아래팔

④ **ULNA 자뼈** 안쪽

⑤ **RADIUS 노뼈** 가쪽

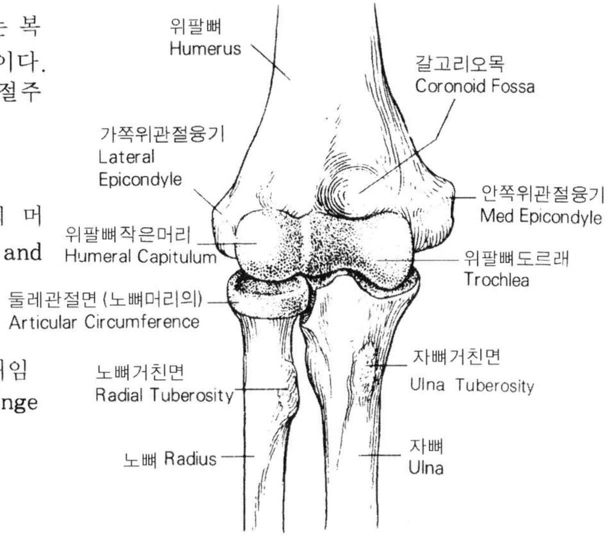

팔꿉관절의 구성(오른쪽:앞면)

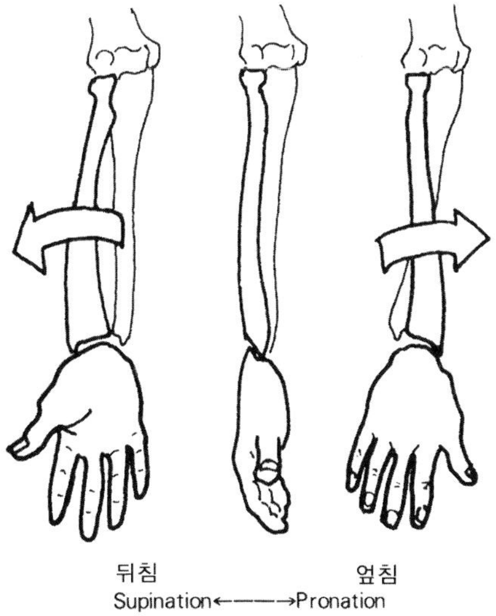

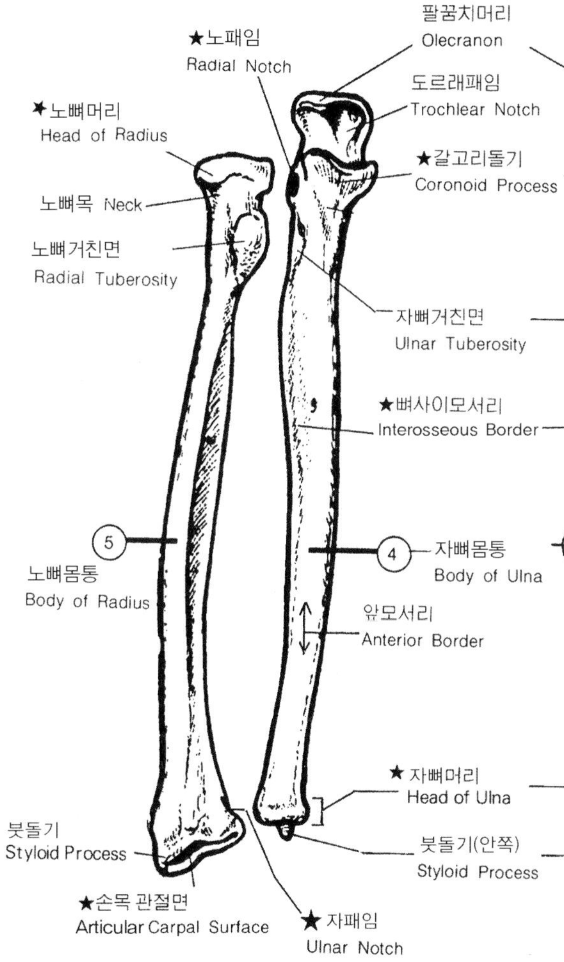

오른쪽 아래팔 앞면

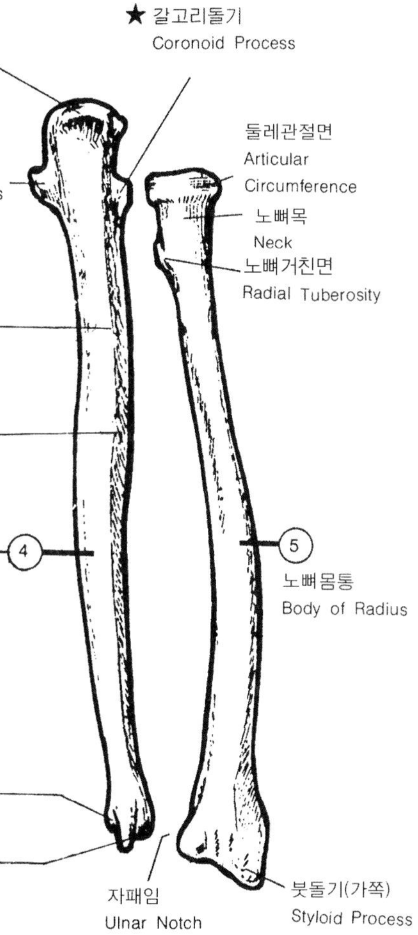

오른쪽 아래팔 뒷면

> ★ **엎침과 뒤침 운동**
> - 위팔의 엎침•뒤침운동의 기초가 되는 관절은 몸쪽•먼쪽 노자 관절이며 모두 자축(중쇠)관절이다.
> - 자뼈는 위팔자관절이 돌림을 허용하지 않지만 노뼈는 자유롭게 돌림을 하며, 손목관절 때문에 손도 노뼈와 함께 움직인다.
> - 엎침은 두뼈가 교차하여 손등이 앞면으로 향하는 운동이며, 뒤침은 두뼈가 평행으로되어 손바닥이 앞으로 향하는 운동이다.

2-11

뼈대계통SKELETAL SYSTEM : 팔다리뼈대 APPENDICULAR SKELETON
팔뼈 Bones of the Upper Limb/Extremity : 손목 Wrist, 손 Hand

a=파랑 b=녹색 c=보라
d=크림색 e=살색 f=황토색 g=갈색
h=빨강 i=노랑 j=오렌지

✱ 손 HAND

• 손목뼈 CARPAL BONE		8
몸쪽	PROXIMAL LOW	4
먼쪽	DISTAL LOW	4
• 손허리뼈 METACARPAL BONES		5
• 손가락뼈 PHALANGES		14
첫마디뼈	PROXIMAL	5
중간마디뼈	MIDDLE	4
끝마디뼈	DISTAL	5
		27

■ **노쪽손목관절** RADIOCARPAL JOINT

손목관절로서 노뼈 아래의 손목골관절면 Articular Carpal Surface과 몸쪽손목뼈 (손배뼈, 반달뼈, 세모뼈, 콩알뼈)사이에 이루어지는 전형적인 타원관절 Ellipsoid Joint이다. 자뼈는 손목뼈와 직접적인 접촉이 없다.

■ **손목뼈** CARPAL BONES

손목에 있는 8개의 짧은 뼈로서 대략 4개 2줄로 나열되어 있으며, 이들 이름은 그 뼈의 생김새에 따라 이름지어 졌다. 이들 사이의 관절안은 서로 통한다.

■ **손허리뼈** METACARPAL BONES

손바닥을 이루는 5개의 뼈로서 제1손허리뼈가 가장 굵고 제2손허리뼈가 가장길다.

■ **손가락뼈** PHALANGES

엄지에만 2개있고 나머지는 모두 3개씩 있다.

THE WRIST(CARPUS)손목 : 8

PROXIMAL LOW 몸쪽

a SCAPHOID 손배뼈
b LUNATE 반달뼈
c TRIANGULAR 세모뼈
d PISIFORM 콩알뼈

RADIALSIDE 노뼈쪽 — ULNARSIDE 자뼈쪽

DISTAL LOW 먼쪽

e TRAPEZIUM 큰마름뼈
f TRAPEZOID 작은마름뼈
g CAPITATE 알머리뼈
h HAMATE 갈고리뼈

THE HAND(MANUS)손 : 19

PALM 손바닥

i 5 METACARPAL BONES(I – V) 손허리뼈

FINGERS 손가락

j 14 PHALANGES 손가락뼈

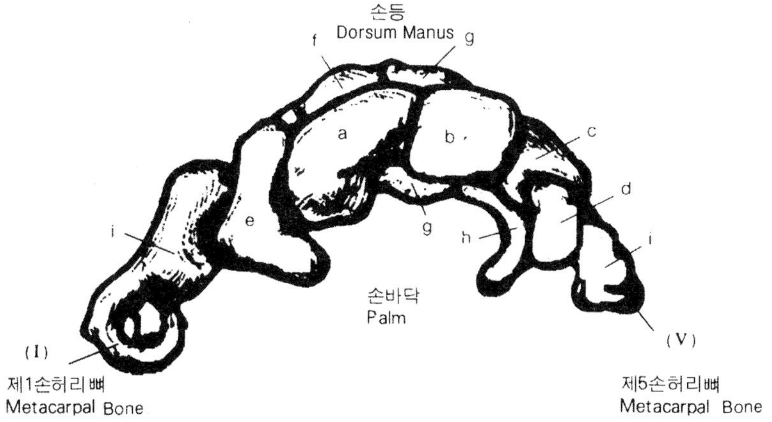

오른손목의 윗면

★**손목손허리뼈 관절**
CARPOMETACARPAL JOINT

먼쪽 손목뼈와 손허리뼈 사이의 관절이다. 이중에서 첫째 손허리뼈와 큰마름뼈가 만드는 엄지손가락 손목손허리뼈 관절은 안장관절로서, 다른 평면관절보다 운동영역이 넓고 물건을잡을 때 중요하다.

오른 손목뼈와 손

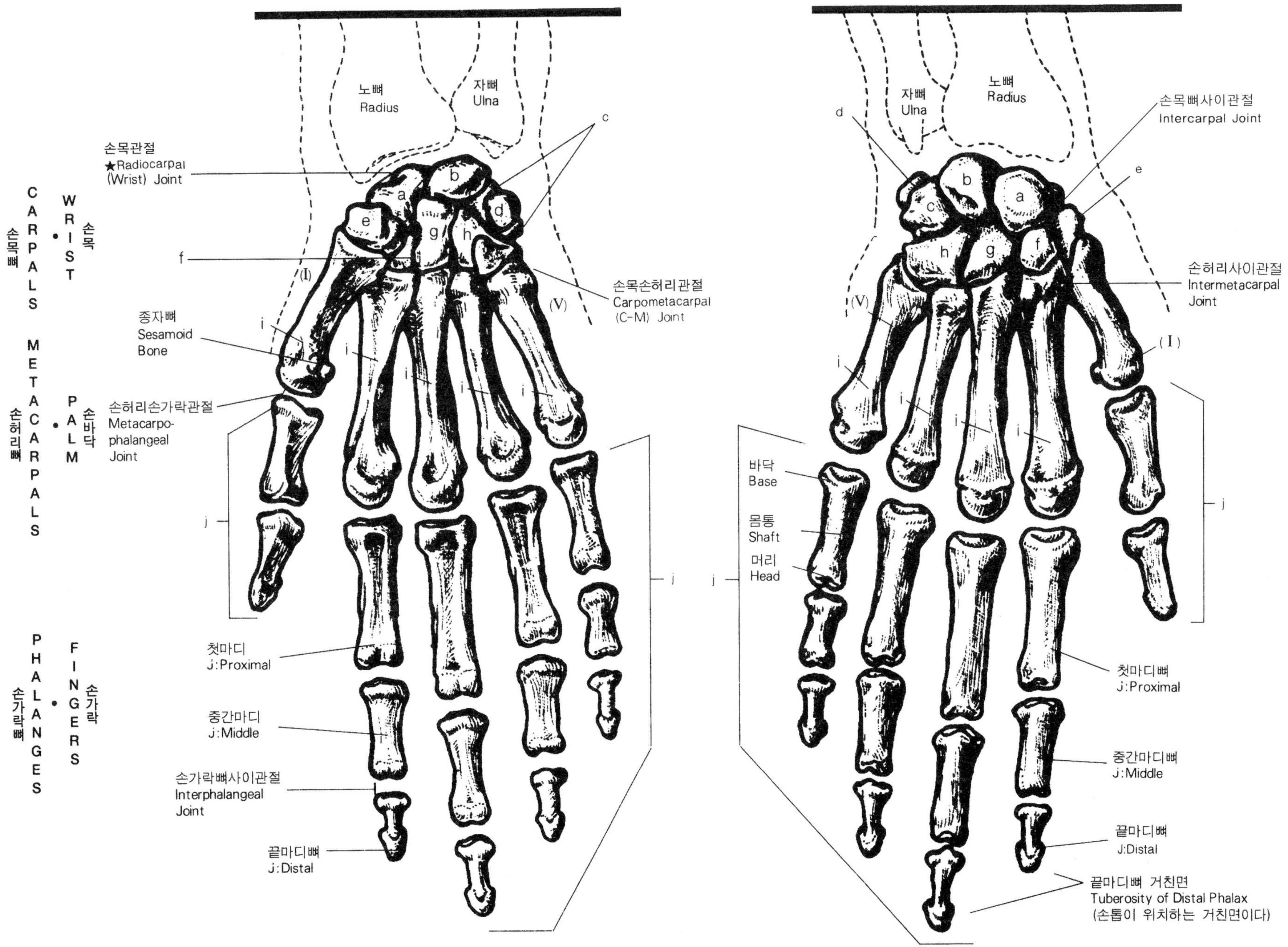

앞 면　　　　　뒷 면

2－12

뼈대계통 SKELETAL SYSTEM : 팔다리뼈대 APPENDICULAR SKELETON
다리뼈 Bones of the Lower Limb/Extremity : 다리이음뼈 Pelvic Girdle

a＝녹색 b＝보라 c＝파랑
1＝연두 SP＝크림색 s＝빨강
Co＝오렌지

■ 다리뼈 BONES OF LOWER LIMB

• 다리이음뼈 PELVIC GIRDLE		볼기뼈 HIP BONE	2
• 다 리 LEG			
	넓적다리 THIGH	섭다리뼈 FEMUR	2
	종아리 LEG	정강이뼈 TIBIA	2
		종아리뼈 FIBULA	2
• 무릎뼈 PATELLA			2
• 발 FOOT			
발목뼈 TARSAL BONES			14
발허리뼈 METATARSAL BONES			10
발가락뼈 PHALANGES			28
			62

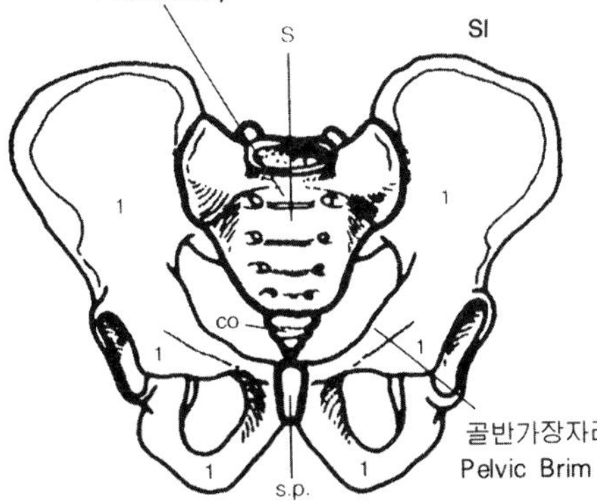

PELVIS 골반

1	HIP BONE 볼기뼈	2
S	SACRUM 엉치뼈	1
CO	COCCYX 꼬리뼈	1
S.P	SYMPHYSIS PUBIS 두덩결합	

■ 엉치엉덩관절 SACROILIAC JOINT(S－I)
엉치뼈와 엉덩뼈의 귓바퀴면 Auricular Surface으로 관절을 이루므로 운동이 극히 제한 된다.

2 OS COXAE(2HIP BONE) 볼기뼈

a	ILIUM 엉덩이뼈	1 볼기뼈 (1 HIP BONE)
b	ISCHIUM 궁둥뼈	
C	PUBIS 두덩뼈	

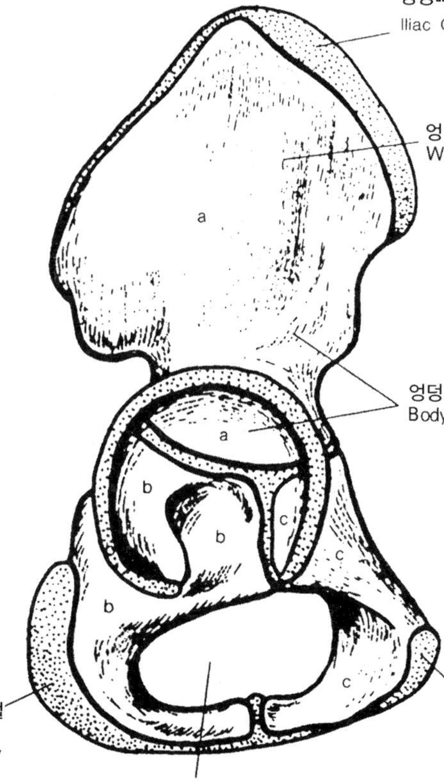

오른가쪽면

＊ 볼기뼈 HIP BONE

볼기뼈는 엉덩뼈 Ilium, 궁둥뼈 Ischium, 두덩뼈 Pubis의 세뼈가 뼈형성이 되어 단일뼈가 되었다. 왼·오른 볼기뼈는 두덩결합에 의해 연결되며, 엉치뼈와 함께 체중을 지탱하는 활Arch을 형성하여 체중을 넓다리로 향하게 한다.

a ILIUM 엉덩뼈

볼기뼈의 윗쪽을 차지하는 부분으로 아랫배에 있는 장기를 보호하며, 많은 근육이 부착된다.

- 귓바퀴면 Auricular Surface은 엉치뼈의 귓바퀴면과 엉치엉덩관절 Sacro-Iliac Joint (S－I Joint)을 이룬다.

b ISCHIUM 궁둥뼈

볼기뼈의 뒤·아래에 위치하며 아래에 거칠고 두터운 궁둥뼈결절 Ischial Tuberosity이 있다. 이 결절은 넙다리 뒷면 근육들의 이는곳이며 앉은 자세에서 몸의 중력이 전달되는 부위이다.

c PUBIS 두덩뼈

볼기뼈를 구성하는 3뼈중 가장 앞의 것으로 왼·오른두덩이 만나 두덩결합 Symphysis Pubis을 이룬다.

■ 절구 ACETABULUM

볼기뼈를 이루는 엉덩뼈(2/5), 궁둥뼈(2/5),두덩뼈(1/5)의 3뼈가 결합하는 후면에 깊게파인 곳으로 넙다리뼈머리 Head와 더불어 엉덩관절 Hip Joint를 이룬다.

★폐쇄구멍 OBTURATOR FORAMEN

궁둥뼈와 두덩뼈에 의해 둘러 싸여진 커다란 구멍으로 생체에서는 일부분을 제외하고 막에 의해 막혀있다.

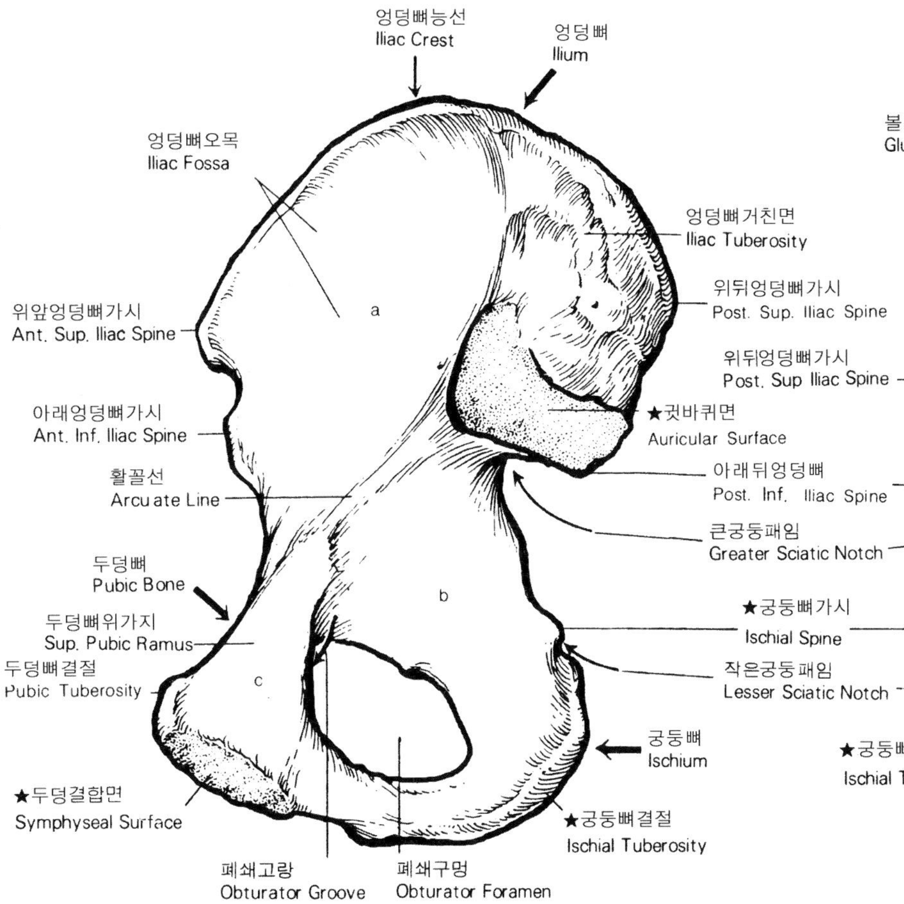

오른쪽볼기뼈의 안쪽면

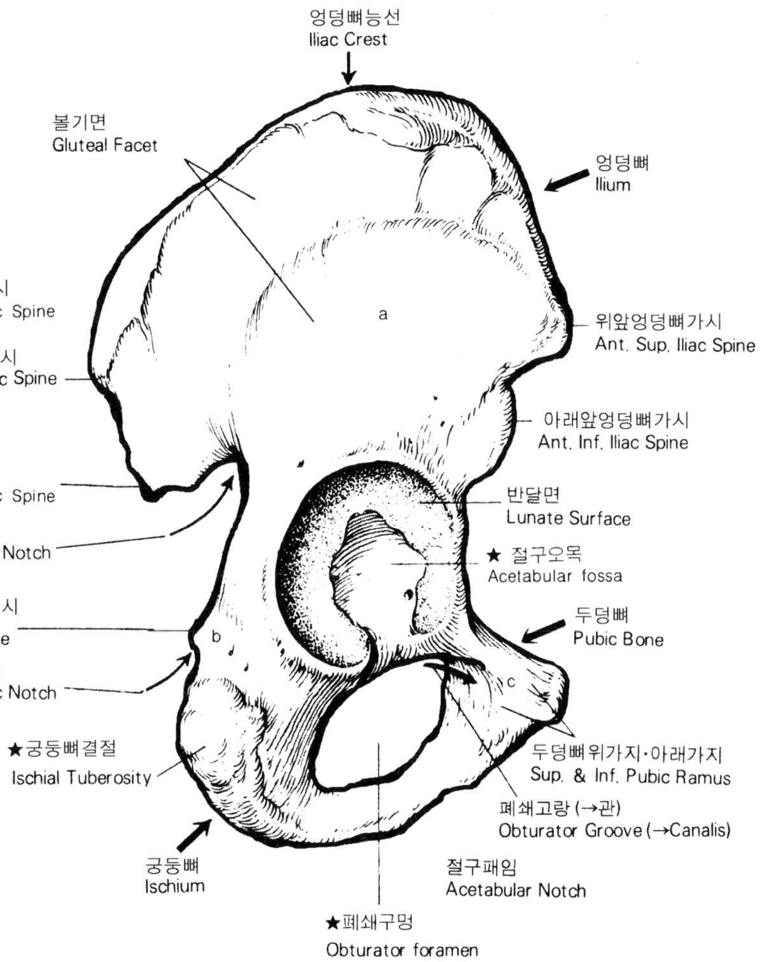

오른쪽볼기뼈의 가쪽면

★궁둥패임 SCIATIC NOTCH

날카롭게 돌출한 궁둥뼈가시 Ischial Spine를 중심으로 큰 궁둥 패임 Greater Sciatic Notch과 작은 궁둥 패임 Lesser Sciatic Notch이 있다.

★활꼴선 ARCUATE LINE

볼기뼈의 안쪽 두덩뼈 위에서 시작하여 귓바퀴면 Auricular을 향해 비스듬히 지나는 돌출능선을 말하며 골반이 형성될때 분계선 Terminal Line이 된다.

2−13

뼈대계통SKELETAL SYSTEM:팔다리뼈대 APPENDICULAR SKELETON

다리뼈 Bones of the Lower Limb/Extremity:골반 Pelvis

a=녹색 b=보라 c=파랑
sp=크림색 S=빨강 Co=오렌지
PB=갈색 FP=회색 TP=남색 X=노랑 Y=살색

PELVIS 골반

a ILIUM 2 엉덩뼈
b ISCHIUM 2 궁둥뼈
c PUBIS 2 두덩뼈
(a, b, c) ① 2 볼기뼈 2HIP BONE
sp. SYMPHYSIS PUBIS 두덩결합
S SACRUM 엉치뼈
Co COCCYX 꼬리뼈

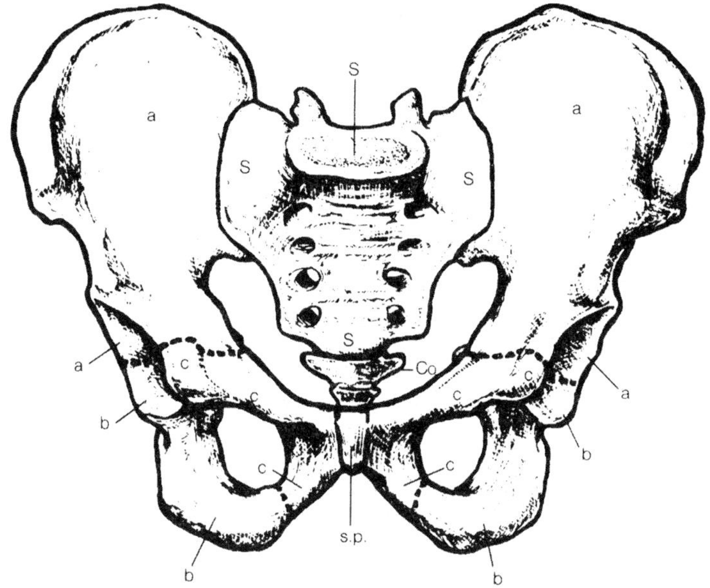

남성골반의 앞면

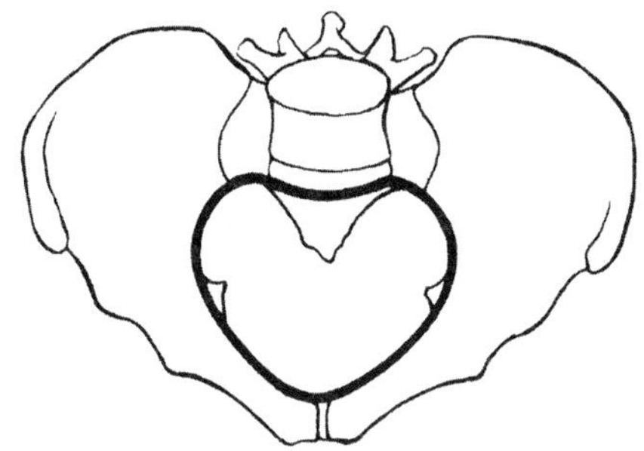

남성형(하트형)

남녀 골반의 차이

	남	여
골반전체	무겁고 거칠다	가볍고 매끈하다
엉치뼈	좁고 많이 굽었다.	넓고 덜 굽었다.
엉덩뼈	약간 누워 있다.	바로 서 있다
엉덩뼈오목	깊 다	얕 다
큰궁둥패임	깊고 좁다	얕고 넓다
궁둥뼈결절	안으로 휘었다.	밖으로 휘었다
두덩결합	길 다	짧 다
두덩밑각	좁 다	넓 다
폐쇄구멍	타 원 형	삼 각 형
위골반문	심 장 형	타 원 형
큰 골 반	넓 다	좁 다
작은골반	깊고 좁다	넓고 얕다
작은골반용적	작 다	크 다

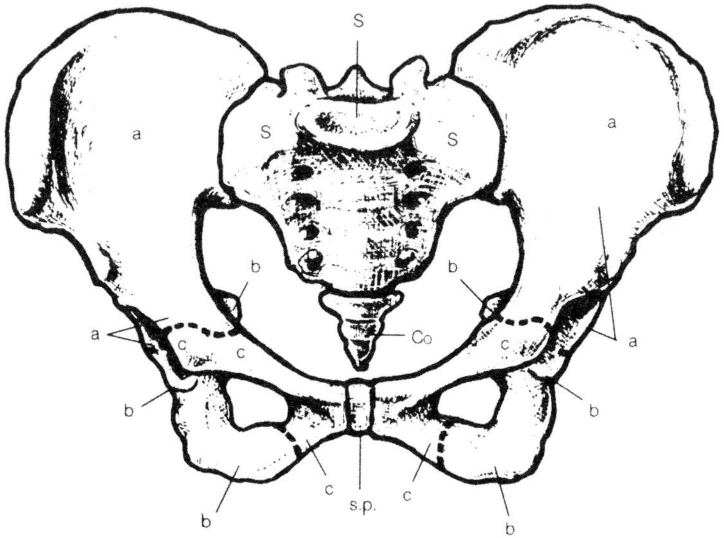

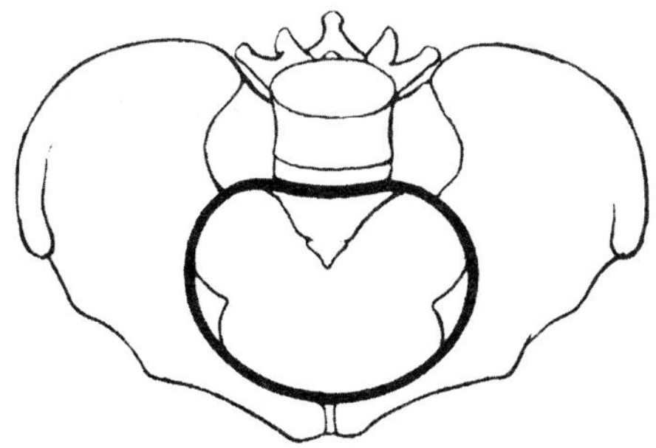

여성형(타원형)

여성골반의 앞면

■ **분계선** PELVIC BRIM/TERMINAL LINE

엉치뼈곶—활꼴선—두덩결합 위모서리를 잇는 선으로 골반전체는 분계선에 의해 위쪽의 큰골반과 아래쪽의작은골반 Lesser Pelvis으로 구분된다.

■ **큰골반** GREATER / FALSE PELVIS

엉덩뼈날개로 구성되며 배안 아래쪽의 양측면을 형성하여 여러 장기들 주로 작은창자 및 큰창자를 보호하고있다.

■ **작은골반** LESSER/TRUE PELVIS

보통골반이라 하면 작은골반을 가리키며, 골반안 Pelvic Cavity에는 방광, 전립샘, 자궁, 난관, 난소 및 곧창자 등이 수용되어 있다. 작은골반은 골반안을 이루는데 위골반문 Sup. Aperture는 분계선에 해당하며, 아래골반문 Inf. Aperture는 궁둥뼈결절 및 두덩결합 아래모서리, 꼬리뼈, 하단을 잇는 선이다.

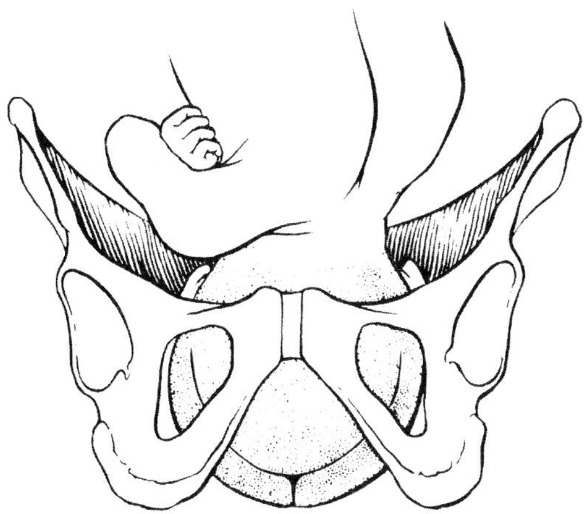

아래골반문과 분만시 태아의 위치

PELVIS 골반의 구분

PB	PELVIC BRIM/TERMINAL LINE 분계선
FP	GREATER/FALSE PELVIS 큰골반
TP	LESSER/TRUE PELVIS 작은골반

PELVIS 골반의 지름

X	TRANSVERSE DIAMETER OF THE PELVIC INLET 골반문의 가로지름
Y	ANTEROPOSTERIOR/TRUE CONJUGATE DIAMETER 앞뒤지름

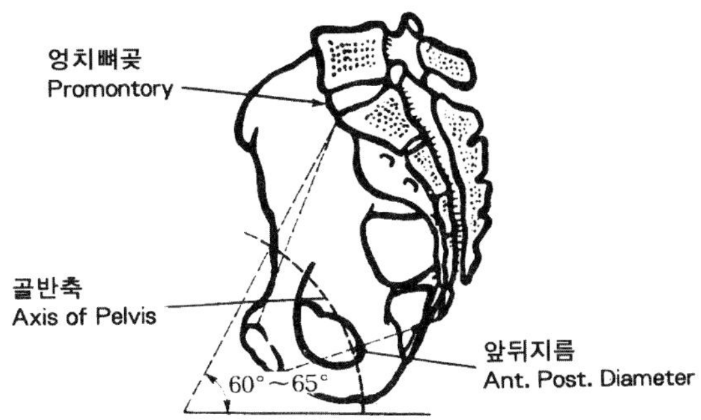

골반기울기

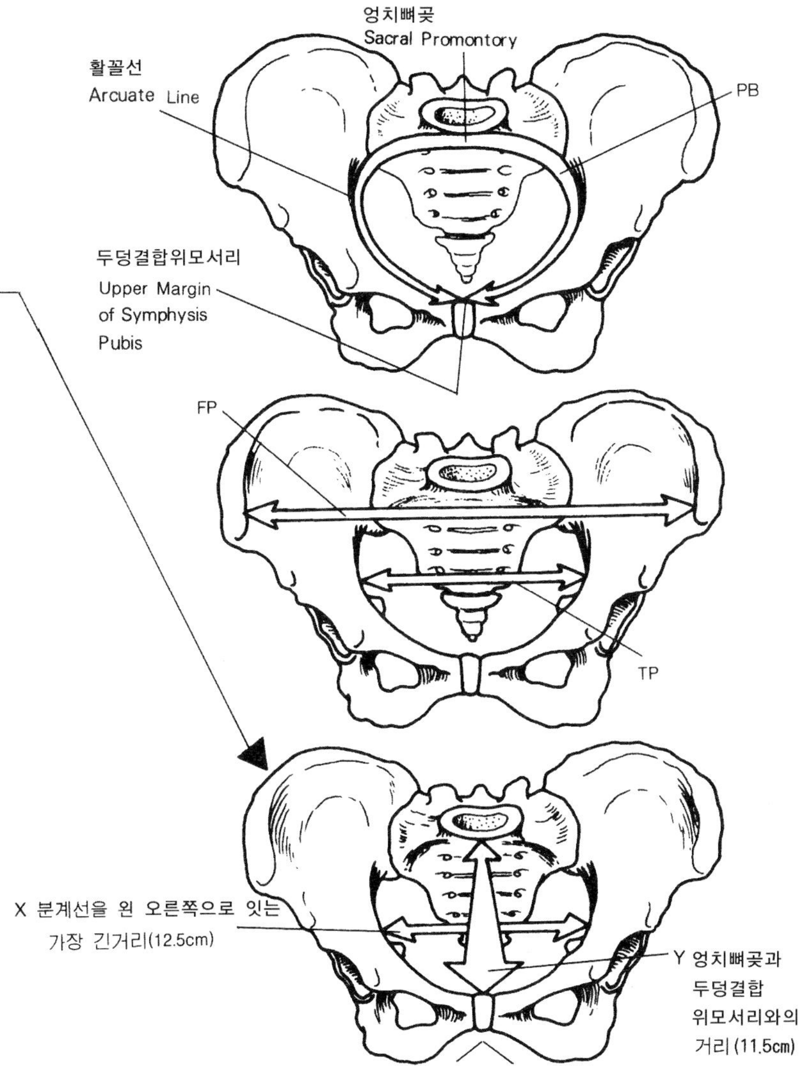

■ **골반기울기** PELVIC INCLINATION

직립자세(왼·오른쪽 볼기뼈의 위앞엉덩뼈 가시와 두덩결합의 앞모서리가 동일한 수직면에 있는상태)에서 위골반문은 수평면에 대하여 55°−65° 기울어져 있는데 이것을 골반기울기라 한다.

뼈대계통 SKELETAL SYSTEM: 팔다리뼈대APPENDICULAR SKELETON

다리뼈Bones of the Lower Limb/Extremity: 넓적다리Thigh, 종아리Leg, 무릎뼈 Patella

2=노랑 3=살색 4=오렌지 5=빨강

② FEMUR 넙다리뼈

사람이 뼈 중에서 가장 긴뼈이며, 발이 직접적으로 신체체중을 받도록 안쪽으로 비스듬이 굽어있다.

- 위끝 Upper End은 넙다리뼈머리로 볼기뼈의 절구와 만나 엉덩관절 Hip Joint을 이루고, 넙다리뼈머리오목 Fovea Capitis은 넙다리뼈 머리인대의 이는곳이다.
- 넙다리뼈 몸통 Body의 목부분축과 뼈몸통축의 각도는 120°−130° 이며 이각보다 클때는 펴진넙다리뼈 Coxa Valga, 각도가 작을 때는 굽은넙다리뼈 Coxa Vara라한다. 큰돌기, 작은돌기, 거친선에는 근육 이 부착되는 곳이다.
- 아래끝 Lower End의 안•가쪽 관절융기는 정강뼈와 만나 무릎관절을 이루며 그 중간의 앞에는 무릎뼈면 Patellar Surface이 있고, 뒤면의 중간에는 무릎관절의 십자인대가 들어있는 융기사이오목 In-tercondylar Fossa이 있다.

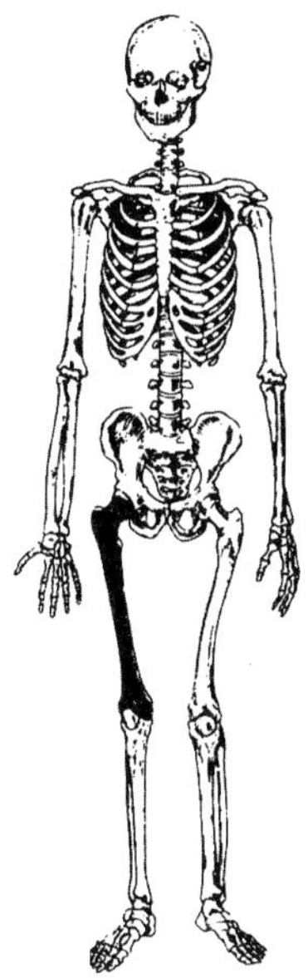

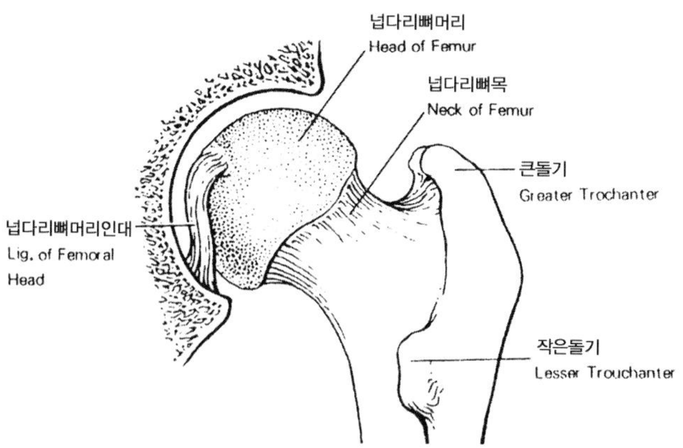

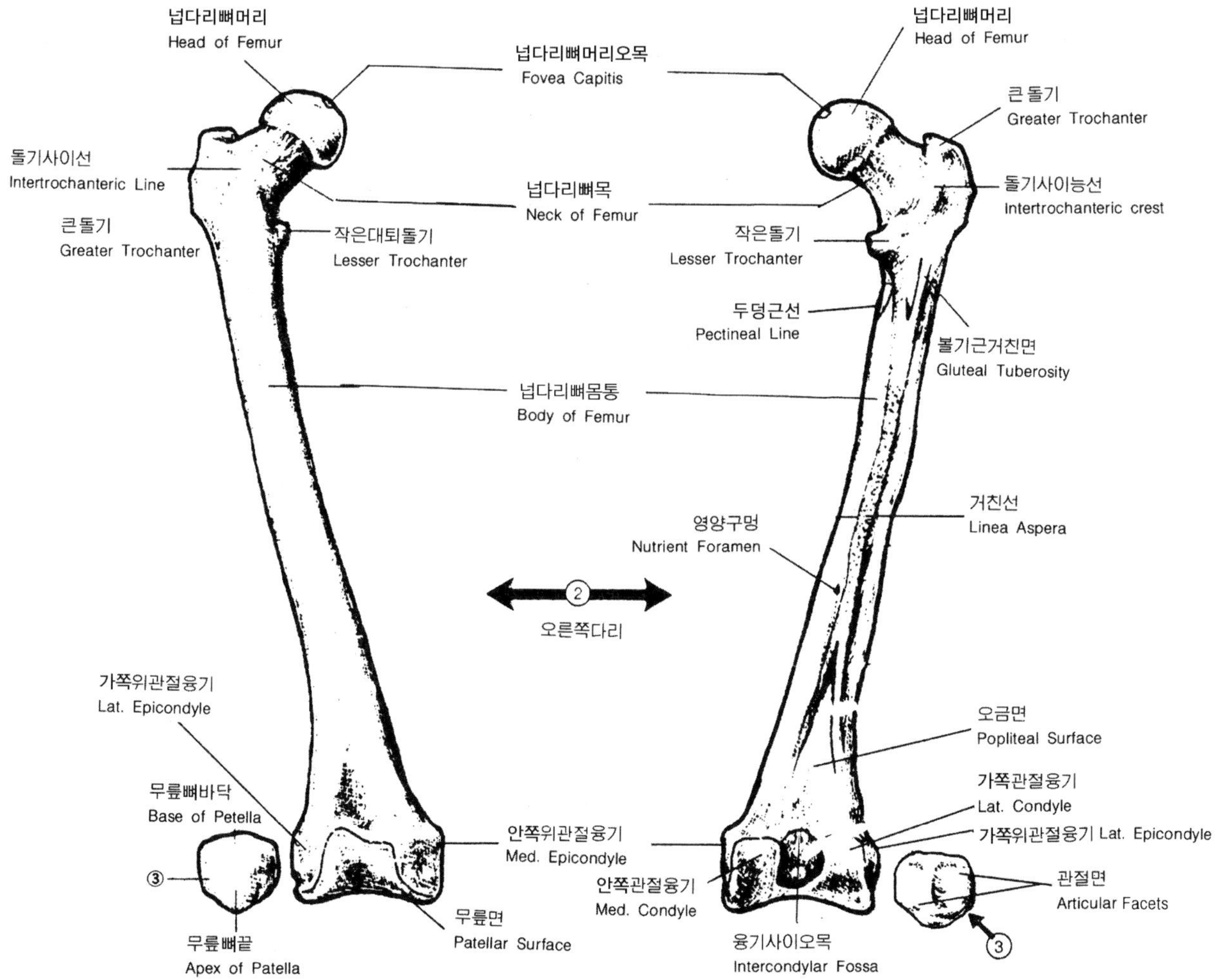

넙다리뼈(오른쪽: 앞면)

넙다리뼈(오른쪽: 뒤면)

③ PATELLA / KNEE CAP 무릎뼈

무릎앞면에 있는 밤알모양의 편평골로서 무릎관절의 구성에 관여하지만, 본래는 넙다리네갈래 힘줄속에 형성된 종자뼈 Sesamoid Bone이다.

■ **종자뼈 SESAMOID BONE**

근육의 부착힘줄속에 생기는 작은 뼈로서 뼈와 힘줄의 마찰을 막기 위한 것이다.

* LEG 종아리(다리)

④ TIBIA / SHIN BONE 정강뼈

종아리에 있는 2개의 뼈중에서 안쪽에 있는 가장 단단한 뼈로서 목말뼈의 도르래면과 발목관절 Ankle Joint을 형성하여 체중을 직접 발목에 전한다.

■ 몸쪽끝 PROXIMAL END

- 안·가쪽관절융기 Medial And Lateral Condyle는 넙다리뼈와 관절하여 무릎관절 Knee Joint를 이루고, 종아리뼈관절면 Fibula Articular Surface는 종아리뼈 머리와 관절한다.
- 융기사이 융기 Intercondylar Eminence는 무릎십자인대 Cruciate Ligament가 부착되는 곳이다.

■ 몸통 BODY

정강뼈거친면은 무릎인대(넙다리네갈래근)가 붙는다

■ 아래끝 DISTAL END

- 안쪽복사 아래면은 목말뼈 Talus과의 관절면이며, 종아리패임은 종아리뼈 Fibula상단과 결합하여 부동성의 경골비골인대결합 Tibiofibular Syndesmosis이 된다.

⑤ FIBULA / SPLINTER BONE 종아리뼈

정강뼈의 가쪽에 평행으로 있는 가늘고 긴뼈이며, 무릎관절의 일부를 형성하고 있지 않고 다만 발목관절의 일부만 형성하고 근육부착의 지주역할을 한다.

■ 몸쪽끝 PROXIMAL END

종아리뼈머리 Head는 정강뼈와 관절한다.

■ 몸통 BODY

사각주상으로 4개의 모서리 Border을 갖고 있다.

■ 먼쪽끝 DISTAL END

가쪽복사 Lat. Malleolus의 안쪽 관절면은 발목관절 Ankle Joint를 이룬다.

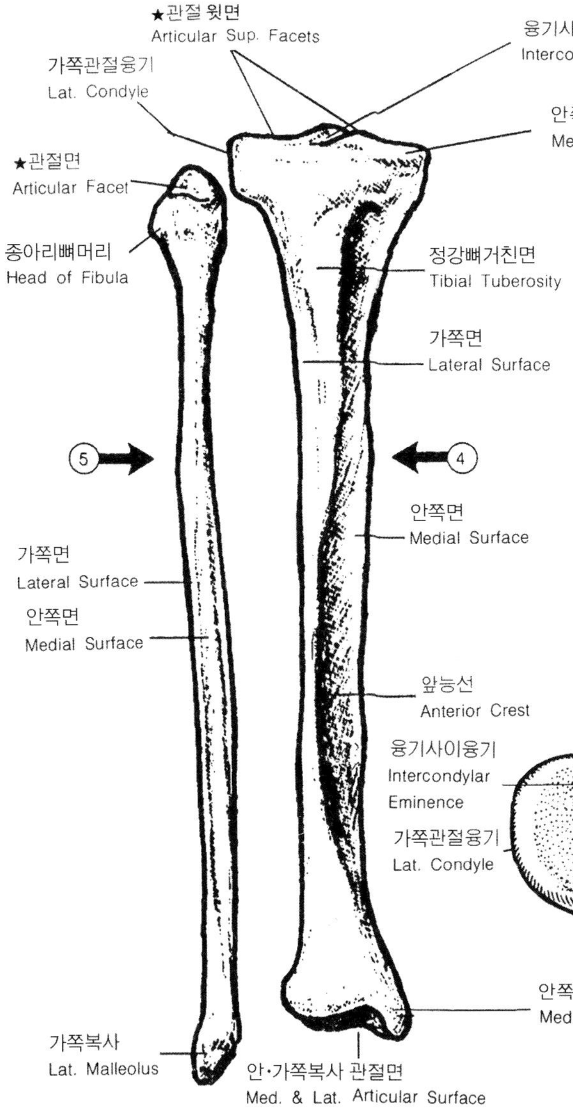

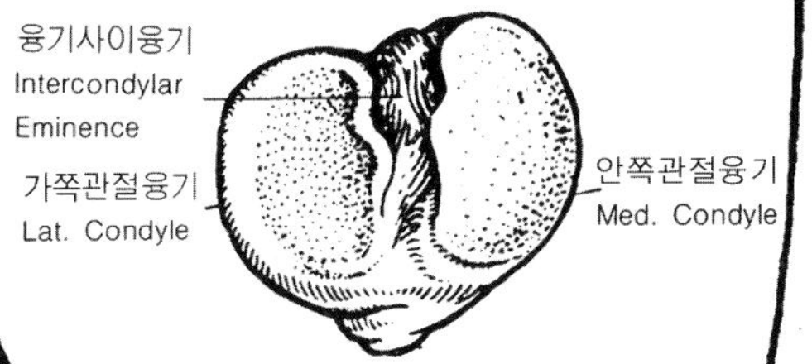

정강뼈와 종아리뼈(오른쪽:앞면)

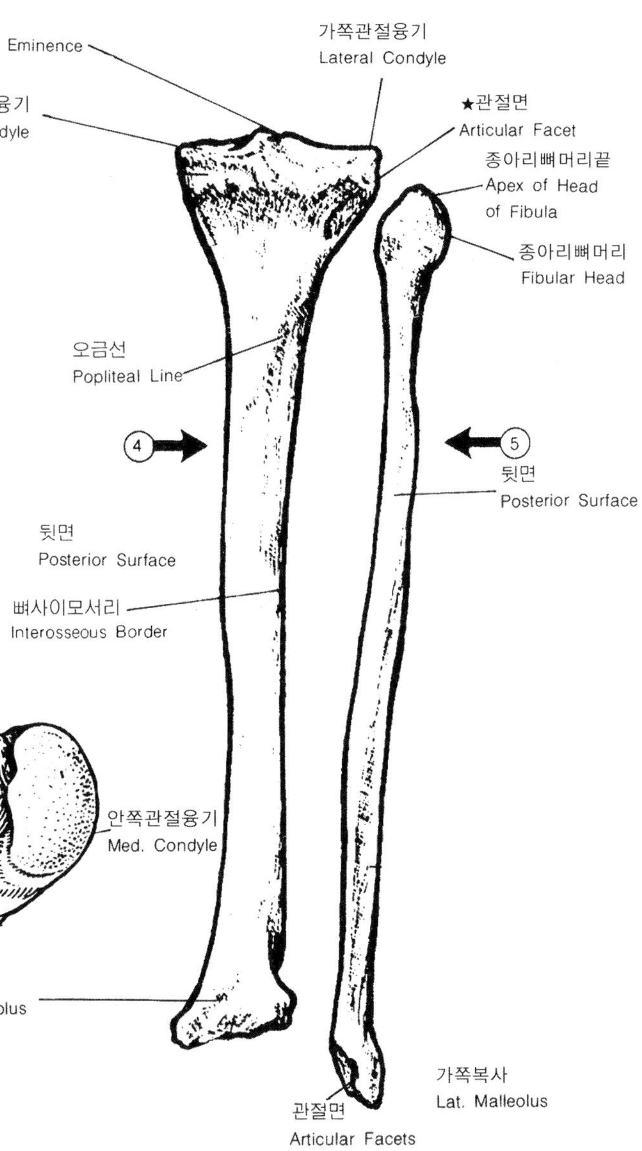

정강뼈와 종아리뼈(오른쪽:뒷면)

★무릎관절 KNEE JOINT

넙다리뼈와 정강뼈의 안·가쪽 관절융기 Medial and La t- eral Condyle 사이에 이루어지는 경첩(Hinge) Joint 이며 이에 무릎뼈 Patella가 넙다리뼈 의 무릎뼈면 Patella Surface에 관절을 짓는다.

발목관절 ANKLE JOINT

정강뼈 및 종아리뼈의 아래끝에 있는 안·가쪽복사관절면 Medial and Lateral Articular Surface과 목말뼈 Talus의 목말뼈도르래 Trochlea간의 경첩관절 Hinge Joint이다.

2－15

뼈대계통 SKELETAL SYSTEM : 팔다리뼈대 APPENDICULAR SKELETON

다리뼈 Bones of the Lower Limb/Extremity : 발목 Ankle, 발 Foot

A＝파랑 B＝녹색 C＝보라 D＝살색
E＝빨강 F＝노랑 G＝오렌지 L.A＝회색
T.A＝갈색

THE ANKLE (TARSUS) 발목 : 7

PROXIMAL LOW 몸쪽

A NAVICULAR 발배뼈

B TALUS 목말뼈

C CALCANEUS 발꿈치뼈 "HEEL BONE"

DISTAL LOW 먼쪽

D_1 1st CUNEIFORM 안쪽쐐기뼈

D_2 2nd CUNEIFORM 중간쐐기뼈

D_3 3rd CUNEIFORM 가쪽쐐기뼈

E CUBOID 입방뼈

THE FOOT(PES)발 : 19

METATARSUS 발허리

F 5 METATARSALS(I − V) 발허리뼈

TOES (DIGITS) 발가락

G 14 PHALANGES 발가락뼈

■ 발목발허리관절 TARSOMETATARSAL JOINT
3개의 쐐기뼈Cuneiform와 하나의 입방뼈 Cuboid 앞쪽과 5개의 발허리뼈 Metatarsal Bones가 대체로 일직선상에서 연결되어 이루는 관절이다.

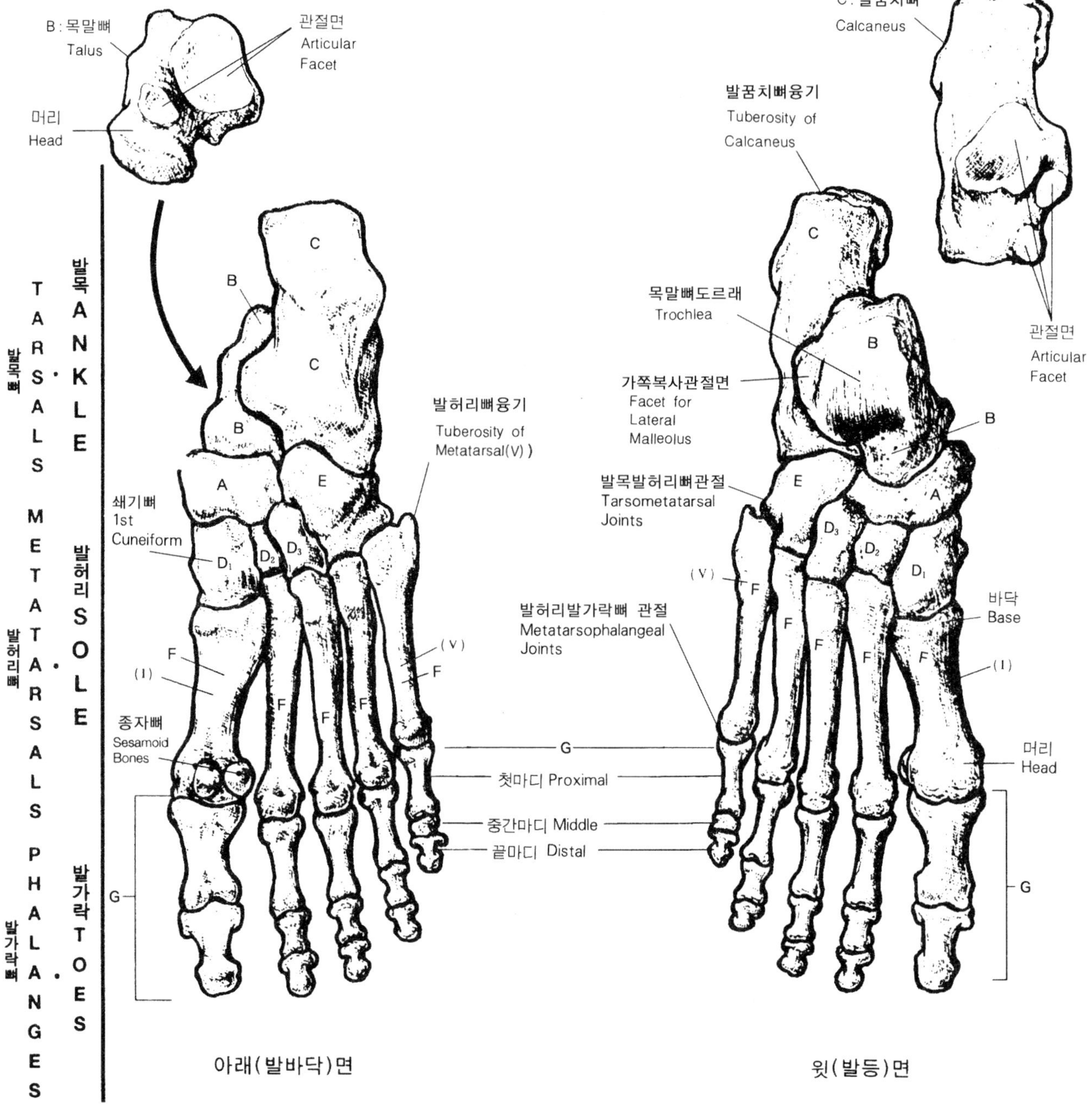

ARCHES OF THE FOOT 발바닥활

L.A | **LONGITUDINAL ARCH** 세로발바닥활 |

T.A | **TRANSVERSE ARCH** 가로발바닥활 |

* 발바닥활 ARCHES OF THE FOOT

■ 세로발바닥활 LONGITUDINAL ARCH

체중 지지를 위한 가쪽세로발바닥활과 운동시 스프링으로 작용하는 안쪽발바닥활의 두 활로 형성되며, 이들 발바닥의 굽이가 약한 것을 편평발 Flat Foot이라 한다.

- **가쪽세로발바닥활** LAT. LONGITUDINAL ARCH
  발꿈치뼈 Calcaneus, 입방뼈 Cuboid, 4～5째 발허리뼈 Metatarsal Bones가 이루는 활이다. 안쪽발바닥활보다 굽이가 작다
- **안쪽세로발바닥활** MEDIAL LONGITUDINAL ARCH
  발꿈치뼈 Calcaneus, 목말뼈 Talus, 발배뼈 Navicular, 쐐기뼈 Cuneiform, 1～3째 발허리뼈 Metatarsal Bones가 이루는 활로 서 있을 때는 체중을 땅으로, 걸을 때는 엄지발가락으로 전달하며, 보행시 탄력성을 주는 지렛대 역할을 한다.

■ 가로발바닥활 TRANSVERSE ARCH

먼쪽발목뼈 Distal Low(입방뼈, 3개 쐐기뼈) 무리가 만드는 활이다.

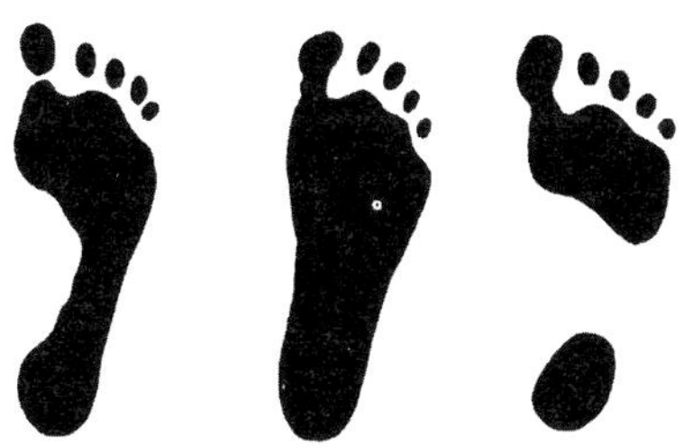

정상발	편평발	우묵발
Normal Foot	**Flat Foot**	**Hollow Foot**

2 ARCHES OF THE FOOT 발바닥활

L.A **LONGITUDINAL ARCH** 세로발바닥활

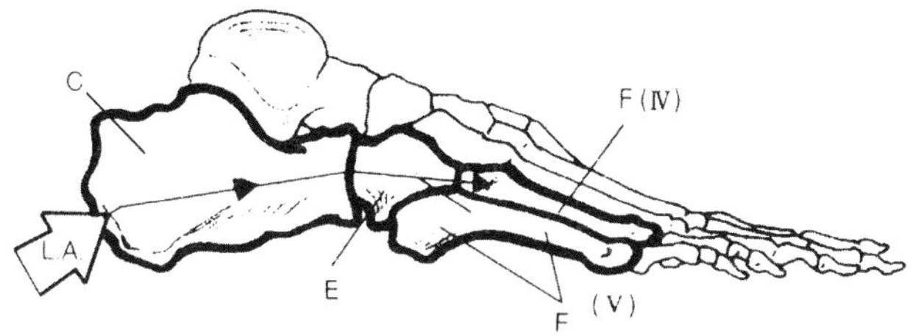

가쪽세로발바닥활

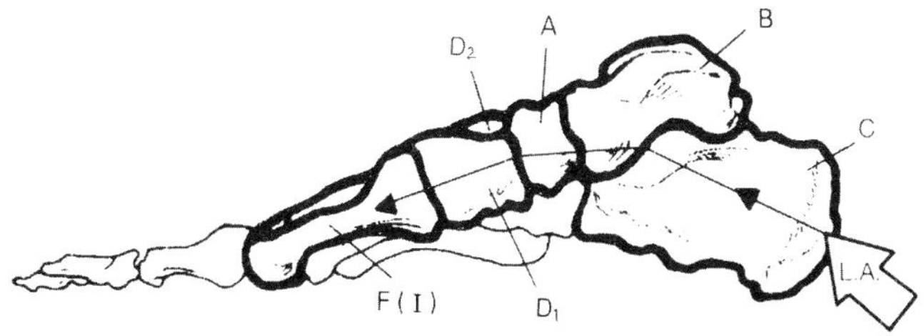

안쪽세로발바닥활

T.A **TRANSVERSE ARCH** 가로발바닥활

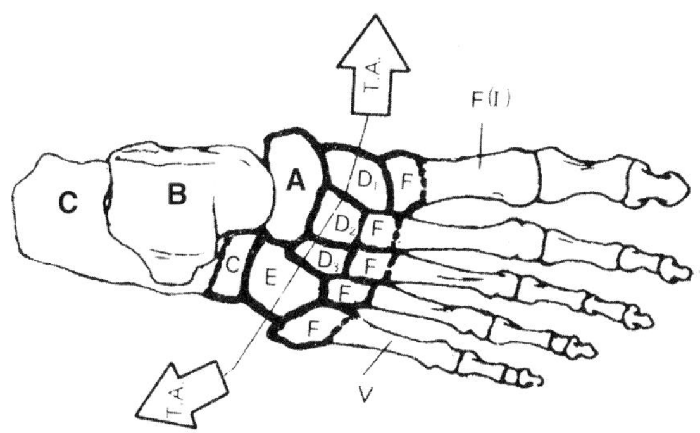

전신뼈대의 개요 SKELETAL SYSTEM AS A WHOLE

전신의 뼈 SKELETAL SYSTEM

몸통 뼈대 AXIAL SKELETON＝80

이름	수	이름	수
머리뼈 SKULL 〔22〕			
머리뼈 CRANIAL	〔8〕	**얼굴뼈 FACIAL**	〔14〕
이마뼈 Frontal	1	위턱뼈 Maxilla	2
마루뼈 Parietal	2	입천장뼈 Palatine	2
관자뼈 Temporal	2	광대뼈 Zygomatic	2
뒤통수뼈 Occipital	1	코 뼈 Nasal	2
나비뼈 Sphenoid	1	눈물뼈 Lacrimal	2
벌집뼈 Ethmoid	1	아래코선반 Inf. Nasal Concha	2
		아래턱뼈 Mandible	1
		보습뼈 Vomer	1
			22

이 름	수
고실뼈 MIDDLE EAR OSSICLES	〔6〕
망치뼈 Malleus	1
모루뼈 Incus	1
등자뼈 Staps	1
목뿔뼈 HYOID BONE	〔1〕
척주 VERTEBRAL COLUMN	〔26〕
목 뼈 Cervical	7
등 뼈 Thoracic	12
허리뼈 Lumbar	5
엉치뼈 Sacrum	1
꼬리뼈 Coccyx	1
가슴 THORAX	〔25〕
복장뼈 Sternum	1
갈 비 Ribs	24
	58

팔·다리뼈대 APPENDICULAR SKELETON＝126

이 름	수
팔이음뼈 PECTORAL GIRDLE	〔4〕
빗장뼈 Clavicle	2
어깨뼈 Scapula	2
자유팔뼈 FREE UPPER LIMB	〔60〕
위팔뼈 Humerus	2
자 뼈 Ulna	2
노 뼈 Radius	2
손목뼈 Carpal	16
손허리뼈 Metacarpal	10
손가락뼈 Phalanx	28
	64

이 름	수
다리이음뼈 PELVIC GIRDLE	〔2〕
볼기뼈 Hip Bone	2
자유다리뼈 FREE LOWER LIMB	〔60〕
넙다리뼈 Femur	2
무릎뼈 Patella	2
정강뼈 Tibia	2
종아리뼈 Fibula	2
발목뼈 Tarsal	14
발허리뼈 Metatarsal	10
발가락뼈 Phalanx	28
	62

머리뼈관절 JOINTS OF SKULL

Ⅰ. 머리뼈 사이의 관절
- 봉합 Suture
- 턱관절 Temporomandibular J.

Ⅱ. 머리뼈와 척추의 관절
- 고리뒤통수관절 Atlantooccipital J.

Ⅲ. 꼬리뼈와 중쇠뼈의 관절
- 정중고리중쇠관절 Median Atlantoaxial J.
- 가쪽고리중쇠관절 Lateral Atlantoaxial J.

몸통뼈의 관절 JOINTS OF AXIAL SKELETON

Ⅳ. 척추뼈의 관절
- 척주사이관절 Intervertebral J.
- 척주사이원반 Intervertebral Disc

Ⅴ. 갈비뼈와 척추의 관절
- 갈비뼈머리관절 Costocapital J.
- 갈비뼈가로돌기관절 Costotransverse J.

Ⅵ. 갈비뼈와 복장뼈의 관절
- 복장갈비관절 Sternocostal J.
- 갈비연골사이관절 Intercondral J.

Ⅶ. 척주와 골반의 관절
- 엉치엉덩관절 Sacroiliac J.
- 두덩결합 Pub ic Symphysis

팔의 관절 JOINTS OF UPPER LIMB

Ⅰ. 팔이음뼈와의 관절
- 복장빗장관절 Sternoclavicular J.
- 봉우리빗장관절 Acromioclavicular J.
- 어깨관절 Shoulder J.

Ⅱ. 자유팔뼈간의 관절
- 팔꿉관절 Elbow J.
- 몸쪽노자관절 Proximal Radioulnar J.
- 먼쪽노자관절 Distal Radioulnar J.
- 손목관절 Radiocarpal or Wrist J.
- 손목뼈사이관절 Intercarpal J.
- 손목손허리관절 Carpometacarpal J.
- 손허리손가락뼈관절 Metacarpophalangeal J.
- 손가락뼈사이관절 Interphalangeal J.

다리의 관절 JOINT OF LOWER LIMB

Ⅲ. 다리이음뼈와의 관절
- 엉덩관절 Hip J.

Ⅳ. 자유다리뼈간의관절
- 무릎관절 Knee J.
- 정강종아리관절 Tibiofibular J.
- 발목관절 Ankle or Talocrural J.
- 발목뼈사이관절 Intertarsal J.
- 발목발허리관절 Tarsometatarsal J.
- 발허리발가락관절 Metatarsophalangeal J.
- 발가락뼈사이 관절 Interphalangeal J.

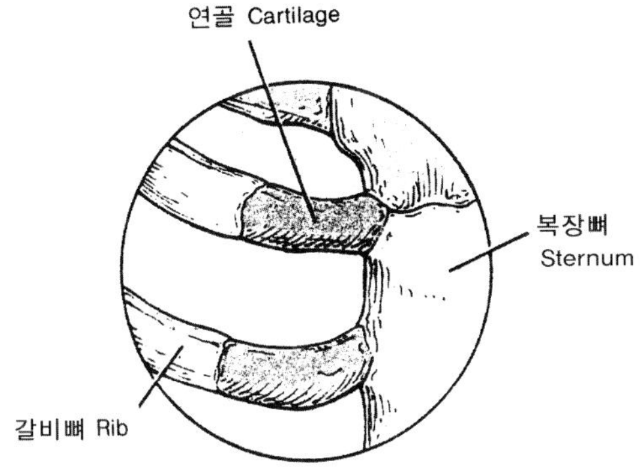

(a)

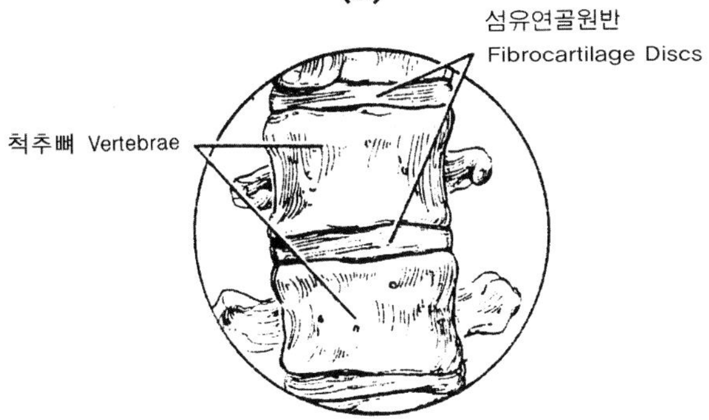

(b)

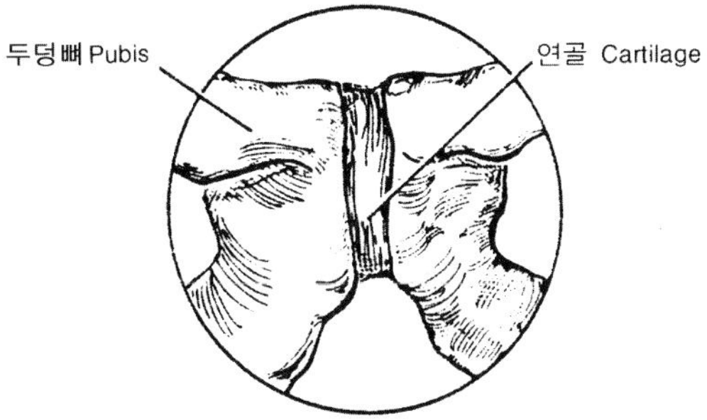

(c)

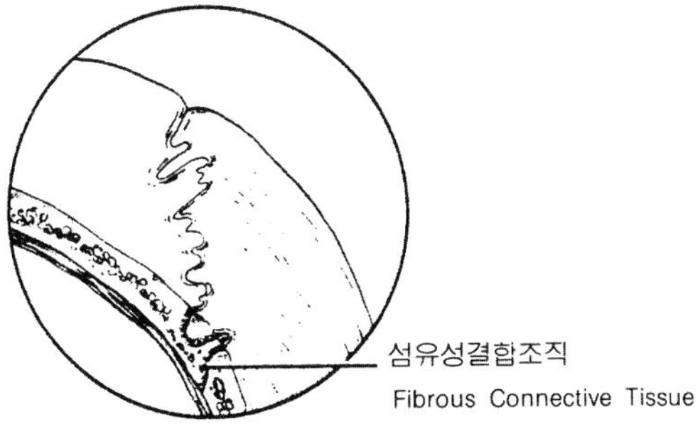

(d)

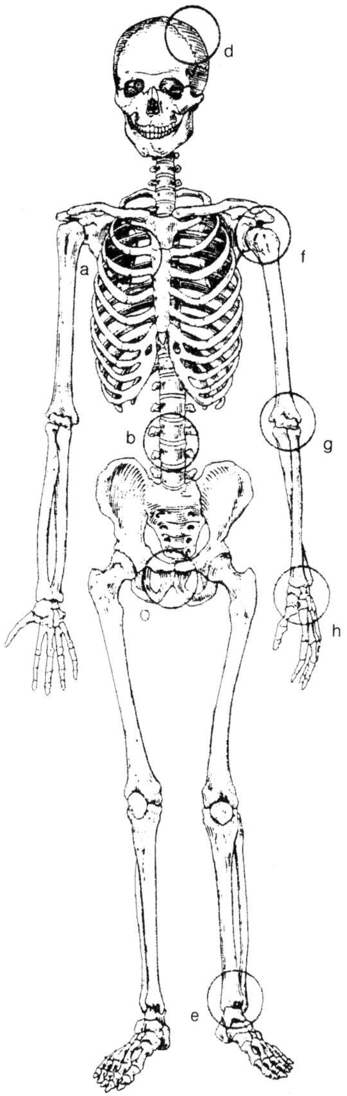

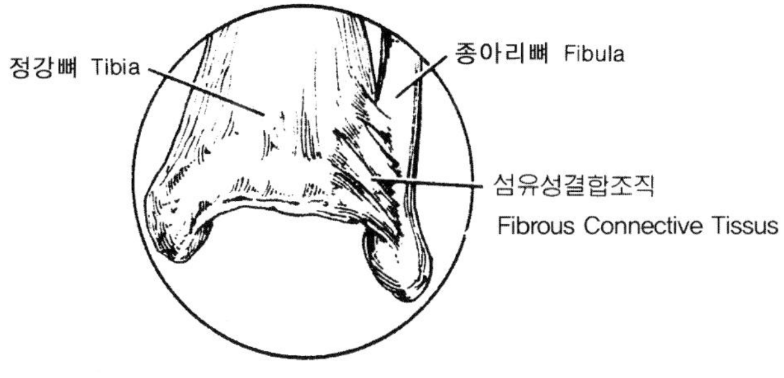

(e)

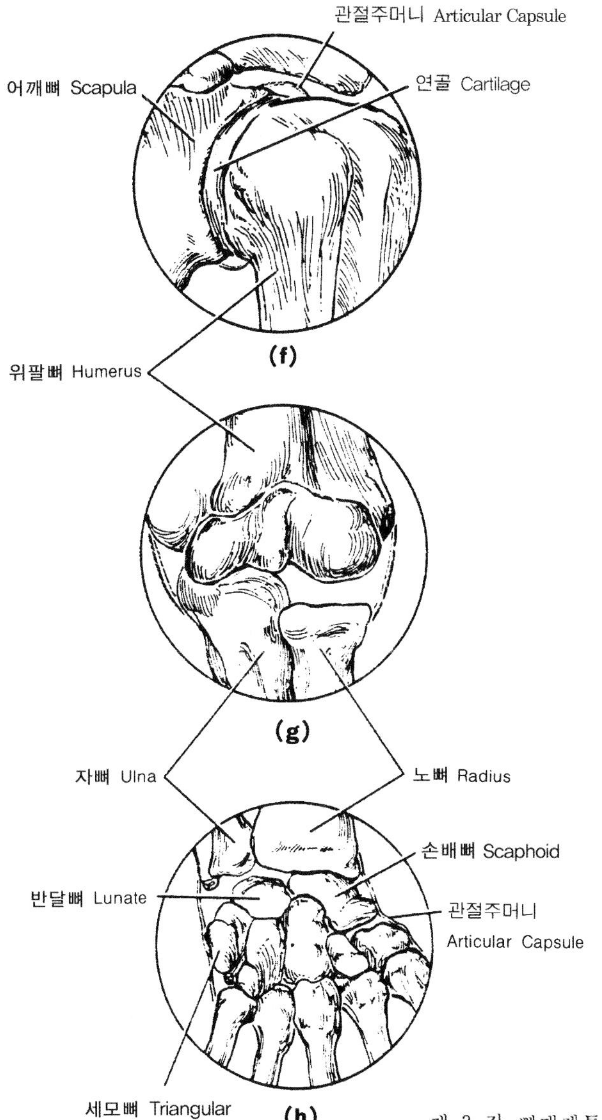

(f) **(g)** **(h)**

인체의 주요관절

(a) 갈비와 척추뼈의 관절	(e) 정강종아리관절
(b) 척추사이원반	(f) 어깨관절
(c) 두덩결합	(g) 팔굽관절
(d) 봉합	(h) 손목관절

제3장 관절계통

Articulation

뼈사이 관절 JOINTS BETWEEN BONES

관절의 분류 Classification of Joints 3.1

가동성－윤활관절 DIARTHROTIC－SYNOVIAL JOINTS

윤활관절 Synovial Joint

힘줄집 Tendon Sheath, 윤활주머니 Synovial Bursa 3.2

관절의 운동 Movement of Joints 3.3

전신뼈대의 관절 ARTICULATION OF THE AXIAL SKELETON 3.4

팔뼈의 관절 ARTICULATION OF THE UPPER LIMB 3.5

다리뼈의 관절 ARTICULATION OF THE LOWER LIMB

무릎관절 Knee Joint 3.6

엉덩관절 Hip Joint, 발목관절 Ankle Joint 3.7

운동의 기전 MECHANICS OF MOVEMENT

LEVER 지렛대＝BONE 뼈

FULCRUM 지렛대받침＝JOINT 관절

FORCE 작동력 ＝ MUSCLE 근육

RESISTANCE 저항＝WEIGHT 무게

1 1종지레 FIRST CLASS LEVER

- 지렛대받침(관절)이 항상 작동력(근육)과 저항(무게)의 사이에 있다.

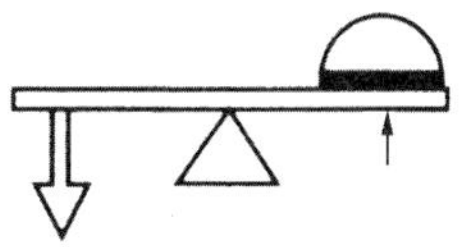

2 2종지레 SECOND CLASS LEVER

- 손수레를 밀고 올라갈 때와 같이 저항(무게)은 항상 지렛대받침(관절)과 작동력(근육)사이에 있다.

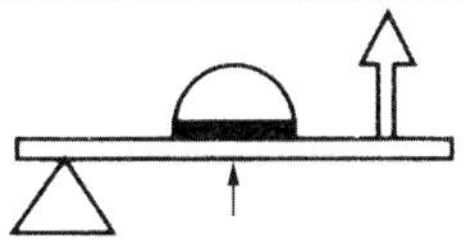

3 3종지레 THIRD CLASS LEVER

- 작용력(근육)이 저항(무게)와 지렛대받침(관절) 사이에 위치하여 역학적으로 가장 불리하다.

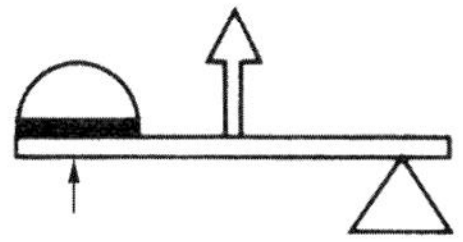

관절 ARTICULATION

우리 몸 속의 뼈들은 모두 연결됨으로써 **뼈대**를 이루는데 이처럼 2개 또는 그 이상의 뼈들이 연결되어 있는 상태를 말한다.

부동성관절 IMMOVABLE ARTICULATION

섬유성관절 Fibrous Joint과 연골성관절 Cartilagenous Joint이 여기에 속한다. 섬유성관절은 섬유막에 의해 연결되어 있어 관절운동이 없는 즉 움직일 수 없는 관절이고, 연골성관절은 뼈사이에 연골조직이 끼어 있는 관절로서 제한된 범위안에서의 운동이 허용된다.

가동성관절 MOVABLE ARTICULATION

윤활성관절 Synovial Joint로 대부분의 뼈가 이 결합양식을 하고 있다. 결합하는 두 뼈의 관절면이 반드시 연골로 되어 있으며, 뼈사이에는 일정한 간격의 **관절안** Articular Cavity이 있고, 이 강은 관절주머니 Articular Capsule로 싸여 있다.

관절 구성
• 부동성관절 Immovable Articulation • 가동성관절 Movable Articulation

관절 기능
관절운동은 뼈사이에 존재하는 조직의 종류와 형태에 따라 달라진다.

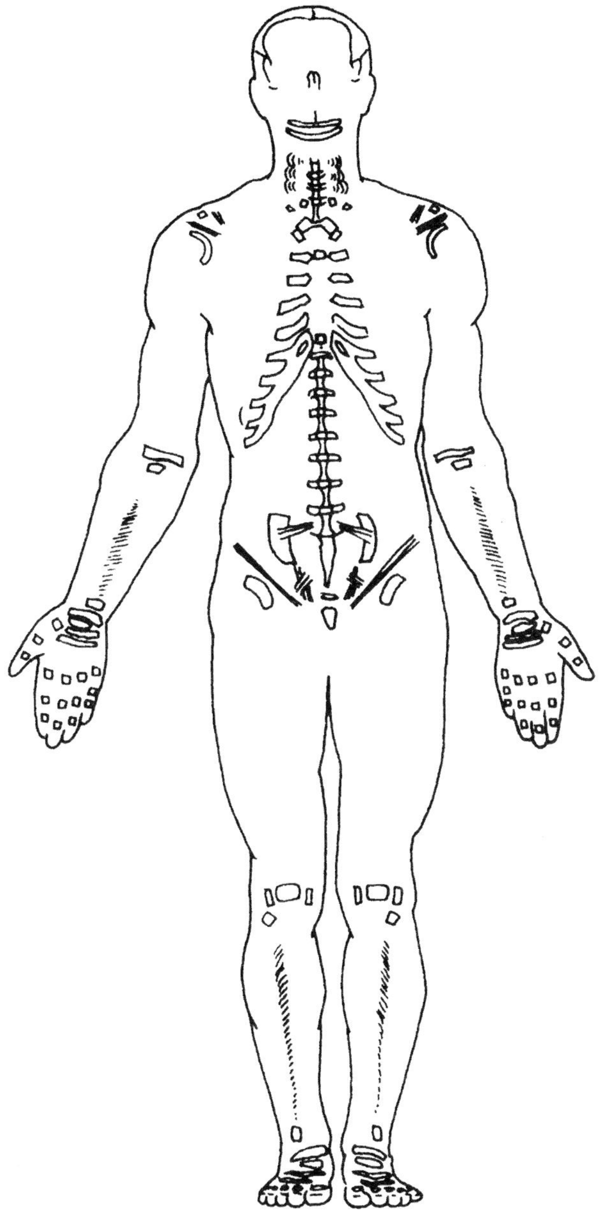

앞면

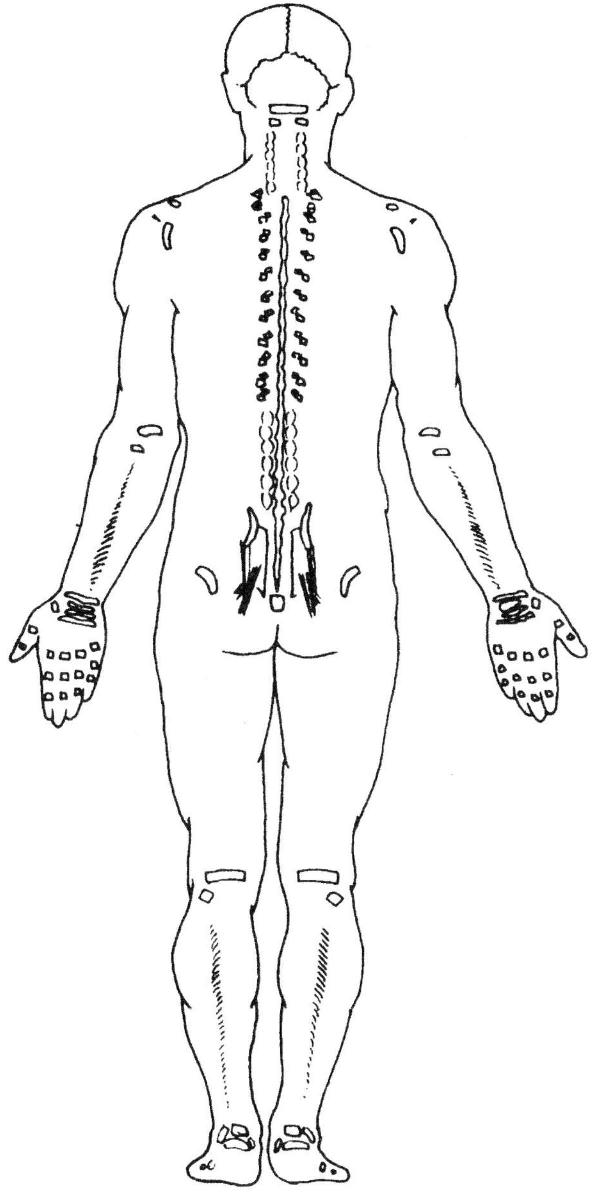

뒷면

섬유성관절=파랑
연골관절=보라
윤활관절=노랑

3−1

관절 ARTICULATION : 뼈사이관절 JOINTS BETWEEN BONES

관절의 분류 Classification of Joint

기능상분류 : 뼈의 연결을 부동성과 가동성으로 관절의 기능에 따라 분류한다.

관절의 분류	움직임 정도
SYNARTHROSES 부동성관절	IMMOVABLE (NONE)
1 SUTURES 봉합	
2 GOMPHOSIS 치아이틀관절	
3 SYNCHONDROSIS 연골결합	
AMPHIARTHROSES 반관절	SLIGHTLY MOVABLE
4 SYNDESMOSIS 인대결합	
5 SYMPHYSIS 섬유결합	
DIARTHROSES 가동성 관절	FREELY MOVABLE
SYNOVIAL JOINTS 윤할관절	
H HINGE 경첩관절	
P PIVOT 자축(중쇠)	
G GLIDING/PLANE 평면관절	
E ELLIPSOID/CONDYLOID 타원관절	
S SADDLE 안장관절	
BS BALL AND SOCKET 절구관절	

구조상분류 : 뼈사이에 존재하는 조직의 종류와 그 형태에 따라 관절을 분류한다.

관절의 분류	기능 분류	연결 주위 조직
FIBROUS JOINT 섬유성관절		뼈사이에 섬유결합조직이 개재되어 있다.
1 SUTURES 봉합	○	치밀결합조직 Dens Fibrous
2 GOMPHOSIS 치아이틀관절	○	치밀결합조직 Dens Fibrous
3 SYNDESMOSIS 인대결합	○	치밀결합조직 Dens Fibrous (Interosseous Membrane)
CARTILAGINOUS JOINT 연골관절		뼈사이에 연골이 개재되어 있다.
4 SYNCHONDROSIS 연골결합	○	유리연골 Hyaline Cartilage
5 SYMPHYSIS 섬유결합	○	섬유연골 Fibrous Cartilage
SYNOVIAL JOINT 윤활관절		관절낭에 의해 연결되어 있다.
H HINGE 경첩관절	○	치밀결합조직 Dense Fibrous
P PIVOT 자축(중쇠)	○	치밀결합조직 Dense Fibrous
G GLIDING 평면관절	○	치밀결합조직 Dense Fibrous
E ELLIPSOID 타원관절 (CONDYLOID)	○	치밀결합조직 Dense Fibrous
S SADDLE 안장관절	○	치밀결합조직 Dense Fibrous
BS BALL AND SOCKET 절구관절	○	치밀결합조직 Dense Fibrous

관절의 기능적 분류와 구조적 분류

구조적 분류	기능적 분류	구조적 분류	기능적 분류
섬유성관절 FIBROUS JOINTS(3종류)	움직임정도	윤활관절 SYNOVIAL JOINT(6종류)	움직임정도
1 봉합 SUTURE 머리뼈사이의 봉합 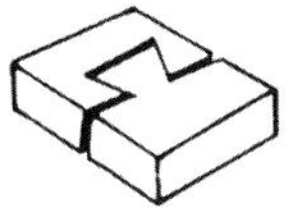 • 관상봉합 • 시상봉합 • 시옷봉합	SYN-	H 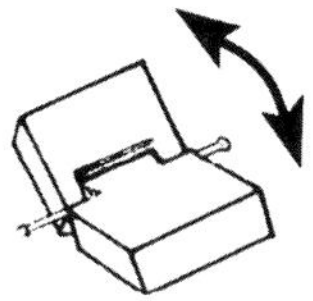 • 턱관절 • 팔꿉관절 • 무릎관절 • 손·발가락 뼈사이관절	DI-
2 치아이틀관절 GOMPHOSIS 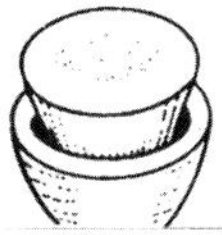 • 치아 ↔ 위턱뼈 이틀돌기 아래턱뼈 이틀돌기	SYN-	P 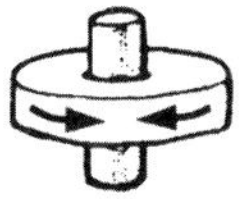 • 정중고리중쇠관절 • 위아래노자관절	DI-
3 인대결합 SYNDESMOSIS 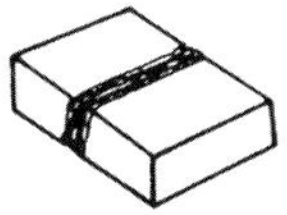 • 중간노자관절 • 정강종아리인대결합	AMPHI	G 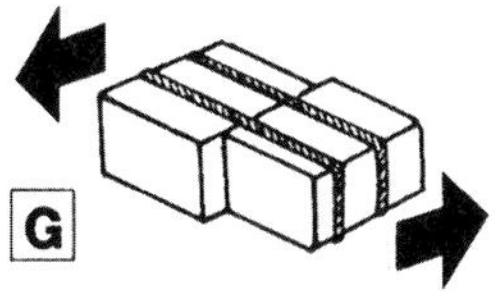 • 갈비척추뼈관절 • 갈비뼈가로돌기관절 • 손·발목뼈사이 관절 • 손·발허리뼈사이 관절	DI-
연골관절 CARTILAGENOUS JOINTS (2종류)		E 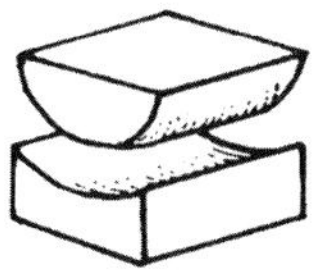 • 고리뒤통수관절 • 손목관절 • 손허리손가락관절 • 발허리발가락관절	DI-
4 연골결합 SYNCHONDROSIS 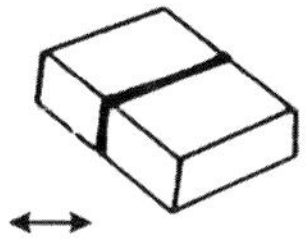 • 긴뼈의 뼈끝판 • 복장갈비관절 • 엉치엉덩관절	SYN-	S 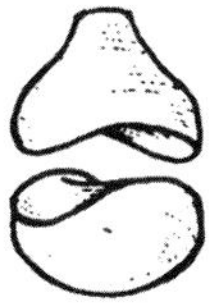 • 첫째손목허리관절	DI-
5 섬유결합 SYMPHYSIS 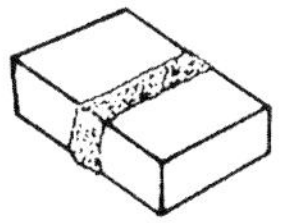 • 두덩결합 • 척추사이원반 • 엉치소리결합	AMPHI-	BS 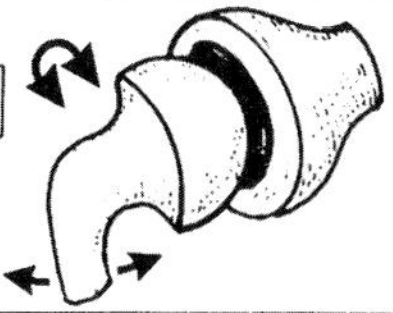 • 어깨관절 • 엉덩관절	DI-

관절 ARTICULATION:가동−윤활관절 DIARTHROTIC−SYNOVIAL JOINTS
윤활관절 Synovial Joint, 힘줄집 Tendon Sheath

윤활막=파랑 관절주머니=귤색 c=엷은갈색
d=크림색 e=노랑 f=흰색 관절강=엷은파랑
E=은색 F=회색 B.D= 엷은파랑

SYNOVIAL JOINT 윤활관절의 구조

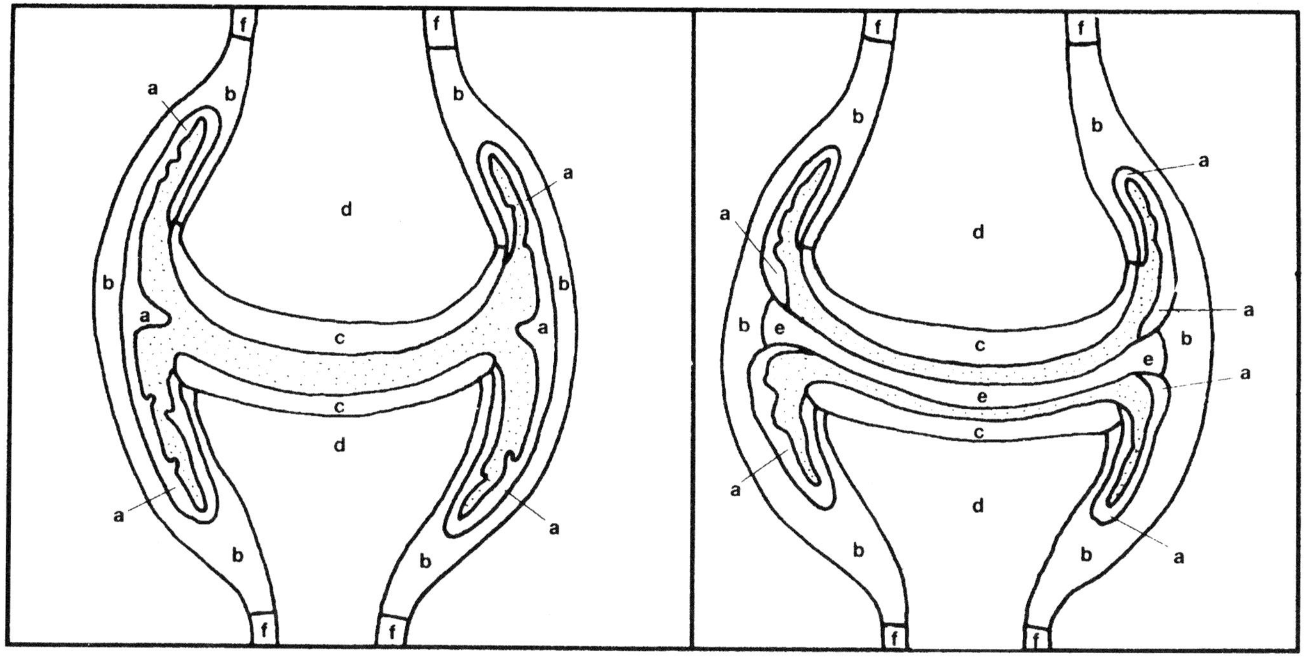

■ **관절연골** ARTICULAR CARTILAGE
뼈와 뼈가 접촉하는 면의 마찰을 막기 위하여 유리연골 Hyaline Cartilage 로 되어 있다.

■ **관절안** ARTICULAR CAVITY**과 윤활액** SYNOVIAL FLUID
연골사이에는 일정한 간격의 관절강을 형성하여 윤활막에서 분비되는 매끈매끈한 윤활액 Synovial Fluid가 들어 있어 마찰을 방지하며, 운동하는 동안 마찰열을 흡수한다.

■ **윤활막** SYNOVIAL MEMBRANE
관절안내에 윤활액을 분비하여 관절운동을 원활하게 한다.

■ **관절주머니** JOINT CAPSULE
관절안을 싸고 있는 주머니로 바깥층은 결합조직의 섬유막 Fibrous Membrane으로 되어 있으며, 이것을 보강하기 위해 많은 인대와 힘줄로 엉키어 있다.

■ **관절원반** ARTICULAR DISC(K)
관절안을 가로질러 관절안을 이분하는 연골판으로 두 뼈의 관절면을 결합시키기 위한 것이다.

(점무늬)	**ARTICULAR CAVITY WITH** SYNOVIAL FLUID/SYNOVIUM 관절안 (윤활액)
a	**SYNOVIAL MEMBRANE 윤활막**
b	**JOINT CAPSULE 관절주머니**
c	**ARTICULAR CARTILAGE 관절연골**
d	**ARTICULATING BONES 관절뼈**
e	**ARTICULAR** DISC(K) **관절 원반**
f	**PERIOSTEUM 뼈막, 뼈바깥막**

■ **윤활주머니** SYNOVIAL BURSA

힘줄집과 마찬가지로 근육, 힘줄의 작용을 원활하게 하기 위한 작은 주머니 모양의 막장치이다. 근육의 이는곳 가까이서 뼈 혹은 관절주변과 피부밑에서 볼 수 있다. 존재부위에 따라서 근육밑주머니 Submuscular Bursa, 힘줄밑주머니 Subtendinous Bursa, 피부밑주머니 Subcutaneus Bursa라고 하나, 그 출현상황은 개인차가 많다.

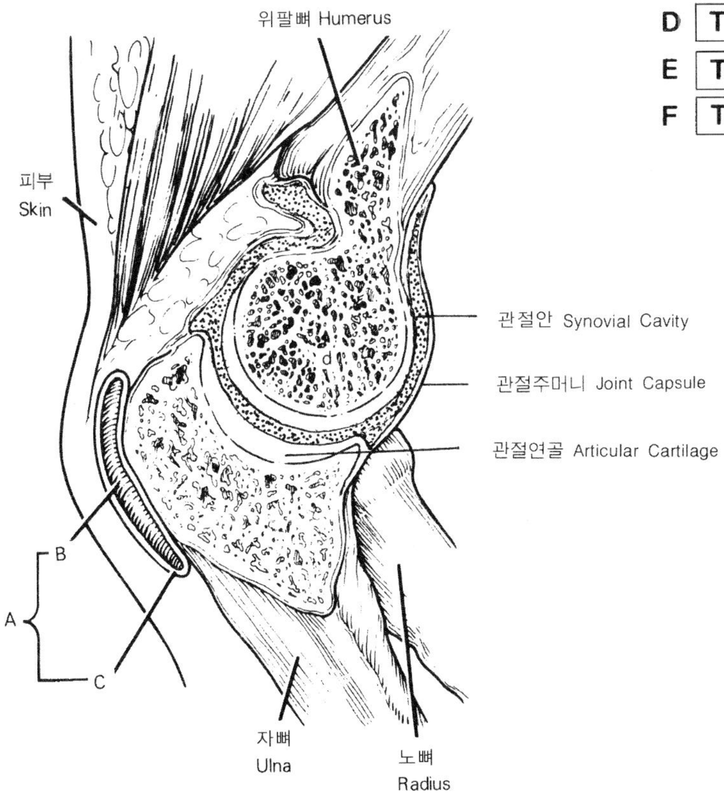

윤활주머니(팔꿉관절)

■ **힘줄집** TENDON SHEATH

길다란 힘줄을 싸서 이것을 보호하는 주머니 모양의 막장치이다. 관절주머니와 마찬가지로 바깥층은 섬유집 Fibrous Sheath이지만, 그 속층은 윤활막 Synovial Membrane으로 이루어지는 윤활안 Synovial Cavity이며, 윤활액 Synovial Fluid을 분비하여 뼈와 마찰하는 힘줄의 움직임을 원활하게 하는 작용을 한다. 손이나 발의 굽힘근 힘줄, 폄근 힘줄에서 흔히 볼 수 있다.

A SYNOVIAL BURSA 윤활주머니

B SYNOVIAL CAVITY 윤활안

C SYNOVIAL MEMBRANE 윤활막

D TENDON SHEATH CAVITY 힘줄집공간

E TENDON 힘줄

F TENDON SHEATH 힘줄집

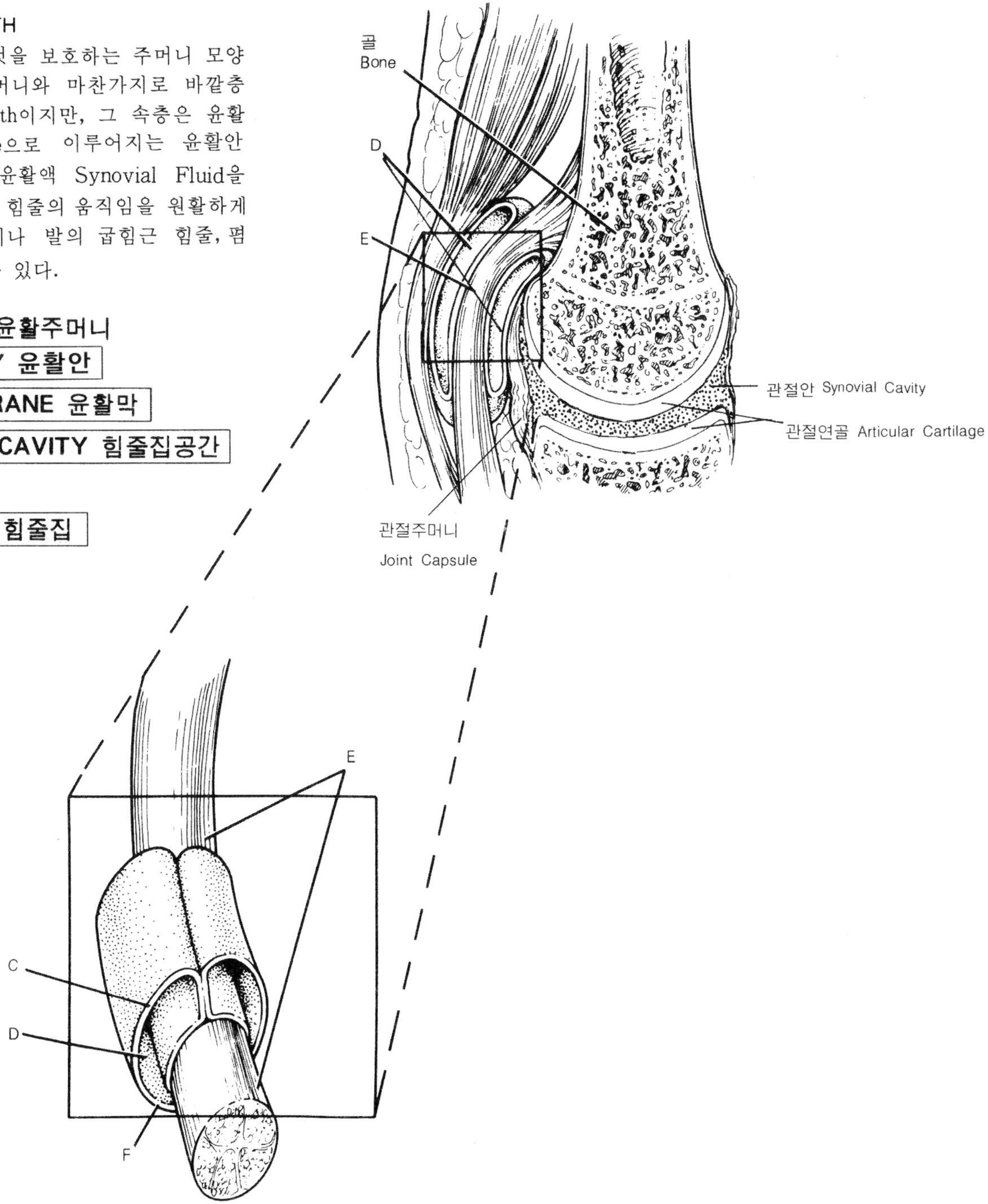

힘줄집(손가락)

3–3

관절 ARTICULATION : 가동성–윤활관절 DIARTHROTIC–SYNOVIAL JOINTS
관절의 운동 Movement of Joint

반대움직임은 상반되는색으로 칠한다.
(예:굽힘(노랑)–펴짐(보라)

반대움직임 □ 움직임 용어	움직임의 정의
ANGULAR MOVEMENT 각 운동	
2 FLEXION 굽힘	양뼈의 각이 감소하는 운동이며 두뼈가 근접하는 운동
8 DORSIFLEXION 등쪽굽힘	발이 다리에 가까워지게 하는 운동
3 EXTENSION 폄	양뼈의 각이 증가하는 운동이며 두뼈가 서로 멀어져 가는 운동
9 PLANTAR FLEXION 발바닥쪽 굽힘	발바닥이 다리에 가까워지게 하는 운동
10 HYPEREXTENSION 젖힘	해부학적 자세를 넘어서 펴는 운동
4 ABDUCTION 벌림	정중면에서 보다 멀어지는 운동
5 ADDUCTION 모음	정중면으로 가까워지는 운동
CIRCULAR MOVEMENT 원운동	
6 ROTATION 돌림	장축을 중심으로 도는 운동
11 SUPINATION 뒤침	손바닥이 앞으로 향하게 하는 운동
12 PRONATION 엎침	손등이 앞으로 향하게 하는 운동
7 CIRCUMDUCTION 휘돌림	굽힘, 벌림, 폄, 모음의 연속된 운동으로서 팔이나 손가락으로 원을 그리는 운동
SPECIALIZED MOVEMENTS 특수한 운동	
13 INVERSION 안쪽번짐	발의 운동에서 발바닥이 몸의 정중면쪽으로 향하는 운동
14 EVERSION 가쪽번짐	발의 운동에서 발바닥이 몸의 정중면에서 멀어지는 운동
15 PROTRACTION 내밈	팔이음뼈나 아래턱뼈에 있어서 앞쪽으로 향하여 움직이는 운동
16 RETRACTION 들임	팔이음뼈나 아래턱뼈에 있어서 뒤쪽으로 향하여 움직이는 운동
17 ELEVATION 올림	신체의 일부분이 위로 올라가도록 하는 운동
18 DEPRESSION 내림	신체의 일부분이 아래로 내려가도록 하는 운동

MONAXIAL JOINT 일축성 관절

H HINGE 경첩관절→굽힘–폄

P PIVOT 중쇠관절 →돌림

BIAXIAL JOINT 이축성관절

E ELLIPSOID 타원관절
S SADDLE 안장관절
→ 굽힘–폄, 벌림–모음

MULTIAXIAL JOINT 다축성관절

G GLIDING 평면관절→앞–뒤, 옆–옆

BS BALL AND SOCKET 절구관절→굽힘–폄, 벌림–모음, 돌림, 휘돌림

관절운동 CIRCULAR MOVEMENTS OF JOINTS

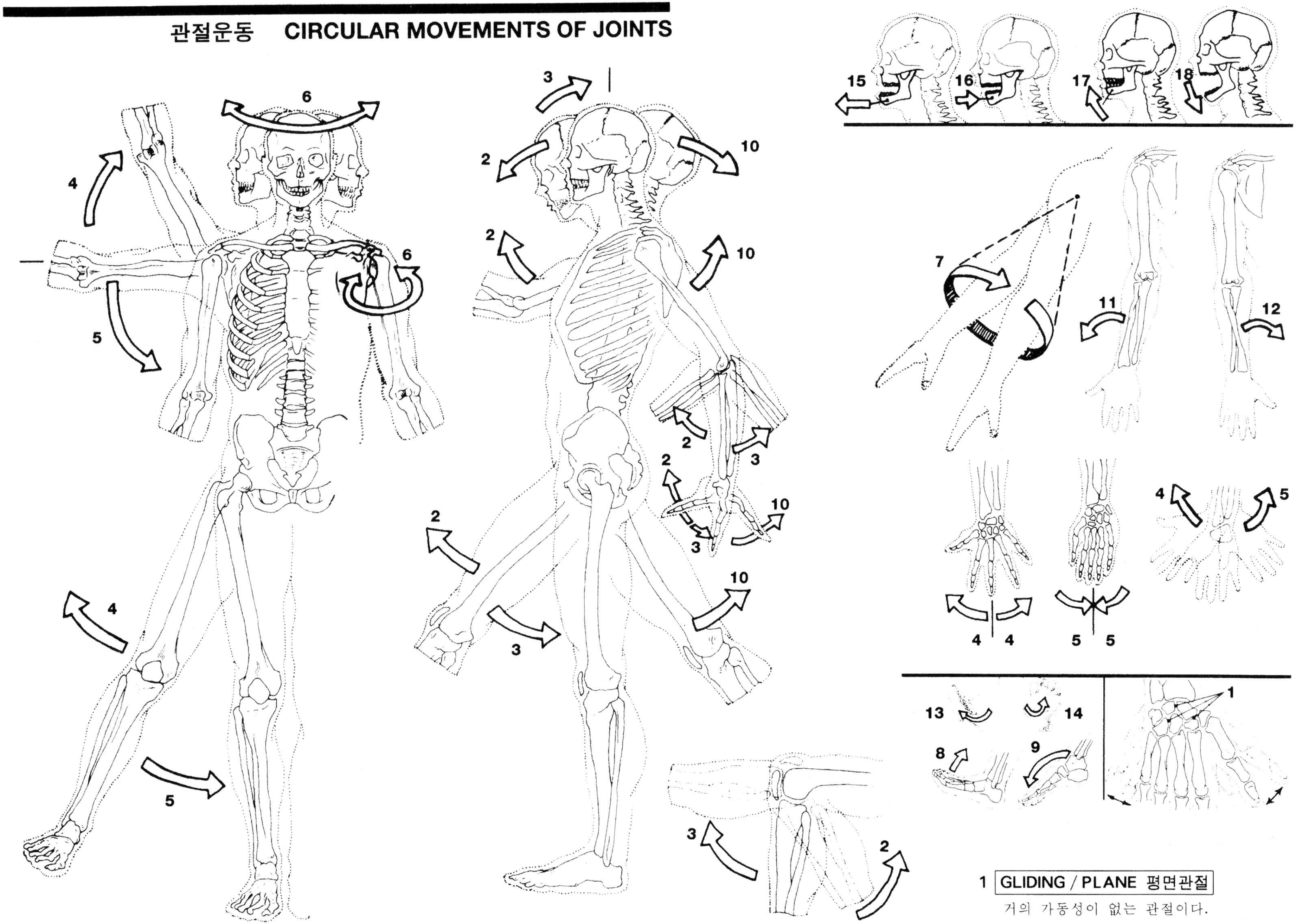

1 GLIDING / PLANE 평면관절

거의 가동성이 없는 관절이다.

3-4

관절 ARTICULATION : 전신뼈대의 관절 ARTICULATION OF THE AXIAL SKELETION
턱관절 Temporomandibular Joint, 머리척주관절 Craniovertebral Joint
척주사이관절 Intervertebral Joint, 복장갈비관절 및 복장빗장관절 Sternocostal Joint and Sternoclavicular Joint

인대=차가운색
연결뼈=따뜻한색
1=오랜지 2=녹색 3a=노랑
3b=크림색 4=빨강 5=보라
6=주황 7=파랑

TEMPOROMANDIBULAR JOINT 턱관절

1 TEMPORAL 관자뼈
2 MANDIBLE 아래턱뼈
a LATERAL LIG. 가쪽인대
b STYLOMANDIBULAR LIG. 붓아래턱인대

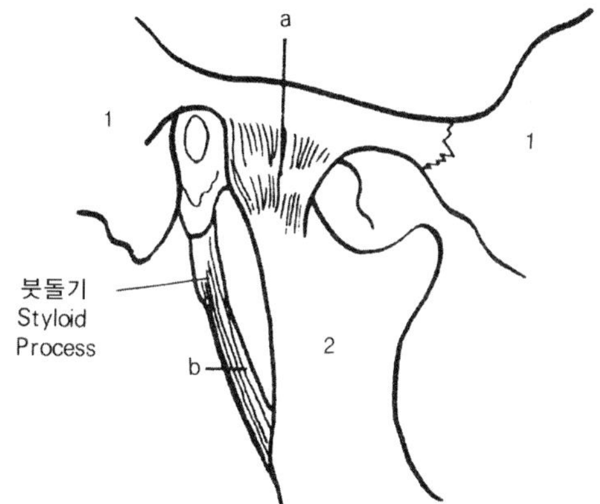

턱관절 가측면

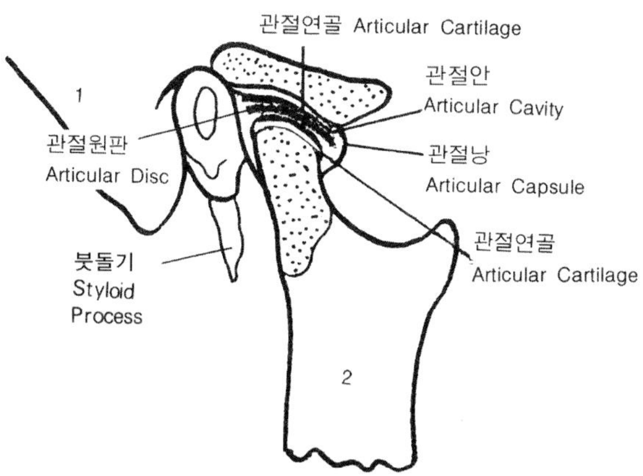

턱관절 정단면

CRANIOVERTEBRAL JOINT 머리척주관절

3a ATLAS 고리뼈
3b AXIS 중쇠뼈
4 OCCIPITAL 뒤통수뼈

d ALAR LIGAMENT 날개인대
e TRANSVERSE LIG. 고리가로인대
f FASCICULI LONGITUDINALES 세로다발

■ 관절의 보강 REINFORCING과 안정 STABILIZING
- 관절면의 합리적인 모습과 관절주머니로 1차적 안정성을 유지한다.
- 관절주위의 뼈와 뼈 사이는 많은 인대로 연결되어 있으며, 경우에 따라서는 관절안 속에도 인대가 있어 관절을 보강한다.
- 관절안정에 중요한 요인중에 하나는 관절을 넘나드는 근육의 작용이다.

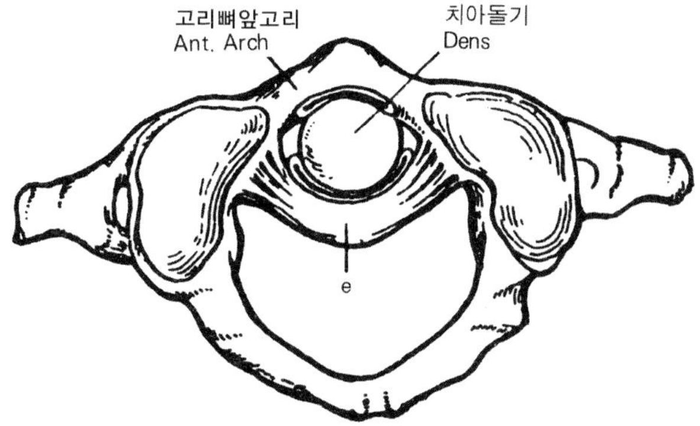

정중고리중쇠관절

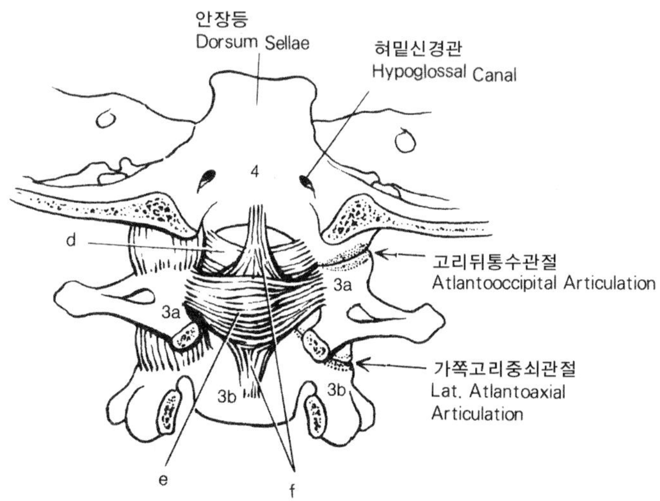

머리목 관절과 고리십자인대

INTERVERTEBRAL JOINT 척추사이관절

5 VERTEBRAL BODY 척추뼈몸통
h ANT. LONGITUDINAL LIG. 앞세로인대
i POST. LONGITUDINAL LIG. 뒤세로인대
j YELLOW LIGAMENT 황색인대
k INTERSPINOUS LIG. 가시사이인대
L SUPRASPINOUS LIG. 가시끝인대

INTERVERTEBRAL DISKS 척추사이원반

m FIBROUS RING 섬유대
n NUCLEUS PULPOSUS 속질핵

STERNOCOSTAL·STERNOCLAVICULAR JOINT
복장갈비관절·복장빗장관절

6 STERNUM 복장뼈
7 CLAVICLE 빗장뼈
8 RIB 갈비뼈
o INTERCLAVICULAR LIG. 빗장사이인대
p ANT. STERNOCLAVICULAR LIGAMENT 앞복장빗장인대
q COSTOCLAVICULAR LIGAMENT 갈비빗장인대
r RADIATE STERNOCOSTAL LIGAMENT 부채꼴복장갈비인대

COSTOVERTEBRAL JOINT 갈비척추관절

s RADIATE LIG. 부채꼴인대
t INTRAARTICULAR LIG. 관절내인대
u COSTOTRANSVERSE LIG. 갈비가로돌기인대
v INTERTRANSVERSE LIG. 가로돌기사이인대
w INTERNAL INTERCOSTAL MEMBRANE 속갈비사이막

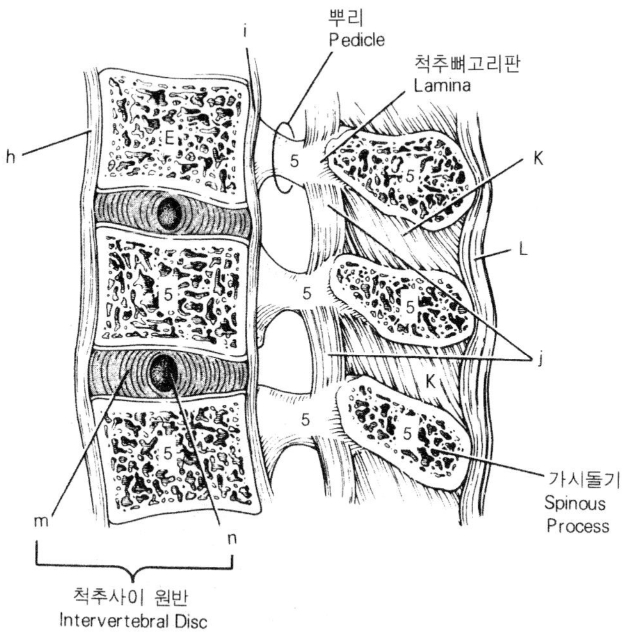

척추관절의 인대

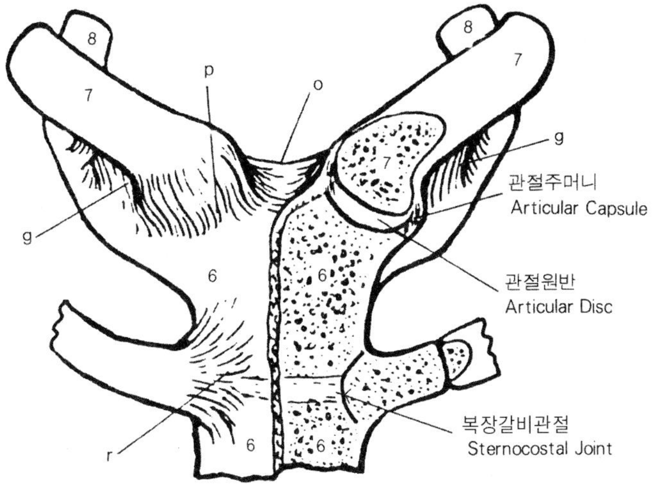

복장갈비관절 및 복장빗장안절의 인대

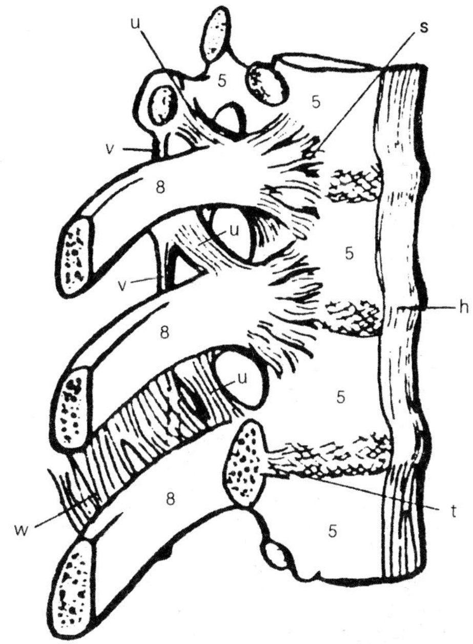

갈비척추관절의 인대

3-5

관절 ARTICULATION : 팔의 관절 ARTICULATION OF THE UPPER LIMB/EXTREMITY
봉우리빗장관절 Acromioclavicular Joint, 어깨관절 Shoulder Joint
팔꿉관절 Elbow Joint, 손의관절 Joint of Hand

인대=차가운색
연결뼈=따뜻한색

ACROMIOCLAVICULAR JOINT
봉우리빗장관절 ⇒ PLANE 평면관절

1 CLAVICLE 빗장뼈
2 SCAPULA 어깨뼈
a CORACOCLAVICULAR LIG. 부리빗장인대
b SUP. ACROMIOCLAVICULAR LIGAMENT 위 봉우리빗장인대

SHOULDER JOINT 어깨관절
⇒ BALL AND SOCKET 절구관절

2 SCAPULA 어깨뼈
3 HUMERUS 위팔뼈
c CORACOACROMIAL LIG. 부리봉우리인대
d CORACOHUMERAL LIG. 부리위팔인대
e CAPSULAR LIG. 관절주머니인대
f GLENOHUMERAL LIG. 오목위팔인대

■ 어깨관절 SHOULDER JOINT

- 관절오목이 위팔뼈머리에 비하여 매우 작으므로 관절오목 언저리는 연골성의 오목테두리 Glenoid Labrum에 의하여 보강되어 깊게 넓혀져 탈구를 방지한다.
- 어깨관절은 인대외에 주위근육의 부착힘줄과 관절강내로 위팔두갈래근의 긴갈래 Long Head가 지나고 있어 관절 보강에 관여한다.
- 운동은 폄(45°), 굽힘(180°), 벌림(80°), 모음(0°), 가쪽돌림(90°)등이 이루어진다.

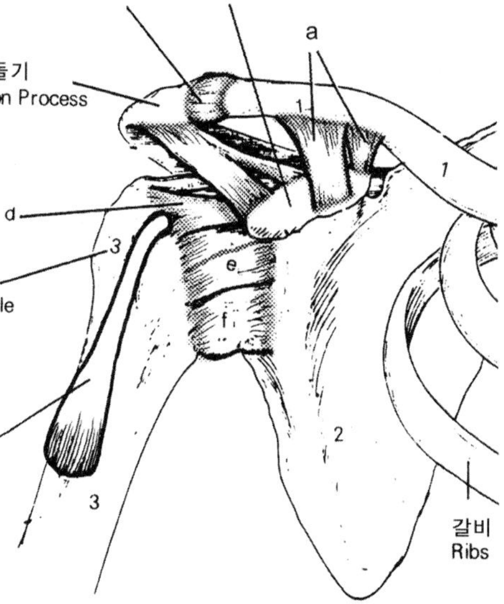

어깨관절 및 봉우리돌기 빗장관절인대(앞면)

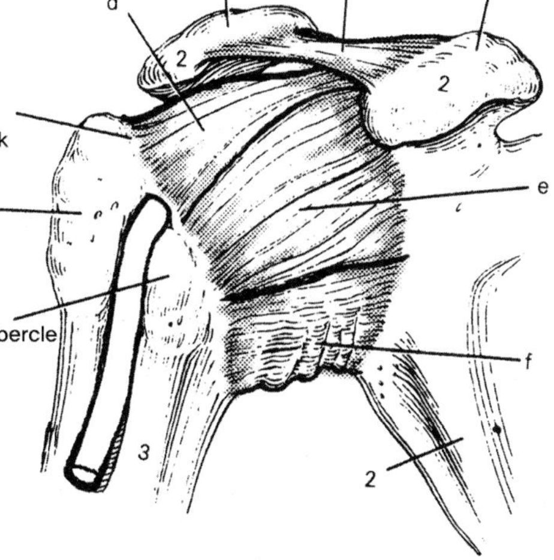

어깨관절인대(앞면)

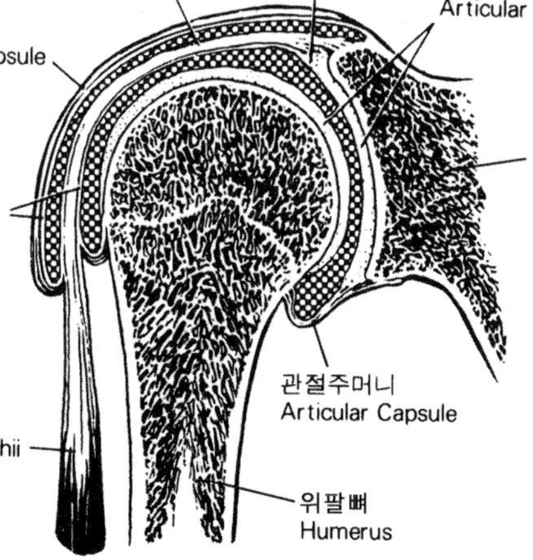

어깨관절(오른쪽 : 관상단면)

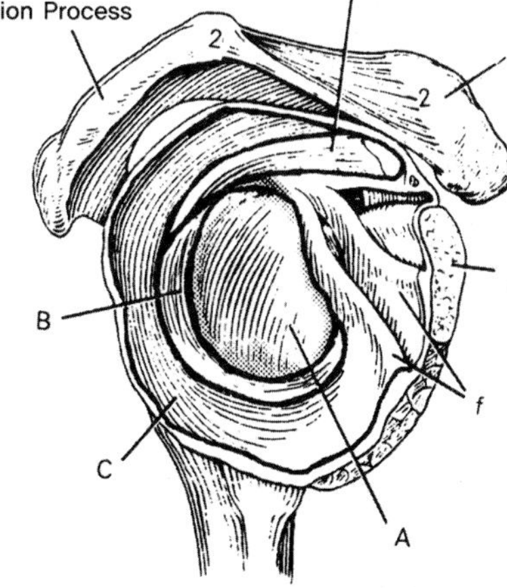

어깨관절(가쪽면)

A GLENOID CAVITY 접시오목
B GLENOID LABRUM 오목테두리
C ARTICULAR CAPSULE 관절주머니

ELBOW JOINT 팔꿉관절

3 HUMERUS 위팔뼈
4 ULNA 자뼈
5 RADIUS 노뼈
g ANNULAR LIG. 둘레띠인대
h ULNAR COLLATERAL LIG. 안쪽곁인대
i RADIAL COLLATERAL LIG. 가쪽곁인대
j ARTICULAR CAPSULE 관절주머니

■ **팔꿉관절** ELBOW JOINT : 경첩관절 Hinge Joint로 써 굽힘(145°)과 폄(0°)이 이루어진다.

JOINT OF HAND 손의 관절

k RADIAL CARPAL COLLATERAL LIGAMENT 가쪽손목곁인대
L ULNAR CARPAL COLLATERAL LIGAMENT 안쪽손목곁인대
m TRANSVERSE METACARPAL LIG. 가로손바닥인대
n CARPAL INTEROSSEOUS LIG. 손목뼈사이인대

■ **손목관절** RADIOCARPAL(WRIST JOINT) : 타원관절로 가쪽 및 안쪽 손목곁인대 Radial And Ulnar Collateral Ligament로 보강된다. 운동은 굽힘(35°), 폄 (70°), 모음(35°), 벌림(20°)운동이 이루어진다.

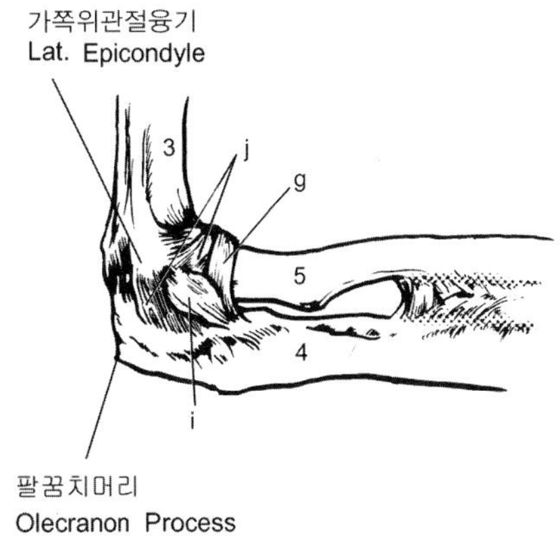

오른쪽팔목관절인대(가쪽)

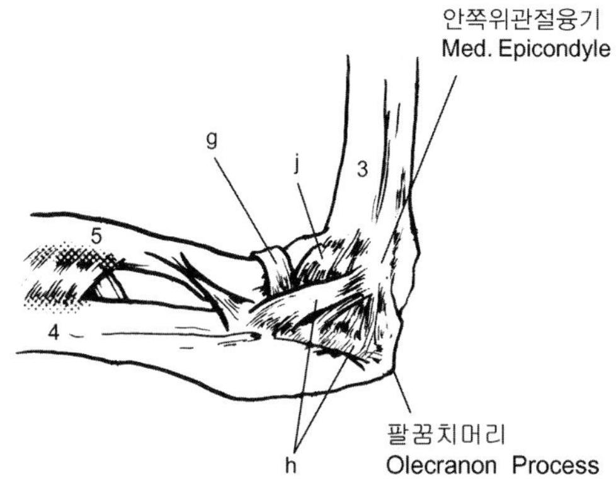

오른팔목관절인대(안쪽)

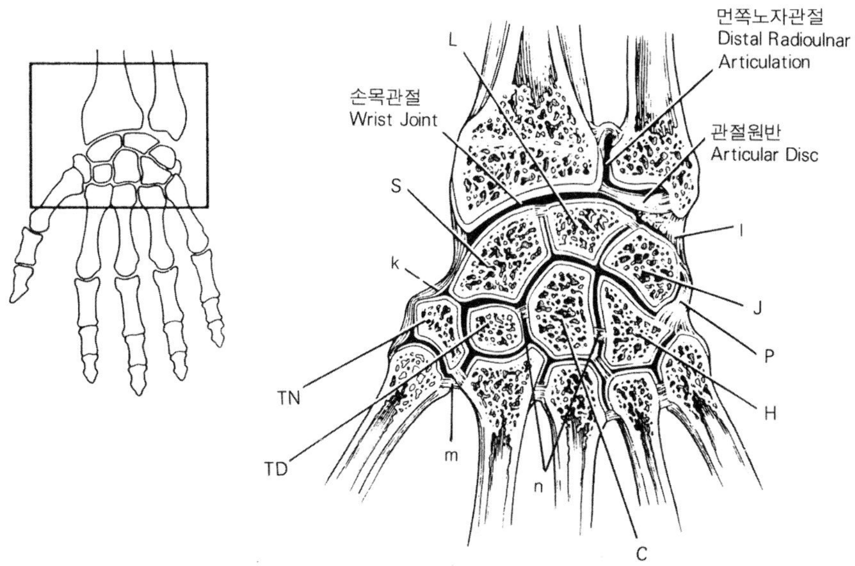

오른손의 관절

T	TRIANGULAR 세모뼈	TD	TRAPEZOID 작은마름뼈
L	LUNATE 반달뼈	C	CAPITATE 알머리뼈
S	SCAPHOID 손배뼈	H	HAMATE 갈고리뼈
TN	TRAPEZIUM 큰마름뼈	P	PISIFORM 콩알뼈

3－6

관절 ARTICULATION ; 다리의 관절 ARTICULATION OF THE LOWER LIMB(EXTREMITY)
무릎관절 Knee (Tibiofibular) Joint

7·8＝회색
뼈＝흰색
근육＝빨강, 오렌지색
윤활주머니＝엷은파랑
인대＝차가운색
10＝노랑

THE KNEE JOINT 무릎관절
⇒ HINGE JOINT 경첩관절

1 FIBULAR COLLATERAL LIG. 가쪽곁인대
2 TIBIAL COLLATERAL LIG. 안쪽곁인대
3 ANTERIOR CRUCIATE LIG. 앞십자인대
4 POSTERIOR CRUCIATE LIG. 뒤십자인대
5 TRANSVERSE LIGAMENT 무릎가로인대
6 PATELLAR LIGAMENT 무릎인대
7 LATERAL MENISCUS 가쪽반달
8 MEDIAL MENISCUS 안쪽반달
9 SYNOVIAL BURSA 윤활주머니
10 SUBPATELLAR FAT 무릎아래지방
11 OBLIQUE POPLITEAL LIG. 빗오금인대
12 ARCUATE POPLITEAL LIG. 활꼴오금인대
13 LIGAMENT OF WRISBER 리스베르인대

★윤활주머니 SYNOVIAL BURSA

힘줄의 작용을 원활하게 하기 위한 작은 주머니 모양의 막 장치이다. 근육의 이는곳 가까이에서, 뼈 혹은 관절주변과 피부밑에서 볼 수 있다.

■ 십자인대 CRUCIATE LIGAMENT

무릎관절운동시에 넙다리뼈와 정강뼈 전위되는 것을 방지하는 역할을 한다.

■ 반달 MENISCUS

넙다리뼈와 정강뼈가 만나는 관절면의 곡면이 잘 일치하지않기 때문에 두 뼈 사이에 가쪽면이 두껍고 안쪽이 얇은 섬유연골로 된 반월이 들어가서 영성한 관절면을 짜임새 있도록 보완한다.

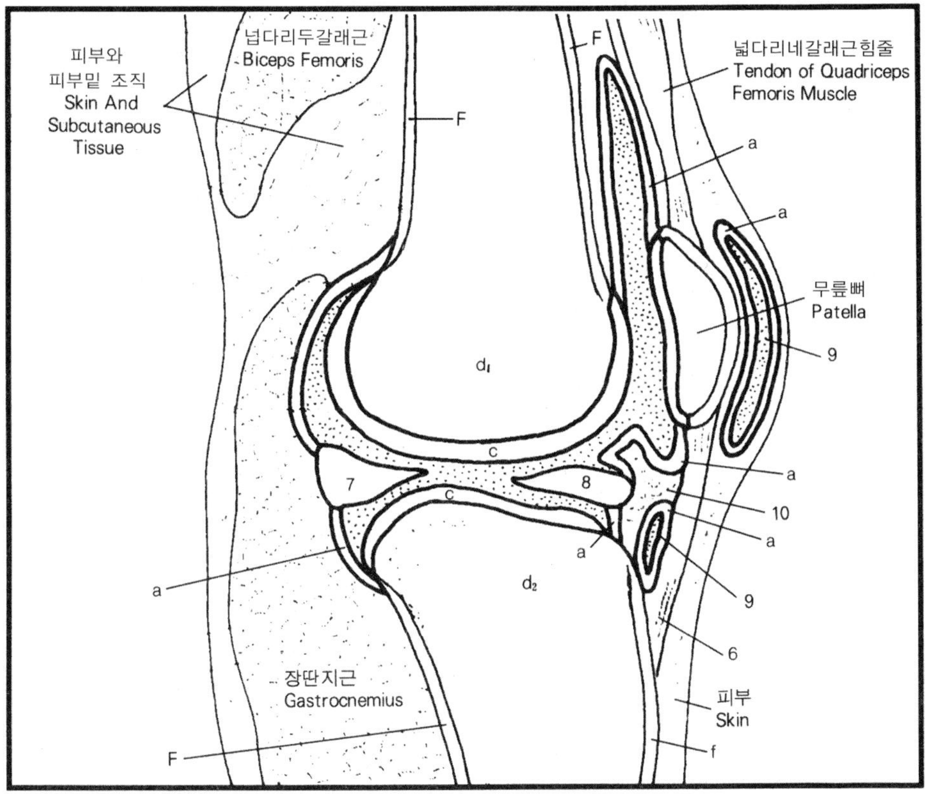

ARTICULIATION BONES 관절뼈

⁙	SYNOVIAL FLUID 윤활액	d_1	FEMUR 넓다리뼈
a	SYNOVIAL MEMBRANE 윤활막	d_2	TIBIA 정강뼈
b	ARTICULAR CAPSULE 관절주머니	d_3	FIBULA 종아리뼈
c	ARTICULAR CARTILAGE 관절연골	F	PERIOSTEUM 뼈막

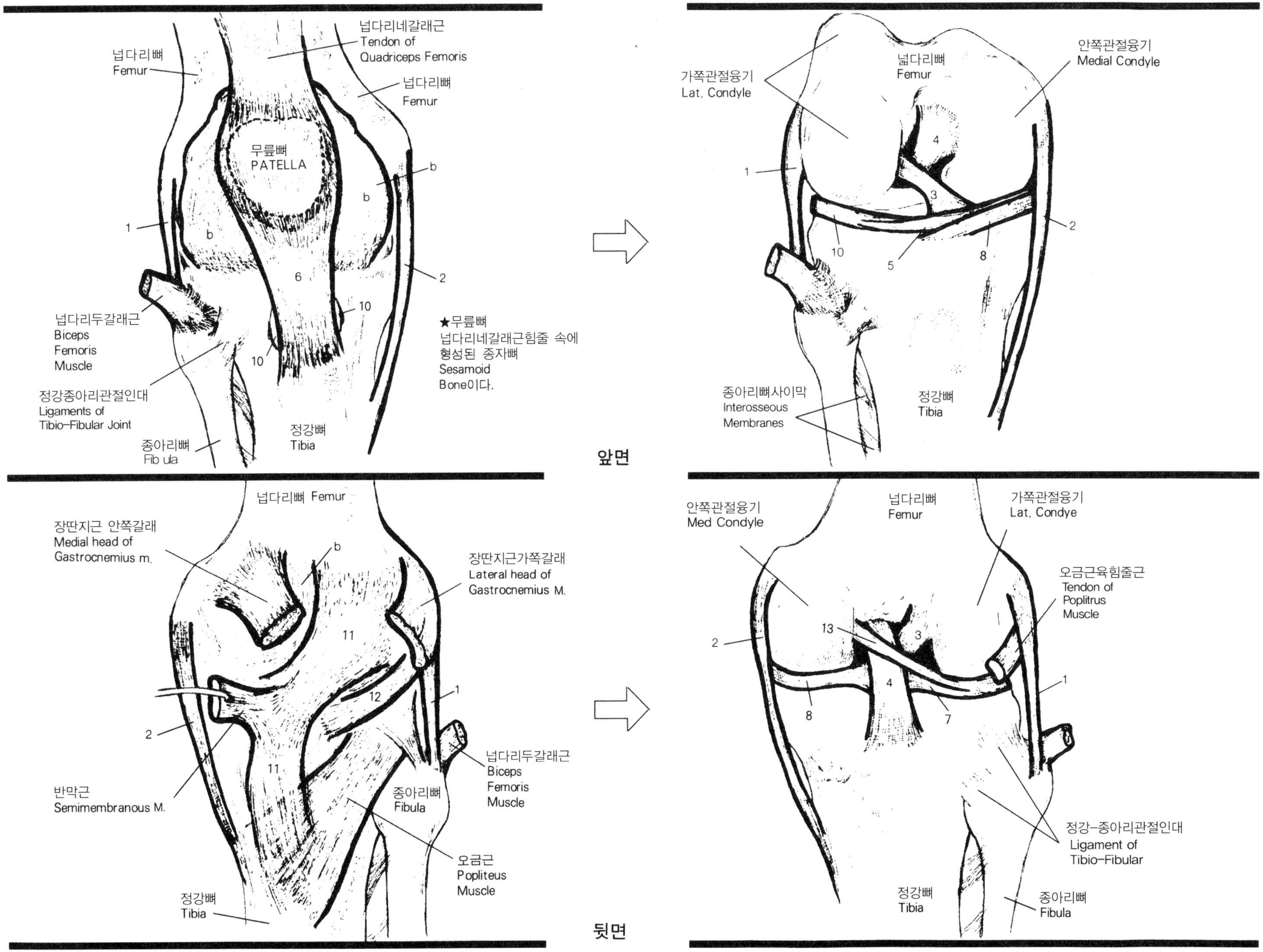
넙다리네갈래근
Tendon of
Quadriceps Femoris
넙다리뼈
Femur
넙다리뼈
Femur
무릎뼈
PATELLA
b
b
b
b
1
2
6
10
10
넙다리두갈래근
Biceps
Femoris
Muscle
정강종아리관절인대
Ligaments of
Tibio-Fibular Joint
종아리뼈
Fib ula
정강뼈
Tibia
★무릎뼈
넙다리네갈래근힘줄 속에
형성된 종자뼈
Sesamoid
Bone이다.
가쪽관절융기
Lat. Condyle
넓다리뼈
Femur
안쪽관절융기
Medial Condyle
1
2
3
4
5
8
10
종아리뼈사이막
Interosseous
Membranes
정강뼈
Tibia
앞면
넙다리뼈 Femur
장딴지근 안쪽갈래
Medial head of
Gastrocnemius m.
b
장딴지근가쪽갈래
Lateral head of
Gastrocnemius M.
11
12
1
2
11
넙다리두갈래근
Biceps
Femoris
Muscle
반막근
Semimembranous M.
종아리뼈
Fibula
오금근
Popliteus
Muscle
정강뼈
Tibia
뒷면
안쪽관절융기
Med Condyle
넙다리뼈
Femur
가쪽관절융기
Lat. Condye
오금근육힘줄근
Tendon of
Poplitrus
Muscle
13
3
2
4
1
8
7
정강-종아리관절인대
Ligament of
Tibio-Fibular
정강뼈
Tibia
종아리뼈
Fibula

3-7

a=귤색 b=회색 인대=차가운색

관절 ARTICULATION : 다리의 관절 ARTICULATION OF THE LOWER LIMB(EXTREMITY)
엉덩관절 Hip Joint, 발목관절 Ankle Joint

HIP JOINT 엉덩관절
절구관절 BALL AND SOCKET이다.

a **ARTICULAR CAPSULE 관절주머니**
b **ACETABULAR LABRUM 절구테두리**
c **LIGAMENT TERES 넙다리뼈머리인대**
d **TRANSVERSE ACETABULAR LIGAMENT 관절절구가로인대**
e **ISCHIOFEMORAL LIG. 궁둥넙다리인대**
f **PUBOFEMORAL LIG. 두덩넙다리인대**
g **ILIOFEMORAL LIG. 엉덩넙다리인대**

■ 엉덩관절 HIP JOINT
- 노령자는 혈관이 가늘어지기 때문에 넙다리뼈 목 주위골절 때 넙다리뼈머리에 괴사가 일어나기 쉽다.
- 운동범위는 굽힘(125°), 펴짐(10°), 벌림(45°), 모음(10°), 안쪽돌림(45°)이다.

■ 넙다리뼈 머리인대 LIGAMENT TERES
- 크고 튼튼한 관절내 인대로써, 넙다리뼈머리 절구를 결합하는 역할을 한다.
- 넙다리뼈머리의 영양혈관도 함께 달리고 있어 혈관 도입기능이 있다.

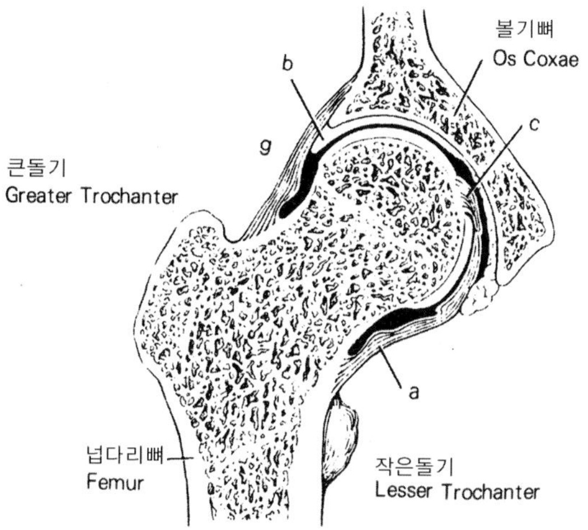

오른쪽엉덩관절(관상단면)

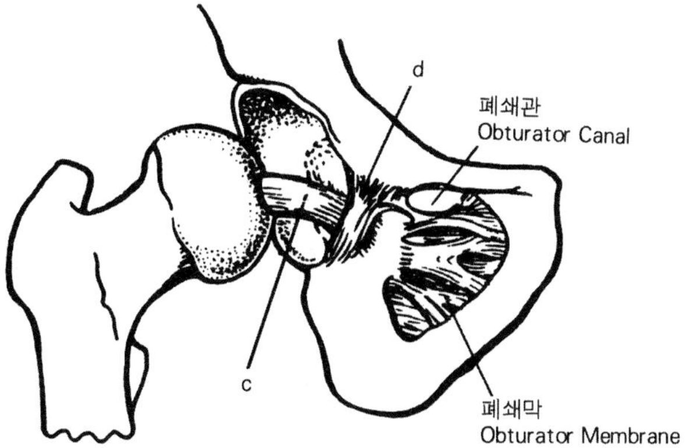

엉덩관절의 안(오른쪽 : 관절주머니의 크기)

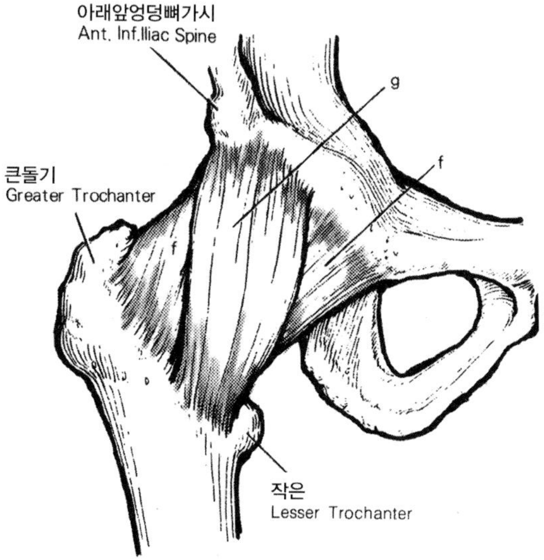

오른쪽엉덩관절인대(앞면)

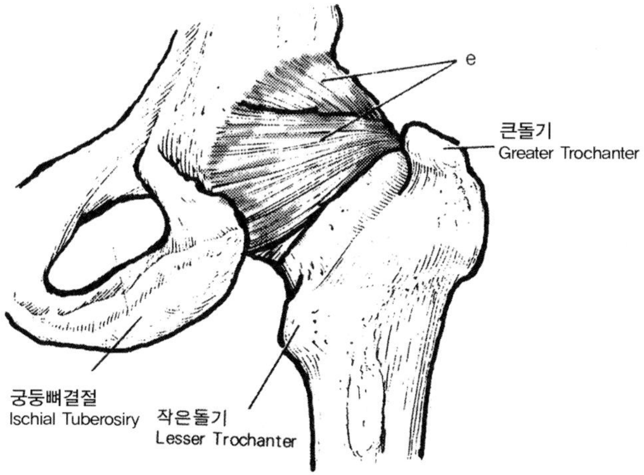

오른쪽엉덩관절인대(뒷면)

h DELTOID LIG. 세모인대

i CALCANEOFIBULAR LIG. 발꿈치종아리인대

j ANT. TALOFIBULAR LIG. 앞목말종아리인대

k POST. TALOFIBULAR LIG.뒤목말종아리인대

L LONG PLANTAR LIG. 긴발바닥인대

■ **발목관절 ANKLE JOINT**

- 경첩관절 Hinge Joint로써, 발등굽힘(20°)과 발바닥굽힘(45°)이 이루어진다.
- 체중을 지탱하는 큰 지점으로 염좌 Dostorsion나 탈구 Dislocation가 빈발하다.

■ **가로발목관절 TRANSVERSE TARSAL JOINT (CHOPART'S JOINT)**

목말뼈와 발배뼈 사이의 연결부와 발꿈치입방관절 가로방향으로 거의 일직선을 이루므로 일괄해서 가로발목관절이라 한다.

■ **리스프랑의 관절 LISFRANC'S JOINT**

안쪽발목뼈와 발허리뼈 사이의 연결로 이루어지는 발목발허리관절 Tarsometatarsal Joint을 일명 리스프랑의 관절이라 한다.

★ Chopar's Joint나 Lisfranc's Joint는 절단술 Amputation을 시행할 때에 이용되는 부위이다.

THE ANKLE 발목

PROXIMAL 몸쪽

A NAVICULAR 발배뼈

B TALUS 목말뼈

C CALCANEUS 발꿈치뼈

DISTAL 먼쪽

D_1 1st CUNEIFORM 안쪽쐐기뼈

D_2 2nd CUNEIFORM 중간쐐기뼈

D_3 3rd CUNEIFORM 가쪽쐐기뼈

E CUBOID 입방뼈

F METATARSAL BONE 발허리뼈

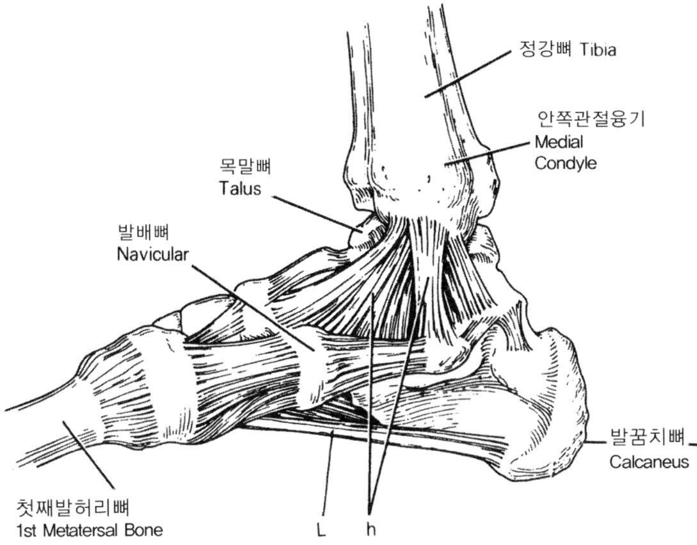

오른쪽 발목인대 안쪽면

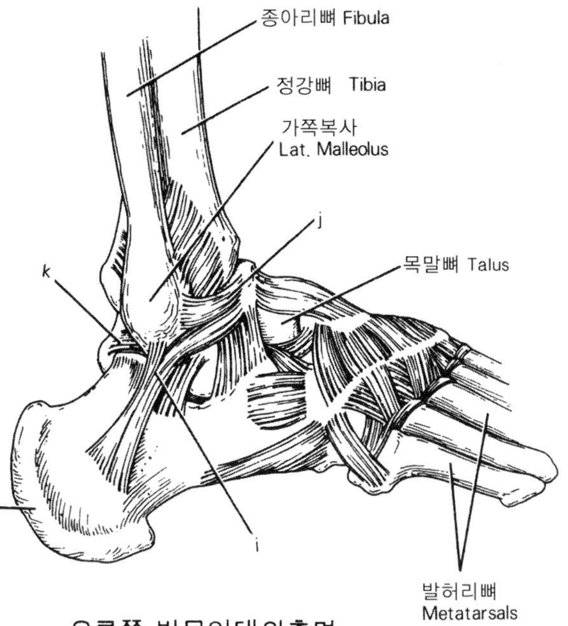

오른쪽 발목인대외측면

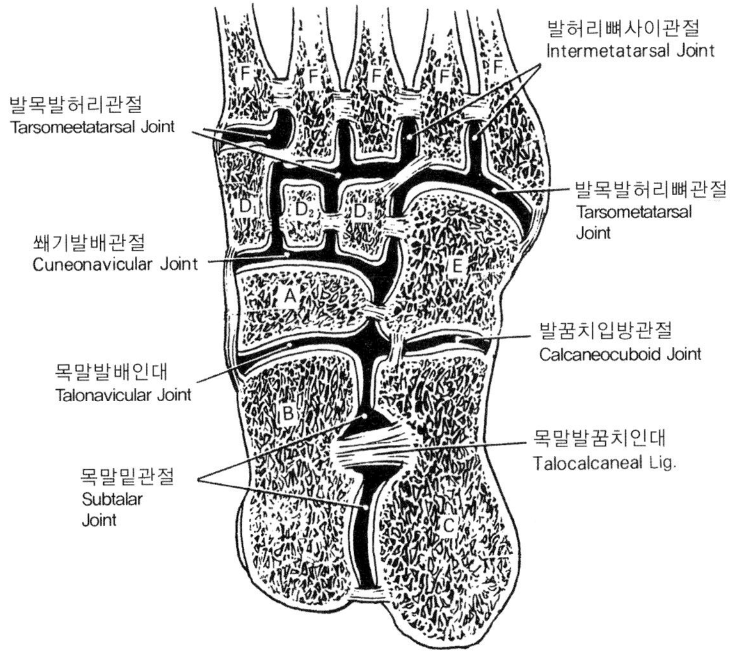

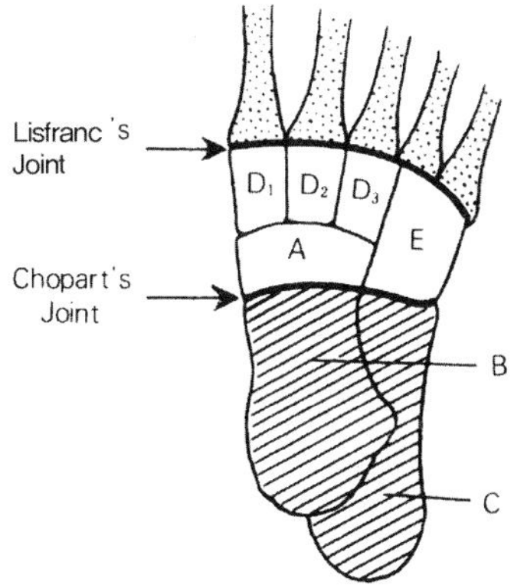

발의 관절(배측면)

제 4 장 근육계통

Muscular System

＊ 근육계통 MUSCULAR SYSTEM : 신체의 원만한 운동을 위해서는 뼈, 관절, 근이 협동으로 일어나지만 주역은 근육이 맡고 있다.

- 우리 몸의 운동은 근육의 수축하는 힘에 의하여 이루어지며, 근세포가 자극을 받게 되면 홍분하고 그 자극이 근세포막을 따라서 전달되고, 그에 따라 화학적 변화를 일으켜서 수축하게 된다.

- 근육은 형태와 기능에 따라 3종류로 구분된다.

형태적인 분류	위치에 따른 분류	신경지배에 따른 분류
가로무늬근 Striated M.	뼈대근 Skeletal M.	수의근 Voluntary M.
	심장근 Cardiac M.	불수의근 Involuntary M.
민무늬근 Smooth M.	내장근 Visceral M.	

- 뼈대근 SKELETAL MUSCLE의 일반적 기능

① **운동 MOVEMENT :** 뼈대근은 수축에 의하여 신체의 전체 또는 그 일부를 움직이게 한다.

② **자세 POSITION :** 뼈대근은 부분적인 수축을 계속하여 서기, 눕기, 앉기, 기대기 등의 신체적 자세를 유지시킨다.

③ **열생산 HEAT PRODUCTION :** 모든 세포들은 신진대사에 의한 이화작용을 통해 열을 생산하므로 골격근의 수축은 체온의 항상성을 유지하는 기전 중 가장 중요하다.

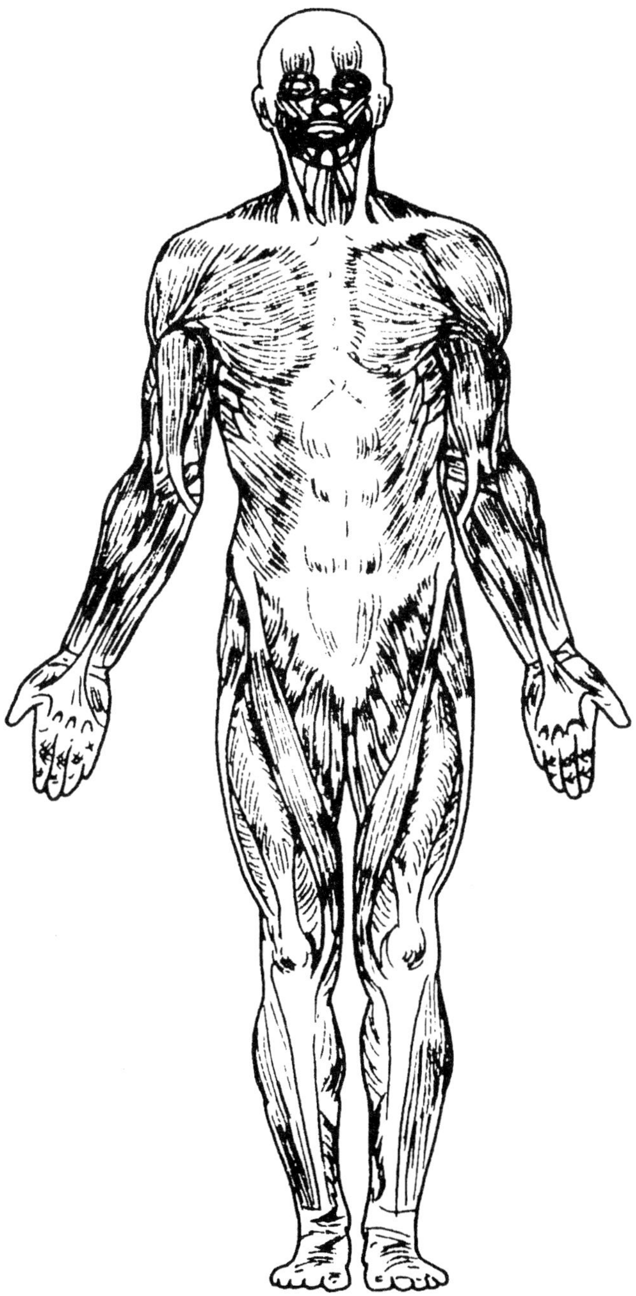

앞면

근육계통의 구성

근조직
- 뼈대근 Skeletal Muscle
- 심장근 Cardiac Muscle
- 민무늬근 Smooth Muscle

근육계통의 기능

- 운동 Movement
- 자세 Position
- 열생산 Heat Production

단원 색칠 안내

- 가능한 따뜻한 색으로 칠하는 것이 바람직하다.
- 기능별로 반대작용을 하는 근육은 상반되는 색으로 칠한다.
  예:굽힘근(빨강)－폄근(초록)

4—1

근육계통 MUSCULAR SYSTEM : 일반적구성 GENERAL ORGANIZATION

뼈대근육 Skeletal Muscle, 형태 Type, 구조 Structure

근육은 가능한 따뜻한 색

힘줄은 근육과 같은 색이나 비슷한 색

ATTACHMENT OF MUSCLE 근육의 붙는 부분

A ORIGIN 이는곳 : 고정된 근육단

B INSERTION 닿는곳 : 움직이는 근육단

C TENDON 힘줄

D BELLY(GASTER) 힘살

E APONEUROSIS 널힘줄

근육의 형태

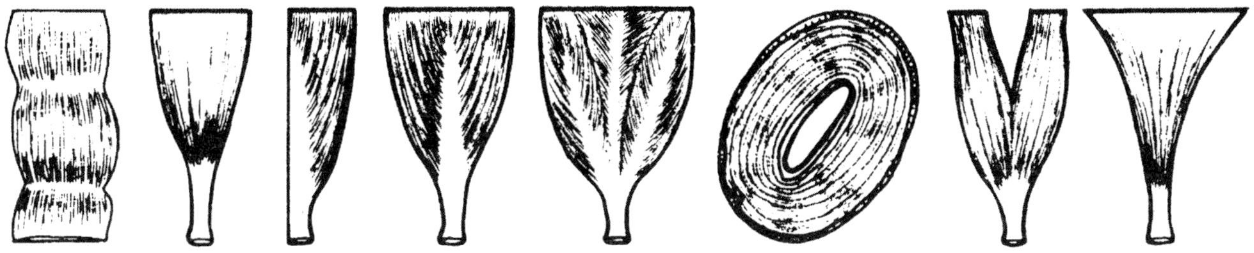

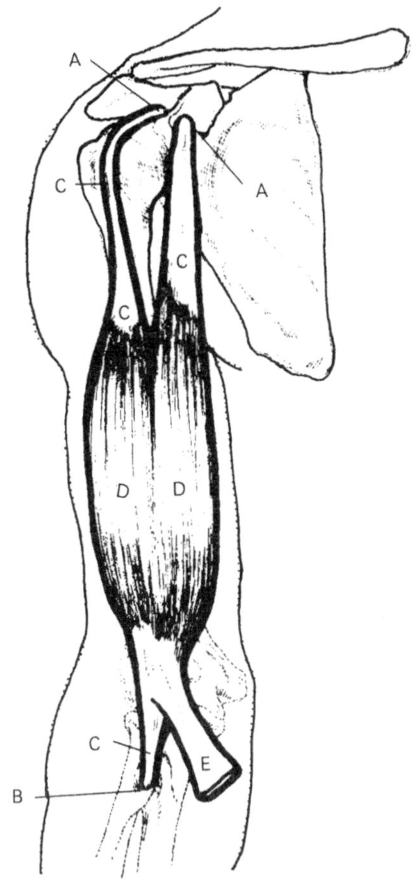

뼈대근의 구조

TYPES OF MUSCLE 근육의 형태

F PARALLEL 평행형

G CONVERGENT 폭주형

PENNATE 깃근육

H UNIPENNATE 반깃근육

I BIPENNATE 깃근육

J MULTIPENNATE 뭇깃근육

K CIRCULAR 돌림근육

L BICIPITAL 두갈래근

M TRIANGULAR 세모근육

SKELETAL MUSCLE 뼈대근육의 구조

1 SKELETAL MUSCLE FIBER 뼈대근섬유

2 SARCOLEMMA 횡문근형질막

3 PERIPHERAL NUCLEI 말초핵

4 EPIMYSIUM 근육바깥막

5 PERIMYSIUM 근육다발막

6 ENDOMYSIUM 근육섬유막

■ **뼈대근육 SKELETAL MUSCLE의 명칭** : 뼈대근육의 명칭은 형, 존재부위, 이는곳과 닿는곳, 주행방향, 작용, 근육머리(갈래) 등에 따라 명칭이 붙여진다.

• **깃근육 PENNATE** : 깃털모양으로 배열된 것으로 강한 수축력을 나타내며 배열방법에 따라 구별된다.

■ **근육의 붙는부분 ATTACHMENT** : 얼굴근육을 제외한 대부분의 근육은 한쪽 끝이 어느 뼈에서 시작되어 하나 또는 그 이상의 관절을 지나 다른 뼈의 부분에 부착된다.

• **힘줄 TENDON** : 근육이 뼈에 부착될 때 근육자체로서가 아니라 근막에서 연속되어 나온 섬유조직인 집단으로 바뀌어 부착된다. 이 섬유조직을 힘줄이라 한다.

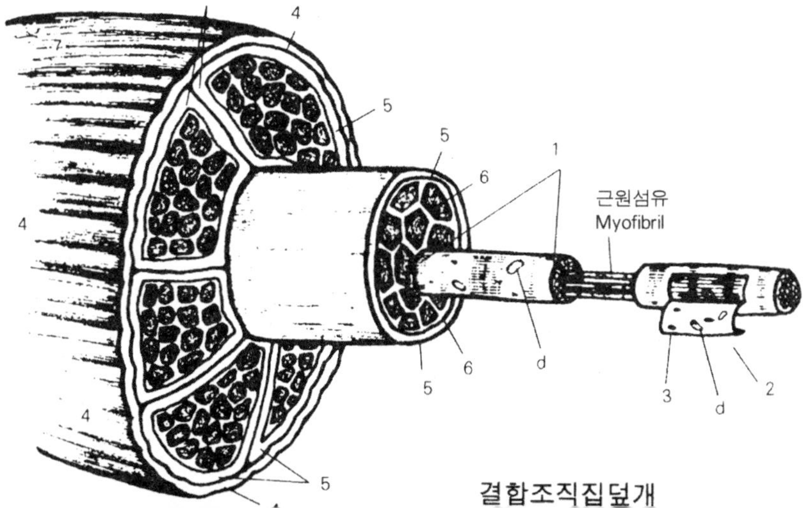

결합조직집덮개

근원세사 MYOFILAMENTS : 근원섬유 Myofibrils는 더욱 가는 근원세사로 되어 있는데 이 근원세사는 화학적 조성이나 구조가 다른 두 형태 즉 액틴세사와 미오신세사로 되어 있어 무늬를 나타낸다.

밝은 띠 I-BAND : 액틴세사로만 된 부분으로 밝게 나타난다.

어두운띠 A-BAND : 액틴세사와 미오신세사가 겹쳐진 부분으로 어둡게나타난다.

투명대 H-BAND : 어두운띠 A-BAND 중에서 액틴세사가 겹쳐지진 않은 부분으로 약간 밝게 나타난다.

마디중간격막 M-LINE : 어두운띠 A-BAND 중에서 미오신세사의 중간부분을 말한다.

마디끝격막 Z-LINE : 양측 액틴세사의 연결부위인 밝은띠 I-BAND의 중앙을 말한다.

MUSCLE FIBER(CELL) 근섬유의 구성

2 SARCOLEMMA 근세포막

7 SARCOPLASM CYTOPLASM 근형질세포질

- a SARCOPLASMIC RETICULUM 근형질내세망
- b TRANSVERSE(T-)TUBULES 가로소관
- c MYOFIBRILS 근원섬유
- d MITOCHONDRIA 사립체

3 PERIPHERAL NUCLEI 말초핵

MYOFIBRIL 근원섬유의 구성

MYOFILAMENTS 근세사 : 단백질 섬유

A ACTIN 액틴세사 : Thin Filament(50~60Å)

M MYOSIN 미오신세사 : Thick Filament(110Å)

C-B CROSS-BRIDGES 연결다리 (MYOSIN "HEADS")

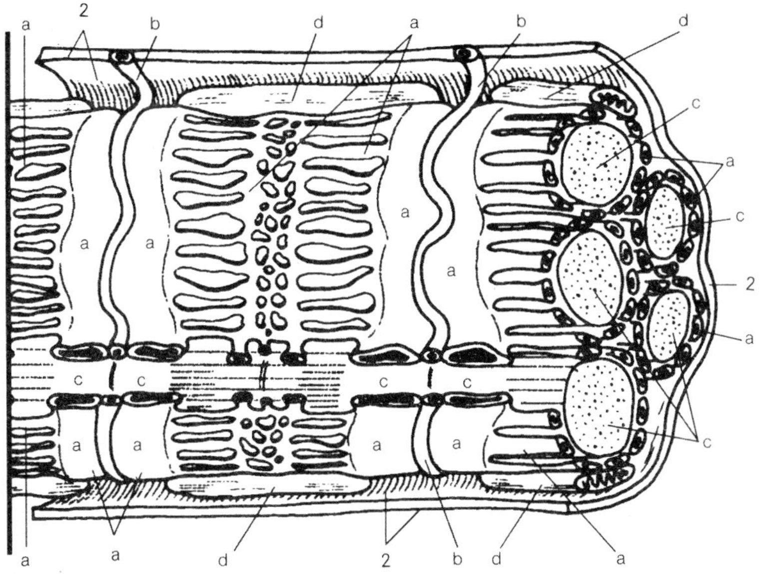

2-필라멘트설 FILAMENT HYPOTHESIS

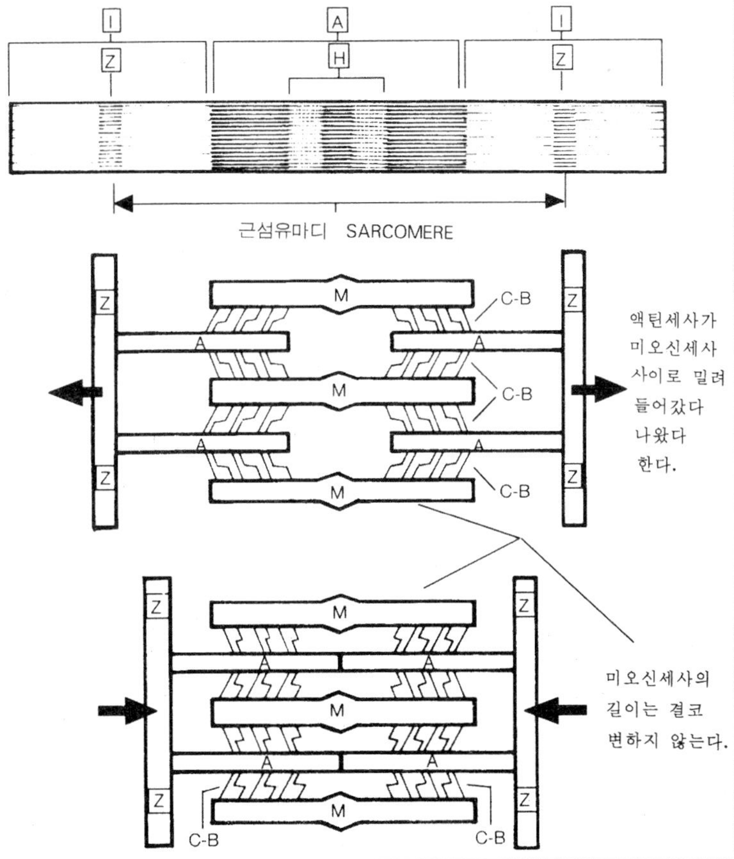

근섬유(세포)

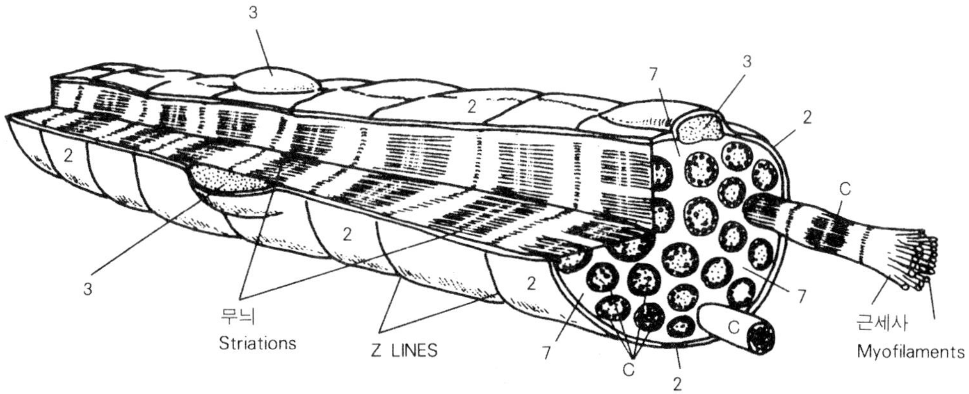

근섬유(세포)

4−2

근육계통 MUSCULAR SYSTEM : 몸통뼈대의 근육 MSCLES OF THE AXIAL SKELETON
머리의 근육 Muscles of the Head : 표정 Facial Expression, 씹기 Mastication

얕은근육, 씹기근은 따뜻한 색

깊은 근육은 차가운 색

MUSCLES of FACIAL EXPRESSION 표정근

THE SCALP 머리덮개

1 **FRONTALIS 이마근**

2 **OCCIPITALIS 뒤통수근**

3 **APONEUROSIS 널힘줄**

THE EYELIDS 눈꺼풀

4 **CORRUGATOR SUPERCILII 눈썹주름근**

5 **ORBICULARIS OCULI 눈둘레근**

THE NOSE 코

6 PROCERUS 눈살근

NASALIS 코뼈

7 TRANSVERSE NASALIS 가로코근

8 ALAR NASALIS 방울코근

9 DEPRESSOR SEPTI NASI 코중격내림근

THE MOUTH 입

10 LEVATOR LABII SUPERIORIS 위입술올림근

11 LEVATOR LABII SUPERIORIS ALAEQUE NASI 윗입술콧방울올림근

12 LEVATOR ANGULI ORIS 입꼬리올림근

13 ZYGOMATICUS MAJOR 큰광대근

14 ZYGOMATICUS MINOR 작은광대근

15 RISORIUS 입꼬리당김근

16 DEPRESSOR LABII INFERIORIS 아래입술내림근

17 DEPRESSOR ANGULI ORIS 입꼬리내림근

18 MENTALIS 턱끝근

19 TRANSVERSUS MENTI 턱끝가로근

20 ORBICULARIS ORIS 입둘레근

21 BUCCINATOR 볼근

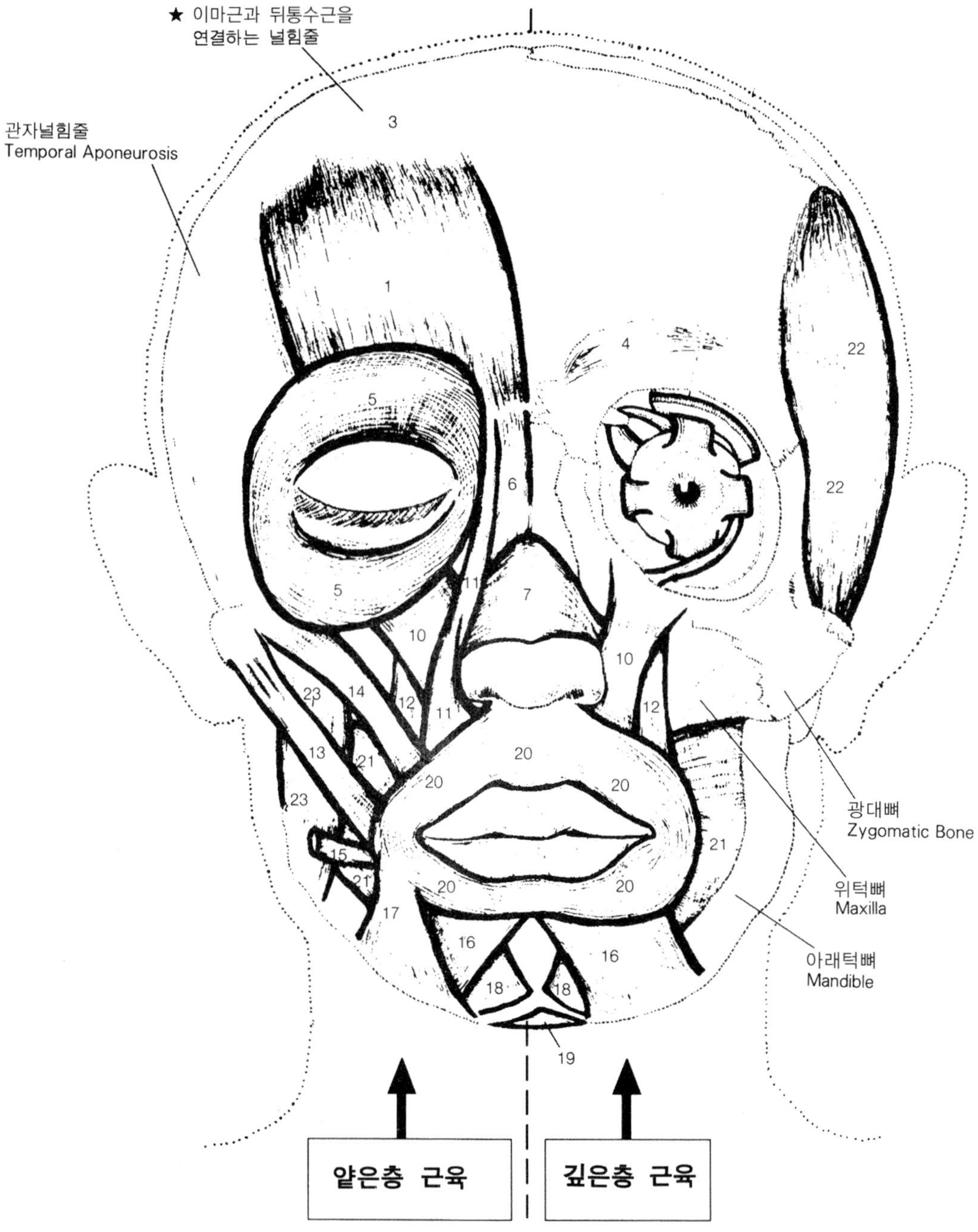

얼굴의 근육(앞면)

MUSCLES OF MASTICATION 씹기근육

22 TEMPORALIS 관자근

23 MASSETER 깨물근

24 MEDIAL PTERYGOID 안쪽날개근

25 LATERAL PTERYGOID 가쪽날개근

THE EARS 귀

26 ANTERIOR AURICULARIS 앞귓바퀴근

27 POSTERIOR AURICULARIS 뒤귓바퀴근

28 SUPERIOR AURICULARIS 위귓바퀴근

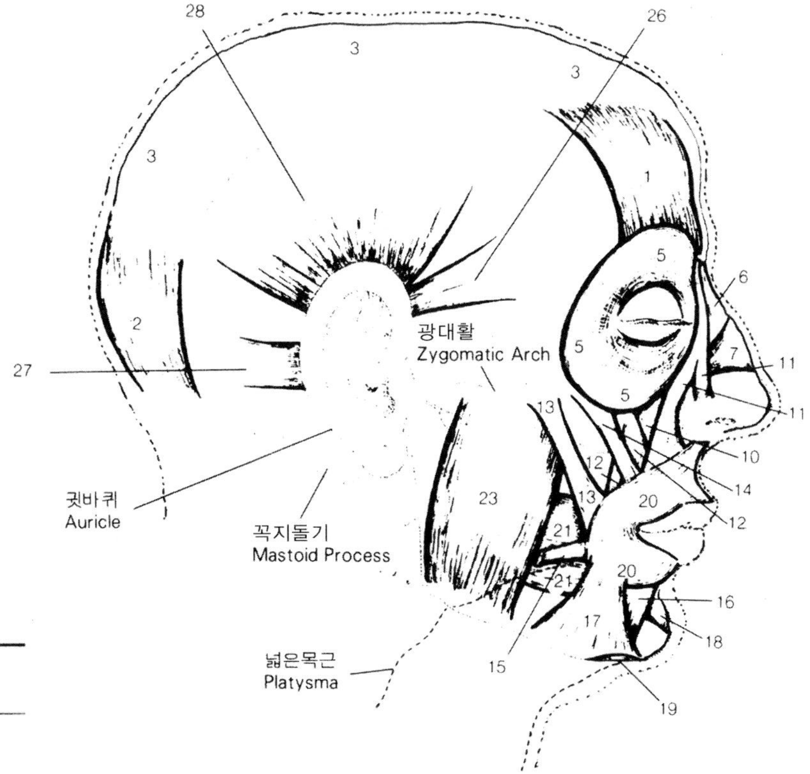

머리의 얕은 근육(오른가쪽면)

씹기 근육

근 육	관자근 Temporalis	깨물근 Masseter	안쪽날개근 Medial Pterygoid	가쪽날개근 Lateral Pterygoid
이 는 곳	관자우묵, 관자근막	광대활궁의 아래 모서리와 안쪽면	날개가측판의 안쪽면	날개가측판의 가쪽면 나비뼈의 관자아래능선
닿 는 곳	아래턱의 근육돌기	턱뼈가지의 가쪽면	턱뼈가지의 안쪽면	턱관절의 관절낭
작 용	입을 다물때 아래턱뼈를 뒤로 당김	입을 다물때 강력하게 작용	입을 다물고 턱을 앞으로 내밀때	턱을 앞으로 내밀때
신경지배	아래턱신경	아래턱신경	아래턱신경	아래턱신경

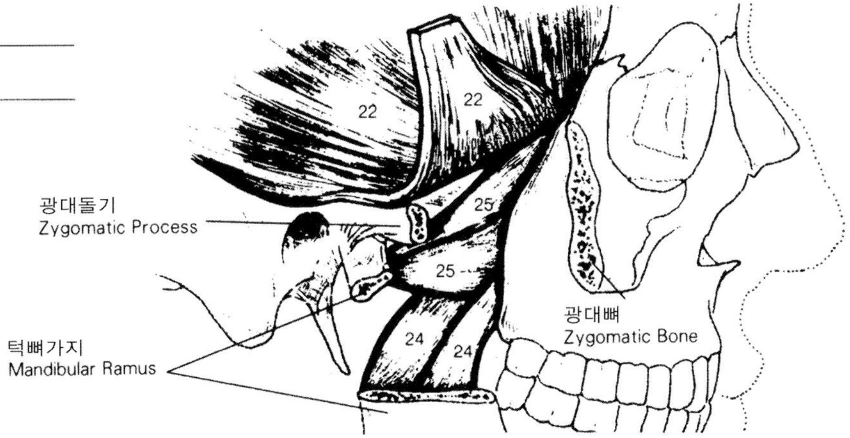

깊은 씹기근

4-3

근육계통 MUSCULAR SYSTEM : 몸통뼈대의 근육 MUSCLES OF THE AXIAL SKELETON
목의근육 Muscles of the Neck : 목근육 Cervicals, 목뿔근 Hyoids, 앞척주근 Prevertebrals

Ⓐ=노랑 Ⓟ=살색 1=엷은 갈색 2=빨강
목뿔근육=따뜻한색, 목뿔아래근육=차가운색
척주근=회색, 갈색

CERVICALS 목근육
1 PLATYSMA 넓은목근 : p. 75 참조
2 STERNOCLEIDOMASTOID 목빗근

SUPRAHYOIDS 목뿔위근육
3 DIGASTRIC 두힘살근
4 MYLOHYOID 턱목뿔근
5 GENIOHYOID 턱끝목뿔근 : 4번 밑에 있음
6 STYLOHYOID 붓목뿔근
7 HYOGLOSSUS 목뿔혀근

INFRAHYOIDS 목뿔아래근육
8 STERNOTHYROID 복장방패근
9 STERNOHYOID 복장목뿔근
10 THYROHYOID 방패목뿔근
11 OMOHYOID 어깨목뿔근

• 목빗근 : 복장뼈자루 앞면과 빗장뼈 내측단과 빗장뼈머리에서 기시하여 유돌기와 뒤통수뼈의 바깥목덜미선에 정지하는 강대한 근육으로 부신경(XI)과 목신경으로 부터의 근육가지에 의해 이중의 신경지배를 받는다. 목에서는 이 근육에 의해서 앞·뒤 삼각으로 구분지어지며, 여러기관들의 위치를 표시할 때 이용된다.

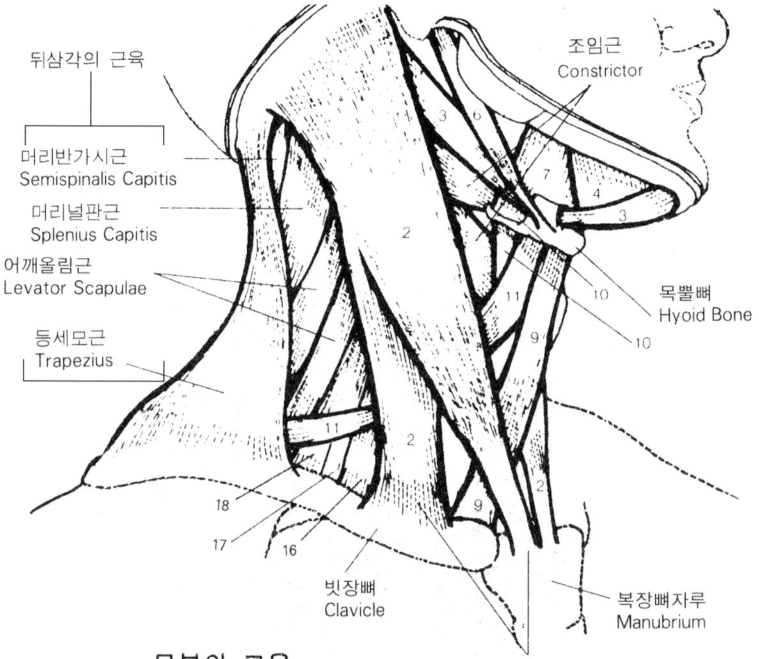

목부위 근육

목뿔위 근육

근 육	턱목뿔근 Mylohyoid	턱끝목뿔근 Geniohyoid	붓목뿔근 Stylohyoid	두힘살근 Digastric	
				앞힘살	뒤힘살
이 는 곳	아래턱뼈	아래턱뼈의 턱가시	관자뼈의 붓돌기	아래턱의 두힘살근 오목	관자뼈의 유돌기 패임
닿 는 곳	정중면의 솔기, 목뿔뼈몸통	목뿔뼈몸통	목뿔뼈몸통	중간의 힘줄이 목뿔뼈몸통과 큰뿔	
작 용	목뿔뼈, 구강, 바닥, 혀 올림	목뿔뼈를 앞위쪽으로 당김, 구강바닥을 짧게 함	목뿔뼈를 올리고 뒤로 당김	목뿔뼈를 위로 올림	
지배신경	아래턱신경	혀밑신경	얼굴신경	아래턱신경	얼굴신경

목뿔아래 근육

근 육	복장목뿔근 Sternohyoid	어깨목뿔근 Omohyoid	복장방패근 Sternothyroid	방패목뿔근 Thyrohyoid
이 는 곳	복장뼈자루의 뒷면, 빗장뼈의 안쪽 끝	어깨패임근처, 위모서리의 안쪽	복장뼈자루의 뒷면	방패연골의 경사선
닿 는 곳	목뿔뼈몸통	목뿔뼈몸통	방패연골 경사선	목뿔뼈의 큰뿔
작 용	후두, 목뿔뼈 및 구강의 바닥을 아래로 내리는 작용			
지배신경	목신경	목신경	목신경	목신경

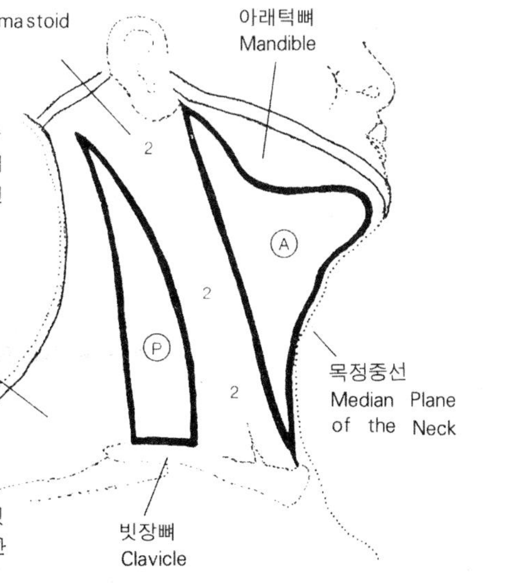

Ⓐ **앞삼각** : 아래턱뼈, 목빗근, 목의 정중선으로 경계지어지며 침샘, 후두, 기관, 갑상샘, 신경 및 혈관등이 위치한다.

Ⓟ **뒤삼각** : 등세모근, 목빗근, 빗장뼈로 경계지어지며, 다양한 신경과 혈관이 위치한다.

★ 앞뒤 목삼각

ANTERIOR PREVERTEBRALS 앞척주근

12 RECTUS CAPITIS ANTERIOR 앞머리곧은근

13 RECTUS CAPITIS LATERALIS 가쪽머리곧은근

14 LONGUS CAPITIS 머리긴근

15 LONGUS COLLI 목긴근

LATERAL PREVERTEBRALS 가쪽척주근

16 SCALENUS ANTERIOR 앞목갈비근

17 SCALENUS MEDIUS 중간목갈비근

18 SCALENUS POSTERIOR 뒤목갈비근

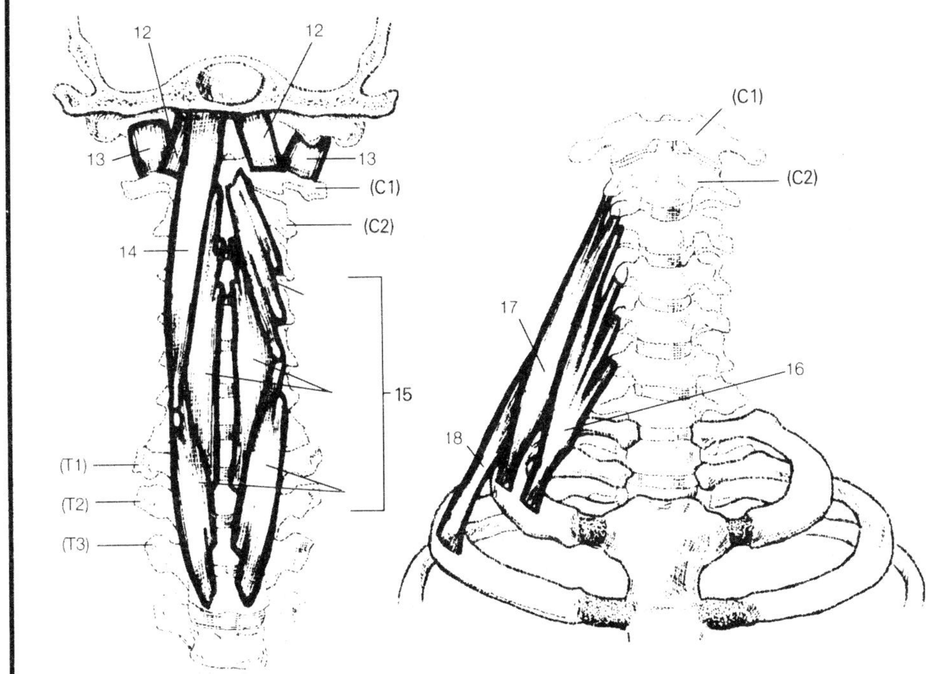

목부위의 척주 근육

앞척주 근육

근 육	앞머리곧은근 Rectus Capitis Anterior	가쪽머리곧은근 Rectus Capitis Lateralis	머리긴근 Longus Capitis	목긴근 Longus Colli
이는곳	고리뼈 가쪽 덩어리	고리뼈 가로돌기	제3~6 목뼈 가로돌기	제3 목뼈~제3 등뼈의 가로돌기
닿는곳	뒤통수뼈 큰구멍 앞쪽	뒤통수뼈	뒤통수뼈	제1~4 목뼈 몸통 제5~6 목뼈 가로돌기
작 용	머리굽힘, 회전	머리가쪽굽힘	머리굽힘, 회전	머리굽힘, 회전
지배신경	뒤통수밑신경	뒤통수밑신경	목신경	목신경

가쪽척주 근육

근 육	앞목갈비근 Scalenus Anterior	중간목갈비근 Scalenus Medius	뒤목갈비근 Scalenus Posterior
이는곳	제 3~6 목뼈 가로돌기	제 2~7 목뼈 가로돌기	제 5~7 목뼈 가로돌기
닿는곳	첫째 갈비뼈의 결절	첫째 갈비뼈의 윗면	둘째 갈비뼈의 가쪽면
작 용	① 첫째와 둘째 갈비뼈를 올림 ② 숨을 들이쉴 때 작용 ③ 척주를 구부림		
지배신경	목신경	목신경	목신경

4—4

근육계통 MUSCULAR SYSTEM : 몸통뼈대의 근육 MUSCLES OF THE AXIAL SKELETON

척주의 근육 Muscles of the Vertebral Column : 목 Neck, 등 Back

척주세움근=따뜻한 색
나머지근=차가운색, 회색계통

* **깊은등근육** DEEP DORSAL MUSCLE : 등쪽의 깊은 곳에 있는 근육으로 골반과 머리뼈 사이에 복잡하게 걸쳐 있으며 얕은근무리와 깊은근무리로 다시 나뉜다.

■ **널판근** SPLENIUS : 일곱째 목뼈와 첫째 셋째 등뼈의 가시돌기에서 기시하여 유돌기와 뒤통수뼈에 걸쳐서 정지한다. 널판근은 한쪽만 작용하면 안면을 그쪽으로 돌리고, 양측이 동시에 작용하면 머리를 뒤로 젖히게 하며 목신경의 지배를 받는다.

■ **척주세움근** ERECTOR SPINAE : 가장긴근, 가시근, 엉덩갈비근을 총칭하며 전체적으로 척주하위에서 상위를 향해 달리는 근육이다. 척주를 지지, 펴기, 아래로 당기는 작용을 한다.

■ **가로돌기가시근육** TRANSVERSOSPINALIS : 척주세움근의 아래층에 있으며, 아래척추뼈의 가로돌기에서 기시하여, 위척추뼈의 가시돌기로 향하는 비교적 짧은 근육으로 반가시근, 뭇갈래근으로 구분된다. 가로가시근 전체의 작용은 척주세움근과 협동하는 것으로, 척수신경 뒷가지의 지배를 받는다.

■ **뒤통수밑근** SUBOCCIPITAL MUSCLE : 4개의 작은 근육으로 고리뒤통수관절과 환추축추관절에 작용하여 머리의 굽힘, 펴짐, 및 회전운동에 관여하며 후두아래 신경이 뒷가지의 지배를 받는다.

★ **척주와 연결된 가슴근육**

21 LEVATORES COSTARUM 갈비올림근
22 SERRATUS POST. SUP. 위뒤톱니근
23 SERRATUS POST. INF. 아래뒤톱니근

		SUPERFICIAL GROUP 얕은 근무리	DEEP GROUP 깊은 근무리: DEEPER STRATUM 깊은층(가로가시근)	DEEP GROUP 깊은 근무리: DEEPEST STRATUM 가장 깊은층
깊은목근육		SPLENIUS 널판근		SUBOCCIPTAL MUSCLES 뒤통수밑근
		1 SPLENIUS CAPITIS 머리널판근		15 RECTUS CAPITIS POST. MAJOR 큰뒤머리곧은근
		2 SPLENIUS CERVICIS 목널판근		16 RECTUS CAPITIS POST. MINOR 작은뒤머리곧은근
	척주세움근	LONGISSIMUS 가장긴근	SEMISPINALIS 반가시근	17 OBLIQUUS CAPITIS INFERIOR 아래머리빗근
		3 LONGISSIMUS CAPITIS 머리가장긴근	10 SEMISPINALIS CAPITIS 머리반가시근	18 OBLIQUUS CAPITIS SUPERIOR 위머리빗근
깊은등근육		4 LONGISSIMUS THORACIS 등가장긴근	11 SEMISPINALIS THORACIS 등반가시근	
		5 LONGISSIMUS CERVICIS 목가장긴근	12 SEMISPINALIS CERVICIS 목반가시근	
		SPINALIS 가시근		
		6 SPINALIS THORACIS 등가시근		
		ILIOCOSTALIS 엉덩갈비근	13 MULTIFIDUS 뭇갈래근	19 INTERSPINALES 가시사이근 척추의 펴짐운동을 도우며 척수신경 뒷가지의 지배를 받는다.
		7 ILIOCOSTALIS LUMBORUM 허리엉덩갈비근	14 ROTATORES 돌림근	
		8 ILIOCOSTALIS THORACIS 등엉덩갈비근		20 INTERTRANSVERSARII 가로돌기사이근육 척주를 가쪽으로 굽히는 작용을 하고 척수신경 뒷가지의 지배를 받는다.
		9 ILIOCOSTALIS CERVICIS 목엉덩갈비근		

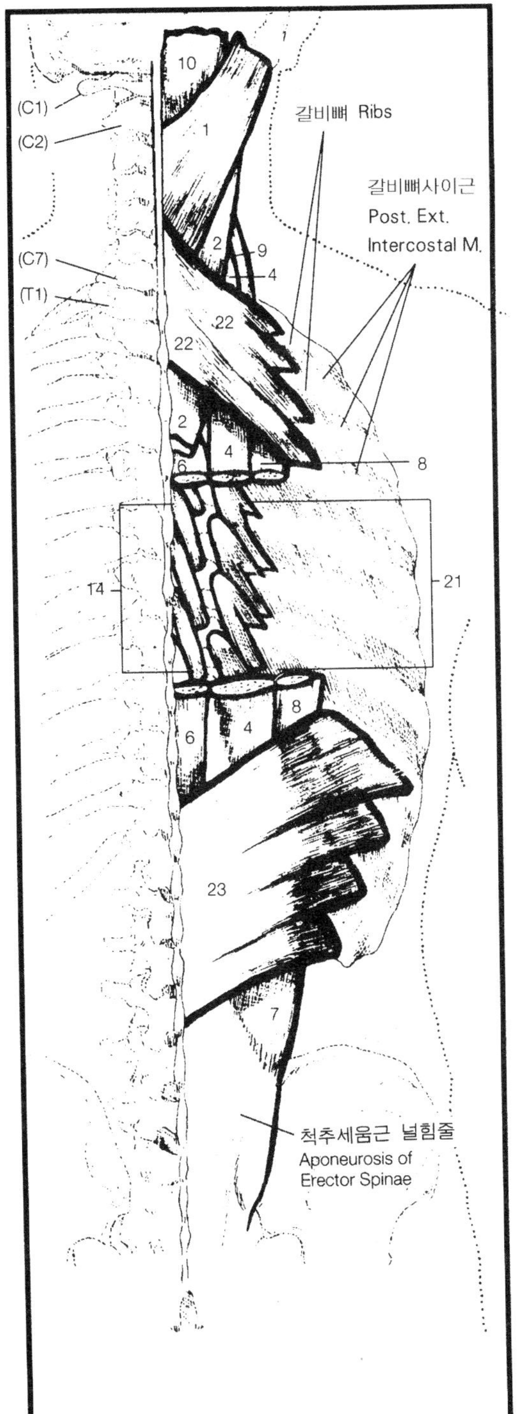

척추세움근과 갈비뼈연결근

목부위의 깊은 근육

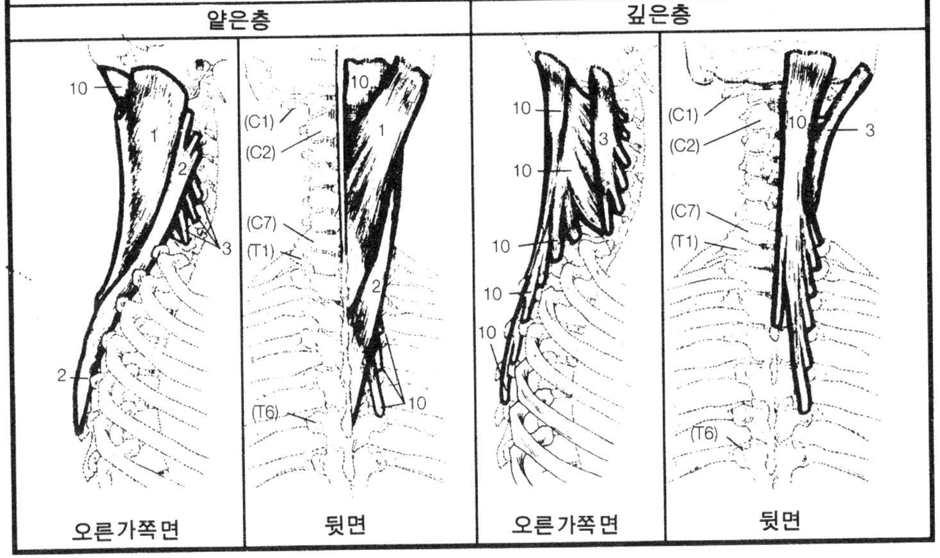

등부위 깊은 근육

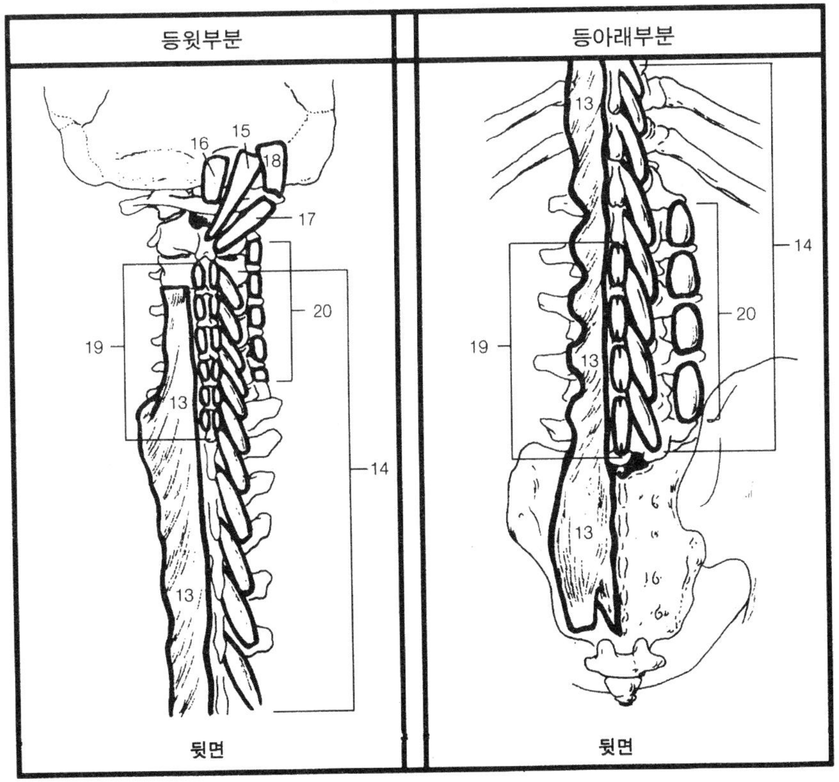

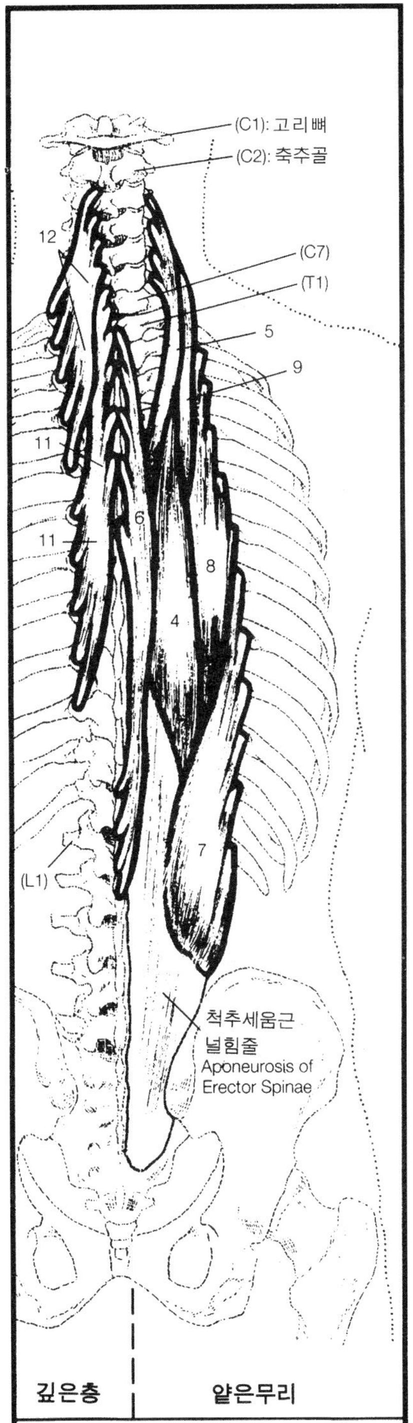

등부위 근육

근육계통 MUSCULAR SYSTEM : 몸통뼈대의 근육 MUSCLES OF THE AXIAL SKELETON
몸통의 근육 Muscles of the Trunk : 복벽 Abdominal wall

가쪽복벽층=따뜻한 색

앞복벽층, 샅고랑=차가운 색

ABDOMINAL WALL 복벽

LATERAL ABDOMINAL WALL 가쪽복벽층

5 EXT. OBLIQUE 배바깥빗근 : 얕은층

6 INT. OBLIQUE 배속빗근 : 중간층

7 TRANSVERSE ABDOMINIS 배가로근 : 깊은 층

ANTERIOR ABDOMINAL WALL 앞복벽층

8 RECTUS ABDOMINIS 배곧은근

9 PYRAMIDALIS 배세모근

INGUINAL REGION 샅고랑

10 CREMASTER 고환올림근

11 LINEA ALBA 백색선

12 INGUINAL LIGAMENT 샅고랑인대

★ 앞복벽 ABDOMINAL WALL의 구조물

1 피부 Skin
2 얕은근막 Superficial Fascia
3 배곧은근 Rectus Abdominis
4 배바깥빗근 Oblique Externus Abdominis
5 배속빗근 Oblique Internus Abdominis
6 배가로근 Transverse Abdominis
7 가로근막 Fascia Transversalis
8 바깥복막지방조직 Extraperitoneal Fatty Tissue
9 복막 Peritoneum

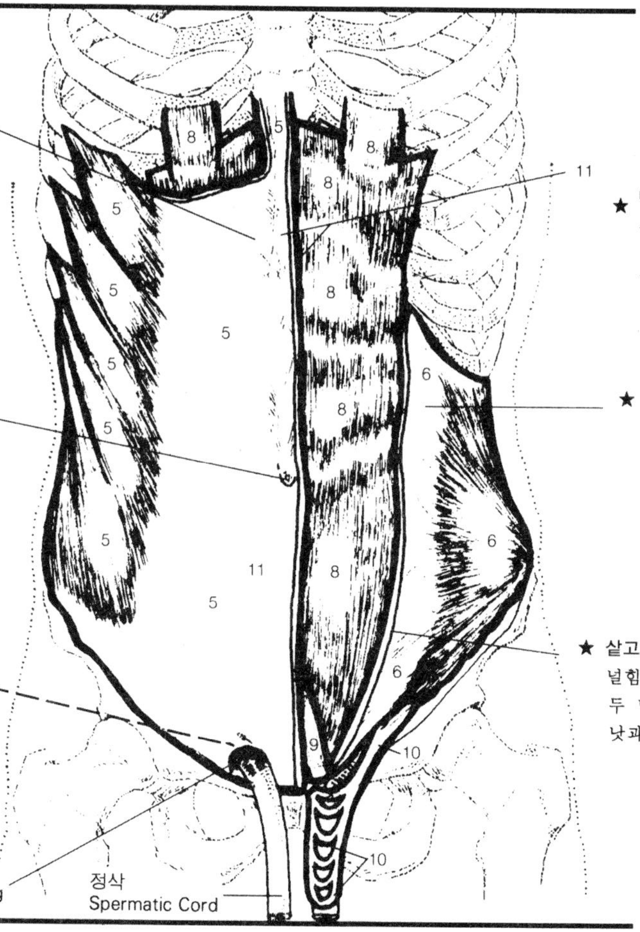

★ 백선 Linea Alba : 왼·오른편 배곧은집이 정중선상에서 만나는 곳을 말한다. 백색선은 근육이 없는 부위이므로 배부위 정중절개 때에 적용된다.

★ 배곧은근 Rectus Abdominis : 칼이 칼집에 있듯이 가쪽 3근육(배바깥빗근, 배속빗근, 배가로근)의 널힘줄에 의해 싸여있는 것을 말한다.

★ 샅굴 Inguinal Canal : 남성의 샅굴은 고환하강시에 고환이 배안에서 음낭으로 내려가는 통로가 된다. 때로 배안의 내용물(작은창자) 일부가 탈출되어 음낭속으로 내려온 것을 탈장 Hernia이라 한다.

★ 샅고랑낫힘줄 Inguinal Falx : 배속빗근과 배가로근 널힘줄이 두덩뼈능선과 두덩뼈빗으로 닿는 부분은 두 널힘줄이 융합되어 붙는데 이것의 모서리가 낫과 같아 샅고랑낫힘줄이라 한다.

앞복벽의 근육

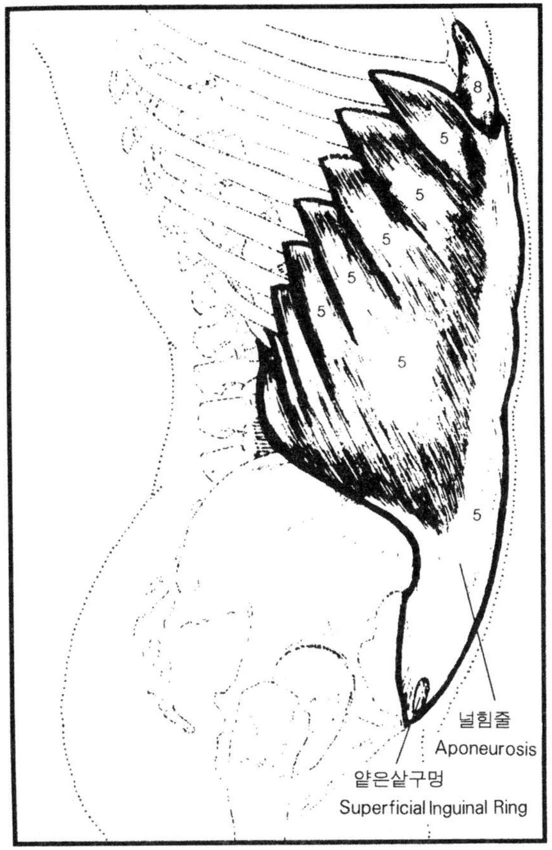

얕은층

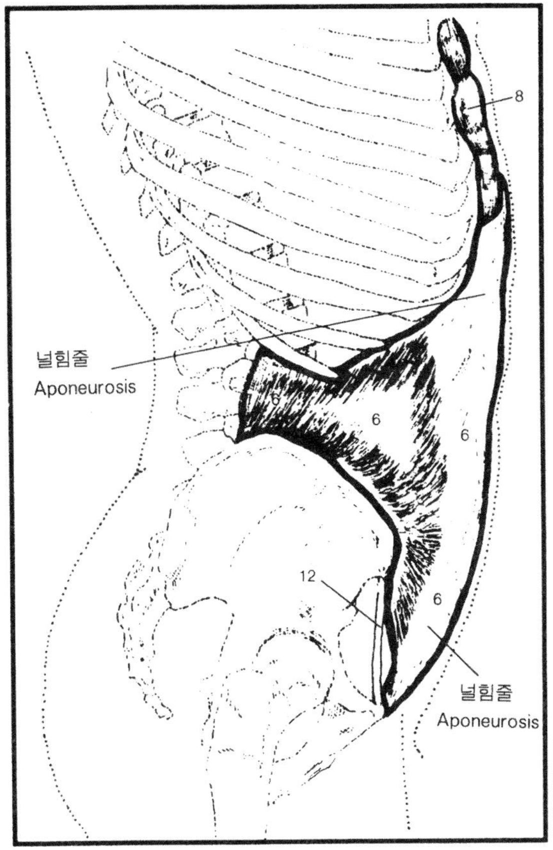

중간층(오른가쪽)

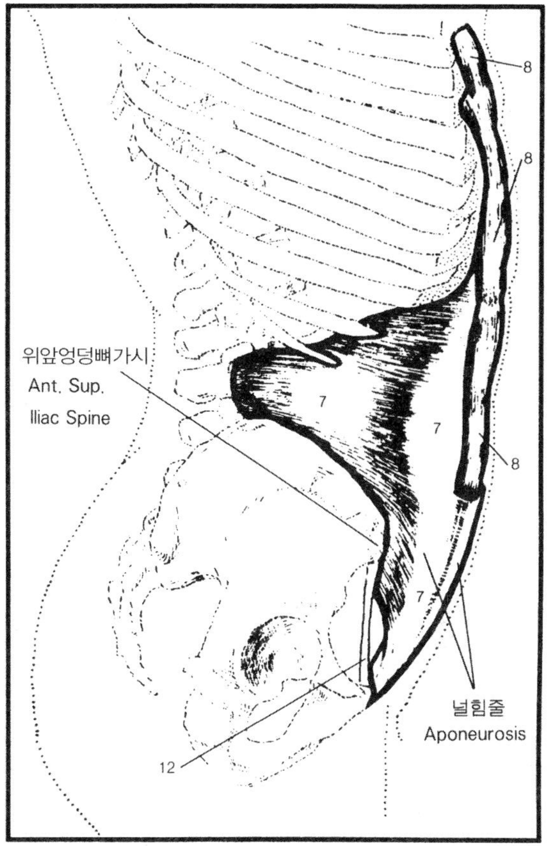

깊은 층

앞복벽의 근육

근 육	배바깥빗근 Ext. Oblique Abdominis	배속빗근 Int. Oblique Abdominis	배가로근 Transverse Abdominis	배곧은근 Rectus Abdominis	배세모근 Pyramidalis
이 는 곳	제 6~12 갈비뼈의 가쪽 모서리	등허리근막, 샅고랑인대, 엉덩뼈능선	제7~12갈비연골 안쪽면, 등허리근막, 엉덩능선, 샅고랑인대	제5~7 갈비연골, 칼돌기	두덩뼈 몸통
닿 는 곳	백색선, 두덩뼈결절, 엉덩뼈능선	배곧은근, 제10~12 갈비뼈	백색선, 두덩뼈능선	두덩결합, 두덩뼈능선	백색선
작 용	배안내장기보호, 복압상승	척주의 굽힘과 회전, 복압상승	배안내장기보호, 복압상승	몸통 굽힘 복압상승, 호식에 관여	백색선을 팽팽히 함
지배신경	갈비사이신경, 엉덩아랫배신경	갈비사이신경, 장골하 복부신경, 엉덩샅굴신경	갈비사이신경, 장골하 복부신경, 엉덩샅굴신경	갈비사이신경, 엉덩아랫배신경	갈비뼈아래신경

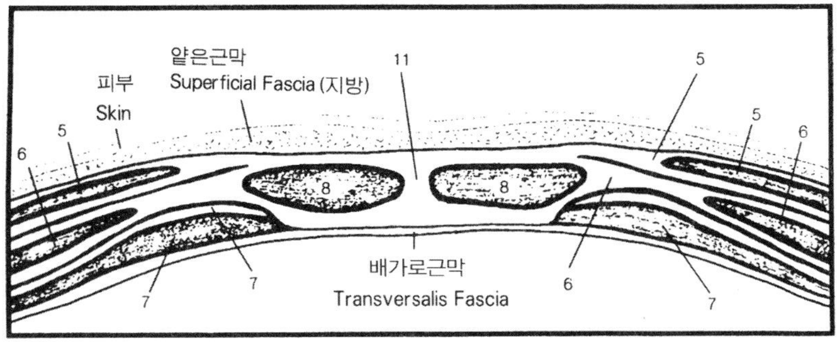

앞복벽의 가로면

근육계통 MUSCULAR SYSTEM : 몸통뼈대의 근육 MUSCLES OF THE AXIAL SKELETON
몸통의 근육 Muscles of the Trunk : 샅(회음) Perineum

골반가로막=따뜻한 색
비뇨생식가로막=차가운 색

* 샅(회음) ERINEUM : 넓은 뜻에서 골반출구를 말하며, 다시 좌우의 궁둥뼈결절을 잇는 선에 의하여 앞쪽의 비뇨생식삼각과 뒤쪽의 항문삼각으로 구분된다.

■ 가로막 DIAPHRAGM : 골반강 안의 장기들과 배안내의 장기들이 서 있는 자세에서 내려 누르는 중력을 감당해 내기 위해서 비뇨생식삼각 및 항문삼각은 특별한 근육과 근막들에 의해서 막혀 있는데 이를 비뇨생식격막 및 골반격막이라 한다.

- 골반가로막 PELVIC DIAPHRAGM : 위 아래가 근막 Fascia에 싸인 넙적한 근육판으로 되어 있고 꼬리뼈근과 항문올림근으로 이루어진다. 이곳은 소화·비뇨생식기관을 통과시킬 뿐 골반아래를 가로막게된다. 따라서 골반장기를 지지하고 복압을 조절하는데 참여한다.
- 비뇨생식가로막 UROGENITAL DIAPHRAGM : 비뇨생식가로막은 깊은 회음가로근과 요도조임근이 주축이된 근육판이고 이 위를 근막이 덮고 있다. 비뇨생식가로막은 골반가로막보다 표층에 위치하며 이 비뇨생식가로막보다 표층에 얕은 회음가로근, 망울해면체근, 궁둥해면체근이 자리잡고 있다.

PERINEUM 샅(회음)의 경계

A SYMPHYSIS PUBIS 두덩결합
B COCCYX 꼬리뼈
C ISCHIAL TUBEROSITY 궁둥뼈결절
D SACROTUBEROUS LIG. 엉치가시인대
E ISCHIOPUBIC RAMUS 궁둥두덩가지

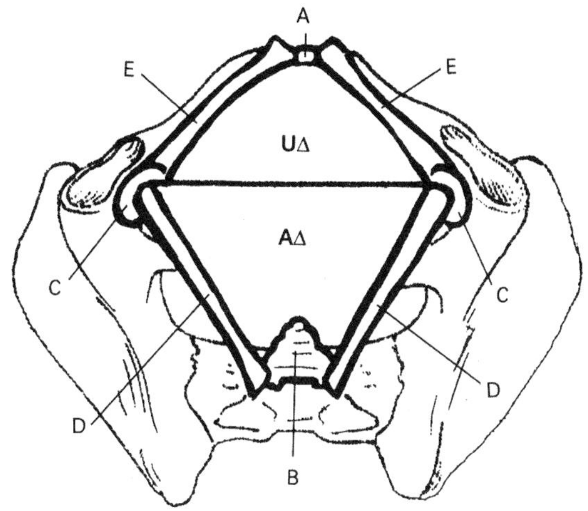

PERINEAL MUSCLE 회음근육

■ ANAL TRIANGLE 항문삼각 A△
(PELVIC DIAPHRAGM 골반가로막)

1 LEVATOR ANI 항문올림근
1a PUBOCOCCYGEUS 두덩꼬리근
1b ILIOCOCCYGEUS 엉덩꼬리근
2 COCCYGEUS 꼬리근

■ UROGENITAL TRIANGLE 비뇨생식삼각 U△(UROGENITAL DIAPHRAGM 비뇨생식가로막)

SUPERFICIAL MUSCLES 얕은근육

3 SUPERFICIAL TRANSVERSUS PERINEI 얕은회음가로근 → 회음힘줄중심을 고정하며 골반장기 지지를 돕는다(㊚, ㊛)

4 BULBOSPONGIOSUS 망울해면체근 →
㊚ • 음경망울을 압박하여 마지막 정액과 오줌 한방울까지 쥐어 짠다.
• 음경발기를 돕는다.
㊛ • 질을 오무리는데 작용한다. • 음핵발기를 돕는다.

5 ISCHIOCAVERNOSUS 궁둥해면체근 → ㊚ : 음경발기를 유지한다. ㊛ : 음핵 발기를 유지한다.

DEEP MUSCLES 깊은 근육

6 PROFUNDUS TRANSVERSUS PERINEI 깊은회음가로근
7 SPHINCTER URETHRAE 요도조임근
→ ㊚ : 마지막 오줌과 정액 한방울을 짜낸다.
㊛ : 마지막 오줌 한방울을 짜낸다.

ANAL REGION 항문부위

8 EXT. ANAL SPHINCTER M. 바깥항문조임근
9 INT. ANAL SPHINCTER M. 속항문조임근
→ 항문관과 항문을 닫기 위해 수축하고 배변을 막는다.

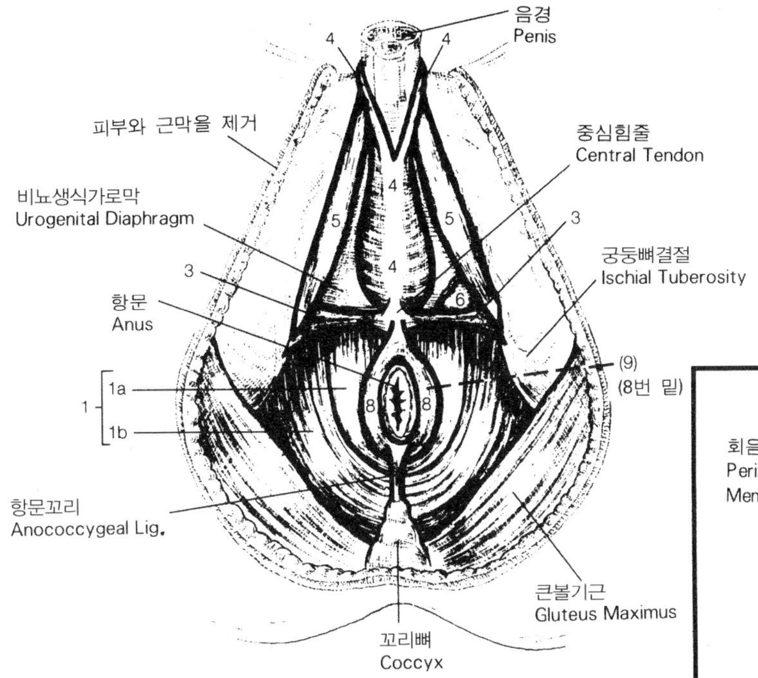

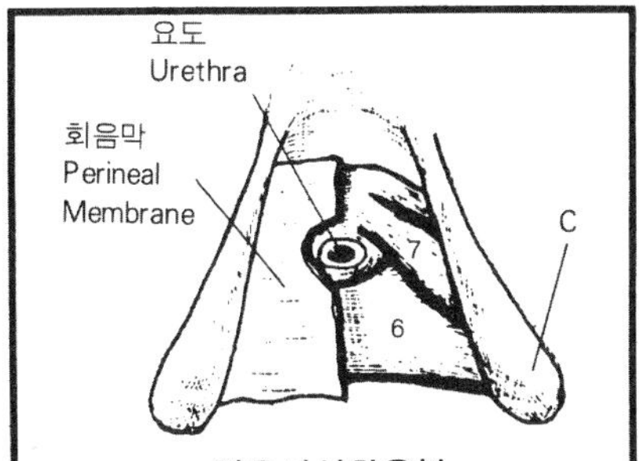

깊은여성회음부

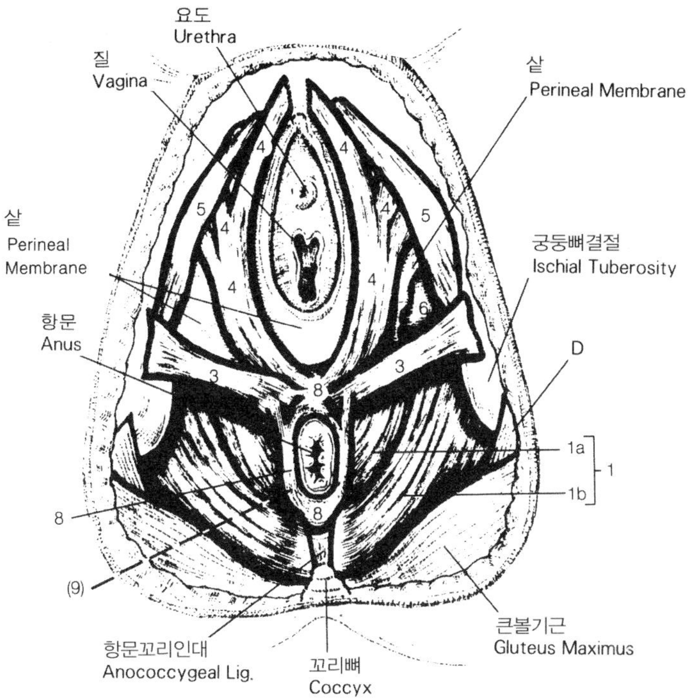

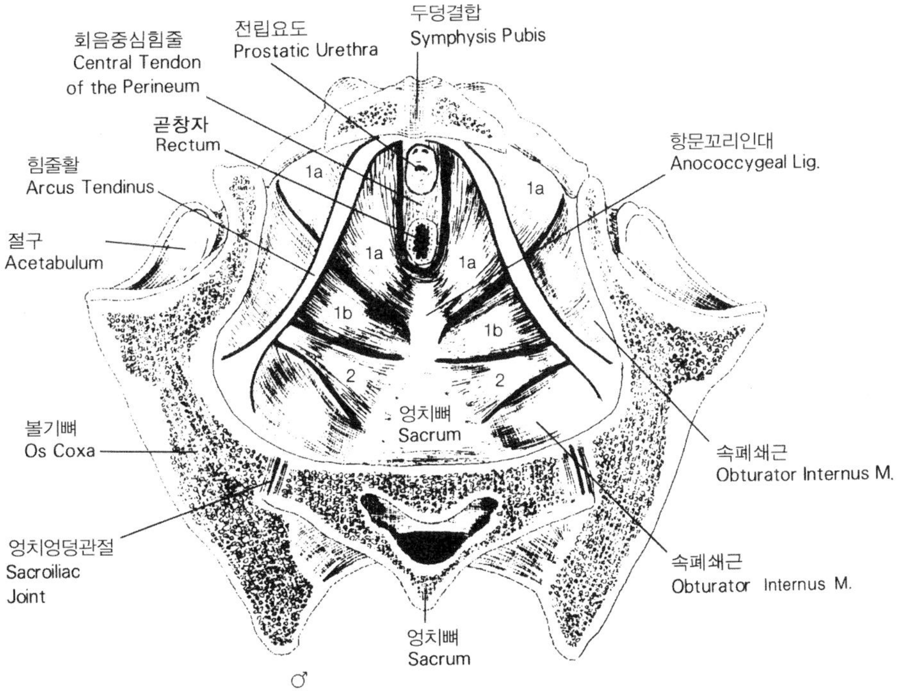

남성골반윗면(가로 단면)

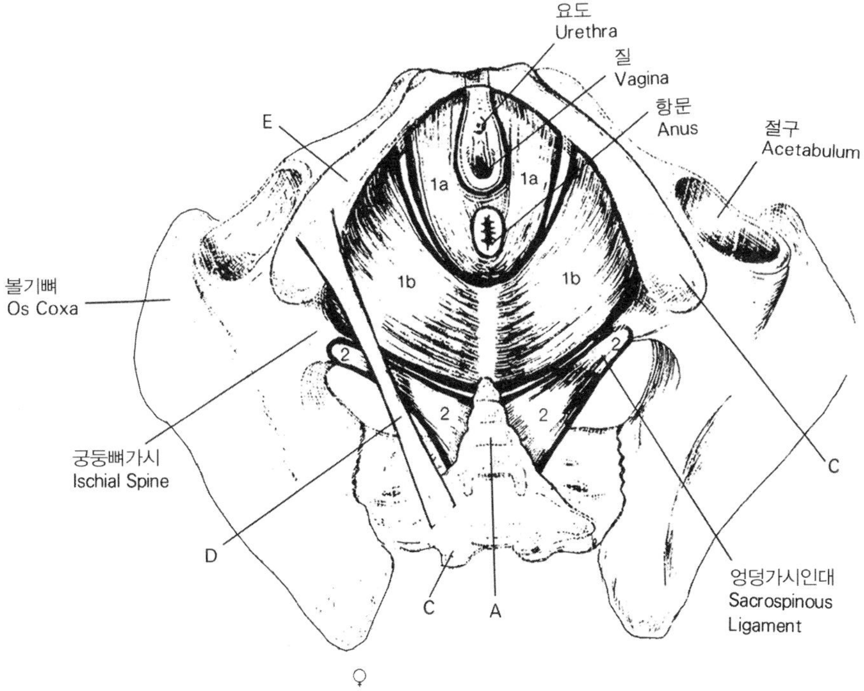

여성골반 아래면

4-6

근육계통 MUSCULAR SYSTEM : 몸통뼈대의 근육 MUSCLES OF THE AXIAL SKELETON
몸통의 근육 Muscles of the Trunk : 가슴 Thorax, 뒤복벽 Posterior Abdominal Wall

1=따뜻한 색 2=반대색(차가운 색)
3=노랑 4=살색 5=옅은 갈색
나머지 임의로 선택

The MUSCLES of RESPIRATION 호흡근

1 EXT. INTERCOSTALIS 바깥갈비사이근
2 INT. INTERCOSTALIS 속갈비사이근
3 SUBCOSTALIS 갈비밑근
4 TRANSVERSUS THORACIS 가슴가로근
5 DIAPHRAGM 가로막

■ 흡기근 INSPIRATOR
- **조용한흡기** : 바깥갈비사이근, 속갈비사이근, 가로막
- **깊은흡기** : 조용한 흡기 때 작용하는 근육 외에 사각근, 목빗근, 갈비올림근이 추가된다.
- **강한흡기** : 재채기, 기침 등에 앞서서 일어나는 것으로 깊은 흡기 때 작용하는 근육외에 작은가슴근이 추가된다.

■ 호기근 EXPIRATOR : 늑연골이 원상태로의 회복 및 늑골궁의 하강으로 원위치로 되돌아온다. 그러나 심호기때는 속갈비사이근, 가슴가로근, 갈비밑근 및 아래뒤톱니근이 작용한다.

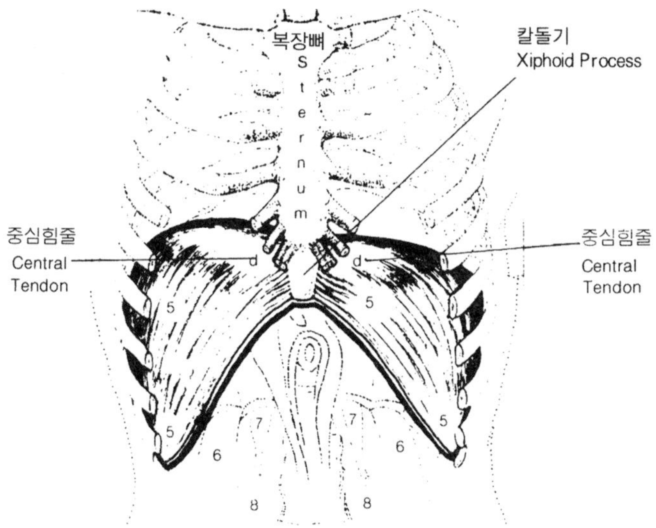

가슴벽앞면(5~10갈비뼈 절단)

앞면

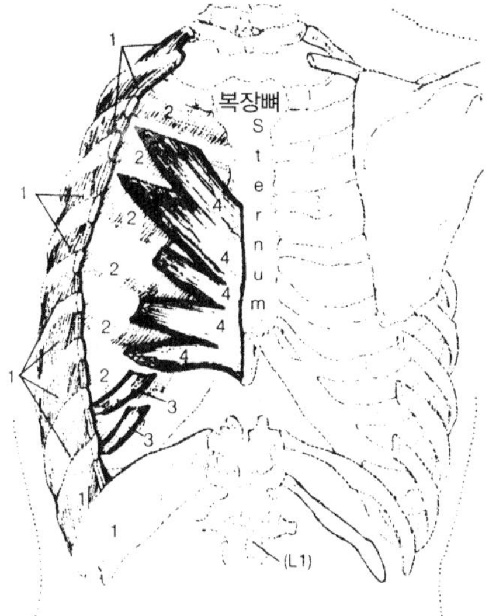

가슴벽뒷면(어깨뼈제거)

뒷면

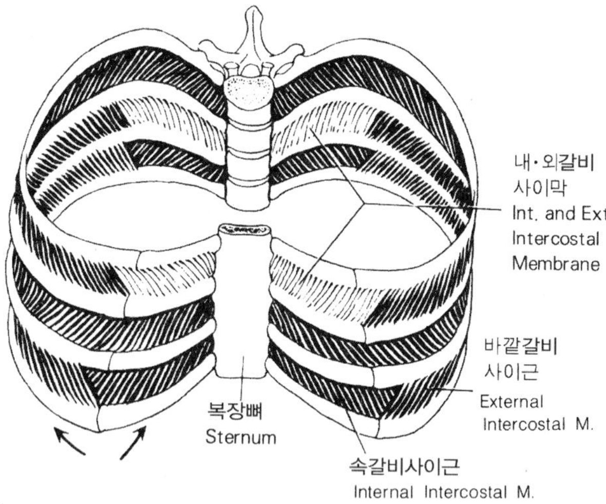

갈비사이근과 갈비사이막

호 흡 근

근 육	바깥갈비사이근 External Intercostalis	속갈비 사이근 Internal Intercostalis	갈비밑근 Subcostalis	가슴가로근 Transversus Thoracis	갈비뼈올림근 Levatores Costarum
이는곳	제1~11 갈비뼈 아래모서리	갈비뼈 윗모서리	아래갈비뼈의 늑골각 안쪽면	복장뼈아래의 뒷면과 칼돌기	제7목뼈과 제1~11 등뼈의 가로돌기
닿는곳	아래갈비뼈 윗모서리	윗갈비뼈의 아래모서리	1~3개 아래갈비뼈 안쪽면	2~6째 갈비연골 안쪽면	늑골각
작 용	숨을 들이쉴 때 갈비뼈을 올림	갈비뼈을 올림 또는 내림	속갈비뼈 사이근을 도와 갈비뼈을 올림	갈비뼈을 내림	바깥갈비사이근을 도와 갈비뼈을 올림
지배신경	갈비사이신경	갈비사이신경	갈비사이신경	갈비사이신경	척수신경

■ **가로막 DIAPHRAGM** : 호흡에 중요한 역할을 하는 가로막은 원래 Dome 모양으로된 근육으로 가슴안과 배안의 경계를 짓는다.

- 이는곳은 허리뼈부분, 갈비뼈부분 및 복장뼈부분이며 이들 3부분의 근판이 중심힘줄에 모여 있다.
- 가로막은 대동맥구멍, 식도구멍, 아래대정맥에 의해 관통되어 있다.

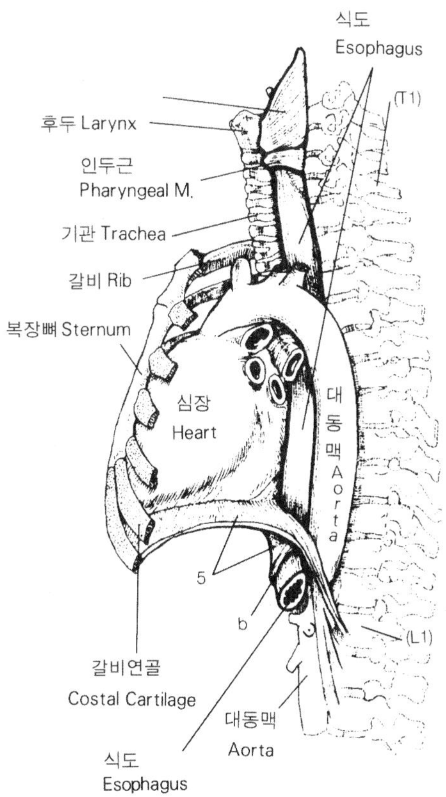

외측면

가로막의 구멍

a AORTIC HIATUS 대동맥구멍
b ESOPHAGEAL HIATUS 식도구멍
c INF. VENA CAVAL FORAMEN 아래대정맥구멍

가로막의 힘줄

d CENTRAL TENDON 중심힘줄
e RIGHT CRUS 오른다리
f LEFT CRUS 왼다리

가로막의 인대

g MEDIAL ARCUATE LIG. 안쪽활꼴인대
h LATERAL ARCUATE LIG. 가쪽활꼴인대
i MEDIAN ARCUATE LIG. 정중활꼴인대

6 QUADRATUS LUMBORUM 허리네모근

ILIOPSOAS 엉덩허리근

7 PSOAS MINOR 작은허리근

8 PSOAS MAJOR 큰허리근

9 ILIACUS 엉덩근

근 육	허리네모근 Quadratus Lumborum	큰허리근 Psoas Major	엉덩근 Iliacus
이는곳	엉덩뼈능선	열두째등뼈 ~ 넷째허리뼈몸통	엉덩뼈오목 엉덩뼈내면
닿는곳	열두째갈비뼈	작은넙다리돌기	작은넙다리돌기
작 용	갈비뼈의 하강 허리뼈의 측굴	넙다리의 굽힘 가쪽회진	넙다리의 굽힘 가쪽회진
지배신경	허리신경	넙다리신경	넙다리신경

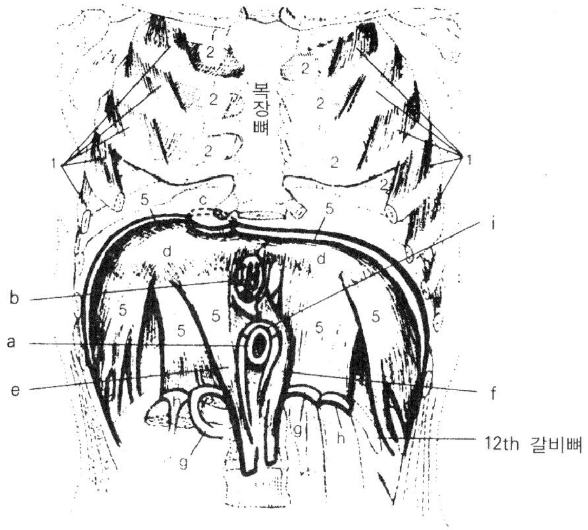

가로막 아래면

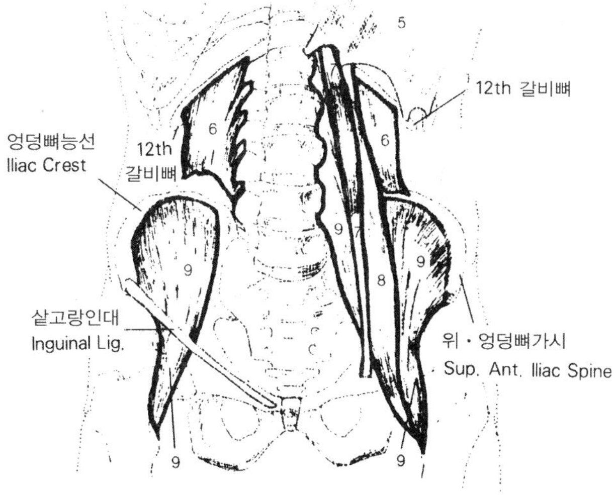

뒷복벽의 앞면

4－8

근육계통 MUSCULAR SYSTEM : 몸통뼈대의 근육 MUSCLES OF THE AXIAL SKELETON
몸통과 어깨와의 연결근육 Trunk Connectors to the Shoulder

뒤(등)근육＝따뜻한 색

앞근육＝차가운 색

TRUNK CONNECTORS 몸통과 어깨의 연결근육

DORSAL 뒤(어깨관절 폄근)

1 TRAPEZIUS 등세모근
2 LATISSIMUS DORSI 넓은등근
3 RHOMBOIDEUS MAJOR 큰마름근
4 RHOMBOIDEUS MINOR 작은마름근
5 LEVATOR SCAPULAE 어깨올림근

VENTRAL 앞(어깨관절 굽힘근)

6 PECTORALIS MAJOR 큰가슴근
7 PECTORALIS MINOR 작은가슴근
8 SUBCLAVIUS 빗장밑근
9 SERRATUS ANTERIOR 앞톱니근

어깨뼈의 움직임

- 당김 RETRACTION : 군인자세(넓은어깨)
- 내밈 PROTRACTION : 손과 팔을 뻗은 채로 밀기
- 올림 ELEVATION : 어깨를 으쓱하거나 머리를 보호함
- 내림 DEPRESSION : 평행한 막대 위에서 팔을 똑바로 펴 무게를 지탱함
- 위로회전 UPWARD ROTATION : 머리위로 들어 올리거나 머리에 이르게 함.

어깨와 척주를 잇는 근육

근 육	등세모근 Trapezius	넓은등근 Latissimus Dorsi	큰마름근 Rhomboideus Major	작은마름근 Rhomboideus Minor	어깨올림근 Levator Scapulae
이는곳	뒤통수뼈, 목덜미인대, 모든 등뼈, 가시돌기	등허리근막, 엉덩뼈능선, 제7등뼈 이하의 가시돌기	제1～4 등뼈의 가시돌기	제6～7 목뼈와 제1 등뼈의 가시돌기	제1～4 목뼈의 가로돌기
닿는곳	빗장뼈가쪽 어깨돌기, 어깨가시	위팔뼈의 작은 결절 능선	어깨뼈 안쪽모서리의 아랫부분	어깨뼈의 안쪽모서리	어깨뼈 안쪽모서리의 윗부분
작 용	어깨뼈를 올림, 내림, 돌림, 젖힘	윗팔을 모음, 안쪽돌림, 내후방으로 당김	어깨뼈를 내상방으로 당김	어깨뼈를 내상방으로 당김	어깨뼈를 위로 올림
지배신경	부신경, 제3～4경수신경	가슴등신경	등쪽어깨신경	등쪽어깨신경	등쪽어깨신경

상지와 가슴을 잇는 근육

근 육	큰가슴근 Pectoralis Major	작은가슴근 Pectoralis Minor	빗장밑근 Subclavius	앞톱니근 Serratus Anterior
이는곳	빗장뼈안쪽, 복장뼈 제1～6늑연골	제3～5갈비뼈	첫째 갈비뼈와 갈비연골	제1～8갈비뼈
닿는곳	위팔뼈의 큰결절 밑	어깨뼈의 부리돌기	빗장뼈의 아래면	어깨뼈 안쪽모서리
작 용	팔의굽힘, 펴짐, 모음, 안쪽돌림	어깨뼈를 밑으로 내림	빗장뼈를 밑으로 당긴다	어깨뼈를 앞으로 당기고 회전시킨다
지배신경	앞가슴신경	앞가슴신경	빗장밑신경	긴가슴신경

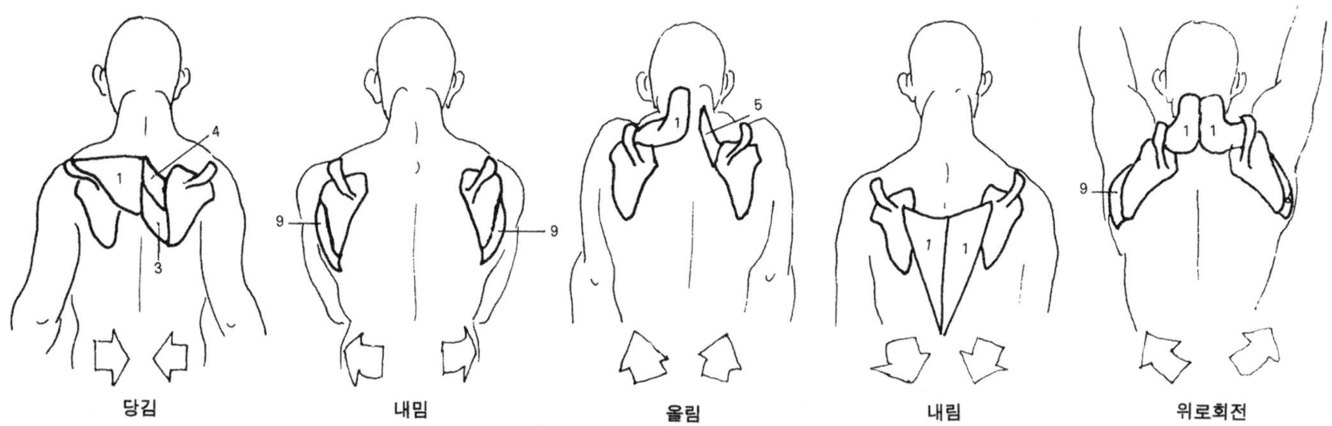

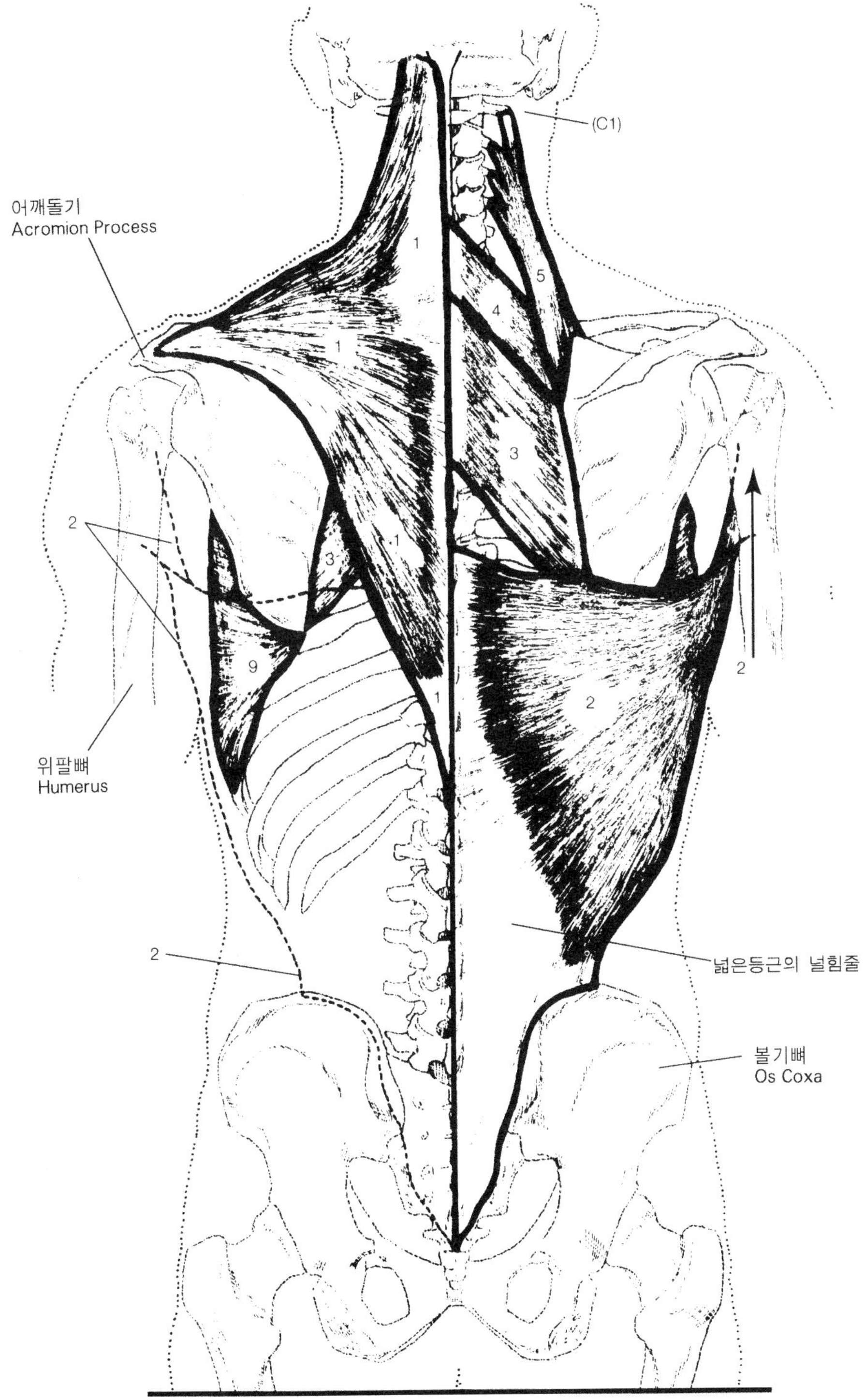

등과 목의 얕은 근육(뒷면)

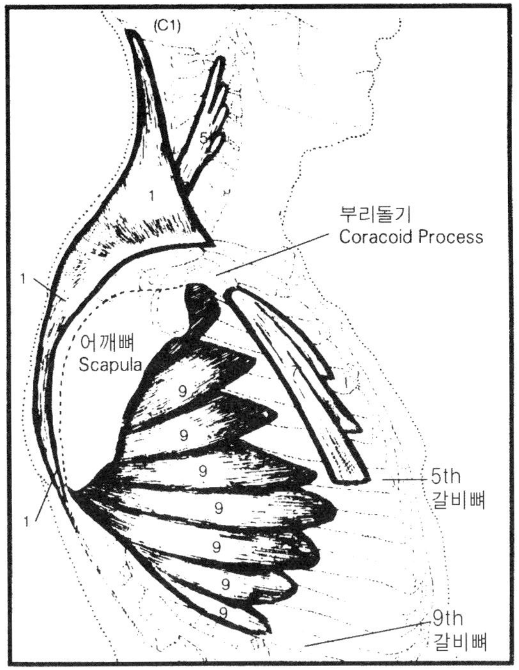

몸통근육의 오른 외측면

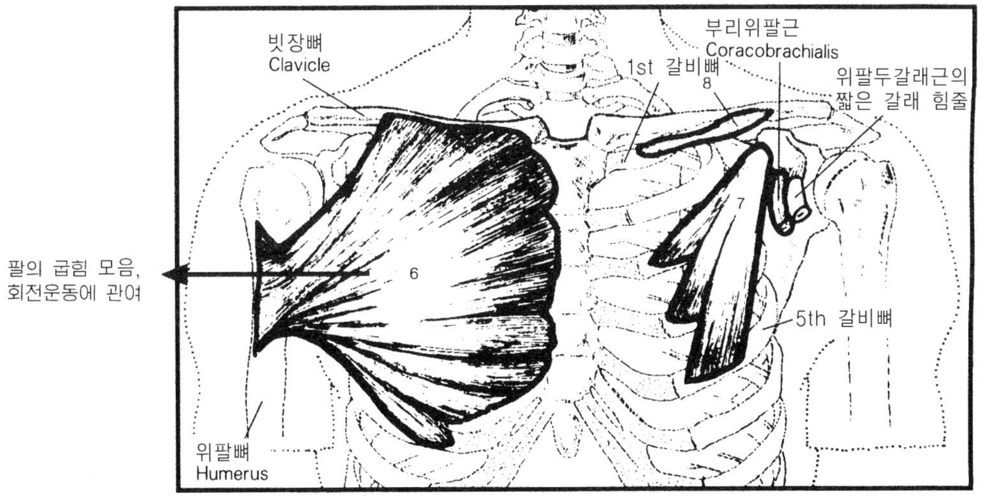

몸통근육의 앞면

4-8

4-9

근육계통 MUSCULAR SYSTEM : 팔다리뼈대의 근육 MUSCLES OF THE APPENDICULAR SKELETON
어깨부의 근육 Muscles of the Shoulder

벌림근=따뜻한 색
돌림근=차가운 색
부리위팔근=노랑

MUSCLES OF SHOULDER 어깨의 근육

ABDUCTORS 벌림근

1 DELTOID 어깨세모근
2 SUPRASPINATUS 가시위근

ROTATORS 돌림근

3 INFRASPINATUS 가시아래근
4 SUBSCAPULARIS 어깨밑근
5 TERES MINOR 작은원근
6 TERES MAJOR 큰원근

FLEXOR/ ADDUCTOR 굽힘근/ 모음근

7 CORACOBRACHIALIS 부리위팔근

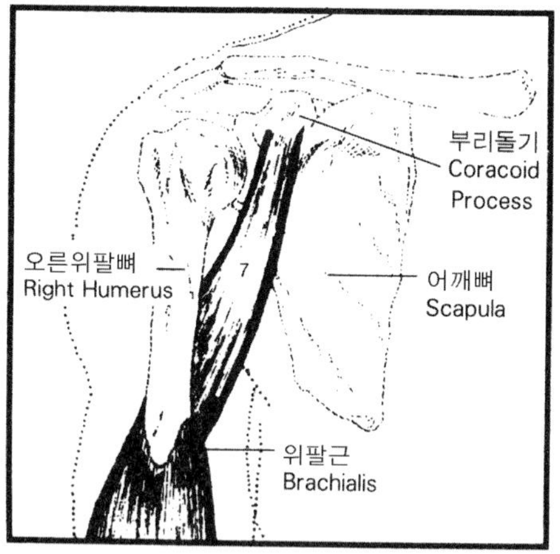

어깨의 근육

근 육	어깨세모근 Deltoideus	가시위근 Supraspinatus	가시아래근 Infraspinatus	어깨밑근 Subscapularis	작은원근 Teres Minor	큰원근 Teres Major
이는곳	빗장뼈가쪽, 견갑가시, 어깨돌기	가시위오목	가시아래오목	어깨오목	어깨뼈가쪽 모서리	어깨뼈 아래각
닿는곳	위팔뼈의 삼각형근거친면	위팔뼈 큰결절	위팔뼈 큰결절	위팔뼈 작은결절	위팔뼈 큰결절	위팔뼈 작은결절
작 용	위팔의 벌림, 안·가쪽 돌림	위팔의 벌림	위팔가쪽 돌림	위팔의 모음, 안쪽 돌림	위팔의 모음, 가쪽 돌림	위팔의 모음, 안쪽 돌림
지배신경	겨드랑신경	어깨위신경	어깨위신경	어깨밑신경	겨드랑신경	어깨밑신경

어깨관절에 작용하는 근육

굽힘	펴짐	외향	내향	안쪽회전	가쪽회전
★어깨세모근(앞부분) ★큰가슴근 부리위팔근 위팔두갈래근	★어깨세모근(뒤부분) ★넓은등근 큰원근 위팔세갈래근	★어깨세모근(중간부) ★가시위근 위팔두갈래근 큰가슴근 (빗장뼈부위)	★ 큰가슴근 ⑥ ★ 넓은등근 ② 큰원근 위팔세갈래근 (긴머리) 부리위팔근	★ 어깨오목근 ★ 어깨세모근(앞부분) 큰가슴근 넓은등근 큰원근	★ 가시아래근 ★ 작은원근 어깨세모근(뒷부분)

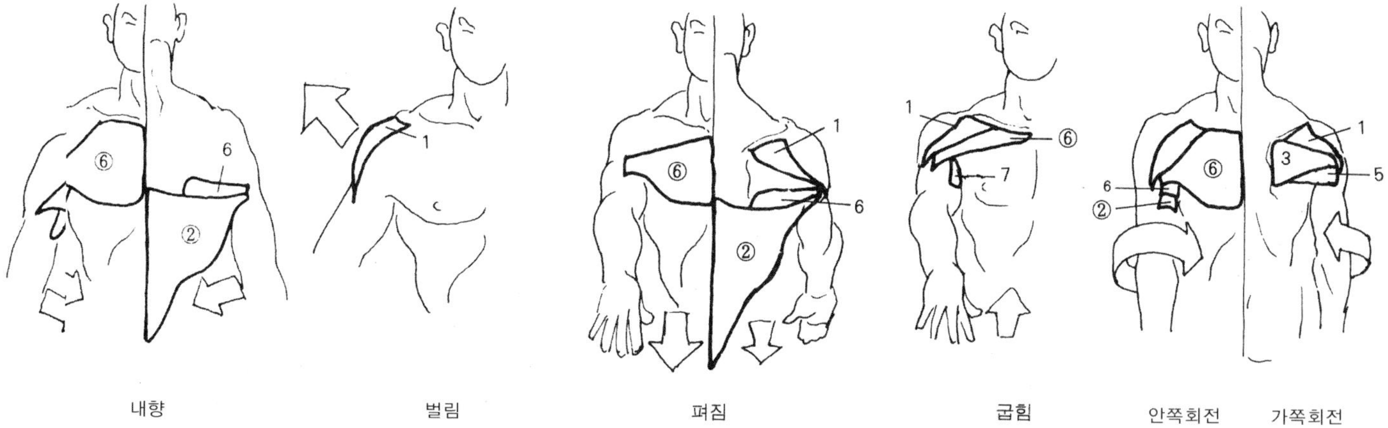

어깨관절의 움직임

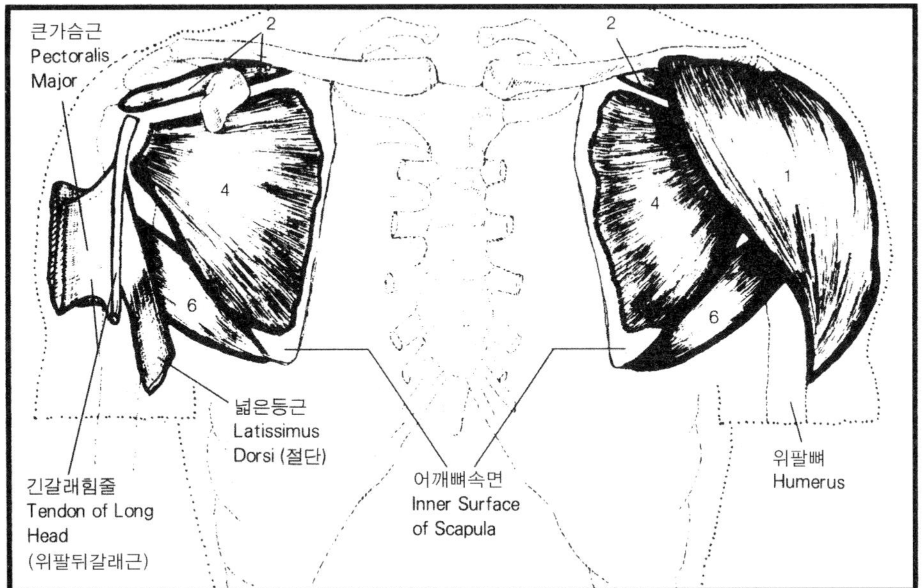

가슴우리를 제거한 앞면(오른쪽:어깨세모근 제거)

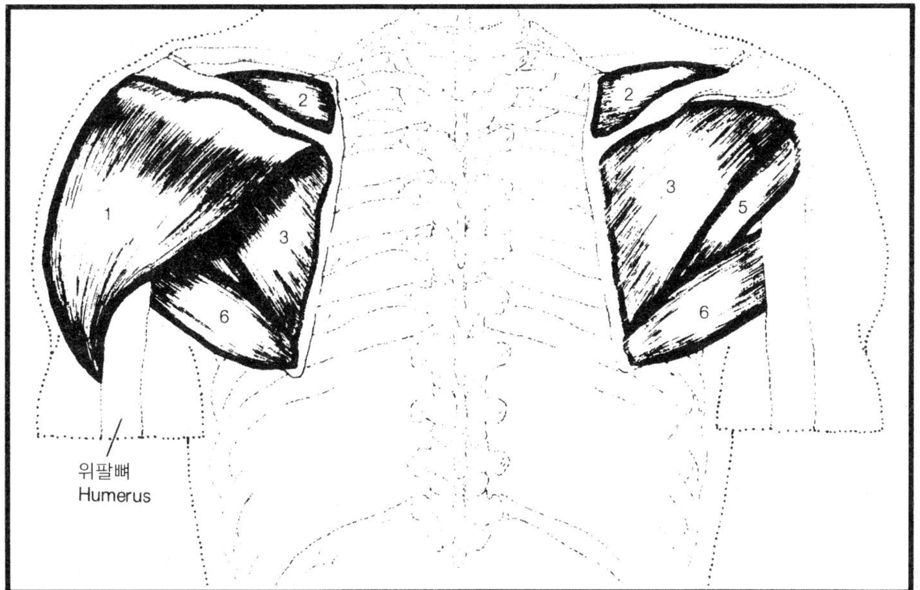

뒤면(오른쪽:어깨세모근 제거)

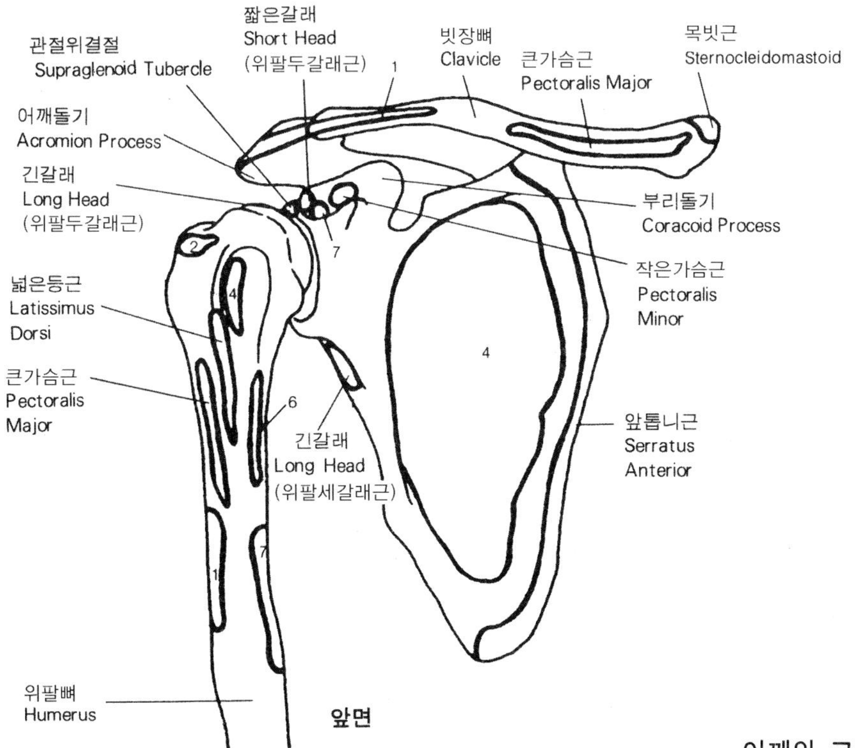

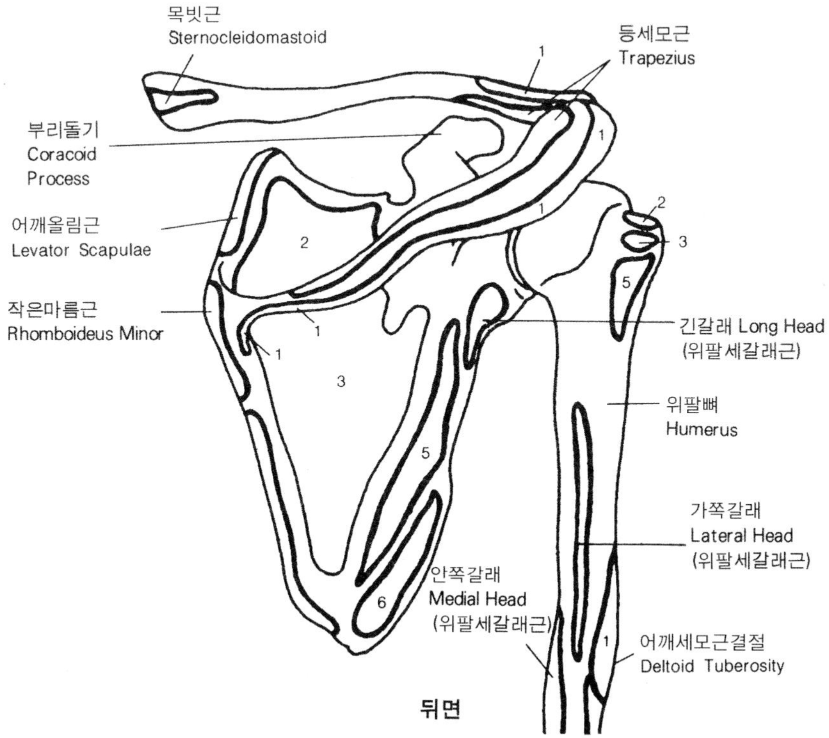

어깨의 근육 부착

4－10

근육계통 MUSCULAR SYSTEM : 팔다리뼈대의 근육 MUSCLES OF THE APPENDICULAR SKELETON

위팔근육 Muscles of the Upper Limb : 위팔 Brachium

부리위팔근=노랑
위팔두갈래근=오렌지
위팔세갈래근=파랑

MUSCLES of the BRACHIUM 위팔의 근육

1 CORACOBRACHIALIS 부리위팔근
2 BICEPS BRACHII 위팔두갈래근
3 BRACHIALIS 위팔근
4 BRACHIORADIALIS 위팔노근
5 TRICEPS BRACHII 위팔세갈래근
6 ANCONEUS 팔꿈치근
7 SUPINATOR 손뒤침근
8 PRONATOR TERES 원엎침근
9 PRONATOR QUADRATUS 네모엎침근

* 아래팔에서의 근육작용

■ FLEXORS 굽힘근
2 BICEPS BRACHII 위팔두갈래근
3 BRACHIALIS 위팔근
4 BRACHIORADIALIS 위팔노근
8 PRONATOR 원엎침근

■ EXTENSORS 폄근
5 TRICEPS BRACHII 위팔세갈래근
6 ANCONEUS 팔꿈치근

■ SUPINATORS 손뒤침근
2 BICEPS BRACHII 위팔두갈래근
4 BRACHIORADIALIS 상완요골근
7 SUPINATOR 손뒤침근

■ PRONATORS 엎침근
8 PRONATOR TERES 원엎침근
9 PRONATOR QUADRATUS 네모엎침근

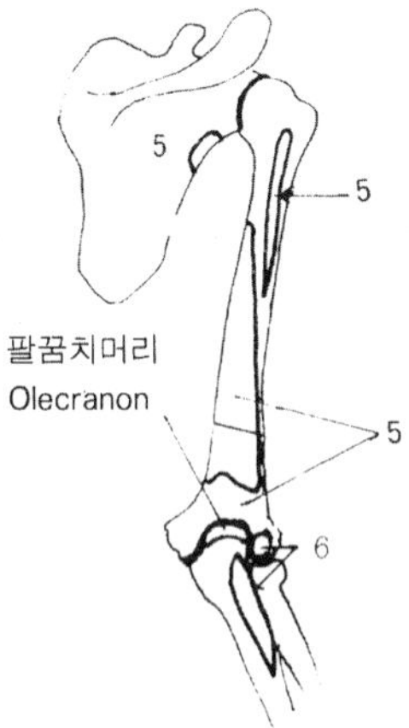

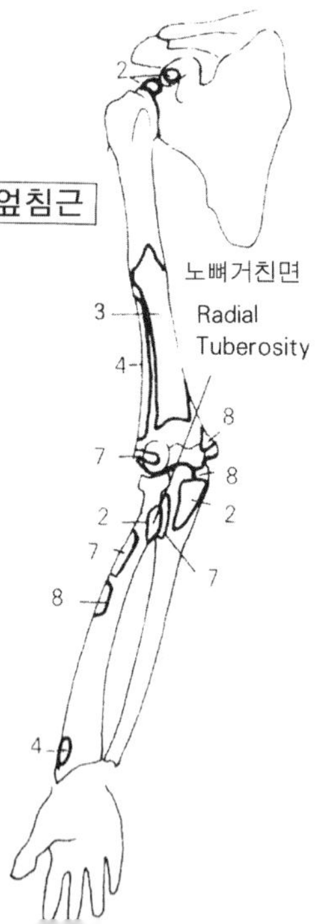

위팔의 근육

근 육	부리위팔근 Coracobrachialis	위팔두갈래근 Biceps Brachii		위팔근 Brachialis	위팔세갈래근 Triceps Brachii	
		긴갈래	짧은갈래		긴갈래	내·외갈래
이는곳	부리돌기	어깨뼈관절 관절위결절	부리돌기	위팔뼈 몸통 앞면	관절아래결절	위팔뼈 뒷면
닿는곳	위팔뼈몸통앞면	노뼈거친면, 아래팔근막		자뼈거치면, 갈고리돌기	팔꿈치머리, 아래팔 근막	
작 용	위팔의 굽힘, 모음	위팔의 외향, 아래팔의 굽힘		아래팔의 굽힘	아래팔의 펴짐	
지배신경	근육피부신경	근육피부신경		근육피부신경	노신경	

팔굽관절 · 노뼈자뼈 관절에 작용하는 근육

근 육	위팔노근 Brachioradialis	원엎침근 Pronator Teres	네모엎침근 Pronator Quadratus	손뒤침근 Supinator
이는곳	위팔뼈 가쪽상관절융기	안쪽상관절융기, 갈고리돌기	자뼈아래 부위	가쪽상 관절융기, 자뼈의 뒤침근능
닿는곳	노뼈하단의 붓돌기	노뼈 중간 가쪽면	노뼈 아래 부위	노뼈상방의 가쪽면
작 용	아래팔의 굽힘	아래팔의 회내. 약한 굽힘	아래팔의 엎침운동	아래팔의 뒤침운동
지배신경	노신경	정중신경	정중신경	노신경

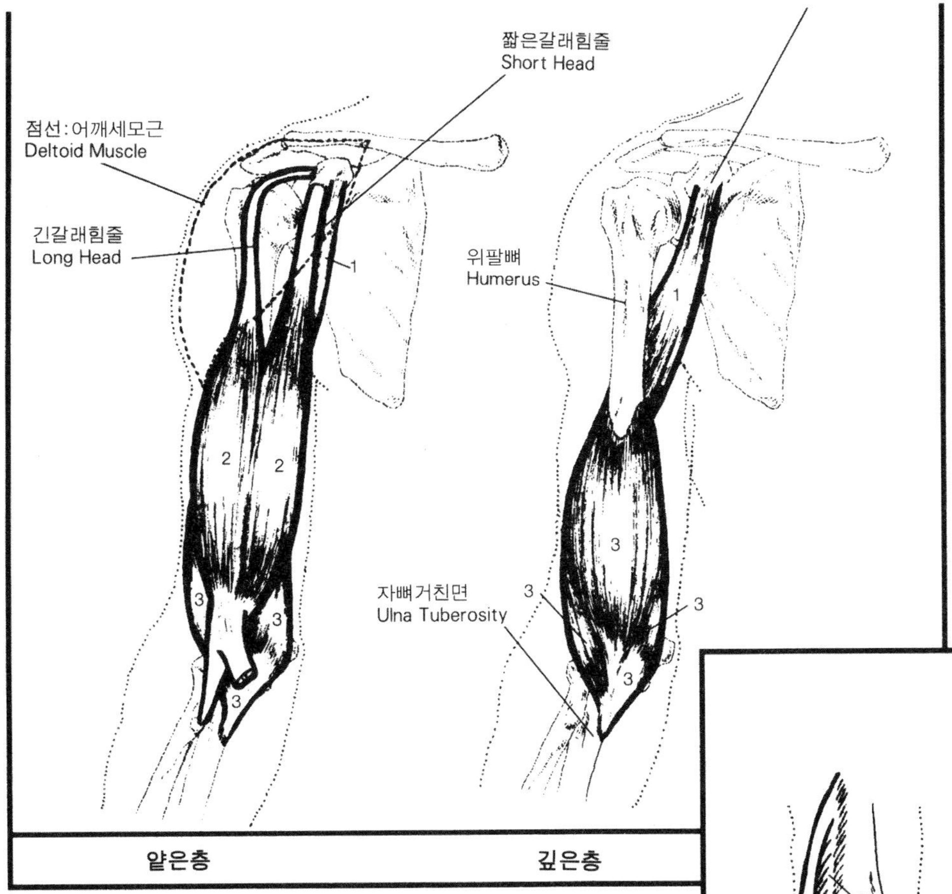

오른팔 앞면

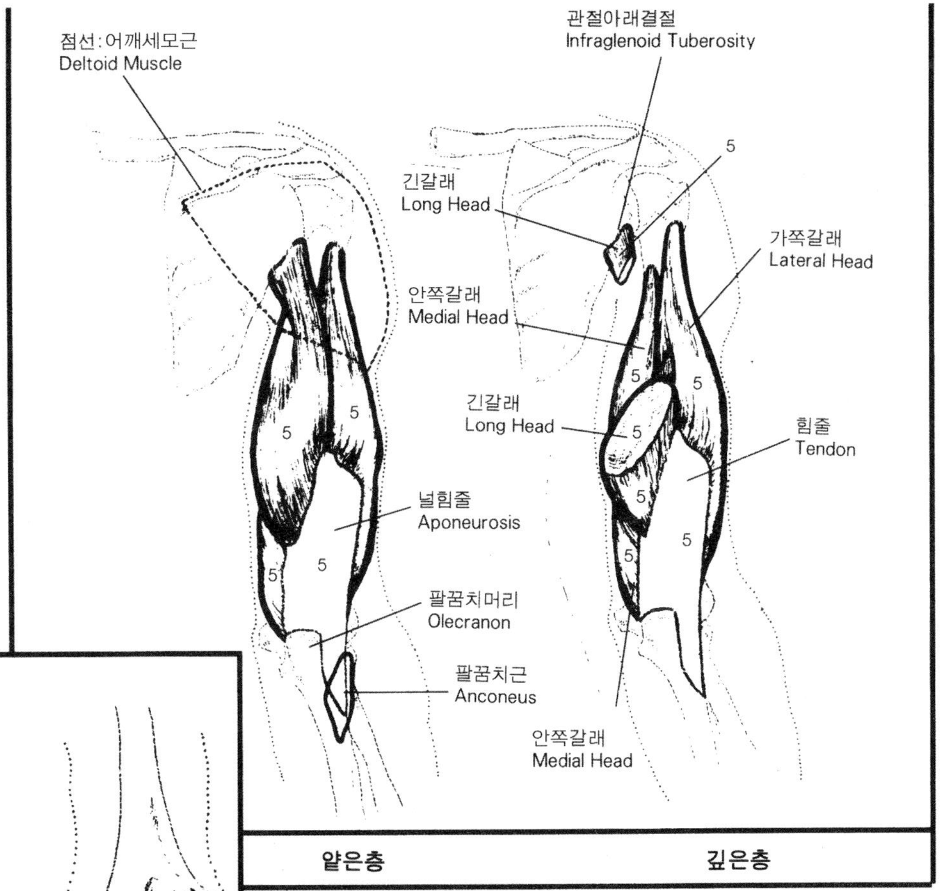

오른팔 뒷면

뒤침 SUPINATION : 손바닥이 앞으로 향하게 하는 운동을 말한다. 뒤침근은 병뚜껑을 꽉 조이거나, 나사조임쇄로 나사를 조일 때 사용된다.

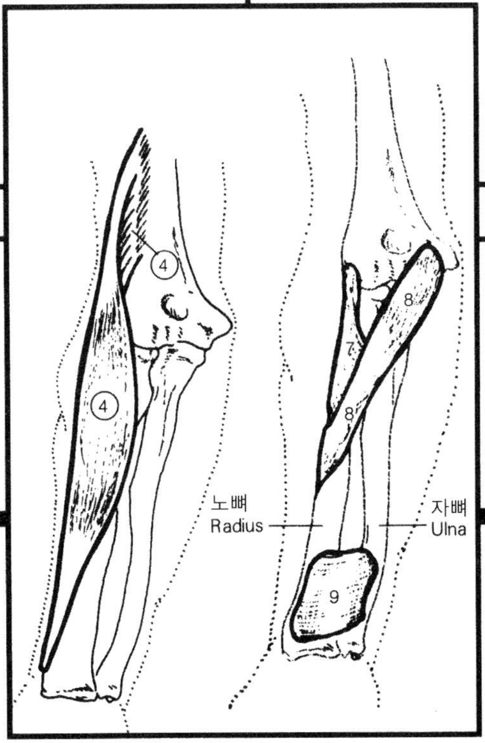

오른팔 앞면

엎침 PRONATION : 손등이 앞으로 향하게 하는 운동을 말한다. 자뼈주위를 회전하는 것이 노뼈이기 때문에 엎침근은 아래팔의 앞쪽에서 노뼈를 교차시킨다.

4-11

근육계통 MUSCULAR SYSTEM : 팔다리뼈대의 근육 MUSCLES OF THE APPENDICULAR SKELETON

팔근육 Muscles of the Upper Limb : 전완(아래팔) Forearm

앞근육 Anterior Muscles

얕은무리=따뜻한 색

깊은무리=차가운 색

* 손목 · 손에서의 근육작용

■ 굽힘근 FLEXORS

2 FLEX. CARPI RADIALIS 노쪽손목굽힘근

4 FLEX.CARPI ULNARIS 자쪽손목굽힘근

3 PALMARIS LONGUS 긴손바닥근

■ 벌림근 ABDUCTORS

2 FLEX. CARPI RADIALIS 노쪽손목 굽힘근

• EXT. CARPI RAD. LONGUS 긴노쪽손목폄근

• EXT. CARPI RAD. BREVIS 짧은노쪽손목폄근

• EXT. CARPI ULNARIS 자쪽손목폄근

■ 모음근 ADDUCTORS

4 FLEX. CARPI ULNARIS 자쪽손목굽힘근

• EXT. POLLICIS BREVIS 짧은엄지폄근

• EXT. POLLICIS LONGUS 긴엄지폄근

■ 엎침근 PRONATORS

1 PRONATOR TERES 원엎침근

2 PRONATOR QUADRATUS 네모엎침근

■ 돌림근 ROTATORS

1 PRONATOR TERES 원엎침근

8 PRONATOR QUADRATUS 네모엎침근

• SUPINATOR 손뒤침근

*손가락에서의 근육작용

■ 손가락 굽힘근 FLEXORS

5 FLEX. DIG. SUPERFICIALIS 얕은손가락굽힘근

6 FLEX. DIG. PROFUNDUS 깊은손가락굽힘근

■ 엄지굽힘근 FLEXORS

7 FLEX. POLLICIS LONGUS 긴엄지굽힘근

ANTERIOR(PALMAR)MUSCLES of the FOREARM 아래팔의 앞근육

SUPERFICIAL GROUP 얕은 무리

① PRONATOR TERES 원엎침근

2 FLEX. CARPI RADIALIS 노쪽손목굽힘근

3 PALMARIS LONGUS 긴손바닥근

4 FLEX. CARPI ULNARIS 자쪽손목굽힘근

5 FLEX. DIGITORUM SUPERFICIALIS 얕은손가락굽힘근

DEEP GROUP 깊은 무리

6 FLEX. DIGITORUM PROFUNDUS 깊은손가락굽힘근

7 FLEX. POLLICIS LONGUS 긴엄지굽힘근

⑧ PRONATOR QUADRATUS 네모엎침근

아래팔의 얕은 근육

근 육	원엎침근 Pronator Teres	노쪽손목굽힘근 Flexor Carpi Radialis	긴손바닥근 Palmaris Longus	자쪽손목굽힘근 Flexor Carpi Ulnaris	얕은손가락굽힘근 Flexor Digitorum Superficialis
이는곳	안쪽위관절융기, 자뼈의 갈고리돌기	안쪽위관절융기	안쪽위관절융기	안쪽위관절융기, 팔꿈치머리	위팔뼈 안쪽위관절융기, 노뼈의 앞면
닿는곳	노뼈의 중간 가쪽면	제2~3손허리뼈의 바닥	손바닥널힘줄	콩알뼈, 갈고리뼈	제2-5손가락의 중간마디뼈
작 용	아래팔을 엎침, 약하게 굽힘	아래팔의 굽힘	손을 굽힘, 손바닥을 팽팽히	손을 굽힘 및 내향	중간마디뼈를 굽힘 손가락과 손을 굽힘
지배신경	정중신경	정중신경	정중신경	자신경	정중신경

아래팔의 깊은 근육

근 육	깊은손가락 굽힘근 Flexor Digitorum Profundus	긴엄지굽힘근 Flexor Pollicis Longus	네모엎침근 Pronator Quadratus
이는곳	자뼈의 앞면, 아래팔뼈사이막	노뼈의 앞면, 아래팔뼈사이막	자뼈먼쪽부분의 앞면
닿는곳	제2~5 손가락의 뼈마디뼈 밑	엄지손가락의 끝마디뼈	노뼈먼쪽부분의 앞면
작 용	제2~5 끝마디 굽힘	엄지손가락의 끝마디를 굽힘	아래팔 엎침
지배신경	정중신경, 자신경	정중신경	정중신경

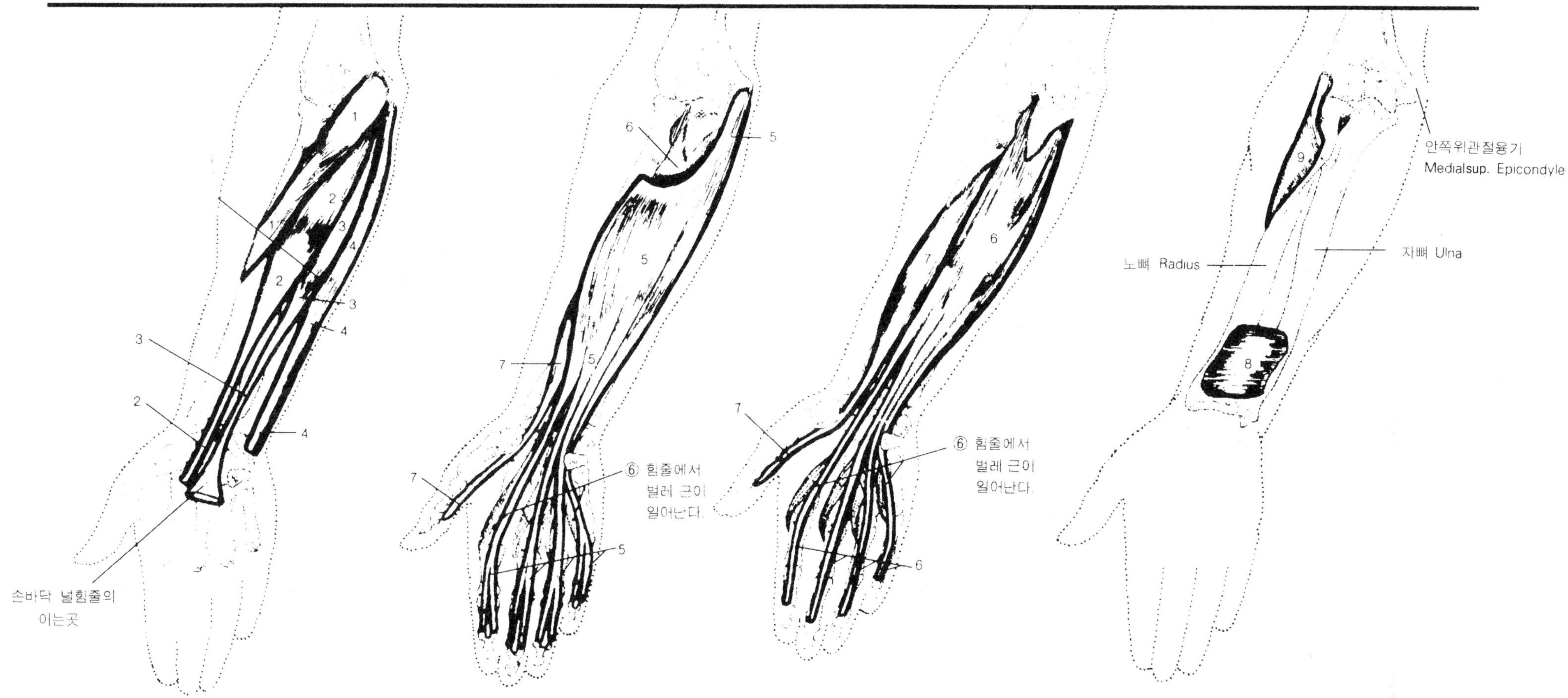

바깥층	중간층	깊은층	가장 깊은층
얕은 굽힘근		깊은 굽힘근	

전완(아래팔)의 앞쪽 근육

4－12

근육계통 MUSCULAR SYSTEM : 팔다리뼈대의 근육 MUSCLES OF THE APPENDICULAR SKELETON

팔근육 Muscles of the Upper Limb : 아래팔 Forearm, 뒤근육 Posterior Muscles

폄근=차가운 색
나머지근육=따뜻한 색

* 손목 · 손에서의 근육작용

■ 폄근 EXTENSORS

①⑦을 제외한 모두

■ 벌림근 ABDUCTORS

2 EXT. CARPI RAD. LONG. 긴노쪽손목폄근

3 EXT. CARPI RAD. BREV. 짧은노쪽손목폄근

6 EXT. CARPI ULNARIS 자쪽손목폄근

• FLEX. CARPI RADIALIS 노쪽 손목 굽힘근

■ 모음근 ADDUCTORS

10 EXT. POLLICIS BREVIS 짧은엄지폄근

11 EXT. POLLICIS LONGUS 긴엄지폄근

■ 돌림근 ROTATOR

8 SUPINATOR 손뒤침근

* 손가락에서의 근육작용

■ 폄근 EXTENSORS

4 EXT. DIGITORUM 손가락폄근

5 EXT. DIGITI MINIMI 새끼폄근

12 EXTENSOR INDICIS 집게폄근

■ 엄지폄근 EXTENSORS

10 EXT. POLLICIS BREVIS 짧은엄지폄근

11 EXT. POLLICIS LONGUS 긴엄지폄근

■ 엄지 벌림근 ABDUCTORS

9 ABD. POLLICIS LONGUS 긴엄지벌림근

• ABD. POLLICIS BREVIS 짧은엄지벌림근

POSTERIOR MUSCLES of the FOREARM 아래팔의 뒷쪽근육

SUPERFICIAL GROUP 얕은무리

① BRACHIORADIALIS 위팔노근

2 EXT. CARPIRADIALIS LONGUS 긴노쪽손목폄근

3 EXT. CARPIRADIALIS BREVIS 짧은노쪽손목폄근

4 EXT. DIGITORUM 손가락폄근

5 EXT. DIGITI MINIMI 새끼폄근

6 EXT. CARPI ULNARIS 자쪽손목폄근

⑦ ANCONEUS 팔꿈치근

DEEP GROUP 깊은 무리

8 SUPINATOR 손뒤침근

9 ABD. POLLICIS LONGUS 긴엄지벌림근

10 EXT. POLLICIS BREVIS 짧은엄지폄근

11 EXT. POLLICIS LONGUS 긴엄지폄근

12 EXTENSOR INDICIS 집게폄근

전완 뒤쪽의 얕은층 근육

근 육	위팔노근 Brachioradialis	긴노쪽손목폄근 Extensor Carpi Radialis Longus	짧은노쪽손목폄근 Extensor Carpi Radialis Brevis	새끼폄근 Extensor Digiti Minimi	손가락폄근 Extensor Digitorum	자쪽손목폄근 Extensor Carpi Ulnaris
이는곳	가쪽위관절 융기	가쪽위관절융기	가쪽위관절융기	가쪽위관절융기	가쪽위관절융기	가쪽위관절융기, 자뼈의 뒷모서리
닿는곳	노뼈의 붓돌기	제2손허리뼈의 바닥	제2～3손허리뼈의 바닥	제5손가락의 끝마디뼈	제2～5손가락의 중간및 끝마디뼈	제5손허리뼈의 바닥
작 용	아래팔의 굽힘	손목의 펴짐, 벌림	손목의 펴짐, 벌림	제5손가락의 펴짐	제2～5손가락의 펴짐	손목의 펴짐, 모임
지배신경	노신경	노신경	노신경	노신경	노신경	노신경

전완뒤쪽의 깊은층 근육

근 육	손뒤침근 Supinator	긴엄지벌림근 Abductor Pollicis Longus	짧은엄지폄근 Extensor Pollicis Brevis	긴엄지폄근 Extensor Pollicis Longus	집게폄근 Extensor Indicis
이는곳	가쪽위관절융기, 자뼈의 뒤침근능	자뼈노뼈의 뒷면, 아래팔뼈 사이막	노뼈, 아래팔뼈 사이막	아래팔뼈 사이막, 자뼈의 뒷면	아래팔뼈 사이막, 자뼈의 뒷면
닿는곳	노뼈의 가쪽면	첫째 손허리뼈 바닥의 가쪽	엄지첫마디뼈 바닥	엄지끝마디뼈 바닥	둘째손가락의 손가락폄근 힘줄
작 용	아래팔의 뒤침	엄지와 손목의 벌림	엄지손가락의 펴짐	엄지의 펴짐, 모음	둘째손가락 펴짐
지배신경	노신경	노신경	노신경	노신경	노신경

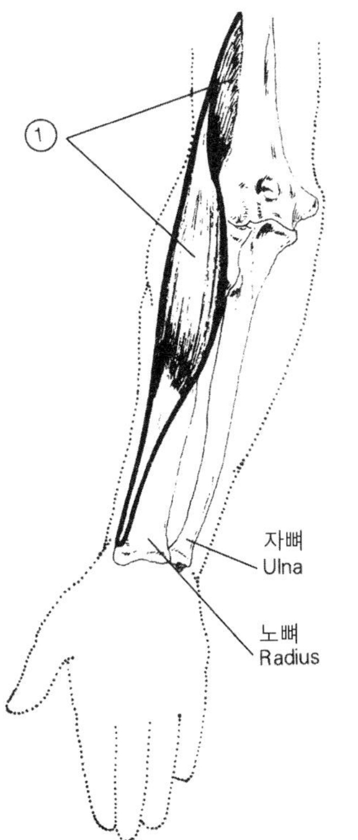

오른팔 앞면

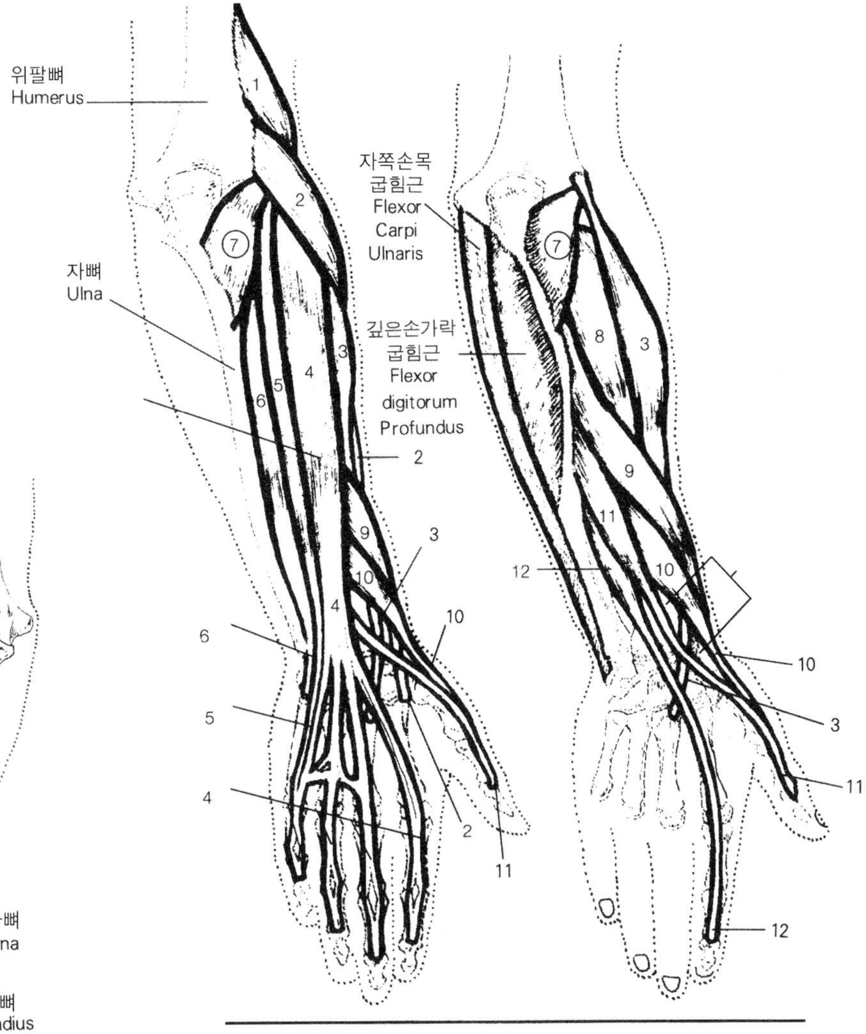

아래팔뒤쪽의 얕은근육

아래팔뒤쪽의 깊은근육

오른아래팔의 뒷면

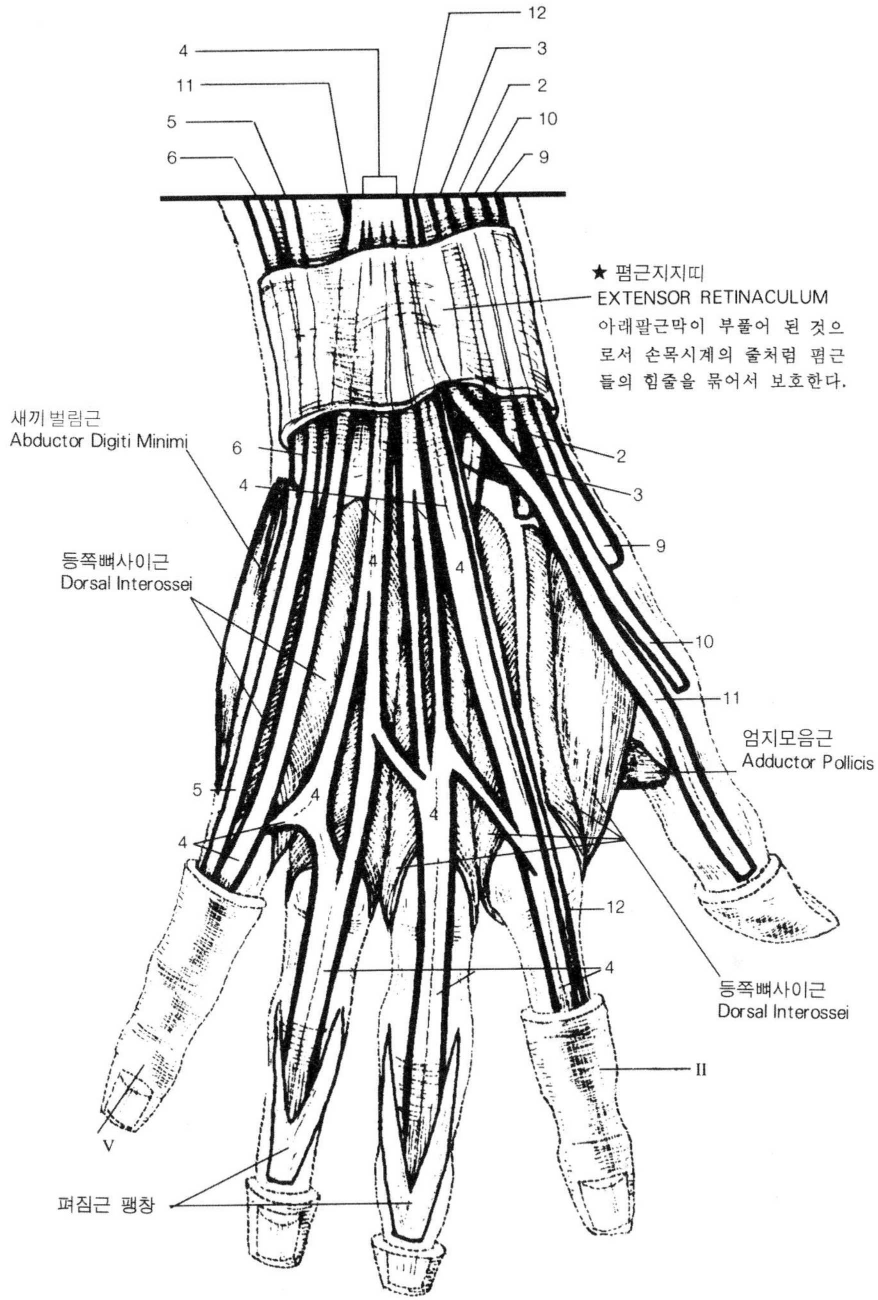

손등의 근육

4 – 12

4-13

근육계통 MUSCULAR SYSTEM : 팔다리뼈대의 근육 MUSCLES OF THE APPENDICULAR SKELETON
팔근육의 근육 Muscles of the Upper Limb : 손의 근육 Muscles of the Hand

엄지두덩근=빨강・오렌지
새끼두덩근=분홍, 보라
중간근육=파랑, 녹색
짧은손바닥근=노랑

＊ 엄지손가락의 근육작용

■ ABDUCTORS 벌림근

1 **ABDUCTOR POLLICIS BREVIS 짧은엄지벌림근**

a ABDUCTOR POLLICIS LONGUS 긴엄지벌림근

■ ADDUCTORS 모음근

7 **ADDUCTOR POLLICIS 엄지모음근**

■ FLEXOR 굽힘근

2 **OPPONENS POLLICIS 엄지맞섬근**

3 **FLEXOR POLLICIS BREVIS 짧은엄지굽힘근**

c FLEXOR POLLICIS LONGUS 긴엄지굽힘근

＊ 손가락에서의 근육작용

■ ABDDUCTOR 벌림근

4 **ABDUCTOR DIGITI MINIMI 새끼벌림근**

5 **PALMAR INTEROSSEI 바닥쪽뼈사이근**

9 **DORSAL INTEROSSEI 등쪽뼈사이근**

■ ADDUCTORS 모음근

6 **FLEX. DIG. MINIMI BREVIS 짧은새끼굽힘근**

10 **LUMBRICALES 벌레근**

■ FLEXORS 굽힘근

6 **FLEX. DIG. MINIMI BREVIS 짧은새끼굽힘근**

10 **LUMBRICALES 벌레근**

c FLEX. DIG. SUPERFICIALIS 얕은손가락굽힘근

d FLEX. DIG. PROFUNDUS 깊은손가락굽힘근

■ 손바닥모양변화근

5 **OPPONENS DIGITI MINIMI 새끼맞섬근**

■ EXTENSORS 폄근

e EXTENSOR INDICIS 집게폄근

f EXTENSOR DIGITI MINIMI 새끼폄근

g EXTENSOR DIGITORUM 손가락폄근

h EXTENSOR POLLICIS LONGUS 긴엄지폄근

i EXTENSOR POLLICIS BREVIS 짧은엄지폄근

MUSCLES of the HAND 손의 근육

THENAR MUSCLES 엄지두덩근

1 **ABDUCTOR POLLICIS BREVIS 짧은엄지벌림근**

2 **OPPONENS POLLICIS 엄지맞섬근**

3 **FLEXOR POLLICIS BREVIS 짧은엄지굽힘근**

HYPOTHENAR MUSCLES 새끼두덩근

4 **ABDUCTOR DIGITI MINIMI 새끼벌림근**

5 **OPPONENS DIGITI MINIMI 새끼맞섬근**

6 **FLEXOR DIGITI MINIMI BREVIS 짧은새끼굽힘근**

INTERMEDIATE MUSCLES 중간근육

7 **ADDUCTOR POLLICIS 엄지모음근**

8 **PALMAR INTEROSSEI 바닥쪽뼈사이근**

9 **DORSAL INTEROSSEI 등쪽뼈사이근**

10 **LUMBRICALES 벌레근**

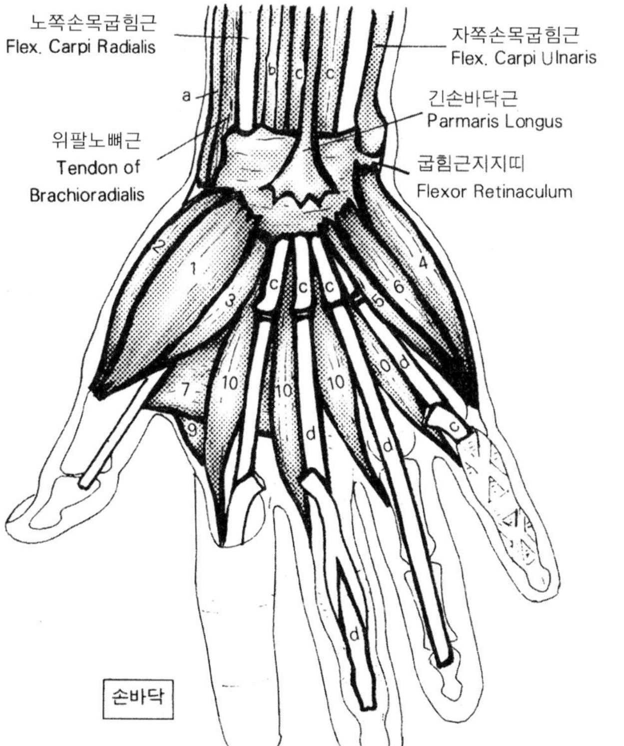

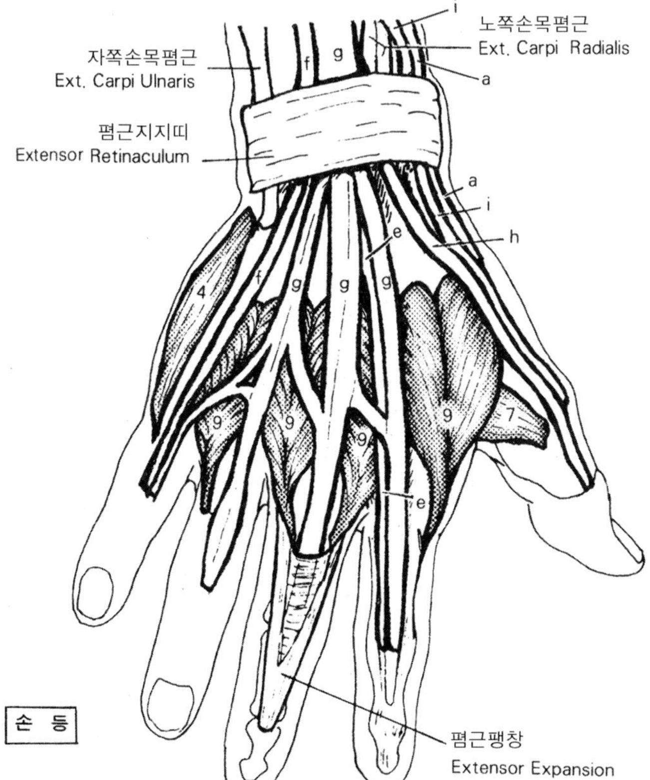

손의 근육

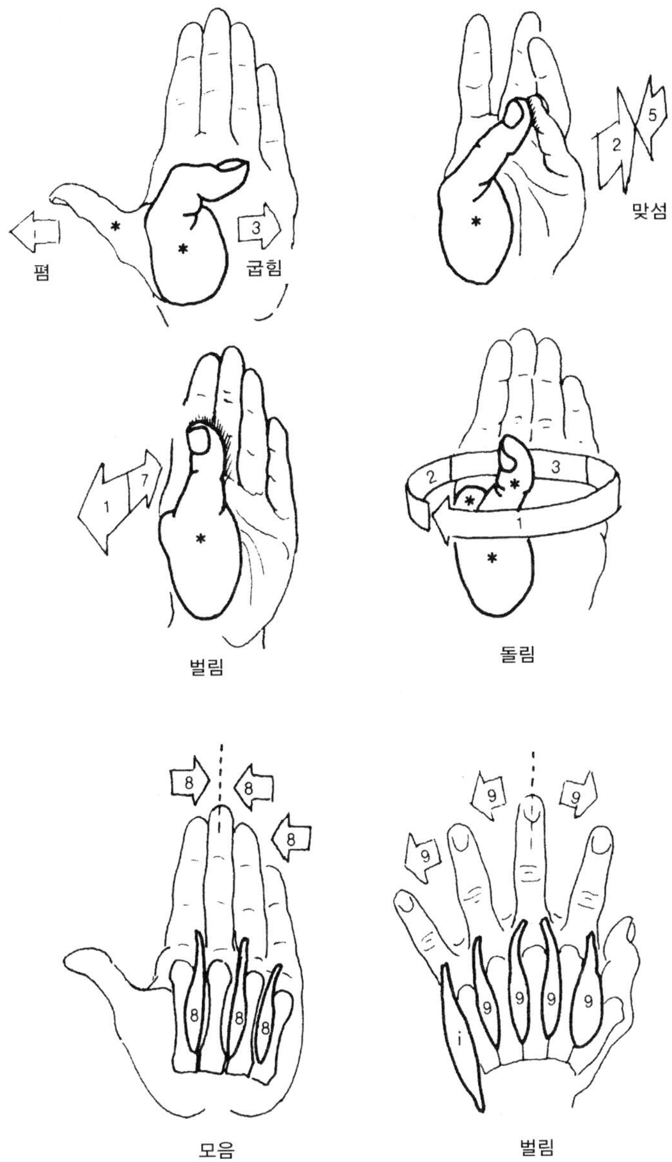

손의 근육

1 짧은엄지벌림근
2 엄지맞섬근
3 짧은엄지굽힘근
5 새끼맞섬근
7 엄지모음근
8 바닥쪽뼈사이근
9 등쪽뼈사이근
4 새끼벌림근

4－13

엄지손가락의 근육

근　　육	짧은엄지벌림근 Abductor Pollicis Brevis	엄지맞섬근 Opponens Pollicis	짧은엄지굽힘근 Flexor Pollicis Brevis
이 는 곳	굽힘근지지띠, 손배뼈	굽힘근지지띠, 작은·큰 마름뼈, 머리뼈	굽힘근지지띠 작은·큰 마름뼈, 머리뼈
닿 는 곳	엄지첫째마디뼈밑	첫째 손허리뼈, 가쪽모서리	엄지첫째마디뼈밑
작　　용	엄지손가락의 벌림	엄지를 새끼쪽으로 당김	엄지첫마디굽힘
지배신경	정중신경	정중신경	정중신경

새끼손가락 근육

근　　육	새끼벌림근 Abductor Digiti Minimi	새끼맞섬근 Opponens Digiti Minimi	짧은새끼굽힘근 Flexor Digiti Minimi Brevis
이 는 곳	콩알뼈, 굽힘근지지띠	갈고리뼈, 굽힘근지지띠	갈고리뼈, 굽힘근지지띠
닿 는 곳	새끼첫마디뼈밑	새끼손허리뼈 안쪽모서리	새끼첫마디뼈밑
작　　용	새끼의 벌림	엄지쪽으로 당김	새끼첫마디뼈굽힘
지배신경	자신경	자신경	자신경

뼈사이근육과 벌레근육

근　　육	엄지모음근 Adductor Pollicis	바닥쪽뼈사이근 Palmar Interossei	등쪽뼈사이근 Dorsal Interossei	벌레근 Lumbricales
이 는 곳	머리뼈, 작은마름뼈, 제 2, 3손허리뼈바닥	제 2손허리뼈 안쪽, 제 4－5손허리뼈 가쪽	손바닥뼈 제 1－5에서 두 이웃한 면	깊은손바닥 굽힘근 힘줄
닿 는 곳	엄지첫째마디뼈바닥	제 2, 4, 5첫째마디바닥	제 2－4 첫마디뼈, 손가락폄근널힘줄	제 2－4 손가락 첫마디 뼈밑
작　　용	엄지의 모음	첫째마디굽힘, 중간·끝마디펴짐	손가락의 벌림, 첫마디 굽힘, 중간·끝마디펴짐	첫째마디굽힘, 중간·끝마디펴짐
지배신경	자신경	자신경	자신경	정중신경, 자신경

4－14

근육계통 MUSCULAR SYSTEM : 팔다리뼈대의 근육 MUSCLES OF THE APPENDICULAR SKELETON
다리이음뼈의 근육 Muscles of the Pelvic Girdle : 볼기의 근육 Buttock (Gluteal) Muscles

1=노랑 2=오렌지
3=빨강 4=분홍
깊은가쪽돌림근=차가운색

BUTTOCK(GLUTEAL) MUSCLES 볼기근육
SUPERFICIAL POSTERIOR 얕은뒤근육

1 GLUTEUS MAXIMUS 큰볼기근
2 GLUTEUS MEDIUS 중간볼기근
3 GLUTEUS MINIMUS 작은볼기근
4 TENSOR FASCIAE LATAE 넙다리근막긴장근

★ 근육내주사 INTRAMUSCULAR INJECTION : 근육내주사를 위한 부위로서는 볼기가 가장 적합하다. 실제로 주사부위로서 선택되는 곳은 볼기의 외상방 1/4영역으로 대부분 중간볼기근의 부위에 해당된다.

• 볼기의 내방부 영역은 궁둥신경 및 위·아래 궁둥신경줄기가 통과하는 경로에 해당하므로 이것을 손상시킬 위험이 있다.

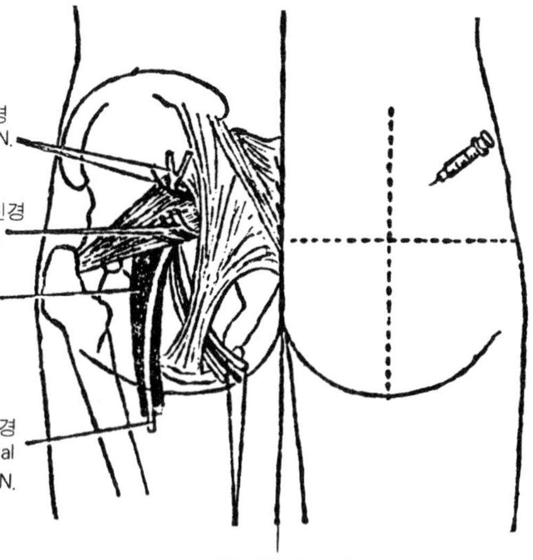

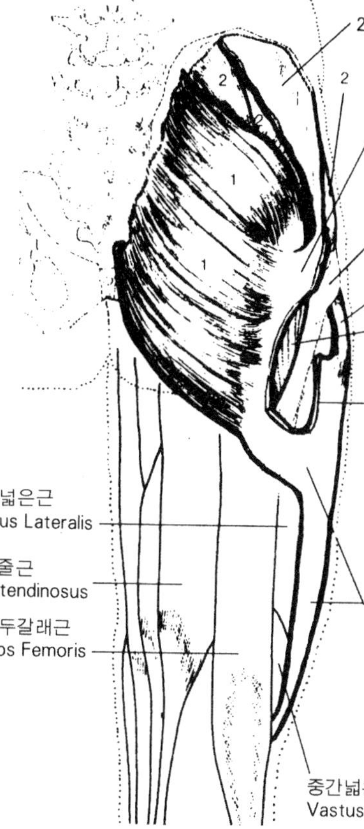

뒷면

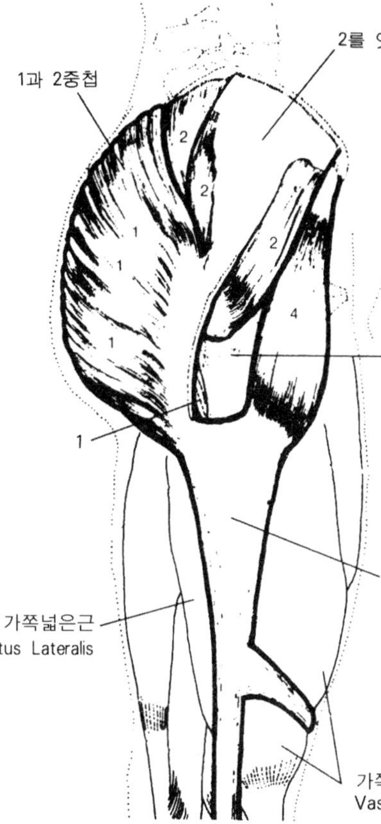

오른 가쪽면

볼기의 근육

근 육	큰볼기근 Gluteus maximus	중간볼기근 Gluteus medius	작은볼기근 Gluteus minimus	넙다리근막긴장근 Tensor Fascie Latae
이는 곳	뒤볼기근선의 뒤, 엉치뼈, 건리뼈, 엉치결절인대	뒤와 앞볼기근선 사이	앞과 아래볼기근선 사이	엉덩뼈능선, 위앞엉덩뼈가시
닿는 곳	엉덩정강띠, 볼기근거친면	큰돌기	큰돌기	엉덩정강띠
작 용	넓적다리를 뒤로 젖힘	넓적다리의 벌림과 안쪽돌림	넓적다리의 벌림과 안쪽돌림	넓적다리의 벌림, 굽힘과 안쪽돌림
지배신경	아래볼기신경	위볼기신경	위볼기신경	위볼기신경

BUTTOCK(GLUTEAL) MUSCLE 볼기근육

DEEP LATERAL ROTATORS 깊은 가쪽 돌림근

5 PIRIFORMIS 궁둥구멍근
6 OBTURATOR INTERNUS 속폐쇄근
7 GEMELLUS SUPERIOR 위쌍동이근
8 GEMELLUS INFERIOR 아래쌍동이근
9 QUADRATUS FEMORIS 넙다리네모근
10 OBTURATOR EXTERNUS 바깥폐쇄근

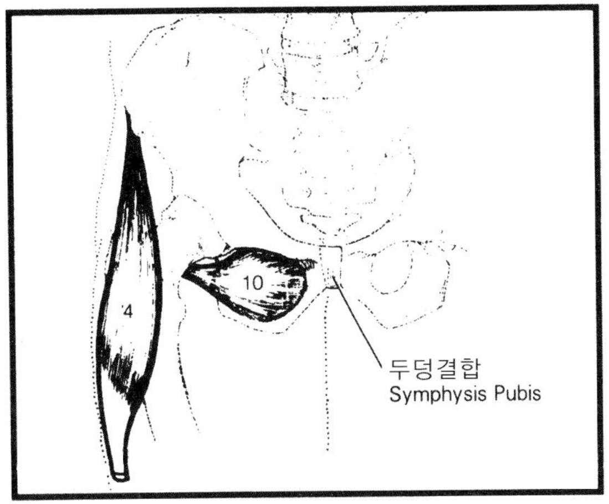

앞면

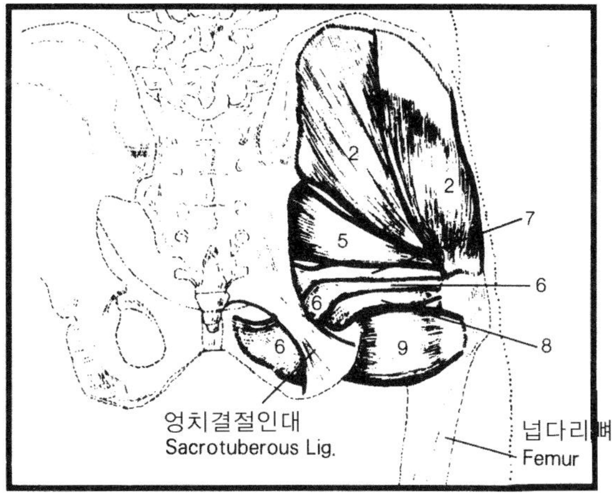

뒷면(속근육)

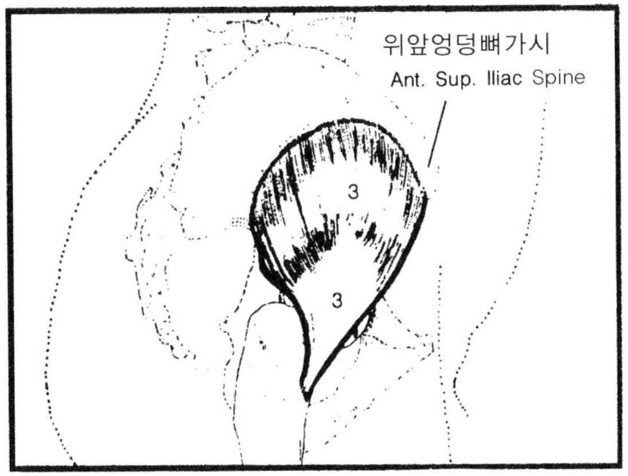

오른가쪽면

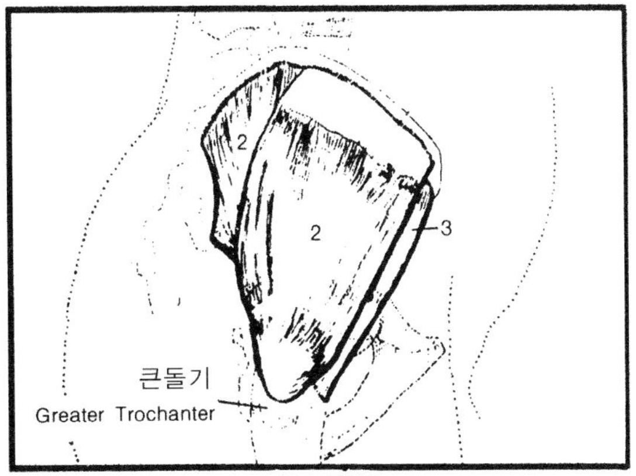

오른가쪽면

넓적다리의 가쪽돌림근

근 육	궁둥구멍근 Piriformis	속폐쇄근 Obturator Internus	위쌍동이근 Gemellus Superior	아래쌍동이근 Gemellus Inferior	넙다리네모근 Quadrator Femoris	바깥폐쇄근 Obturator Externus
이 는 곳	엉치뼈의 골반면, 엉치뼈결절인대	폐쇄구멍 주위, 폐쇄막	궁둥뼈가시	궁둥뼈결절	궁둥뼈결절	두덩뼈와 궁둥뼈가지, 폐쇄막의 바깥면
닿 는 곳	큰돌기	돌기오목	돌기오목	돌기오목	돌기사이능선	넙다리뼈돌기오목
작 용	넓적다리의 가쪽돌림	넓적다리의 가쪽돌림	넓적다리의 가쪽돌림	넓적다리의 가쪽돌림	넓적다리의 가쪽돌림	넓적다리의 가쪽돌림
지배신경	엉치신경	엉치신경	엉치신경	엉치신경	엉치신경	폐쇄신경

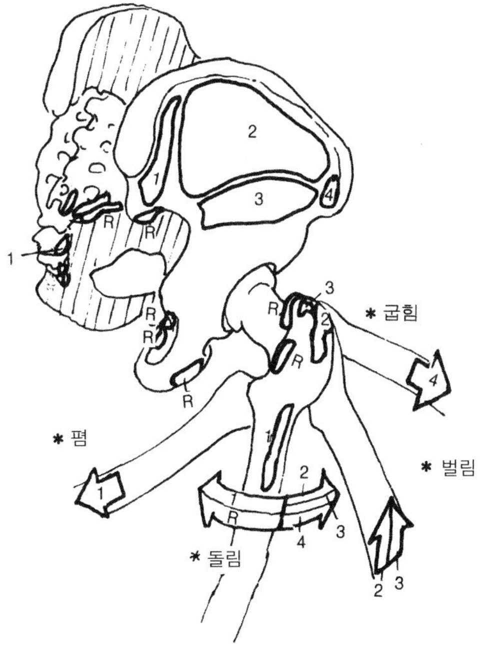

1 큰볼기근 2 중간볼기근
3 작은볼기근 4 넙다리근막긴장근
R 깊은가쪽돌림근 (6개)

4－15

근육계통 MUSCULAR SYSTEM : 팔다리뼈대의 근육 MUSCLES OF THE APPENDICULAR SKELETON

다리의 근육 Muscles of the Lower Limb : 넓적다리의 근육 Muscles of the Thigh

안쪽 · 뒤넙다리 근육 Medial and Posterior Femoral Muscles

1=노랑 2=귤색
3,4,5=차가운색(파랑, 녹색)
6=오렌지 7=빨강 8=분홍

* 넙다리관절에서의 근육작용

■ ADDUCTOR 모음근
안쪽넙다리 근육전부(1~5)

■ FLEXORS 굽힘근

2 **PECTINEUS** 두덩근
3 **ADDUCTOR LONGUS** 긴모음근
4 **ADDUCTOR BREVIS** 짧은모음근

■ LAT. ROTATORS 가쪽돌림근

3 **ADDUCTOR LONGUS** 긴모음근
4 **ADDUCTOR BREVIS** 짧은모음근
5 **ADDUCTOR MAGNUS** 큰모음근

* 무릎관절에서의 근육작용

■ FLEXORS 굽힘근

1 **GRACILIS** 두덩정강근

■ EXTENSORS 펌근

5 **ADDUCTOR MAGNUS** 큰모음근

MEDIAL FEMORAL MUSCLES 안쪽넙다리근육

1 **GRACILIS** 두덩정강근
2 **PECTINEUS** 두덩근
3 **ADDUCTOR LONGUS** 긴모음근
4 **ADDUCTOR BREVIS** 짧은모음근
5 **ADDUCTOR MAGNUS** 큰모음근

안쪽 넙다리근육

근 육	두덩정강근 Gracilis	두덩근 Pectineus	긴모음근 Adductor Longus	짧은모음근 Adductor Brevis	큰모음근 Adductor Magnus
이 는 곳	두덩뼈몸통과 아래가지	두덩뼈빗, 두덩뼈결절	두덩뼈몸통, 두덩능선의 아래	두덩뼈몸통과 아래가지	궁둥뼈아래가지, 궁둥뼈가지, 궁둥뼈결절
닿 는 곳	정강뼈 안쪽면의 윗부분	넓적다리뼈의 두덩근선	거친선의 중간 1/3	두덩근선, 거친선의 윗 부분	넙다리뼈 거친면, 안쪽위관절융기
작 용	넓적다리의 모음과 종아리 굽힘	넓적다리의 모음과 굽힘	넓적다리의 모음과 굽힘	넓적다리의 굽힘	상부:넓적다리 모음, 폄 하부:넓적다리폄,안쪽돌림
지배신경	폐쇄신경	넙다리신경	폐쇄신경	폐쇄신경	폐쇄신경, 궁둥신경

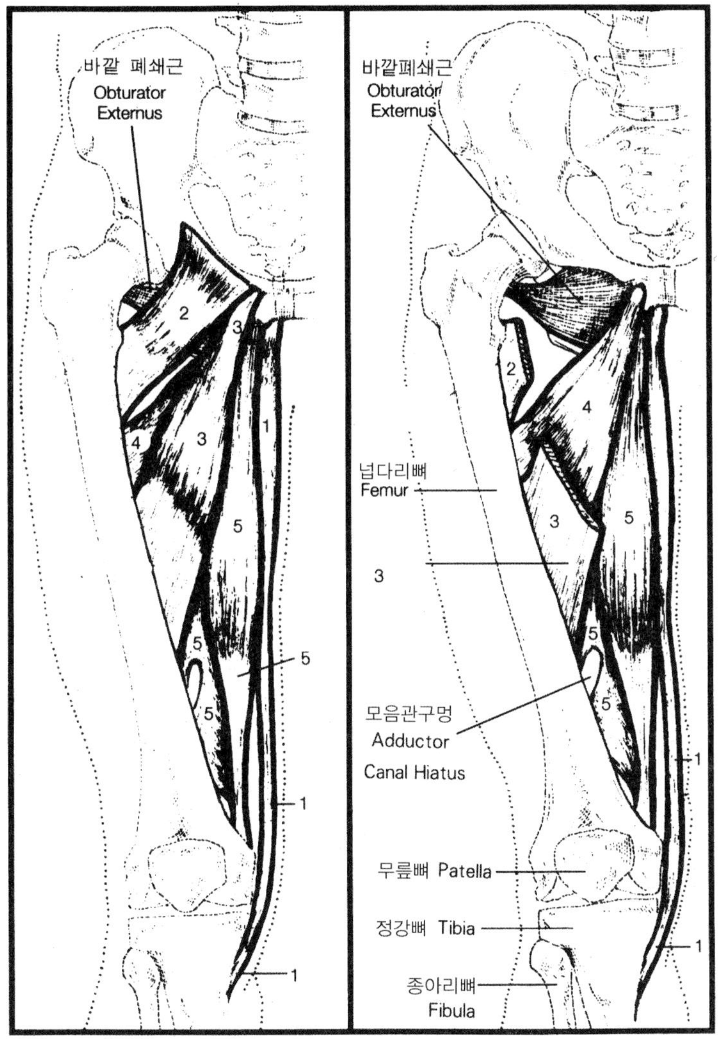

얇은 층　　깊은 층

넙다리안쪽근 앞면

* 넙다리관절에서의 근육작용

■ LAT. ROTATORS 가쪽돌림

6 **BICEPS FEMORIS** 넙다리두갈래근

■ MED. ROTATORS 안쪽돌림

7 **SEMITENDINOSUS** 반힘줄근

■ EXTENSORS 폄근

6 **BICEPS FEMORIS** 넙다리두갈래근

7 **SEMITENDINOSUS** 반힘줄근

8 **SEMIMEMBRANOSUS** 반막근

· GLUTEUS MAXIMUS 큰볼기근

* 무릎관절에서의 근육작용

■ FLEXORS 굽힘근

6 **BICEPS FEMORIS** 넙다리두갈래근

7 **SEMITENDINOSUS** 반힘줄근

8 **SEMIMEMBRANOSUS** 반막근

1 **GRACILIS** 두덩정강근

· SARTORIUS 넙다리빗근

· GASTROCNEMIUS 장딴지근

POSTERIOR FEMORAL MUSCLE 뒤넙다리근육

THE "3 HAMSTRINGS"(굽힘근)

6 **BICEPS FEMORIS** 넙다리두갈래근

7 **SEMITENDINOSUS** 반힘줄근

8 **SEMIMEMBRANOSUS** 반막근

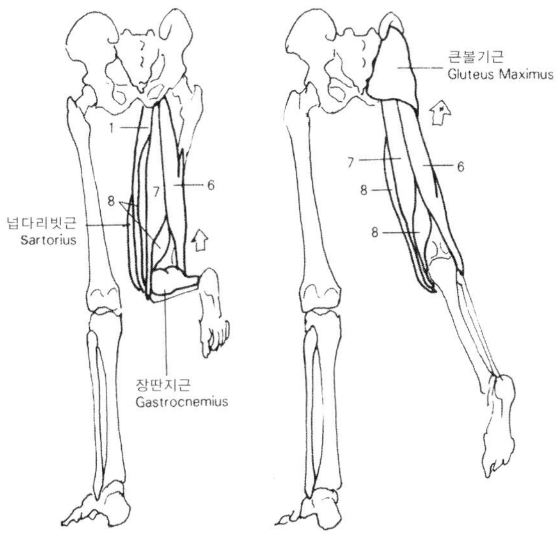

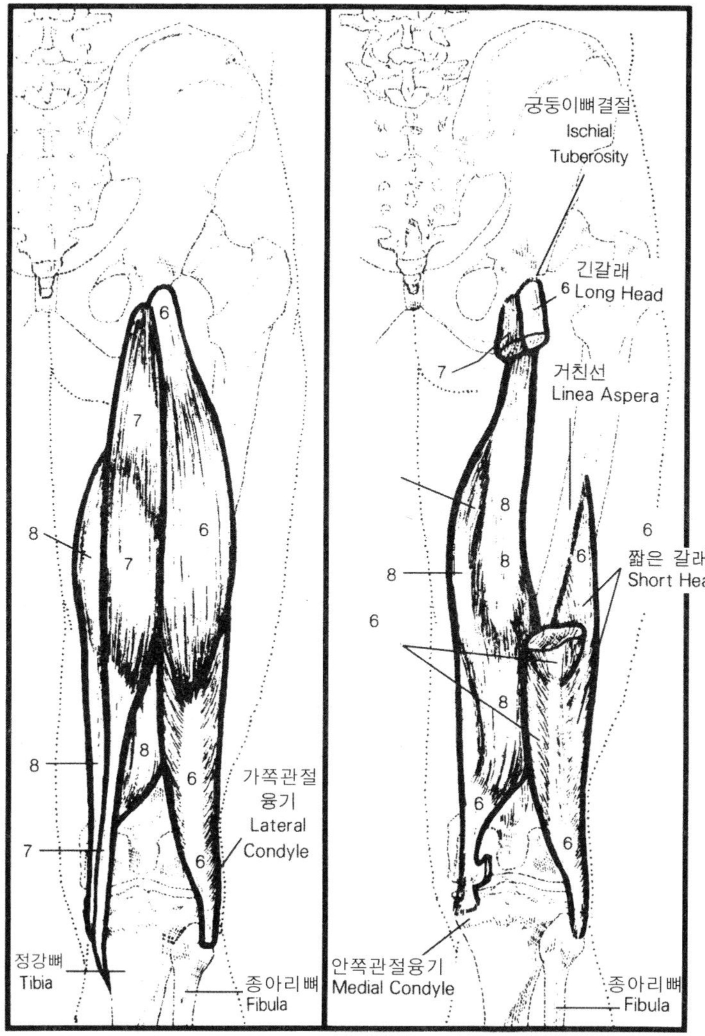

뒤넙다리 근육

넙다리관절 폄근

근 육	넙다리두갈래근 Biceps Femoris		반힘줄근 Semitendinosus	반막근 Semimembranosus
이 는 곳	긴갈래 Long Head	짧은갈래 Short Head	궁둥뼈결절	궁둥뼈결절
	궁둥뼈결절	넙다리뼈 거친선		
닿 는 곳	종아리뼈머리		정강뼈의 상단(안쪽면)	정강뼈 안쪽 관절융기의 뒷면
작 용	넓적다리의 폄, 종아리 굽힘		넓적다리의 폄, 종아리 굽힘	넓적다리의 폄, 종아리 굽힘
지배신경	궁둥신경		궁둥신경	궁둥신경

4—16

근육계통 MUSCULAR SYSTEM : 팔다리뼈대의 근육 MUSCLES OF THE APPENDICULAR SKELETON

다리의 근육 Muscle of the Lower Limb : 넓적다리의 근육 Muscles of the Thigh

앞넙다리근육 Anterior Femoral Muscles

1=살색 2=노랑
3=녹색 4=파랑 5=보라
나머지 임의로 선택

ANTERIOR FEMORAL MUSCLE 앞·넙다리의 근육

1 SARTORIUS 넙다리빗근

QUADRICEPS FEMORIS 넙다리네갈래근

2 RECTUS FEMORIS 넙다리곧은근
3 VASTUS LATERALIS 가쪽넓은근
4 VASTUS MEDIALIS 안쪽넓은근
5 VASTUS INTERMEDIUS 중간넓은근

무릎관절폄근

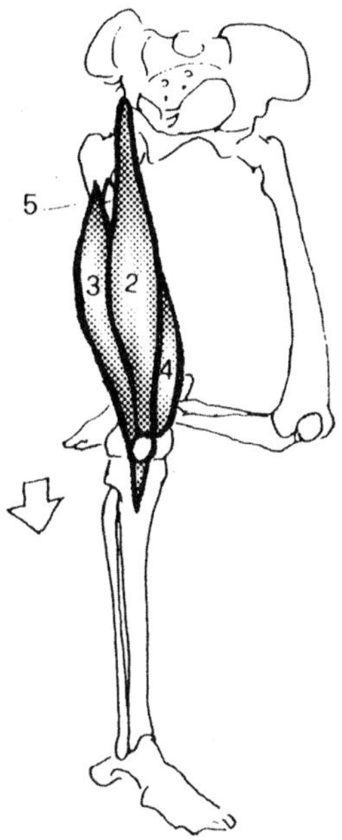

■ FLEXORS 넙다리관절의 굽힘근

1 SARTORIUS 넙다리빗근
2 RECTUS FEMORIS 넙다리곧은근
a ILIOPSOAS 엉덩허리근
b GRACILIS 두덩정강근
c TENSOR FASCIAE LATAE 넙다리근막긴장근
d PECTINEUS 두덩근

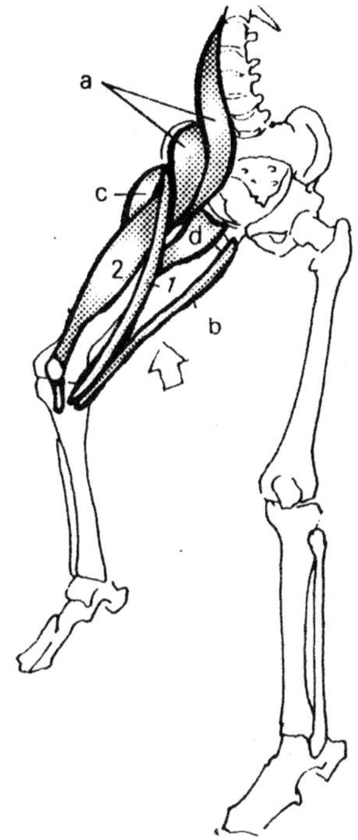

넙다리관절에 작용하는 근육

★ 주동근

굽힘근	폄근	벌림근	모음근	안쪽돌림근	가쪽돌림근
★큰허리근, 엉덩로근 넙다리빗근 ★넙다리곧은근 ★두덩근 넙다리근막긴장근 중간볼기근, 작은볼기근 긴모음근, 큰모음근 짧은모음근	★큰볼기근 ★넙다리두갈래근 ★반힘줄근 ★반막근 중간볼기근 작은볼기근 큰모음근	넙다리빗근 넙다리근막긴장근 큰볼기근 ★중간볼기근 작은볼기근 ★넙다리곧은근	★두덩근 큰볼기근 ★두덩정강근 ★긴모음근 ★짧은모음근 ★큰모음근	★넙다리근막긴장근 반힘줄근 반막근 중간볼기근 ★작은볼기근 두덩정강근 큰모음근	넙다리빗근 두덩근 ★큰볼기근 넙다리두갈래근 중간볼기근 작은볼기근 긴모음근 짧은모음근 큰모음근

앞넙다리근육

근 육	넙다리빗근 Sartorius	넙다리곧은근 Rectus Femoris	가쪽넓은근 Vastus Lateralis	안쪽넓은근 Vastus Medialis	중간넓은근 Vastus Intermedius
이는곳	위앞엉덩뼈가시	아래앞엉덩뼈가시, 접힌갈래-절구의 위모서리	큰골기, 가쪽 거친선	돌기사이선, 안쪽 거친선	넙다리뼈의 앞면과 가쪽면
닿는곳	정강뼈 안쪽면의 윗 부분	정강뼈거친면	정강뼈거친면	정강뼈거친면	넙다리네갈래힘줄
작 용	넓적다리와 종아리의 굽힘	종아리 펴짐, 넓적다리 굽힘	종아리 펴짐	종아리 펴짐	종아리 펴짐
지배신경	넙다리 신경	넙다리 신경	넙다리 신경	넙다리 신경	넙다리 신경

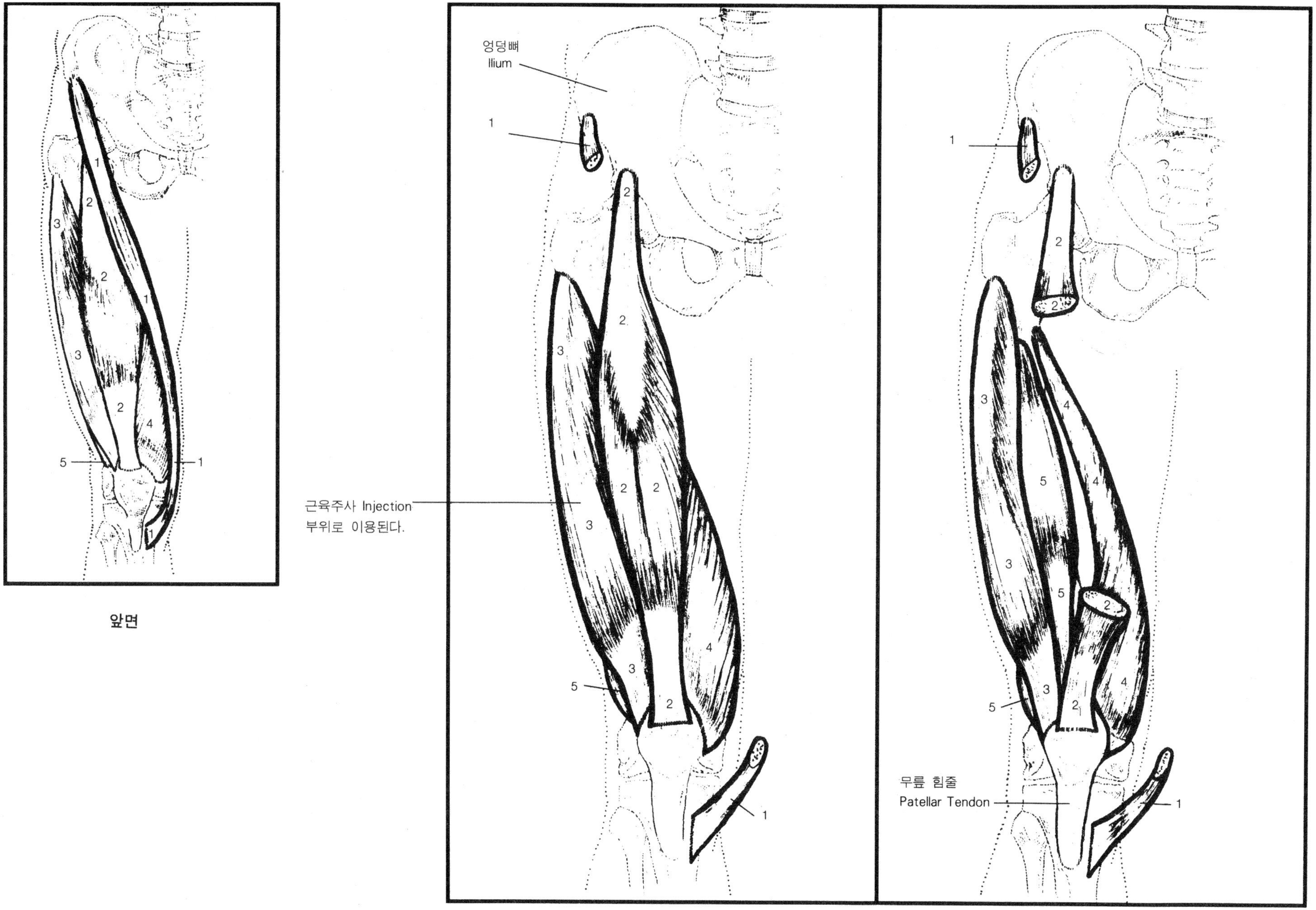

앞면　　얕은층　　깊은층

넙다리근육(오른앞면)

4－16

4-17

근육계통 MUSCULAR SYSTEM : 팔다리뼈대의 근육 MUSCLES OF APPENDICULAR SKELETON
다리의 근육 Muscles of the Lower Limb : 종아리의 근육 Muscles of the Leg
앞 · 가쪽종아리 근육 Anterior and Lateral Crural Muscles

발등굽힘근=따뜻한 색
가쪽번짐=차가운 색

＊ 발목 · 발에서의 근육작용

■ 발등굽힘 DORSIFLEXION
- 앞쪽다리근육 전부(제1지－4지)
- FLEX. HALLUCIS LONGUS 긴엄지굽힘근

■ 안쪽번짐 INVERSION

1 TIBIALIS ANTERIOR 앞정강근
2 EXT. DIG. LONGUS 긴발가락폄근
3 EXT.HALLUCIS LONGUS긴엄지폄근
- TIBIALIS POSTERIOR 뒤정강근

■ 가쪽번짐 EVERSION

2 EXT. DIG. LONGUS 긴발가락폄근
4 PERONEUS TERTIUS 셋째종아리근
5 PERONEUS LONGUS 긴종아리근
6 PERONEUS BREVIS 짧은종아리근

ANTERIOR CRURAL MUSCLES 앞종아리근육
(DORSIFLEXORS 발등굽힘근)

1 TIBIALIS ANTERIOR 앞정강근
2 EXT. DIGITORUM LONGUS 긴발가락폄근
3 EXT. HALLUCIS LONGUS 긴엄지폄근
4 PERONEUS TERTIUS 셋째종아리근

LATERAL CRURAL MUSCLES 가쪽종아리 근육
(EVERTORS 가쪽번짐근)

5 PERONEUS LONGUS 긴종아리근
6 PERONEUS BREVIS 짧은종아리근

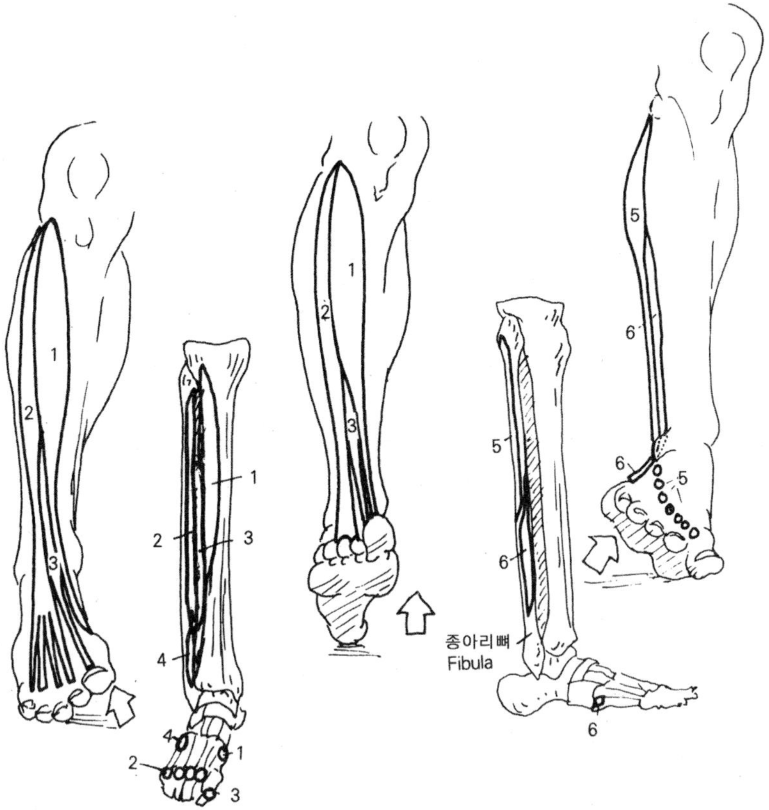

■ 발바닥 굽힘근 FLEXORS

5 PERONEUS LONGUS 긴종아리근
6 PERONEUS BREVIS 짧은종아리근
- GASTROCNEMIUS 장딴지근
- SOLEUS 가자미근
- PLANTARIS 장딴지 빗근
- TIBIALIS POSTERIOR 뒤정강근

■ 발가락 폄근 EXTENSORS

2 EXT. DIG. LONGUS 긴발가락폄근 제2지－5지
3 EXT. HALLUCIS LONGUS 긴엄지폄근 －1지

	종아리의 앞쪽 근육				종아리의 가쪽 근육	
근 육	앞정강근 Tibialis Anterior	긴발가락 폄근 Extensor Digitorum Longus	긴엄지폄근 Externsor Hallucis Longus	셋째종아리근 Peroneus Tertius	긴종아리근 Peroneus Longus	짧은 종아리근 Peroneus Brevis
이 는 곳	정강뼈 가쪽 절융기, 가쪽면	정강뼈의 가쪽관절융기, 종아리뼈의 앞면, 뼈 사이막	종아리뼈의 앞면, 뼈사이막	종아리뼈의 앞면, 뼈사이막	종아리뼈머리, 종아리뼈의 가쪽면	종아리뼈의 가쪽면
닿 는 곳	안쪽쐐기골, 첫째발허리뼈	제 2－5 중간 마디뼈 제 2－5 끝 마디뼈	엄지발가락 끝마디뼈	제 5 발허리뼈	제 1 발허리뼈 안쪽쐐기뼈	제 5 발허리뼈
작 용	발의 등쪽굽힘과 안쪽번짐	제 2－5 발가락 폄과 발의 등쪽굽힘	엄지의 폄과 발의 등쪽굽힘	발의 등쪽굽힘과 안쪽번짐	발의 굽힘과 안쪽번짐	발의 굽힘과 안쪽번짐
지배신경	깊은 종아리신경	깊은 종아리신경	깊은 종아리신경	깊은 종아리신경	얕은 종아리신경	얕은 종아리신경

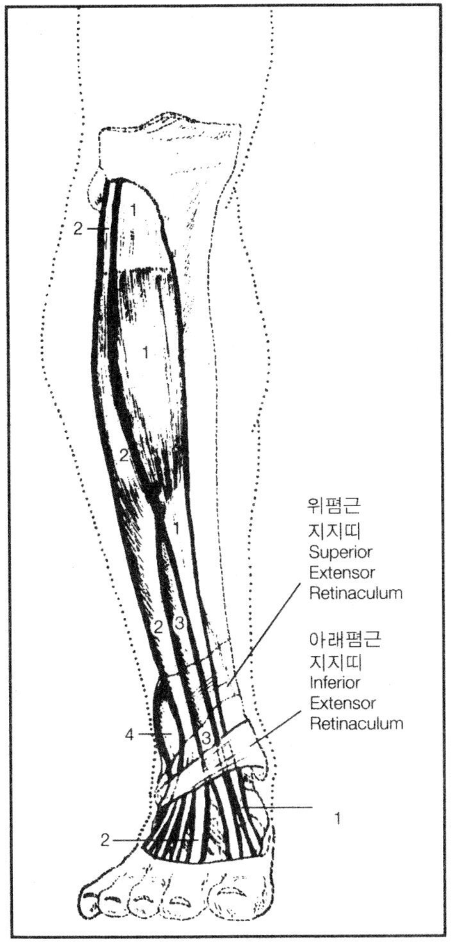

얕은 층

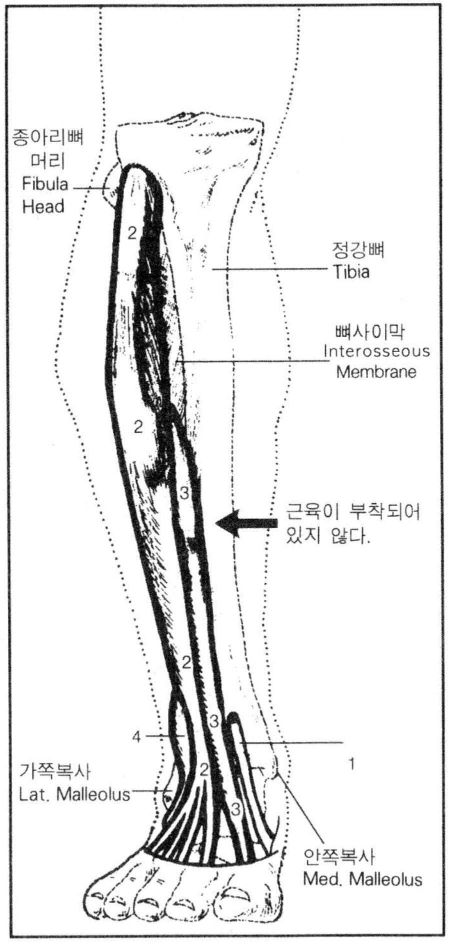

깊은 층

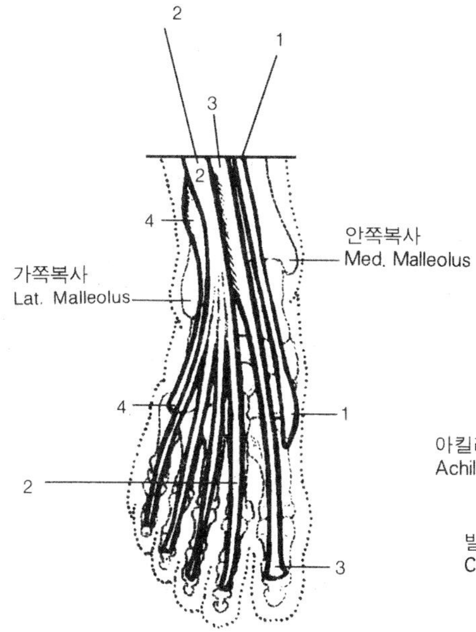

윗면

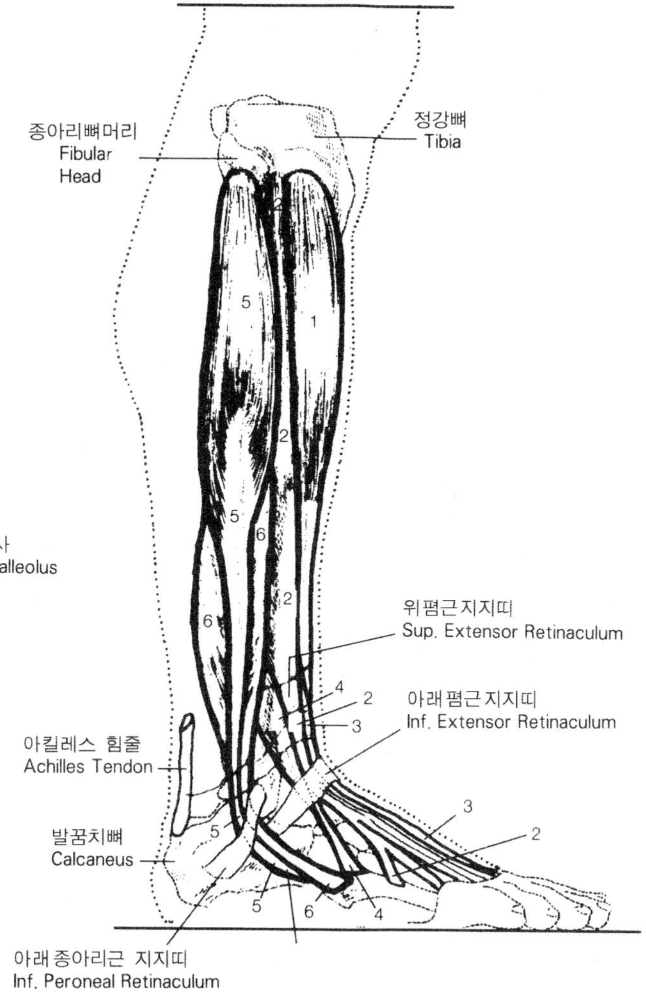

종아리 가쪽면(오른)

4-17

4－18

얕은 무리=따뜻한 색
깊은 무리=차가운 색

근육계통 MUSCULAR SYSTEM : 팔다리뼈대의 근육 MUSCLES OF THE APPENDICULAR SKELETON
다리의 근육 Muscles of the Lower Limb : 종아리의 근육 Muscles of the Leg
뒤종아리근육 Posterior Crural Muscles

* 다리에서의 근육작용
- ■ FLEXORS 굽힘근

1 **GASTROCNEMIUS** 장딴지근
3 **PLANTARIS** 장딴지빗근
4 **POPLITEUS** 오금근

- ■ MEDIAL ROTATORS 안쪽돌림근

4 **POPLITEUS** 오금근

* 발에서의 근육작용
- ■ DORSIFLEXORS 발등굽힘

5 **FLEXORS HALLUCIS LONGUS** 긴엄지굽힘근
- 앞쪽다리근육전부

- ■ INVERSION 안쪽번짐

7 **TIBIALIS POSTERIOR** 뒤정강근
- TIBIALIS ANTERIOR 앞정강근
- EXTENSOR DIGITORUM LONGUS 긴발가락폄근
- EXTENSOR HALLUCIS LONGUS 긴엄지폄근

- ■ PLANTAR FLEXORS 발바닥굽힘근

1 **GASTROCNEMIUS** 장딴지근
2 **SOLEUS** 가자미근
3 **PLANTARIS** 장딴지빗근
7 **TIBIALIS POSTERIOR** 뒤정강근
- PERONEUS LONGUS 긴종아리근
- PERONEUS BREVIS 짧은종아리근

* 발가락에서의 근육작용
- ■ FLEXORS 굽힘근

5 **FLEXORS HALLUCIS LONGUS** 긴엄지굽힘근
6 **FLEXORS DIGITORUM** 긴발가락굽힘근

POSTERIOR CRURAL MUSCLES 뒤종아리근육

SUPERFICIAL GROUP 얕은 무리

1 GASTROCNEMIUS 장딴지빗근
2 SOLEUS 가자미근
3 PLANTARIS 장딴지빗근

DEEP GROUP 깊은무리

4 POPLITEUS 오금근
5 FLEXOR HALLUCIS LONGUS 긴엄지굽힘근
6 FLEXOR DIGITORUM LONGUS 긴발가락굽힘근
7 TIBIALIS POSTERIOR 뒤정강근

무릎관절(★주동근)

굽힘근	폄근	안쪽돌림근	가쪽돌림근
★반힘줄근 ★반막근 넙다리두갈래근 넙다리빗근 두덩정강근 오금근 장딴지근 장딴지빗근	★넙다리네갈래근 넙다리곧은근 가쪽넓은근 안쪽넓은근 중간넓은근	★반막근 ★반힘줄근 넙다리빗근 두덩정강근 오금근	★넙다리두갈래근

	종아리뒤쪽의 얕은 근육			종아리뒤쪽의 깊은 근육			
근 육	장딴지근 Gastrocnemius	가자미근 Soleus	장딴지빗근 Plantaris	오금근 Popliteus	긴엄지굽힘근 Flexor Hallucis Longus	긴발가락굽힘근 Flexor Digitorum Longus	뒤정강근 Tibialis Posterior
이는 곳	가쪽갈래:넙다리뼈의 가쪽 관절융기 안쪽갈래:넙다리뼈의 안쪽 관절융기	종아리뼈머리, 종아리뼈의 뒷면, 가자미근선	넙다리뼈의 가쪽 관절융기위선	넙다리뼈의 가쪽 관절융기위선	종아리뼈의 뒷면 뼈사이막	정강뼈의 뒷면	뼈사이막, 정강뼈의 뒷면, 종아리뼈의 안쪽면
닿는 곳	발꿈치힘줄을 경유하여 발꿈치뼈의 뒷면	발꿈치힘줄을 경유하여 발꿈치뼈의 뒷면	발꿈치힘줄을 경유하여 발꿈치뼈의 뒷면	정강뼈의 뒷면	엄지발가락의 끝마디뼈	제2－5발가락의 끝마디뼈	발배뼈, 쐐기뼈, 입방뼈, 제2－4발허리뼈
작 용	발의 바닥쪽 굽힘	발의 바닥쪽 굽힘	발의 바닥쪽 굽힘	종아리의 굽힘과 안쪽돌림	엄지와 발의 바닥쪽 굽힘	제2－5발가락과 발의 굽힘	발의 바닥쪽 굽힘과 안쪽젖힘
지배신경	정강신경	정강신경	정강신경	정강신경	정강신경	정강신경	정강신경

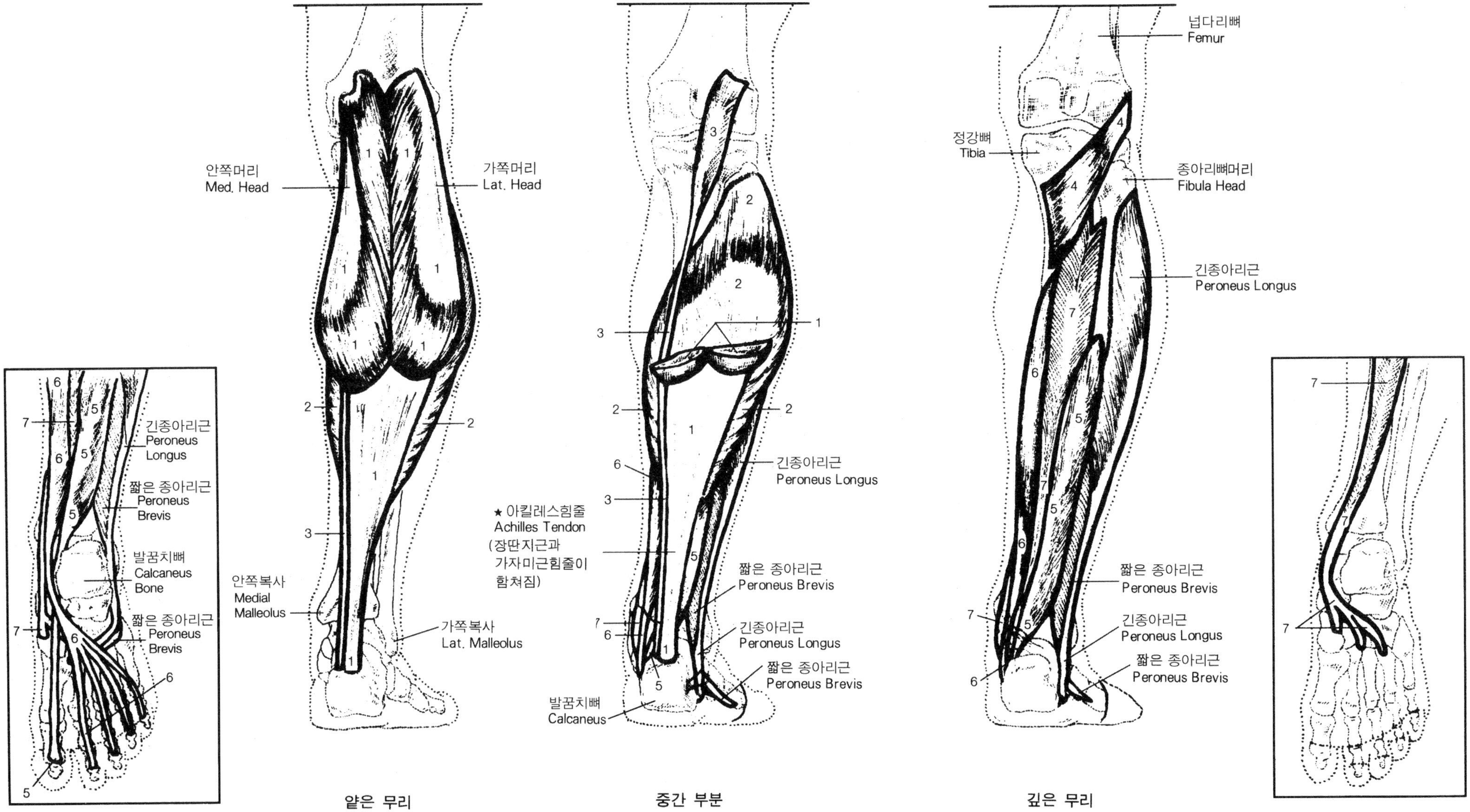

발바닥(속면) 얕은 무리 중간 부분 깊은 무리 발바닥(아래면)

종아리뒤쪽의 근육

근육계통 MUSCULAR SYSTEM : 팔다리뼈대의 근육 MUSCLES OF THE APPENDICULAR SKELETON
다리의 근육 Muscles of the Lower Limb : 발의 근육 Muscles of the Foot
발바닥층 Plantar Layers

①=노랑 얕은층=오렌지, 주황, 빨강
중간층=분홍, 보라
깊은층=파랑, 녹색, 남색

MUSCLES of the SOLE 발바닥근육

SUPERFICIAL SHEATH 얕은집(초)

① PLANTAR APONEUROSIS 발바닥널힘줄

발바닥근막의 가운데 부분으로 매우 두꺼워져서 발바닥활의 버팀목 구실을 한다.

SUPERFICIAL LAYER 얇은 층

2 ABDUCTOR HALLUCIS 엄지벌림근
3 ABDUCTOR DIGITI MINIMI 새끼벌림근
4 FLEX. DIGITORUM BREVIS 짧은발가락굽힘근

MIDDLE LAYER 중간층

5 QUADRATUS PLANTAE 발바닥네모근
6 LUMBRICALES 벌레근

DEEP LAYER 깊은층

7 FLEX. HALLUCIS BREVIS 짧은엄지굽힘근
9 FLEX. DIGITI MINIMI BREVIS 짧은새끼굽힘근
11 PLANTAR INTEROSSEI 바닥쪽뼈사이근
12 DORSAL INTEROSSEI 등쪽뼈사이근

	발바닥 얕은층의 근육		발바닥 중간층의 근육		
근 육	엄지벌림근 Abductor Hallucis	새끼벌림근 Abductor Digiti Minimi	짧은 발가락 굽힘근 Flexor Digitorum Brevis	발바닥 네모근 Quadratus Plantae	벌레근 Lumbricales
이는 곳	발꿈치뼈의 안쪽 돌기	발꿈치뼈의 안쪽 및 가쪽돌기	발꿈치뼈 융기	발꿈치뼈의 안쪽 및 가쪽	긴발가락굽힘근 힘줄
닿는 곳	제1 첫마디뼈 바닥	제5 첫마디뼈	제2－5 중간마디뼈 바닥	긴발가락 굽힘근 힘줄	첫마디뼈
작 용	엄지의 벌림	새끼의 벌림	제2－5 중간 마디뼈의 굽힘	발가락굽힘의 보조	제2－5 첫마디뼈의 굽힘, 중간마디뼈의 펴짐
지배신경	안쪽발바닥신경	가쪽발바닥신경	안쪽발바닥신경	가쪽발바닥신경	1: 안쪽발바닥신경 2: 가쪽발바닥신경

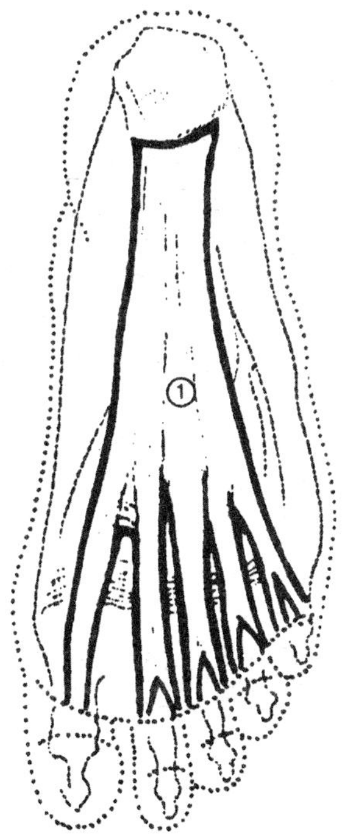

발바닥의 가장 얕은층(오른쪽)

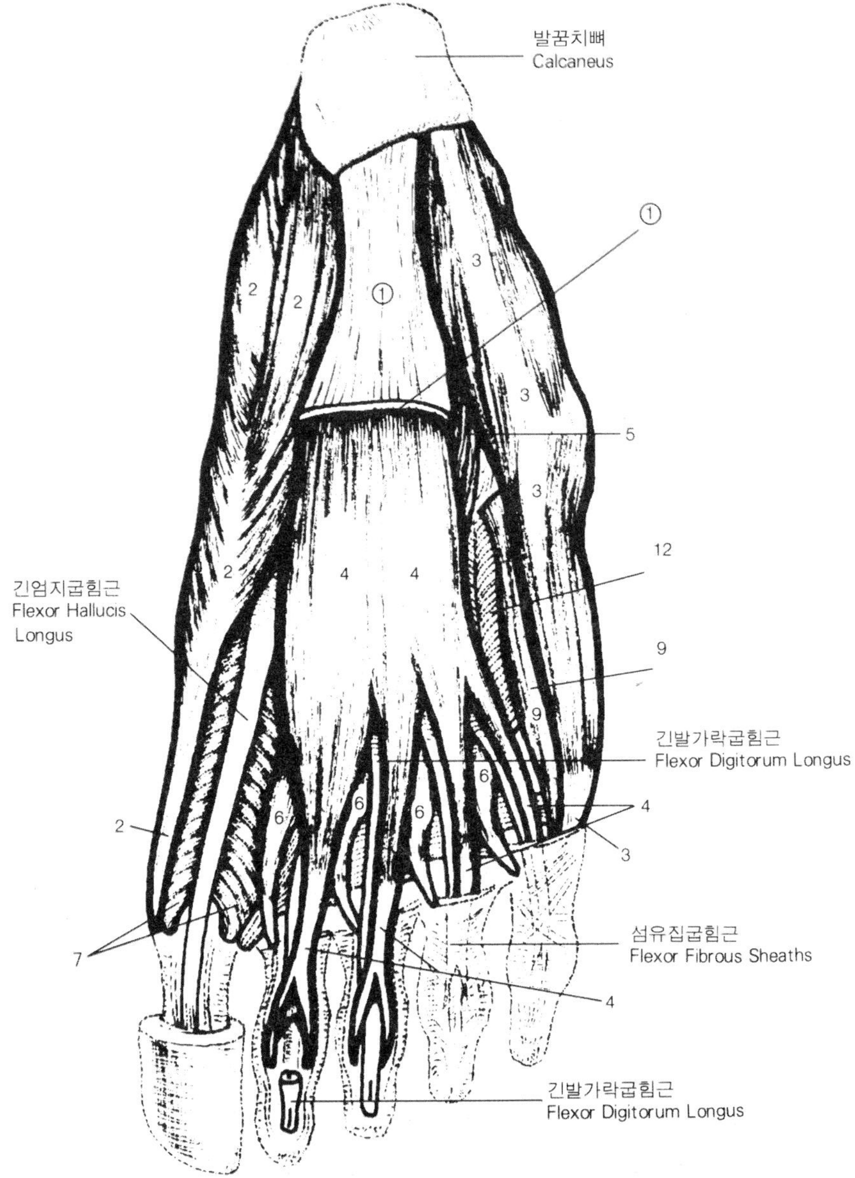

얕은 층

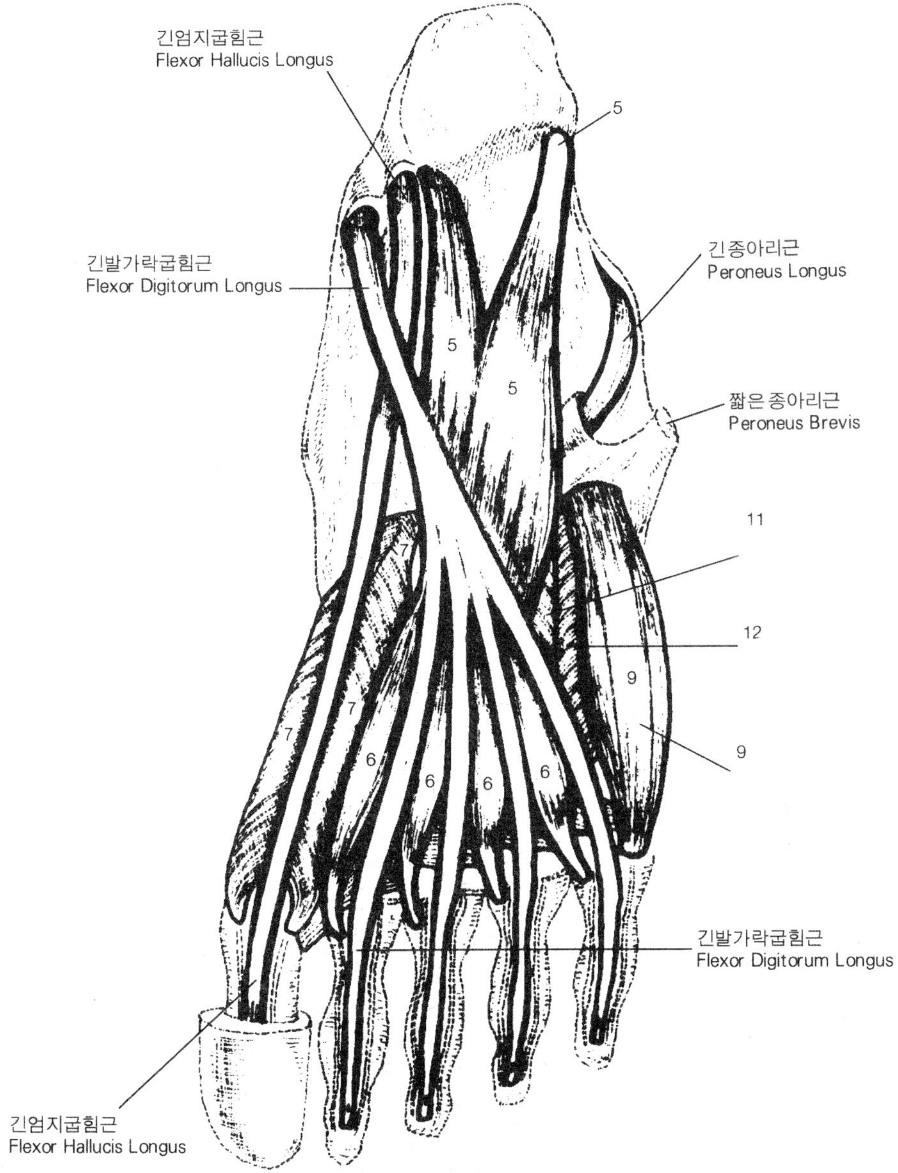

중간 층(1, 2, 3, 4제거)

발바닥의 근육

4-19

4-20

근육계통 MUSCULAR SYSTEM : 팔다리뼈대의 근육 MUSCLES OF THE APPENDICULAR SKELETON

다리의 근육 Muscles of the Lower Limb : 발의 근육 Muscles of the Foot

깊은 발바닥 층 Deep Plantar Layers, 발등 Dorsal Surface

깊은층=파랑, 녹색계통
등얕은층=오렌지, 빨강

* 발가락에서의 근육작용

■ FLEXORS 굽힘근

· ADDUCTOR HALLUCIS 엄지모음근

8 ADDUCTOR HALLUCIS 엄지모음근

7 FLEXOR HALLUCIS BREVIS 짧은엄지굽힘근

· FLEXOR HALLUCIS LONGUS 긴엄지굽힘근

9 FLEXOR DIGITI MINIMI BREVIS 짧은새끼굽힘근

10 OPPONENS DIGITI MINIMI 새끼맞섬근

12 DORSAL INTEROSSEI 등쪽뼈사이근

13 EXTENSOR DIGITORUM BREVIS 짧은발가락폄근

11 PLANTAR INTEROSSEI 바닥쪽뼈사이근

· QUADRATUS PLANTAE 발바닥네모근

· FLEXOR DIGITORUM LONGUS 긴발가락굽힘근

■ ADDUCTORS 모음근

· ADDUCTOR HALLUCIS 엄지모음근

· ABDUCTOR DIGITI MINIMI 새끼모음근

11 PLANTAR INTEROSSEI 바닥쪽뼈사이근

12 DORSAL INTEROSSEI 등쪽뼈사이근

■ EXTENSORS 폄근

13 EXTENSOR DIGITORUM BREVIS 짧은발가락폄근

· LUMBRICALES 벌레근

· FLEXOR DIGITORUM LONGUS 긴발가락폄근

MUSCLE OF THE FOOT 발근육

DEEP PLANTA LAYER 발바닥 깊은 층

7 FLEX. HALLUCIS BREVIS 짧은엄지굽힘근

8 ADDUCTOR HALLUCIS 엄지모음근

9 FLEX. DIGITI MINIMI BREVIS 짧은새끼굽힘근

10 OPPONENS DIGITI MINIMI 새끼맞섬근

11 PLANTAR INTEROSSEI 바닥쪽뼈사이근

DORSAL SURFACE 등 얕은층

12 DORSAL INTEROSSEI 등쪽뼈사이근

13 EXTENSOR DIGITORUM BREVIS 짧은발가락폄근

14 EXTENSOR HALLUCUIS BREVIS 짧은엄지폄근

FASCIA RETINACULUM 지지띠근막

15 SUPERIOR EXTENSOR RETINACULUM 위폄근지지띠

16 INFERIOR EXTENSOR RETINACULUM 아래폄근지지띠

발바닥 깊은층근육

근 육	짧은엄지굽힘근 Flexor Hallucis Brevis	엄지모음근 Adductor Hallucis	작은새끼굽힘근 Flexor Digiti Minimi Brevis	바닥쪽뼈사이근 Plantar Interossei
이 는 곳	입방뼈 가쪽쐐기뼈; 뒤정강근힘줄	제2-5 발바닥뼈바닥, 발바닥 발가락뼈관절의 인대	제5 발바닥뼈바닥	제3-5발바닥뼈바닥 안쪽
닿 는 곳	제1 첫마디뼈	제1 첫마디뼈바닥 가쪽	제5 첫마디뼈바닥	제3-5 첫마디뼈바닥
작 용	엄지의 굽힘	엄지의 모음, 굽힘	새끼의 굽힘	발가락 모음, 첫마디굽힘, 끝마디 펴짐
지배신경	안쪽발바닥신경	가쪽발바닥신경의 깊은가지	가쪽발바닥신경의 얕은가지	가쪽발바닥신경

발등의 근육무리

근 육 명	등쪽뼈사이근 Dorsal Interossei	짧은 발가락폄근 Exensor Digitorum Brevis	짧은 엄지폄근 Extensor Hallucis Brevis
이 는 곳	제1-4 발바닥의 두 이웃한 면	발꿈치뼈 앞쪽	발꿈치뼈 앞쪽
닿 는 곳	제2-4 첫마디뼈	제2-4 발가락 첫마디뼈	엄지의 첫째마디
작 용	발가락벌림, 첫마디굽힘 끝마디 펴짐	제2-4 발가락 펴짐	엄지의 펴짐
지배신경	가쪽발바닥신경	깊은종아리신경	깊은종아리신경

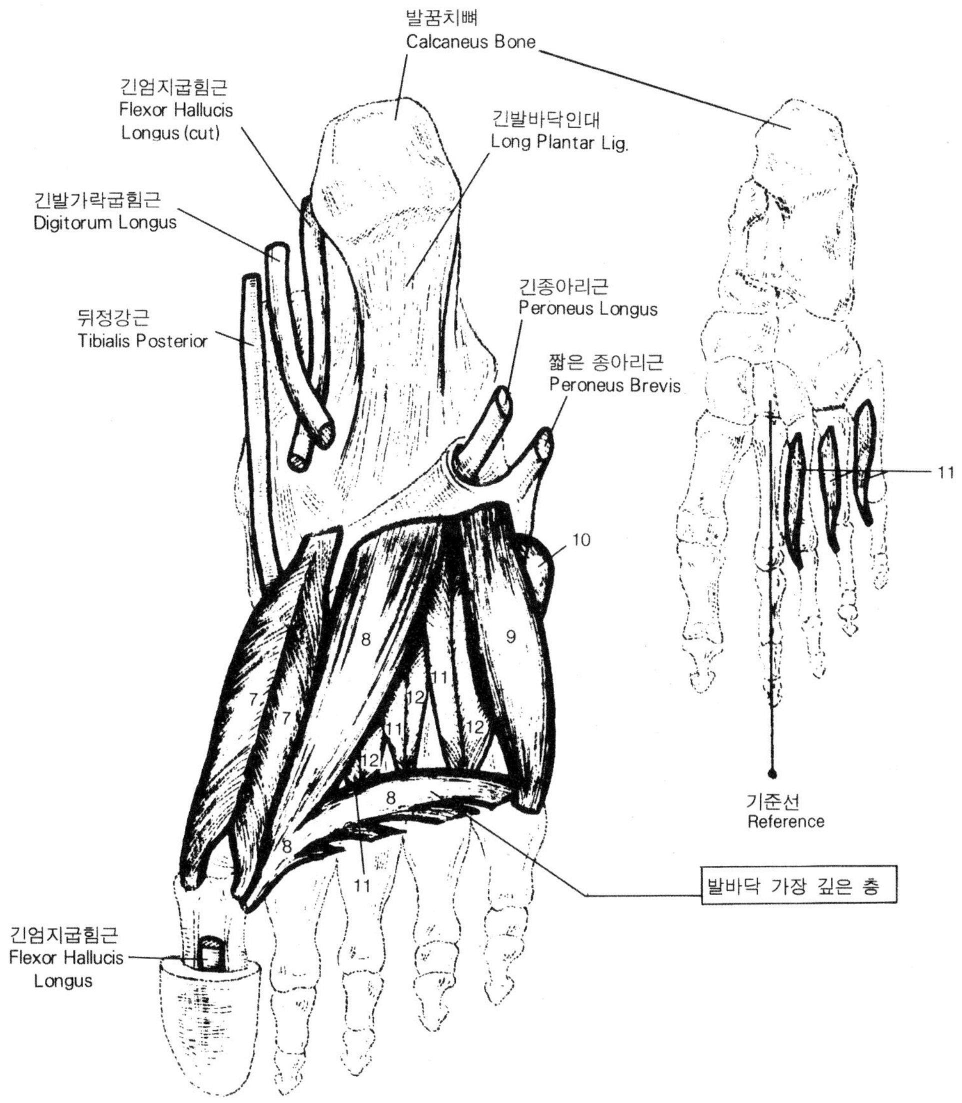

오른 발바닥 깊은 층(아래면)

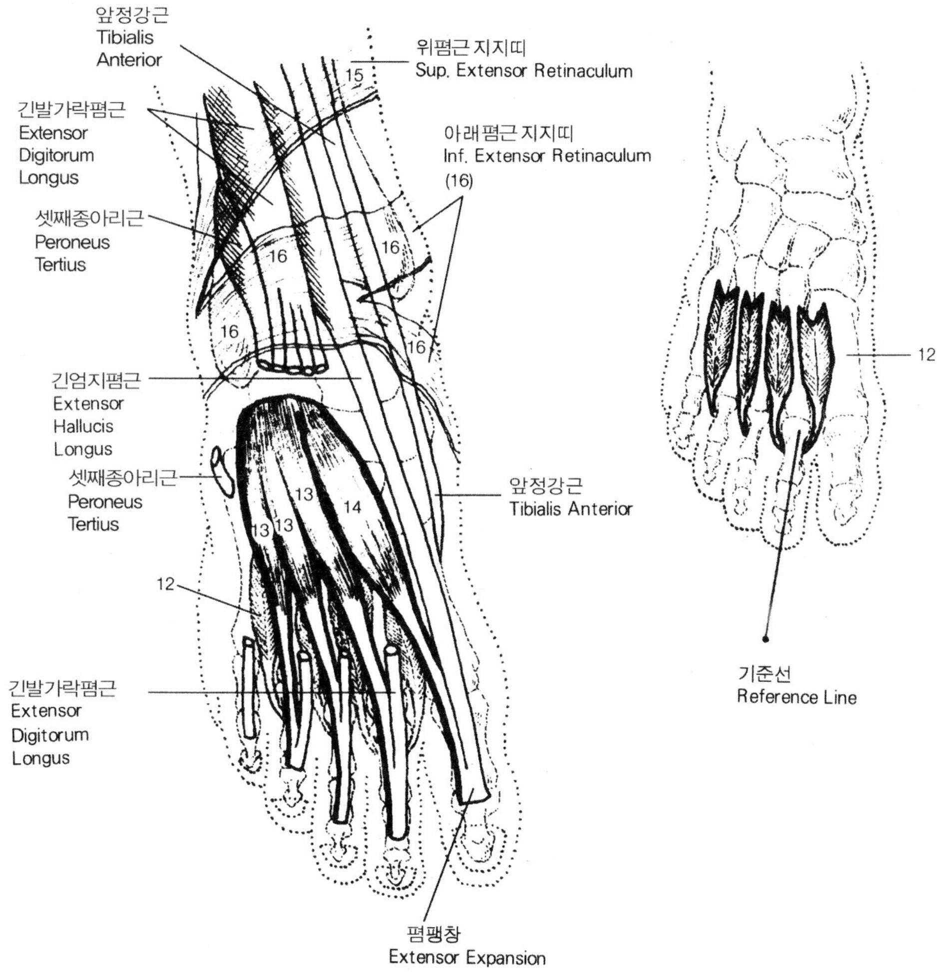

★ **지지띠**Retinaculum: 종아리 근육 무리의 끝힘줄은 발목부위에서 근막이 비후되어 만들어진 이 지지띠를 지나 발등, 발바닥, 발가락으로 향하고 있다. 각각의 끝힘줄은 지지띠 밑에서 일정한 힘줄 집 Tendon sheath에 싸여서 달린다.

오른 발등 윗면

4- 20

제 5 장 심맥관계통

Cardiovascular System

＊ 심맥관 계통 CARDIOVASCULAR SYSTEM

심맥관 계통은 근육성 펌프인 심장, 액체인 혈액 및 전신에 펴져 있는 혈관으로 이루어 지는데 심장의 펌프작용으로 혈액은 폐쇄회로인 혈관을 통해 한 방향으로만 흐른다.

■ 영양소와 노폐물의 운반

소화관으로부터 흡수된 영양소를 각 조직으로 운반하고, 대사과정에서 생산된 노폐물을 제거하기 위해 콩팥이나 기타 배설기관으로 운반된다.

■ 가스운반

허파로부터 받아들여진 O_2를 각 조직에 운반하며, 음식물의 산화나 에너지생산과정에서 발생된 CO_2를 허파로 이동하여 밖으로 배출한다.

■ 호르몬의 운반

일정부위에서 만들어진 호르몬이 혈액을 통해 표적기관으로 운반된다.

■ 수분 조절

혈액과 조직사이 또는 혈장의 교질삼투압을 원활하게 유지하기 위하여 수분의 일정유지에 관여한다.

■ 체온과 체액의 pH조절

혈액은 체내 열생산 장기로부터 열을 받아 전신을 순환하면서 체온을 유지하며, pH를 정상으로 유지시키기 위한 완충계가 있어 적은 범위의 pH를 변화조절한다.

■ 방어 및 식균작용

혈관과 조직내에 들어오는 박테리아의 이물질을 잡아먹는 식균작용이 있으며, γ－globulin에 항체가 있어 감염으로부터 방어작용을 한다.

■ 지혈작용

혈액내 혈소판이 있어 이것이 파열되면서 혈장내 혈액응고 인자와 결합하여 지혈작용을 한다.

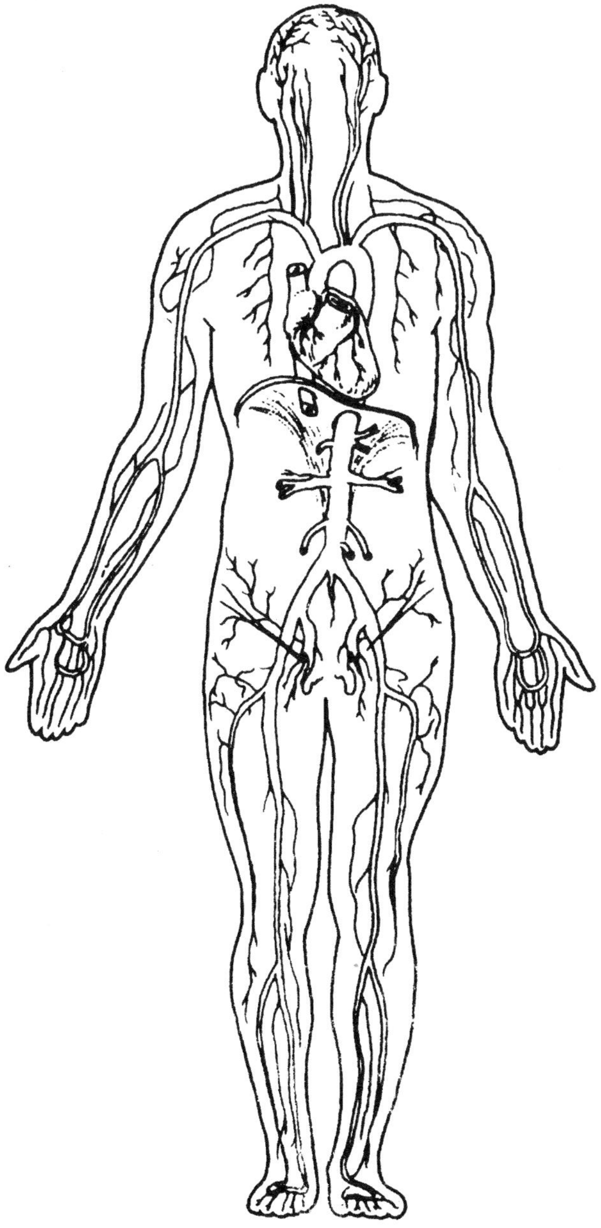

앞면

심맥관계통의 구성
• 혈액 Blood, 심장 Heart • 혈관 Blood Vessels

심맥관계통의 기능
• 영양소와 노폐물의 운반 • 가스의 운반 • 호르몬의 운반 • 수분 조절 • 체온과 체액의 pH조절 • 방어 및 식균작용 • 지혈작용

단원 색칠 안내
• 동맥＝빨강, 따뜻한 색 • 정맥＝파랑, 차가운 색 • 모세혈관＝보라 • 큰동맥과 첫째가지를 먼저 채색한다. • 큰정맥과 첫째지류를 먼저 채색한다.

5－1

심맥관계통 CARDIOVASCULAR SYSTEM : 일반적 구성 GENERAL ORGANIZATION
순환의 모식도 General Scheme of Circulation

모세혈관＝보라 1＝주홍 2,3＝파랑
4＝녹색 5＝엷은파랑 6＝분홍 7,8＝연두

* 순환로 CIRCULATORY ROUTES

■ 전신순환 Systemic Circulation
동맥혈이 왼심실에서 대동맥→동맥→세동맥→모세혈관을 거쳐 신체의 여러곳으로 운반되고, 정맥혈은 다시 세정맥→정맥→대정맥을 통하여 오른심방에 이르는 것을 대순환 Greater Circulation이라고도 한다.

■ 허파순환 Pulmonary Circulation
정맥혈이 오른심실에서 허파동맥을 거쳐 허파에 이르러 가스교환을 한 다음, 다시 동맥혈이 되어 허파 정맥을 통하여 왼심방으로 되돌아 오는 것으로 소순환 Lesser Circulation이라고도 한다.

■ 문맥순환로 Portal Circulation
대순환 가운데서 배안내장에서 오는 정맥은 모여서 문맥 Portal Vein이 되고 간에 이르러 굴모양혈관 Sinusoidal Vessel을 지나면서 영양물질을 교환·저장한 후 간정맥을 거쳐 아래 대정맥으로 흐른다.

■ 뇌순환로 Cerebral Circulation
대순환로에 속하지만 동·정맥계는 각각 독립된 계통을 취하면서 뇌에 혈액을 공급한다.

■ 태반순환로 Placenta Circulation
태아기의 순환로이며, 모체와 태아 사이에 태반을 거쳐 순환하는 것이다.

SYSTEMIC CIRCULATION 전신순환
(왼심실 → 오른 심방)

1 AORTA AND BRANCHES 대동맥과 가지들
2 SUP. VENA CAVA AND BRANCHES 위대정맥·가지
3 INF. VENA CAVA AND BRANCHES 아래대정맥·가지

PULMONARY CIRCULATION 허파순환
(오른심실 → 왼심방)

4 PULMONARY TRUNK 허파동맥
5 PULMONARY ARTERIES(L. AND R.) 허파동맥
6 PULMONARY VEINS(2 L. AND 2 R.) 허파정맥

PORTAL CIRCULATION 문맥순환

7 HEPATIC PORTAL VEIN 간문맥
8 HEPATIC VEIN 간정맥

A LUNG 허파
B HEAD AND NECK 머리·목
C UPPER EXTREMITIES(LIMBS) 팔
D THORACIC/ABDOMINAL WALLS 가슴/배벽
E LIVER 간
F STOMACH 위
G SPLEEN 지라
H GASTROINTESTINAL TRACT 위장관
I KIDNEYS 콩팥
J PELVIS AND PERINEUM 골반·회음부
K LOWER EXTREMITIES(LIMBS) 다리

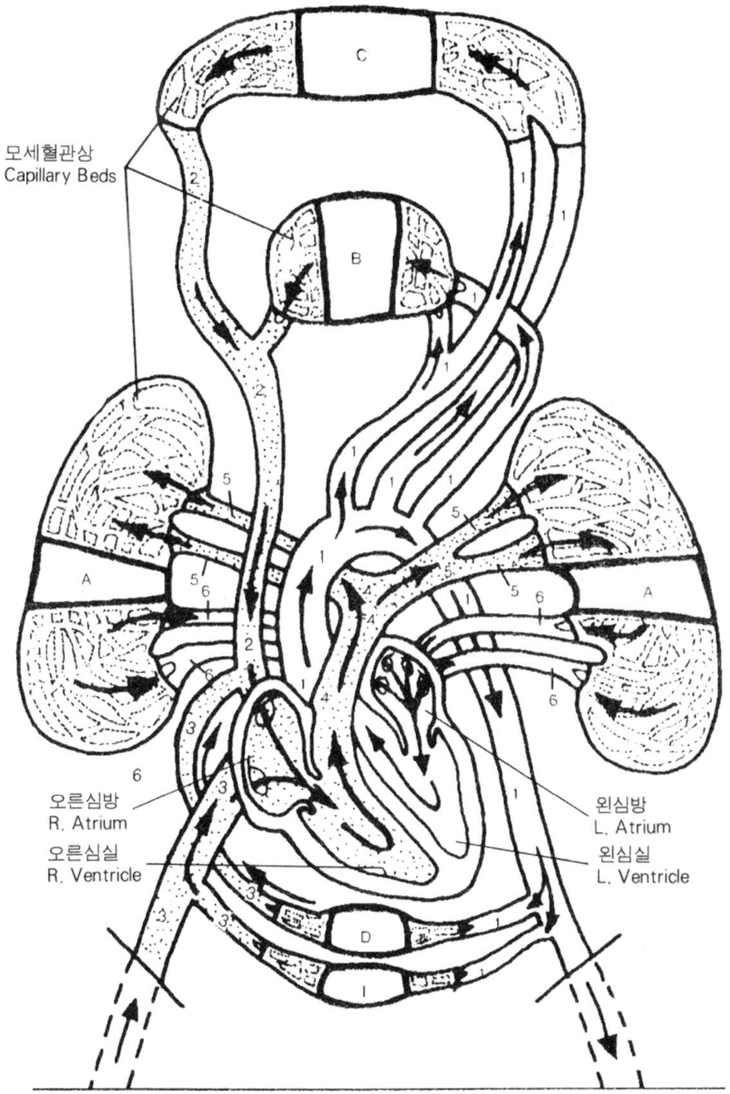

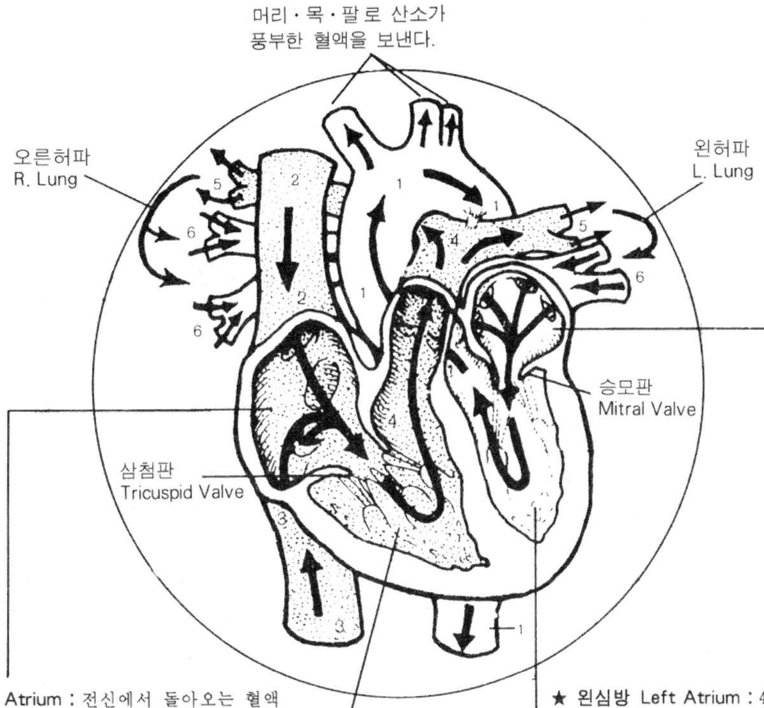

★ **오른심방 Right Atrium** : 전신에서 돌아오는 혈액을 위대정맥 아래대정맥 및 심장정맥굴을 통해 받는다.

★ **오른심실 Right Ventricle** : 오른심방에서 받은 혈액을 허파동맥을 통해 허파로 펌프질 해 내보낸다.

★ **왼심방 Left Atrium** : 4개의 허파정맥을 통해 받아들인다.

★ **왼심실 Left Ventricle** : 대동맥을 통해 전신으로 내보낸다.

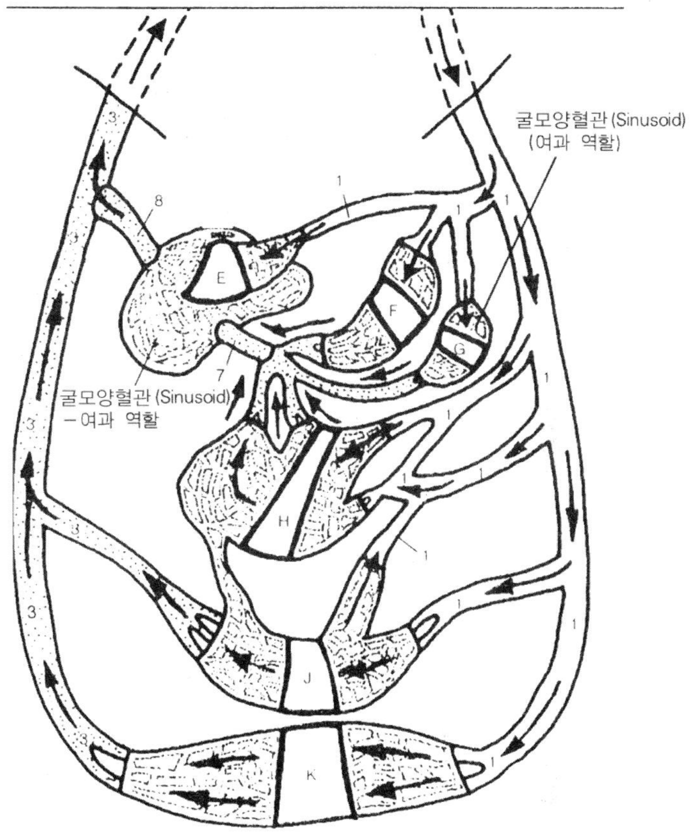

전신순환과 허파순환의 모식도

□ = 정맥혈 □ = 동맥혈

허파순환	허파동맥 PULMONARY A. →	허파 LUNG →	허파정맥 PULMONARY V. →	심장 HEART
대순환	오름대동맥 ASCENDING AORTA →	심장벽 HEART WALL →	심장정맥굴 CORONARY SINUS →	심장 HEART
	대동맥활 AORTIC ARCH →	머리, 목, 팔 HEAD, NECK, UPPER LIMB →	위대정맥 SUPERIOR VENA CAVA →	심장 HEART
	가슴대동맥 THORACIC AORTA →	가슴 THORAX →		
	배대동맥 ABDOMINAL AORTA →	배 ABDOMEN →	아래대정맥 INFERIOR VENA CAVA →	심장 HEART
	종말대동맥 TERMINAL AORTA →	골반, 다리 PELVIS, LOWER LIMB →		

5-2

심맥관계통 CARDIOVASCULAR SYSTEM : 일반적 구성 GENERAL ORGANIZATION
혈관의 구조 Structure of Blood Vessels

1=빨강 2=분홍 3=보라 4=엷은파랑
5=파랑 6=오렌지 7=노랑 d=크림색

■ **동맥 Artery**
심장에서 조직쪽으로 혈액을 운반하는 구조물이므로 매우 강한 압력에 견딜 수 있도록 탄력성이 풍부한 벽으로 되어 있다. 이것은 심장에서 가까울수록 더 하고 멀어질수록 덜해진다.

■ **정맥 Vein**
압력이 낮고 혈류의 속도가 느리므로 일정시간내에 동맥과 동량의 혈액을 되돌아 오게 하기 위하여 동맥보다 직경이 크고 불규칙하며 벽은 엷고 탄력성이 적다. 또한 정맥내안의 군데군데에 판 Valve들이 있어 혈액이 중력을 거슬러 올라가는 경우 역류하지 못하도록 작용한다.

■ **모세혈관 Capillary**
세동맥과 세정맥을 연결하는 매우 가늘과 얇은 혈관이며, 그물처럼 분포되어 있다. 모세혈관의 직경은 약 7−9μm이며, 적혈구가 1개 내지 2개가 나란히 지나갈 정도의 굵기이다.

■ **혈관연결(문합) Anastomosis**
모세혈관이 되기전의 부위에서 세동맥 혹은 세정맥의 가지끼리 결합하는 것을 말하며, 혈액순환에 중요한 의의를 가진다. 즉 둘 혹은 여러개의 혈관에 의해 혈액을 받게 되므로 그중 하나가 기계적인 압박 또는 다른 병적 원인으로 순환장애가 와도 장애를 일으키지 않는다.

TYPES OF BLOOD VESSELS 혈관의 분류

1 ARTERY 동맥
2 ARTERIOLE 세동맥
3 CAPILLARIES 모세혈관
4 VENULES 세정맥
5 VEINS 정맥

3a SINUSOIDS 굴모양혈관 : 간이나 지라에 있는 비교적 넓은 특이한 모세혈관이다. 이 벽은 식작용이 왕성한 쿠퍼세포 Kupffer's Cell가 있다.

MICROCIRCULATION 미세순환

6 METARTERIOLES 모세혈관이전소동맥
(ARTERIOVENOUS ANASTOMOSIS 동정맥연결)
7 PRECAPILLARY SPHINCTER MUSCLES 모세혈관이전조임근

■ **미세순환 Microcirculation**
세동맥의 끝부분을 때때로 모세혈관이전소동맥 Metarterioles이라고도 하며, 세동맥에서 모세혈관으로 이행하는 부위의 첫부분의 민무늬근섬유를 모세혈관이전조임근 Precapillary Sphincter Muscles 이라 한다. 따라서 혈류가 배분되어 흐르는 것은 각기관과 조직에 있는 모세혈관이전조임근의 수축 정도에 따르게 된다.

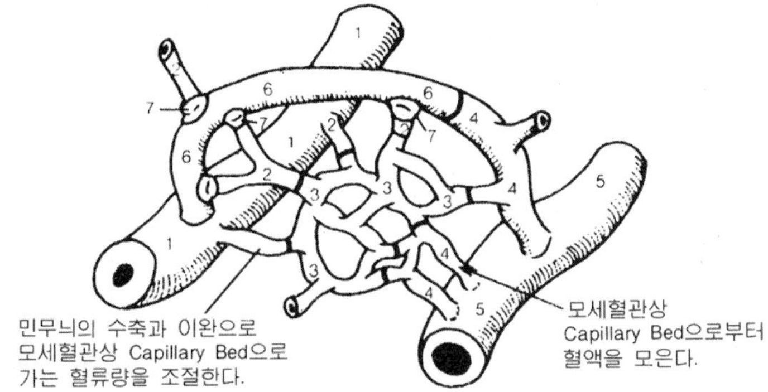

미세순환의 구조

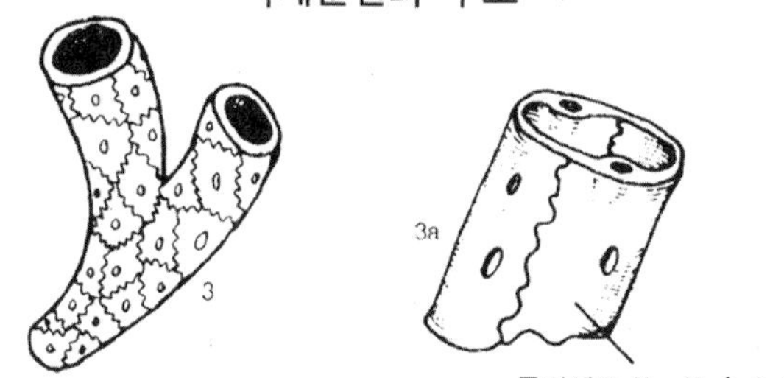

모세혈관의 형태

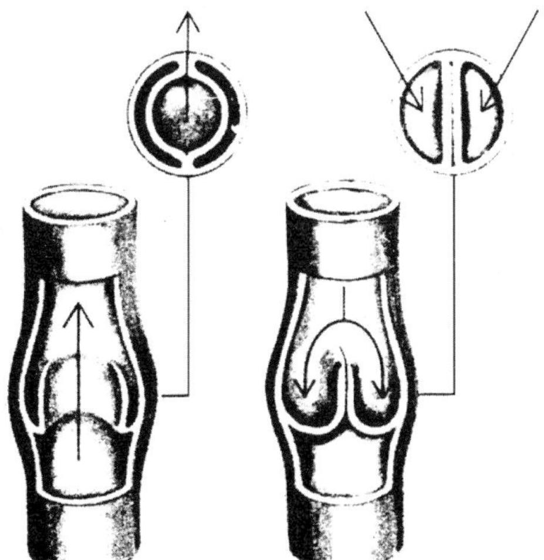
정맥판막

＊ 혈관벽의 구조 STRUCTURE OF BLOOD VESSEL

동맥벽은 대체로 두껍고 견고하여 혈관의 박동이 촉지되며, 정맥에서는 벽이 얇고 연약하다. 이 차이점은 동·정맥은 모두 속막, 중간막, 바깥막의 3층으로 되어 있으나, 동맥에서는 특히 중간막의 민무늬근과 탄력섬유가 정맥에 비하여 훨씬 풍부하기 때문이다. 이것은 동맥벽이 박동성의 혈류와 혈압에 견딜 수 있도록 하기 위한 것이다.

■ 속막 Tunica Interna

편평상피(내피세포 Endothelial Cell라고도 한다.)와 이것을 받치는 극히 얇은 결합조직으로 이루어진다. 모세혈관은 이 속막만으로 구성된 내피세포관이므로 혈액과 조직사이에 물질교환이 이루어진다.

■ 중간막 Tunica Media

윤상으로 달리는 민무늬근세포와 탄력조직으로 이루어지며, 혈관벽의 주체가 될 뿐만 아니라, 가장 두꺼운 층이다. 중간막은 정맥보다 동맥이 훨씬 두껍고 또 굵은 동맥일수록 잘 발달되어 있다.

■ 바깥막 Tunica Externa

주로 섬유결합조직들로 형성되고 중간막과의 사이에 바깥탄력조직이 있으나 속탄력조직보다 미약하다. 그러나 정맥의 바깥막은 잘 발달되어 중간막보다 더 두텁다.

BLOOD VESSEL WALL 혈관벽의 구조

8 **TUNICA INTERNA 속막**

b **ENDOTHELILIM 내피**

c **AREOLAR AND INT. ELASTIC TISSUE 윤상·속탄력조직**

9 **TUNICA MEDIA 중간막**

d **SMOOTH MUSCLE CELLS 민무늬근세포**

c′ **AREOLAR AND EXT. ELASTIC TISSUE 윤상·바깥탄력조직**

10 **TUNICA EXTERNA 바깥막**

e **FIBROUS CONNECTIVE TISSUE 섬유결합조직**

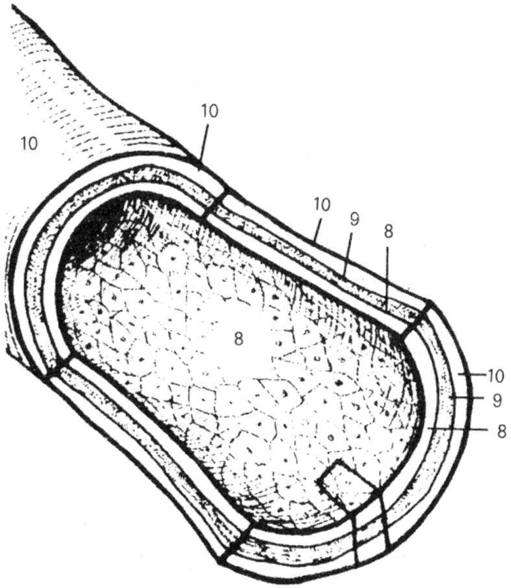

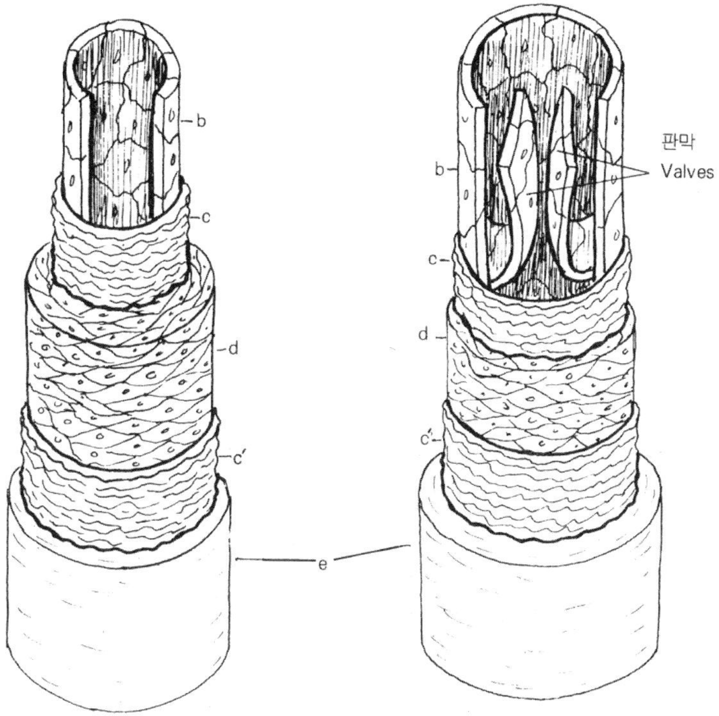

동맥　　정맥

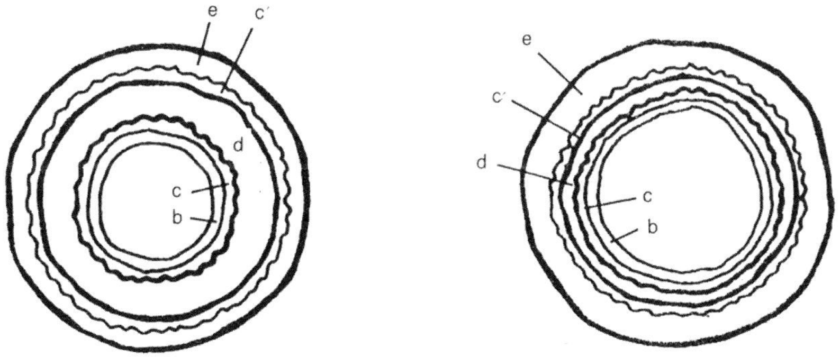

동맥　　정맥

5-3

심맥관 계통 CARDIOVASCULAR SYSTEM : 일반구성 GENERAL ORGANIZATION

혈액의 조성 Blood Compostion

혈장=살색 혈구=다홍색 E=빨강
L=파랑 P=오렌지색 L_5=크림색 L_4=황토색

DERIVATIVE CELLS 유래세포

1 STEM CELL 줄기세포
2 HEMOCYTOBLASTS 혈구모세포
3 PROERYTHROBLASTS 풋적혈구모세포 → E
5, 6, 7 → L
4 MEGAKARYOBLASTS 거대핵세포모세포 → P

100%혈액=혈구 45%+혈장 55%

BLOOD CELL 혈구 45.00%

E ERYTHROCYTES 적혈구 [RED BLOOD CELLS] 420만~640만/mm^3 44.00%

L LEUKOCYTES 백혈구 [WHITE BLOOD CELLS] 5,000~10,000/mm^3 00.98%

P PLATELETS 혈소판 〔THROMBOCYTES〕 25만~50만/mm^3 00.02%

Types of LEUKOCYTES 백혈구종류 100%

GRANULARLEUCOYTES 과립백혈구 69%

5 MYELOBLASTS 골수모세포 → L_1, L_2, L_3

- L_1 NEUTROPHILS 중성구 65%
- L_2 EOSINOPHILS 호산구 3%
- L_3 BASOPHILS 호염기구 1%

AGRANULAR LEUKOCYTES 무과립백혈구 31%

- 6 LYMPHOBLASTS 림프구모세포 → L_4 LYMPHOCYTES 림프구 25%
- 7 MONOBLASTS 단핵구모세포 → L_5 MONOCYTES 단핵구 6%

BLOOD PLASMA 혈장 55.0%

8 WATER 물 90%

9 PROTEINS 단백질 8.0%

- a ALBUMINS 알부민 ← 60%
- b GLOBULINS 글로불린 ← 36%
  - α – Globulin
  - β – Globulin
  - γ – Globulin
- c FIBRINOGEN 섬유소원 ← 4%

10 ORGANIC ACIDS 유기산 1.0%

11 SALTS(SODIUM IONS) 염분 0.9%

GLUCOSE 포도당 0.1%

■ **혈장단백질 Plasma Protein**

혈장에는 8%정도의 단백질이 있으며, 섬유소원과 Albumin은 간에서 만들어지고 Globulin은 림프구가 만든다.

- **알부민 Albumin**
  혈장내에서 교질삼투압 Colloidal Osmotic Pressure의 주된 요인이 된다.
- **글로불린 Globulin**
  면역현상과 관계를 갖는다. 특히 γ–Globulin은 면역항체를 지니고 있어 세균이나 바이러스가 체내에 들어왔을 때 이것을 죽이거나 활동하지 못하게 하고 또 이들이 생산하는 독소를 중화한다.
- **섬유소원 Fibrinogen**
  혈액응고에 중요한 역할을하며 혈관 밖에서 혈액이 응고할 때 섬유소원은 섬유소가 되어 혈구와 한 덩어리가 된다. 즉 혈청 Serum이 된다.

★ RBC는 혈구세포의 대부분을 차지하며 혈색소 Hemoglobin (Hb)의 작용에 의하여 주로 산소를 운반한다.

★RBC의 수명은 약 120일이고 노쇠한 적혈구는 지라, 간 및 골수에서 파괴처리된다.

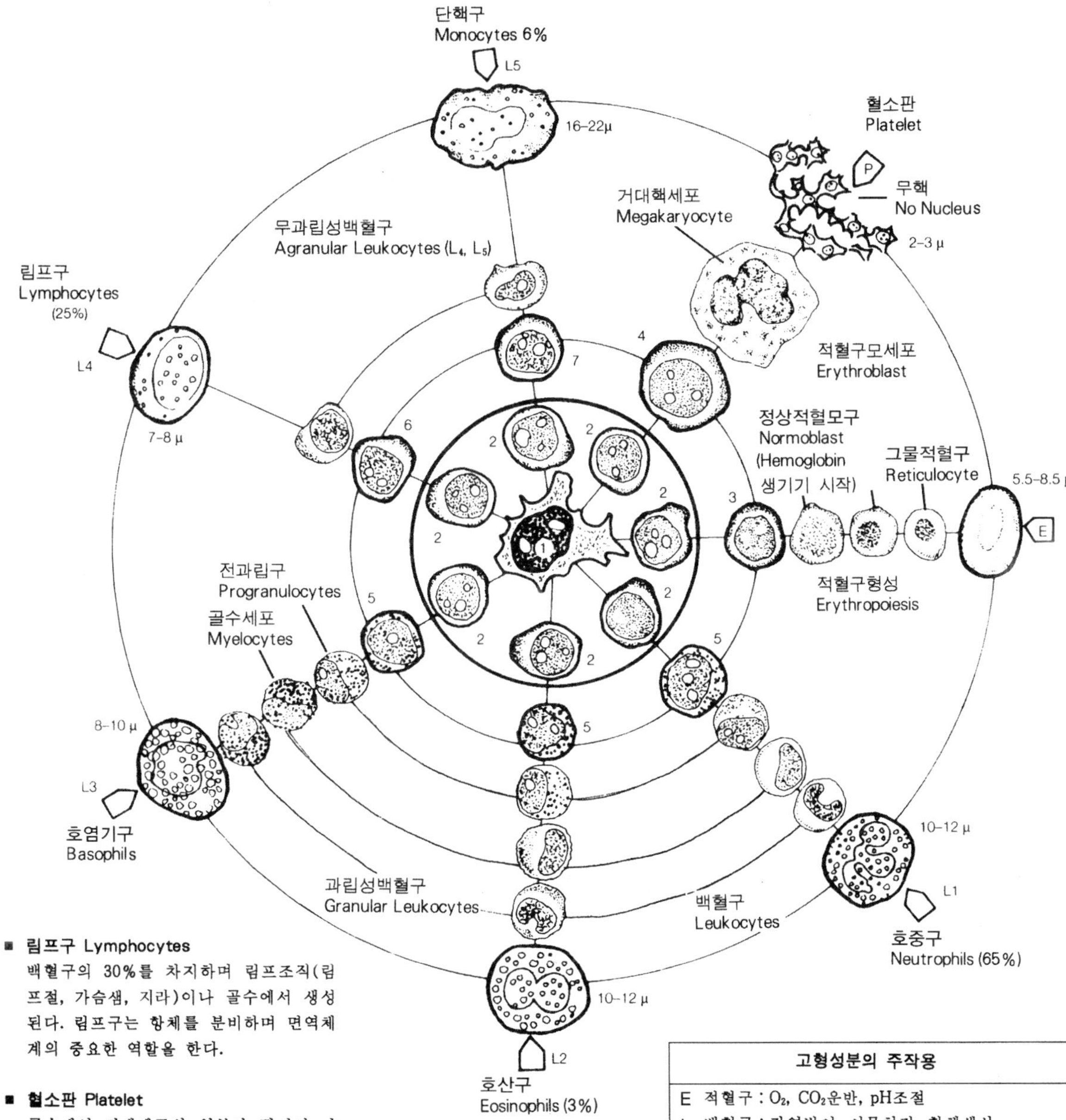

■ **림프구 Lymphocytes**
백혈구의 30%를 차지하며 림프조직(림프절, 가슴샘, 지라)이나 골수에서 생성된다. 림프구는 항체를 분비하며 면역체계의 중요한 역할을 한다.

■ **혈소판 Platelet**
골수에서 거대세포의 일부가 떨어져 나옴으로써 형성된 세포의 조각으로 혈액응고에 관여한다.

고형성분의 주작용
E 적혈구 : O_2, CO_2운반, pH조절
L 백혈구 : 감염방어, 이물처리, 항체생산
P 혈소판 : 혈액응고(출혈방지)

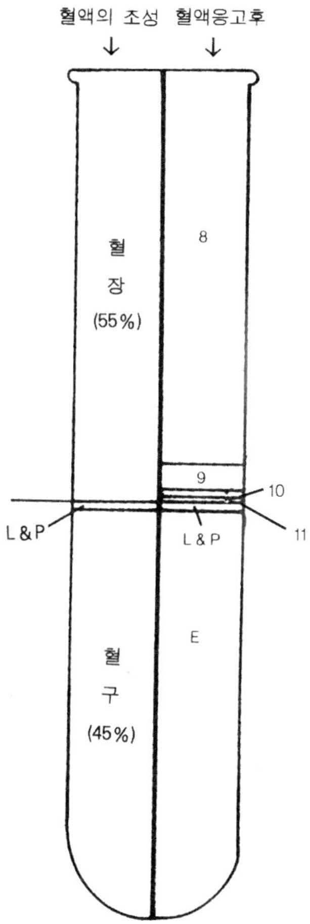

$$(\text{HEMATOCRIT}) = \frac{\%\ 혈구}{총혈액량}$$

5-3

심맥관계통 CARDIOVASCULAR SYSTEM : 심장 HEART
위치 Location, 심장막 Pericardium, 심장벽 Heart Wall

1-4=회색계통 5-8, 가슴세로칸=차가운 색
Ⓐ1=크림색 Ⓐ2=노랑 Ⓒ=살색
D=주황 E=분홍

■ 위치 Location
심장은 제 3-6 갈비연골 사이에 위치하며 약 2/3가 정중선보다 왼허파에 치우쳐 있고, 두겹의 심막으로 싸여 있다.

■ 크기 Size
무게 약 230~250g, 길이 14cm, 폭 10cm, 두께 0.8cm로서 자신의 주먹보다 약간 크다.

■ 심장축 Axis of Heart
위 오른쪽의 넓은 심장바닥 Base of Heart에서 아래 왼쪽의 좁은 심장꼭대기 Apex(왼쪽 5갈비사이공간)으로 향한 심장의 장축을 말하며 이곳에서 심장꼭대기박동 Apex Beat을 촉지할 수 있다.

■ 가슴세로칸 Mediastinum
허파와 허파사이의 고도로 밀집된 부분이다. 위 가슴세로칸은 제 1갈비뼈 아래쪽과 제 4등뼈 복장뼈각에서 그은선 위쪽이며, 심장의 혈관, 기도, 식도와 가로막신경 등이 위치한다. 중간 가슴세로칸은 심장과 이것의 낭으로 구성된다.

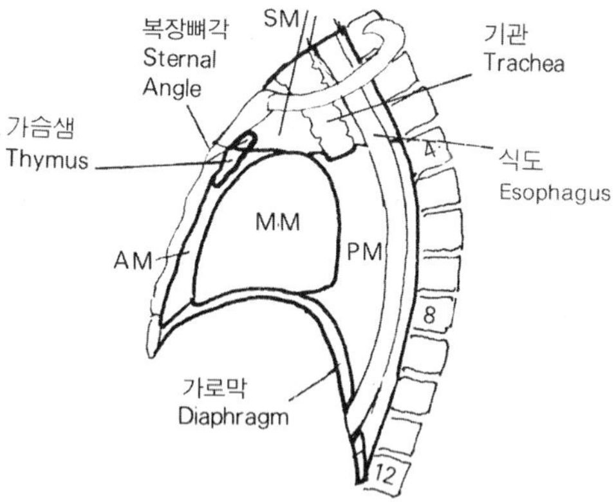

가슴세로칸

LOCATION OF THE HEART 심장위치

1 BASE 심장바닥
2 APEX 심장꼭대기
3 AXIS 심장축
4 MIDLINE BODY AXIS : 심장몸통중심축

BORDERS 모서리

5 LEFT 왼 모서리
6 SUPERIOR 위 모서리
7 RIGHT 오른 모서리
8 INFERIOR 아래 모서리

SURFACE 면

9 STERNOCOSTAL 복장갈비면 : 앞
10 DIAPHRAGMATIC가로막면 : 아래

MEDIASTINUM 가슴세로칸
SM SUPERIOR 위가슴세로칸
AM ANTERIOR앞가슴세로칸
MM MIDDLE 중간가슴세로칸
PM POSTERIOR 뒤가슴세로칸

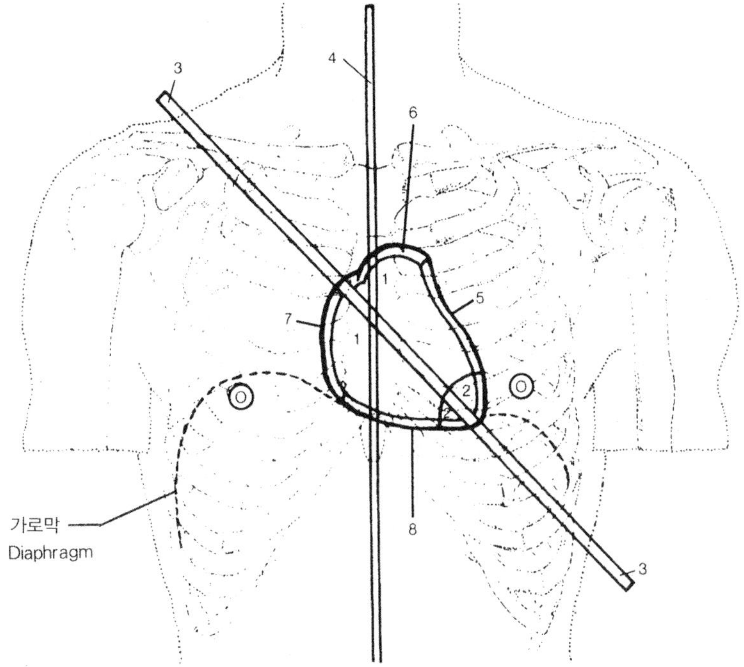

심장의 위치

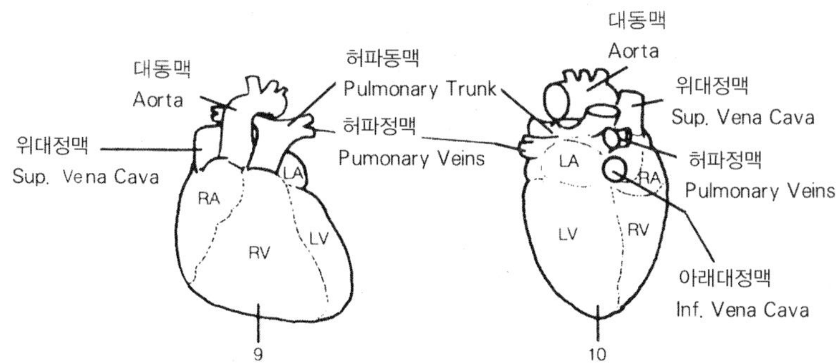

앞면　　뒤-아래면

*** 심장벽 HEART WALL**

심장은 심장근 Cardiac Muscle으로 된 원뿔형의 기관으로써, 조직학적으로 볼 때 3층으로 구분된다.

■ 심장막 Pericardium

심장전체를 담고 있는 큰 주머니로서 위로는 심장을 출입하는 큰 혈관의 일부까지 감싸고 있고 아래는 가로막과 닿아 있다. 심장막은 두겹의 막으로 되어 있는데 바깥은 섬유성막이고 안은 장막성으로 되어 심장바깥막과 연결되어 있다.

■ 심장바깥막 Epicardium

장쪽심막 Visceral Pericardium이라고도 하며, 심장벽의 상층을 형성하는 얇고 투명한 장막 Serous Membrane으로 지방과 심장혈관이 포함된다.

■ 심장근육층 Myocardium

심장 벽의 두꺼운 가운데 층으로서 심방에서는 매우 얇고 속면은 대체로 매끈하지만, 심실에서는 두껍고 많은 근육기둥 Trabeculae Carneae이나 꼭지근 Papillary Muscles이라는 줄기가 있다. 특히 전신에 혈액을 보내기 위해 강력한 수축을 해야하는 왼심실은 오른심실에 비해 그 두께가 3배나 된다.

■ 심장속막 Endocardium

심장의 속면을 덮는 얇은 막으로, 단층의 편평 상피인 내피와 이를 받치는 결합조직으로 되어 있으며, 혈관(동맥)의 속막 Tunica Interna으로 연결된다.

■ 심장막안 Pericardial Cavity

벽쪽층과 내장쪽 또는 심장바깥막 Epicardium 사이를 말하며, 여기에 소량의 심장막액 Pericardial Fluid이 들어 있어 심장의 박동에 따른 주위조직과의 마찰을 방지하는 윤활작용을 한다. 가끔 종창 또는 질환으로 이 액이 증가하는 경우가 많다.

PERICARDIUM 심장막 : PERICARDIAL SAC

- **A** PARIETAL PERICARDIUM 벽쪽심장막
  - **A1** FIBROUS PERICARDIUM 섬유심장막
  - **A2** SEROUS PERICARDIUM 장막심장막
- **B** PERICARDIAL CAVITY 심장막안

■ Pericardium 심장막

- 섬유심장막 Fibrous Pericardium — 바깥쪽
  - 두껍고 튼튼한 결합조직으로 됨
- 장막심장막 Serous Pericardium — 안쪽
  - 투명하고 얇은 편평한 중피
  - 벽쪽층 Parietal Layer
  - ↕ 심장막안(심장막 액) Pericardial Cavity(Pericardial Fluid)
  - 내장쪽층 Visceral Layer/Epicadium

3 Layers of the HEART WALL 심장벽층

- **C** EPICARDIUM 심장바깥막 /VISCERAL PERICARDIUM : 바깥쪽
- **D** MYOCARDIUM 심장근육층 : 중간
- **E** ENDOCARDIUM 심장속막 : 안쪽

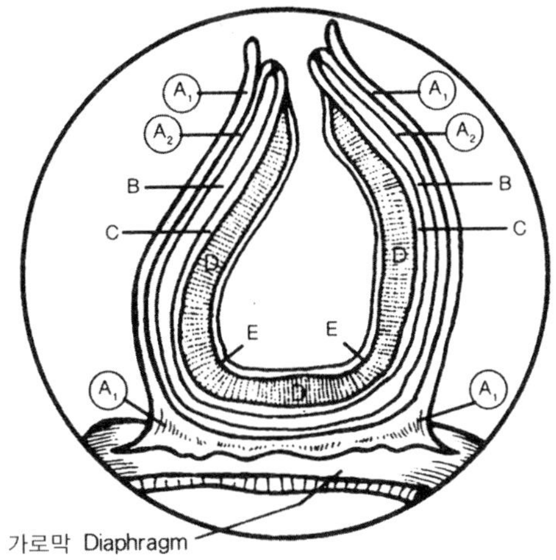

심장벽과 심장막안

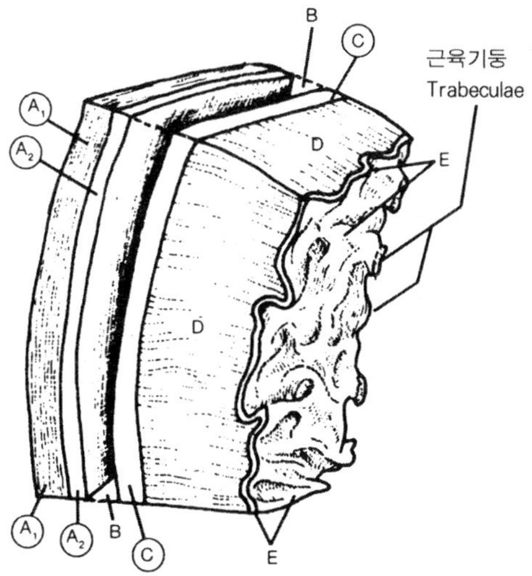

심장막

5-5

심맥관계통 CARDIOVASCULAR SYSTEM : 심장 HEART
육안해부 Gross Anatomy, 큰혈관 Great Blood Vessels

방=따뜻한 색 대동맥=빨강 대정맥=파랑
고랑=노랑, 크림색 PT= 녹색 PA=엷은파랑 PV=분홍

*** 심장의 내부 INTERIOR OF HEART**

심장은 4개의 방 즉 2개의 심방과 2개의 심실이 있다. 위의 두 심방 사이는 심방사이막에 의해, 아래 두 심실 사이는 심실사이막에 의해 막혀 있다. 그러나 각측의 심방과 심실 사이는 판막 Valve에 의해 교통되고 있다.

■ 오른심방 Right Atrium

벽이 보다 엷고, 전신에서 돌아오는 정맥혈을 상대정맥, 아래대정맥 및 심장정맥굴을 통해 산소가 감소하고 탄산가스가 증가한 혈액을 신체의 조직으로부터 받아들이고, 삼첨판을 통해 오른심실로 내려보낸다. 심장사이막에는 태생기에 열려 있던 타원공 Foramen Ovale의 아문자리가 우묵하게 들어가 있어 이를 타원오목 Fossa Ovale라고 한다.

■ 오른심실 Right Ventricle

벽이 심방보다 두꺼우며 오른심방에서 들어온 혈액을 받는다. 이 혈액은 탄산가스를 내보내고 산소를 공급받아 신선한 혈액이 되도록 허파동맥을 통해 허파로 보내진다

■ 왼심방 Left Atrium

허파에서 돌아오는 동맥혈을 4개의 허파정맥을 통해 산소가 증가하고 탄산가스가 감소한 혈액을 받아 들여 다음 수축기에 이첨판을 통해 왼심실로 보낸다.

■ 왼심실 Left Ventricle

오른심실보다 3배나 두꺼운 벽을 가졌고 왼심방에 들어온 혈액을 받는다. 산소를 공급하고 탄산가스를 조직으로부터 회수할 수 있도록 대동맥을 통해 혈액을 전신으로 보낸다.

Gross Anatomy 심장의 육안 해부

CHAMBERS 방

- RA RIGHT ATRIUM 오른심방
- LA LEFT ATRIUM 왼심방
- RV RIGHT VENTRICLE 오른심실
- LV LEFT VENTRICLE 왼심실

SEPTA(PARTITIONS) 사이막

- 3 INTERATRIAL SEPTUM 심방사이막
- FO FOSSA OVALIS 타원오목
- 4 INTERVENTRICULAR SEPTUM 심실사이막

VALVES 판막

ATRIOVENTRICULAR VALVES 방실판막

- 5 TRICUSPID VALVE 삼첨판막
- 6 BICUSPID(MITRAL) VALVE 이첨(승모)판막

SEMILUNAR VALVES 반달판막

- 7 PULMONARY VALVE 허파동맥판막
- 8 AORTIC VALVE 대동맥판막

ACCESSORY MUSCLES AND CORDS 부속근육·끈

- 9 CHORDAE TENDINEAE 힘줄끈
- 10 PAPILLARY MUSCLES 꼭지근
- TRABECULAE CARNEAE 근육기둥

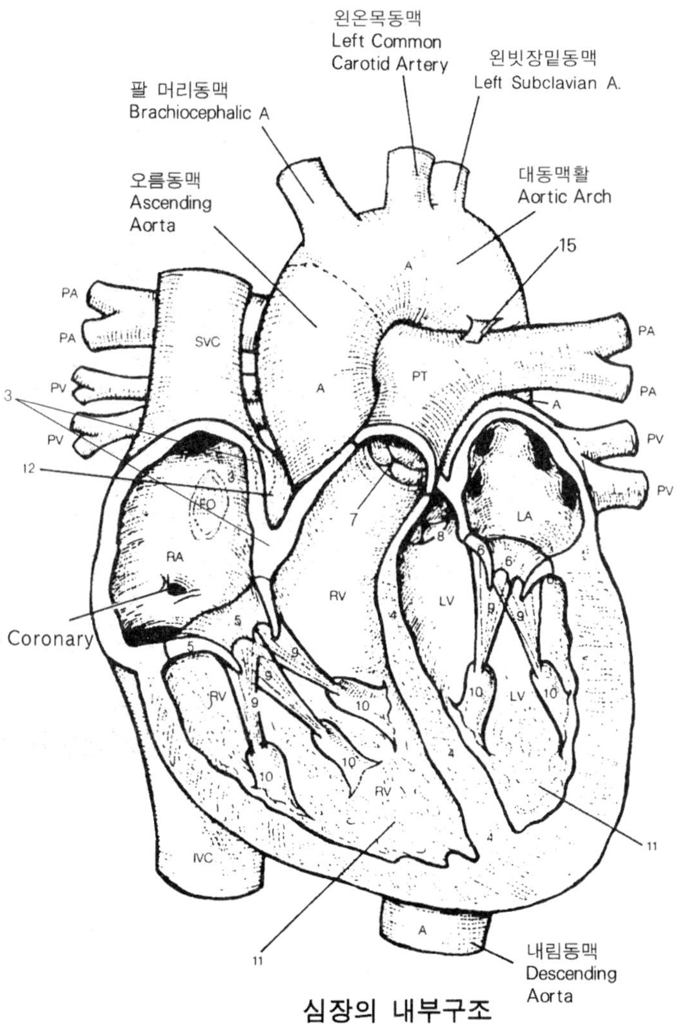

심장의 내부구조

■ 방실판막 Atrioventricular Valve

• 왼·오른 심방과 심실 사이에 있는 판막을 말하며, 판막아래에는 심실속의 꼭지근육 Papillary Muscle에 부착된 힘줄끈 Chordae Tendineae에 의해 고정되어 있어 심실수축시 심방으로 혈액이 역류하는 것을 방지해 준다.

• 오른방실판막(삼첨판) Right Atrioventricular(Tricuspid) Valve은 오른심방과 심실 사이에 있으며, 3개의 첨판으로 되어 있어 삼첨판이라 한다.

• 왼방실판막(이첨판) Left Atrioventricular(Bicuspid) Valve은 왼심방과 심실 사이에 있으며, 2개의 첨판으로 되어 있어 이첨판이라 한다. 이 이첨판이 폐쇄되었을 때의 모양이 승려의 모자와 같다고 하여 승모판 Mitral Valve라고도 한다.

■ 반달판막 Semilunar Valve

컵모양으로 생긴 3의 첨판이 반달같기 때문에 반달판이라 한다. 심실수축시 혈류의 힘에 의하여 열리며, 혈액이 역행하여 컵모양의 첨판을 채우게 되므로 닫힌다.

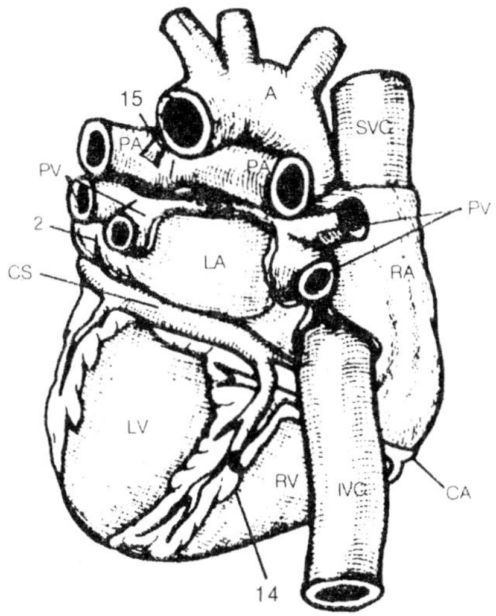

심장의 가로막면(뒷면)

GREAT BLOOD VESSELS 큰혈관

VENOUS 정맥

SVC SUPERIOR VENA CAVA 위대정맥

I VC INFERIOR VENA CAVA 아래대정맥

CS CORONARY SINUS 심장정맥굴

PV PULMONARY VEINS 허파정맥

ARTERIAL 동맥

PT PULMONARY TRUNK 허파동맥줄기

PA PULMONARY ARTERIES 허파동맥

CA CORONARY ARTERIES 심장동맥

A AORTA 대동맥

AURICLES 심방귀

1 RIGHT AURICLE 오른심방귀

2 LEFT AURICLE 왼심방귀

SULCI(GROOVES) 고랑

11 ANT. INTERVENTRICULAR SULCUS 앞 심실사이 고랑

12 POST. INTERVENTRICULAR SULCUS 뒤심실사이 고랑

13 ARTERIOSUM LIGAMENTUM 동맥관인대

태생기의 동맥관 흔적

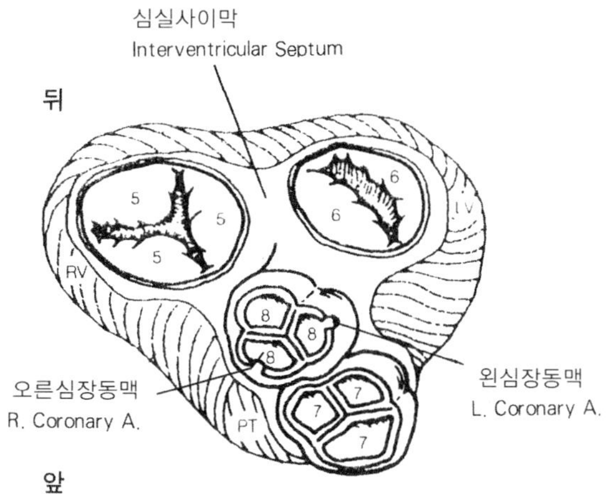

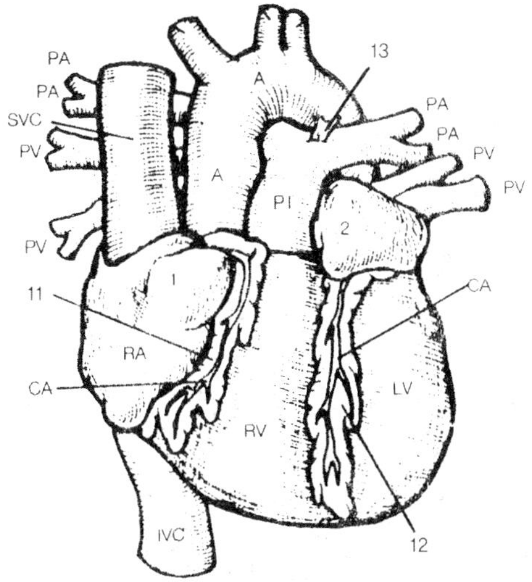

심장의 복장 갈비면(앞면)

5－6

심맥관계통 CARDIOVASCULAR SYSTEM : 심장 HEART
심전도계 Cardiac Conduction System

1－5＝노랑, 오렌지, 빨강, 보라, 파랑
8＝주황 9,11＝따뜻한 색

CARDIAC CONDUCTION SYSTEM 심장전도계

1 SA(SINOATRIAL) NODE 굴심방결절
2 INTERNODAL TRACTS 결절사이로
3 AV(ATRIOVENTRICULAR)NODE 방실결절
4 AV(HIS) BUNDLE 방실다발
4a R. AND L. BUNDLE BRANCHES 오른 · 왼다발가지
5 PURKINJE'S FIBERS 푸르키니에 섬유

PRESSORECEPTOR 혈압 감수기

CSR CAROTID SINUS REFLEX 목동맥굴 반사
AR AORTIC REFLEX 대동맥 반사

★ 대동맥활, 목동맥굴에는 혈압을 감지하는 예민한 신경세포가 있는데 이것을 혈압감수기라 한다. 이곳에서는 혈압이 높아지면 흥분하고 이 흥분이 구들섬유를 거쳐서 심장 억제중추에 전달된다.

HEART INNERVATION 심장신경지배

SYMPATHETIC NERVE 교감신경
CAC CARDIOACCELETORY CENTER 심장촉진 중추
6 CARDIAC NERVE 심장신경

PARASYMPATHETIC NERVE 부교감신경
CIC CARDIOINHIBITORY CENTER 심장억제 중추
7 VAGUS NERVE 미주신경

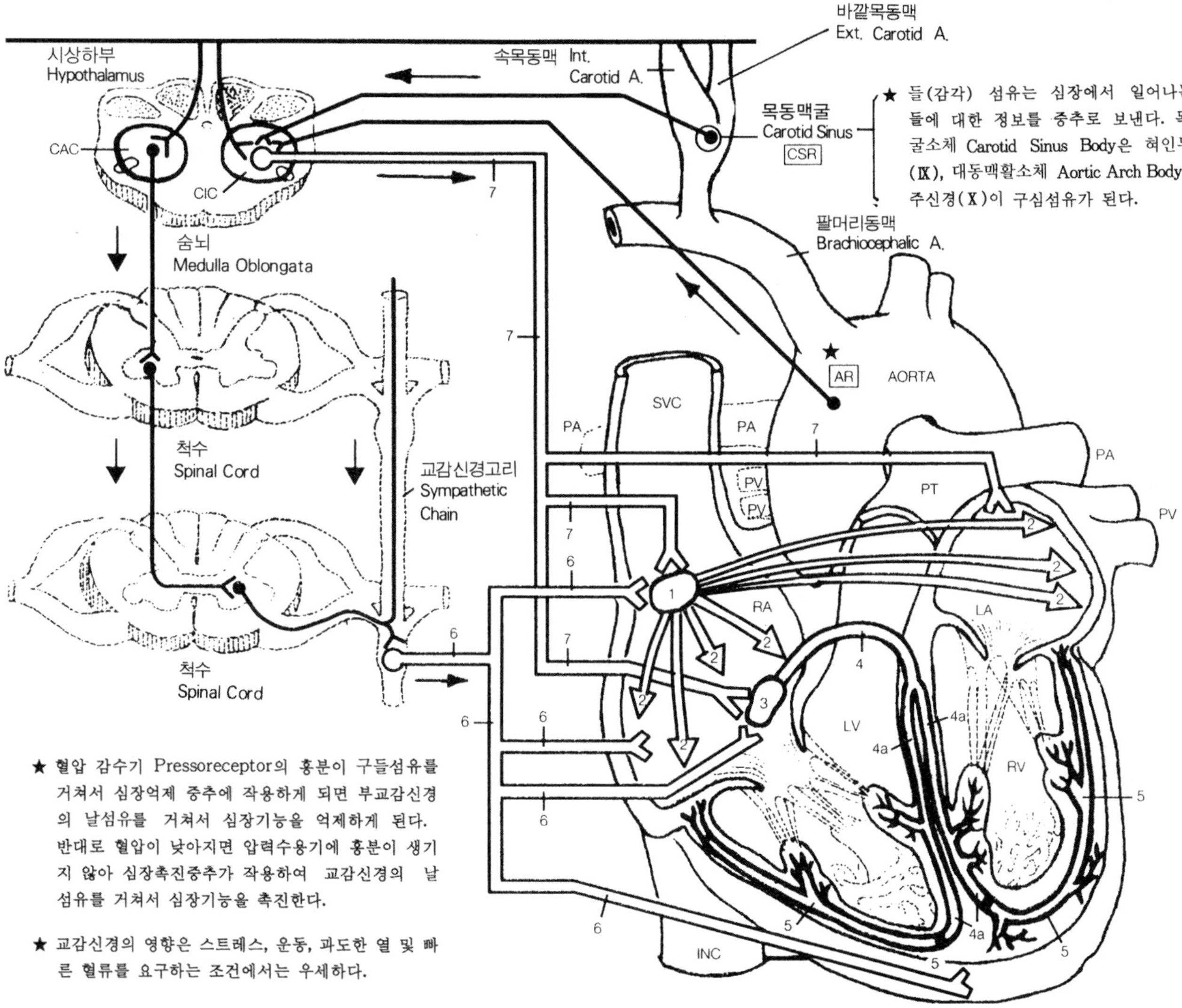

★ 들(감각) 섬유는 심장에서 일어나는 일들에 대한 정보를 중추로 보낸다. 목동맥굴소체 Carotid Sinus Body은 혀인두신경(Ⅸ), 대동맥활소체 Aortic Arch Body는 미주신경(Ⅹ)이 구심섬유가 된다.

★ 혈압 감수기 Pressoreceptor의 흥분이 구들섬유를 거쳐서 심장억제 중추에 작용하게 되면 부교감신경의 날섬유를 거쳐서 심장기능을 억제하게 된다. 반대로 혈압이 낮아지면 압력수용기에 흥분이 생기지 않아 심장촉진중추가 작용하여 교감신경의 날섬유를 거쳐서 심장기능을 촉진한다.

★ 교감신경의 영향은 스트레스, 운동, 과도한 열 및 빠른 혈류를 요구하는 조건에서는 우세하다.

심장의 자극전도 계통

* 자극전도 계통 IMPULSE CONDUCTING SYSTEM

심장의 특정부위에는 심근세포와 흡사하지만, 근 미세섬유가 적고 횡문구조도 분명하지 않은 근세포가 있다. 이를 특수 심근이라 하며 일반적인 심근과는 달리 심장의 수축을 일으키는 흥분을 자동적으로 발생하여 심장 전체에 전하는 작용을 하는데 이것은 심실로 흐르는 혈류는 통과시키고 심실에서 심방으로 역류하는 것을 막는 작용을 한다.

■ 굴심방결절 Sinoatrial Node(S-A Node)

이 부위가 심장의 박동을 주재하는 곳이라 하여 이 곳을 향도잡이 Pace Maker라 부른다.

■ 방실결절 Atrioventricular Node(A-V Node)

S-A Node에서 발생한 자극은 왼·오른심방을 수축시키며 A-V Node에 형태학적인 연결없이 전달된다.

■ 방실다발 Atrioventricular Bundle(A-V Bundle) / His Bundle : A-V Node은 심장속막밑에 있으며 이로부터 자극전도 섬유속인 방실다발이 나와 심실사이막 Interventricular Septum 위쪽에서 왼·오른갈래 Left and Right Crus로 나뉘어 왼·오른 심실의 유두근까지 뻗어 있다.

■ 푸르키니에 섬유 Purkinje's Fibers

방실다발 아래의 자극전도섬유가 심장근에 분포된 가지를 통털어 말하며 꼭지근육에 이르러 다른 일반 심장근과 연결된다.

ELECTROCARIDOGRAM(ECG) 심전도

P	P WAVE 파
QC	QRS COMPLEX 군
T	T WAVE 파
PQ	PQ INTERVAL 간격
QI	QRS INTERVAL 간격
QT	QT INTERVAL 간격

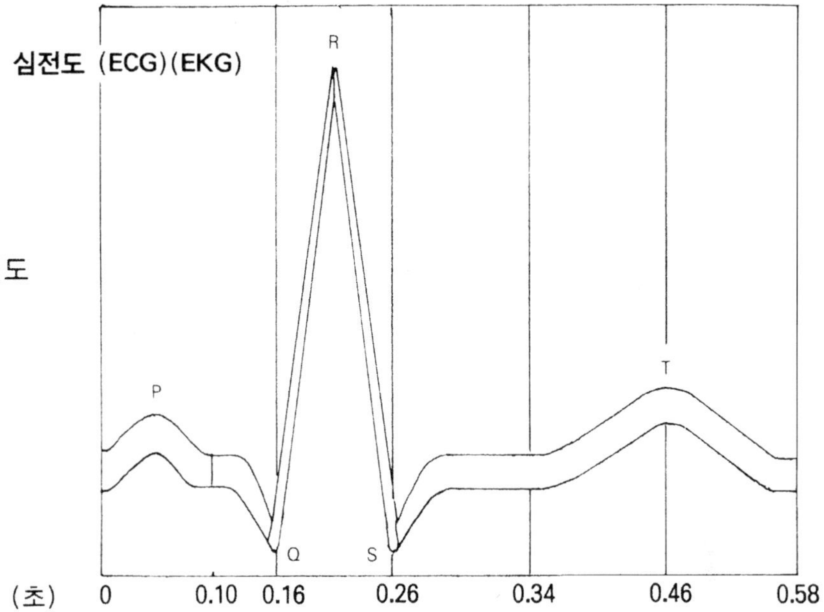

■ 심전도 ELECTROCARDIOGRAM(ECG) : 심장의 전기화학적 활동을 측정하는 검사법으로 전극을 신체의 피부 여러부위에 부착하면 심장에서의 전압과 전류의 변화가 기록되는 것을 말한다.

정상심도 파형의 시간과 심장의 변화

	정상적시간(초)		심장의 변화
	변동범위	평균	
P파의 폭	0~0.1		심방의 흥분
PQ간격	0.12~0.20	0.18	심방탈분극과 심실간 흥분전도시간
QRS군	0.05~0.10	0.08	심실탈분극 개시
QT간격	0.30~0.45	0.40	심실흥분시간
ST간격	0.10~0.15	0.13	심실재분극시간

■ P파 Wave : S-A Node에서 심방자극이 전달되어 생긴다. 이때 심방근이 수축하여 혈액을 심방에서 심실로 밀어낸다. 심방의 탈분극 polarizatizon이다.

■ QRS군 Complex : A-V Bundle을 지나 Purkinje's Fiber와 심실근에 자극이 전달되는 것으로 QRS파 직후에 혈액은 대동맥, 허파동맥으로 분출한다. 심실의 탈분극이다.

■ T파 Wave : 심실의 재분극 Repolarization을 나타내며 탈분극보다 느리게 나타난다.

■ PQ 간격 Interval : 흥분이 S-A Node에서 A-V Node로 이동되는데 소요되는 시간이다.

■ QRS 간격 Interval : 심실이 탈분극하는데 소요되는 시간이다.

■ QT 간격 Interval : 심실이 탈분극되었다가 재분극 되는데 소요되는 시간이다.

5-7

동맥=빨강, 따뜻한색
정맥=파랑, 차가운색

심맥관계통 CARDIOVASCULAR SYSTEM : 심장 HEART

심장순환 Coronary(Cardiac) Circulation

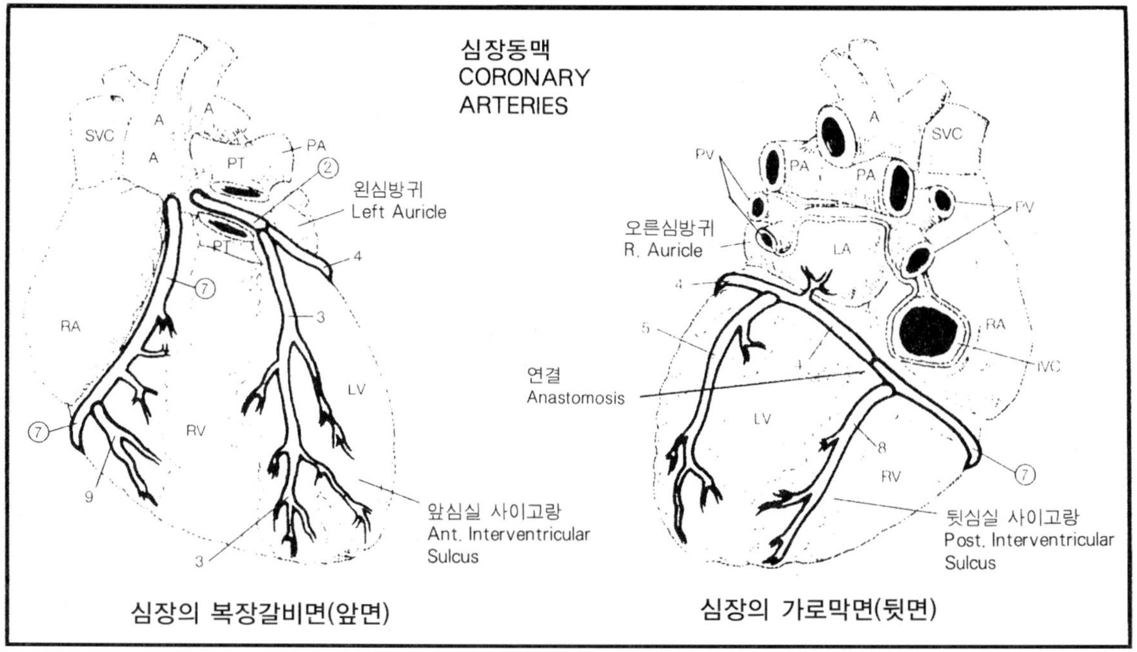

심장의 복장갈비면(앞면)　　심장의 가로막면(뒷면)

ARTERIES OF HEART 심장의 동맥

1 LEFT AORTIC SINUS 왼대동맥굴
2 LEFT CORONARY A. 왼심장동맥
3 ANT. INTERVENTRICULAR BRANCH 앞심실사이가지
4 CIRCUMFLEX BRANCH 휘돌이가지
5 POST. ARTERY OF THE LEFT VENTRICLE 왼심실뒤동맥
6 RIGHT AORTIC SINUS 오른대동맥굴
7 RIGHT CORONARY A. 오른심장동맥
8 POST. INTERVENTRICULAR BRANCH 뒤심실사이가지
9 MARGINAL BRANCH 모서리가지

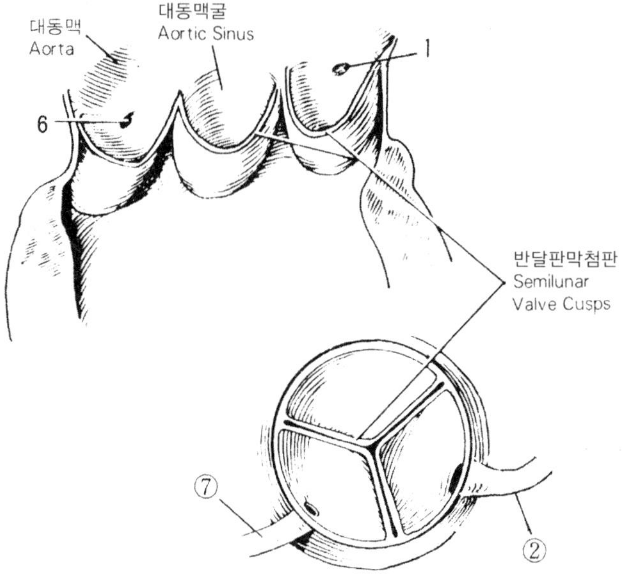

■ 심장의 동맥 Arteries of Heart

심장벽은 매우 두껍기 때문에 그 내부에 흐르는 혈액 자체에 의해서도 어느정도의 영양이 공급되지만, 이것만으로는 심장 전체의 영양을 공급할 수가 없다. 그러므로 심장벽의 영양동맥은 오름대동맥이 시작되는 곳에서 왼·오른 심장동맥이 각각 왼·오른고랑 Groove을 따라 지방조직에 싸여 달린다. 왼심장동맥은 주로 심장의 복장갈비면에 분포하고, 오른심장동맥은 주로 가로막면에 분포한다. 심장 이완기때 혈액이 심장동맥으로 유입된다.

★ **협심증** Angina Pectories : 심장근조직은 그 활동을 위해 다량의 산소를 필요로 한다. 그러므로 심장동맥 가지에 일시적인 협착 또는 폐쇄가 올 때 심장근조직으로 가는 혈액량의 부족 때문에 임상적으로 증상이 나타난다.

★ **심근경색** Myocardial or Cadiac Infarction : 심장동맥은 기능적으로 종동맥 End Artery으로 혈전증 Thrombosis 등 급격한 순환장애가 일어 났을 때 그 영역이 허혈성괴사를 일으켜서 온다.

*** 심장정맥 CADIAC VEIN**

심장 주위에서 완전한 왕관을 형성하지 않으므로 관상정맥이라 부르지 않는다.

- 심장정맥은 일반적으로 심장동맥과 나란히 지난다. 이들 정맥은 심장근육의 모세혈관과 연결되어 길이 2cm되는 넓은 심장정맥굴 Coronary Sinus에 모여서 오른심방으로 대부분 들어간다.

- 세정맥은 심장정맥굴을 거치지 않고 직접 심방 또는 심실로 흘러 들어간다.

심장의 큰혈관과 판막과의 위치관계

a AORTIC VALVE 대동맥 판막

b PULMONARY VALVE 허파동맥 판막

c R. ATRIOVENTRICULAR(TRICUSPID) VALVE 오른방실(삼첨) 판막

d LEFT ATRIOVENTRICULAR(BICUSPID/MITRAL)VALVE 왼방실(이첨/승모) 판막

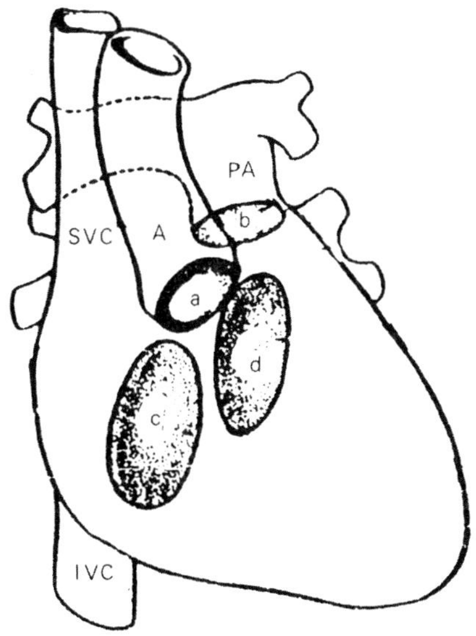

심장의 큰혈관과 판막위치

THE CARDIAC(CORONARY) VEINS 심장정맥

10 ANT. CARDIAC VEINS 앞심장정맥

11 CORONARY SINUS 심장정맥굴

12 GREAT CARDIAC V. 큰심장정맥

13 LEFT MARGINAL V. 왼모서리정맥

14 SMALL CARDIAC V. 작은심장정맥

15 MIDDLE CARDIAC V. 중간심장정맥

16 POST. VEIN OF THE LEFT VENTRICLE 왼심실뒤정맥

17 OBLIQUE VEIN OF THE LEFT ATRIUM 왼심방 빗장정맥

GREAT VEINS 큰정맥

SVC SUP. VENA CAVA 위대정맥

IVC INF. VENA CAVA 아래대정맥

PV PULMONARY VEINS 허파정맥

GREAT ARTERIES 큰동맥

PT PULMONARY TRUNK 허파동맥줄기

PA PULMONARY A./(R. AND L.) 허파동맥(오른 왼)

A AORTA 대동맥

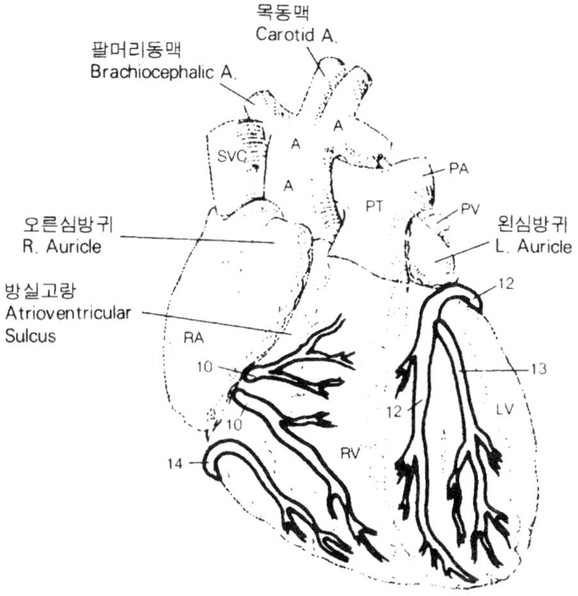

심장의 복장갈비면(앞면)

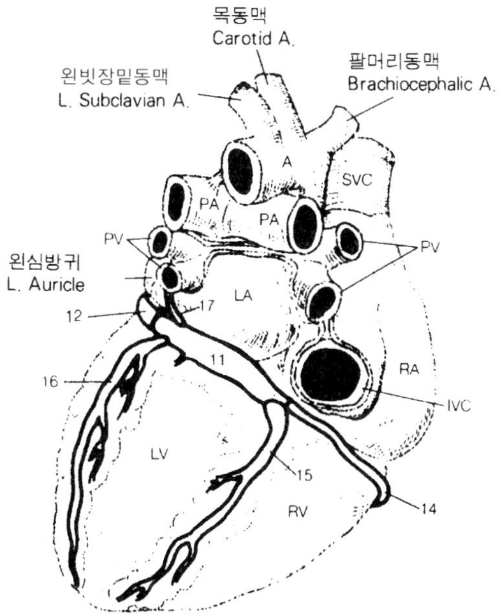

심장의 가로막면(뒷면)

5-8

심맥관계통 CARDIOVASCULAR SYSTEM : 주요 동맥 PRINCIPAL ARTERIES
머리와 목 Head and Neck

작은가지=회색계통 큰가지・동맥=따뜻한 색
대동맥=빨강계통

■ 온목동맥 Common Carotid Artery : 머리와 얼굴에 분포하며, 일부는 목에 분포한다. 온목동맥의 하반부는 목빗근 Sternocleidomastoid Muscle 안쪽에 위치 하지만, 그 상부는 신체에 비교적 얕게 위치하므로 그 박동을 촉지 할 수 있다.

• **혈압감수기** Pressoreceptor : 속・바깥목동맥의 분기부에서 속목동맥이 이는곳은 약 1cm가량 팽대되어 있어 이곳을 목동맥굴 Carotid Sinus이라 하며, 혈압을 감지, 조절하는 혈압감수기로 작용한다.

• **화학감수기** Chemoreceptor : 온목동맥의 분기부 뒤벽에 붙어있는 쌀알 크기의 목동맥소체 Carotid Body는 혈중의 O_2와 CO_2의 농도를 감지하는 화학감수기로서 작용한다.

★ 중간뇌막동맥 Middle Meningeal A. : 이마가지 Frontal Branch와 마루가지 Parietal Branch로 갈라져서 뇌경질막 전역에 분포한다. 동맥의 가지는 두개강 내에서 뼈와 경질막 사이를 달리므로 머리뼈 골절시 경막바깥출혈 Extradural Hemorrhage을 일으킨다.

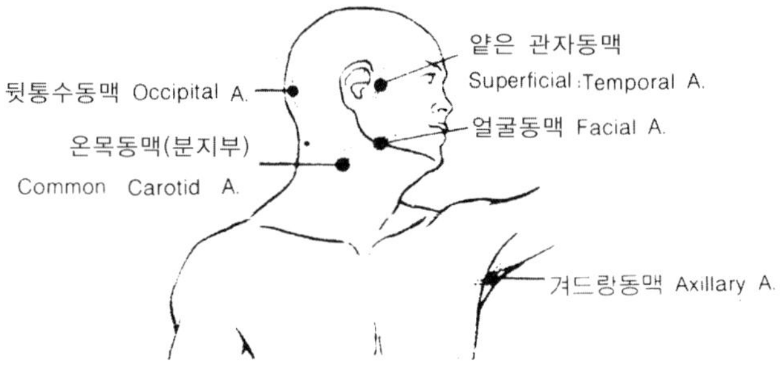

맥박을 촉지할 수 있는 곳

BRACHIOCEPHALIC TRUNK 팔머리동맥의 가지

CC R. COMMON CAROTID A. 오른온목동맥
S RIGHT SUBCLAVIAN A. 오른빗장밑동맥

R. SUBCLAVIAN A. 오른빗장밑동맥가지

IT INTERNAL THORACIC A. 속가슴동맥
V **VERTEBRAL A.** 척추동맥
TT THYROCERVICAL TRUNK 갑상목동맥
1 INFERIOR THYROID A. 아래갑상동맥
2 SUPRASCAPULAR A. 어깨위동맥
3 TRANSVERSE CERVICAL A. 가로목동맥

CT COSTOCERVICAL TRUNK 목갈비동맥
4 DEEP CERVICAL A. 깊은목동맥
5 HIGHEST INTERCOSTAL A. 맨위갈비사이동맥

COMMON CAROTID A. 온목동맥의 가지

IC INTERNAL CAROTID A. 속목동맥
EC EXTERNAL CAROTID A. 바깥목동맥

EXTERNAL CAROTID A. 바깥목동맥의 가지

St SUPERIOR THYROID A. 위갑상동맥
F FACIAL A. 얼굴동맥
6 SUP. AND INF. LABIAL A. 위・아래입술동맥
7 LATERAL NASAL A. 가쪽코가지
8 ANGULAR A. 눈구석동맥
9 SUBMENTAL A. 턱끝밑동맥

O OCCIPITAL A. 뒤통수동맥
PA POST. AURICULAR A. 뒤 귓바퀴동맥

EXTERNAL CAROTID A. 바깥목동맥의 종말가지

ST SUPERFICIAL TEMPORAL A. 얕은관자동맥
10 TRANSVERSE FACIAL A. 가로얼굴동맥
11 ZYGOMATICORBITAL A. 광대눈확동맥

M MAXILLARY A. 위턱동맥
12 SUP. AND INF. ALVEOLAR ARTERY 위・아래 이틀동맥
13 INFRAORBITAL A. 눈확아래동맥
14 **MIDLE MENINGEAL A.** 중간뇌막동맥
15 **BUCCAL A.** 볼동맥

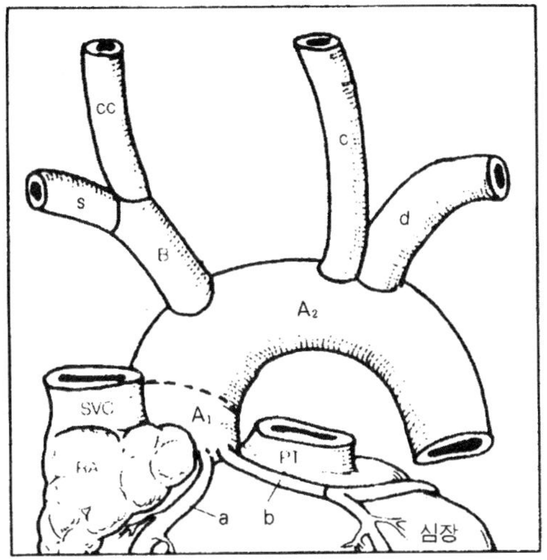

대동맥의 분지

AORTA 대동맥

A_1 ASCENDING AORTA 오름대동맥

- a RIGHT CORONARY A. 오른심장동맥
- b LEFT CORONARY A. 왼심장동맥

A_2 AORTIC ARCH 대동맥활

- B BRACHIOCEPHALIC A. 팔머리동맥
  - cc R. COMMON CAROTID A. 오른온목동맥
  - s R. SUBCLAVIAN A. 오른빗장밑동맥
- c LEFT COMMON CAROTID A. 왼온목동맥
- d LEFT SUBCLAVIAN A. 왼빗장밑동맥

A_3 DESCENDING AORTA 내림대동맥

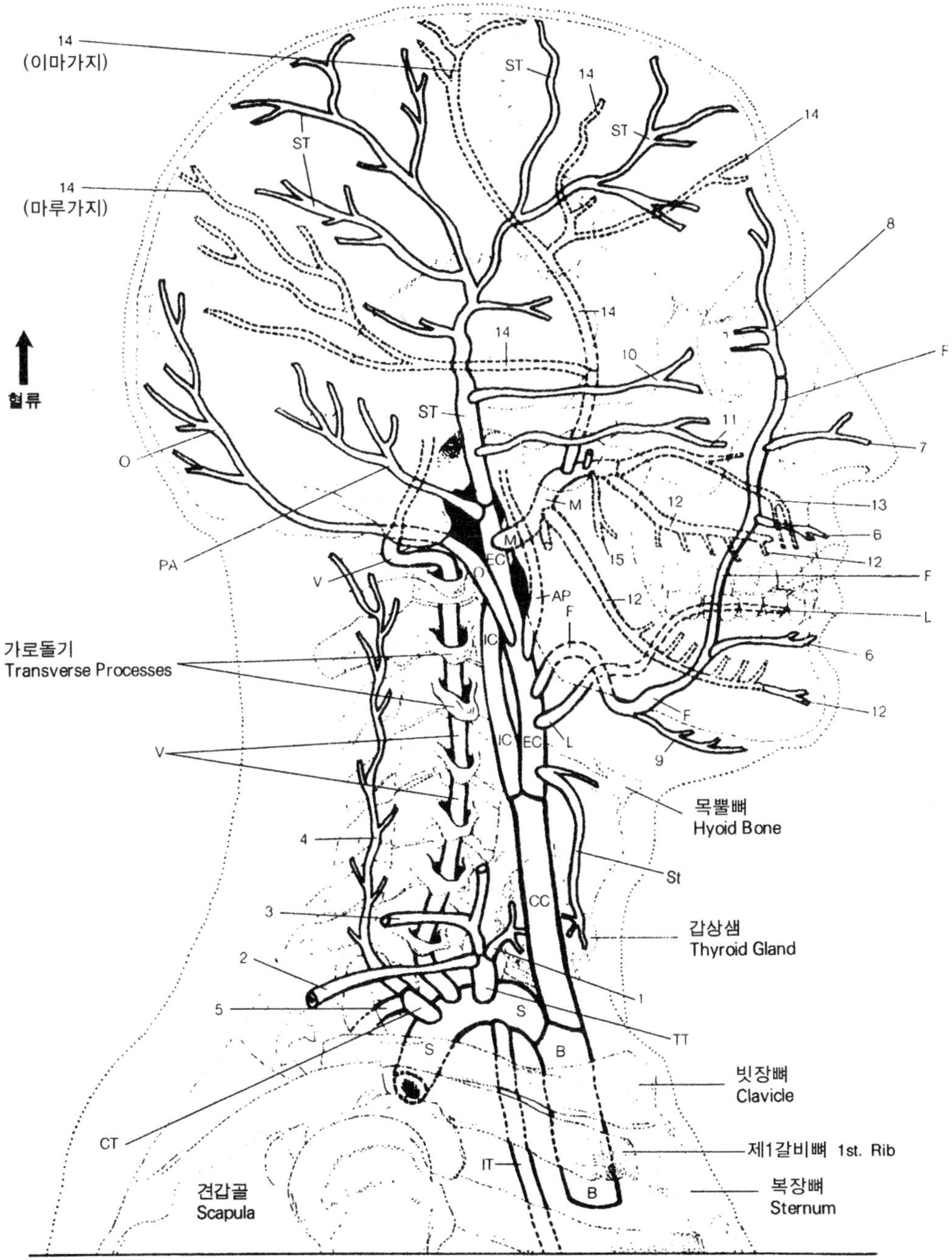

바깥목동맥의 분지(오른가쪽면)

5–9

심맥관계통 CARDIOVASCULAR SYSTEM : 주요동맥 PRINCIPAL ARTERIES
뇌 : Brain(Willi's Circle)

대뇌동맥고리부터 채색하시오.
빨강계통이나 따뜻한색 계통

Ⓥ VERTEBRAL ARTERIES 척추동맥

Ⓘⓒ INT. CAROTID ARTERIES 속목동맥

■ 척추동맥 Vertebral Artery

- 빗장밑동맥의 가지로써 C_6~C_1 목뼈 가로돌기구멍 Transverse Foramen을 통과하여 큰구멍 Foramen Magnum을 지나서 머리안 내로 들어간다.
- 숨뇌위에서 왼·오른 척추동맥이 합쳐져서 1개의 뇌바닥동맥 Basilar Artery이 된다.
- 뇌바닥 동맥은 다시 왼·오른 뒤대뇌동맥이 되어 대뇌동맥 고리 구성에 관여하여 대뇌의 뒷부분, 척수, 뇌줄기, 소뇌에 영양을 공급한다.

■ 속목동맥 Internal Carotid Artery

- 온목동맥에서 갈라져서 머리안 바닥의 목동맥관 Carotid Canal속을 통과하여 머리안 속으로 들어간다.
- 머리안으로 나온 속목동맥은 나비뼈의 목동맥고랑을 따라 앞으로 가 앞대뇌동맥, 중간대뇌동맥으로 나뉜다.
- 속동맥은 대뇌의 앞부분, 코안, 이마 및 눈확 내에서 안구, 안구근육에 분포한다.

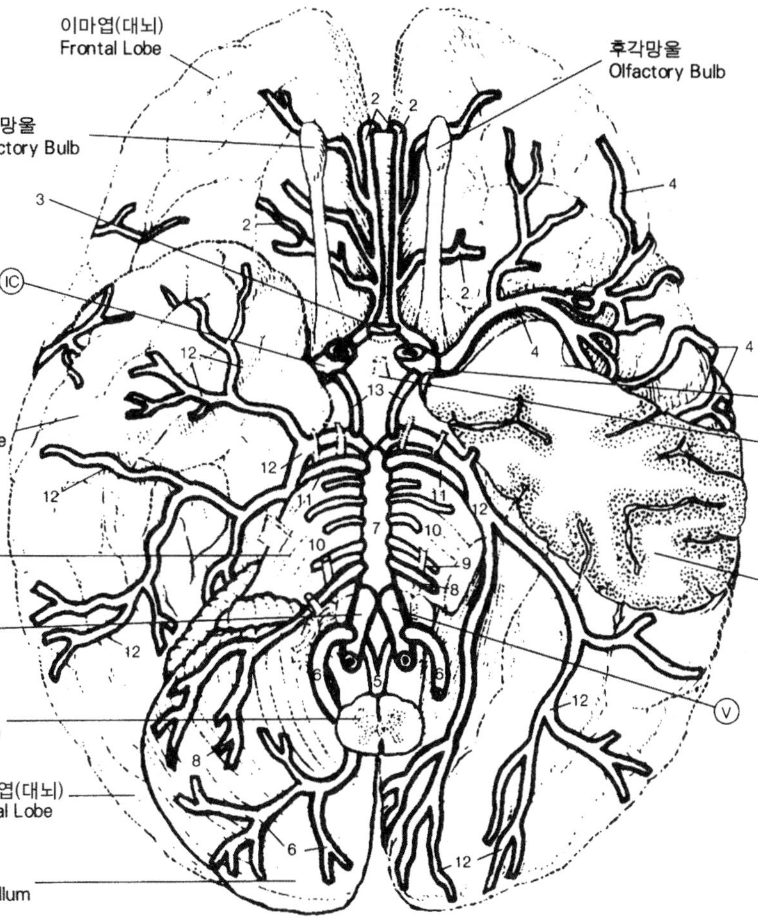

뇌의 혈액공급(대뇌동맥고리)

INTERNAL CAROTID ARTERY 속목동맥가지

1 ANT. CHOROIDAL A. 앞맥락동맥

2 ANT. CEREBRAL A. 앞대뇌동맥

3 ANT. COMMUNICATING A. 앞교통동맥

4 MIDDLE CEREBRAL A. 중간대뇌동맥

VERTEBRAL ARTERY 척추동맥의 가지

5 ANT. SPINAL A. 앞척수동맥

6 POST. INF. CEREBELLAR A. 뒤 · 아래소뇌동맥

7 BASILAR ARTERY 뇌바닥동맥

BASILAR ARTERY 뇌바닥동맥의 가지

8 ANT. INF. CEREBELLAR A. 앞 아래 소뇌 동맥

9 LABYRINTHINE A. 미로동맥

10 PONTINE A. 다리뇌동맥

11 SUP. CEREBELLAR A. 위소뇌동맥

12 POST. CEREBRAL A. 뒤대뇌동맥

13 POST. COMMUNICATING A. 뒤교통동맥

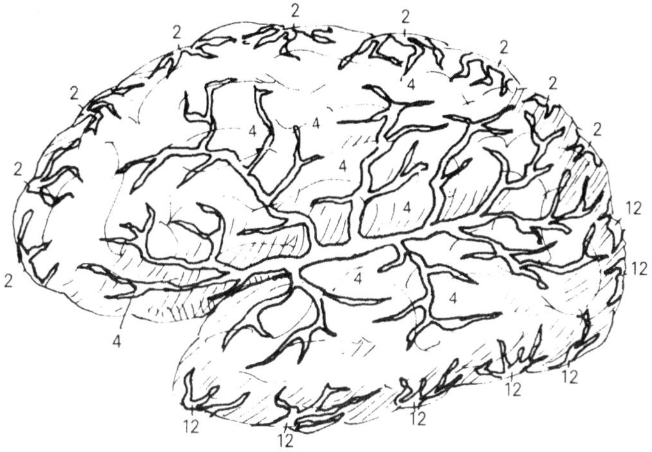

대뇌가쪽면

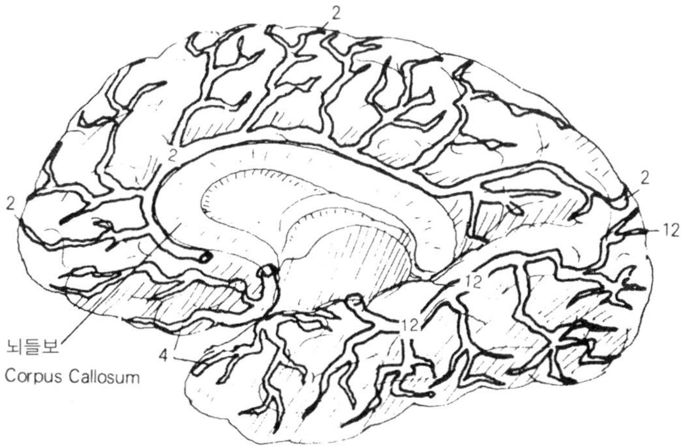

대뇌안쪽면

대뇌의 혈관분포

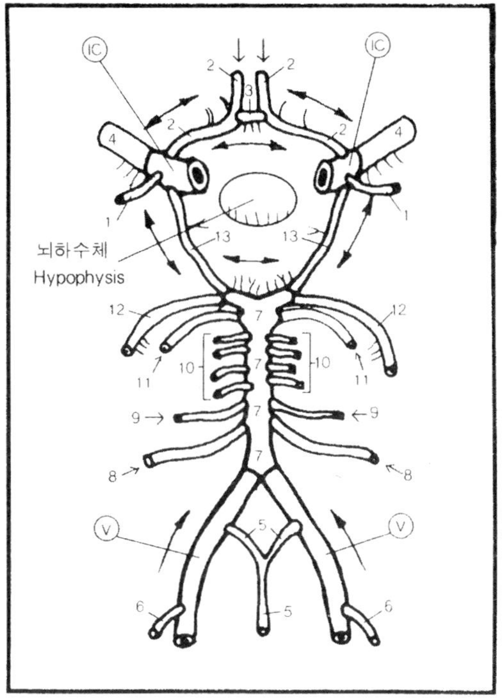

대뇌동맥 고리의 구성(뇌바닥)

★ 대뇌동맥고리(윌리스써클) Cerebral Arterial(Willi's) Circle

- 속목동맥의 가지인 앞대뇌동맥 및 중간대뇌동맥과 빗장밑 동맥에서 척추동맥·뇌바닥동맥을 거쳐 온 뒤대뇌동맥이 뇌의 아래면에서 앞뒤교통동맥으로 서로 연결된다.
- 뇌하수체가 있는 안장주변을 에워싸고 있는 동맥고리는 뇌의 혈액순환을 고르게 조절하는데 기여한다.
- 이 고리에서 혈관사이의 기능적 문합을 일반적으로 불안전한 것으로 믿어진다. 왜냐하면 주요동맥 중 하나가 막히면 심각한 증상이 야기되기 때문이다.

5-10

심맥관계통 CARDIOVASCULAR SYSTEM : 주요동맥 PRINCIPAL ARTERIES
팔 Uppper Extremity

큰동맥과 첫째가지부터 색칠하시오.
큰동맥과 가지=선명하고 따뜻한 색
작은가지=밝은색, 회색계통

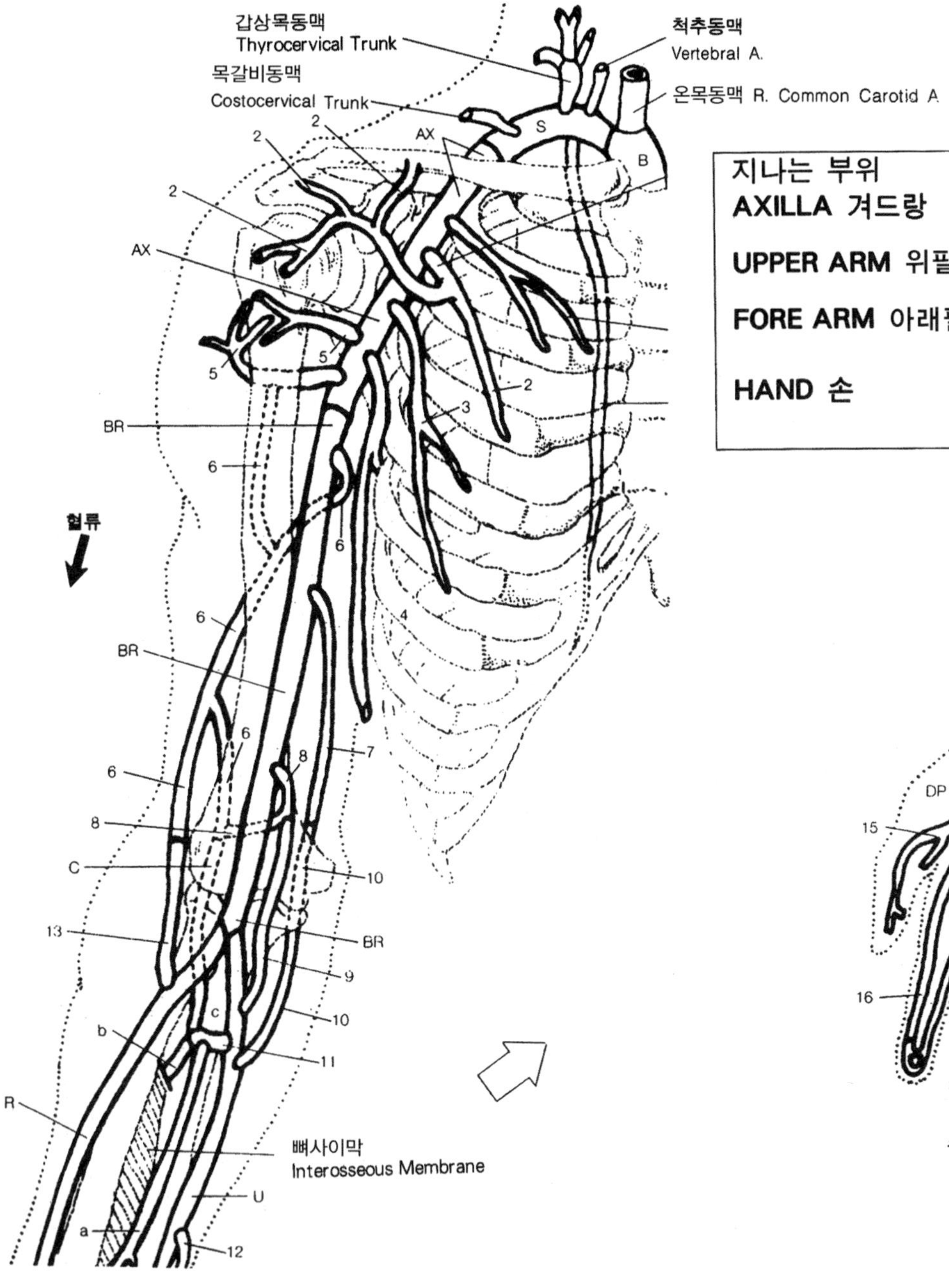

팔로 가는 동맥

지나는 부위		동 맥 이 름		
AXILLA 겨드랑	AX	AXILLARY ARTERY 겨드랑동맥		
UPPER ARM 위팔	BR	BRACHIAL ARTERY 위팔동맥		
FORE ARM 아래팔	U	ULNAR A. 자동맥	R	RADIAL A. 노동맥
HAND 손	SP	SUPERFICIAL PALMAR ARCH 얕은손바닥 동맥활	DP	DEEP PALMAR ARCH 깊은손바닥동맥활

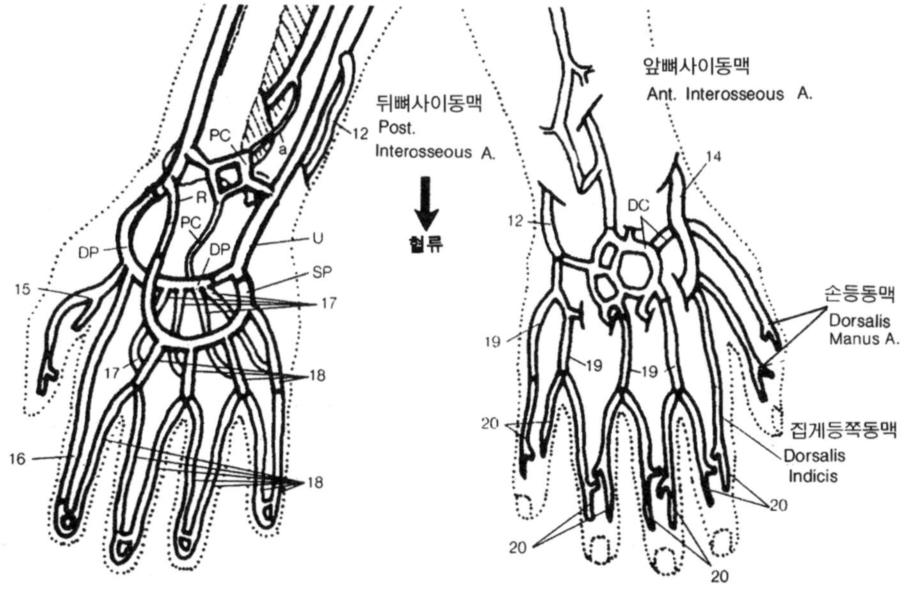

손의 동맥

* **팔동맥 ARTERIES OF THE UPPER LIMB**
  어깨, 팔꿈치, 손바닥 주위의 몇 군데는 중요한 측부순환이 일어나는 곳으로 부분적 혈액순환 장해를 일으켰을 때 혈액공급을 받을 수 있다.
- **앞·뒤위팔휘돌이동맥 Ant. and Post. Humeral Circumflex A.**
  위팔뼈외과목 Surgical Neck높이에서 나와 외과목을 앞·뒤로 돌고 있어 위팔뼈 골절때 상하기 쉬운 혈관이다.
- **팔꿉관절동맥그물 Network of Elbow Joint**
  팔꿉관절 주위에서 상완동맥의 가지와 노동맥 및 자동맥의 가지는 연결맥관을 이루어 결순환 구실을 한다. 즉 위팔동맥이 폐쇄되었을 때 결맥관로가 되기 쉽다.
- **얕은손바닥동맥활 Superficial Palmar Arch**
  자동맥말단과 노동맥의 얕은손바닥가지 Superficial Branch로서 손목손가락뼈 관절 높이에 구성되는 동맥활이다. 깊은손바닥동맥활과 서로 연결하여 손과 손가락에 혈액을 공급하는 손허리 및 손가락동맥가지들을 낸다.

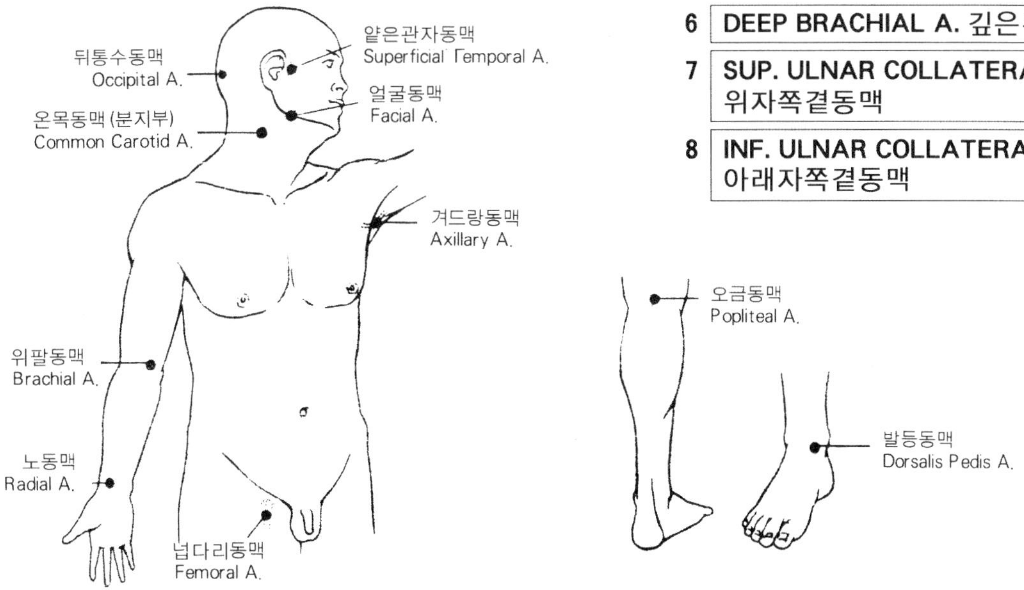

맥박을 촉지할 수 있는 동맥

AORTA 대동맥의 가지

B BRACHIOCEPHALIC A. 팔머리동맥

CC LEFT COMMOM CAROTID A. 왼온목동맥

S LEFT SUBCLAVIAN A. 왼빗장밑동맥

UPPER LIMB 팔의 동맥

S R. SUBCLAVIAN A. 오른빗장밑동맥

AX AXILLARY A. 겨드랑동맥

1 SUP. THORACIC A. 위가슴동맥

2 THORACOACROMIAL A. 가슴봉우리동맥

3 LAT. THORACIC A. 가쪽가슴동맥

4 SUBSCAPULAR A. 어깨밑동맥

5 ANT. AND POST. HUMERAL CIRCUMFLEX A. 앞·뒤위팔휘돌이동맥

BR BRACHIAL A. 위팔동맥

6 DEEP BRACHIAL A. 깊은위팔동맥

7 SUP. ULNAR COLLATERAL A. 위자쪽곁동맥

8 INF. ULNAR COLLATERAL A. 아래자쪽곁동맥

FORE ARM 아래팔의 동맥

U ULNAR ARTERY 자동맥

9 ANT. ULNAR RECURRANT A. 앞자쪽되돌이 동맥

10 POST. ULNAR RECURRENT A. 뒤자쪽되돌이 동맥

11 COMMON INTEROSSEOUS A. 온뼈사이동맥

12 DORSAL CARPAL BRANCH 등쪽손목가지

R RADIAL A. 노동맥

13 RADIAL RECURRENT A. 노쪽되돌이동맥

14 DORSAL CARPAL BRANCH 등쪽손목가지

HAND 손의 동맥

DP DEEP PALMAR ARCH 깊은손바닥동맥활

15 PRINCEPS POLLICUS A. 으뜸엄지동맥활

16 RADIALS INDICIS A. 노쪽집게동맥

17 PALMAR METACARPAL A. 바깥쪽 손허리 동맥

SP SUPERFICIAL PALMAR ARCH 얕은손바닥동맥활

18 PALMAR DIGITAL A. 바닥쪽손가락동맥

ANASTOMOSIS 연결

PC DORSAL METACARPAL ARCH 등쪽손허리동맥활

DC DORSAL DIGITAL ARCH. 등쪽손가락동맥활

19 DORSAL METACARPAL A 등쪽손허리동맥

20 DORSAL DIGITAL ARTERIES 등쪽손가락동맥

5-11

심맥관계통 CARDIOVASCULAR SYSTEM : 주요동맥 PRINCIPAL ARTERIES
가슴과 배대동맥 Thoracic and Abdominal Aorta

대동맥 · 큰동맥=선명하고 따뜻한 색
작은가지=회색 · 엷고 따뜻한 색
A_3, TA, AA=분리해서 채색하시오

AORTA 대동맥의 구분

A ASCENDING AORTA 오름대동맥
Co R. and L. CORONARY A. 오른왼심장동맥

A_2 AORTIC ARCH 대동맥활
B BRACHIOCEPHALIC TRUNK 팔머리동맥
CC COMMON CAROTID A. 온목동맥
S SUBCLAVIAN A. 빗장밑동맥
V VERTEBRAL A. 척추동맥
T THYROCERVICAL TRUNK 갑상목동맥
1 COSTOCERVICAL TRUNK 목갈비동맥
2 HIGHEST INTERCOSTAL A. 맨위 갈비사이 동맥
3 INTERNAL THORACIC A. 속가슴동맥
4 ANT. INTERCOSTAL A. 앞갈비사이동맥
5 MUSCULOPHRENIC A. 근육가로막동맥
6 SUPERIOR EPIGASTRIC A. 위배벽동맥

A_3 DESCENDING AORTA 내림대동맥(TA and AA)
TA THORACIC AORTA 가슴대동맥
7 BRONCHIAL ARTERIES 기관지동맥
8 ESOPHAGEAL ARTERIES 식도동맥
9 SUP. PHRENIC A. 위가로막동맥
10 POST. INTERCOSTAL A. 뒤갈비사이동맥

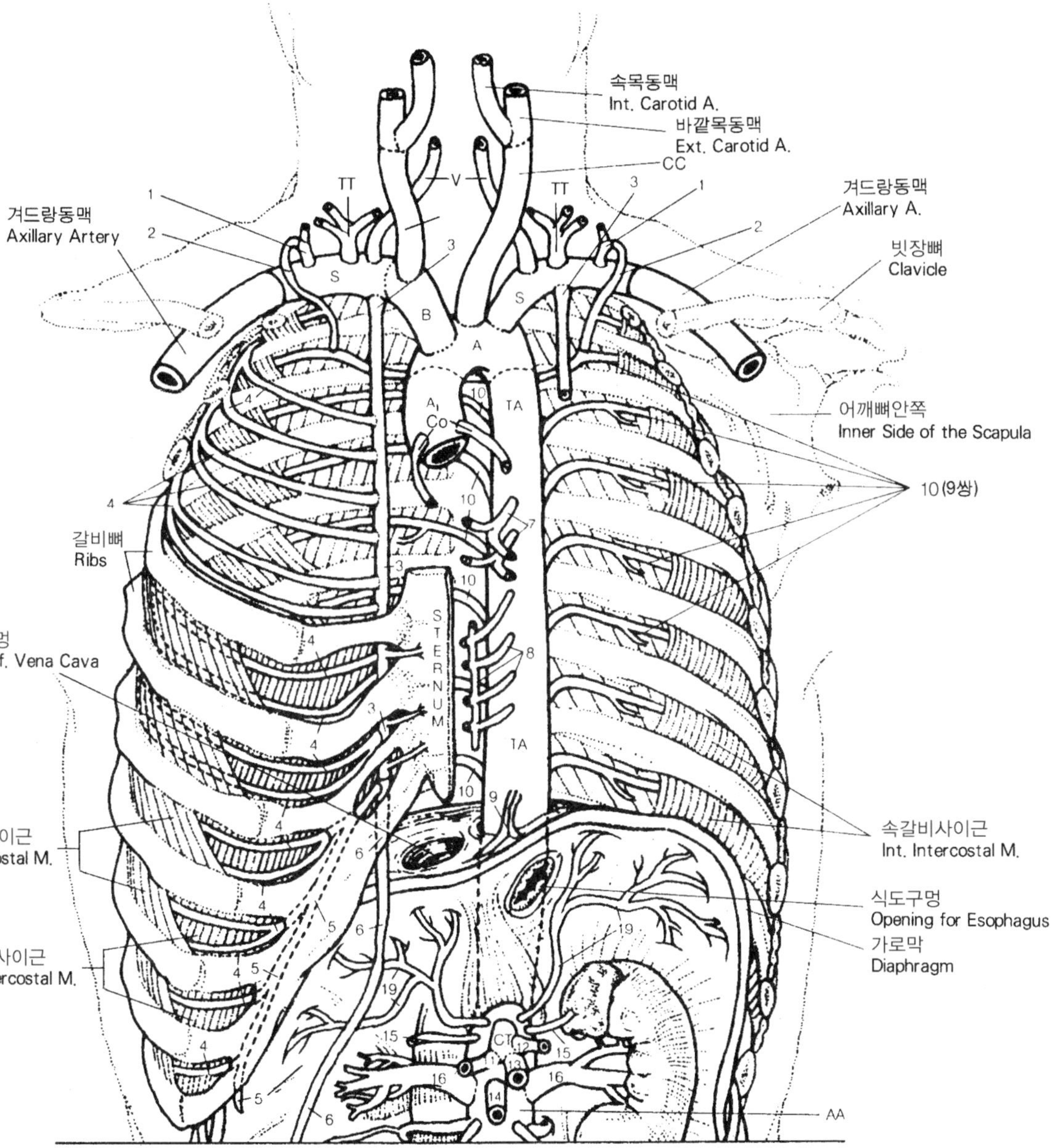

VISCERAL BRANCHES 내장쪽가지

AA | ABDOMINAL AORTA 배대동맥 |
- CT | CELIAC TRUNK 복강동맥 |
  - 11 | COMMON HEPATIC A. 온간동맥 |
  - 12 | LEFT GASTRIC A. 왼위동맥 |
  - 13 | SPLENIC A. 지라동맥 |
- 14 | SUP. MESENTERIC A. 위창자막동맥 |
- 15 | SUPRARENAL A. (L. AND R.) 부신동맥 |
- 16 | RENAL ARTERIES(L. AND. R) 콩팥동맥 |

GONADAL ARTERY 생식동맥

- 17 | TESTICULAR ARTERIES 고환동맥 |
  | OVARIAN ARTERIES 난소동맥 |
- 18 | INF. MESENTERIC A. 아래창자간막동맥 |
- 19 | INF. PHRENIC A. 아래가로막동맥 |
- 20 | LUMBAR ARTERIES 허리동맥 |
- 21 | MIDSACRAL A. 정중엉치동맥 |

PARIETAL BRANCH 벽쪽가지

CI | COMMON ILIAC A.(L. AND R.) 온엉덩동맥 |

EI | EXTERNAL ILIAC A. 바깥엉덩동맥 |
- 22 | INF. EPIGASTRIC A. 아래배벽동맥 |

II | INTERNAL ILIAC A. 속장엉덩동맥 |
- 23 | LAT. SACRAL A. 가쪽엉치동맥 |
- 24 | SUP. GLUTEAL A. 위볼기동맥 |
- 25 | ILIOLUMBAR A. 엉덩허리동맥 |

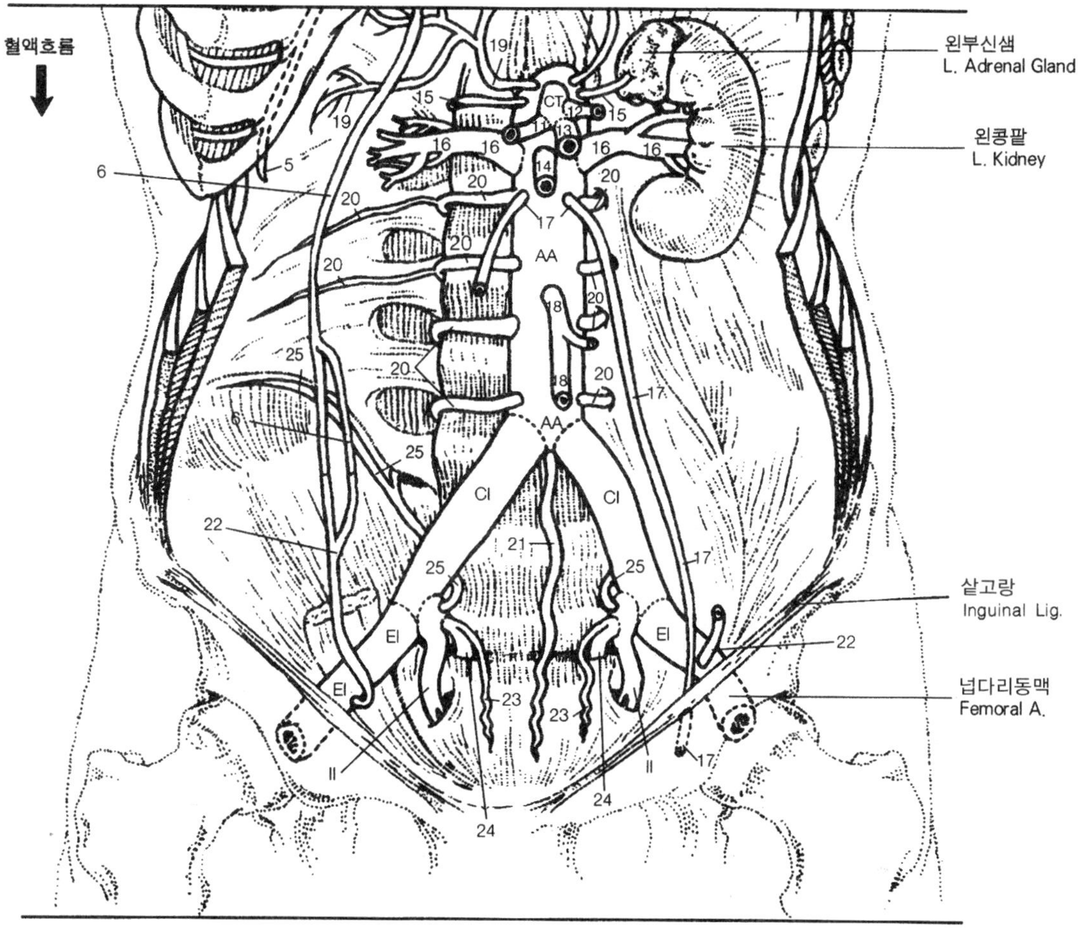

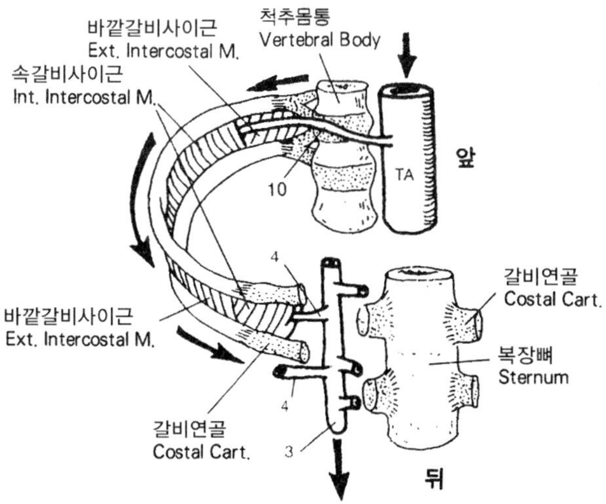

★ 갈비사이동맥 Intercostal Arteries

- 1~2째 갈비사이는 빗장밑동맥의 가지인 맨위갈비사이동맥 Highest Intercostal Artery이 분포한다.
- 3~11째 갈비사이는 가슴동맥의 가지인 갈비사이동맥 Intercostal Artery이 분포한다. 그러나 맨 마지막 1쌍은 12째 갈비 밑에 분포하는 갈비아래동맥 Subcostal Arteries이라 한다.

5－12

심맥관계통 CARDIOVASCULAR SYSTEM : 주요동맥 PRINCIPAL ARTERIES

소화기관 Organs Digestion

대동맥·큰동맥=선명하고 따뜻한 색
작은가지=회색, 엷고 따뜻한 색

CT CELIAC TRUNK 복강동맥

↓

- CH COMMON HEPATIC A. 온간동맥
  - H HEPATIC A. (L. AND R.) 간동맥
    - 1 CYSTIC ARTERY 쓸개동맥
  - G GASTRODUODENAL A. 위샘창자동맥
    - 2 ANT. SUP. PANCREATICODUODENAL ARTERY 앞·위이자샘창자동맥
    - 3 RIGHT GASTROEPIPLOIC A. 오른위그물막동맥
      - 3a OMENTAL BRANCHES 그물막가지
    - 4 POST. SUP. PANCREATICODUODENAL ARTERY 뒤·위 이자샘창자동맥
  - RG RIGHT GASTRIC ARTERY 오른위동맥
- S SPLENIC ARTERY 지라동맥
  - 5 LEFT GASTROEPIPLOIC A. 왼위그물막동맥
  - 6 PANCREATIC A. 이자동맥
- LG LEFT GASTRIC A. 왼위동맥

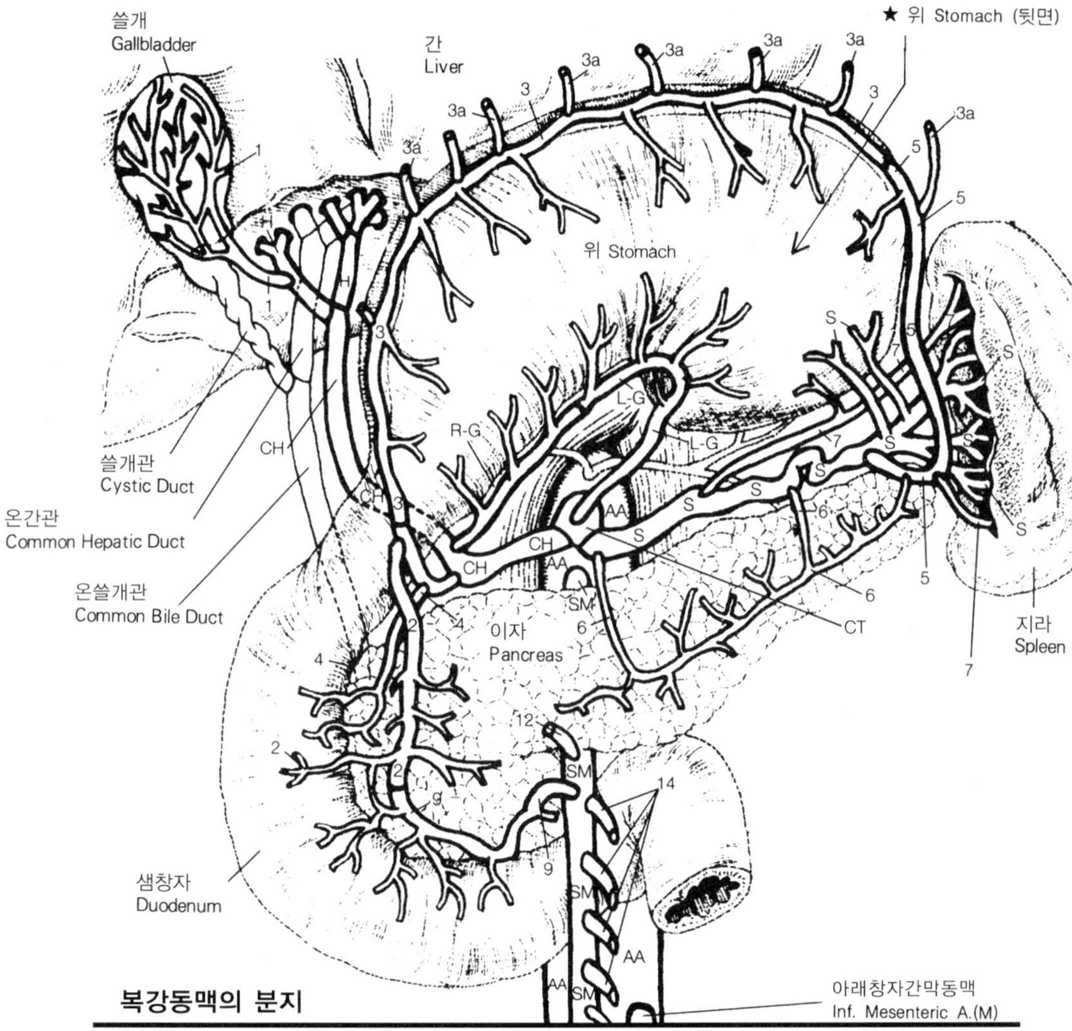

복강동맥의 분지

■ **복강동맥** Celiac Trunk : 대동맥 구멍 Aortic Hiatus 바로 밑에서 나오는 배대동맥의 가장 큰 가지로 그 길이는 1~2㎝가량의 짧고 굵은 동맥으로 즉시 간장, 지라, 위로 가는 동맥으로 나뉜다.

• 또한 복강동맥과 위창자간마공맥 사이에는 잠재적 측부순환이 일어난다. 즉 복강 동맥의 가지인 앞위이자샘창자동맥 Ant. Sup. Pancreaticoduodenal A.과 위창자간막 동맥의 가지인 아래이자샘창자동맥 Inf. Pancreaticoduodenal A.가 서로 연결되어 있다.

SM **SUP. MESENTERIC A.**위창자간막 동맥

↓

9 **INF. PANCREATICODUODENAL A.** 아래이자샘창자 동맥

10 **ILEOCOLIC ARTERY** 돌잘록창자동맥

a **ANT. CECAL A.** 앞막창자동맥

b **POST. CECAL A.** 뒤막창자동맥

c **ILEAL ARTERY** 돌창자동맥

d **APPENDICULAR A.** 막창자꼬리동맥

11 **RIGHT COLIC A.** 오른(잘록)창자

12 **MIDDLE COLIC A.** 중간(잘록)창자

IM **INF. MESENTERIC A.** 아래창자간막동패

↓

13 **SUP. RECTAL A.** 위곧창자동맥

14 **LEFT COLIC A.** 왼(잘록)창자동맥

15 **SIGMOID A.** 구불(잘록)창자동맥

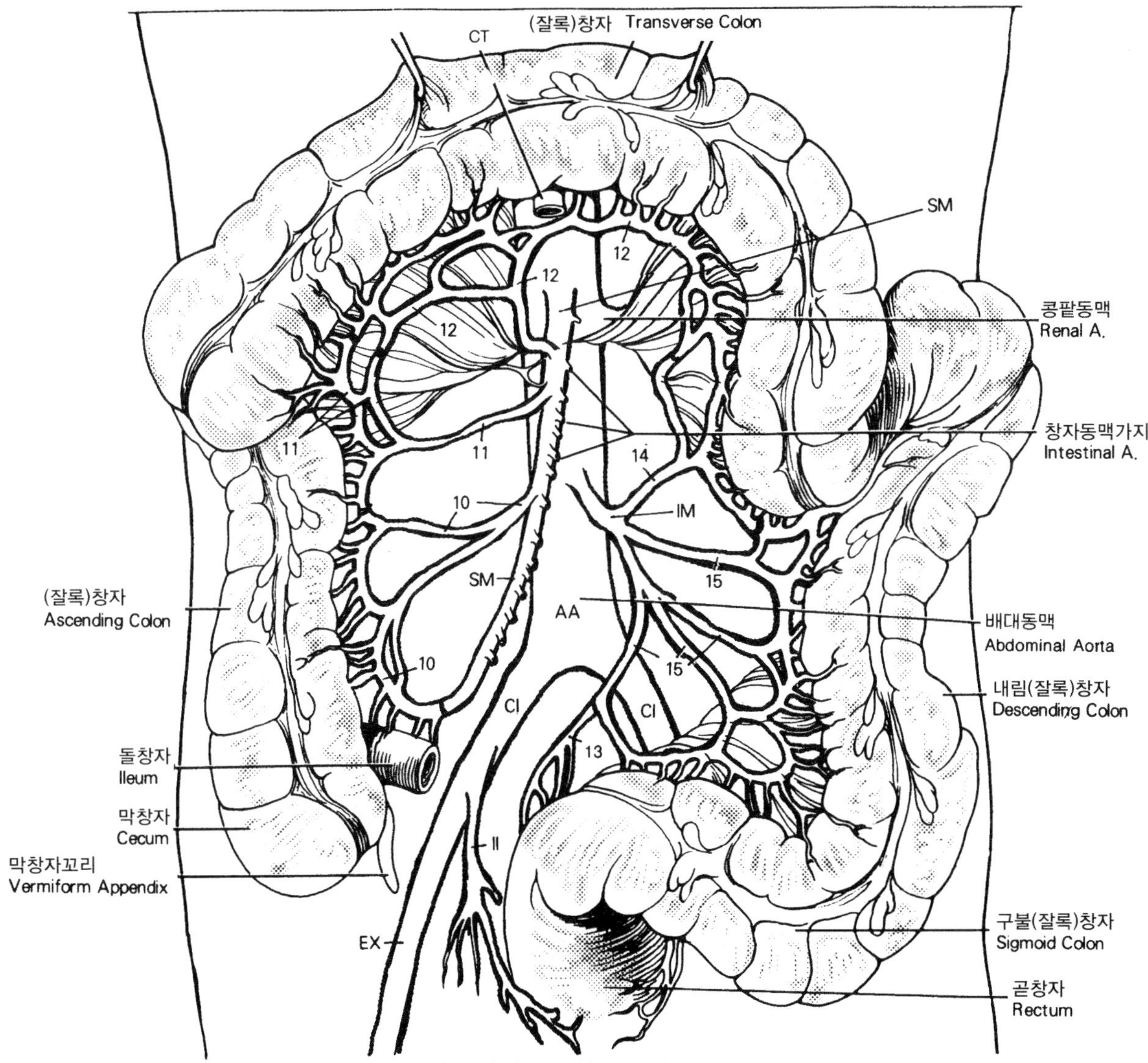

배대동맥의 분지(소화관 동맥 분포)

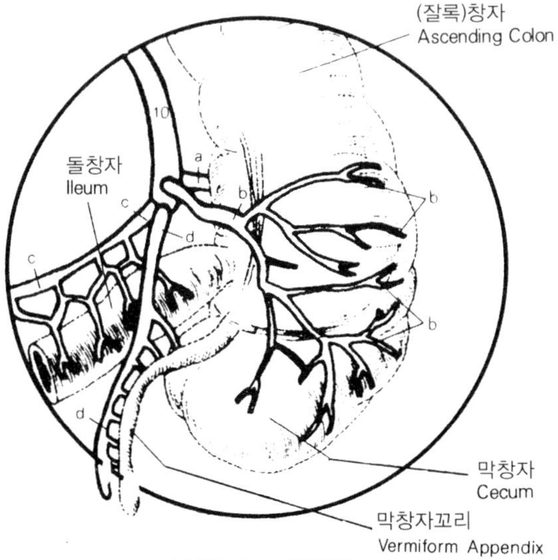

막창자꼬리동맥

■ 아래창자간막동맥 Inf. Mesenteric Artery
온엉덩동맥으로 갈라지는 3~4cm 상방에서 분지하여 왼쪽 아래쪽으로 내려가서 온엉덩동맥을 넘어 골반안에 들어간다.

• (잘록)창자 왼쪽 1/2과 곧창자에 분포하며 끝은 곧창자위에 이르는 위곧창자동맥이 되어 곧창자연합 Rectal Anastomosis를 이룬다.

■ 위장창자막동맥 Sup. Mesenteric Artery: 배안동맥의1cm 아래에서 분지하여 앞으로 나와 창자간막속으로 들어가 오른엉덩뼈오목쪽으로 굽으면서 내려간다.

• 샘창자를 제외한 작은창자, 이자머리, 막창자, 오름(잘록)창자, 가로(잘록)창자의 일부에 혈액을 공급한다.

• 작은창자의 돌창자와 빈창자로 가는 동맥은 아래 혈관을 보기 위하여 이 그림에서는 잘려 있다.

5 – 13

심맥관계통 CARDIOVASCULAR SYSTEM : 주요동맥 PRINCIPAL ARTERIES
골반·회음부 Pelvis and Perineum

대동맥·온엉덩동맥·넙다리동맥=앞페이지와 동일한 색
작은가지들=회색,엷고 따뜻한색

INTERNAL ILIAC ARTERY 속장골동맥가지

ANTERIOR DIVISION 앞부분

PARIETAL BRANCHES 벽쪽가지 : 골반벽

4 **INFERIOR GLUTEAL A.** 아래둔부동맥
5 **OBTURATOR A.** 폐쇄동맥
6 **INTERNAL PUDENDAL A.** 속음부동맥

a **POST. SCROTAL [LABIAL] ARTERY** 뒤음낭(뒤음순)동맥
b **A. OF THE BULB OF THE PENIS [VESTIBULE]** 음경[질어귀]망울동맥
c **ARTERIES OF PENIS [CLITORIS]** 음경[음핵]동맥
d **PERINEAL A.** 샅동맥
e **INF. RECTAL A.** 아래곧창자동맥

VISCERAL BRANCHES 장쪽가지

7 **MIDDLE RECTAL A.** 중간곧창자동맥
8 **INFERIOR VESICLE A.** 아래방광동맥
9 **UMBILICAL A.** 배꼽동맥
9a **SUPERIOR VESICLE A.** 위방광동맥
10 **[VAGINAL/UTERINE] A.** 질/자궁 동맥

POSTERIOR DIVISION 뒷부분

1 **LATERAL SACRAL A.** 가쪽엉치동맥
2 **SUPERIOR GLUTEAL A.** 위볼기동맥
3 **ILIOLUMBAR A.** 엉덩허리동맥

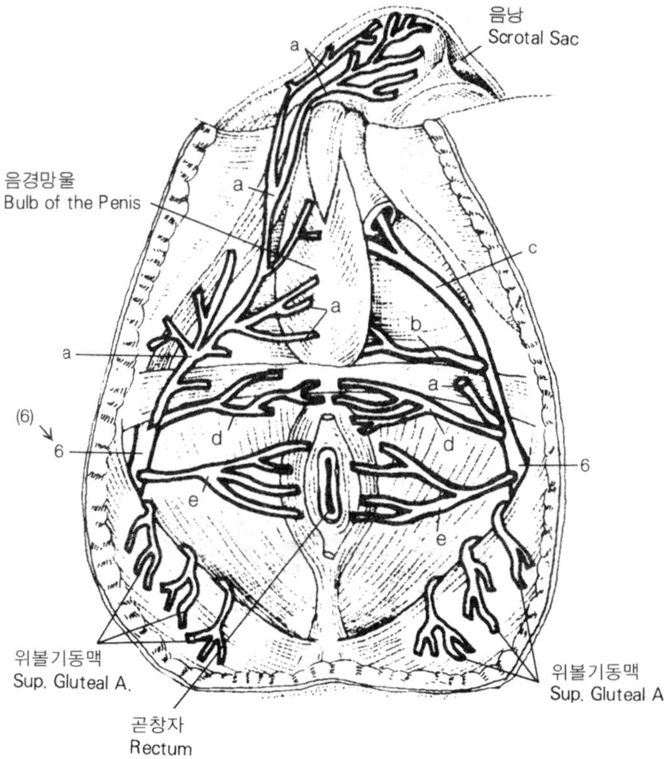

회음부 아래면(남성)

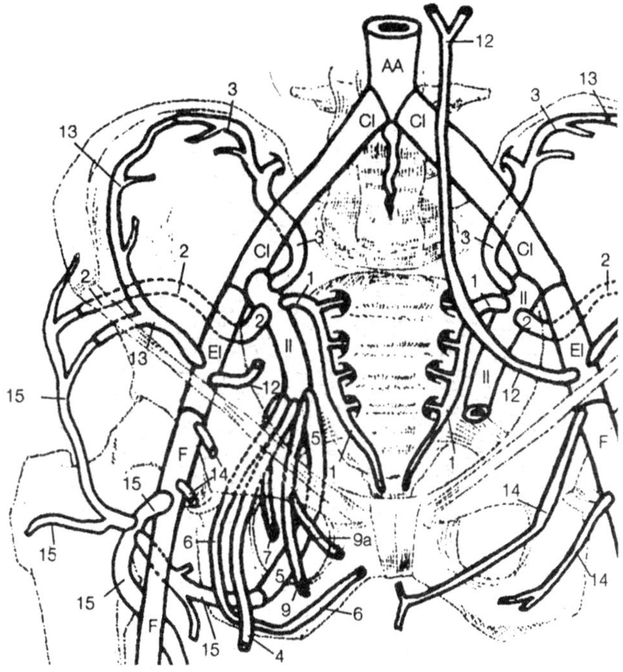

앞면

■ **속음부동맥** Internal Pudendal Artery
같은 이름의 정맥 및 신경과 더불어 궁둥구멍근 Piriformis 밑을 지나 큰궁둥패임 패쇄근막 밑을 지나면서 곧창자하부 및 항문부분에 분포한다.

• 남자에서는 음낭·요도해면체·음경해면체·음경귀두 등에 분포하며, 여자에서는 대음순 질어귀·질·음핵 등에 분포한다.

골반 PELVIS·회음부 PERINEUM 동맥

AA ABDOMINAL AORTA 배대동맥

11 MIDSACRAL A. 정중엉치동맥

CI COMMON ILIAC A.(L. and R) 온엉덩동맥

EI EXTERNAL ILIAC A. 바깥엉덩동맥

12 INF. EPIGASTRIC A. 아래배벽동맥

13 DEEP ILIAC CIRCUMFLEX ARTERY. 깊은엉덩휘돌이동맥

II INTERNAL ILIAC A. 속엉덩동맥

F FEMORAL A.(R.&L.)넙다리동맥

14 EXT. PUDENDAL A. 바깥음부동맥

15 DEEP FEMORAL A. 깊은넙다리동맥

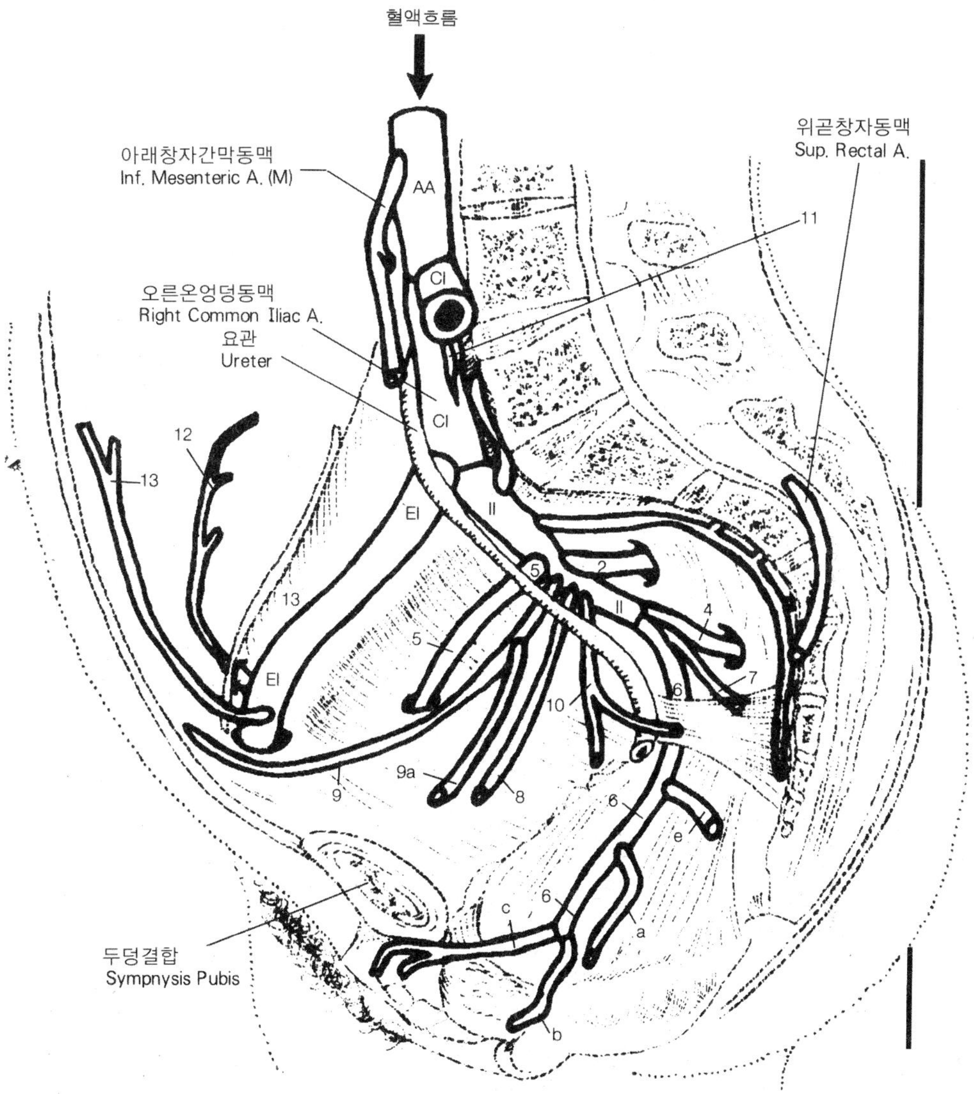

속엉덩 동맥의 분지(오른쪽)

■ **속장엉덩동맥** Internal Iliac Artery
골반과 회음부에 혈액을 공급하는 중요한 동맥으로 벽쪽가지와 장쪽가지로 나뉘어져 있다.

• 여성에서 질과 자궁동맥은 속장골동맥에서 분지되고, 남성에서 전립샘과 정낭으로 가는 동맥은 위방광동맥의 분지와 함께 아래방광동맥에서 나온다.

5－14

심맥관계통 CARDIOVASCULAR SYSTEM : 주요동맥 PRINCIPAL ARTERIES

다리 Lower Extremity

큰동맥과 첫째가지부터 색칠하시오.
큰동맥과 가지＝선명하고 따뜻한색
작은가지＝밝은색, 회색계통

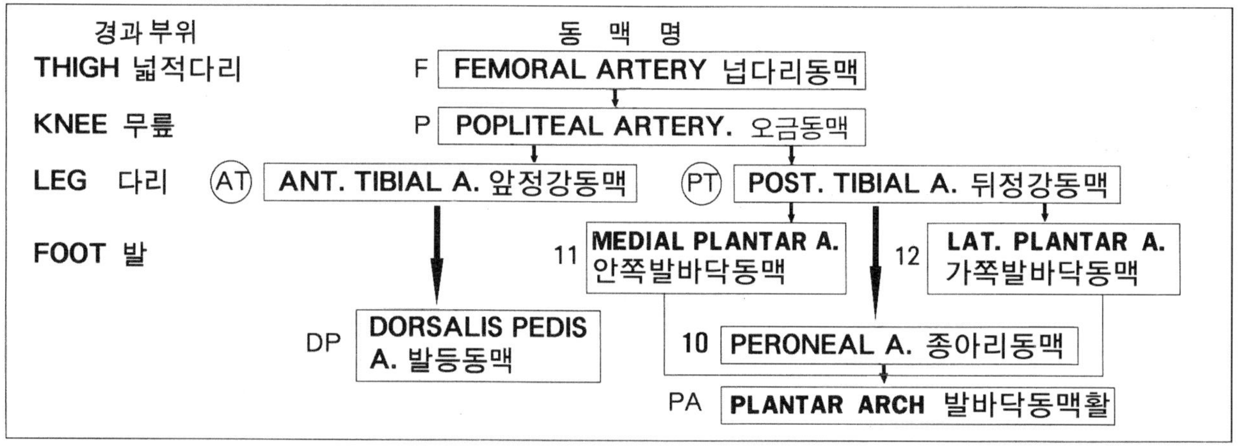

AA ABDOMINAL AORTA 배대동맥

CI R. COMMON ILIAC A. 오른온엉덩동맥

II INT. ILIAC A. 속엉덩동맥
1 SUP. GLUTEAL A. 위볼기동맥
2 INF. GLUTEAL A. 아래볼기동맥
3 OBTURATOR A. 폐쇄동맥

EI EXT. ILIAC A. 바깥엉덩동맥
ⓐ INF. EPIGASTRIC A. 아래배벽동맥
ⓑ DEEP ILIAC CIRCUMFLEX A. 깊은엉덩휘돌이동맥

ARTERIES OF THE THIGH 넙다리의 동맥

F FEMORAL ARTERY 넙다리동맥
4 DEEP FEMORAL A.깊은넙다리동맥 (PROFUNDA FEMORIS)
a PERFORATING BRANCHES 관통가지
b MED. CIRCUMFLEX FEMORAL A. 안쪽넙다리 휘돌이 동맥
c LAT. CIRCUMFLEX FEMORAL A. 가쪽넙다리휘돌이동맥
c₁ DESCENDING BRANCH 내림가지
5 DESCENDING GENICULAR A. 내림무릎동맥

ARTERIES OF THE KNEE 무릎의 동맥

P POPLITEAL A. 오금동맥 : 맥박재는곳
6 GENICULAR ARTERIES 무릎동맥

LEG AND FOOT 다리와 발의 동맥

AT ANT. TIBIAL A. 앞정강동맥
DP DORSALIS PEDIS A. 발등동맥 : 맥박재는곳
7 ARCUATE A. 활꼴동맥
8 DORSAL METATARSAL A. 등쪽발허리동맥
8a DORSAL DIGITAL A. 등쪽발가락동맥
9 LAT. TARSAL A. 가쪽발목동맥

PT POST. TIBIAL A. 뒤정강동맥
10 PERONEAL A. 종아리동맥
11 MED. PLANTAR A. 안쪽발바닥동맥
12 LAT. PLANTAR A. 가쪽발바닥동맥

PA PLANTAR ARCH 발바닥동맥활
13 PLANTAR METATARSAL A. 바닥쪽발허리동맥
13a PLANTAR DIGITAL A. 바닥쪽 발가락 동맥

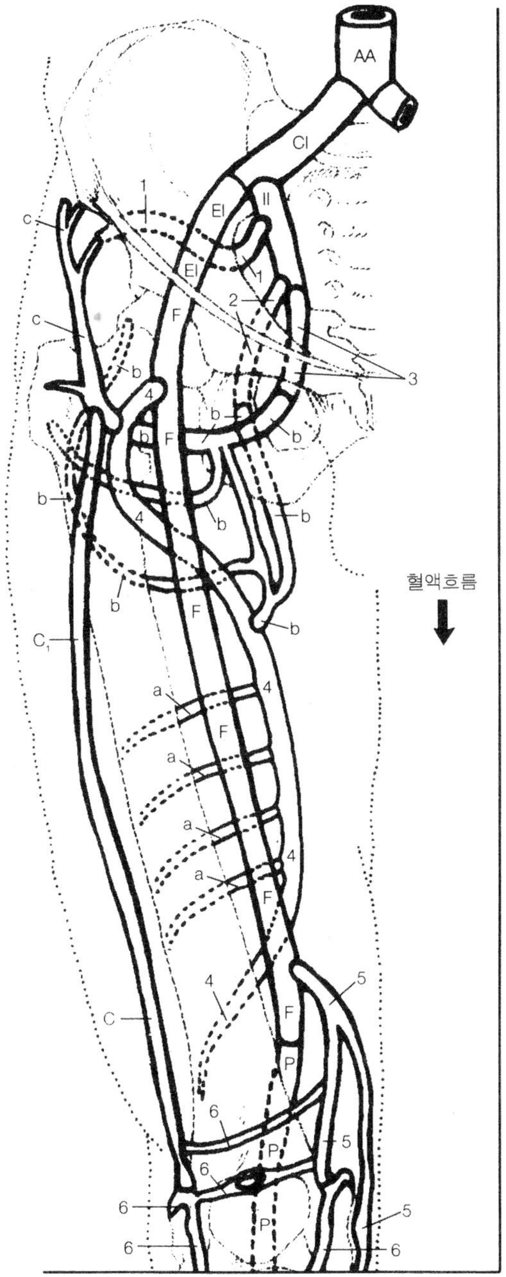

넙다리동맥과 그 분지

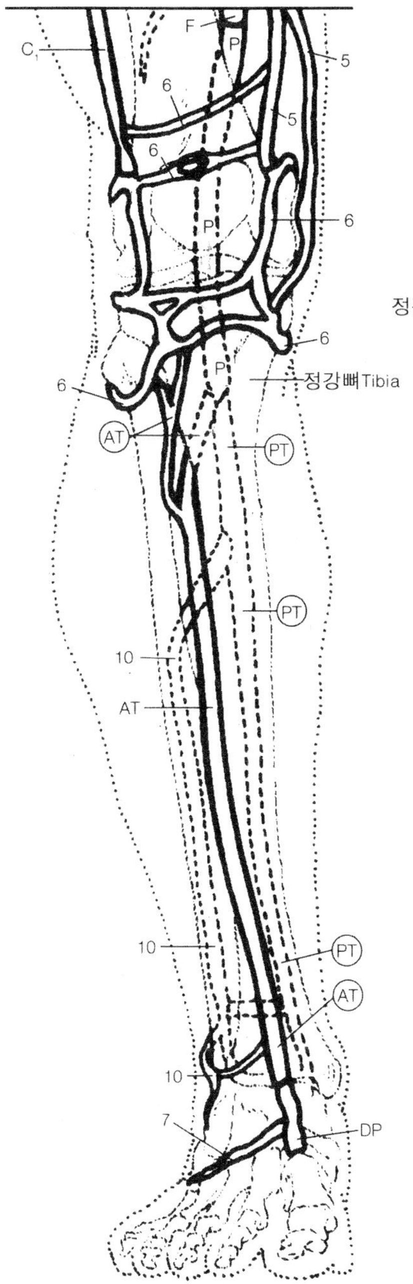

다리의 동맥(앞)

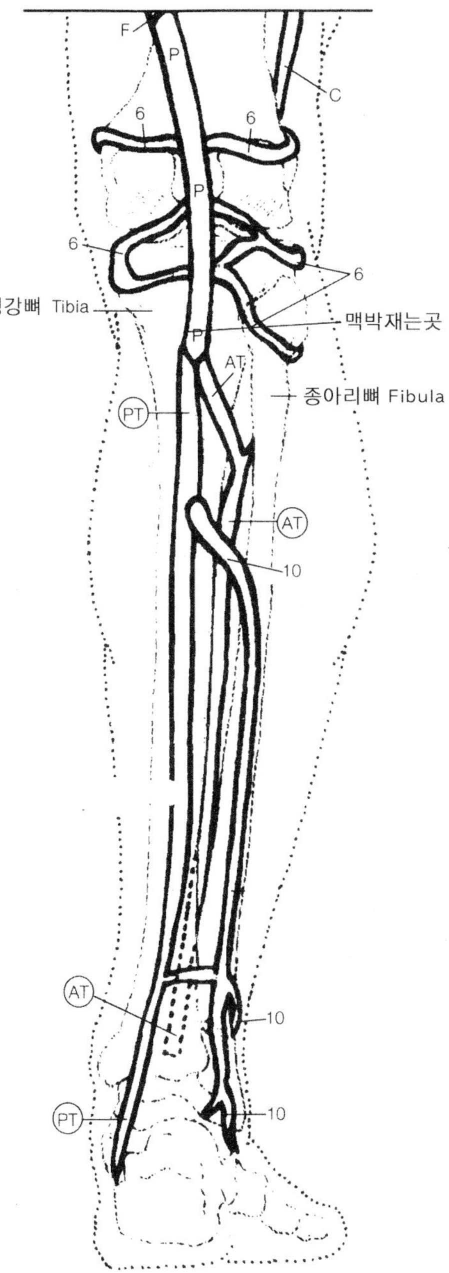

다리의 동맥(뒤)

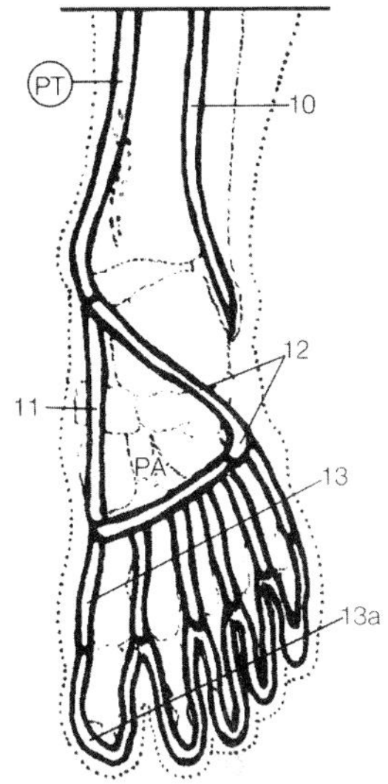

발바닥동맥과 그 분지

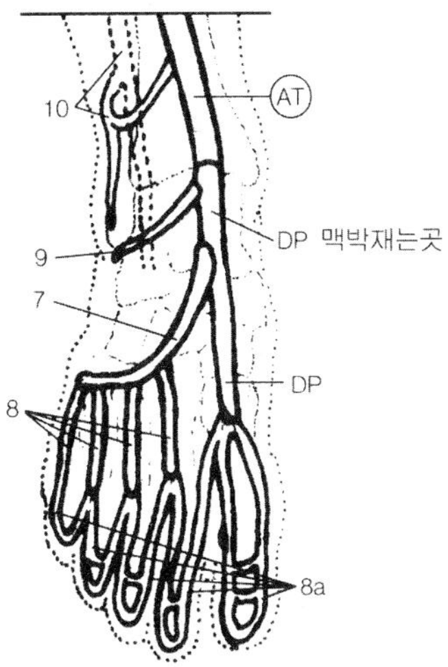

발등동맥과 그 분지

5－14

5－15

심맥관계통 CARDIOVASCULAR SYSTEM : 태아순환 FETAL CIRCULATION

대동맥＝빨강
PA＝엷은파랑 PV＝분홍 대정맥＝파랑

＊ 태아순환 FETAL CIRCULATION

모체의 자궁내에서 발육·성장하는 태아는 허파와 소화기의 활동이 없으므로 산소 및 영양물질은 모체 혈액에서 얻고, 탄산가스나 노폐물은 혈액을 통하여 모체에 되돌려 보내고 있다. 즉 혈액동속의 산소분압은 60~80mmHg이며 융모속 모세혈관에 있는 혈액의 산소분압은 20~30mmHg이므로 이 분압차에 의해서 물리적인 확산이 일어나는 것이다. 이 혈액을 교환하는 장소가 자궁벽에 만들어진 태반이다.

GREAT VESSES 큰 혈관(태아)

A AORTA 대동맥
CI COMMON ILIAC A. 온엉덩동맥
EI EXT. ILIAC A. 바깥엉덩동맥
II INT. ILIAC A. 속엉덩동맥
PA PULMONARY A. 허파동맥
PV PULMONARY V. 허파정맥
SVC SUP. VENA CAVA 위정맥
IVC INF. VENA CAVA 아래대정맥
H HEPATIC VEIN 간정맥

FETAL CIRCULATION 태아순환

1 PLACENTA 태반
UMBILICAL CORD 탯줄
2 UMBILICAL VEIN 배꼽정맥(1)
3 DUCTUS VENOSUS 정맥관
4 FORAMEN OVALE 타원구멍
5 DUCTUS ARTERIOSUS 동맥관
6 UMBILICAL A. 배꼽동맥(2)

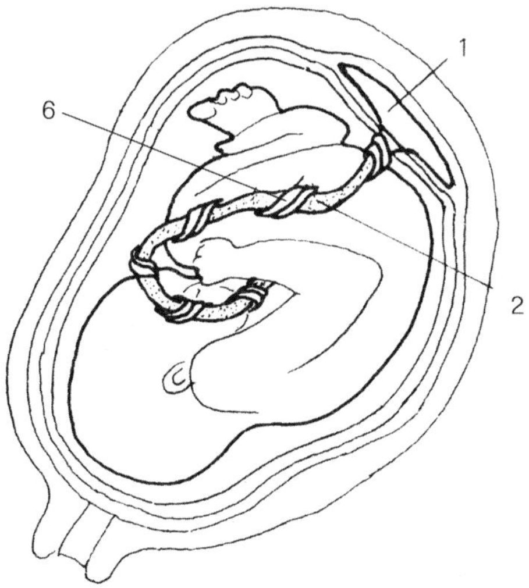

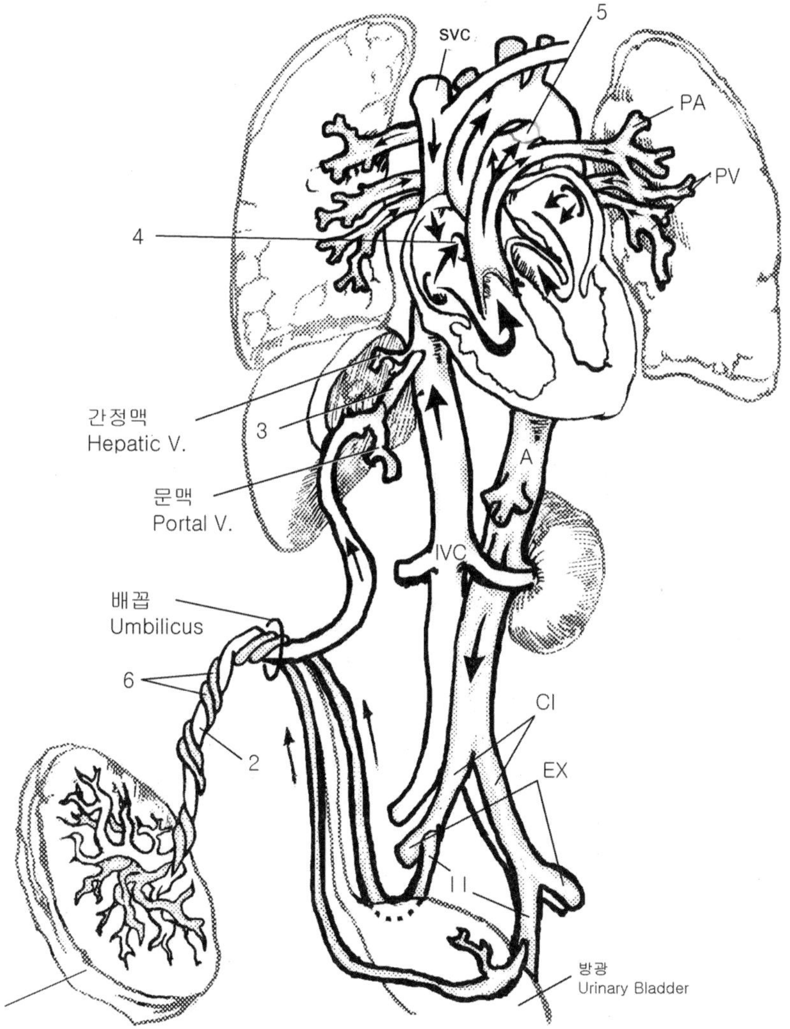

태생기 순환

태반 → 배꼽정맥 → 간→간정맥 / 정맥관 → 아래정맥→오른심방
오른심방 → 타원구멍 → 왼심방 → 왼심실 → 대동맥
오른심방 → 오른심실 → 허파동맥 → 허파 / 동맥관 → 대동맥
대동맥 → 가슴·배대동맥, 팔, 머리·목부분, 하반신
가슴·배대동맥 → 바깥엉덩동맥 → 골반 다리
가슴·배대동맥 → 속엉덩동맥 → 배꼽동맥 → 태반

태생기 순환때의 구조물

2 UMBILICAL VEIN 배꼽정맥
3 DUCTUS VENOSUS 정맥관
4 FORAMEN OVALE 타원구멍
5 DUCTUS ARTERIOSUS 동맥관
6 UMBILICAL ARTERY 배꼽동맥

■ **배꼽정맥** Umbilical Vein
태반에서 시작되는 순수한 동맥혈의 혈관으로 탯줄로서 태아의 간 아래변에 문맥 Portal Vein에 합류하고, 하나는 정맥관이 되어 아래대정맥과 연결된다. 출생 후 간원인대로 남는다.

■ **정맥관** Ductus Venosus
배꼽정맥에서 갈라진 한 가지가 아래대정맥에 결합하는 혈관으로, 배꼽정맥으로부터의 동맥혈이 직접 아래대정맥으로 유입되므로서 간으로 가는 혈액량을 줄일 수 있다(간 기능하지 못하기 때문)출생후 정맥관인대로 남는다.

■ **타원구멍** Foramen Ovale
태아 심방의 심방사이막에 있는 구멍으로서, 오른심방에 모인 혈액의 대부분을 그대로 왼심방으로 보내어 허파로 가는 혈액량을 제한한다. 출생 후 타원오목으로 남는다.

■ **동맥관** Ductus Arteriosus
허파동막과 대동맥활 사이를 연결하는 혈관으로 허파동맥내의 혈액은 대부분 이곳을 통해 대동맥으로 유입되어 허파로 가는 혈액량을 줄인다(허파가 가스교환 장소로서의 기능 없음). 출생 후 동맥관인대로남는다.

■ **배꼽동맥** Umbilical Artery
태아의 왼·오른 속엉덩동맥에서 나오는 한 쌍의 혈관이며, 혼합성 혈액을 탯줄을 통하여 태반으로 되돌려 보낸다. 출생후 가쪽배꼽인대로 남는다.

출생후 바뀌어지는 구조물

2′ ROUND LIGAMENT 간원인대
3′ LIGAMENTUM VENOSUM 정맥관인대
4′ FOSSA OVALIS 타원오목
5′ LIGAMENTUM ARTERIOSUM 동맥관인대
6′ LAT. UMBILICAL LIG. 가쪽배꼽인대

GREAT VESSELS 큰 혈관(출생 후)

A	AORTA 대동맥
CI	COMMON ILIAC A. 온엉덩동맥
EI	EXT. ILIAC A. 바깥엉덩동맥
II	INT. ILIAC A. 속엉덩동맥
PA	PULMONARY A. 허파동맥
PV	PULMONARY V. 허파정맥
SVC	SUP. VENA CAVA 위대정맥
IVC	INF. VENA CAVA 아래대정맥
H	HEPATIC VEIN 간정맥

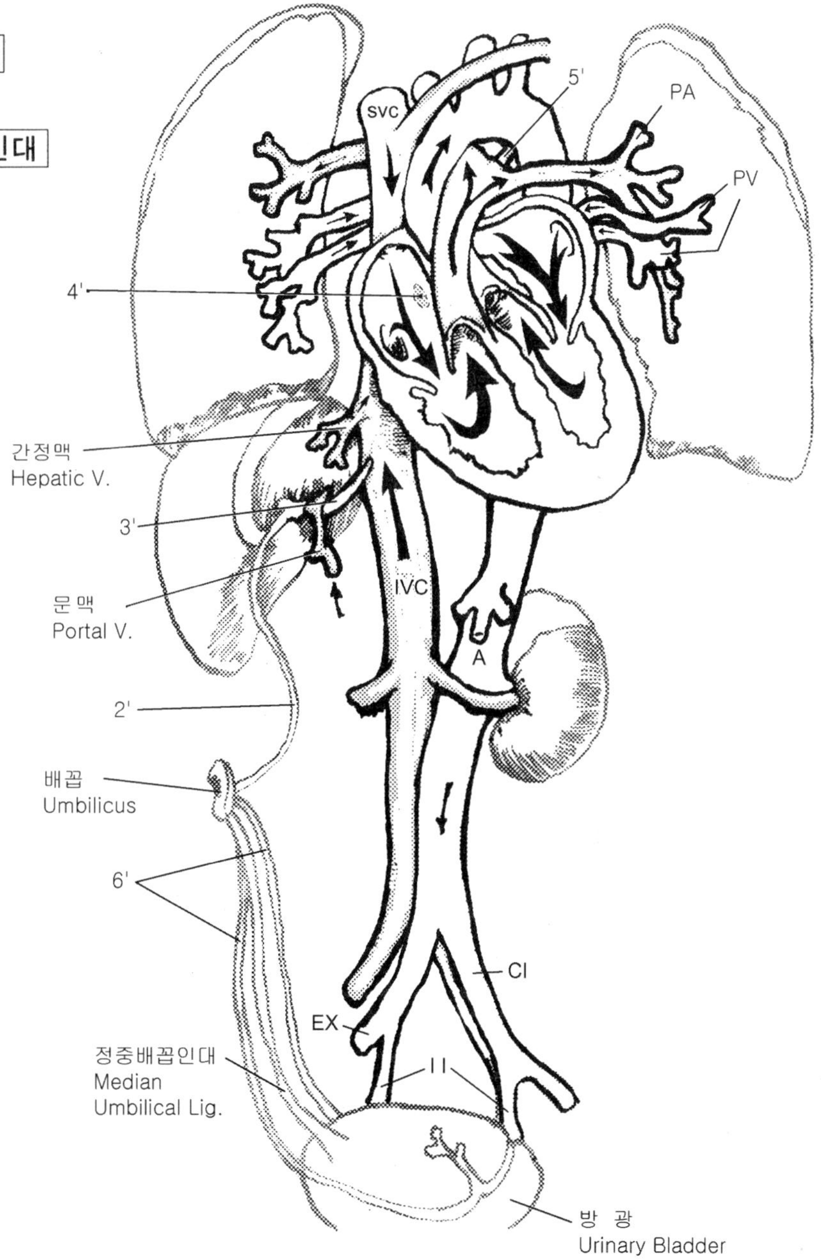

심맥관계통 CARDIOVASCULAR SYSTEM : 주요정맥 PRINCIPAL VEINS

머리와 정맥굴 Cranium and Venous Sinuses

큰정맥・정맥굴＝차가운 색

＊ 경질막정맥굴 DURAL VENOUS SINUSES

2겹의 뇌경질막 Cranial Dura Mater 속에 형성되는 일련의 정맥굴로 뇌로부터 오는 정맥혈을 모아 속목정맥 Internal Jugular Vein으로 보낸다. 일반적인 정맥벽 구조와는 다르게 벽은 항상 긴장, 신전하고 있다. 혈류에 관계 없이 그 직경은 협착을 일으키지 않으므로 정맥굴이라 한다.

■ 시상정맥굴 Sagittal Sinuses

위・아래시상정맥굴은 뒷통수뼈 안쪽에서 서로 합류되어 가로정맥굴을 이루고 앞으로 향하다가 구불 정맥굴 Sigmoid으로 바뀌고 머리뼈를 관통한 뒤에는 속목정맥 Internal Jugular Vein이 된다.

■ 해면정맥굴 Cavernous Sinuses

나비뼈 몸통의 가쪽에 형성되는 정맥굴로 안정맥과 대뇌정맥을 받아들이고 위・아래 바위정맥굴 Sup・Inf・Petrosal Sinus에 합류된 후 속목정맥으로 이어진다. 얼굴정맥과 문합된 눈정맥이 해면정맥굴에 개구하고 있으므로 얼굴의 감염이 뇌막으로 전파될 소지를 갖고있다.

■ 속목정맥 Internal Jugular Vein

머리뼈안 속의 모든 정맥혈을 받는 큰 정맥으로 구불정맥굴이 목정맥구멍 Jugular Foramen에 이르면 밑으로 급히 굽어 속목정맥이 된다.

VEINS OF BRAIN 뇌의 정맥

1 SUPERIOR CEREBRAL V. 위대뇌정맥

2 INF.AND MED. CEREBRAL VEINS 아래・안쪽 대뇌정맥 (p.149참조)

3 GREAT CEREBRAL V. 큰대뇌정맥

4 SUP. AND INF・OPHTHALMIC VEINS 위・아래눈 정맥 (p.149참조)

VEINS OF CRANIUM 머리의 정맥

5 DIPLOE VEINS 판사이정맥 (p.149참조)

머리뼈관의 편평골의 속・바깥판 사이의 판사이층 Diploe에 있는 정맥으로 머리뼈관의 정맥을 받아서 경질막정맥굴 Dural Venous 및 머리부분 얕은층의 정맥을 잇는다.

머리 안－밖 연결 정맥

6 EMISSARY 이끌정맥 (p.149참조)

머리뼈의 여러 구멍을 통하여 머리안속정맥 Intracranial Veins과 머리안바깥정맥 Extracranial Veins을 연결하는 정맥이다. 이것은 머리안 바깥머리덮개 혈관으로부터 감염의 경로가 된다.

DURA VENOUS SINUSES 경질막정맥굴

COS CONFLUENCE OF THE SINUSES 정맥굴 합류

(속뒤통수뼈융기 Internal Occipital Protuberance에 위치한다.)

UNPAIRED SINUSES 홑정맥동

7 SUP. SAGITTAL SINUS 위시상 정맥굴

(위대뇌동맥 Sup. Cerebral Artery 유입)

8 INF. SAGITTAL SINUS 아래시상 정맥굴

9 STRAIGHT SINUS 곧은 정맥굴

(큰대뇌동맥 Great Cerebral Artery의 유입)

10 BASILAR PLEXUS 뇌바닥정맥얼기

SINUSES 쌍을 이루는 정맥굴

11 CAVERNOUS SINUSES 해면정맥굴

(눈정맥・대뇌 정맥 유입)

12 SUP. PETROSAL SINUSES 위바위정맥굴

13 INF. PETROSAL SINUSES 아래바위정맥굴

14 OCCIPITAL SINUSES 뒤통수정맥굴

15 TRANSVERSE SINUSES 가로정맥굴

16 SIGMOID SINUSES 구불정맥굴

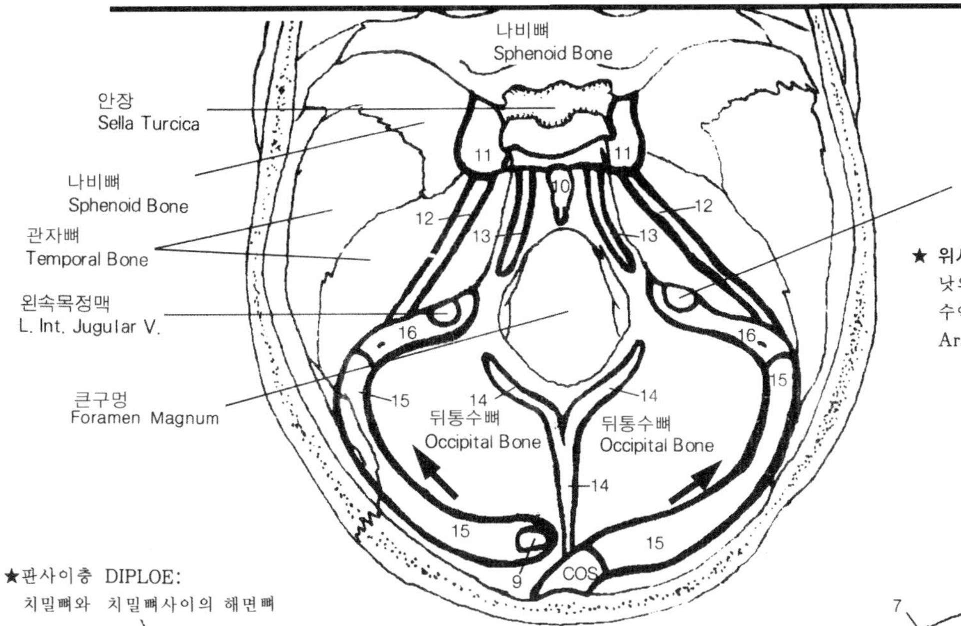

경질막 정맥굴(윗면)

★ 오른속목정맥 R. Int. Jugular V. : 머리안 속의 모든 정맥혈을 받는다.

★ 오른가로정맥굴 R. Transverse Sinus : 정맥굴합류와 위시상정맥굴로 부터 혈액을 받아들인다.

★ 왼가로정맥굴 L. Transverse Sinus : 아래시상적맥굴, 곧은정맥굴, 정맥굴합류로 부터 혈액을 받아들인다.

★ 위시상정맥굴 Sup. Sagittal Sinus : 대뇌낫의 상연에 형성되는 정맥굴로 뇌척수액의 흡수에 관여하는 거미막과립 Arachnoid granulation이 있다.

★ 큰대뇌정맥 Great Cerebral Vein : 하시상정맥굴에서 시작하여 정맥굴합류에 주입되는 곧은 정맥굴로 들어간다.

★ 대뇌낫 Falx Cerebri : 좌우대뇌반구 사이에 낫 모양의 칸막이로 뻗어 있는 뇌경질막

★판사이층 DIPLOE:
치밀뼈와 치밀뼈사이의 해면뼈

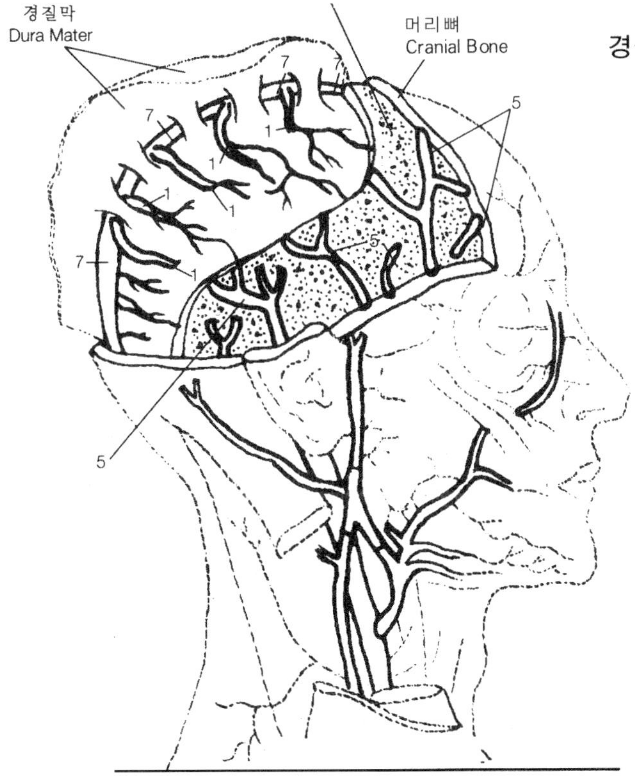

머리의 정맥(오른가쪽)

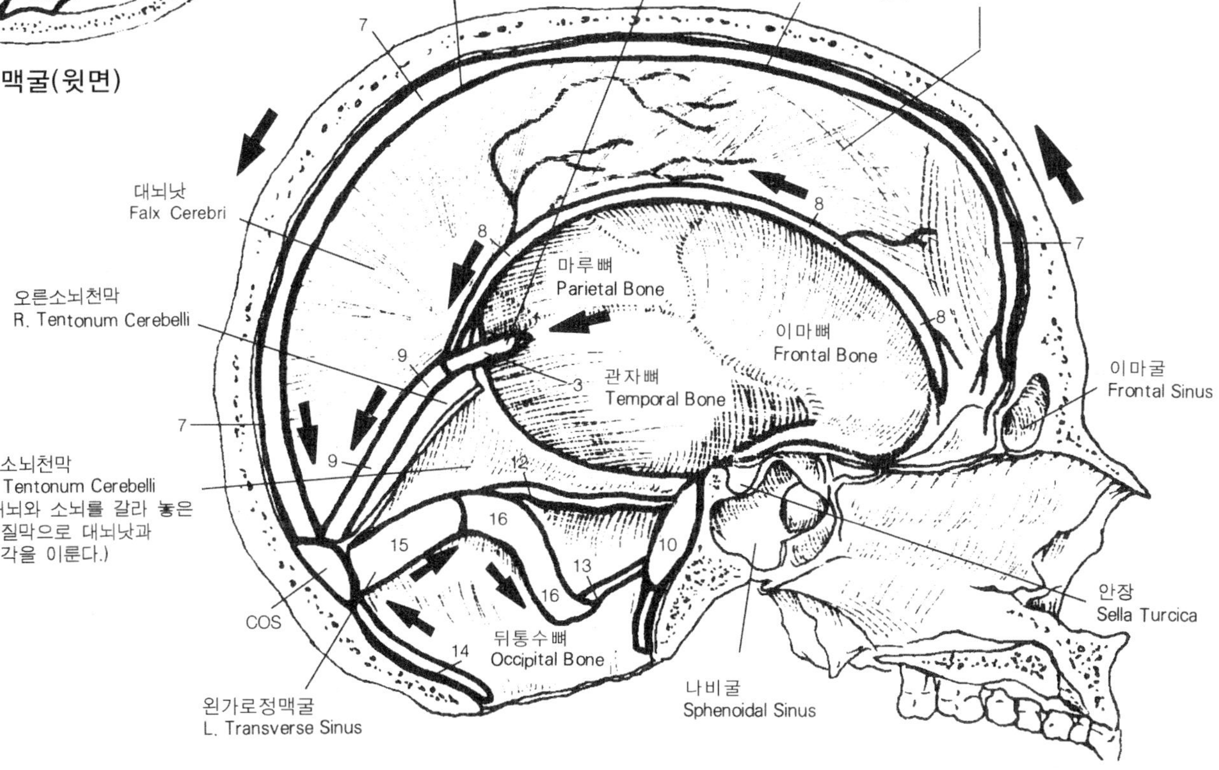

경질막 정맥굴(시상 단면도)

5-17

심맥관계통 CARDIOVASCULAR SYSTEM : 주요정맥 PRINCIPAL VEINS

머리와 목 : Head and Neck

큰정맥·큰지류=선명하고 차가운 색
작은지류=엷은회색, 엷고 차가운 색

■ **속목정맥** Internal Jugular Vein
목의 가쪽을 속목동맥 및 온목동맥, 미주신경과 같이 목혈관신경집 Carotid Sheath에 싸여 목(척추뼈)의 가로돌기 앞을 내려가 복장빗장관절 뒤에서 쇄골밑 정맥과 합류하여 팔머리정맥을 이룬다.

■ **팔머리정맥** Brachiocephalic Vein
머리·목부분 및 팔에서 오는 정맥혈을 모아 위대정맥에 운반하며, 왼팔머리 정맥은 오른팔머리 정맥보다 3배나 되는 6~8cm에 이른다. 팔머리정맥은 속목정맥과 빗장밑정맥이 합해져서 이루어지며, 이 두 정맥의 합류각을 정맥각 Venous Angle이라 하며 림프관 Lymphatic Duct이 개구하는 곳이다.

■ **바깥목정맥** External Jugular Vein
대체로 바깥목동맥이 분포하는 머리덮개·얼굴·목부분 등에서 혈액을 받아 들이는데, 속목정맥보다 가늘고 목 피부밑에 얕게 위치하므로 체표에 서쉽게 관찰된다. 빗장밑정맥이나 속목동맥에 들어간다.

■ **아래턱뒤정맥** Retromandibular Vein
관자부위·마루부위의 혈액을 받는 얕은 관자정맥과 위턱정맥이 합류하여 이루는 정맥으로 얼굴정맥 또는 속목정맥으로 들어간다.

■ **아래갑상샘정맥** Inferior Thyroid Vein
여러개가 있으며 왼·오른팔머리정맥 합류부 가까이에서 들어간다. 아래갑상샘, 가슴샘, 심장막, 기관지, 식도등 가슴세로칸의 여러기관에서 나오는 정맥혈을 받는다.

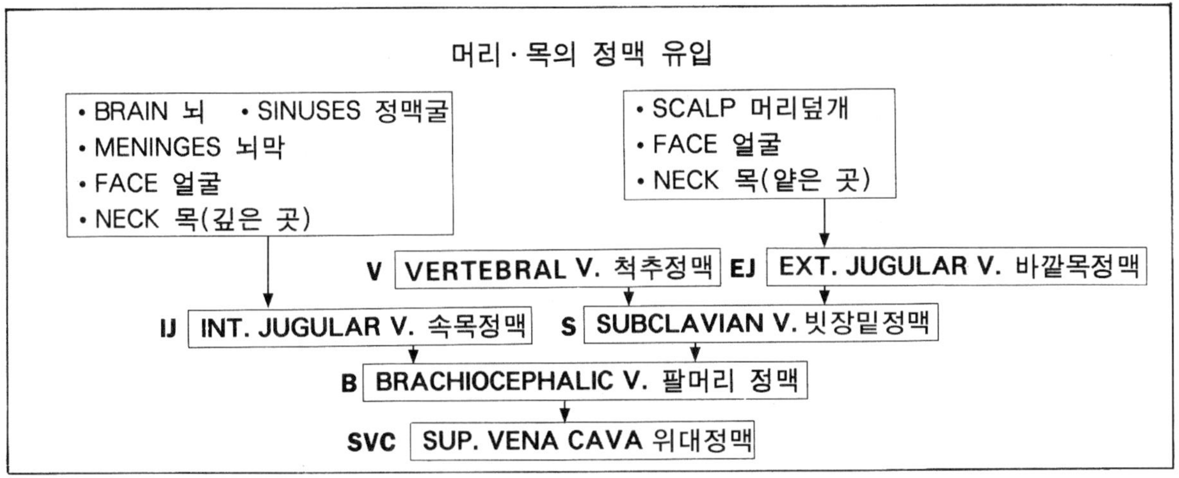

LARGE VEIN 목부분의 큰 정맥

B BRACHIOCEPHALIC V. 팔머리정맥
1 INF. THYROID V. 아래갑상샘정맥
IJ INT. JUGULAR V. 속목정맥
2 SUP. THYROID V. 위갑상샘정맥
3 MID. THYROID V. 중간갑상샘정맥
4 PHARYNGEAL PLEXUS 인두정맥얼기
5 LINGUAL V. 혀정맥

S SUBCLAVIAN V. 빗장밑정맥
V VERTEBRAL V. 척추정맥
6 DEEP CERVICAL V. 깊은목정맥
EJ EXTERNAL JUGULAR V. 바깥목정맥
7 TRASVERSE CERVICAL V. 목가로정맥
8 ANTERIOR JUGULAR V. 앞목정맥
8a JUGULAR VENOUS ARCH 목정맥활
9 POST. EXT. JUGULAR V. 뒤 바깥목정맥

SUPERFICIAL VEINS 얕은 정맥

F FACIAL V. 얼굴정맥
10 DEEP FACIAL V. 깊은얼굴정맥
11 ANGULAR V. 눈구석정맥
ST SUPERFICIAL TEMPORAL V. 얕은관자정맥
R RETROMANDIBULAR V. 아래턱뒤정맥
12 POST. AURICULAR V. 뒤귓바퀴정맥
O OCCIPITAL V. 뒤통수정맥

DEEP VEINS 깊은 정맥

M MAXILLARY V. 위턱정맥
PP PTERYGOID PLEXUS 날개근정맥얼기

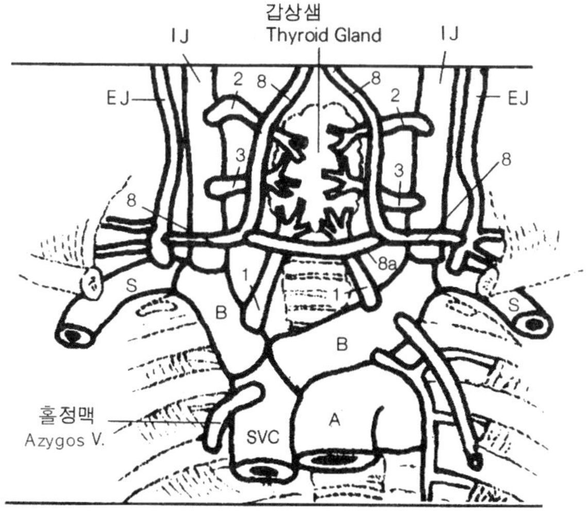

위대정맥
SVC = Sup. Vena Cava

대동맥
A = Aorta (Artery)

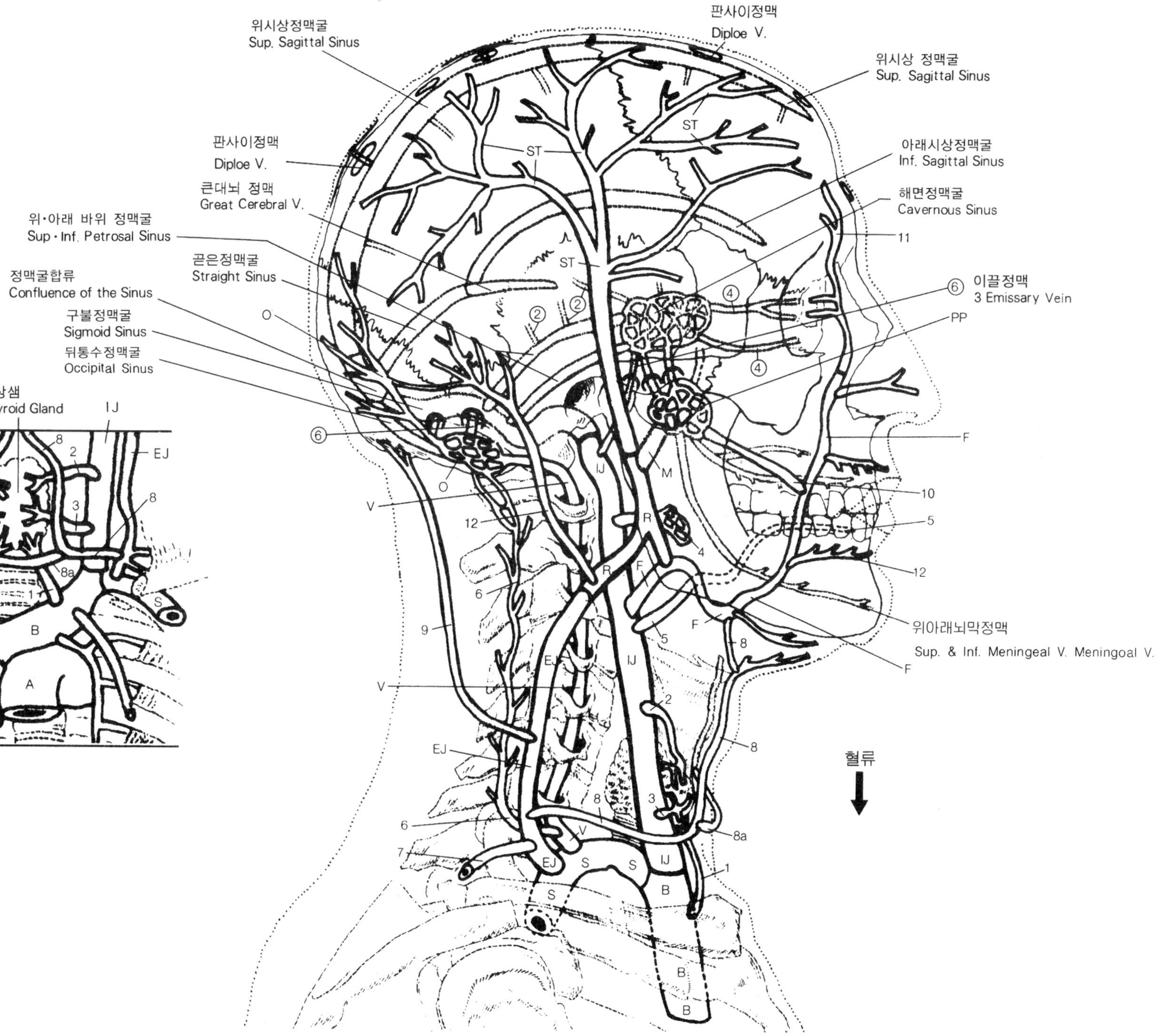

5－17

머리와 목의 정맥(오른쪽)

큰정맥, 큰지류 = 선명하고 차거운색
작은지류 = 엷은회색, 엷고 차거운색

5－18

심맥관계통 CARDIOVASCULAR SYSTEM : 주요정맥 PRINCIPAL VEINS

팔 Upper Extremity

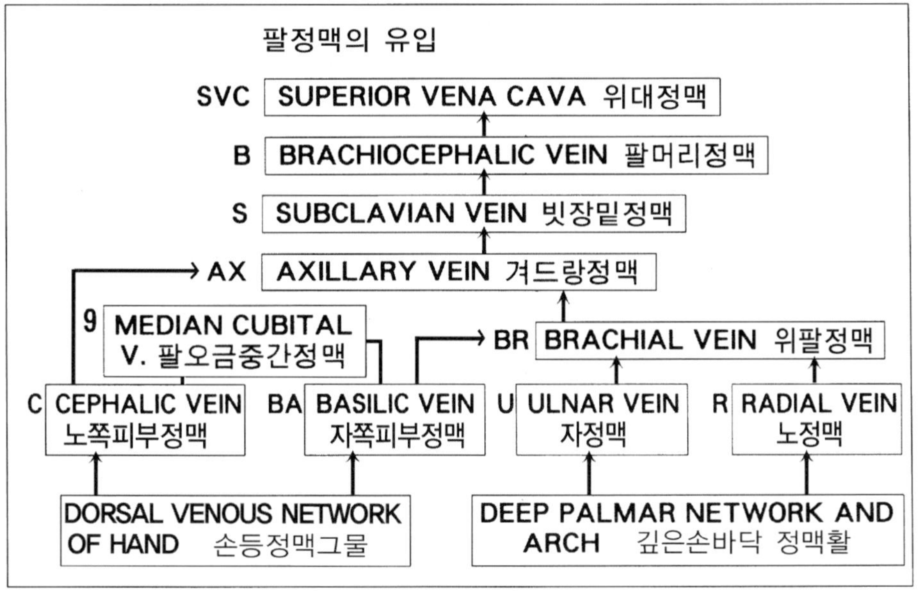

THORAX and SHOULDER 가슴과 어깨의 정맥

SVC SUP. VENA CAVA 위대정맥
B BRACHIOCEPHALIC V. 팔머리정맥
S SUBCLAVIAN V. 빗장밑정맥
AX AXILLARY V. 겨드랑정맥
1 LATERAL THORACIC V. 가쪽가슴정맥
2 SUBSCAPULAR V. 어깨밑정맥
3 THORACOACROMIAL V. 가슴봉우리정맥

SUPERFICIAL VEINS 얕은 정맥

DORSAL NETWORK 손등그물
4 DORSAL DIGITAL VEINS 등쪽 손가락 정맥
5 DORSAL METACARPAL VEINS 등쪽 손허리 정맥
6 DORSAL VENOUS NETWORK OF HAND
7 SUPERFICIAL PALMAR ARCH 얕은 손바닥 정맥활
8 MEDIAN V. OF FOREARM 위팔중간정맥
9 MEDIAN CUBITAL V. 팔오금중간정맥
C CEPHALIC V. 노쪽피부정맥
C₁ ACCESSORY CEPHALIC V. 덧노쪽피부정맥
BA BASILIC V. 자쪽피부정맥

DEEP VEINS 깊은 정맥

DEEP PALMAR NETWORK 깊은 손바닥 그물
12 PALMAR DIGITAL VEINS 바닥쪽손가락정맥
13 PALMAR METACARPAL VEINS 바닥쪽손허리정맥
14 DEEP PALMAR ARCH 깊은손바닥정맥활
U ULNAR V. 자정맥
R RADIAL V. 노정맥
BR BRACHIAL V. 위팔정맥

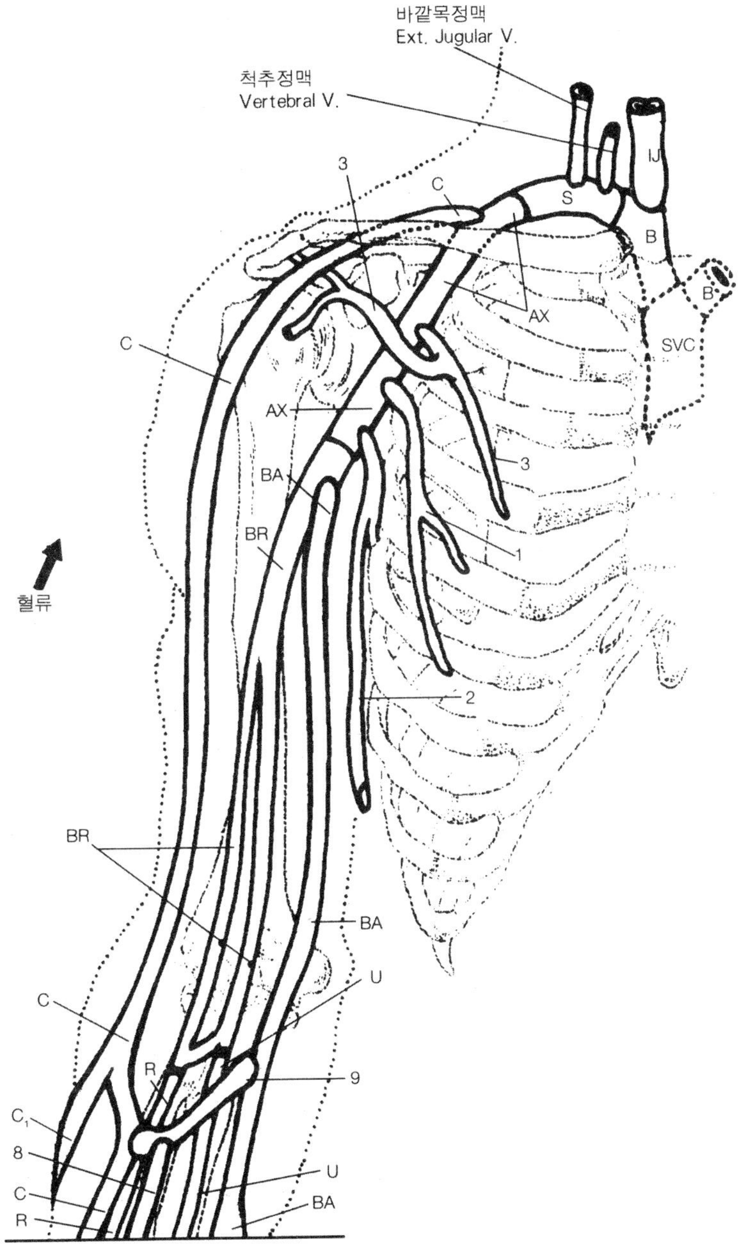

팔의 정맥(앞면)

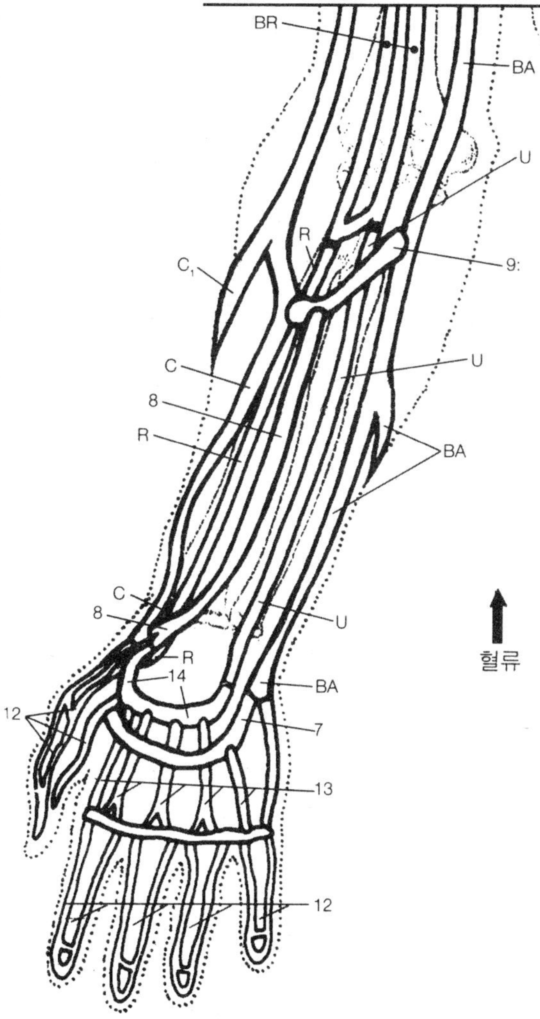

손바닥의 정맥(오른)

★ **팔오금중간정맥** Median Cubital Vein
팔오금에 있는 짧고 얕은정맥으로, 자쪽과 노쪽얕은 정맥이 연결되어 M자형을 이룬다. 검사물채취, 수혈시(정맥천자하는 곳이다) 이용된다.

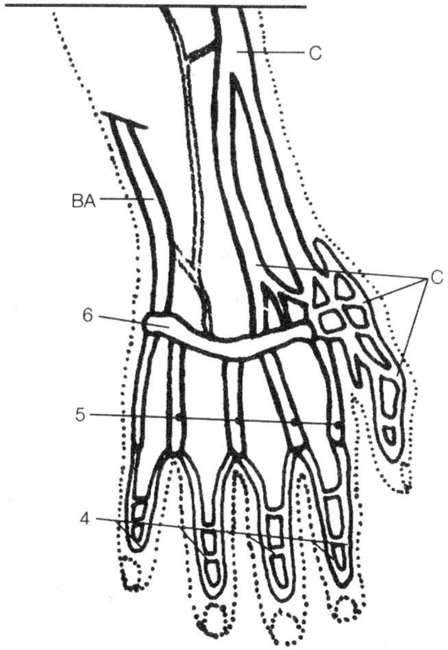

손등의 정맥(오른)

5－19

심맥관계통 CARDIOVASCULAR SYSTEM : 주요정맥 PRINCIPAL VEINS

위·아래정맥 Superior and Inferior Vena Cava

대정맥 · 큰지류＝선명하고 차가운색
작은지류＝회색, 엷고 차가운색

SVC SUPERIOR VENA CAVA 위대정맥
B BRACHIOCEPHALIC V. 팔머리정맥
IT INTERNAL THORACIC V. 속가슴정맥
1 ANT. INTERCOSTAL VEINS 앞갈비사이정맥
2 MUSCULOPHRENIC V. 근육가로막정맥
3 SUPERIOR EPIGASTRIC V. 위배벽정맥
4 SUPERIOR PHRENIC V. 위가로막정맥
S SUBCLAVIAN V. 빗장밑정맥
AX AXILLARY V. 겨드랑정맥
5 THORACOEPIGASTRIC V. 가슴배벽정맥

AZYGOS VEINS 홀정맥

AZ AZYGOS V. 홀정맥
AL ASCENDING LUMBAR VEINS 오름허리정맥
HAZ HEMIAZYGOS V. 반홀정맥
AAZ ACCESSORY HEMI AZYGOS V. 덧반홀정맥

■ **홀정맥** Azygos Vein : 홀정맥과 그의 가지들은 대부분의 가슴과 가슴내장으로부터 혈액을 회수한다.

• 위 • 아래대정맥 사이를 연결하는 역할을 하고 불규칙하게 가슴대동맥과 상응하는 것이라 볼 수 있다.

• 홀정맥계통은 아래대정맥이 폐쇄될 때 다리에서 심장으로 오는 혈류를 변경하여 흐르게 하는데 매우중요하다.

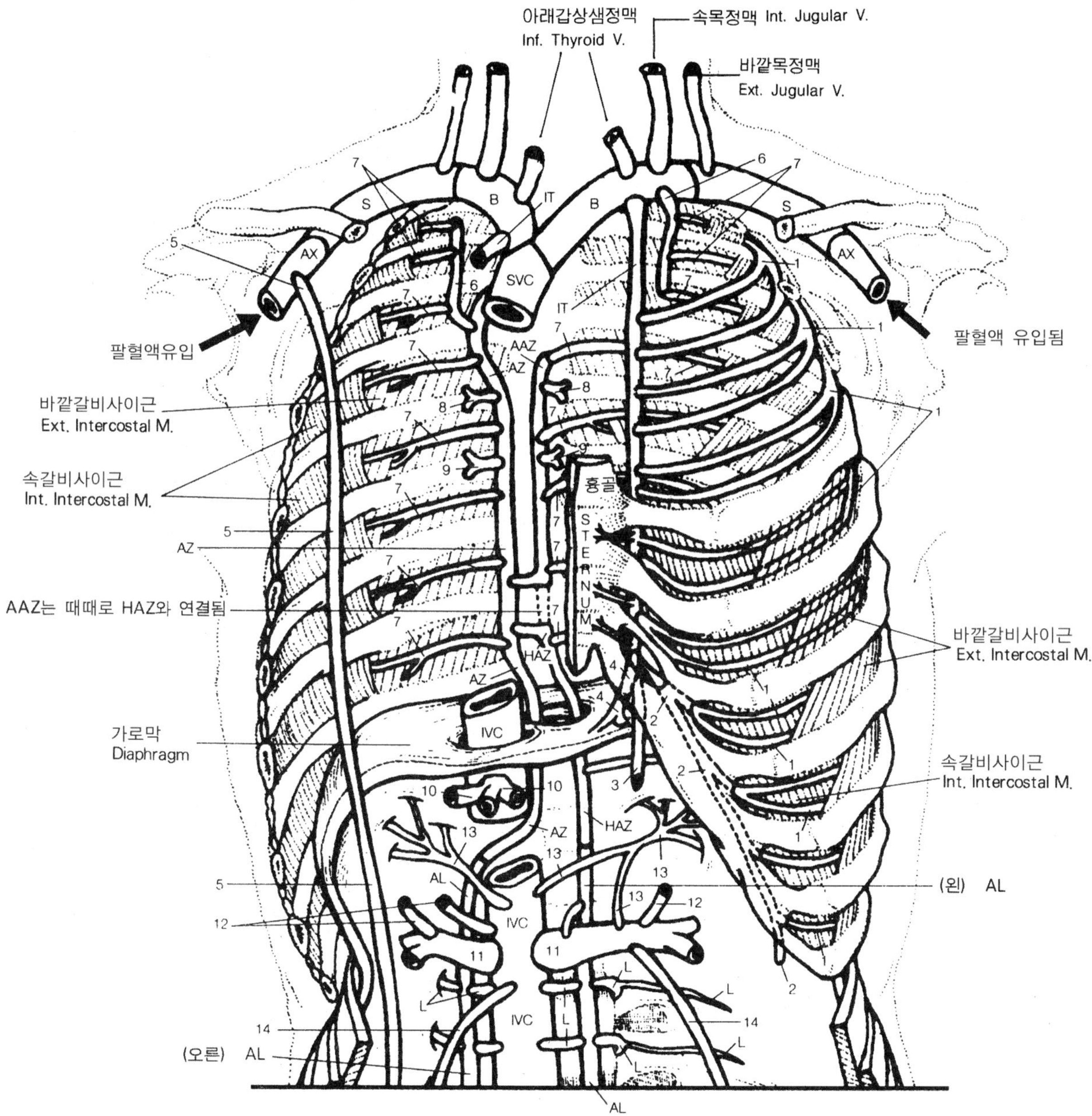

AZYGOS VEINS 홀정맥의 지류

L | LUMBAR VEINS 허리정맥 |

6 | HIGHEST INTERCOSTAL V. 맨위갈비사이정맥 |

7 | POST. INTERCOSTAL V. 뒤갈비사이정맥 |

8 | BRONCHIAL VEINS 기관지정맥 |

9 | ESOPHAGEAL VEINS 식도정맥 |

ABDOMINAL REGION 배부분의 정맥

IVC | INFERIOR. VENA CAVA 아래대정맥 |

인체에서 제일 큰 정맥으로 배안내의 제5허리뼈 높이에서 시작하여 대동맥의 오른쪽 척추를 따라 상행한다. 이것은 가로막의 대정맥열공 Venacava Hiatus을 통과하여 가슴을 거쳐 오른심방으로 들어간다. 배동맥과 상응하는 이 혈관은 배벽과 배안내 장치로부터 지류를 받고 두개의 지류인 온엉덩정맥 Common Iliac Vein을 받는다.

INFERIOR VENA CAVA 아래대정맥의 복부지류

10 | HEPATIC V.(L. AND R.) 간정맥 |

11 | RENAL V.(L. AND R.) 콩팥정맥 |

12 | SUPRARENAL (ADRENAL) VEINS 부신정맥 |

13 | INF. PHRENIC VEINS 아래가로막정맥 |

14 | TESTICULAR/OVARIAN VEIN 고환/난소 정맥 |

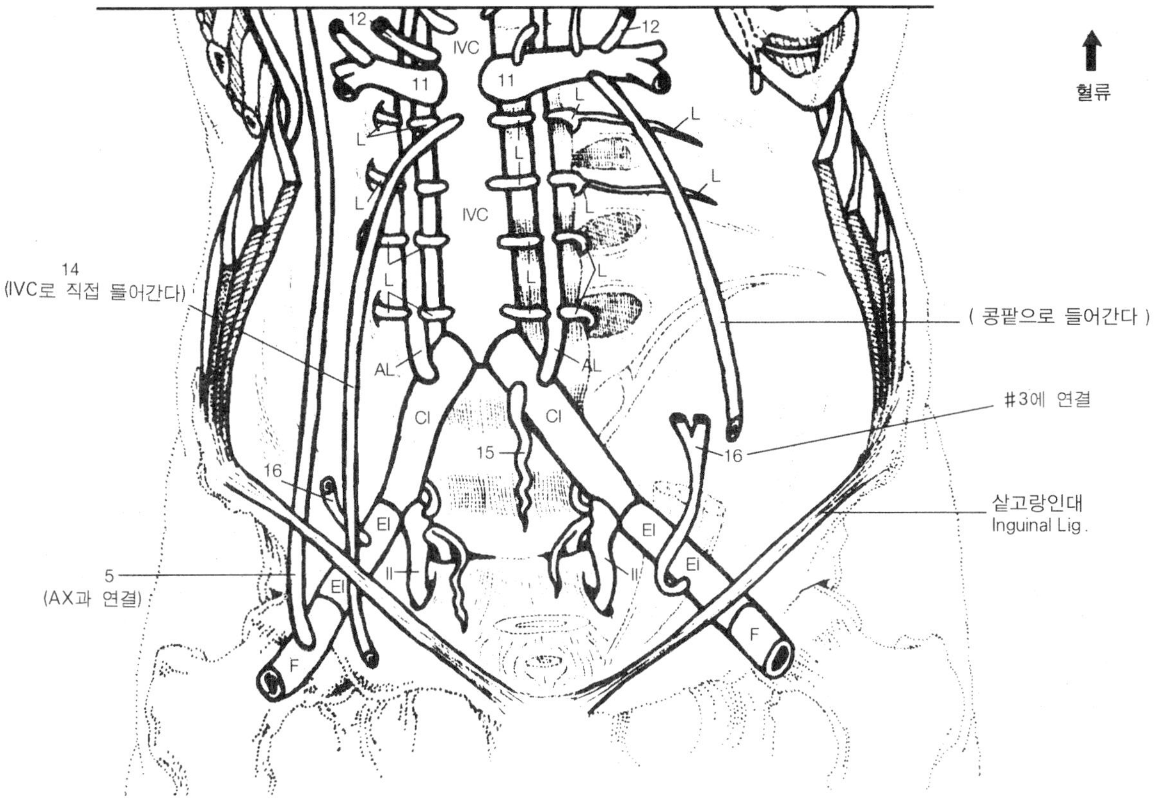

CI | COMMON ILIAC VEIINS(L. AND R.) 온엉덩정맥 |

골반을 구성하는 장기들의 혈액을 거두어오는 속엉덩정맥과 다리의 혈액을 모아오는 바깥엉덩정맥이 합쳐져 아래대정맥에 합류된다.

COMMON ILIAC VEIN 온엉덩정맥의 지류

15 | MIDSACRAL V. 정중엉치정맥 |

EI | EXTERNAL ILIAC VEINS 바깥엉덩정맥 |

16 | INFERIOR EPIGASTRIC VEINS 아래배벽정맥 |

F | FEMORAL VEINS 넙다리정맥 |

II | INTERNAL ILIAC VEINS 속엉덩정맥 |

5-20

심맥관계통 CARDIOVASCULAR SYSTEM : 주요정맥 PRINCIPAL VEINS
간문맥계통 : Hepatic Portal System

반복되는 명칭=앞 페이지의 색과 동일하게
간문맥계통과 그 지류=선명하고 차가운 색

＊ 간문맥계통 HEPATIC PORTAL SYSTEM
문맥Portal Vein과 그의 지류로 이루어지며, 이것은 위장관을 위시하여 지라, 이자 및 쓸개에서 오는 정맥혈은 직접 하대정맥으로 들어가지 않고 일단 간을 거쳐 간정맥을 통하여 아래정맥으로 주입된다.

■ 문맥 PORTAL VEIN
위장관에서 흡수한 모든 물질(영양분을 위시한 약품, 유해물질 등)과 지라에서 적혈구 파괴에 따른 철분, 색소 등을 간으로 운반하여 간세포인대 Hepatic Cell Cord사이에 존재하는 동모양혈관을 지나면서 유해물질은 해독되며, 여분의 영양물질은 축적된다.

＊ 문맥결순환 Collateral Circulation of Portal Vein
보통때는 거의 순환회로로 이용되고 있지 않지만 간에 병적변화가 일어나 혈액순환장애가 생기면 비상통로로 결순환이 이루어져 아래정맥과 위정맥에 연결된다. 이때는 작은혈관에 비해 갑자기 많아진 혈액량 때문에 혈관이 확장되거나 정맥류 Varicose Vein을 일으킨다.

① **왼위정맥** Left Gastric Vein : 이 식도정맥 Esophageal V.과 문합하여 홑정맥을 거쳐 위정맥에 연결된다(식도정맥류생김 : 파열로 인한 출혈은 위급상황임).

② **배꼽정맥** Umbilical Vein:배꼽옆정맥 Paraumbilical V.을 거쳐 위·아래배벽 정맥, 얕은배벽정맥과 문합하여 겨드랑정맥과 넙다리정맥으로 주입된다(메두사의 머리 Medusa's caput 생김).

③ **곧창자정맥** Sup. Rectal Vein : 중간·아래 곧창자 정맥과 문합하여 엉덩정맥으로 연결된다(치질생김 : 파열로 출혈일어남)

HEPATIC PORTAL SYSTEM 간문맥의 계통

- H HEPATIC V. (R. AND L.) 간정맥
- S SINUSOIDS 굴모양혈관
- P PORTAL VEIN 문맥
  - P_1 R. BRANCH OF THE PORTAL V. 문맥오른가지
  - P_2 L. BRANCH OF THE PORTAL V. 문맥왼가지

COLLATERAL CIRCULATION 문맥 결순환

- IVC INFERIOR VENA CAVA 아래정맥
  - E ESOPHAGEAL V. 식도정맥
  - CI COMMON ILIAC V. 온엉덩정맥
    - 1 ASCENDING LUMBAR V. 오름허리정맥
    - 2 LUMBAR V. 허리정맥
  - EI EXTERNAL ILIAC V. 바깥엉덩정맥
  - II INTERNAL ILIAC V. 속엉덩정맥
    - 3 MIDDLE RECTAL V. 중곧창자장정맥
    - 4 INFERIOR RECTAL V. 아래곧창자정맥
- P-U PARA-UMBILICAL V. 배꼽옆정맥

TRIBUTARIES OF PORTAL VEIN 문맥의 지류

- P_1 R. BRANCH OF THE PORTAL V. 문맥오른가지
  - 5 CYSTIC V. 쓸개정맥
- P_2 L. BRANCH OF THE PORTAL V. 문맥왼가지
  - LT LIGAMENTUM TERES 간원인대
  - LV LIGAMENTUM VENOSUM 정맥관인대
- SM SUPERIOR MESENTERIC V. 위창자간막정맥
  - 6 MIDDLE COLIC V. 중간(잘록)창자정맥
  - 7 RIGHT COLIC V. 오른(잘록)창자정맥
  - 8 ILEOCOLIC V. 돌잘록정맥
  - 9 SMALL INTESTINAL V. 작은창자정맥
  - 10 R. GASTROEPIPLOIC V. 오른위그물막정맥
  - 11 PANCREATICODUODENAL V. 이자샘창자정맥
- SP SPLENIC V. 지라정맥
  - 12 SHORT GASTRIC V. 짧은위정맥
  - 13 LEFT GASTROEPIPLOIC V. 왼그물막정맥
  - 14 PANCREATIC V. 이자정맥
- IM INF. MESENTERIC V. 아래창자간막정맥
  - 15 SUP. RECTAL V. 위곧창자정맥
  - 16 SIGMOID V. 구불(잘록)창자정맥
  - 17 LEFT COLIC V. 왼(잘록)창자정맥
- G_2 LEFT GASTRIC (CORONARY) V. 왼위정맥
- G_1 RIGHT GASTRIC(PYLORIC) V. 오른위정맥

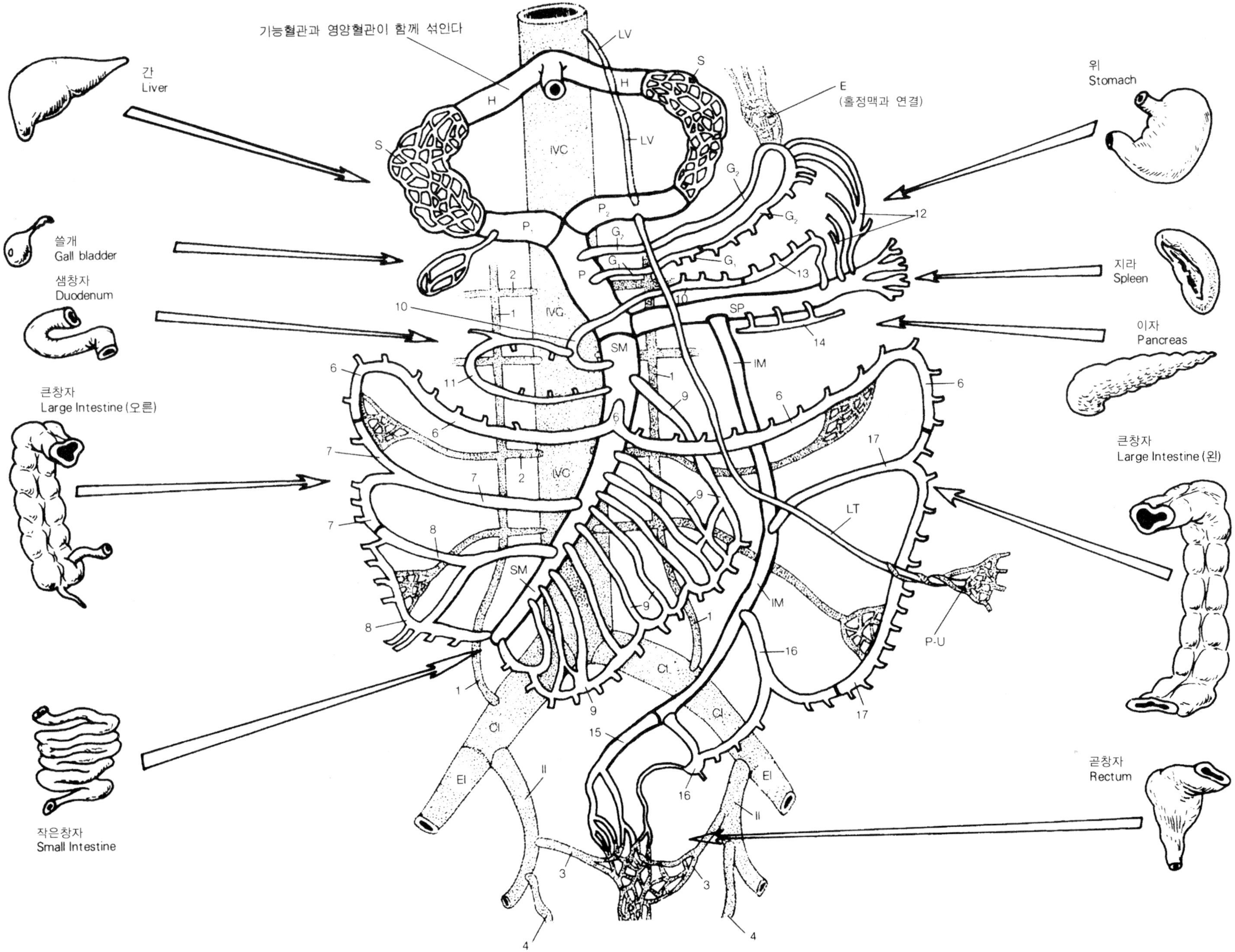
기능혈관과 영양혈관이 함께 섞인다
간
Liver
위
Stomach
쓸개
Gall bladder
샘창자
Duodenum
지라
Spleen
이자
Pancreas
큰창자
Large Intestine (오른)
큰창자
Large Intestine (왼)
작은창자
Small Intestine
곧창자
Rectum
E
(홀정맥과 연결)
LV
S
H
IVC
P
G
SP
SM
IM
LT
P-U
CI
EI
II

5–20

큰지류=선명하고 차가운색 작은지류=엷고 차가운색
IVC, CI, II, EI=앞페이지의 색과 동일하게

심맥관계통 CARDIOVASCULAR SYSTEM : 주요정맥 PRINCIPAL VEINS
다리 Lower Extremity(오른쪽)

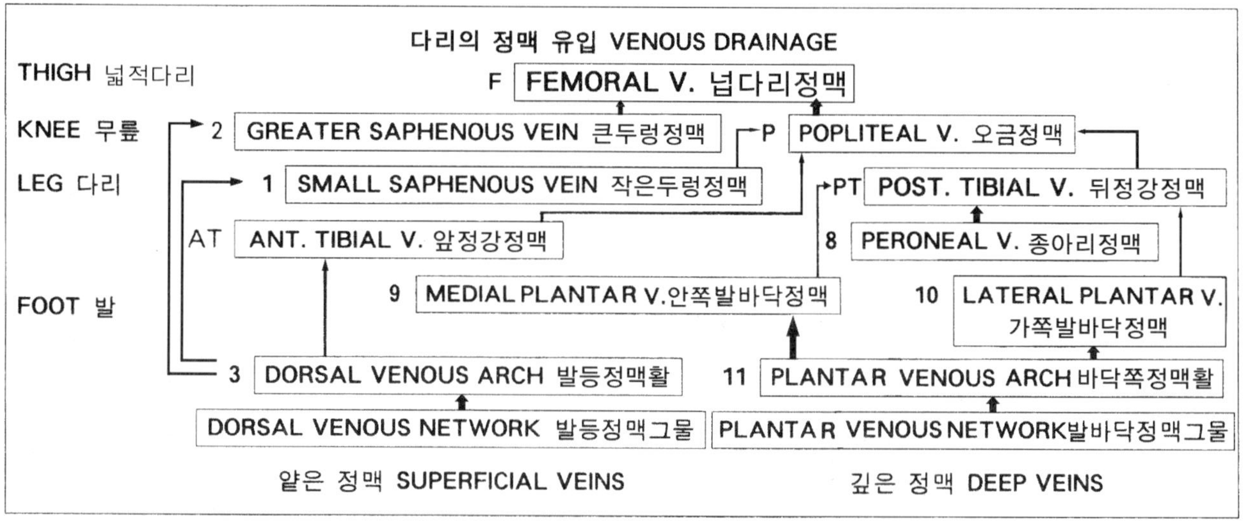

SUPERFICIAL VEINS 하지의 얕은정맥

1 SMALL SAPHENOUS V. 작은두렁정맥
2 GREAT SAPHENOUS V. 큰두렁정맥
3 DORSAL VENOUS ARCH 발등정맥활
4 DORSAL METATARSAL V. 등쪽발허리정맥
5 DORSAL DIGITAL V. 등쪽발가락정맥
6 GENICULAR V. 무릎정맥

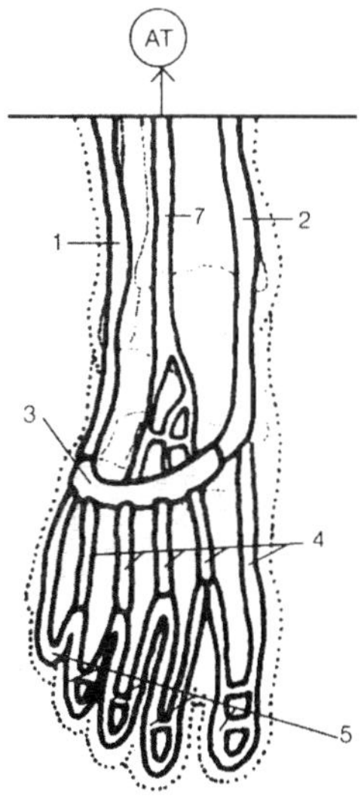

발등정맥과 그 지류

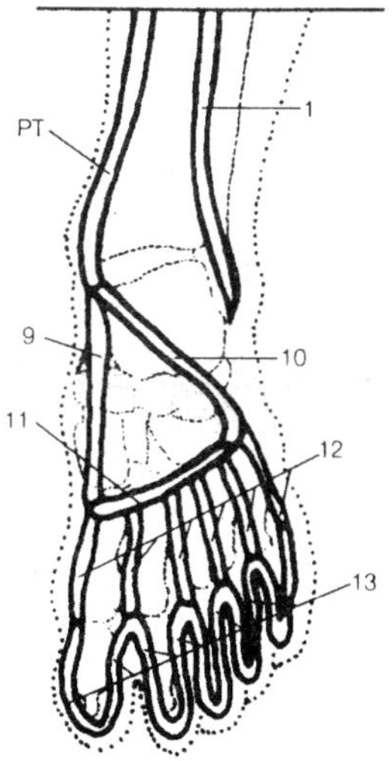

발바닥정맥과 그 지류

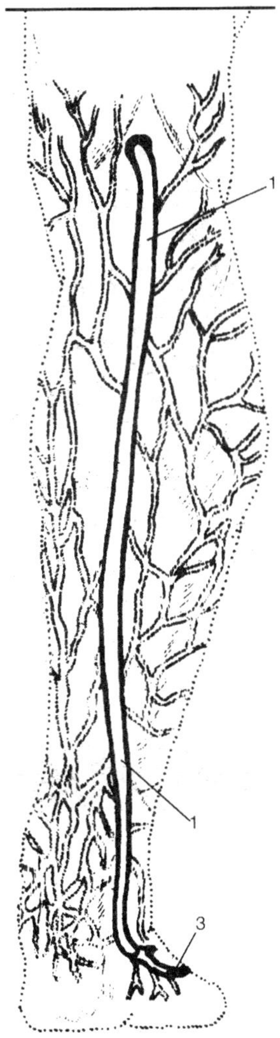

얕은정맥(뒤)

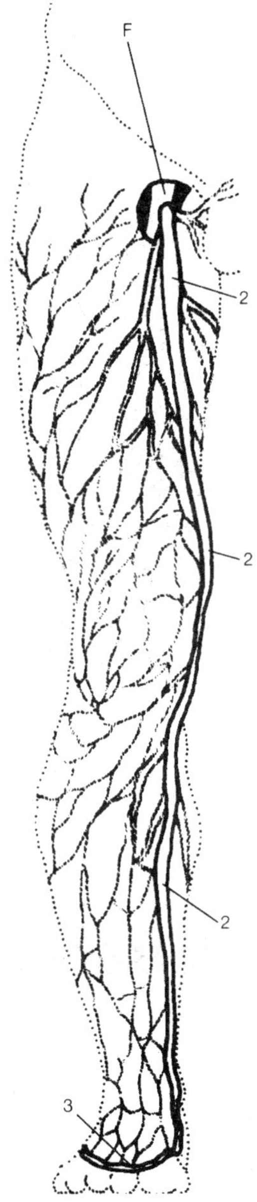

얕은정맥(앞)

다리의 깊은 정맥 DEEP VEINS

IVC INFERIOR VENA CAVA 아래정맥

CI COMMON ILIAC V.(L. AND R.) 온엉덩정맥

II INTERNAL ILIAC V. 속엉덩정맥

EI EXTERNAL ILIAC V. 바깥엉덩정맥

VEINS OF THIGH 넙다리의 정맥

F FEMORAL V. 대퇴정맥

F1 LAT. FEMORAL CIRCUMFLEX VEIN. 가쪽넙다리 휘돌이정맥

F2 MED. FEMORAL CIRCUMFLEX VEIN 안쪽넙다리 휘돌이정맥

F3 DEEP FEMORAL V. 깊은넙다리정맥

VEINS OF LEG and FOOT 다리 · 발의 정맥

P POPLITEAL V. 오금정맥

AT ANT. TIBIAL V. 앞정강정맥

7 DORSALIS PEDIS V. 발등정맥

PT POST. TIBIAL V. 뒤정강정맥

8 PERONEAL V. 종아리정맥

9 MED. PLANTAR V. 안쪽발바닥정맥

10 LAT. PLANTAR V. 가쪽발바닥정맥

11 PLANTAR VENOUS ARCH 발바닥정맥활

12 PLANTAR METATARSAL V. 바닥쪽발허리정맥

13 PLANTAR DIGITAL V. 바닥쪽발가락정맥

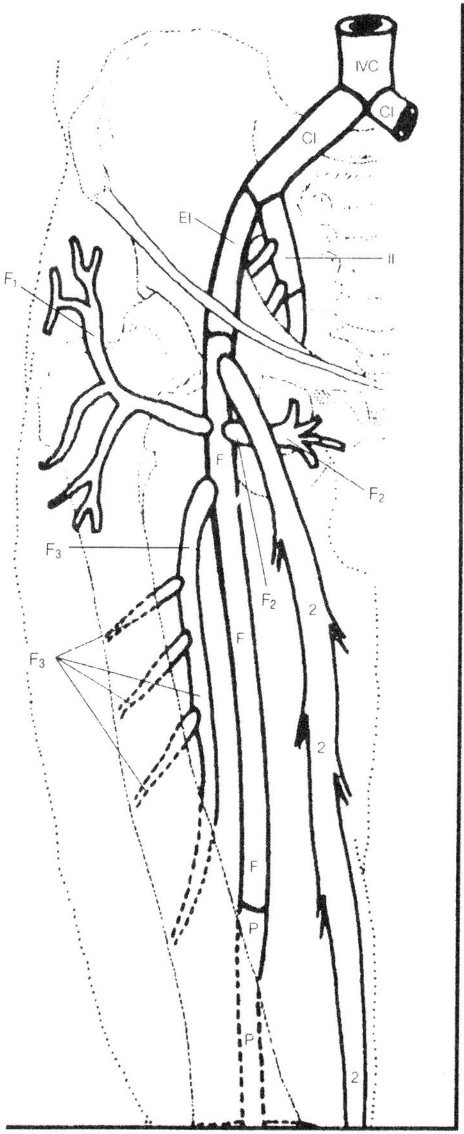

넙다리정맥과 그 지류

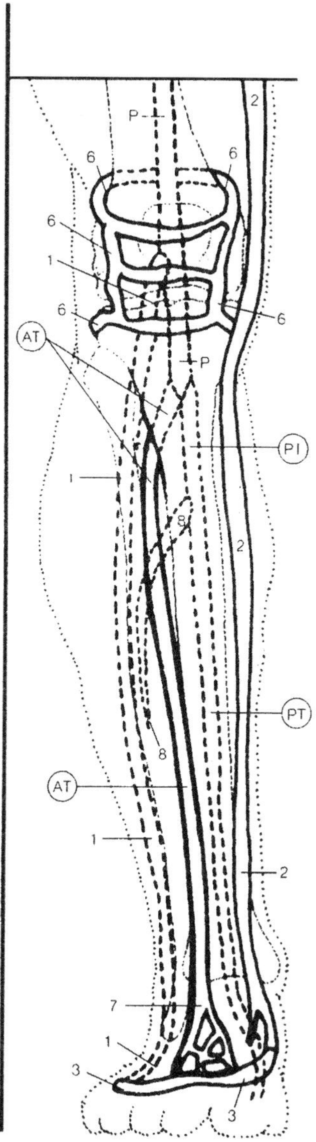

다리의 정맥(앞)

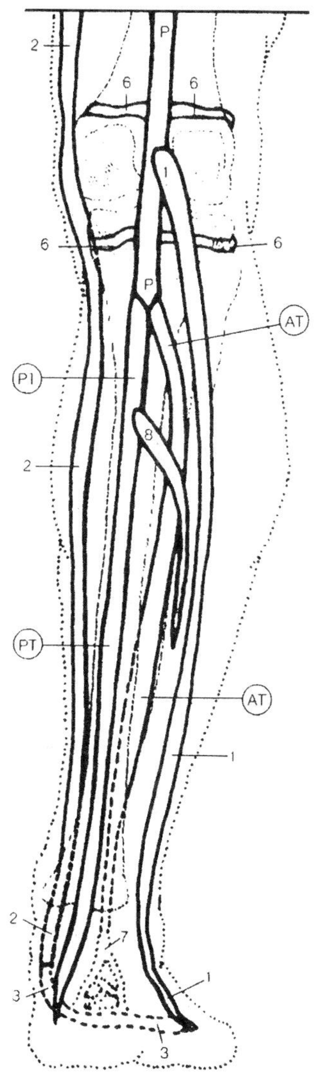

다리의 정맥(뒤)

제 6 장 림프계통

Lymphatic System

★ 림프관 LYMPHATIC VESSELS의 특징

① 림프관은 속막, 중간막, 바깥막으로 되어 있으나 혈관의 막에 비해 명확한 구분은 없다.

② 림프줄기, 림프관의 크기는 정맥의 크기와 비슷하고 벽은 더 얇다.

③ 림프관 벽에는 소량의 민무늬근이 있으며, 민무늬근 작용이 잘 되도록 림프가 첨가되어 있다.

④ 많은 판막이 있고 림프관의 경로에 많은 림프절이 있다.

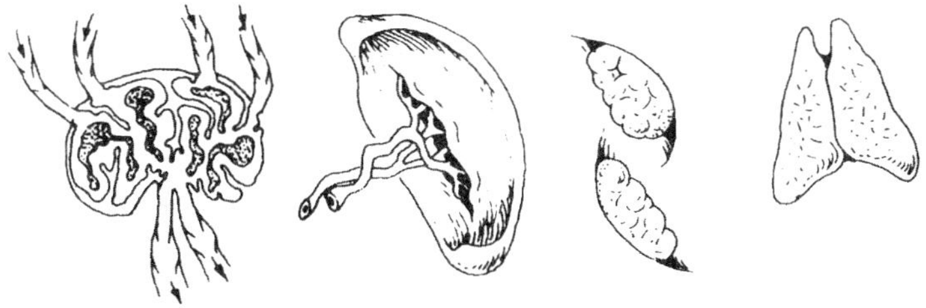

* 림프계통 LYMPHATIC SYSTEM

■ 림프계통도 순환계통의 일부이기는 하나 혈관 계통과는 큰 차이가 있다. 즉 림프계통은 조직으로부터 액체성분을 모아 정맥을 통해 심장으로 돌려 보내는 역할을 할 뿐 혈관계통에서의 동맥이나 심장에 해당되는 부분이 없고 조직 속에서 맹관 Blind End으로 시작한 일반적인 통로뿐이다.

■ 림프계통 LYMPHATIC SYSTEM

■ 말초 조직사이에서 맹관의 모세림프관의 망에서부터 시작되며 경로 도중에 림프절 Lymph node에서 이물질을 여과하고 림프구 Lymphocyte가 더해진 후 심장가까이 있는 큰 정맥으로 합류된다.

■ 림프계통은 혈관계통 특히 정맥계통의 보조순환으로서 이해되며, 실제로 주요 림프관은 정맥과 나란히 달리고 있다.

■ 림프계통은 모세림프관, 림프관, 림프절, 림프관줄기로 구성되며 주요 림프기관으로는 편도샘, 지라 및 가슴샘이 있다.

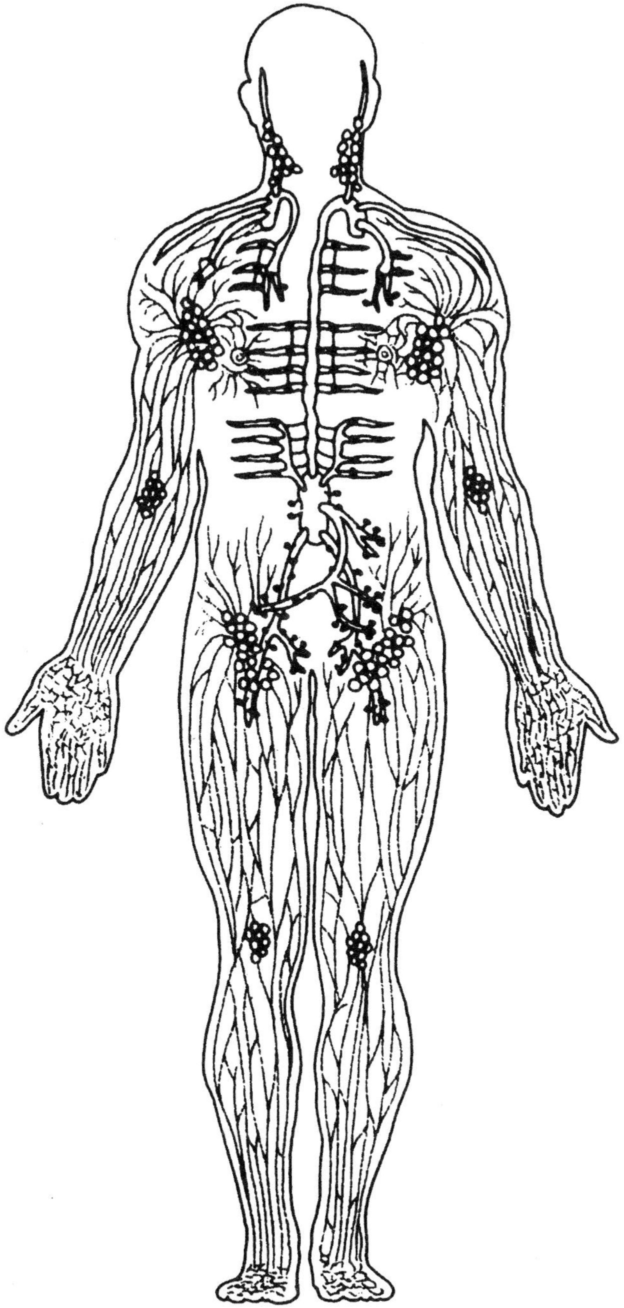

앞면

계통의 구성
• 모세림프관, 림프관, 림프절, 림프관줄기
• 주요 림프 기관 : 지라, 편도, 가슴샘

림프계통의 기능
• 세포사이질내의 물이나 단백질, 기타 물질들을 혈액으로 환류한다. • 골수에서 파생된 대림프구를 저장하고 림프조직으로 이동시켜 성숙한 림프구를 만든다. • 림프조직에서 파생되는 형질세포와 림프구는 항체를 생산하여 부분적으로 작용한다.

단원 색칠 안내
• 림프관, 림프절, 모세림프관 등 림프계통은 녹색계통이 바람직하다.

6－1

림프계통 LYMPHATIC SYSTEM : 일반적 구성 GENERAL ORGANIZATION
순환의 모식도 General Scheme of Circulation
림프계통의 이는곳 Origination of Lymphatic System

림프계통＝초록계통
산화된 혈액＝빨강, 탈산화된혈액＝파랑
세동맥＝빨강 세정맥＝파랑 모세혈관상＝자주

■ 림프이동조절 REGULATION OF LYMPH FLOW

· 림프이동은 림프를 림프계로 내보내는 림프심장이 없어서 새로운 림프가 생성되면 림프가 밀려나가게 된다. 또 다른 기전은 림프관 벽에 있는 민무늬근의 율동적이고 지속적인 수축으로 인해 1일에 1.5ℓ～3ℓ 정맥계로 운반되지만 가장 중요한 원동력은 뼈대근의 수축 과 이완에 의해 림프가 이동된다.

· 림프의 흐르는 속도는 1분에 1～2㎖이나 조직액의 증가는 림프생산을 촉진시켜 이동 속도를 빠르게 하며, 인체 운동량의 증가도 이동속도를 촉진한다.

■ 모세림프관 LYMPHATIC CAPILLARY

· 점차 합쳐져서 림프혈관이 되고, 굵은 림프줄기가 되어 최종적으로 림프관 Lymphatic duct이 되어 정맥각 Venous angle(속목정맥과 빗장밑정맥사이)에서 정맥으로 유입된다.

· 곳곳에 있는 림프절 Lymph node은 림프액이 지나갈때 하나의 여과기로서 작용한다.

■ 림프관 LYMPHATIC VESSELS

· 조직액으로부터 수분과 단백질을 혈액으로 되돌려 보내는 것인데 특히 조직액내 단백질은 림프관을 통해서만 혈액으로 되돌아간다.

· 만약 림프관이 폐쇄되면 혈액 속의 단백질 농도 및 혈액의 삼투압이 정상이하로 낮아지고 수분의 균형을 잃게 된다.

LYMPH DRAINAGE 림프유입

1 LYMPH CAPILLARIES 모세림프관
(LYMPH PLEXUS 림프관얼기)
2 AFFERENT LYMPHATIC VESSELS 들 림프관
3 LYMPH NODES 림프절
4 EFFERENT LYMPHATIC VESSELS 날 림프관
5 LYMPH TRUNKS 림프줄기
6 LYMPH DUCTS 림프관
7 SUBCLAVIAN VEINS 빗장밑정맥

BLOOD CIRCULATION 혈액순환

S SYSTEMIC CIRCULATION 전신순환
P PULMONARY CIRCULATION 허파순환

BLOOD OXYGENATION 혈액내산소포화도

▨ OXYGENATED BLOOD 산화된혈액
□ DEOXYGENATED BLOOD 탈산화된 혈액

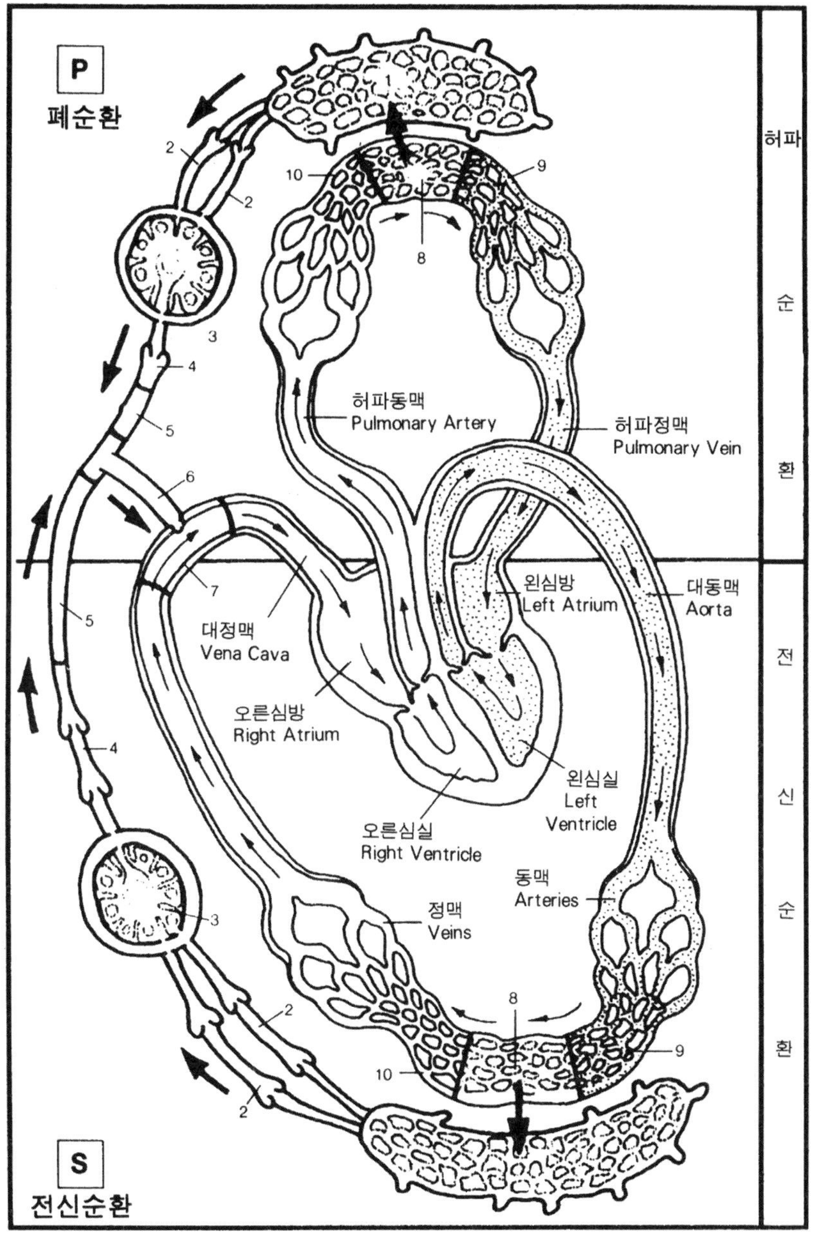

림프관순환과 혈액순환과의 관계 (→ 혈액 ➡ 림프)

■ 림프 LYMPH

림프관 속을 흐르는 림프는 조직액을 거두어 들인 것인 만큼 혈장 Blood plasma과 아주 비슷하나 혈장보다 단백질 농도가 낮다.

- 고형 성분으로는 림프구를 주로 한 백혈구가 거의 전부를 차지한다는 점이 혈액과 차이라고 할 수 있다.
- 보통 맑은 액체이지만 작은창자 에서 두어진 림프는 지방 Lipid을 많이 함유하고 있어 우유빛을 나타내며 이를 유미 Chyle라고 한다.

✱ **림프순환** Lymphatic Circulation: 림프순환은 순환계의 일부로서 혈액이 전신의 모세혈관에서 압력의 차이에 의하여 모세혈관벽을 통하여 조직 또는 세포사이로 들어가서 조직액 Tissue fluid의 기초가 된다. 한편 균형을 유지하기 위하여 조직액은 계속 혈액으로 재유입된다. 실지로 모세혈관에서 유출된 수분의 40%만이 삼투현상 Osmosis에 의해 혈액으로 재유입되고 60%는 모세림프관으로 들어가는데 이 액체를 림프 Lymph라 한다.

ORIGINATION 림프계통의 이는곳

1 **LYMPH CAPILLARIES/PLEXUSES 모세 림프관 / 림프관 얼기**

8 **CAPILLARY BEDS 모세혈관상**

9 **ARTERIOLES 세동맥**

10 **VENULES 세정맥**

11 **TISSUE CELLS 조직세포**

FILTRATION 조직사이여과

IN BLOOD CAPILLARY 모세혈관내

12 **BLOOD PLASMA 혈장**

IN INTERCELLULAR SPACES 세포사이공간내

13 **INTERSTITIAL FLUID 사이질액**

IN LYMPH CAPILLARY 모세 림프관내

14 **LYMPH 림프**

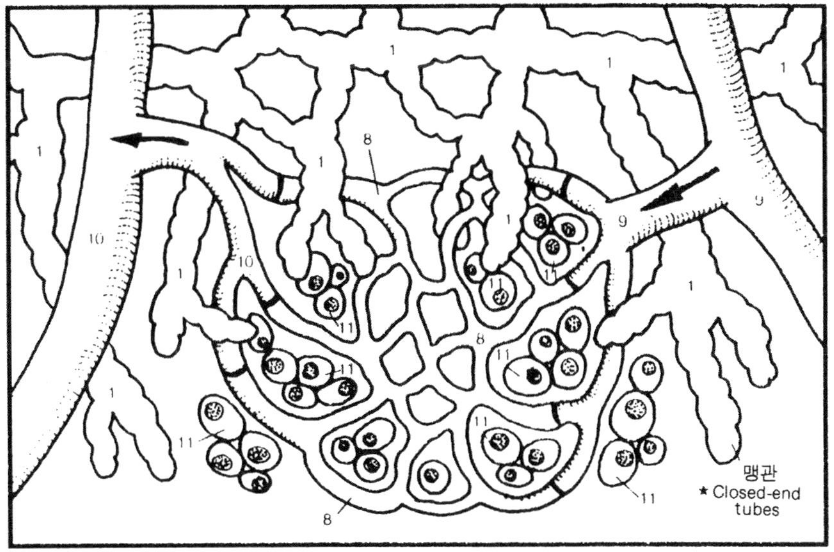

림프계통의 이는곳

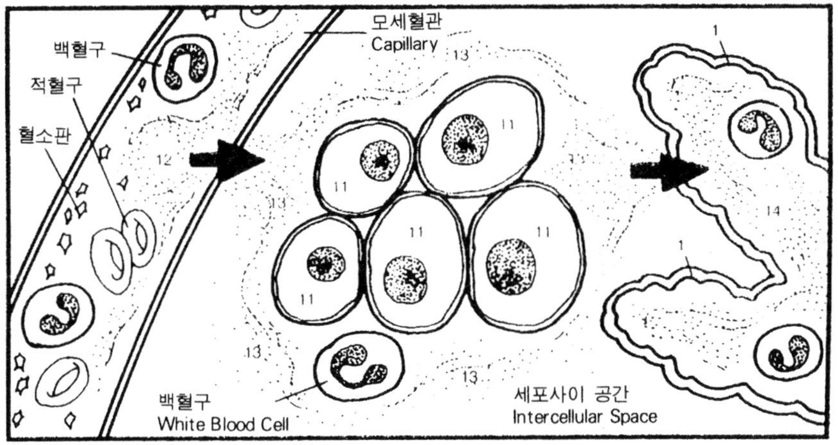

말초조직사이에서의 여과

★ 림프의 흐름

시작 : **모세혈관(혈장) BLOOD CAPILLARY** → **조직사이액(조직세포사이) INTERSTITIAL FLUID** → **모세림프관얼기(림프) LYMPH CAPILLARY PLEXUS** → **들림프관 AFFERENT LYMPHATIC VESSEL** → **림프절 LYMPH NODE**

↓

날림프관 EFFERENT LYMPHATIC VESSELS ← **림프줄기 LYMPH TRUNK** ← **오른림프관, R. LYMPHATIC DUCT** **가슴림프관 THORACIC DUCT** ← **정맥계통(빗장밑정맥) VENOUS SYSTEM** ⟵ **끝 :**

6－2

림프계통 LYMPHATIC SYSTEM : 림프유입의 영역과 통로 BODY AREAS AND PRINCIPAL CHANNELS OF LYMPH DRAINAGE

가슴림프관팽대＝노랑 큰가슴림프관＝연두
나머지＝차가운색 계통

림프유입의 깊은 통로

Ⓡ RIGHT LYMPHATIC DUCT 오른림프관

1 R. JUGULAR TRUNK 오른목림프줄기

2 R. SUBCLAVIAN TRUNK 오른빗장밑림프

3 R. BRONCHOMEDIASTINAL TRUNK 오른기관지세로칸림프 줄기

Ⓛ LARGE THORACIC DUCT 큰가슴림프관

4 L. JUGULAR TRUNK 왼목림프줄기

5 L. SUBCLAVIAN TRUNK 왼빗장밑림프줄기

6 L. BRONCHOMEDIASTINAL TRUNK 왼기관지세로칸림프줄기

7 LOWER INTERCOSTAL TRUNKS 아래갈비사이 림프줄기

7a UPPER INTERCOSTAL LYMPH NODES 위 갈비사이 림프절

8 CISTERNA CHYLI 가슴림프관팽대

9 R. AND L. LUMBAR TRUNKS 오른·왼 허리림프줄기

10 INTESTINAL TRUNKS 창자림프줄기

림프유입의 얕은 통로

NECK 목

11 CERVICAL NODES 목림프절

CHEST 가슴

12 THORACIC NODES 가슴림프절

■ 림프관 LYMPHATIC DUCT
모세림프관은 서로 합류하여 점차 굵은 림프관줄기 Lymphatic trunk를 이루며, 몸의 오른 상부에서의 림프를 모으는 오른 림프관 Right lymphatic duct으로 그 밖의 모든 영역의 림프를 모우는 가슴림프관 Thoracic duct으로 유입된다.

UPPER EXTREMITY 팔

13 AXILLARY NODES 겨드랑림프절

14 CUBITAL NODES 팔오금림프절

■ 가슴림프관팽대 CISTERNA CHYLI
허리뼈 앞면에서 왼·오른 허리림프관 줄기와 1개의 장림프관 줄기가 합류하는 곳이다. 이 합류부는 약간 부풀어서 가슴림프관팽대라고 하는데 이것은 장림프관줄기가 장벽에서 흡수한 지방 방울에 의해 혼탁해진 림프, 즉 유미 Chyle가 들어있기 때문이다.

SMALL INTESTINE 작은 창자

15 PEYER'S PATCHES 무리림프소절

돌창자에 집단으로 존재하는 림프소절

LOWER EXTREMITY 다리

16 INGUINAL NODES 살고랑림프절

17 POPLITEAL NODES 오금림프절

★ 무리림프절 PEYER'S PATCHES
Aggregate nodules이라고도 하며, 이것은 조직액을 부분적으로 여과하여 날림프관을 통해 배출한다. 장티푸스나 장결핵시에 이 부위가 심한 장궤양을 일으키므로 임상적으로 중요하다.

- **오른림프관 RIGHT LYMPHATIC DUCT**
  오른속목정맥과 오른빗장 밑정맥의 결합부 즉 오른정맥각으로 들어간다.
- **가슴림프관 THORACIC DUCT**
  왼속목정맥과 왼빗장밑정맥 사이의 정맥각에 개구한다.

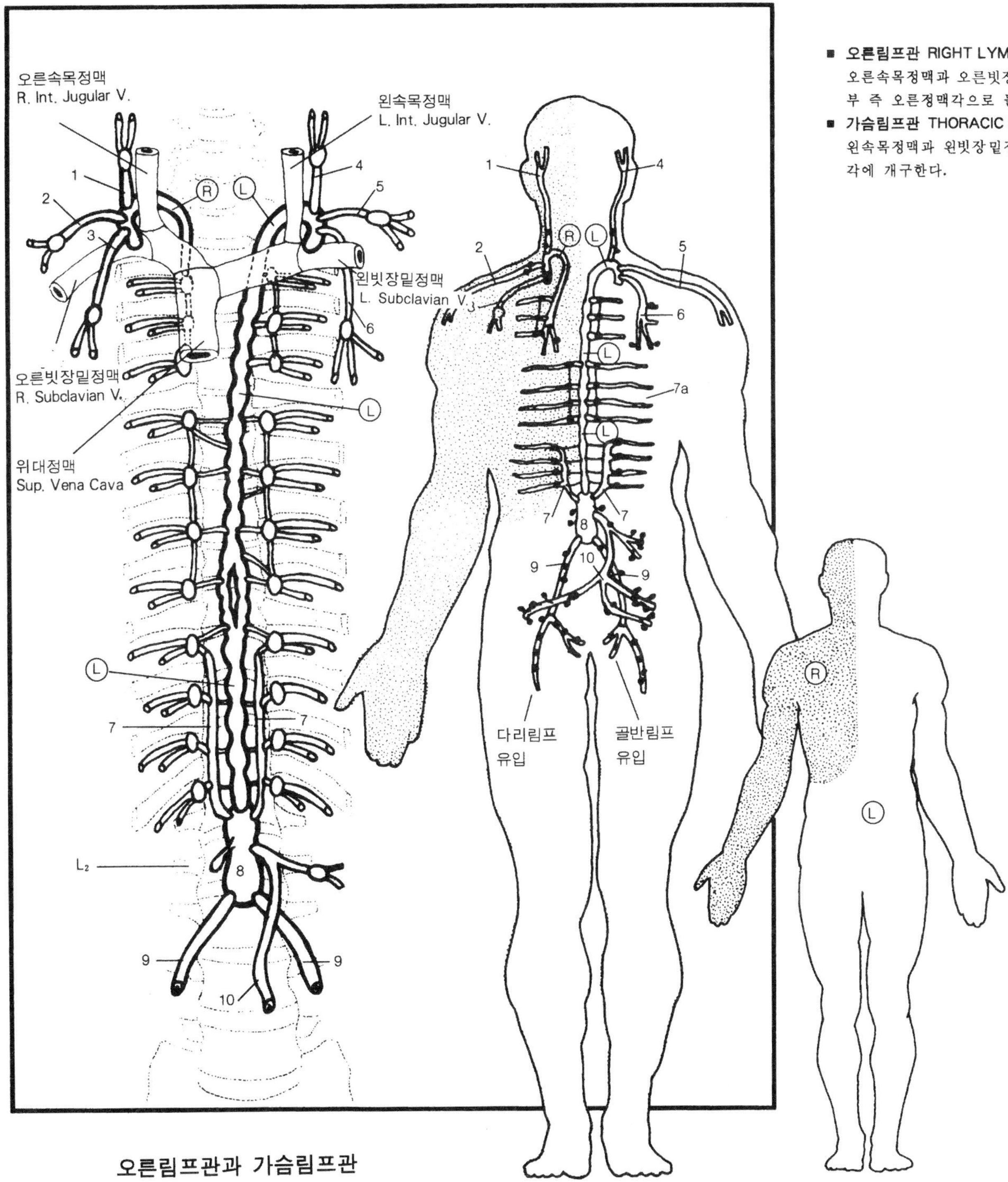

오른림프관과 가슴림프관

깊은통로

유입 영역

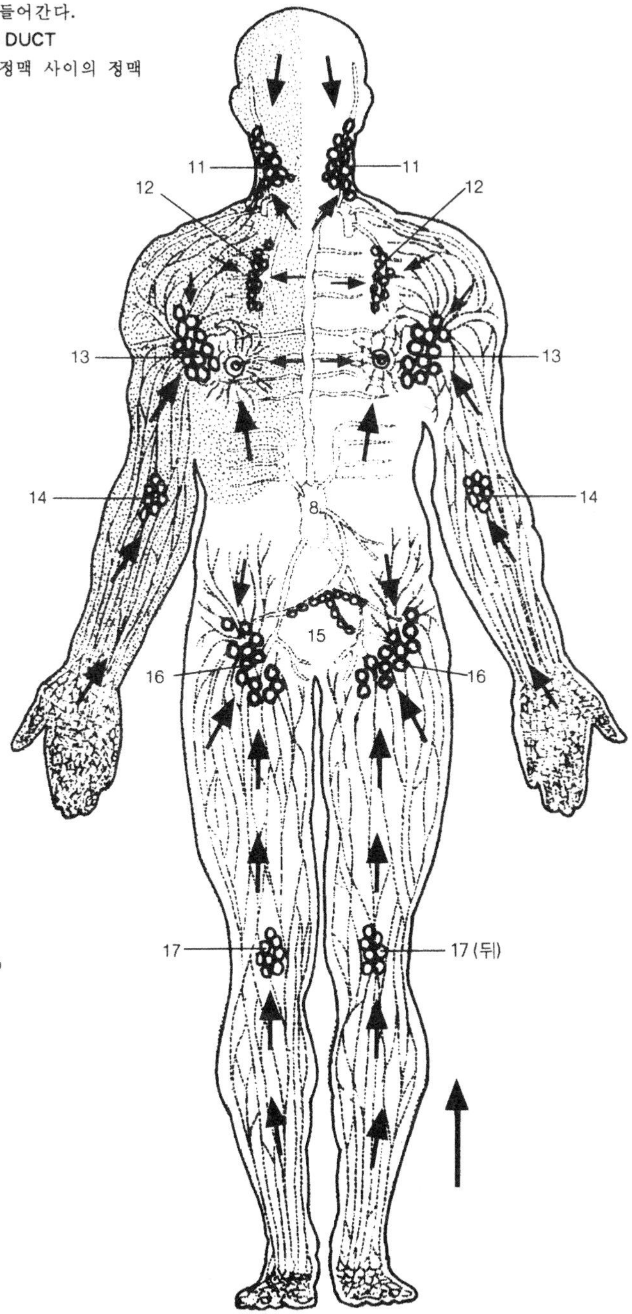

얕은 통로

6－2

6-3

림프계통 LYMPHATIC SYSTEM : 림프기관 LYMPHOID ORGANS
림프절 Lymph Node, 편도 Tonsils, 지라 Spleen, 가슴샘 Thymus Gland

*** 림프절 LYMPH NODES**

원형 또는 완두콩 모양을 한 크기 1~25mm의 림프조직 덩어리로서 림프관을 따라 전신에 분리 분포되어 있다. 피막에 둘러 싸여 있고, 피막으로부터 내부로 얇은 돌기인 잔기둥이 나와 칸막이를 이룬다. 이 안에는 많은 림프구가 차 있다.

■ 림프절은 바깥층의 겉질과 안층의 수질로 구분되며, 겉질에는 림프소절 Lymph Nodules이 많이 있으며, 이 중심에는 종자중심을 이룬다.

■ 림프속의 유해물질은 거르고, 림프구를 생산하며 식작용이 왕성한 방어장치로 생각된다.

*** 종자중심 GERMINAL CENTER**

대식세포 Macrophage, 대림프구 Largelymphocytes, 그물내피세포 Reticuloendothelial Cell로 이루어져 있다.

■ 들림프관으로 들어온 림프는 이곳을 통과하면서 세균을 포함한 모든 이물질이 여과된 후 날관에 모여서 문Hilus을 통해 나온다.

■ 만약 림프절로 들어온 병균을 완전히 제거하지 못하면 림프절 자신이 감염되어 림프염 Lymph Adenitis을 일으킨다.

*** 편도 TONSIL**

편도는 인두주위의 조직액을 여과하며 림프구 병원 미생물 침입을 방어하기 위한 항체를 생성한다.

■ 편도는 소화기와 호흡기계의 감염으로서 방어적 역할을 하여 최근에는 절제술을 삼가하고 있다.

■ LYMPH NODES 림프절

STROMA 버팀질

A CAPSULE 피막
B TRABECULAE 잔기둥
C HILUS 문

PARENCHYMA 실질

CORTEX 겉질 : 바깥

1 CORTICAL SINUSES 소절주위겉질굴
2 CORTICAL NODULES 겉질소절
3 GERMINAL CENTERS 종자중심

MEDULLA 속질 : 속

4 MEDULLARY SINUSES 속질굴
5 MEDULLARY CORDS 속질끈

3 PAIRS of TONSILS 3쌍의 편도
("RING of WALDEYER" 워다이어의 인두고리)

14 PHARYNGEALS (ADENOIDS) 인두 편도
15 PALATINES 목구멍편도
16 LINGUALS 혀편도

실질=노랑, 파랑 림프피막=자주, 혈관=녹색
지라=담홍색 편도=따뜻한 색 가슴샘=엷은갈색

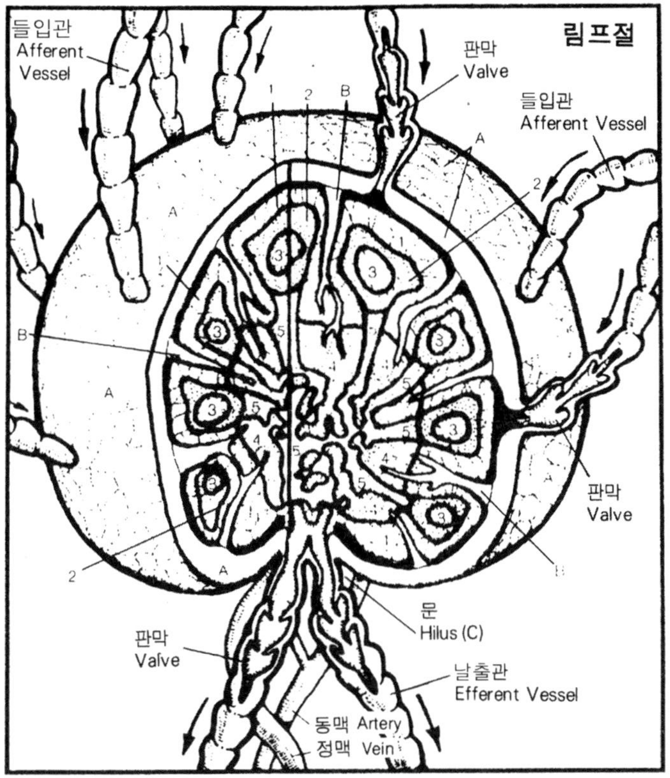

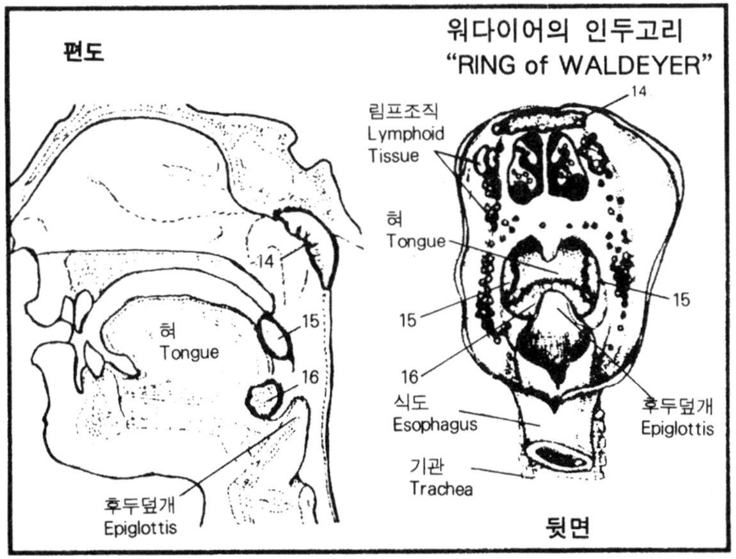

* 지라 SPLEEN

인체에서 가장 큰 림프성 기관으로 무게는 약 170 g 이며, 지라문 Hilus를 제외한 모든 부분은 복막에 싸여 있으며 실질내로 들어가는 지라지주 Splenic trabeculae는 혈관의 통로인 동시에 지라 실질의 잔기둥 역할을 한다. 이 지라 잔기둥 사이는 지라속질이된다.

■ 지라속질 SPLENIC PULP

적혈구로 차있는 적색속질 Red pulp과 림프구집단인 림프소절 Lymphatic nodule 또는 지라소체 Splenic(malpighian) corpuscles로 구성된 백색속질로 되어 있다.

■ 기능 FUNCTION

적색속질은 노쇠한 적혈구를 파괴하고 혈중의 이물을 제거하며, 백색속질에서는 림프구를 생산한다.

* 가슴샘 THYMUS

- 주로 림프구를 생산하는 기관으로 출생시에 12 g ~15 g 이나 사춘기에 최대(30 g ~40 g)에 달한 후 점차 줄어들어 지방과 결합조직으로 대치된다.

좌우 두개의 엽으로 되어 있으나 서로 붙어 있고 피막에 싸여 있으며 많은 잔기둥 Trabeculae들이 들어가 소엽 Lobules으로 나뉜다. 소엽은 림프구로 차있는 주변의 겉질과 가슴샘 또는 핫살소체 Thymic or Hassall's corpuscles가 들어 있는 중심부의 속질로 구성된다.

■ 기능 FUNCTIONS

림프구의 생산, 항체 생산에 관여하나 여기서 분비되는 내분비 기능은 아직 불분명하다.

■ SPLEEN 지라

STROMA 버팀질

A DENSE CAPSULE 치밀막

B TRABECULAE 잔기둥

C HILUS 문

PARENCHYMA 속질

WHITE PULP 백색속질

6 MALPIGHINA 지라 CORPUSCLES 소체

7 SPLENIC AND BRANCHES 지라동맥가지

RED PULP : 적색속질

8 BILLROTH'S CORDS 지라끈

9 SPLENIC VEIN 지라정맥

■ THYMUS GLAND 가슴샘

STROMA 버팀질

A FIBROUS CAPSULE 섬유피막

B TRABECULAE 가슴샘 잔기둥

C LOBULES 소엽

CORTEX 겉질 : 바깥

10 THYMOCYTE(T CELLS) 가슴샘세포

11 EPITHELIORETICULAR CELL 가슴샘상피성그물세포

PARENCHYMA 실질

MEDULLA 속질 : 속

10 THYMOCYTES(T CELLS) 가슴샘세포

12 EPITHELIORETICULAR CELLS 상피성 그물세포

13 THYMIC (HASSALL'S) CORPUSCLES 가슴샘소체

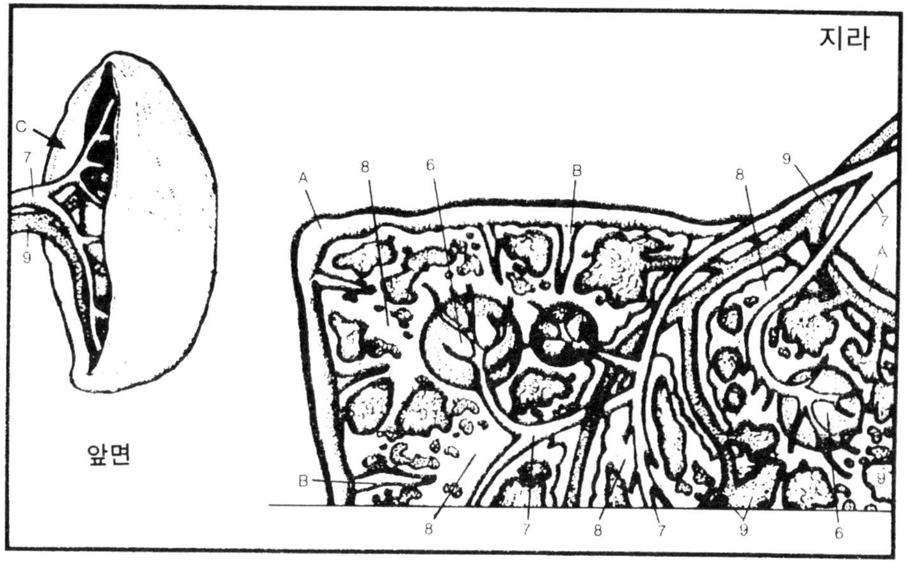

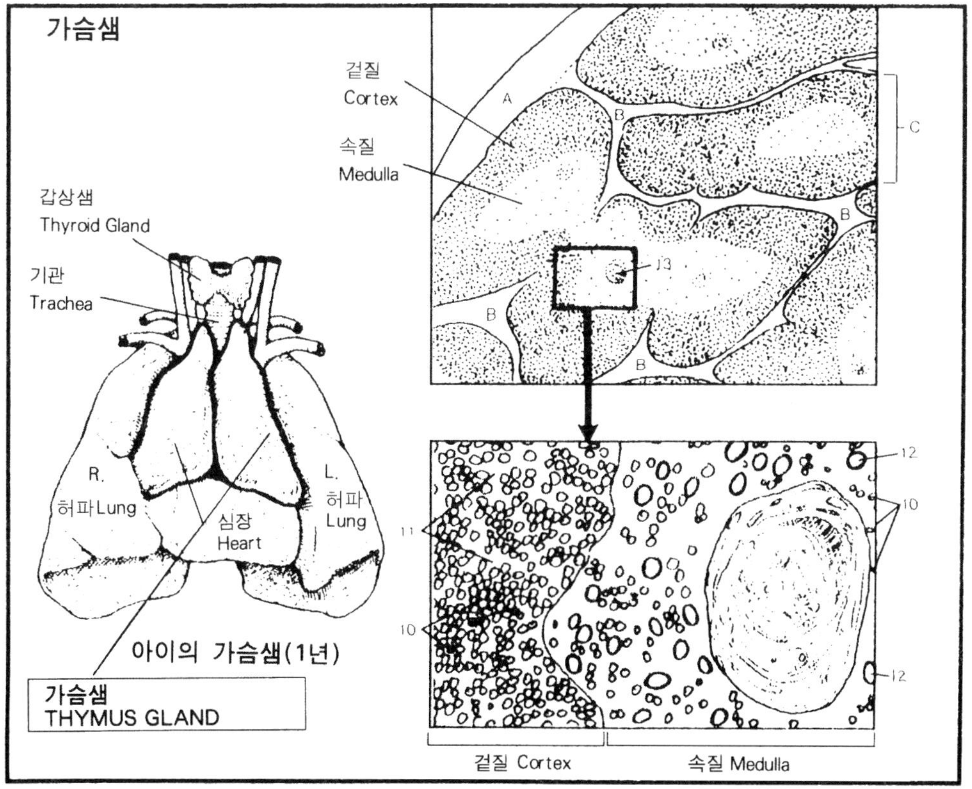

제 7 장 소화기계통

Digestive System

✳ **소화 DIGESTION**

소화관에서 음식물에 일어나는 모든 변화를 총칭한 것인데 음식물 중의 영양소를 동화할 수 있는 물질, 즉 흡수가 가능한 형태로 전환시키는 것을 말한다. 이러한 소화과정은 크게 기계적인 방식과 화학적 방식으로 이루어진다.

■ **기계적 소화 MECHANICAL DIGESTION**

우리가 섭취한 비교적 크고 단단한 음식물을 화학적 소화가 가능하도록 ① 잘게 부수고, ② 이를 소화관을 따라 이동시키고 ③ 장내에서는 소화액과 잘 섞이도록 하고 장점막에 접하도록 하여 흡수가 용이하게 하며 ④ 찌꺼기를 몸 밖으로 배출하도록 하는데 관여하는 모든 운동으로 이루어진다.

■ **화학적 소화 CHEMICAL DIGESTION**

화학적 소화란 음식물이 소화관을 통과하면서 발생하는 화학적 변화를 총칭한 것이다. 이러한 변화는 음식의 가수분해 Hydrolysis에 의한 것이다. 가수분해란 복합체가 물과 결합하여 좀 더 단순한 물질로 쪼개어지는 화학적 과정을 말하며 각종 소화효소들이 음식물 가수분해의 촉매 구실을 한다.

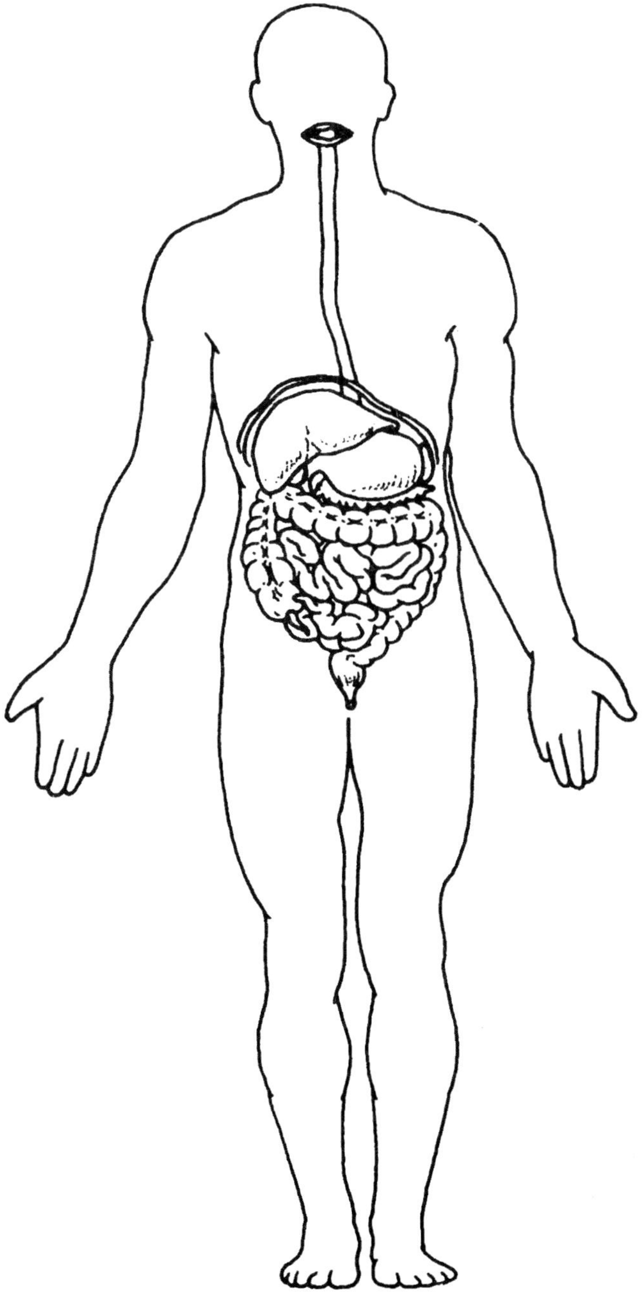

앞면

소화기계통 구성
· 소화관 Alimentary Canal · 부속선 Accessory Organs

소화기계통의 기능
· 기계적소화 Mechanical Digestion · 화학적소화 Chemical Digestion

단원 색칠 안내
· 간=갈색 · 식도, 소화관=주홍, 살색 · 쓸개=연두 · 이자=오렌지

7-1

소화기계통 DIGESTIVE SYSTEM : 일반적 구성 GENERAL ORGANIZATION
소화관 Alimentary Canal, 부속기관 Accessory Organs

B=엷은갈색 C=살색 D=주홍
E=노랑 F=다홍 침샘=회색
L=흙갈색 M=연두 N=오렌지
관계통=차가운색

ALIMENTARY CANAL 소화관 (DIGESTIVE TRACT)

A ORAL CAVITY 입안
B PHARYNX 인두
C ESOPHAGUS 식도
D STOMACH 위
E SMALL INTESTINE 작은창자
F LARGE INTESTINE 큰창자

7 BASIC FUNCTION 7가지 기능

1. INGESTION **섭취** : 음식물이 소화관으로 들어가는 과정
2. MASTICATION **저작** : 입안내에서 일어나는 기계적 작용으로 음식물을 부수고 타액과 혼합하여 삼키기 적당하도록 하는 과정
3. SWALLOWING **연하** : 음식물이 입안에서 저작 후 인두의 후반부에 접촉되어 식도를 따라 위까지 이동하는 과정
4. PERISTALSIS **연동** : 수축이 이루어지면 수축환이 입안쪽에서 항문쪽으로 향하여 전해짐으로 음식물을 이동시키는 과정
5. DIGESTION **소화** : 섭취한 음식물의 영양소를 흡수 가능한 상태로 분해하는 과정
6. ABSORPTION **흡수** : 소화된 작은 용해 단위의 물질과 수분이 세포내로 이동되는 과정
7. DEFECATION **배변** : 소화되지 않은 잔여물을 밖으로 제거하는 과정

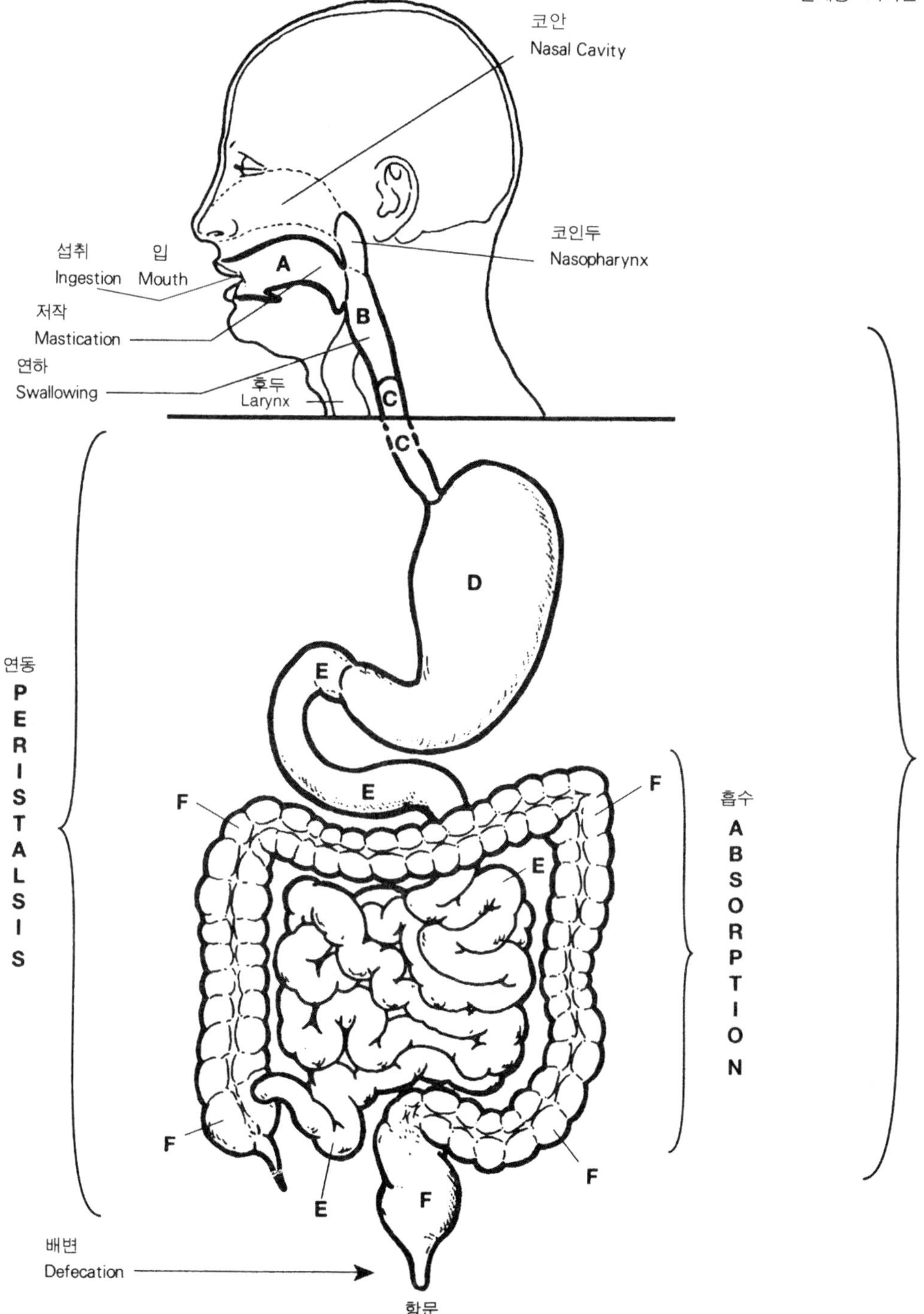

ACCESSORY ORGANS 부속기관

ORAL CAVITY 입안

- G TEETH 치아
- H TONGUE 혀

3 LARGE SALIVERY GLAND 침샘

- I PAROTID GLANDS 귀밑샘
- J SUBMANDIBULAR GLANDS 턱밑샘
- K SUBLINGUAL GLANDS 혀밑샘

ABDOMINAL REGIONS 배

- L LIVER 간
- M GALL BLADDER 쓸개
- N PANCREAS 이자

DUCT SYSTEM 관계통

1. R. AND L. HEPATIC DUCT 왼 · 오른간관
2. COMMON HEPATIC DUCT 온간관
3. CYSTIC DUCT 쓸개주머니관
4. COMMON BILE DUCT 온쓸개관
5. PANCREATIC DUCT 이자관
6. ACCESSORY PANCREATIC DUCT 덧이자관
7. AMPULLA OF VATTER 쓸개이자관팽대부

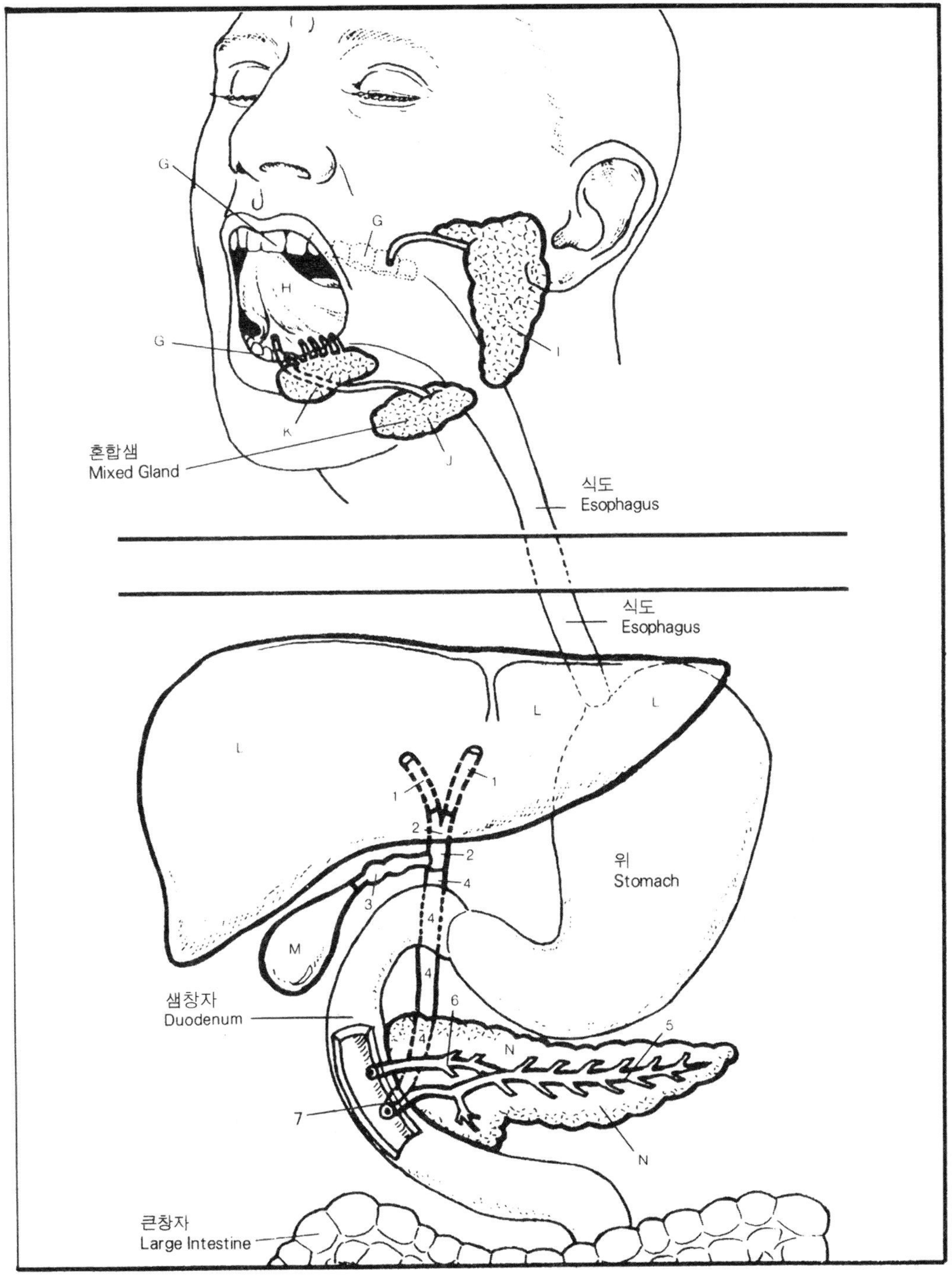

소화기계통 DIGESTIVE SYSTEM : 일반적 구성 GENERAL ORGANIZATION

소화관벽의 기본형태 Basic Pattern of the Canal Wall

a=노랑 b=주홍
c=오렌지 d=회색

★ 소화관 ALIMENTARY CANAL
구강, 식도로부터 항문에 이루는 관으로 양쪽이 체표에 열려 있는 관강성기관 Hollow Organ으로 소화관벽은 4층으로 구성된다.

■ 점막 MUCOSA
소화관의 가장 안쪽을 이루며, 상피의 종류에 따라 다양한 기능을 나타낸다. 즉 중층편평상피 Stratified Squamous Epithelium는 음식물 섭취와 배설을 일으키며, 단층원주상피 Simple Columnar Epithelium는 소화와 흡수를 일으킨다.

■ 점막아래조직 SUBMUCOSA
소성결합조직 Loose Connective Tissue으로 이루어진 비교적 두꺼운 층으로 바깥은 근육층으로 감겨져 있으며, 이 층에는 점막밑샘, 혈관, 림프 그리고 점막밑신경얼기가 있다.

■ 근육층 MUSCULARIS
주로 민무늬근 섬유로 되어 있으나 곳에 따라서는가로무늬근을 갖고 있는 곳도 있다(인두, 식도상부). 그러나 보통은 무늬 방향이 다른 2-3층의 근육층으로 되어 있다.

■ 장막 SEROSA/VISCERAL PERITONEUM
내장의 표면과 배안의 벽에 연결되어 있으며 그 표면은 단층편평상피로서 아주 매끄럽고 광택이 있으며, 혈관과 신경이 있다. 배안 내면을 덮고 있는 복막은 일정한 장소에서 반전하여 장기의 표면에 이행된다.

BASIC PATTERN 기본형태

4 LAYERS(TUNICS) 층

a MUCOSA 점막
b SUBMUCOSA 점막밑조직
c MUSCULARIS 근육층
d SEROSA 장막 / VISCERAL PERITONEUM 장쪽복막

MUCOSA 점막

1 EPITHELIUM 점막상피 — 분비관 Excretory Duct : 샘 Gland, 술잔세포 Goblet Cells이 있다.

2 LAMINA PROPRIA 점막고유판 — 성긴결합조직 Loose Connective Tissue : 혈관, 림프소절등이 있다.

3 MUSCULARIS MUCOSA 점막근육판 — 민무늬근섬유 Smooth Muscle Fiber의 얇은 층이다.

SUBMUCOSA 점막밑조직

4 SUBMUCOSAL GLAND 점막밑샘 — 식도,샘창자의 초부에 주로 있으며, 샘, 혈관, 지방세포등이 있다.

5 MEISSNER'S PLEXUS 점막밑신경얼기 (SUBMUCOUSAL NERVE PLEXUS) — 점막근육판과 점막밑샘을 지배하는 자율신경섬유로 분비를 조절한다.

MUSCULARIS 근육층

6 INNER CIRCULAR MUSCULARIS 속돌림근육

7 OUTER LONGITUDINAL MUSCULARIS 바깥세로근육

민무늬근 Smooth Muscle으로 소화효소와 음식물을 혼합하여 소화관을 통과하게 한다.

8 AUERBACH'S PLEXUS 근육층신경얼기 (MYENTERIC NERVE PLEXUS) — 두 근육층 사이를 지배하는 자율신경섬유로 이를 통해 연동운동이 조절된다.

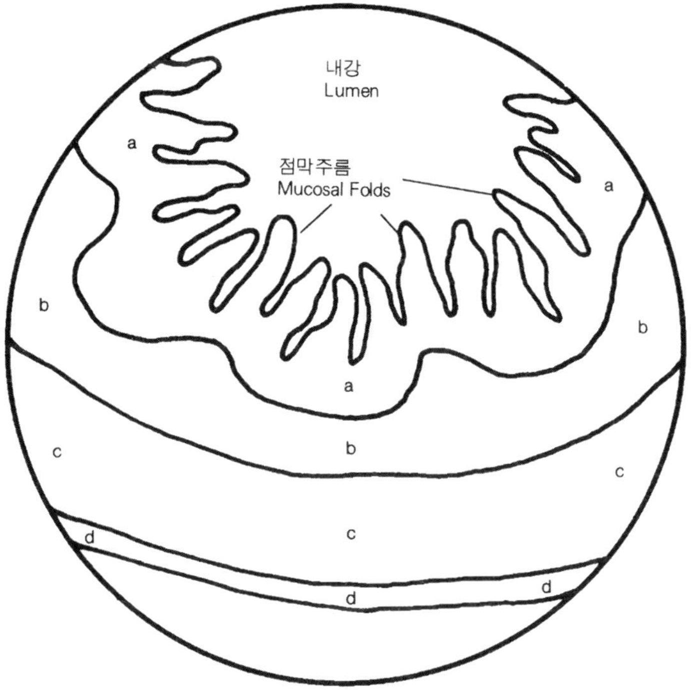

소화관벽의 구조

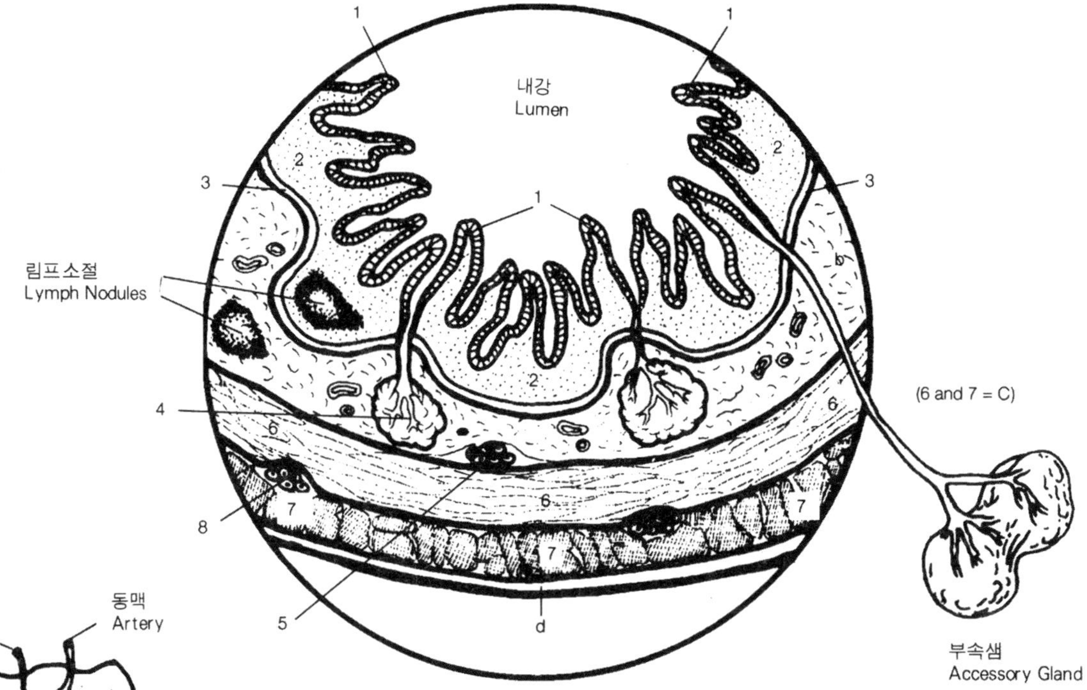

소화관벽의 수평면과 구조물

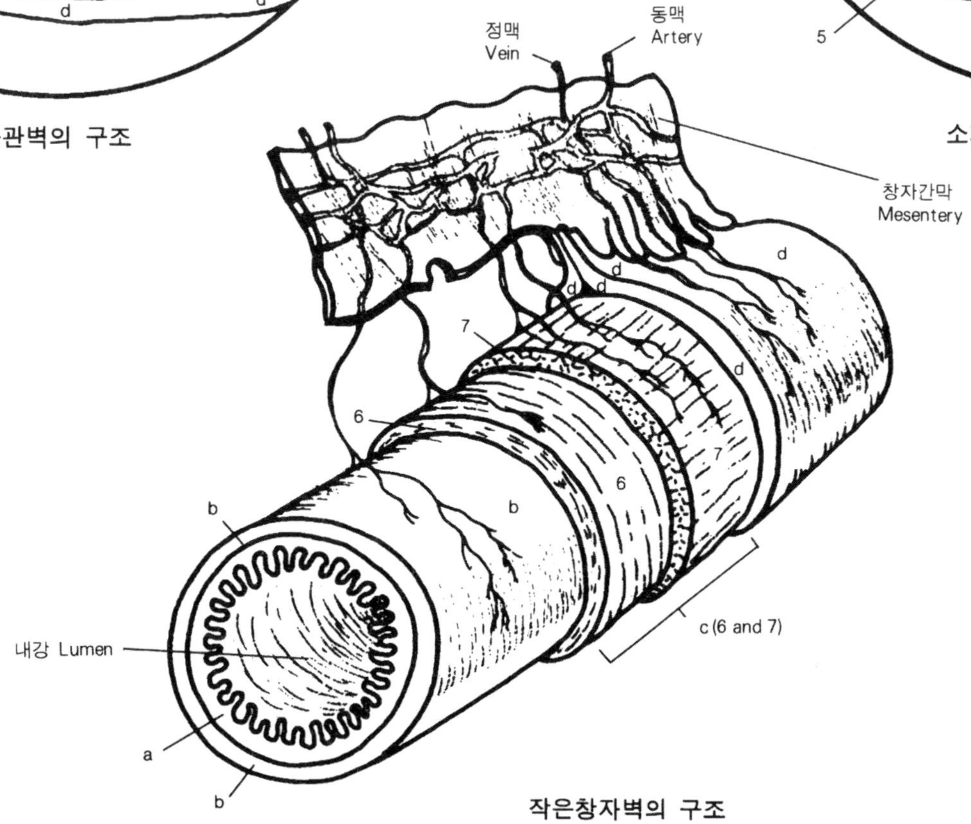

작은창자벽의 구조

- 작은창자의 창자간막은 복막의 부채꼴모양의 막으로 뒤복벽에 작은창자를 매달아 지지해 준다. 창자간막은 지지뿐만 아니라 혈액을 공급해주는 혈관, 신경, 림프관 등을 포함하고 있다.

7–3

소화기계통 DIGESTIVE SYSTEM : 소화관 ALIMENTARY CANAL
입안 Oral Cavity

■ 입의 경계

Lip 입술	앞
Cheek 볼	양측
Hard Palate 단단입천장	위(천장)
Soft Palate 물렁입천장	뒤(천장)
Tongue 혀	아래(바닥)

■ 구강 ORAL CAVITY

위·아래치열에 의해 앞쪽의 입안안뜰 Vestibule과 뒤쪽의 고유입안 Oral Cavity Proper으로 구분된다. 이 두 구간은 치열을 교합한 상태에서도 셋째큰어금니 뒤에서 서로 교통한다.

■ 입천장 PALATE

입안의 천정을 이루는 동시에 코안의 바닥을 이루는 구조물로 전방은 골성의 단단입천장 후방은 물렁입천장으로 구분된다. 따라서 단단입천장은 부동인데 반 하여 물렁입천장은 운동이 가능한 부분으로 늘어진 끝을 목젖 Uvula이라하며, 코안과 입안 사이를 가로막음 으로써 공기의 통로를 일시 차단하고 음식물이 식도로 넘어 갈 수 있게 해 준다.

■ 목구멍 FAUCES

입안의 후방과 인두를 연결하는 부분으로 경계는 다음과 같다.
혀뿌리 Root of Tongue
물렁입천장 Soft Palate
입천장혀활 Palatoglossal Arch
입천장인두활 Palatopharyngeal Arch

THE MOUTH 입

1 LIP 입술

2 FRENULUM OF LIP 입술주름띠

3 GINGIVA(GUM) 잇몸

4 HARD PALATE 단단입천장

5 SOFT PALATE 물렁입천장

6 UVULA 목젖

7 PALATOPHARYNGEAL ARCH 입천장인두활

8 ORAL PHARYNX 구강인두

9 PALATO GLOSSAL ARCH 입천장혀활

10 PALATINE TONSIL 목구멍편도
(입천장혀활과 입천장인두활 사이에 있음)

11 TONGUE 혀

12 BUCCINATOR 볼근

13 BUCCAL FAT 볼지방

(12, 13: CHEEK 볼)

1=빨강 4=분홍 5=오렌지
8=주홍 13=노랑

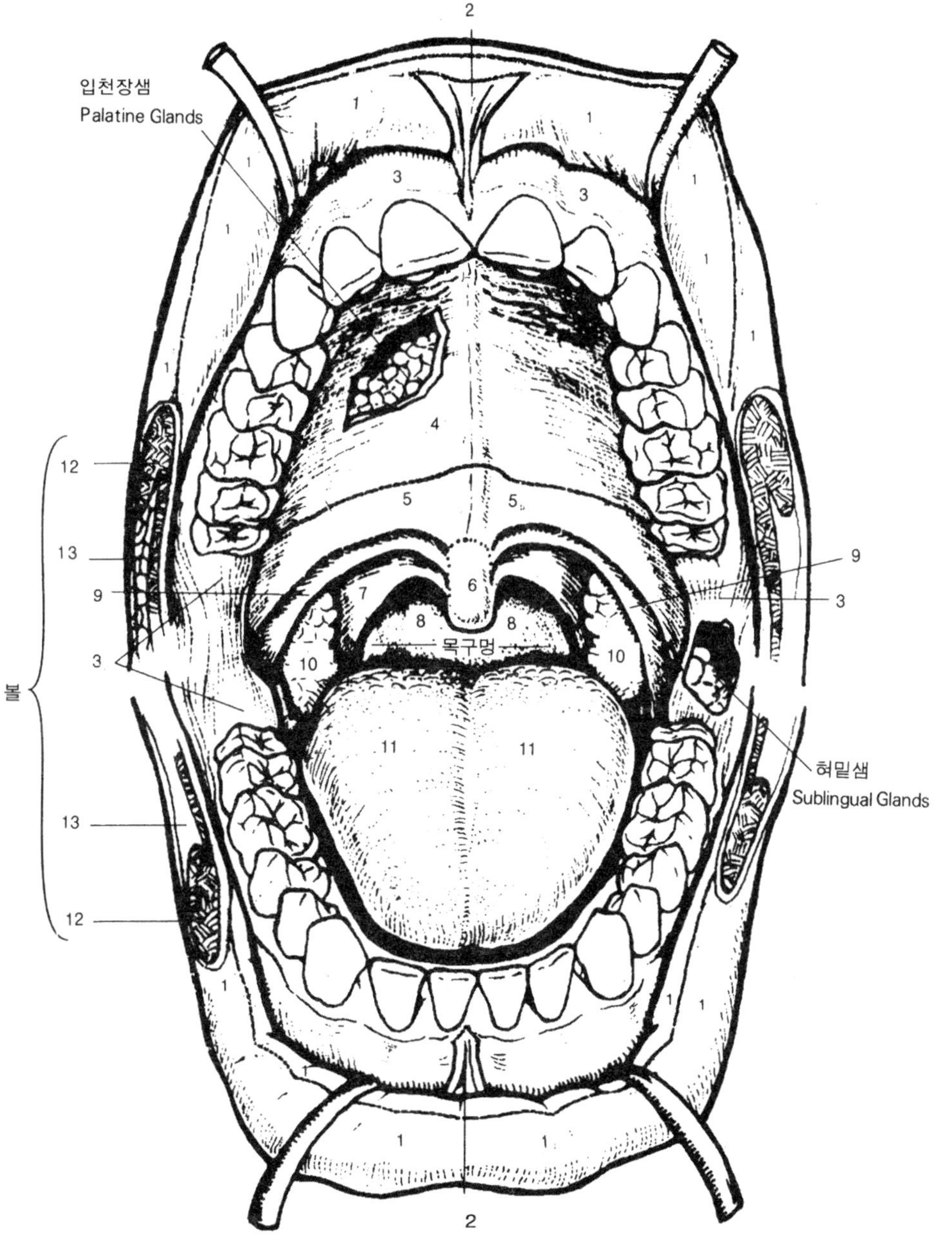

입안 앞면

소화기계통 DIGESTIVE SYSTEM : 부속기관 ACCESSORY ORGANS

입안 Oral Cavity : 침샘 Salivery Glands

침샘=갈색계통, 회색계통
관=차가운색

★ 침 SALIVA

1일에 약 1000ml가 분비되며 입안내에서 윤활제로서 작용할 뿐만 아니라 탄수화물을 분해하는 효소 Ptyaline가 들어 있다.

■ 귀밑샘 PAROTID GLAND

무게 15g~30g의 순수한 장액샘으로 맑고 단백질이 많은 침이 귀밑샘관을 통해 위둘째 어금니 마주보는 곳에 있는 귀밑샘유두 Parotid Papillae로 분비된다.

■ 턱밑샘 SUBMANDIBULAR GLAND

무게 7g~10g의 혼합샘이나 장액세포가 점액 세포보다 많기 때문에 역시 맑고 단백질이 많은 침이 턱밑샘관을 통해 혀밑언덕 Sublingual Caruncle으로 분비된다.

■ 혀밑샘 SUBLINGUAL GLAND

무게 약 2g의 작은 혼합샘이나 점액세포가 훨씬 많아 걸쭉한 침이 작은혀밑샘관을 통해 혀밑주름Sublingual Fold으로, 큰혀밑샘관은 턱밑샘관과 함께 혀밑언덕 Sublingual Caruncle으로 분비된다.

3 LARGE SALIVERY GLANDS 침샘

- A PAROTID GLAND 귀밑샘(2)
  - A1 PAROTID DUCT 귀밑샘관
- B SUBMANDIBULAR GLANDS 턱밑샘(2)
  - B1 SUBMANDIBULAR DUCT 턱밑샘관
- C SUBLINGUAL GLAND 혀밑샘(2)
  - C1 MINOR SUBLINGUAL DUCT 작은혀밑샘관
  - C2 MAJOR SUBLINGUAL DUCT 큰혀밑샘관

SECRETORY CELLS 분비세포

- a MUCOUS CELLS 점액세포
- b SEROUS CELLS 장액세포
- c SEROUS DEMILUNES 장액성반달

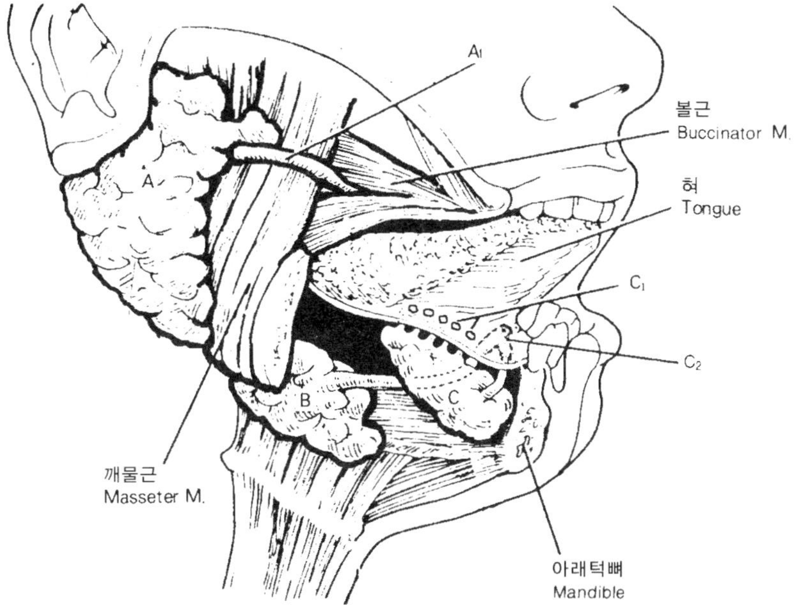

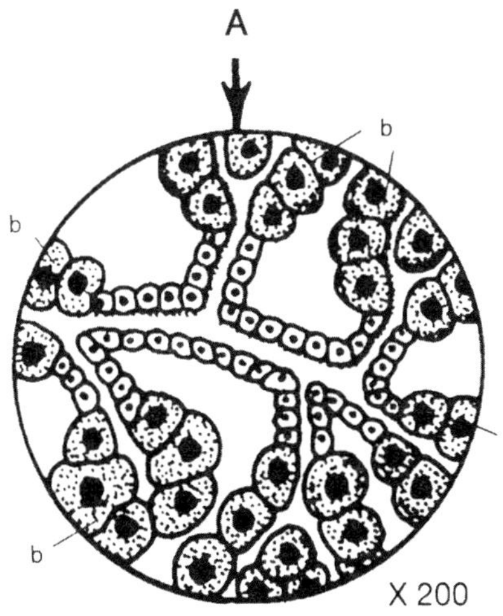

귀밑샘

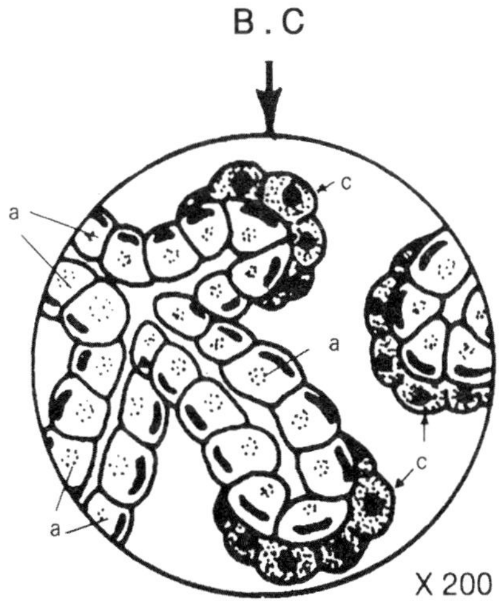

턱밑샘 · 혀밑샘

유두=따뜻한색 혀편도=노랑
목구멍편도=연두 외래혀뿌리근=갈색계통
고유혀근=차가운색

소화기계통 DIGESTIVE SYSTEM : 부속기관 ACCESSORY ORGANS

입안 Oral Cavity : 혀 The Tongue

NERVES OF THE TONGUE 혀의 신경

VAGUS NERVE 미주신경 X

GLOSSOPHARYNGEAL NERVE 혀인두신경 IX

FACIAL NERVE 얼굴신경 VII

9 TASTE BUD 맛봉오리

a BITTER 쓴맛 c SALT 짠맛
b SOUR 신맛 d SWEET 단맛

10 GUSTATORY PORE 맛구멍
11 TASTE CELL 맛세포
12 SUPPORTING CELLS 지지세포
13 NERVE FIBER 신경섬유

THE TONGUE 혀

GROSS ANATOMY 육안해부

1 MEDIAN SULCUS 정중고랑
2 FORAMEN CAECUM 막구멍
3 TERMINAL SULCUS 분계고랑

PAPILLAE 유두

4 FILIFORM PAPILLAE 실유두
5 FUNGIFORM PAPILLAE 버섯유두
6 VALLATE PAPILLAE 성곽유두

TONSIL 편도

7 LINGUAL TONSIL 혀편도
8 PALATINE TONSIL 목구멍편도

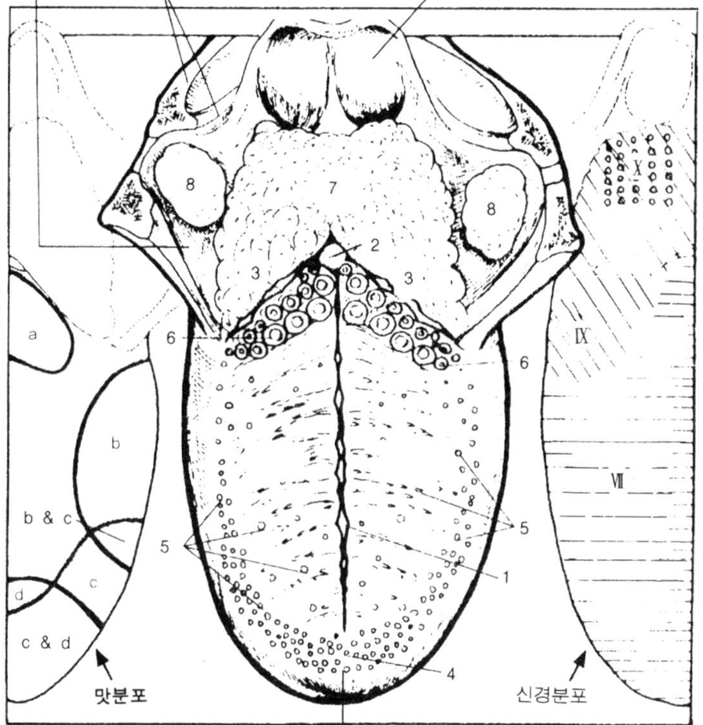

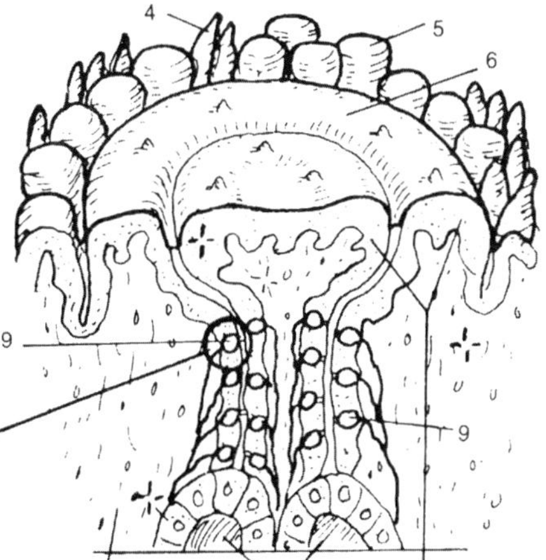

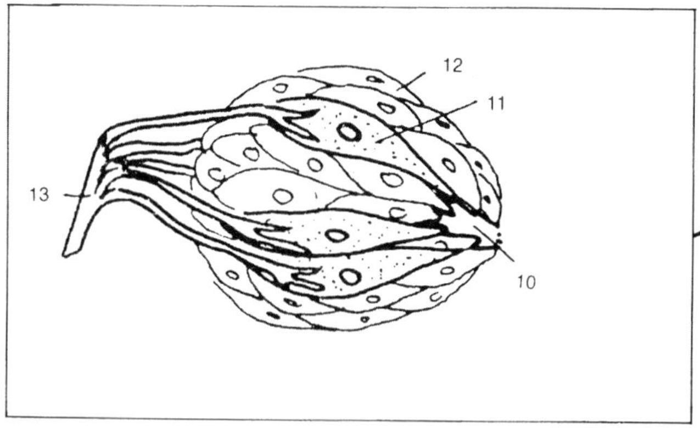

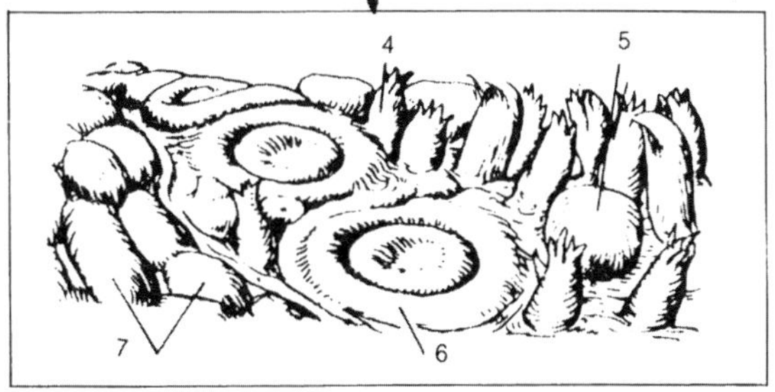

혀유두

■ 바깥 혀뿌리근 EXTRINSIC LINGUAL M.
혀 밖에서 일어나서 혀에 그치는 좌우 3쌍의 근육으로 혀의 위치를 이동하는데 작용하며 혀밑신경 Hypoglossal Nerve의 지배를 받는다.

■ 고유혀근 INTRINSIC LINGUAL MUSCLE
혀에서 기시하여 혀에 정지하는 4쌍의 근육으로 혀의 모양을 바꾸는 것에 관여하며 역시 혀밑신경의 지배를 받는다.

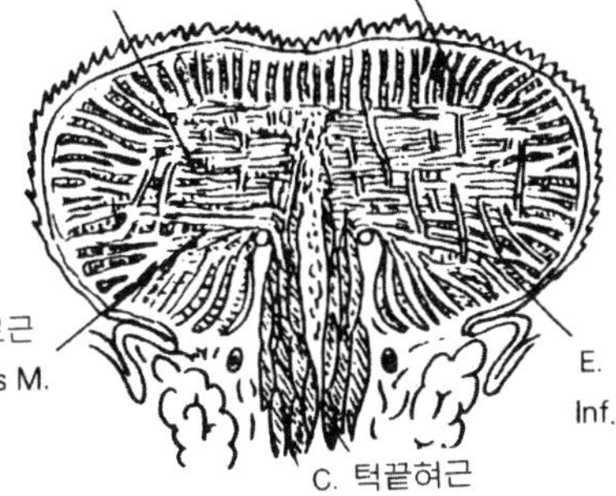

고유혀근

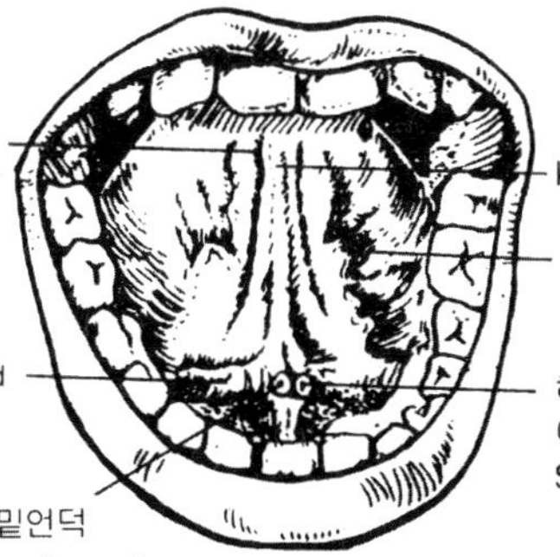

혀 아래면

LINGUEAL MUSCLE 혀뿌리근

EXTRINSIC MUSCLE 바깥 혀뿌리근

Hypoglossal Nerve 혀밑신경지배를 받는다.

A STYLOGLOSSUS (붓)경상혀근

B HYOGLOSSUS 목뿔뼈혀근

C GENIOGLOSSUS 턱끝혀근

INTRINSIC MUSCLE 고유혀근

Hypoglossal Nerve 혀밑신경지배를 받는다.

D LONGITUDINAL M. 혀세로근

E TRNASVERSE/VERTICAL M. 혀가로/수직근

INFERIOR SURFACE 혀아래면

H DEEP LINGUAL V. 깊은혀정맥

I SUBLINGUAL FOLD 혀밑주름

혀밑샘 Sublingual Gland 일부개구

J SUBLINGUAL CARUNCLE 혀밑언덕

혀밑샘 Sublingual Gland 일부 ┐
턱밑샘 Submandibular Gland ┘ 개구

K LINGUAL FRENULUM 혀주름띠

L FIMBRIATED FOLD 술주름

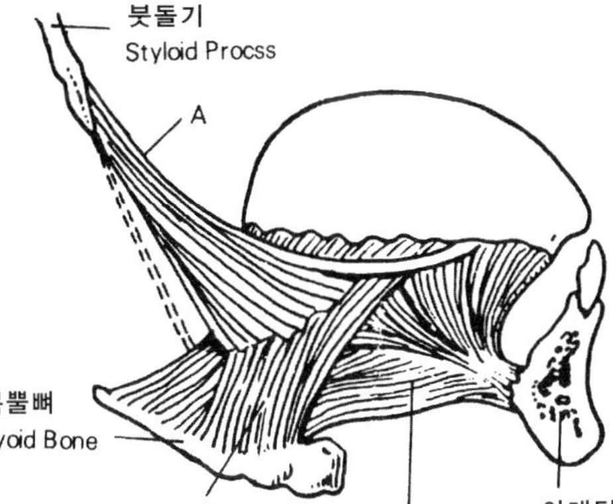

외(래) 혀뿌리근

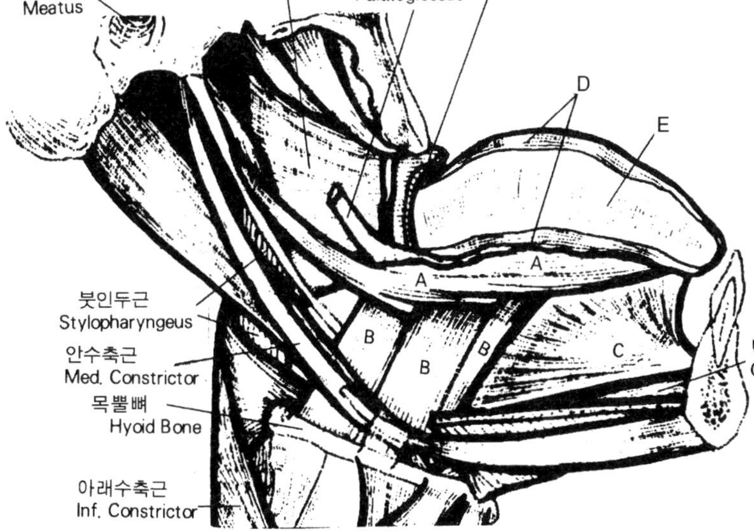

혀뿌리근과 연결된 근육

7-6

소화기계통 DIGESTIVE SYSTEM : 부속기관 ACCESSORY ORGANS
입안 Oral Cavity : 치아 Teeth

1=흰색 5=분홍 6=보라
7=노랑 13=주홍 동맥=빨강
정맥=파랑 신경=회색

■ 치아 TEETH
밖으로 노출된 치아머리, 뼈에 박혀 있는 치아 뿌리, 잇몸으로 덮인 이틀 사이의 잘록한 치아목 등 3부분으로 구분된다.

■ 구조 STRUCTURE
치아관을 덮는 사기질 Enamel은 체내에서 가장 단단하다. 치아뿌리의 바깥층을 이루는 시멘트질 Cementum은 뼈조직과 비슷한 구조를 가지며, 치아의 대부분을 이루는 상아질 Dentine은 이상의 두 조직으로 싸여 있다.

■ 치아속질공간 PULP CAVITY
치아 속에 있으며 혈관과 신경 등을 함유한 결합조직성 치아속질 Pulp를 간직한다. 치아속질공간의 아래끝은 가느다란 치아뿌리관 Root Canal이 뚫려있어 이곳으로 신경과 혈관이 출입한다.

■ 치아뿌리 ROOT
대체로 한 가닥으로 되어 있으나 위턱뼈 큰어금니는 3가닥, 아래턱뼈 큰어금니는 2가닥으로 나눠져 있다.

■ 치아주위막 PERIODONTAL MEM.
이틀뼈와 치아뿌리 사이를 결합하는 조직이다.

TEETH 치아

3 PORTIONS 치아의 3부분

1 CROWN 치아머리
2 NECK/CERVIX 치아목
3 ROOT 치아뿌리

STRUCTURE 조직학적 구조

4 ENAMEL 사기질
5 DENTIN 상아질
6 ODONTOBLAST 상아질모세포층
7 CEMENTUM 시멘트질

PULP CAVITY 치아속질공간

8 PULP CHAMBER 치아속질공간
a NERVE 신경
b ARTERY 동맥
c VEIN 정맥
9 PULP 치아속질
10 ROOT CANAL 치아뿌리관

SUPPORTING STRUCTURE 지지구조

11 GINGIVAE(GUMS) 잇몸
12 PERIODONTAL MEM. 치아주위막
3 ALVEOLAR BONE 이틀뼈

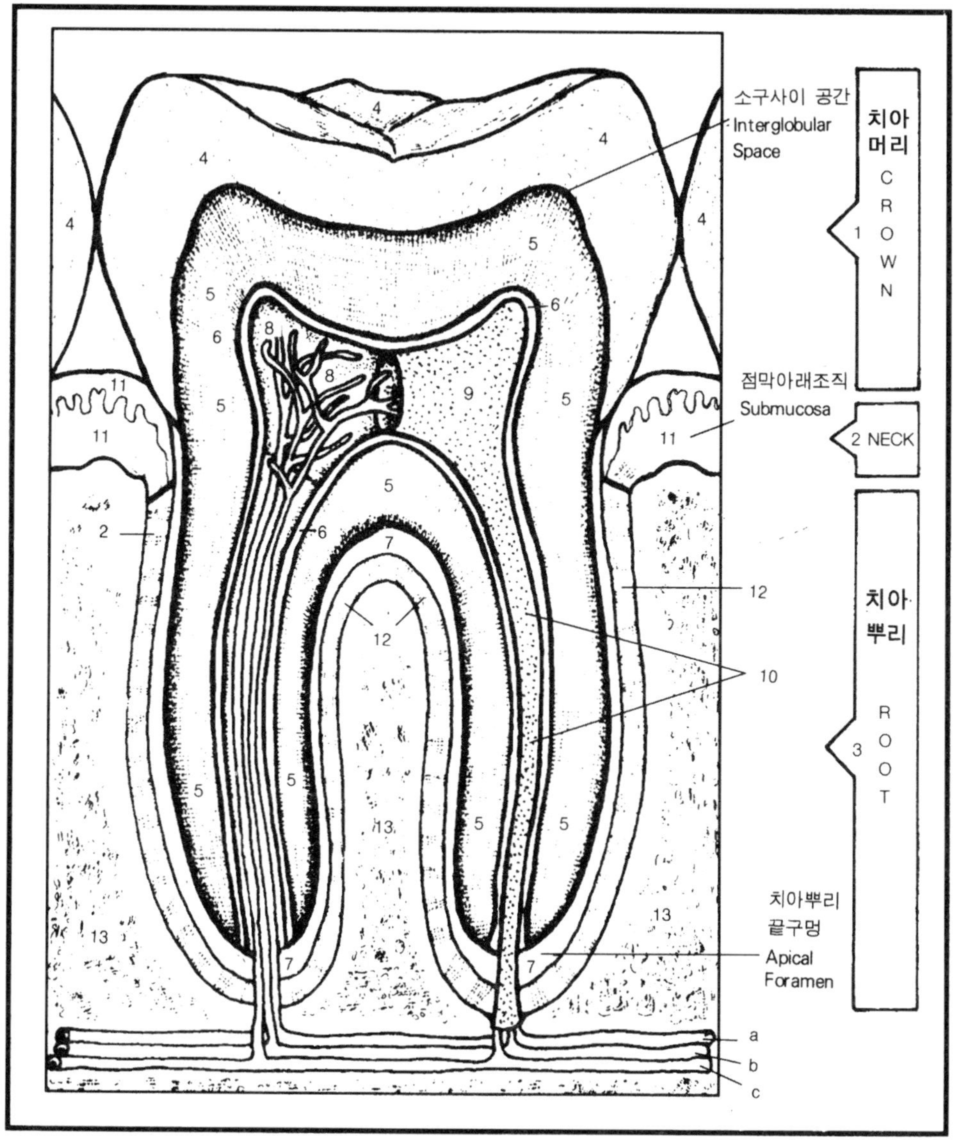

치아의 구조(단면)

■ 탈락치아 DECIDUOUS(Milk) TEETH

· 태생 2~3개월 경에 위턱뼈·아래턱뼈 부위의 구강점막에서 발생하기 시작하지만 생후 6-7개월 경에야 잇몸을 뚫고 앞니가 맹출하기 시작하여 2~3세 경에는 거의 다 난다.
· 영구치아가 태생 후반기에 이미 발생하기 시작하며, 맹출하는 것은 6~7세 경의 첫째 큰어금니가 최초이다.
· 가장 나중에 사랑니 Wisdom Teeth라고 하는 셋째 큰어금니가 20세 경에 맹출한다.

TEETH 치아

14 DECIDUOUS 탈락치아(20)
15 PERMANENT 영구치아(32)

TYPES OF TEETH 치아의 종류

Ⓘ CENTRAL INCISOR 중앙앞니
Ⓘ LATERAL INCISOR 외측앞니

Ⓒ CANINE 송곳니

Ⓟ 1st PREMOLAR 첫째작은어금니
Ⓟ 2nd PREMOLAR 둘째작은어금니

Ⓜ 1st MOLAR 첫째큰어금니
Ⓜ 2nd MOLAR 둘째큰어금니
Ⓜ 3rd MOLAR 셋째큰어금니

앞 영구치아와 탈락치아의 배열 뒤

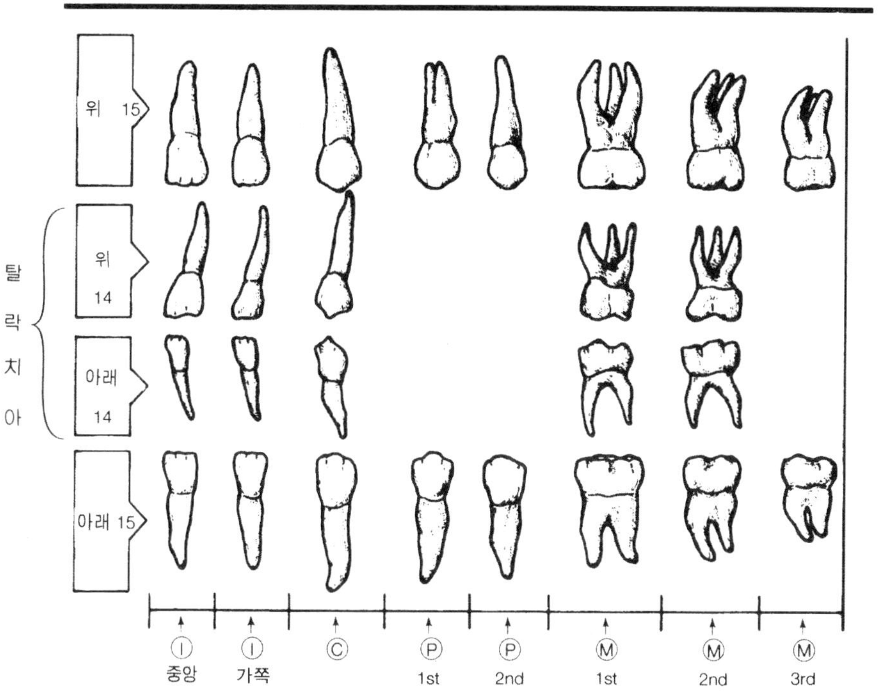

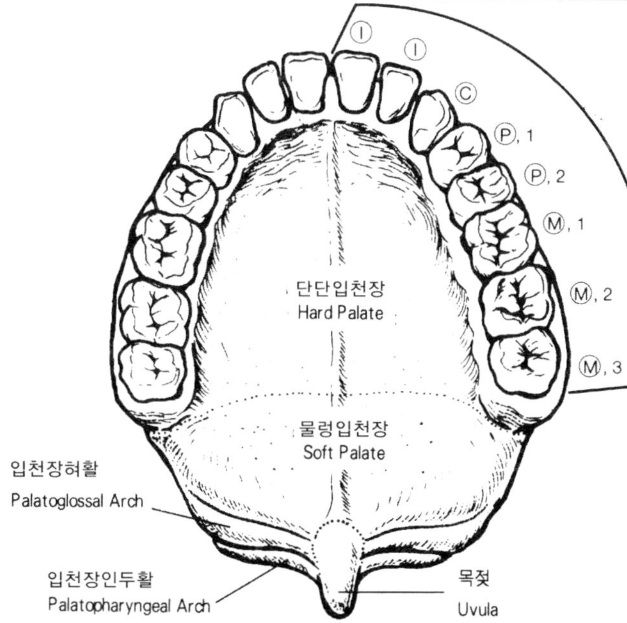

치아의 맹출 ERUPTION

치아	탈락치아(월)	영구치아(년)
중앙앞니	6-8	6.6
가쪽앞니	1-12	7.7
송곳니	16-19	10.5
작은어금니	-	10.2
작은어금니	-	10.9
큰어금니	14-15	6.2
큰어금니	20-24	12.1
큰어금니	-	17-25

치아식(해부학적)

구 분		오른쪽				왼쪽			
		큰어금니	작은 어금니	송곳니	앞니	앞니	송곳니	작은 어금니	큰어금니
영구치아 (32개)	위턱뼈	3	2	1	2	2	1	2	3
	아래 턱뼈	3	2	1	2	2	1	2	3
		젖어금니		송곳니	앞니	앞니	송곳니	젖어금니	
탈락치아 (20개)	위턱뼈	2		1	2	2	1	2	
	아래 턱뼈	2		1	2	2	1	2	

소화기계통 DIGESTIVE SYSTEM : 소화관 ALIMENTARY CANAL
목부분 Neck Region : 인두 Pharynx, 식도 Esophagus

1-3=따뜻한색
인두의 내면=차가운색

✱ 인두 PHARYNX
머리뼈 바닥에서 6—7째 목뼈에 이루는 약 12cm 정도의 근육성관으로 소화기계 및 호흡기계통의 통로가 된다.

■ **편도 TONSIL**
림프성조직으로 다수의 림프소절로 세균의 침입에 대한 방어장치라고 할 수 있으며, 다른 림프성 기관과 같이 일종의 면역항체 생성기관이라고 보고 있다.

■ **편도고리 TONSILAR(WARDEYER'S) RING**
혀 양쪽의 목구멍편도, 혀뿌리의 혀편도, 인두벽의 인두편도(림프조직)가 함께 전체적으로 윤상의 림프조직체를 구성하는데 임상적으로 중요하다.

■ **아데노이드 ADENOID**
인두편도의 염증비대를 말하며, 호흡 곤란과 가운데귀관 Eustachian Tube의 압박에 의한 청력장애를 일으킨다.

Ⓑ PHARYNX 인두

WALL 인두의 벽

1 SUP. CONSTRICTOR 위수축근
2 MID. CONSTRICTOR 중간수축근
3 INF. CONSTRICTOR 아래수축근

INTERIOR 인두의 내면

4 NASOPHARYNX 코인두
5 SOFT PALATE 물천장입천장
6 UVULA 목젖
7 OROPHARYNX 입인두
8 PALATINE TONSIL 목구멍편도
9 LARYNGOPHARYNX 후두인두
10 ESOPHAGUS 식도

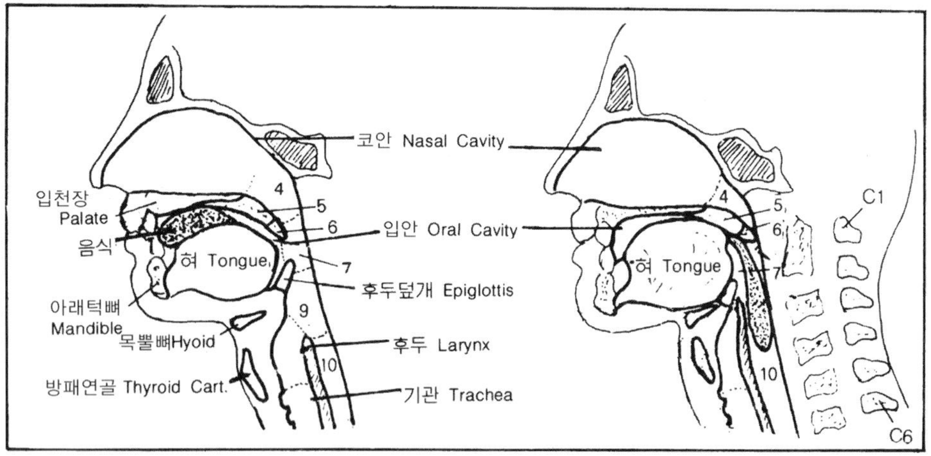

연하운동

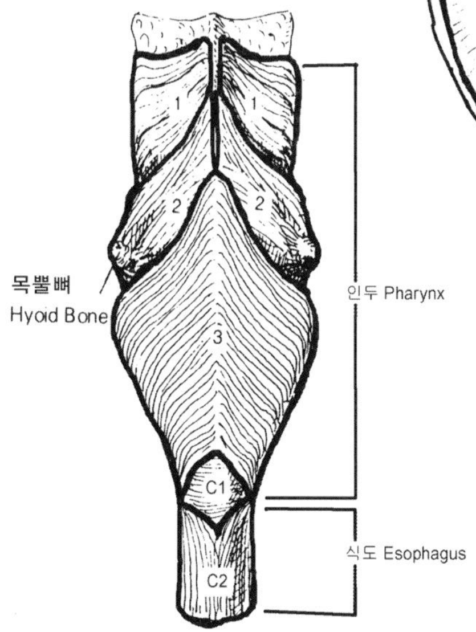

인두 뒷면

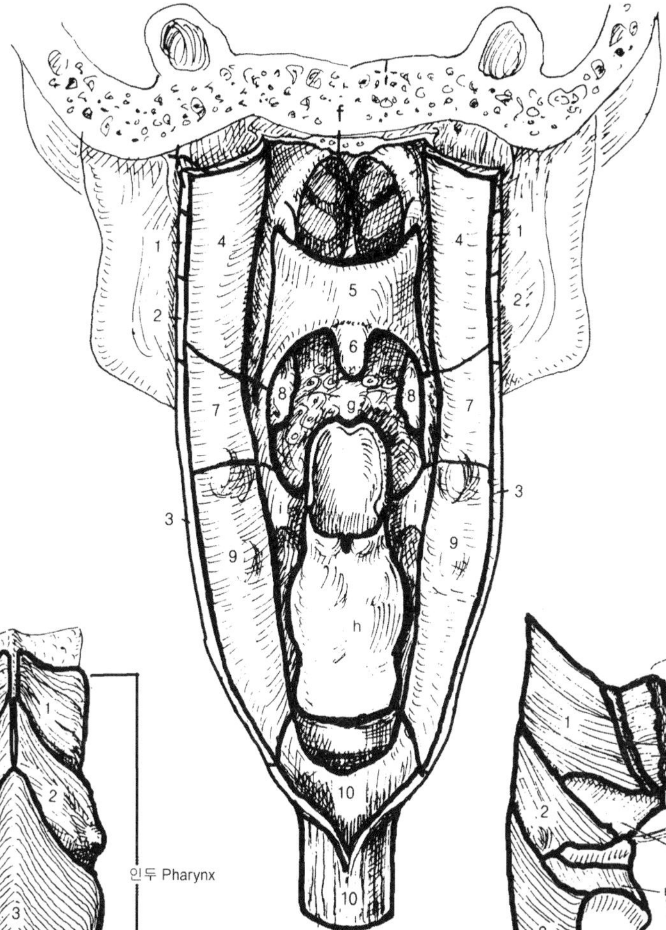

뒤절단면

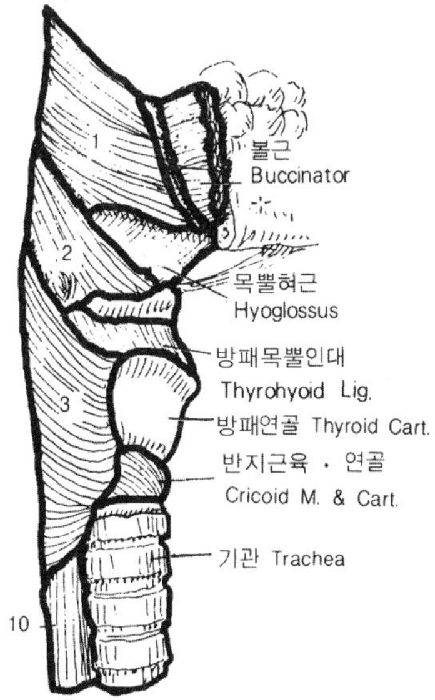

인두 옆면

※ 식도 ESOPHAGUS

인두와 위 사이를 잇는 길이 23－25cm의 근육성관으로 3곳의 협부가 있다. 이곳은 잘못 삼켜진 이물들이 걸려서 멈추게 되는 곳이다.

■ 식도근육 ESOPHAGEAL MUSCLE

위쪽이 가로무늬근 Striated Muscle로 되어 있어 아래쪽보다 연동운동이 빨리 진행된다.

★ 연동운동 PERISTALTIC MOVEMENT

소화관의 거의 모든 부위에서 일어나는 것으로 소화관내에 있는 내용물을 이동시키는 주도적 역할을 하며, 입안쪽에서 항문쪽으로만 진행이 이루어진다.

ⓒ ESOPHAGUS 식도
4 BASIC COATS층

- **a** **MUCOSA 점막**
- **b** **SUBMUCOSA 점막밑조직**
- **c** **MUSCULARIS 근육**
  - **C1** **INNER CIRCULAR M.** 속쪽돌림근
  - **C2** **OUTER LONGITUDINAL M.** 바깥쪽세로근육
- **d** **ADVENTITIA/SEROSA 장막**

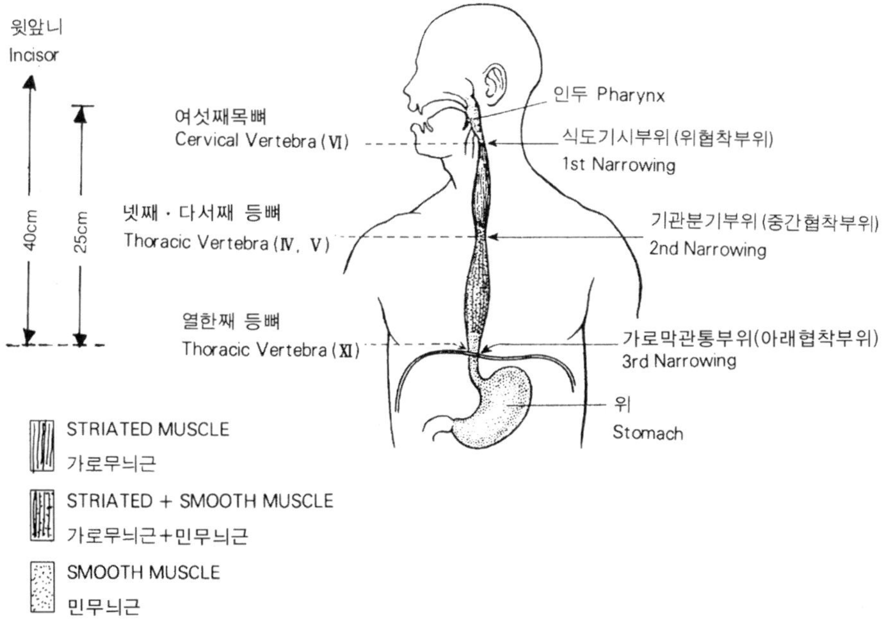

식도(3협착부위와 식도근육)

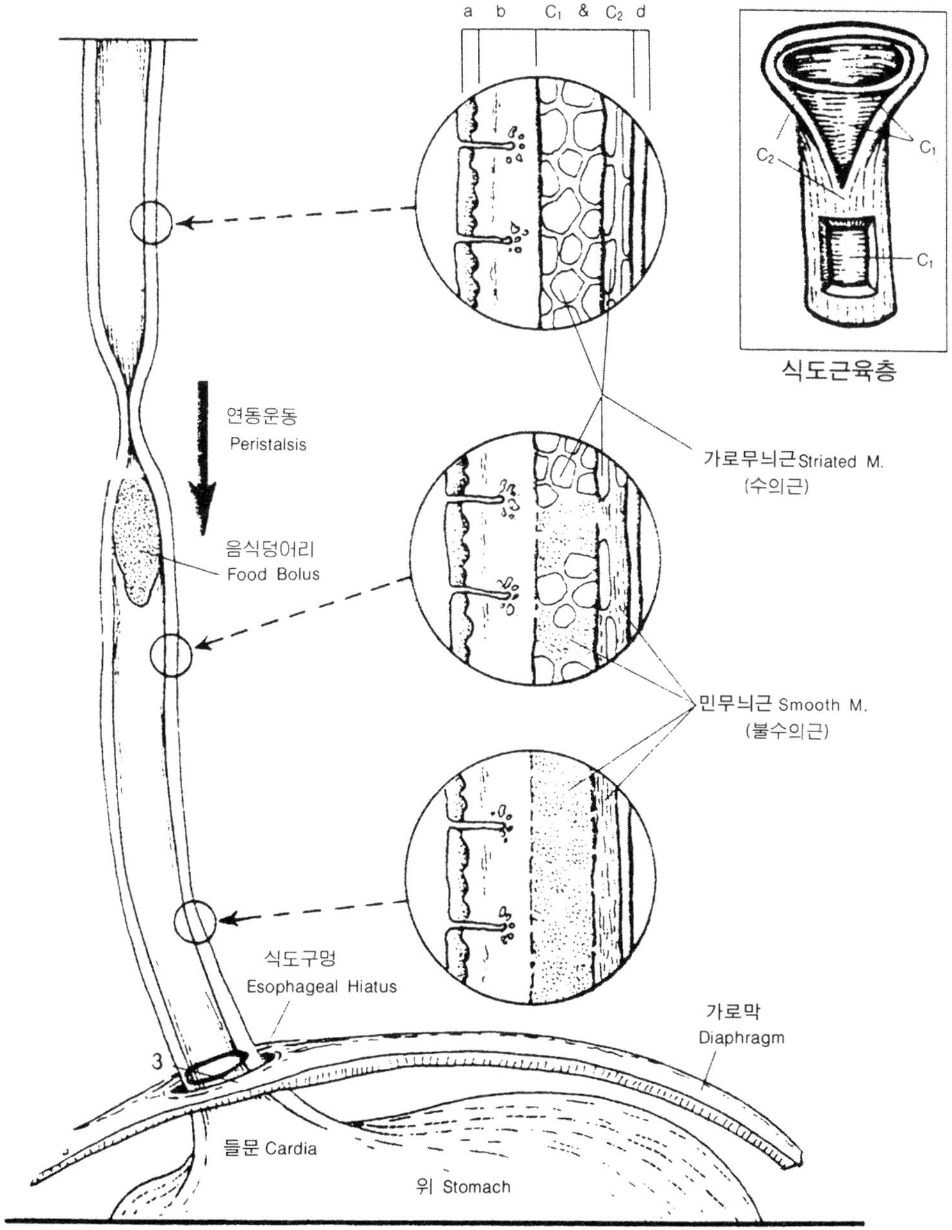

식도벽의 층

7−8

소화기계통 DIGESTIVE SYSTEM : 소화관 ALIMENTARY CANAL
위장관 G−T TRACT : 위 Stomach

A−D=따뜻한색 1−5=차가운색
a=노랑 b=주홍 c=오렌지 d=회색
분비세포=차가운색

STOMACH 위

4 REGION 위의 구분

A CARDIA 들문

A_1 CARDIAC SPHINCTER 들문조임근

A_2 CARDIAC VALVE (ORIFICE)들문판막

B FUNDUS 위바닥

C BODY 위몸통

D PYLORUS 날문

D_1 PYLORIC SPHINCTER 날문조임근

D_2 PYLORIC VESTIBULE 날문안뜰

D_3 PYLORIC ANTRUM 날문동

D_4 PYLORIC ORIFICE 날문구멍

FOLD 주름

E GASTRIC FOLDS 위주름

RELATED STRUCTURE 관련구조

F DIAPHRAGM 가로막

G ESOPHAGUS 식도

H DUODENUM 샘창자

I GASTROEPIPLOIC A. 그물망동맥

J GASTROEPIPLOIC V. 그물망정맥

CURVATURE and NOTCH 굽이와 패임

1 GREATER CURVATURE 큰굽이

2 LESSER CURVATURE 작은굽이

3 CARDIAC NOTCH 들문패임

4 ANGULAR NOTCH 모패임

5 PYLORIC INTERMEDIATE SULCUS 날문중간고랑

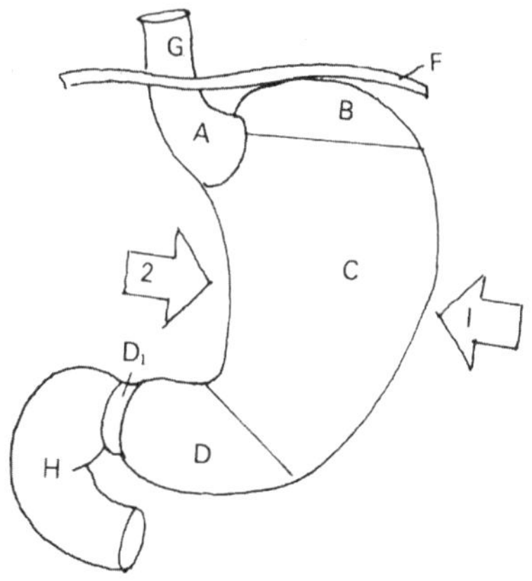

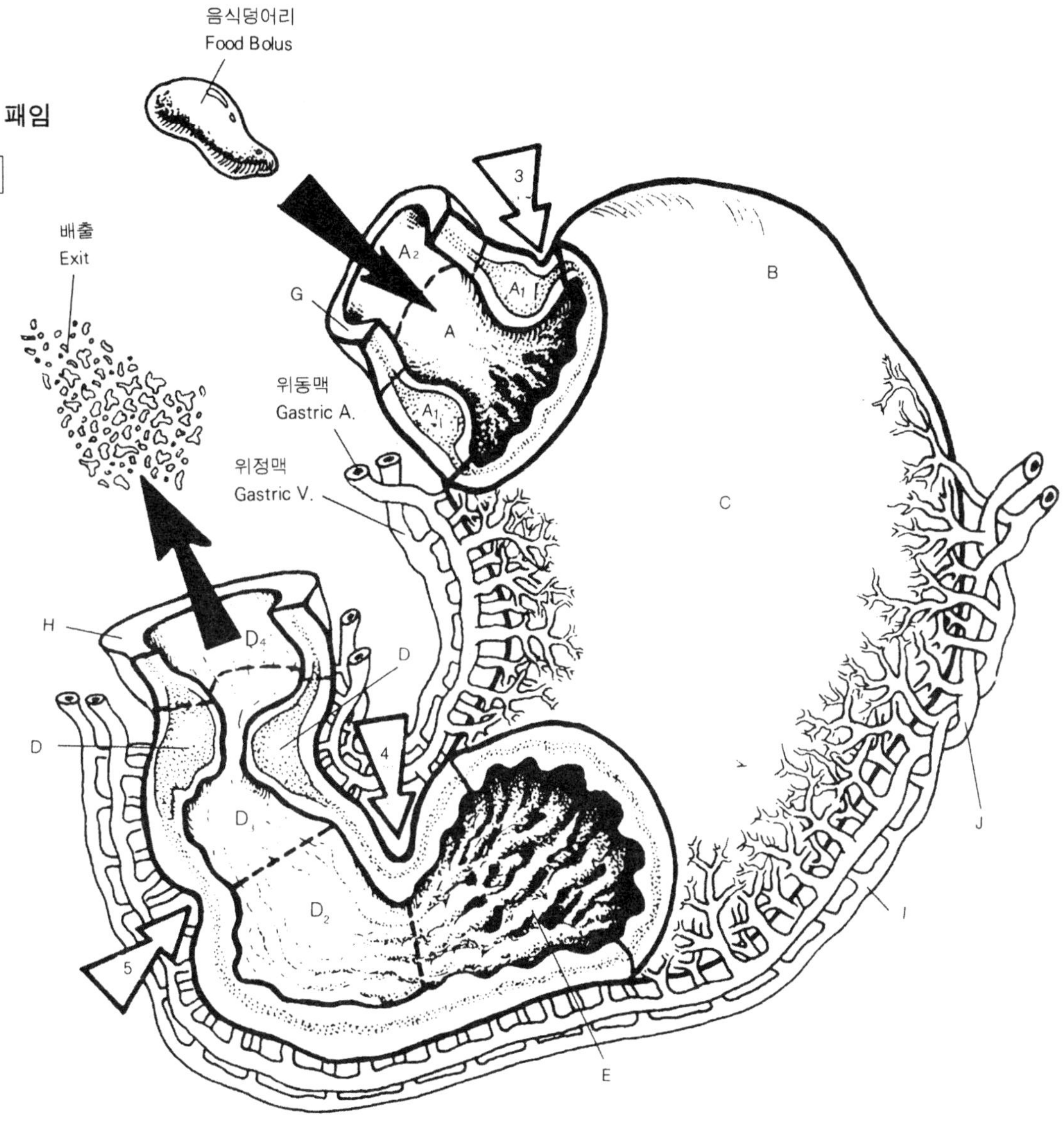

위의 구조

STOMACH MUCOSA 위점막

- a1 SIMPLE COLUMNAR LINING EPITELIUM
- a2 LAMINA PROPRIA 점막고유판
- a3 MUSCULARIS MUCOSA 근육점막

BASIC LAYERS 층

- a MUCOSA 점막
- b SUBMUCOSA 점막밑조직
- c MUSCULARIS 근육
- d SEROSA 장막

MUSCULAR LAYERS 근육층

- C_1 INNER OBLIQUE LAYER 속쪽빗근육
- C_2 MIDDLE CIRCULAR LAYER 중간돌림근육
- C_3 OUTER LONGITUDINAL LAYER 바깥쪽세로근육

G GASTRIC GLAND 위샘

Epithelia Cells 상피세포

1. SURFACE EPITHELIAL CELLS 위표면 상피세포
2. MUCOUS CELLS 점막세포 mucus 분비
3. PARIETAL CELL(OXYNTIC) 벽세포 : HCl분비
4. CHIEF CELL(ZYMOGENIC) 주세포 : Pepsinogen 분비
5. ARGENTAFFIN CELLS 기은성세포 : Serotonin 분비
6. PYLORIC CELLS/GLAND 위날문세포/샘 : Gastrin 분비

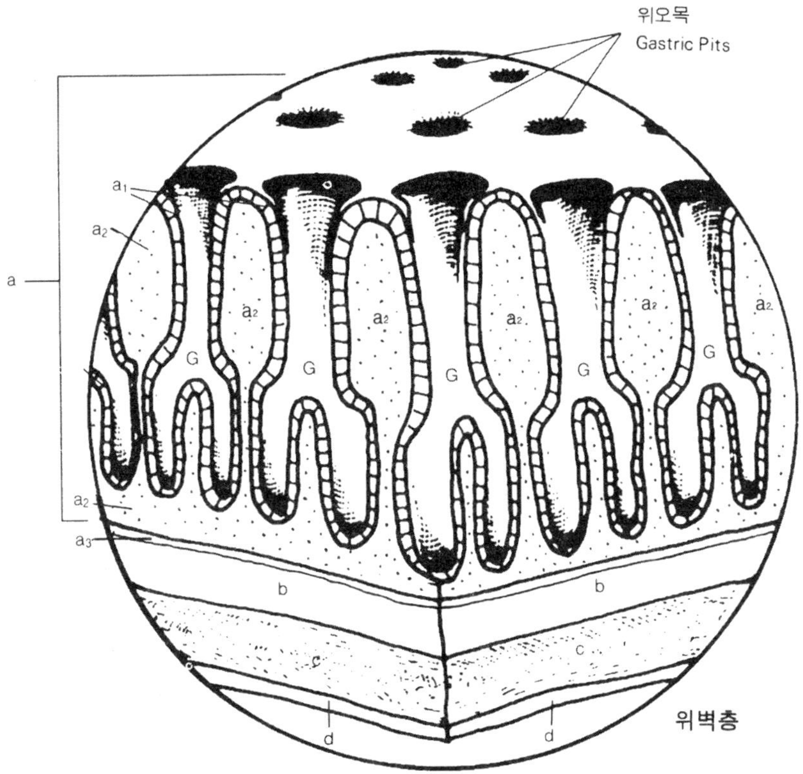

위몸통부세포

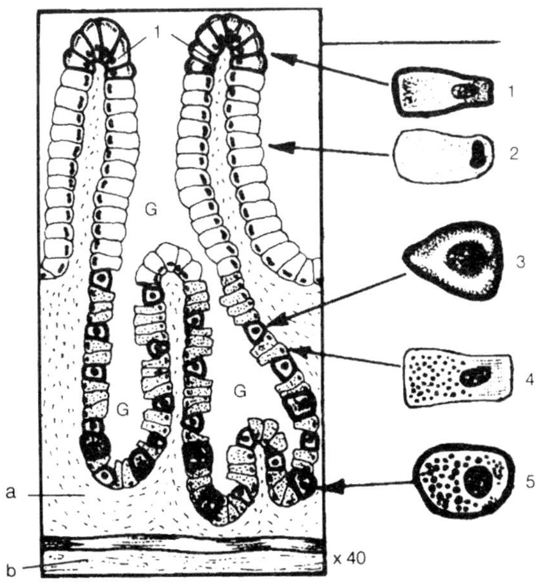

유문부세포

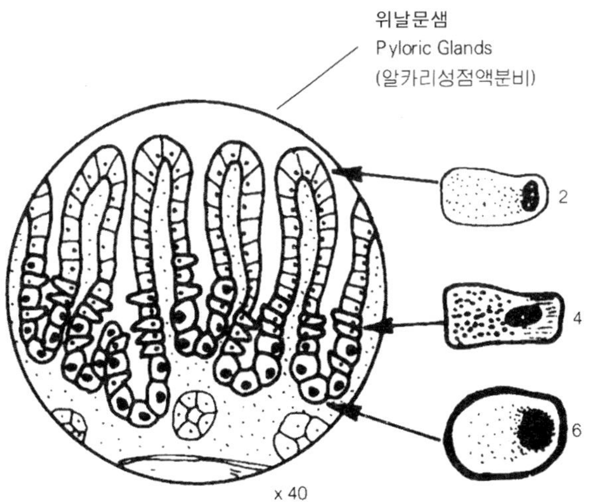

위근육층

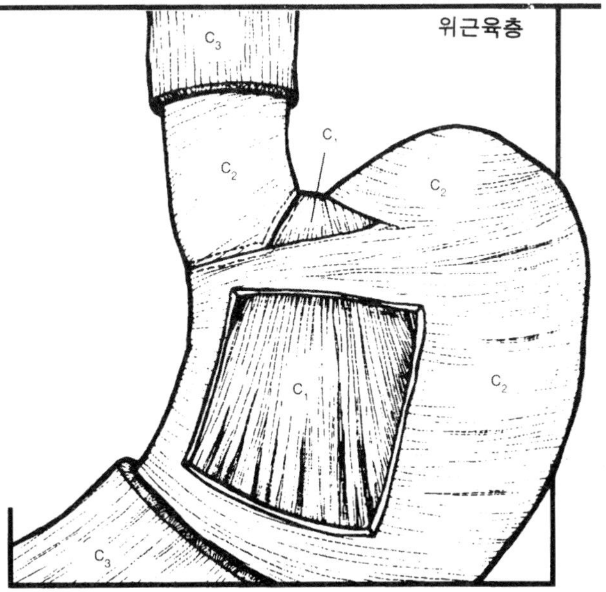

7-9

소화기계통 DIGESTIVE SYSTEM : 소화관 ALIMENTARY CANAL
위장관 G-I Tract : 작은창자 Small Intestine

A=살색 B=황토색 C=노랑
관=차가운색 a=노랑 b=주홍
c=오렌지 d=회색

∗ 작은창자 SMALL INTESTINE
위 날문의 연결부로 부터 큰창자에 연결될 때까지의 길이 6~7m, 지름은 위쪽이 4cm, 아래쪽이 2cm정도되는 장관으로서 소화·흡수가 본격적으로 이루어지는 곳일 뿐만 아니라 소화와 흡수가 마무리되는 중요한 부분이다.

■ 샘창자 DUODENUM
C자형의 샘창자는 길이 약 25cm로서 윗부분을 제외한 대부분이 뒤복벽에 붙어 있으므로 운동성이 거의 없다. 돌림주름 Cricular Fold이 촘촘히 있고, 융모 Villi가 잘 발달되어 내용물들을 보다 많이 접촉시키기 위해 표면적을 넓혀 준다.

■ 빈창자 JEJUNUM
샘창자를 제외한 앞부분 2/5를 차지하며, 명확한 경계없이 돌창자 Ileum에 이어진다.

• 돌창자에 비하여 더 굵고(4cm) 두꺼우며, 붉게보이며, 홑림프소절 Solitary Lymph Nodules이 점막 바로 밑에 나타난다.

■ 돌창자 ILEUM
뒤부분 3/5를 차지하는 부분이며, 빈창자보다 가늘고(약 3cm) 얇으며, 돌림주머니와 융모가 현저하게 짧아지고 수가 적어지는 반면 무리림프소절 Peyer's Patch이 나타난다.

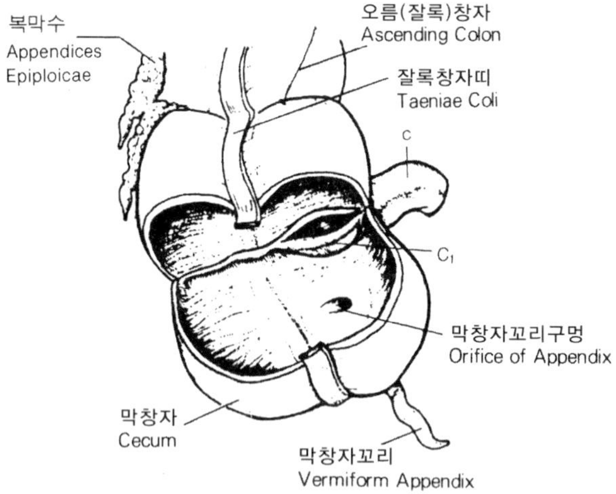

SMALL INTESTINE 작은창자

3 PORTIONS 작은창자의 구분

A DUODENUM 샘창자
B JEJUNUM 빈창자
C ILEUM 돌창자
C_1 ILEOCECAL VALVE 돌막창자판막

DUODENUM 샘창자의 구분

A_1 SUPERIOR 윗부분 5cm
A_2 DESCENDING 내림부분 7~10cm
A_3 HORIZONTAL 수평부분 5~7.5cm
A_4 ASCENDING 오름부분 2.5cm
A_5 DUODENOJEJUNAL FLEXURE 샘빈창자굽이

샘창자의 개구 OPENING

1 LESSER DUODENAL PAPILLA 작은샘창자유두
2 ACCESSORY PANCREATIC DUCT 덧이자관
3 GREATER DUODENAL PAPILLA 큰샘창자유두
4 PANCREATIC DUCT 이자관
5 COMMON BILE DUCT 온쓸개관
6 HEPATOPANCREATIC DUCT 간이자관

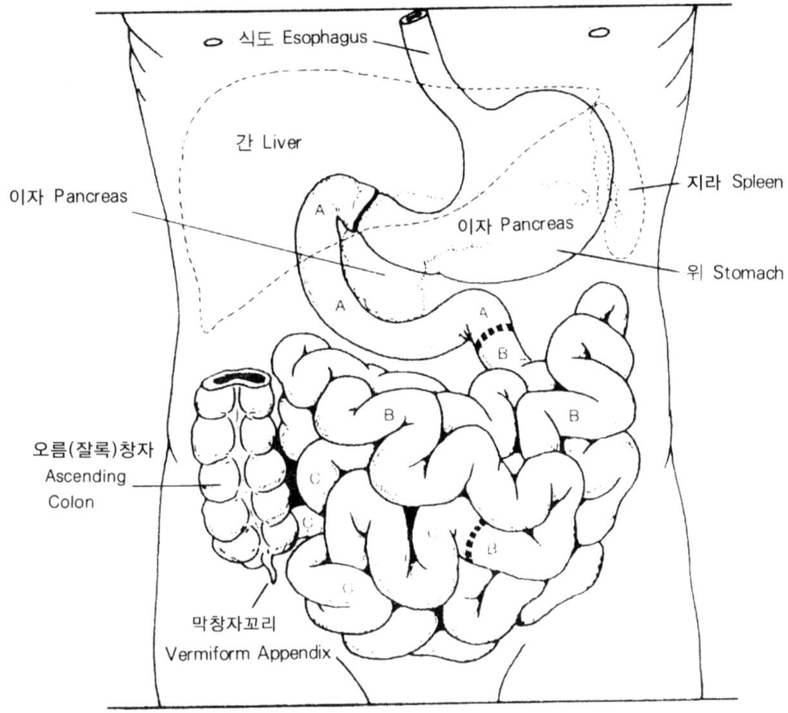

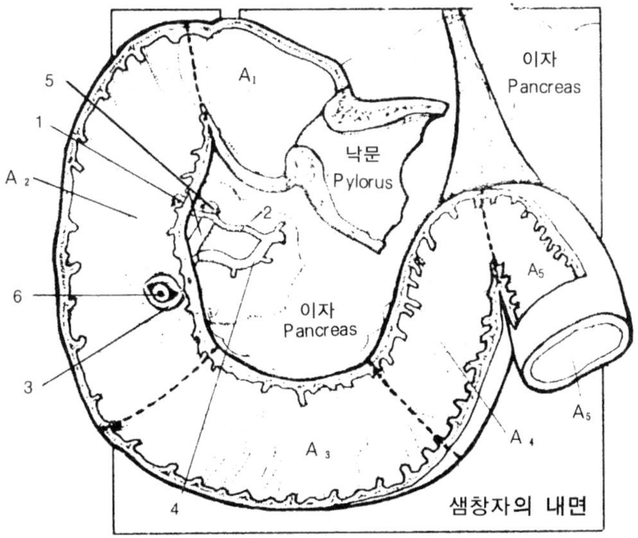

SMALL INTESTINE 작은창자

4 BASIC LAYERS 층

a MUCOSA 점막

b SUBMUCOSA 점막아래조직

c MUSCULARIS 근육

d SEROSA 장막

MUCOSA 점막

a_1 SIMPLE COLUMNAR EPITHELIUM 단층원주상피

1 SURFACE EPITHELIAL CELLS 장표면상피세포

2 ABSORPTIVE CELLS 흡수세포

3 GOBLET CELLS 술잔세포

4 CRYPTS OF LIEBERKÜHN 장샘(창자움)

알카리성 장액분비(200ml/day)

a_2 LAMINA PROPRIA 점막고유판

5 LYMPHATIC VESSEL 림프관

6 VENULE 세정맥

7 ARTERIOLE 세동맥

a_3 MUSCULARIS MUCOSA 근육점막

8 PEYER'S PATCH 무리림프소절

20－30개가 한데 뭉쳐 있어 세균에 대한 돌창자의 방어기전 부위이다.

SUBMUCOSA 점막아래조직

9 BRUNNER'S GLANDS 점막밑샘

장벽을 보호하는 알카리성 점액분비 (샘창자에서만)

MUSCULARIS 근육

C_1 INNER CIRCULAR LAYERS 속돌림근육

C_2 OUTER LONGITUDINAL LAYERS 바깥세로근육

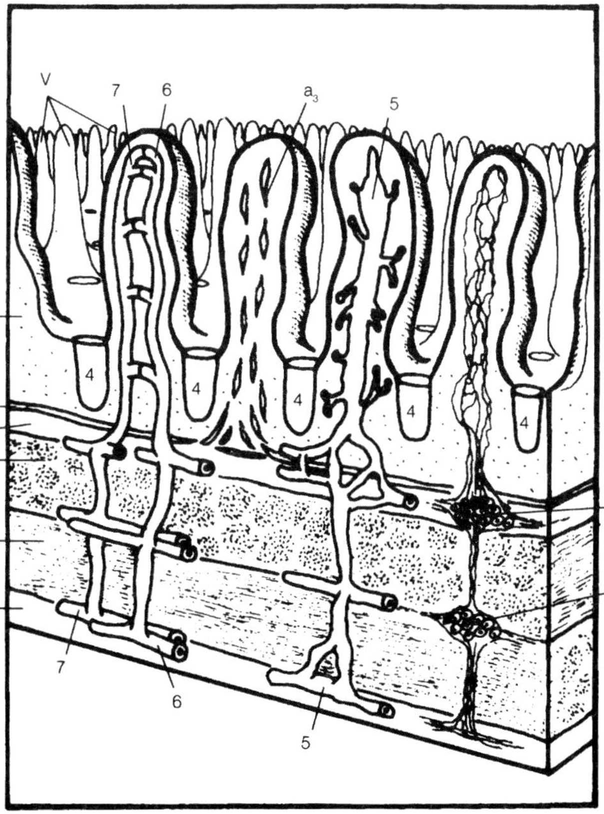

융모세로단면

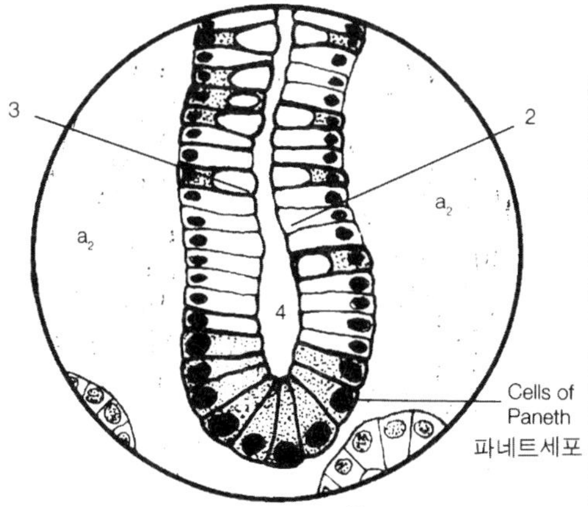

4 : CRYPT OF LIEBERKÜHN 장샘

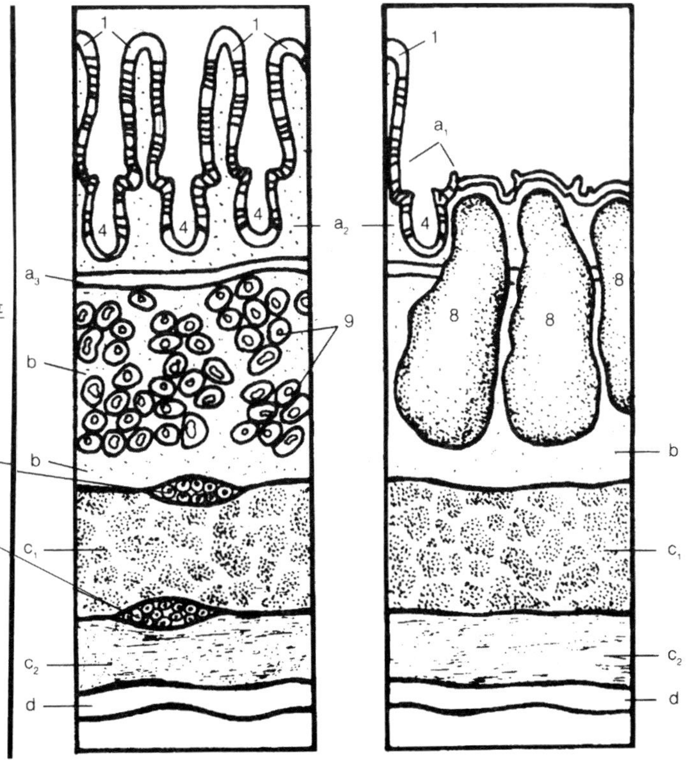

샘창자 구조 돌창자 구조

소화기계통 DIGESTIVE SYSTEM : 소화관 ALIMENTARY CANAL
위장관 G-T TRACT : 큰창자 Large Intestine

A~D: 차가운색
a=회색 b=주홍
c=오렌지 d=노랑
11=노란오렌지

LARGE INTESTINE 큰창자
: 길이 1.5m, 지름 7.5cm

4 PORTIONS 큰창자의 구분

A **CECUM 막창자** B **COLON 잘록창자**
C **RECTUM 곧창자** D **ANAL CANAL 항문관**

CECUM 막창자 : 약 5~7cm

1 **ILEOCECAL VALVE 돌막창자판막**
장내용물 역류를 방지한다.

2 **VERMIFORM APPENDIX 막창자 꼬리**
안쪽벽에 림프조직이 발달되었다.

COLON 잘록창자 : 4부분

B **ASCENDING COLON 오름(잘록)창자** 20cm
B_2 **TRANSVERSE COLON 가로(잘록)창자** 50cm
B_3 **DESCENDING COLON 내림(잘록)창자** 25cm
B_4 **SIGMOID COLON S자 구불(잘록)창자** 12cm

RECTUM 곧창자 : 약 12cm

3 **RECTAL TRANSVERSE FOLDS 곧창자가로주름**
4 **PELVIC PORTION 골반부**
5 **RECTAL AMPULLA 곧창자팽대**
6 **ANAL COLUMNS 항문기둥**
항문 폐쇄를 돕는다.

ANAL CANAL 항문관 : 약 3-4cm

7 **ANUS 항문**
8 **INT. ANAL SPHINCTER 속항문조임근**
9 **EXT. ANAL SPHINCTER 바깥항문조임근**

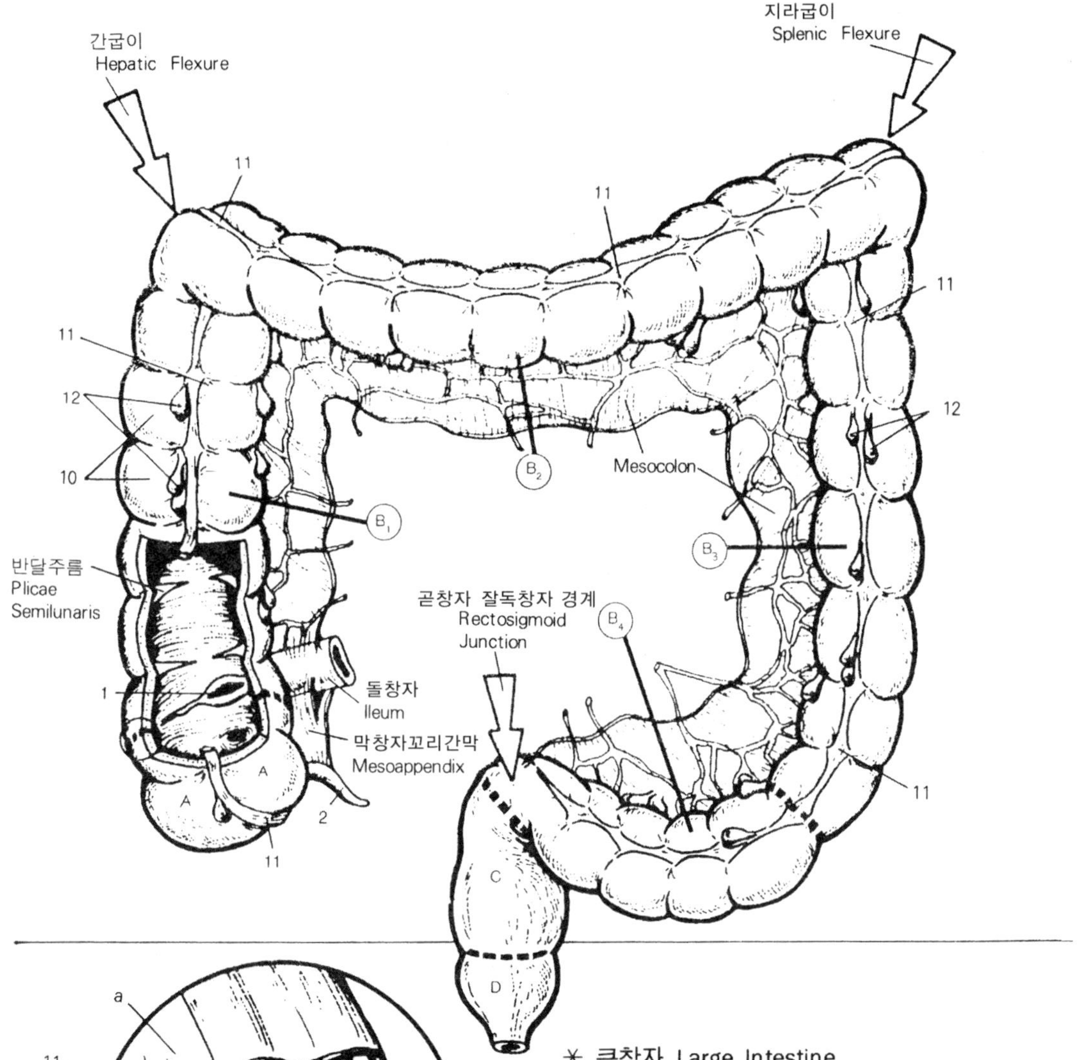

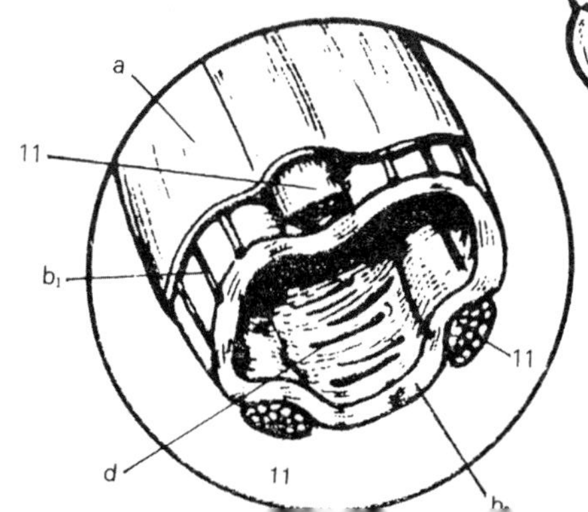

✶ 큰창자 Large Intestine
돌창자에 이어져서 배안을 한바퀴돌아 골반강에 들어가 항문에서 그치는 길이 약 1.5m, 지름 7.5cm의 굵은 관이다.

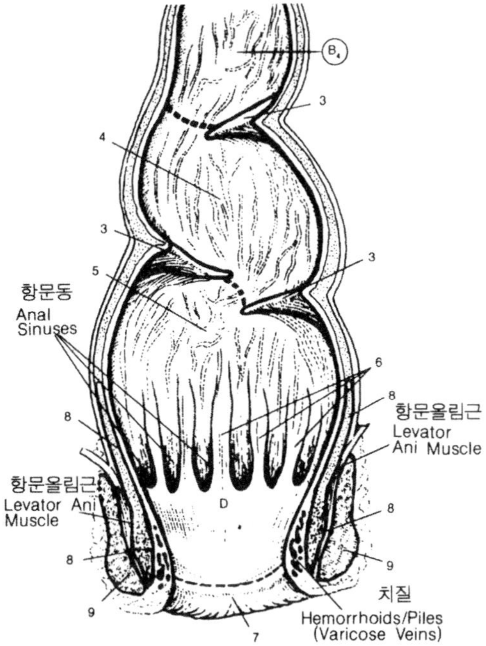

★ 치질 HEMORRHOID

항문관과 곧창자의 경계부위에 세로로 잡힌 여러개의 주름을곧창자(항문)주름이라 하며, 이 속에는곧창자정맥얼기 Rectal Venous Plexus가 들어 있다. 문맥이 순환장애를 받았을 때 어느 한쪽 순환이 잘되는 경로로 혈액이 몰리게 되므로 정맥얼기 Venous Plexus의 벽이 서서히 늘어나고 엷어져 소위 치질을 형성한다.

■ 막창자꼬리 APPENDIX

길이 8–10cm, 굵기 0.5–1.0cm되는 속이 빈 관으로 막창자의 내강과 연속되어 있으며 이곳에 염증이 생겼을 때를 막창자꼬리염 Appendicitis이라 한다. 진단시에는 앞·위엉덩가시 Ant. Sup. Iliac Spine과 배꼽을 연결하는 직선상의 배꼽 아래 1/3지점(McBurney's Point)을 눌렀다 떼면 통증이 오므로써 진단의 도움이 되는 지점이다.

INTESTINAL WALL 큰창자벽

a SEROSA 장막

b MUSCULARIS 근육층

b_1 LONGITUDINAL M. 세로근육

b_2 CIRCULAR M. 돌림근육

c SUBMUCOSA 점막밑조직

d MUCOSA 점막

d_1 EPITHERIUM 상피

d_2 CRYPTS LIEBERKüHN 창자움

INTERNAL GLANDS 장샘

d_3 LAMINA PROPRIA 고유판

d_4 MUSCULARIS MUCOSAE 점막근육층

CHARACTERS 잘록창자의 3가지 특성

10 **HAUSTRA 팽대**

큰창자의 길이보다 3개의 잘록창자띠의 길이가 짧기 때문에 형성된 것으로 일정한 간격을 두고 큰창자가 팽창된 것을 말한다.

11 **TAENIAE COLI 잘록창자띠**

큰창자의 길이와 평행하게 존재하는 3개의 단단한 띠 Band로서 큰창자 근육층의 바깥세로근육이 서로 같은 간격으로 3곳에 뭉쳐서 생긴 것이다.

12 **APPENDICES EPIPLOICAE 복막수**

잘록창자의 표면 특히 잘록창자띠 근처에 산재되어 있는 복막의 작은 주머니로서 이 속에는 지방이 들어 있다.

■ 곧창자가로주름RECTAL TRANSVERS FOLD

배변시까지 곧창자 아래와 항문관까지 저장된 변이 하행하는 것을 방지한다.

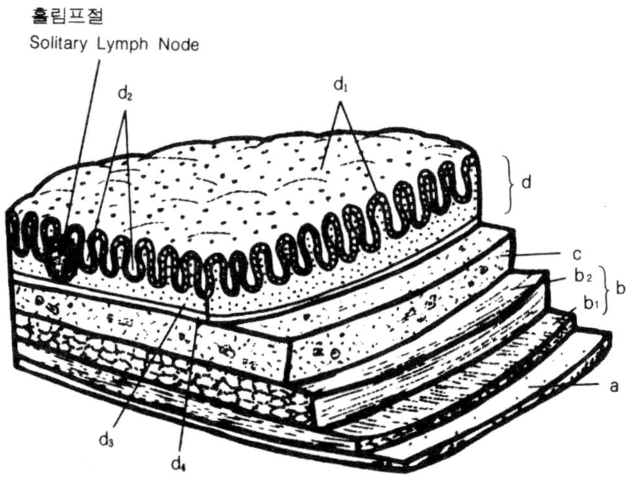

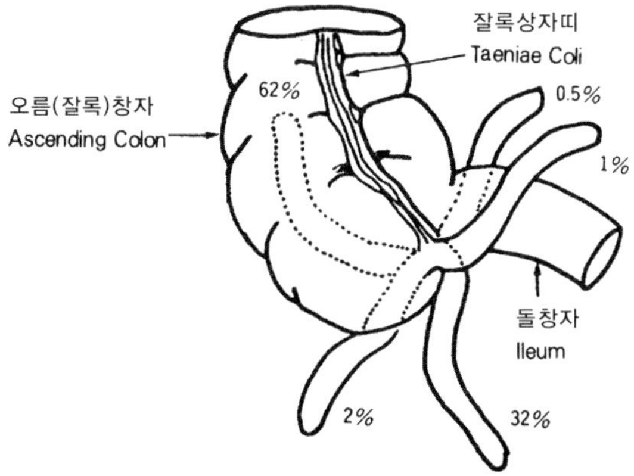

막창자꼬리의 여러가지 위치

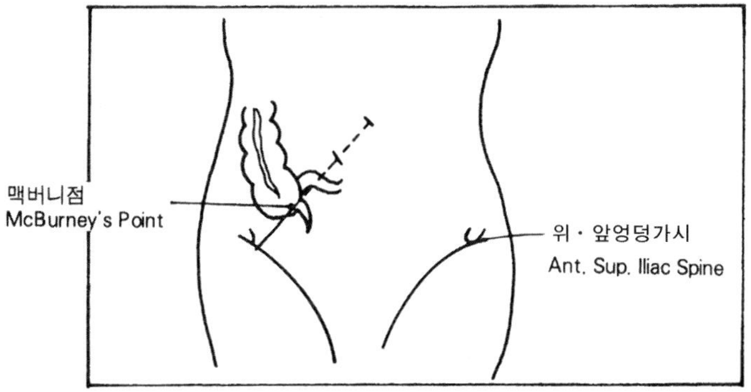

막창자꼬리의 위치

7－11

소화기계통 DIGESTIVE SYSTEM : 부속기관 ACCESSORY ORGANS

복부 Abdominal Region : 간 Liver

4 LOBES OF THE LIVER 간의 엽

1 RIGHT LOBE 오른엽
2 LEFT LOBE 왼엽
3 QUADRATE LOBE 네모엽
4 CAUDATE LOBE 꼬리엽

5 LIGAMENT 간의 인대

5 FALCIFORM LIGAMENT 간낫인대 — 간을 앞·뒤 방향으로 달리는 복막 주름으로 왼·오른엽으로 나눈다.

6 ROUND LIGAMENT/LIGAMENTUM TERES 간원인대 — 태아순환에서 배꼽정맥 umbilical V이 폐쇄.

7 CORONARY LIGAMENT 간관상인대 — 간무장구역의 언저리에 생긴 복막주름으로 가로막 아래면에 이룬다.

8 R. AND L. TRIANGULAR LIG. 왼·오른 삼각인대 — 간관상인대 오른끝은 오른삼각인대, 왼끝은 왼삼각인대로서 가로막 아래면에 붙는다.

RELATED STRUCTURES 관련구조

9 LESSER OMENTUM 작은그물망

10 LIGAMENTUM VENOSUM 정맥관인대 — 태아순환에서 정맥관 Ductus Venosus이 폐쇄.

G GALL BLADDER AND CYSTIC DUCT 쓸개와 쓸개주머니관

IVC INF. VENA CAVA 아래대정맥

A AORTA 대동맥

■ 간 LIVER

인체에서 가장 큰 샘 Gland으로 무게 1.5kg되는 적갈색의 실질 장기로 500－600ml의 쓸개즙을 분비한다. 간의 주체는 간세포인대 Hepatic Cell Card와 굴맥관 Sinusoids이며 풍부한 혈관을 가지고 있어 부드럽다.

■ 복막과의 관계 PERITONEAL RELATIONS

간은 복막에 의하여 대부분이 싸여 있고 이것이 곳곳에서 주름을 이루어 복벽과 연결되어 간을 고정시킨다. 그러나 가로막면 뒷부분에 복막이 덮혀 있지 않은 작은 삼각형 부분을 무장막구역 Bare Area라 한다.

1～4＝갈색계통
IVC＝파랑 A＝빨강 G＝연두
중심정맥＝파랑 담세관＝노랑
a＝보라 b＝빨강 c＝녹색

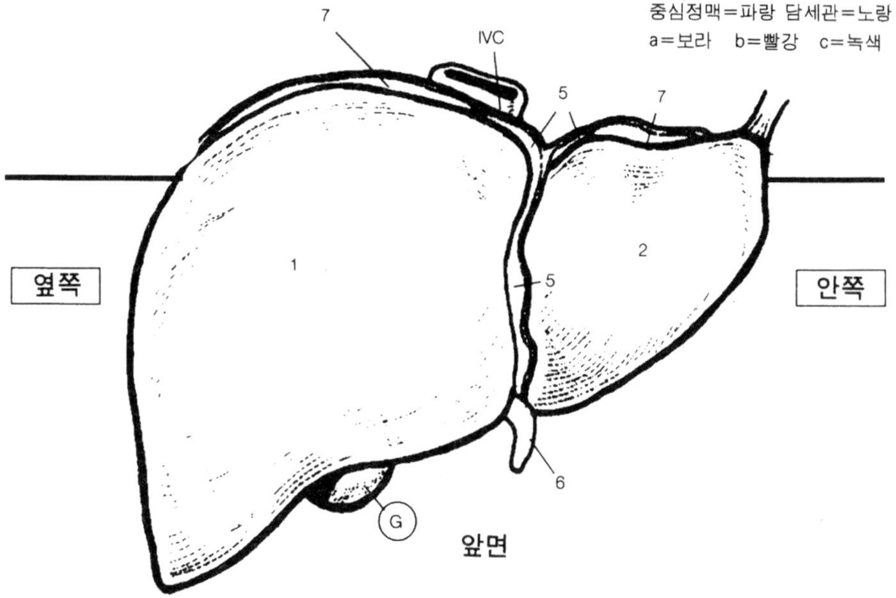

앞면

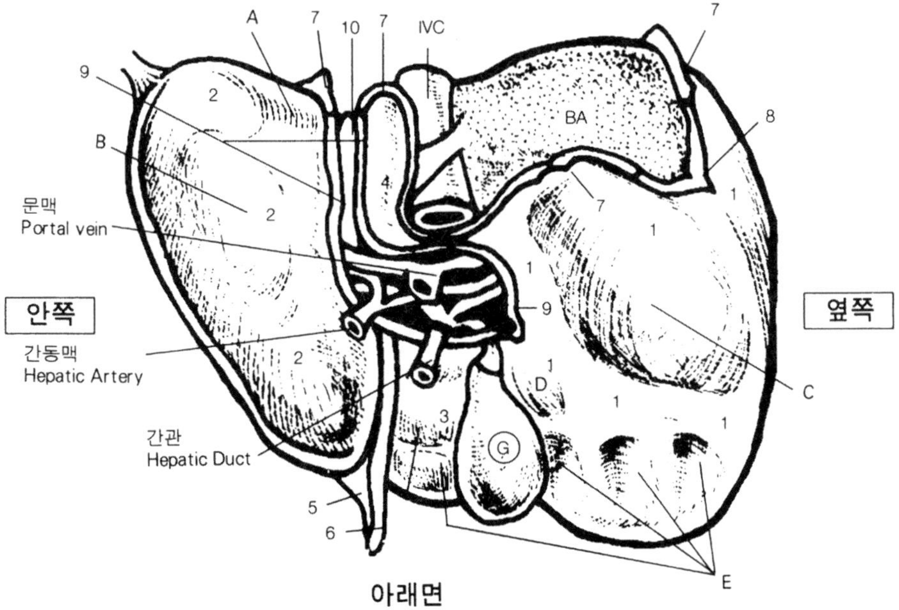

아래면

VISCERAL IMPRESSION 압흔

A ESOPHAGUS 식도
B STOMACH 위
C KIDNEY 콩팥
D DUODENUM 샘창자
E TRANSVERSE COLON 가로(잘록)창자

HISTOLOGIC STRUCTURES 조직학적 구조

1 CENTRAL VEIN 중심정맥

2 SINUSOID 굴맥관

3 KUPFFER'S CELL 별모양 큰포식세포 : 식작용

4 HEPATIC CELL CORD 간세포끈

5 BILE CANALICULI 담세관

HEPATIC TRIED 간의 3요소

a PORTAL VEIN 문맥

b HEPATIC ARTERY 간동맥

c BILE DUCT 쓸개관

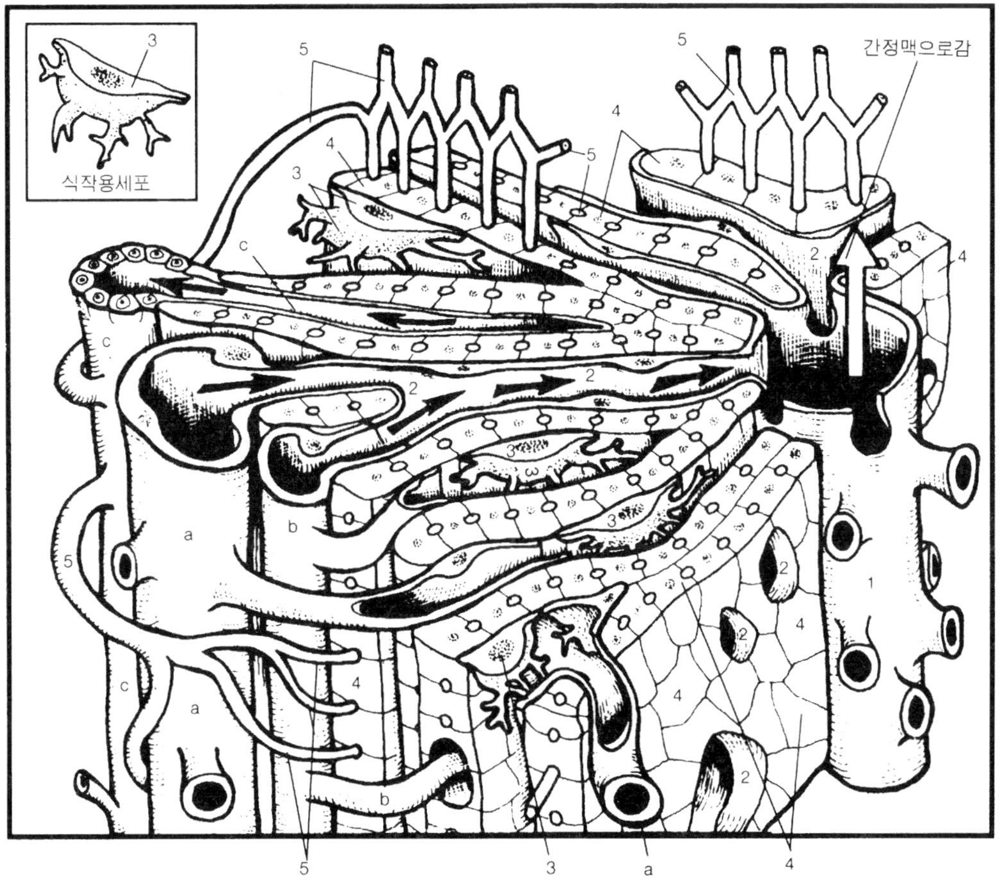

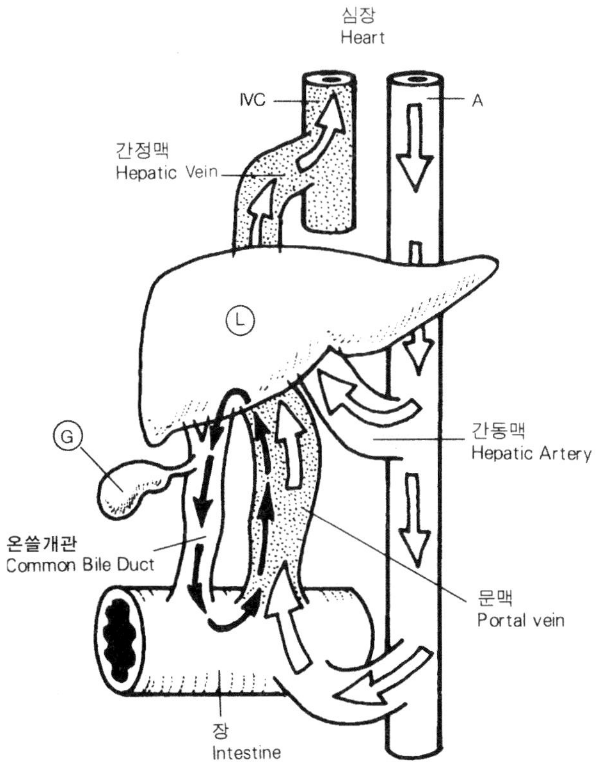

■ 영양혈관 NEUTRITIONAL VESSELS

간동맥 Hepatic A.→엽사이동맥 Interlobar A.→소엽사이동맥 Interlobular A.

■ 기능혈관 FUNCTIONAL VESSELS

문맥 Portal V.→엽사이정맥 Interlobar V.→소엽사이정맥 Interlobular V.

아래대정맥 Inf. Vena Cava←간정맥 Hepatic V←중심정맥 Central V.←굴맥관 Sinusoid

■ 쓸개즙 BILE JUICE

Bile Canaliculi→소엽사이쓸개관 Interlobular Bile Duct→엽사이쓸개관 Interlobar Bile Duct→ 왼·오른간관 L. & R. Hepatic Duct→ 간문 Hepatic Hilus→ 근간관 Common Hepatic Duct→ 쓸개주머니관 Cystic Duct→ 쓸개 Gall Bladder→ Cystic Duct→ 온쓸개관 Common Bile Duct→ 큰샘창자유두 Greater Duodenal Papilla

7－12

소화기계통 DIGESTIVE SYSTEM : 부속기관 ACCESSORY ORGANS

복부 Abdominal Region : 쓸개(주머니) Gall Bladder, 이자 Pancreas

G＝연두　P＝오렌지
2＝녹색　5＝주황　8＝파랑
✱ 나머지는 임의로 선택하시오.

* 쓸개(주머니) GALL BLADDER
간 아래면에 약간 오른쪽으로 쏠려서 부속되어 있는 똥똥한 가지모양의 주머니 기관으로 아래는 복막으로 덮여 매끈하다.

- 크기 SIZE : 길이 7－10cm, 용적 30－50cc, 직경 2.5cm로 성인 남성의 엄지손가락만하다.
- 기능 FUNCTION : 간에서 하루에 분비되는 500－600ml의 쓸개즙을 저장하고 농축(6－10배) 시킨다.
- 쓸개즙성분 COMPONENT : 쓸개즙내에는 쓸개즙색소 Bile Pigment, 쓸개즙산염 Bile Salt, Cholesterol이 함유되어 있으며, 이중 소화작용에 관여하고 있는 것은 쓸개즙산염이다.
- 쓸개돌ALL STONE : 쓸개뿐만 아니라 쓸개관 심지어는 간 속에까지 생길 수 있다. 이러한 부위에 생기는 돌을 총칭하여 쓸개길돌 Billary Stone이라 한다. 이때 쓸개관이 막히게 되면 염증은 물론 배출되지 못한 쓸개즙이 간에서 혈류를 통해 들어가면 쓸개즙색소로 인해 황달이 일어난다.

* 이자 PANCREAS
소화샘으로서 이자액을 분비하는 동시에 호르몬을 분비하는 내분비샘이다.

- 외분비샘 EXOCRINE GLANDS : 3종류의 소화효소가 1일 약 1,200ml 분비된다. 즉 단백질 분해성 Trypsin, 탄수화물분해성 Amylase, 지방질분해성 Lipase 등이다.
- 내분비샘 ENDOCRINE GLANDS : 탄수화물대사에 필요한 Insulin(β-세포), Glucagon(α-세포), Somatostatin(Δ－세포)등의 호르몬이 분비된다. 따라서 Insulin이 부족하면 혈당을 낮추지 못해 당이 소변으로 나오는 당뇨병 Diabetes Mellitus을 야기시킨다.

Ⓖ GALL BLADDER 쓸개(주머니)

REGIONS 쓸개(주머니)부분

a FUNDUS 쓸개바닥
b BODY 쓸개몸통
c NECK 쓸개목

ACCESSORY ORGAN DUCT 부속기관의 관

1 R. AND L. HEPATIC DUCT 오른 · 왼간관
2 COMMON HEPATIC DUCT 온간관
3 CYSTIC DUCT 쓸개주머니관
4 COMMON BILE DUCT 온쓸개관
5 SPHINCTER OF COMMON BILE DUCT 온쓸개관조임근
6 AMPULLA OF VATER 쓸개이자관팽대
7 SPHINCTER OF ODDI 팽대조임근
Sphincter Ampulla Hepatopancreatic Muscle
온쓸개이자관 팽대조임근

Ⓟ PANCREAS 이자

3 REGIONS 이자의 구분

d HEAD 이자머리
e BODY 이자몸통
f TAIL 이자꼬리

EXOCRINE PORTIONS 외분비부분

8 PANCREATIC DUCT 이자관
9 GREATER DUODENAL PAPILLA 큰샘창자유듀
10 ACCESSORY PANCREATIC DUCT 덧이자관
11 LESSER DUODENAL PAPILLA 작은샘창자유두
10%에서 존재함
12 PANCREATIC ACINI 이자샘포

ENDOCRINE PORTIONS 내분비부분

13 LANGERHAN'S ISLET 랑거한스섬
α ALPHA CELLS α세포
β BETA CELLS β세포
Δ DELTA CELLS Δ세포

★ 산성의 미즙이 샘창자로 들어가 그 점막에 접촉되면 점막내에서 Secretin과 Cholecystokinin (CCK)이 분비되어 혈액을 통해 이자 로 운반되어 이자액의 분비를 촉진한다.

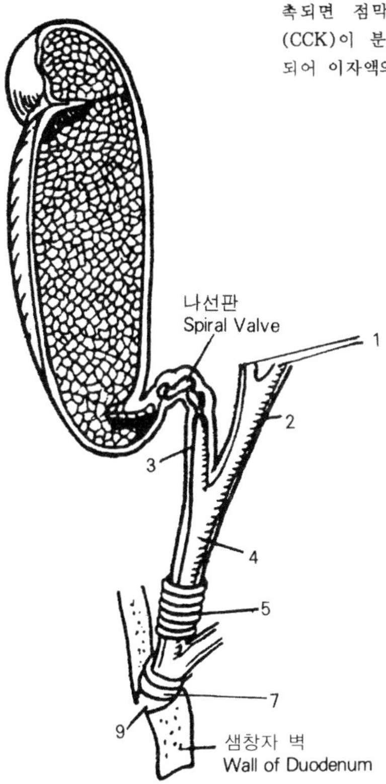

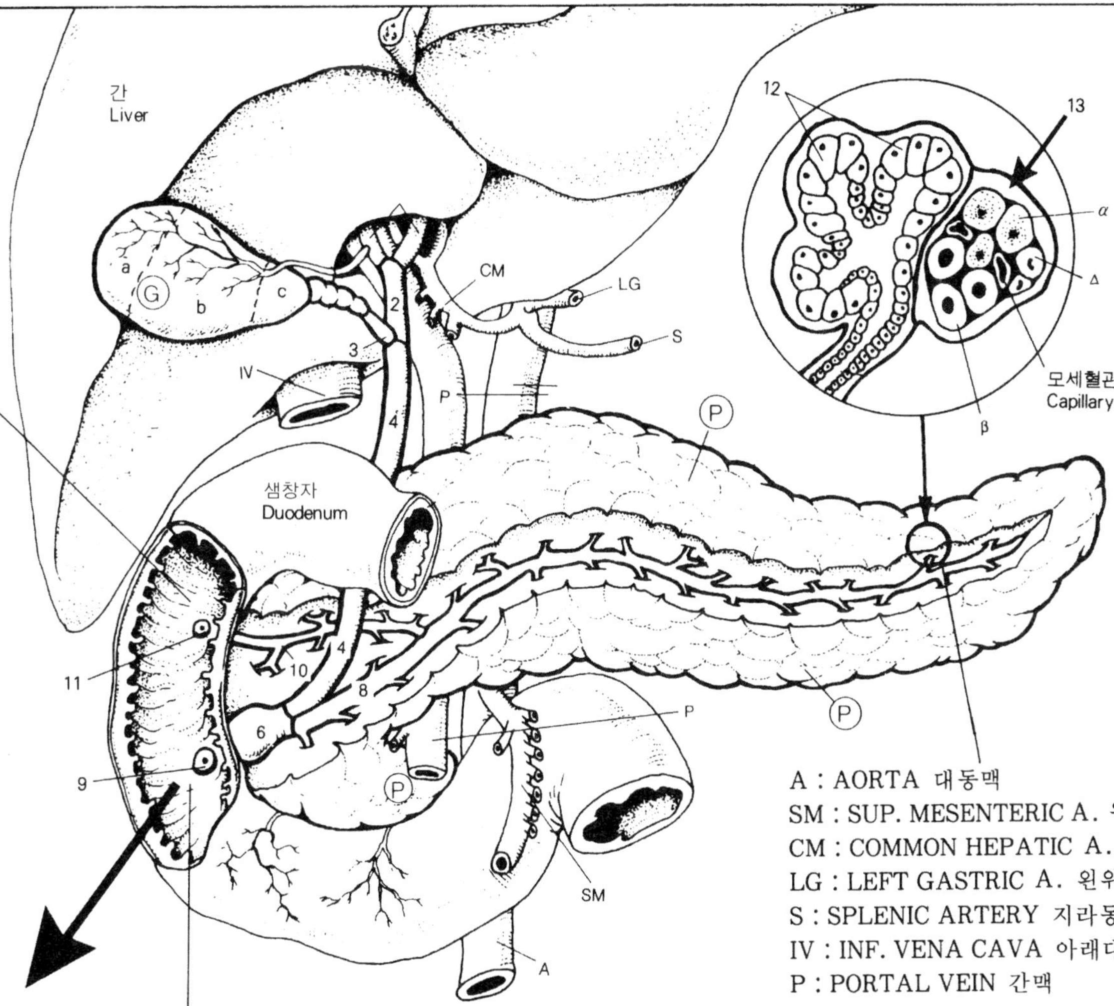

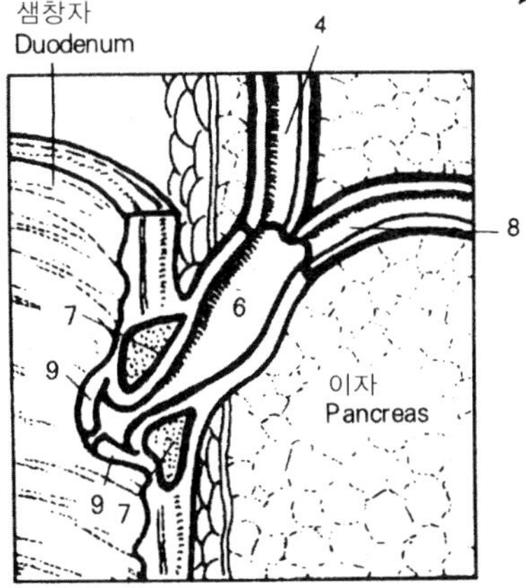

★ 쓸개에서 6−10배로 농축된 알카리성 쓸개즙은 위나 샘창자내로 지방질이 많이 섞인 음식물이 들어오면 샘창자내의 점막에서 Cholecystokinin (CCK)이 생산된다. 이 호르몬은 혈액을 통해 쓸개주머니에 이르면 쓸개근이 수축되면서 쓸개즙을 배출하며, 이때 오디조임근을 이완시켜 샘창자내로 쓸개즙을 배출한다.

A : AORTA 대동맥
SM : SUP. MESENTERIC A. 위 창자 간막동맥
CM : COMMON HEPATIC A. 온간동맥
LG : LEFT GASTRIC A. 왼위동맥
S : SPLENIC ARTERY 지라동맥
IV : INF. VENA CAVA 아래대정맥
P : PORTAL VEIN 간맥

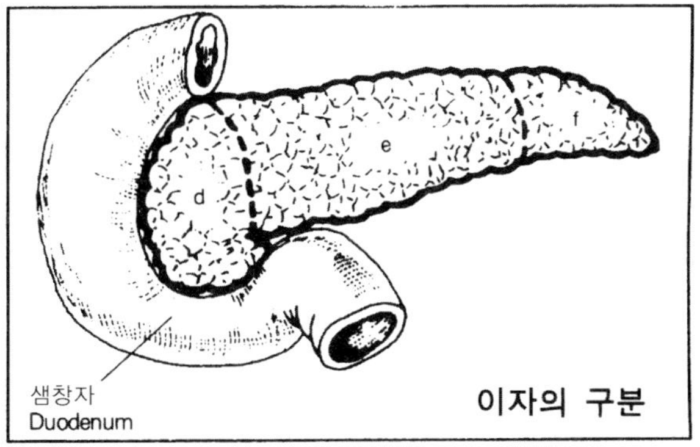

7－13

1＝갈색　　2＝주홍
3＝엷은파랑

소화기계통 DIGESTIVE SYSTEM : 복막 PERITONEUM

복막안 Peritoneal Cavity, 복막주름 Peritoneal Fold, 창자간막 Mesentery

*** 복막 PERITONEUM**

복강의 속벽과 대부분의 복부내장의 표면을 싸고 있는 얇고 투명한 장막 Serous Membrane이다. 따라서 복막에는 복벽을 덮고 있는 벽쪽복막 Parietal Peritoneum과 내장을 싸고 있는 내장쪽복막 Visceral Peritoneum으로 구분된다.

■ 복막안 PERITONEAL CAVITY

벽쪽 복막과 내장쪽복막 사이에 좁고 불규칙한 공간을 말하며, 이곳에는 소량의 복막액 Peritoneal Fluid이 들어 있어 내장운동이 원활하게 이루어진다.

■ 창자간막 MESENTERY

벽쪽복막과 장 Intestine을 싸는 내장쪽복막 사이의 2겹의 복막을 말하며 이곳은 장으로 출입하는 혈관, 신경들이 이 두 겹 사이에 놓여 있다.

■ 복막뒤장기 RETROPERITONEAL ORGANS

복강 뒤벽을 덮는 벽쪽복막보다 뒤쪽에 있는 기관으로 샘창자, 이자, 콩팥, 부신, 요관, 배대동맥, 아래대정맥, 가슴림프관 등이 있다.

■ 오목 POUCH

남자에 있어서는 곧창자와 방광 사이에 곧창자방광오목 Rectovesical Pouch, 여자에서는 곧창자와 자궁 사이에 곧창자자궁오목 Rectouterine(Dougla's) Pouch과 방광과 자궁 사이의 방광자궁오목 Vesicouterine Pouch이 각각 형성된다. 이들 오목은 염증이나 외상에 의한 농 Pus 또는 혈액이 고이기 쉬운 곳으로 임상에서 중요하다.

PERITONEUM 복막의 종류

1 PARIETAL PERITONEUM 벽쪽복막

2 VISCERAL PERITONEUM 내장쪽복막

PERITONEAL CAVITY 복막안

3 GREATER PERITONEAL CAVITY 큰복막안

4 OMENTAL BURSA 그물막주머니

5 EPIPLOIC FORAMEN 그물막구멍

(큰복막강과 그물막주머니 사이의 교통구멍이다)

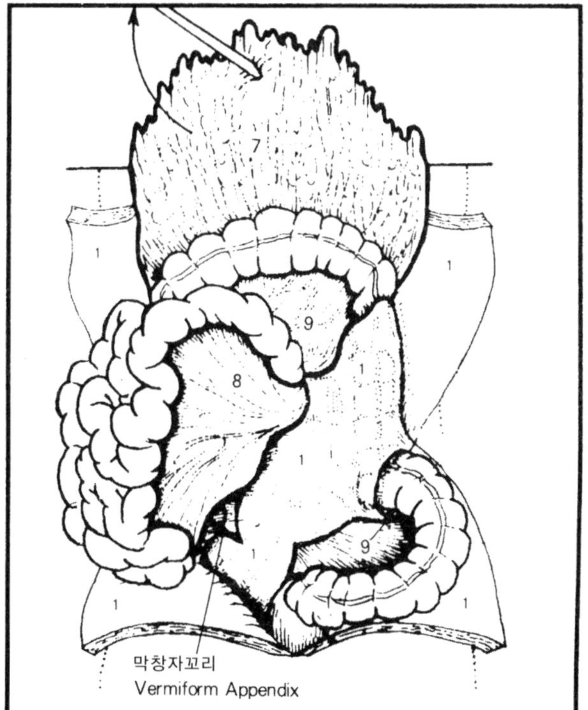

큰그물망, 작은그물망, 창자간막

PERITONEAL FOLDS 복막주름

6 LESSER OMENTUM 작은그물망

(간과 위 사이의 2겹의 복막이다)

7 GREATER OMENTUM 큰그물망

(위와 가로(잘록)창자 사이에 늘어진 4겹의 복막이다)

MESENTERY 창자간막

8 DORSAL MESENTERY 등쪽간막

(벽쪽복막과 작은창자 사이의 2겹의 복막이다)

9 MESOCOLON 잘록간막

(벽쪽복막과 큰창자 사이에 있는 2겹의 복막이다)

10 MESOAPPENDIX 막창자간막

(작은창자와 충수돌기 사이에 있는 2겹의 복막이다)

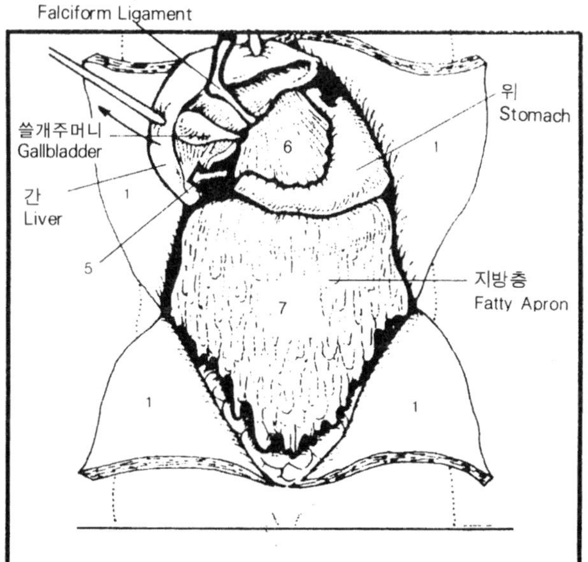

앞복벽을 절개하여 본 배안

RETROPERITONEAL ORGANS
복막뒤 장기

복막과 뒤복벽 사이의 좁은 틈바귀에 수용되어있는 장기.

- ■ 콩팥 KIDNEYS
  요관 URETERS
- ■ 이자 PANCREAS
  부신 ADRENAL GLAND
- ■ 샘창자 DUODENUM
  가슴림프관 THORACIC DUCT
- ■ 대동맥 ABDOMINAL AORTA
  아래대정맥 INFERIOR VENA CAVA

HALF-INTRAPERITONEAL ORGANS 반복막장기

내장쪽 복막이 없으며, 결합조직에 의해 체벽에 고정되어 있는 장기

- ■ 방광 URINARY BLADDER

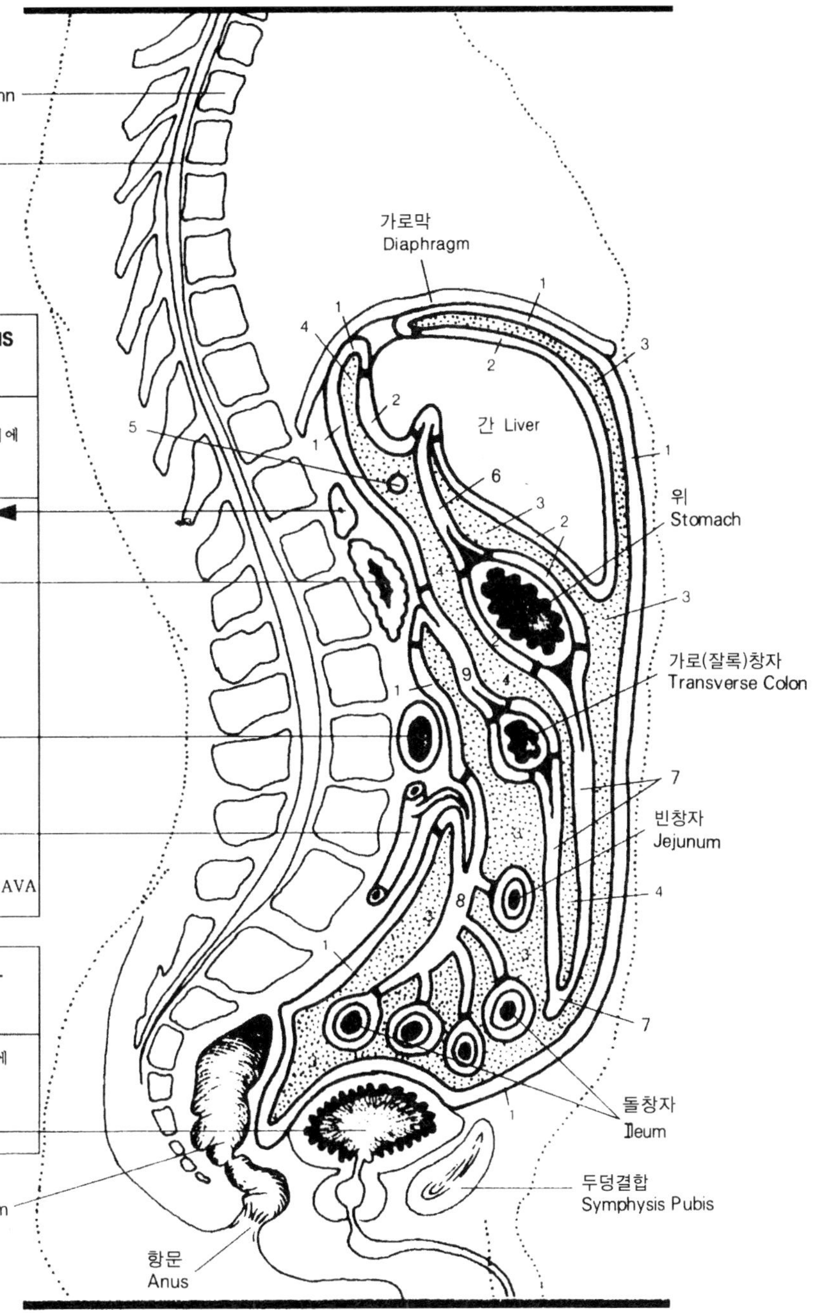

복막의 시상단면

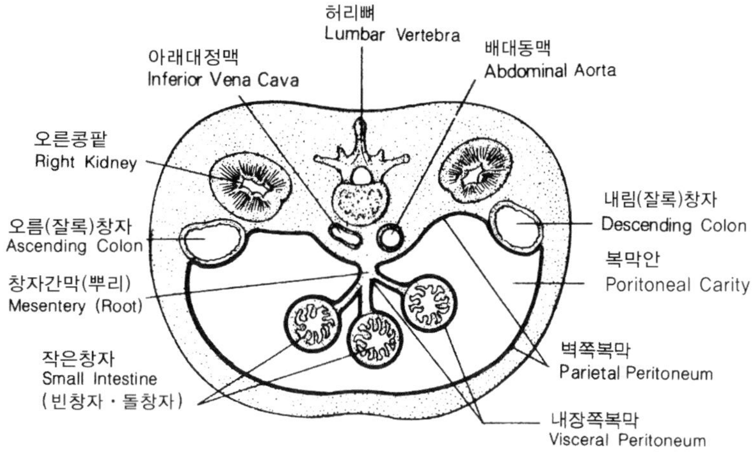

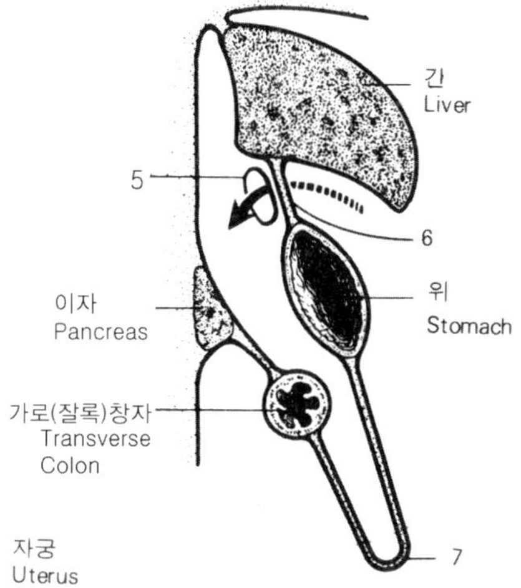

막힌주머니와 막힌주머니안의 시상단면

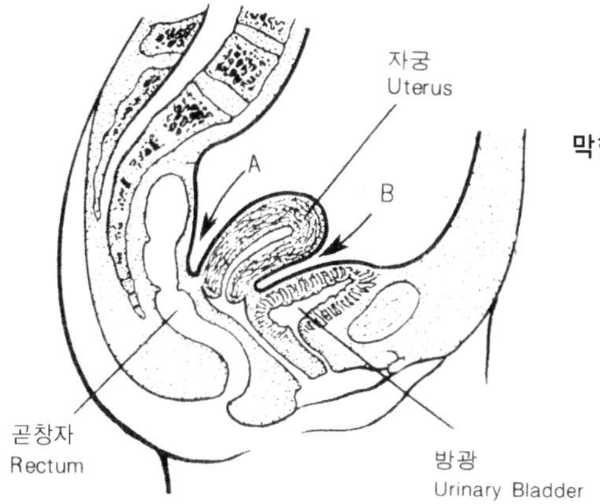

A : 곧창자자궁오목, 더글라스오목
Rectouterine or
Dougla's pouch

B : 방광자궁오목
Vesicouterine pouch

제 8 장 호흡기계통

Respiratory System

✳ 호흡 RESPIRATION

- 인체에서 에너지 대사가 일어나고 있는 한 끊임없이 필요한 산소를 공급하고 대사산물인 이산화탄소 CO_2를 배출시키는 호흡은 계속된다. 이러한 가스교환을 담당하고 있는 것이 호흡기계통의 각 기관이다.

- 호흡에는 2단계의 과정이 있다. 즉, 속호흡 Internal Respiration과 바깥호흡External Respiration이다. 속호흡은 혈액내 산소를 세포내에서 대사과정에 이용하는 과정이며, 바깥호흡은 다시 3단계의 과정으로 나눌 수 있다.
  - 첫째, 외부의 공기가 허파꽈리 Alveolus 내로 들어가는 과정을 말한다.
  - 둘째, 허파꽈리막Alveolar Membrane을 통하여 허파꽈리에 분포된 혈관내로 이동되는 과정이다.
  - 세째, 혈액내에서 일반조직으로 이동되는 과정이다.

✱ 호흡운동 Respiratory Movement

허파는 탄력성이 있는 조직으로 가슴우리의 확대와 축소에 따라 수동적으로 확장되고 또 축소된다. 안정호흡에 있어서 가슴우리의 운동은 확장만이 근육의 수축에 의한 능동적 운동이며 이완축소때는 수동적으로 이루어진다. 호흡에는 공기를 허파속으로 흡입하는흡식 Inspiration과 허파속의 공기를 외부로 배출하는 호식 Expiration의 두 운동에 의해서 이루어진다.

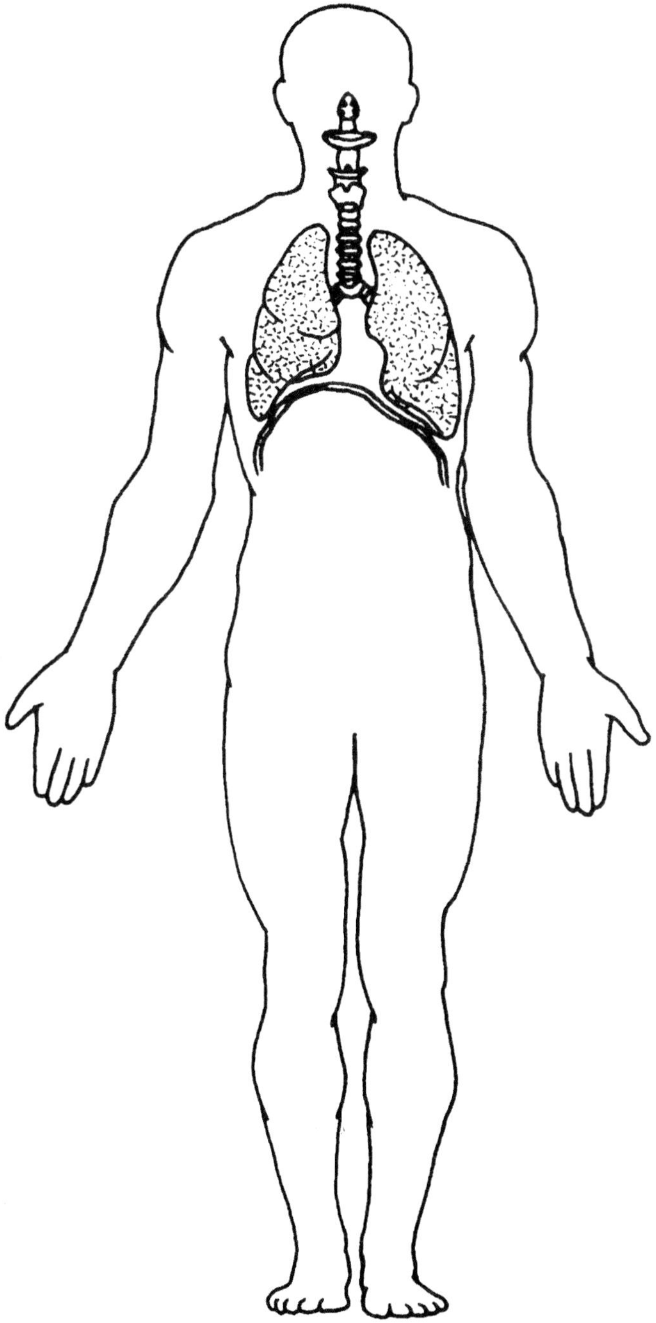

앞면

호흡계통의 구성

- 코 Nose(외비, 코안, 코곁굴)
- 인두 Pharynx • 후두 Larynx
- 기관 Trachea
- 기관지 Bronchi, 허파 Lung

호흡계통의 기능

- 혈액에 O_2를 공급하고, 혈중에 불필요한 CO_2 제거하는 가스 교환을 한다.
- CO_2를 방출하므로써 혈중의 산-염기의 균형을 유지한다.
- 공기의 출입과 발성에 관여한다.
- 냄새를 맡는다.

단원색칠안내

- 기관=파랑 또는 차가운색
- 허파=옅은갈색 또는 자주색
- 허파동맥=파랑 (정맥혈이므로)
- 허파정맥=빨강 (동맥혈이므로)

8-1

호흡기계통 RESPIRATORY SYSTEM : 일반적 구성 GENERAL ORGANIZATION
일반적 구조 General Structure

상기도=따뜻한색(살색, 주홍)
하기도=차가운색(파랑, 자주등)
허파 =엷은갈색

■ 체내의 무수한 세포들과 대기와의 Gas교환이 이루어지는데는 우선 허파꽈리 안의 공기와 혈액 사이의 일차호흡이 이루어지고 이차적으로, 혈액과 조직세포들 사이의 조직호흡이 수반되어야 하므로 진정한 Gas교환은 호흡기계통 및 순환기계통의 기능이 합쳐져서 비로서 이루어진다.

CONDUCTING ZONE(AIR PATHWAY) 호흡기도부분

• 코 Nose부터 종말기관지 Terminal Bronchiole까지를 말하며, 이는 공기의 통로로서의 역할을 한다.

• 공기의 통로로 항상 공기의 출입이 일어나는 곳으로 막히거나 닫혀짐없이 늘 열려 있어야 하므로 뼈, 연골 또는 탄력성이 큰 조직으로 이루어져 있다.

• 기체교환이 일어나지 않으므로 해부학적사강 Anatomical Dead Space이라 하며 기관지동맥으로부터 혈액공급을 받는다.

RESPIRATION ZONE 가스교환부분

• 종말세기관지에서 더 세분화되어 나가는 가지인 호흡세기관지 Respiratory Bronchiole 이후의 부위를 말한다.

• 그림에서 보듯이 그 통로벽에 허파꽈리 Alveolus가 나타나기 시작하므로 기체교환이 가능하며, 공기의 통로로서의 역할을 하기도 한다.

• 호흡세기관지에서는 주로 탄력섬유로된 근-탄력섬유계 Myoelastic System Epithelium을 통하여 Gas 교환이 일어난다.

2 RESPIRATORY TRACT 호흡기도

UPPER RESPIRATORY TRACT 상기도

A **NOSE 코**
B **NASAL CAVITY 코안**
C **PHARYNX 인두**

LOWER RESPIRATORY TRACT 하기도

D **LARYNX 후두 : VOICE BOX**
E **TRACHEA 기관**

THE BRONCHIAL TREE 기관지나무

F **MAIN(PRIMARY) BRONCHI 으뜸기관지**
G **LOBAR(SECONDARY) BRONCHI 엽기관지**
H **SEGMENTAL(TERTIARY) BRONCHI 구역기관지**
I **BRONCHIOLES 세기관지**
J **TERMINAL BRONCHIOLE 종말세기관지**

THE RESPIRATION ZONE 가스교환부분

K **RESPIRATORY BRONCHIOLE 호흡세기관지**
L **ALVEOLAR DUCT 허파꽈리관**
M **ALVEOLI 허파꽈리**
N **ALVEOLAR SACS 허파꽈리주머니**

O **LUNG 허파**

■ 발성 VOICE PRODUCTION

후두 LARYNX	공기가 성대를 울려 소리를 낸다
구강 MOUTH, 코 NOSE 코안 NASAL CAVITY 코곁굴 SINUSES 인두 PHARYNX	공명기 Resonator로서 작용한다.
입술 LIPS, 혀 TONGUE 치아 TEETH	소리를 언어로 바꾼다
인두벽 WALLS OF PHARYNX	모음을 발음한다

■ 허파엽의 구분과 기관지와의 관계

허파의구분	분포하는 기관지
허파 Lung	주기관지 Main Bronchus
허파엽 Lobe	엽기관지 Lobar Bronchus
허파구역 Segment	구역기관지 Segmental Bronchus
일차허파소엽 Primary Lobule	세기관지 Bronchiole
이차허파소엽 Secondary Lobule	호흡세기관지 Respiratory Bronchiole

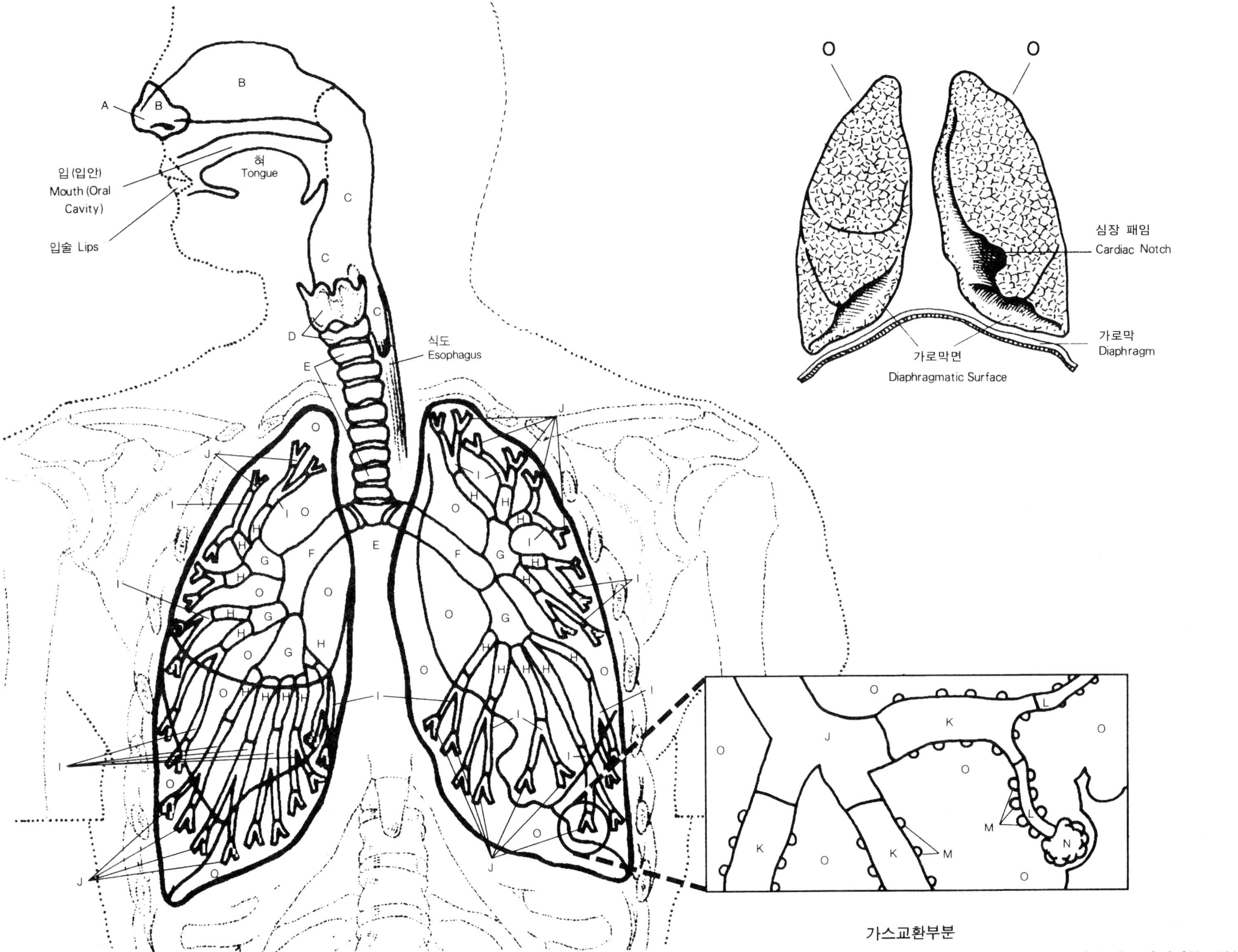
A
B
입(입안)
Mouth (Oral Cavity)
혀
Tongue
입술 Lips
C
D
E
식도
Esophagus
F
G
H
I
J
O
K
L
M
N
심장 패임
Cardiac Notch
가로막
Diaphragm
가로막면
Diaphragmatic Surface
가스교환부분

8-1

호흡기계통 RESPIRATORY SYSTEM : 상기도 UPPER RESPIRATORY TRACT
코안 Nasal Cavity, 인두 Pharynx

EXTERNAL NOSE 코

a NASAL BONES 코뼈

b CARTILAGE OF NASAL SEPTUM 코연골

c LATERAL NASAL CARTILAGE 가쪽 코연골

d ALAR CARTILAGE 콧방울 연골

e FIBRO-FATTY TISSUE 섬유지방조직

NASAL CAVITY 코안

f FRONTAL BONE 이마뼈 — 앞벽

g SPHENOID BONE 나비뼈 — 뒤벽

h CRIBRIFORM PLATE OF ETHMOID BONE 벌집체판 — 위벽 (후각부위)

i HARD PALATE 단단입천장

j SOFT PALATE 물렁입천장 — 아래벽

■ 언청이 CLEFT PALATE

좌우 입천장뼈가 완전히 결합되지 못하여 코안이 부분적으로 입안과 교통되어 있는 발생학적 결함을 말한다.

NASAL SEPTUM(MEDIAL WALL) 코중격

k CARTILAGE OF NASAL SEPTUM 코연골

l PERPENDICULAR PLATE OF ETHMOID BONE 나비뼈수직판

m VOMER 보습뼈

LATERAL WALL 가쪽벽

1 VESTIBULE 안뜰 — 앞쪽

2 SUP. NASAL CONCHA 위코선반

(2) SUP. NASAL MEATUS 위콧길

3 MID. NASAL CONCHA 중간코선반

(3) MID. NASAL MEATUS 중간콧길

4 INF. NASAL CONCHA 아래코선반

(4) INF. NASAL MEATUS 아래콧길

THE NASAL APERTURE 코안개구

5 NOSTRIL 콧구멍

6 CHOANAE 뒤콧구멍

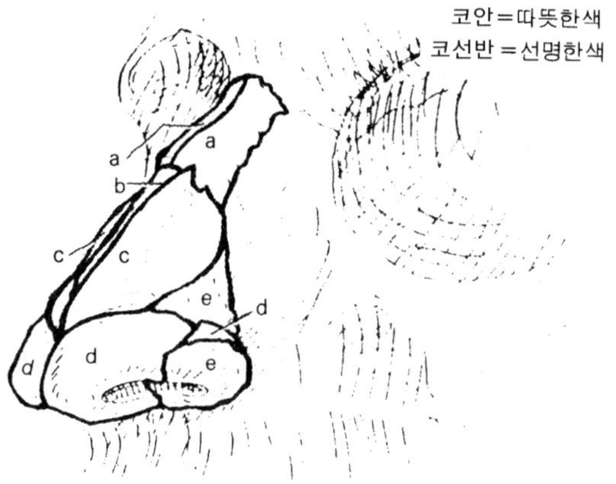

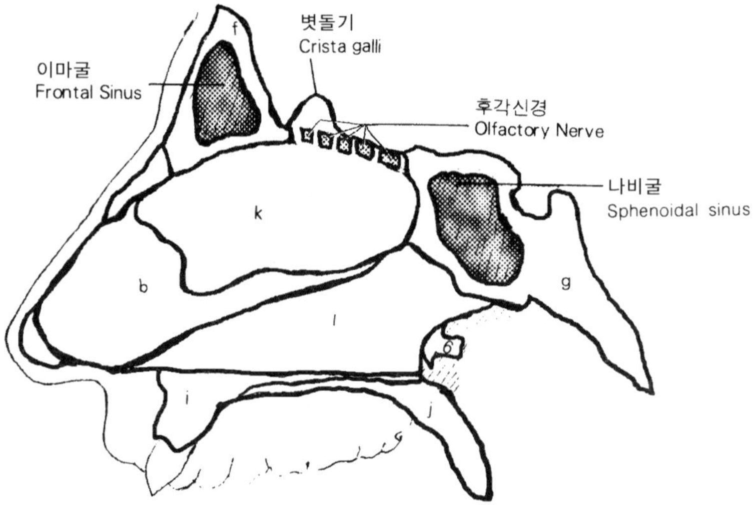

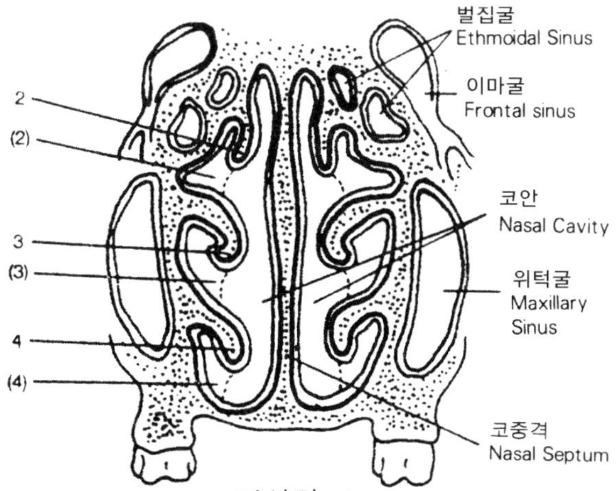

관상면

PHARYNX 인두 : 12cm 가량의 근육성관이다.

7	**NASOPHARYNX** 코인두	• 숨길로서 뒤콧구멍을 통하여 코안과 교통한다. • 가운데귀관 Eustachian Tube이 있다. • 인두편도 Pharyngeal Tonsil가 있다.
8	**OROPHARYNX** 입인두	• 연골내에서 목뿔뼈에 이루는 부위이다. • 목구멍 Palatine Tonsil와 혀편도 Lingual-Tonsil가 있어 림프구를 생산한다. • 목구멍 좁은부분 Fauces을 통하여 입안과 연결된다.
9	**LARYNGEAL PHARYNX** 후두인두	• 제6목뼈에서 식도에 계속되는 인두의 아랫부분으로 후두강과 교통한다.

OPENINGS INTO THE PHARYNX 인두와의 교통

NASOPHARYNX 코인두

6 **CHOANAE 뒤콧구멍**

10 **EUSTACHIAN TUBE OPENING 가운데귀관인두구멍**

인두와 가운데귀 Middle Ear를 연결하는 약 2.7cm의 관으로 대기와 중이의 기압차를 조절한다.

OROPHARYNX 입인두

11 **FAUCES 목구멍**

LARYNGEAL PHARYNX 후두인두

D **LARYNX 후두**

D_1 **GLOTTIS OPENING OF LARYNX 후두의 성대문 개구**

12 **ESOPHAGUS 식도**

12_a **BEGINNING OF ESOPHAGUS 식도시작**

E **TRACHEA 기관**

■ 뒤콧구멍 Choanae

후벽에 있는 좌우 1쌍의 큰 구멍으로 코인두 Nasopharynx내로 열려 있다.

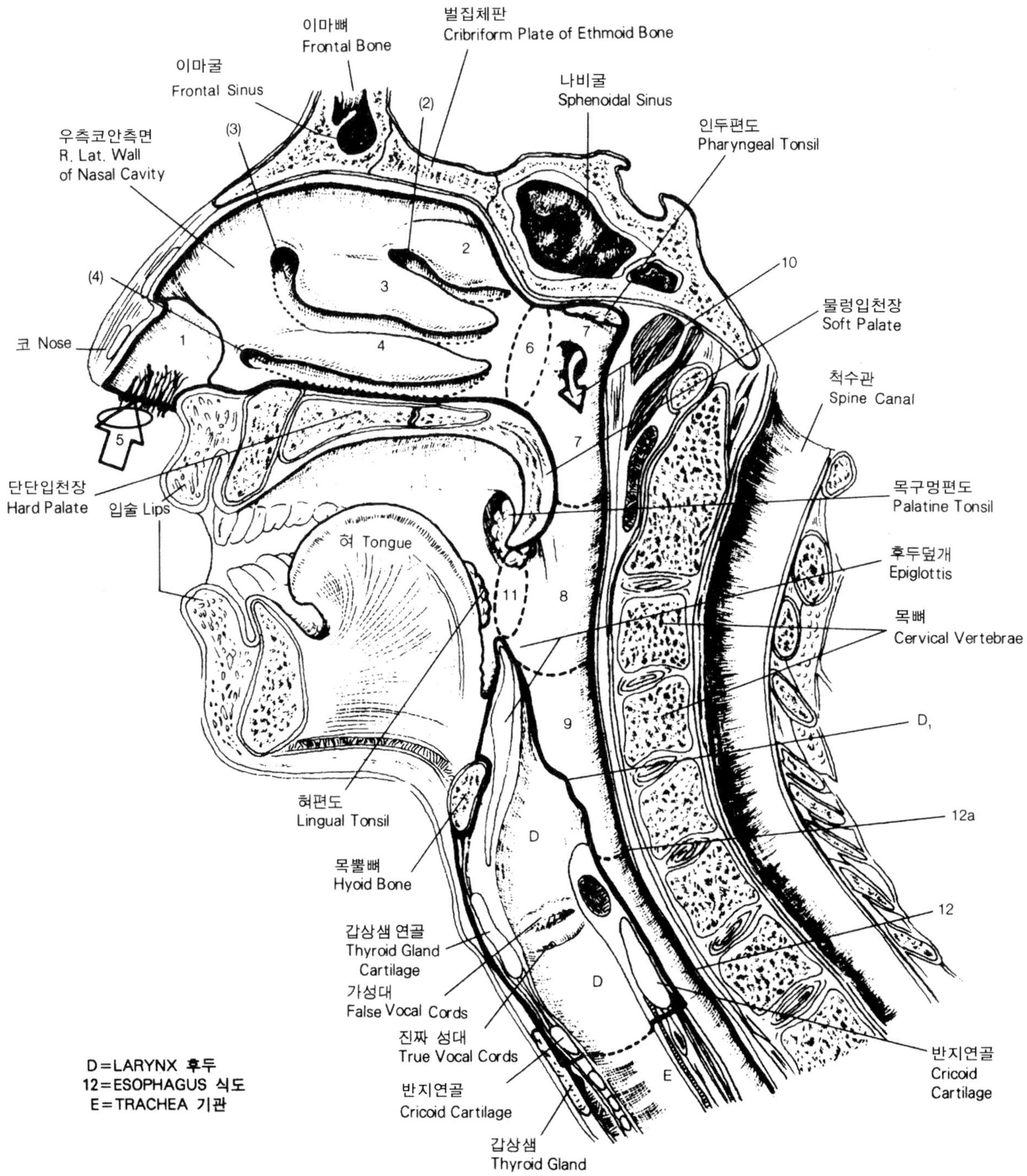

우측코안, 인두 —가쪽면—

4개코곁굴=노랑, 파랑, 녹색, 빨강
코곁굴과 콧길은 같은색으로
코중격=살색

8-3

호흡기계통 RESPRATORY SYSTEM : 상기도 UPPER RESPIRATURY TRACT

코곁굴 Paranasal Sinus, 코안개구부 Openings into the Nasal Cavity

■ 코곁굴 PARANASAL SINUS

코안을 둘러싸고 있는 머리뼈 중에 위턱뼈, 이마뼈, 벌집뼈 및 나비뼈 속에는 좌우 각각 빈 공간이 있어 이들을 통털어 코곁골이라 하며 이들은 코안과 통해 있다.

- 흔히 축농증이라고 불리우는 위턱굴염 Maxillary Sinusitis은 코곁굴중 가장 큰 위턱굴에 염증이 온 것을 말한다.
- 코곁굴의 기능은 두개골을 가볍게 해주며, 코안과 서로 교통하므로서 소리의 공명작용을 해주며, 공기의 온도와 습도를 코안과 함께 조절한다.

■ 코안 NASAL CAVITY

호흡기의 첫 관문으로서 외부의 공기를 받아 들이는 통로이다.

- 안뜰에 코털 Vibrissae이 있어 공기속의 불순물을 여과하며, 피부로 덮여 있는 콧구멍과 안뜰을 제외한 코안점막에 있는 섬모 Cilia는 점막표면에 부착된 이물들을 인두 쪽으로 밀어내는 운동을 한다.
- 점막 바로 밑에는 정맥동 Venous Sinus들이 있어 공기를 덥혀 주는 작용을 하며, 자극에 쉽게 출혈 Epistaxis을 일으킨다.

PARANASAL SINUS 코곁굴		OPENING into the NASAL CAVITY 코안 개구부
14 FRONTAL SINUS 이마굴	(3)	MIDDLE NASAL MEATUS 중간콧길
15 SPHENOIDAL SINUS 나비굴	(1)	SPHENOETHMOIDAL RECESS 나비벌집오목
16 ETHMOIDALAIR CELLS 벌집뼈벌집	(2)	SUPERIOR NASAL MEATUS 윗콧길
	(3)	MIDDLE NASAL MEATUS 중간콧길
17 MAXILLAY SINUS 위턱굴	(3)	MIDDLE NASAL MEATUS 중간콧길
18 NASOLACRIMAL DUCT 코눈물관	(4)	INFERIOR NASAL MEATUS 아래콧길
10 OPENING OF AUDITORY TUBE 귀(인두)관구멍	(5)	NASOPHARYNX 코인두

NASAL APERTURE 코입구

5 NOSTRILE 콧구멍 앞쪽
6 CHOANAE 뒤콧구멍 뒤쪽

19 NASAL CAVITY 코안
20 NASAL SEPTUM 코중격

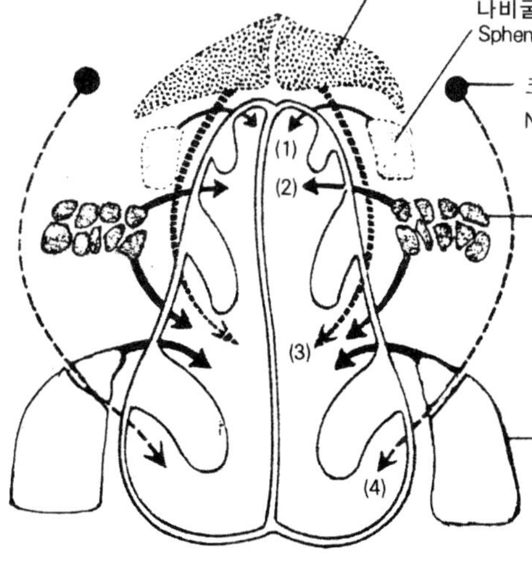

콧길과 코곁굴 개구부의 관계

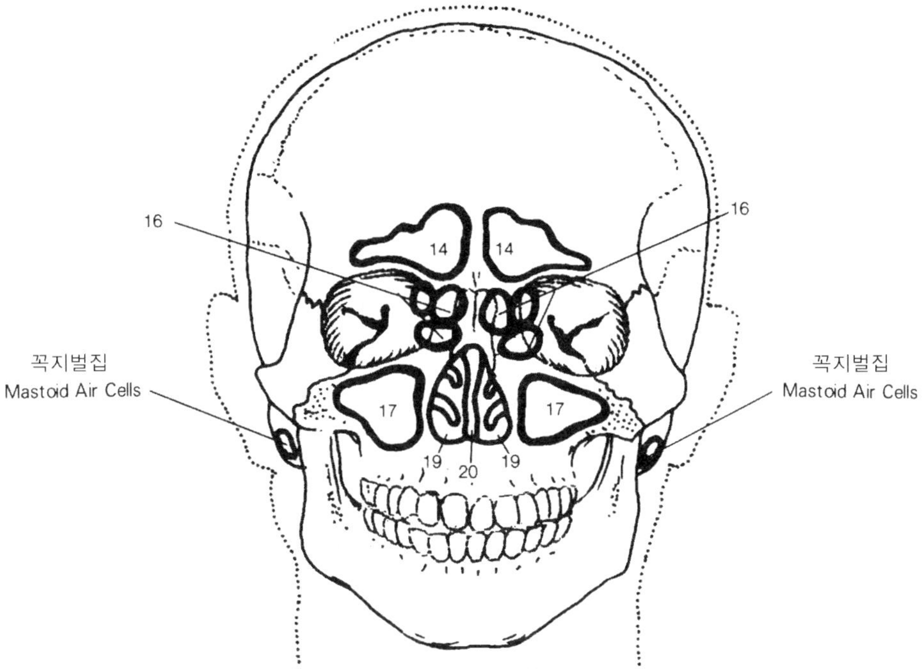

코곁굴(앞면)

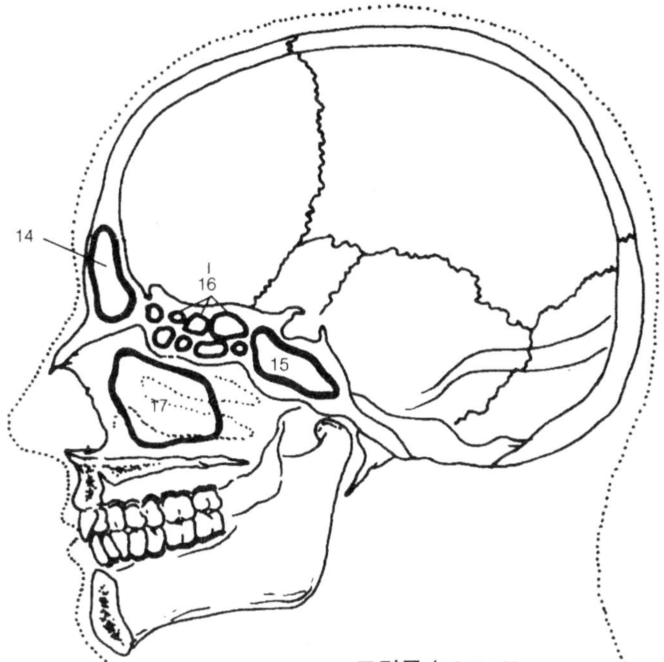

코곁굴 (가쪽면)

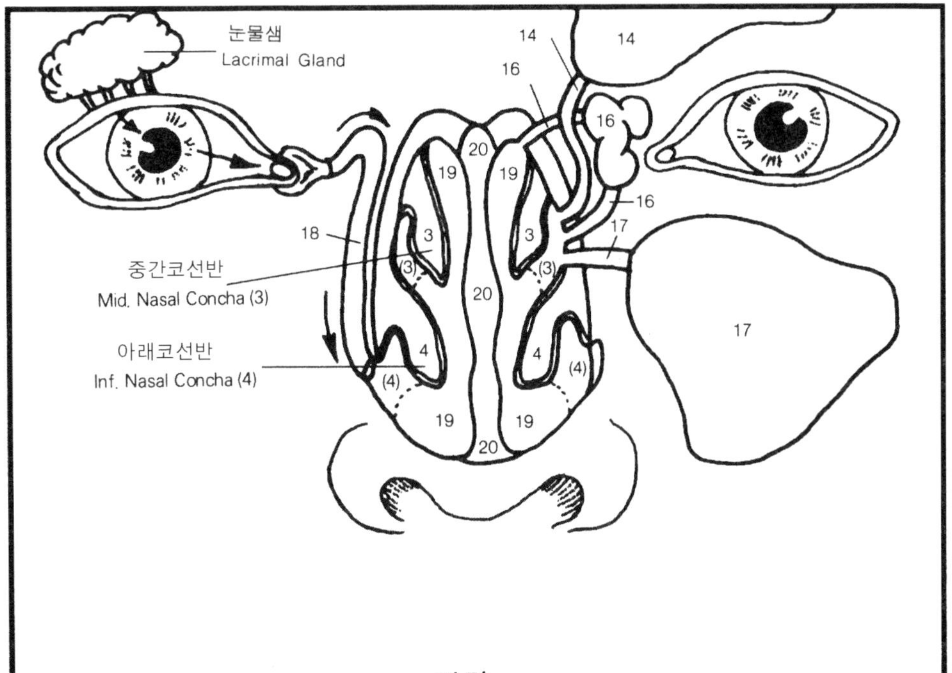

앞면

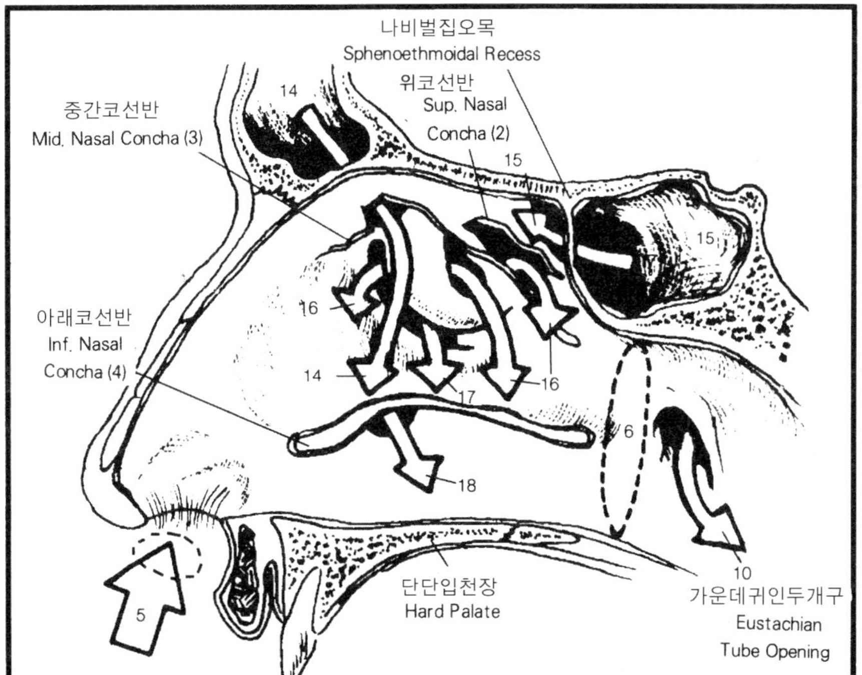

코곁굴의 개구부

모든연골=파랑
인대와 막=옅은갈색, 오렌지
설골=회색 성대=살색

8-4

호흡기계통 RESPIRATORY SYSTEM : 하기도 LOWER RESPIRATORY TRACT

후두 Larynx

■ **후두 LARYNX**
목뼈 4-6째 사이에 위치하며, 인두의 후두부에서 시작하여 기관 이행부까지(길이 약 4cm)로 숨길의 일부인 동시에 발성기로서 작용한다.

- 후두의 기초는 9개의 연골로 이들 연골간에는 관절이 있고, 이 관절은 움직이는 후두근의 작용으로 방패연골과 모뿔연골 사이 앞뒤에 걸쳐 있는 한쌍의 성대주름이 넓어졌다 좁아졌다 하면서 발성을 하게 된다.

■ **후두덮개연골 EPIGLOTTIC CARTILAGE**
1개의 수직모양의 연골로, 음식물을 삼킬 때 위로 올라가는 후두는 후두덮개 Epiglottis에 붙는 상태가 됨으로써, 음식물이 기도로 들어가는 것을 막는다. 즉 후두입구를 개폐하는 탄력연골이다.

■ **성대 VOCAL CORD**
후두의 내면을 덮고 있는 점막은 두쌍의 주름을 구성하는데 그중 위의 것은 발성에 영향을 주지 못하는 실주름(거짓성대)이며, 밑의 것은 성대주름이다. 후두안은 이 주름살에 의해 3부분으로 구분된다.

- 후두안 Laryngeal Cavity은 실주름 윗부분을 후두안뜰 Vestibule, 실주름과 성대 주름 사이를 후두실 Ventricle, 성대주름 아래 부분을 성대문아래공간 Infraglottic Cavity이라 한다.

LARYNGEAL CARTILAGE 후두연골

LARGE CARILAGE 큰 연골(3개)

1 EPIGLOTTIS 후두덮개
2 THYROID CARTILAGE 방패연골
3 CRICOID CARTILAGE 반지연골

SMALL CARTILAGE 작은연골(3쌍)

4 ARYTENOID CARTILAGE 모뿔연골
5 CORNICULATE CARTILAGE 잔뿔연골
6 CUNEIFORM CARTILAGE 쐐기연골

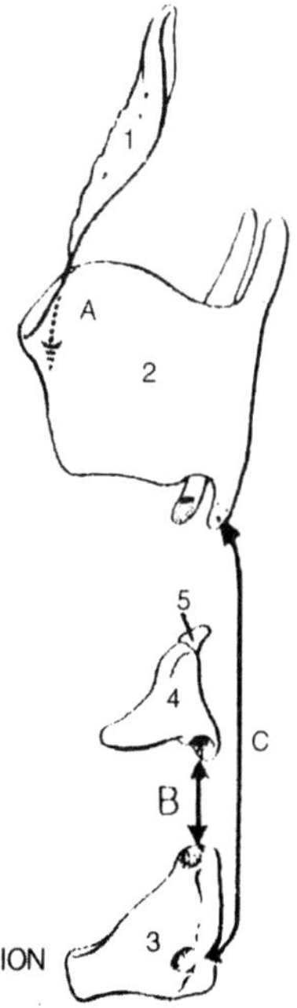

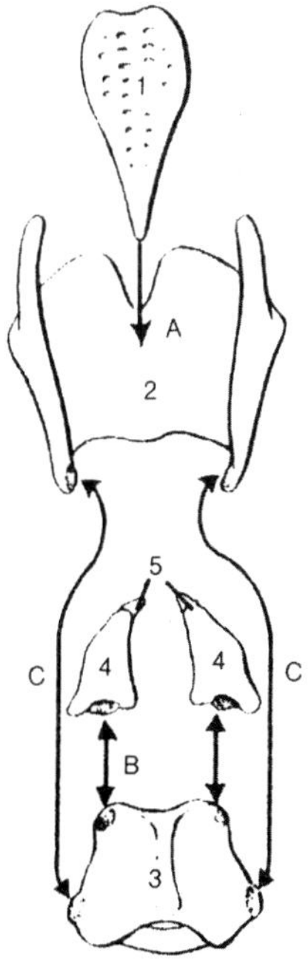

A : 인대 LIGAMENT에 의한 결합
(후두덮개연골→방패연골)
B : 반지모뿔관절 CRICOARYTENOID ARTICULATION
(반지연골→모뿔연골)
C : 반지방패관절 CRICOTHYROID ARTICULATION
(반지연골→방패연골)

후두연골의 연결

LIGAMENTS and MEMBRANE 인대와 막

7 THYROHYOID MEMBRANE 방패목뿔막
8 THYROHYOID LIGAMENT 방패목뿔인대
9 CRICOTRACHEAL LIG. 반지기관인대
10 CRICOTHYROID LIG. 반지방패인대
11 THYROEPIGLOTTIC LIG. 방패덮개인대
12 CONUS ELASTICUS 탄력원뿔
13 VOCAL LIGAMENT 성대인대

LARYNGEAL FOLD 후두주름

14 INTERARYTENOID FOLD 모뿔사이주름
15 ARYEPIGLOTTIC FOLD 모뿔덮개주름
16 VOCAL CORD(TRUE VOCAL CORD) 성대
17 VENTRICULAR FOLDS 실주름 (FALSE VOCAL CORD(거짓성대)

LARYNGEAL OPENING 후두개구부

18 GLOTTIS 성대문

LARYNGEAL CAVITY 후두안

19 VESTIBULE 후두안뜰
20 VENTRICLE 후두실
21 INFRAGLOTTIC CAVITY 성대문아래공간

★후두융기 LARYNGEAL PROMINENCE
좌·우판의 접합부 상면이 여성보다(120°) 남성(90°)에서 그 각이 예리하고 표면을 덮고 있는 피하지방층이 얇아 훨씬 두드러져서 있으므로 Adam's Apple이라 한다.

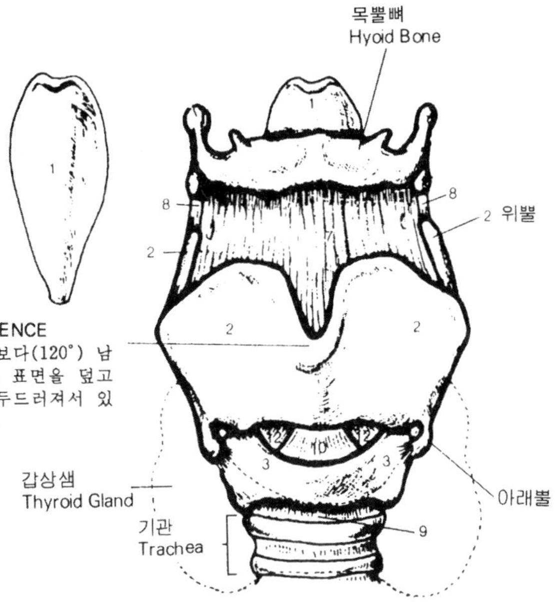

22 HYOID BONE 목뿔뼈

후두의 앞면

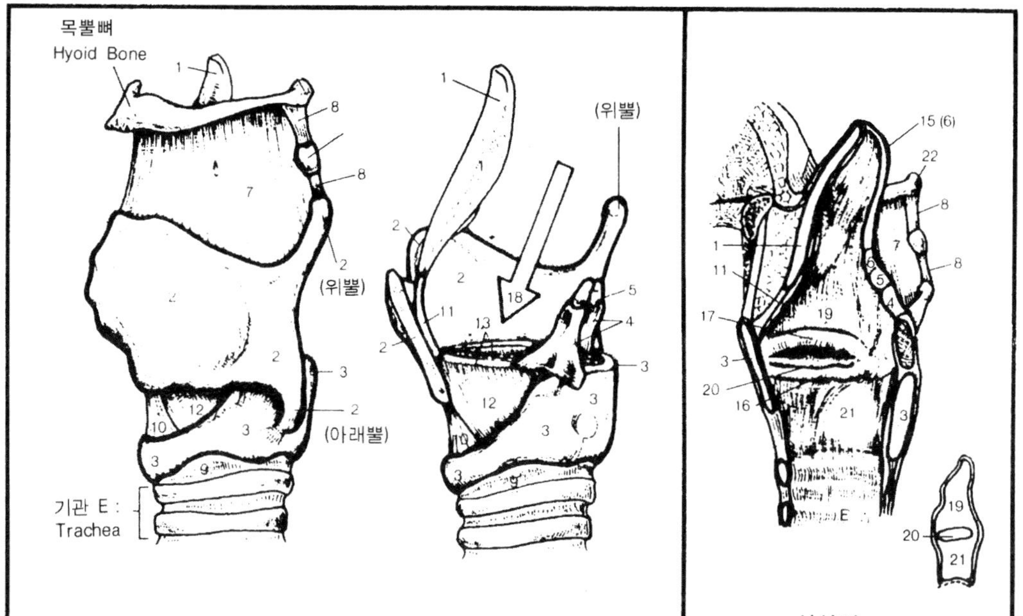

시상면

후두 – 가쪽면 –

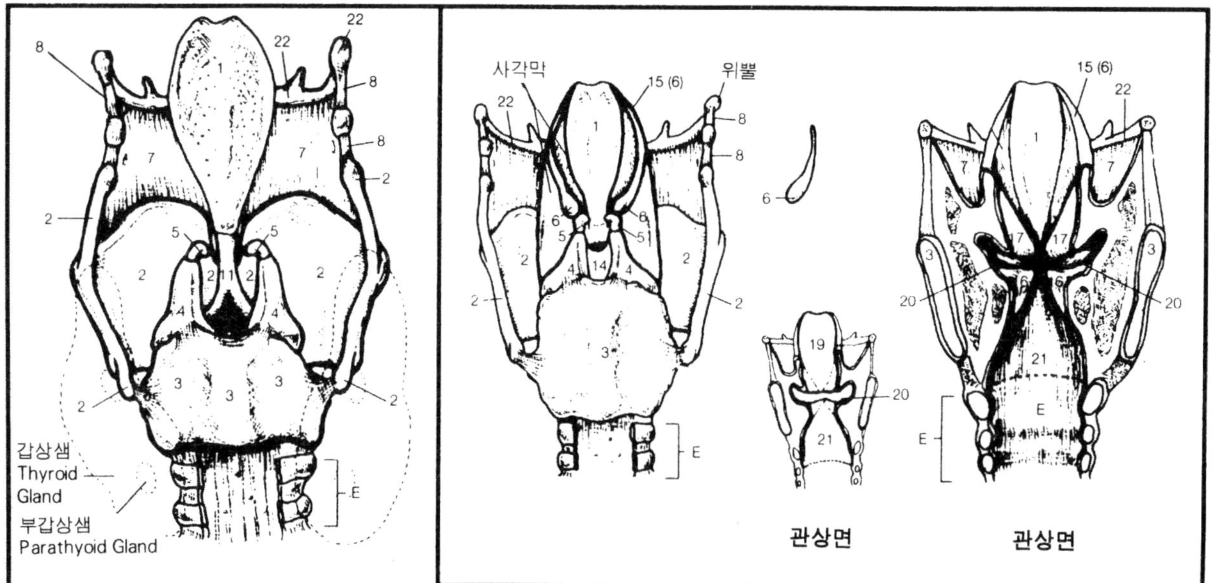

관상면

관상면

뒷면

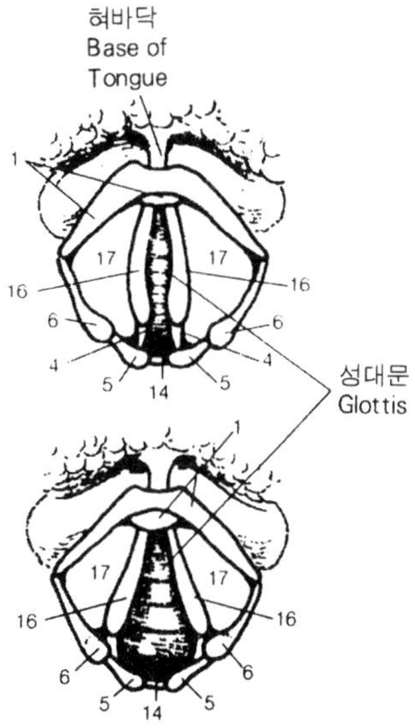

후두경으로 본 후두
(성대문의 개폐)

8–5

호흡기계통 RESPIRATORY SYSTEM : 하기도 LOWER RESPIRATORY TRACT
기관 Trachea, 기관지 Bronchus, 허파구역 Pulmonary Segment

기관, 으뜸기관지, 엽기관지=파랑
(기관의, 섬유결합조직=엷은 파랑)
구역기관지=임의로 선택

＊ 기관 TRACHEA

반지연골 아래에서 기관갈림 Trachial Bifurcation에 이르는 길이 약 10~12cm, 직경 2.5cm의 원주상 관으로서 제5등뼈(복장뼈각) 높이에서 두 갈래로 나뉜다.

- 기관은 16–20개의 C자형 유리연골 Hyaline Cartilage이 아래 위로 놓이고, 그 사이는 돌림인대 Annular Ligament가 연결되어 있어 찌그러지지 않도록 되어 있다.
- 기관연골 뒤끝 사이는 민무늬근이 많이 섞인 결합조직인 막성벽 Membranous Wall으로 막혀 있다. 천식 Asthma때 발작적인 기침을 하는 것은 이 민무늬근의 경련에 의한 것이다.

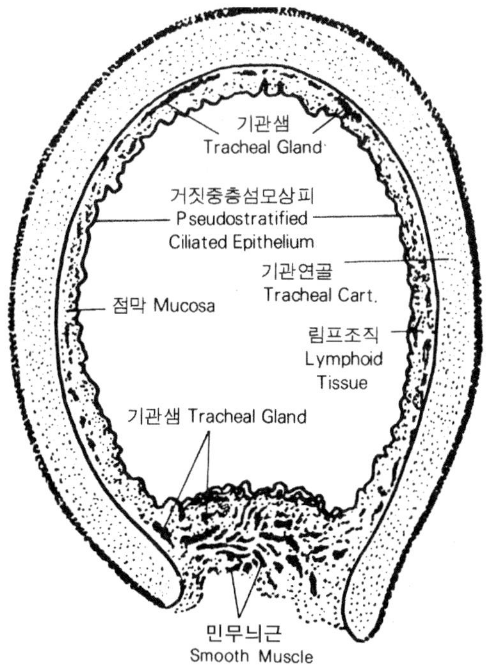

THE BRONCHIAL TREE 기관지

E **TRACHEA 기관**

2 MAIN(PRIMARY)BRONCHI 으뜸기관지

F_1 **R. MAIN BRONCHUS 오른으뜸기관지** ↓
F_2 **L. MAIN BRONCHUS 왼으뜸기관지** ↓

5 LOBAR(SECONDARY) BRONCHI 엽기관지

G_1 **R. SUP. LOBAR BRONCHUS 오른위엽기관지**
G_2 **R. MID. LOBAR BRONCHUS 오른중간엽기관지**
G_3 **R. INF. LOBAR BRONCHUS 오른아래엽기관지** ↓

G_4 **L. SUP. LOBAR BRONCHUS 왼위엽기관지**
G_5 **L. INF. LOBAR BRONCHUS 왼아래엽기관지** ↓

H : 18 SEGMENTAL(TERTIARY)BRONCHI 구역기관지

3 G_1
- ① APICAL 꼭대기구역
- ② POSTERIOR 위구역
- ③ ANTERIOR 앞구역

2 G_2
- ④ MEDIAL 안쪽구역
- ⑤ LATERAL 가쪽구역

5 G_3
- ⑥ SUPERIOR 위구역
- ⑦ MEDIAL BASAL 안쪽바닥
- ⑧ ANTERIOR BASAL 앞바닥구역
- ⑨ LATERAL BASAL 가쪽바닥구역
- ⑩ POSTERIOR BASAL 뒤바닥구역

G_4 4
- APICOPOSTERIOR 꼭대기뒤구역 ①②
- ANTERIOR 앞구역 ③
- SUPERIOR LINGULAR 위혀구역 ④
- INFERIOR LINGULAR 아래혀구역 ⑤

G_5 4
- SUPERIOR 위구역 ⑥
- ANT. MEDIAL BASAL 앞안쪽바닥구역 ⑦⑧
- LATERAL BASAL 가쪽바닥구역 ⑨
- POSTERIOR BASAL 뒤바닥구역 ⑩

I **BRONCHIOLES 세기관지**

J **TERMINAL BRONCHIOLES 종말세기관지**

오른·왼 기관지 비교

	오른기관지 R. BRONCHUS	왼기관지 L. BRONCHUS
크 기	왼편보다 크다	오른편보다 작다
직 경	1.5cm	1cm
길 이	2.5cm	5cm
경 사	25°	45°
이물질	들어가기 쉽다.	들어가기 어렵다

★기관절개TRACHEOTOMY : 호흡곤란, 이물질제거 등의 구급조치로 흔히 기관절개를 한다. 이때 보통 반지연골 하연에서 약 1cm 되는곳(제2－3 기관연골 사이)을 절개한다.

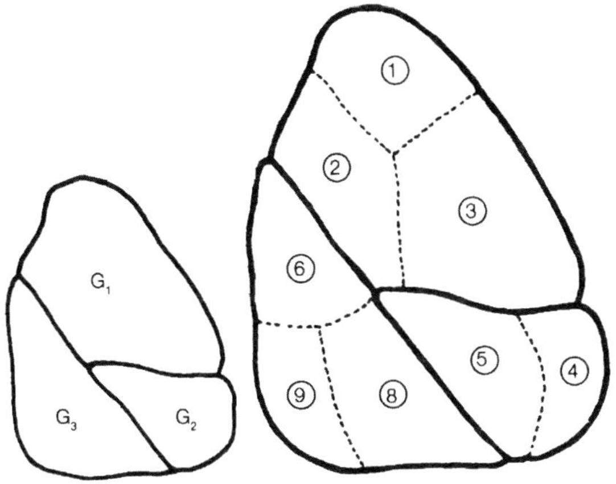

오른허파(가쪽면)

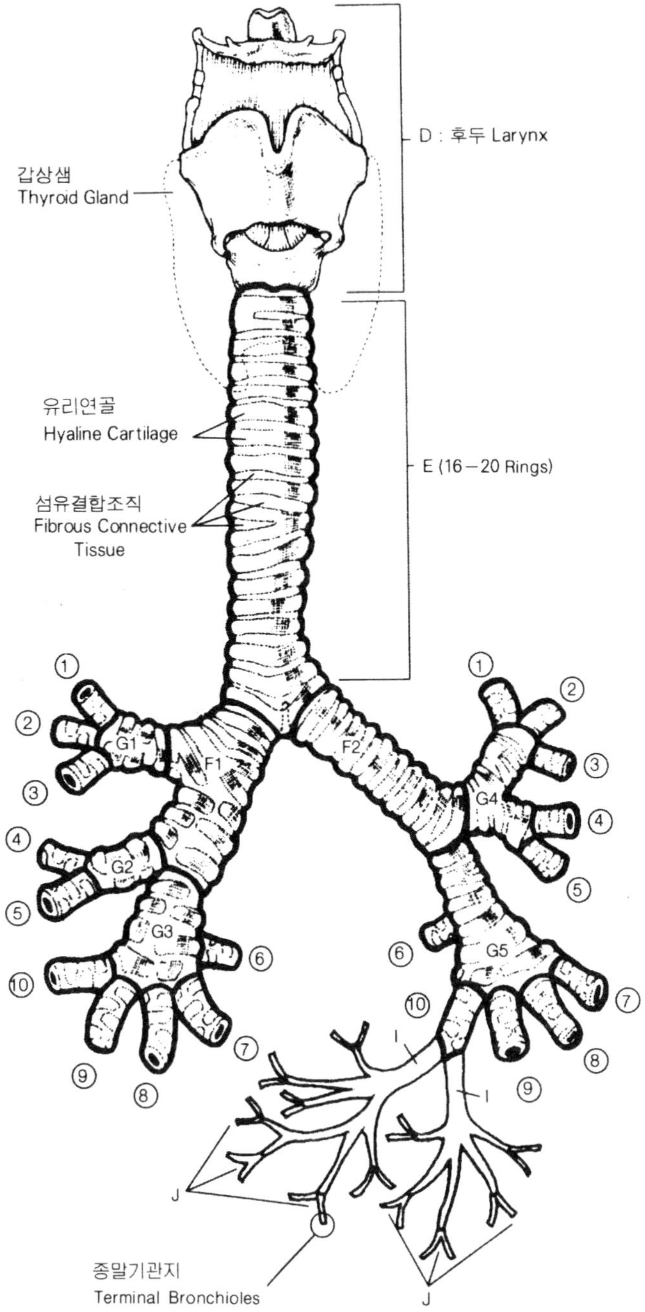

기관지 및 허파구역

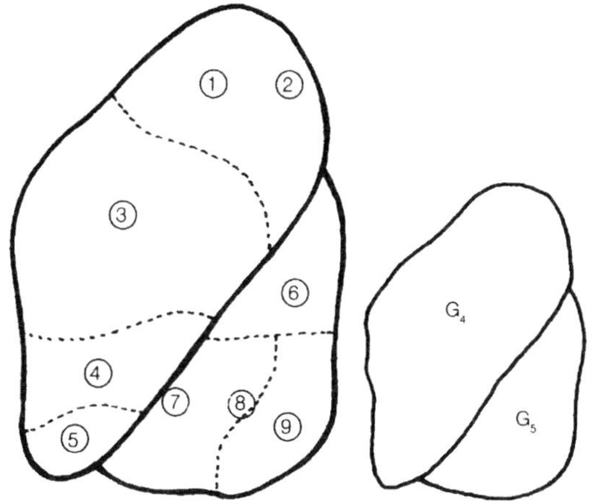

왼허파(가쪽)

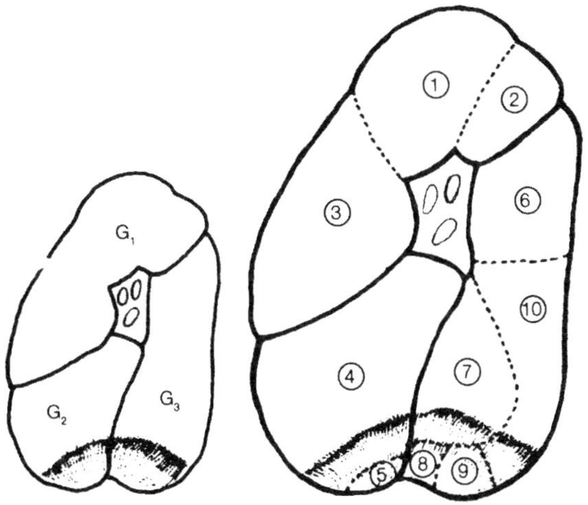

오른허파(안쪽면)

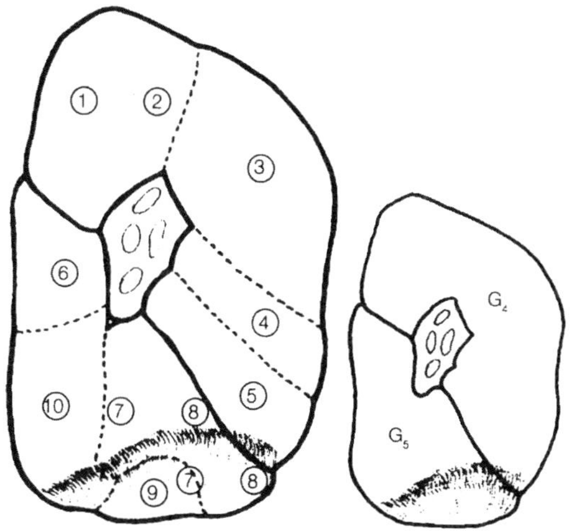

왼허파(안쪽면)

8-6

호흡기계통 RESPIRATORY SYSTEM : 하기도 LOWER RESPIRATORY TRACT
허파Lung, 허파꽈리 Alveolus, 가스교환 Gas Exchange

허파정맥=빨강 (동맥혈이므로)
허파동맥=파랑 (정맥혈이므로)
림프혈관=녹색

■ 구조의 변화 STRUCTURAL CHANGE
기관과 기관지는 서로 흡사하여 벽이 연골로 되어 있으나 기관지 아래에서는 연골이 점점 감소하여 엽기관지와 구역기관지는 연골편 Cartilage Plate 상태이다.

• 직경 1mm 이내의 작은 세기관지에서는 그 벽에 연골이 없는 민무늬근 및 탄력섬유로 되어 있어 흡기시에 팽대할 수 있다.

• 기관에서 구역기관지까지의 점막은 후두에서 이어지는 가짜 중층섬모원주상피이나 세기관지부터는 단층입방상피로 바뀐다.

■ 허파 LUNG
허파의 구성단위로 볼 수 있는 것은 허파소엽 Lobules이다. 허파소엽은 호흡세기관지와 그 말단에 소속하는 5~20개의 허파꽈리로 이루어지고, 주위는 소엽사이결합조직으로 구분되며, 크기는 직경 5~20mm, 용량은 0.3~3ml정도이다. 허파표면에서 이 소엽은 벌집같은 다각형상(거북이등 모양)으로 보인다.

• 세기관지의 직경은 1~2mm이며 허파꽈리벽을 만드는 호흡상피 Rsepiratory Epithelium를 통하여 그 벽에 있는 모세혈관망내의 혈액과 가스 교환을 한다. 허파꽈리수는 약 2억~7억개 정도이며, 가스교환에 이용되는 표면적은 90~100m²나 된다.

J TERMINAL BRONCHUS 종말기관지

THE RESPIRATION ZONE 가스교환부분

K RESPIRATORY BRONCHIOLE 호흡세기관지

L ALVEOLAR DUCT 허파꽈리관

M ALVEOLI (SINGLE=ALVEOLUS) 허파꽈리

N ALVEOLAR SAC 허파꽈리주머니

RELATED STRUCTURES 관련구조물

1 LYMPHATIC VESSEL 림프혈관

2 PULMONARY ARTERIOLE 허파소동맥

3 PULMONARY VENULE 허파소정맥

4 PULMONARY NERVE 허파신경

■ 가스교환 GAS EXCHANGE
허파꽈리상피의 두께는 약 0.1μ의 얇은 막으로 모세혈관 내피에 접해 있어 쉽게 가스의 확산을 위한 표면을 형성하며, 1개의 허파꽈리를 둘러싸는 모세혈관의 수는 약 2,000개나 된다. 결국 O_2가 허파꽈리로부터 적혈구내로 확산하기 위해서는 허파꽈리내피, 모세혈관내피, 혈장, 적혈구 세포막을 관통하여야 한다.

RESPIRATORY MEMBRANE 호흡막

5 CAPILLARY ENDOTHELIUM 모세혈관내피

a CAPILLARY EPITHELIUM 모세혈관상피

b CAPILLARY BASEMENT MEMBRANE 모세혈관바닥막

6 ALVEOLAR ENDOTHELIUM 허파꽈리내피

c ALVEOLAR EPITHELIUM 허파꽈리상피

d ALVEOLAR BASEMENT MEMBRANE 허파꽈리바닥막

---

7 RED BLOOD CELL 적혈구

8 DIFFUSION OF O_2 산소확산

9 DIFFUSION OF CO_2 탄산가스확산

■ 허파꽈리내에서의 가스교환
허파꽈리상피와 모세혈관상피로 이루어진 경계면 양측의 가스분압차에 의하여 가스가 확산하는 방향과 속도가 정해진다.

	모세혈관내정맥혈		허파꽈리내 공기
산소	PO_2 40mmHg	← PO_2 60mmHg	PO_2 100mmHg
탄산가스	PCO_2 46mmHg	PCO_2 6mmHg →	PCO_2 40mmHg

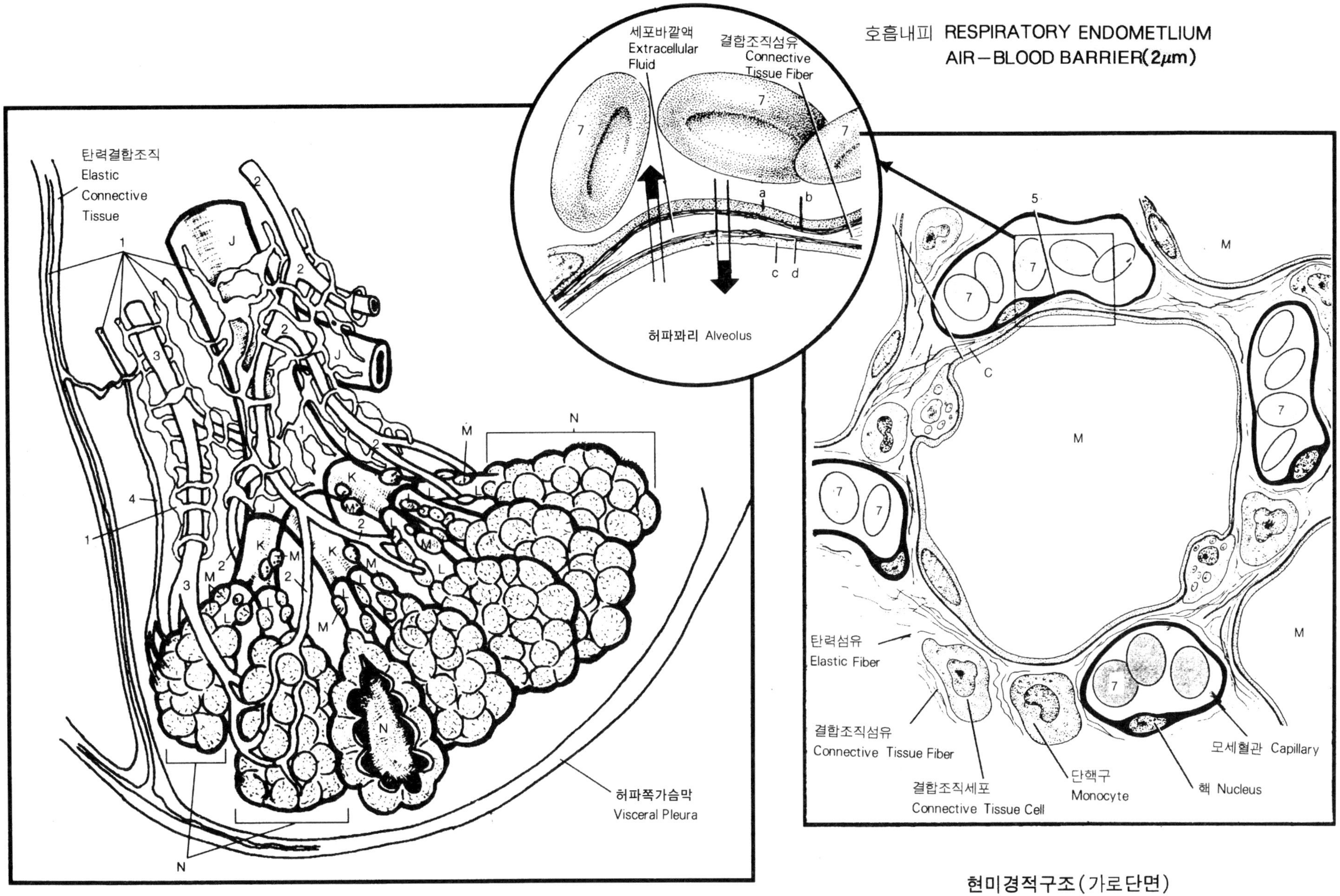

허파의 기본적구조(허파소엽)

현미경적구조(가로단면)

8–6

8-7

호흡기계통 RESPIRATORY SYSTEM : 하기도 LOWER RESPIRATORY TRACT

허파Lung, 엽 Lobe, 가슴막Pleura

허파동맥=파랑, 허파정맥=빨강
대동맥, 동맥=따뜻한색(빨강, 오렌지)
대정맥, 정맥=차가운색(파랑, 녹색)
허파= 으뜸기관지·엽기관지와 같은 색으로

LOBE OF THE LUNGS 허파엽

1 R. SUPERIOR LOBE 우측위엽
2 R. MIDDLE LOBE 우측중간엽
3 R. INFERIOR LOBE 우측아래엽
4 L. SUPERIOR LOBE 왼위엽
5 L. INFERIOR LOBE 왼아래엽

FISSURE OF THE LUNGS 허파의 틈새

6 HORIZONTAL FISSURE 수평틈새
7 OBLIQUE FISSURE 빗 틈새

PLEURAE OF THE LUNGS 허파의 가슴막

8 VISCERAL PLEURA 허파쪽가슴막
9 PARIETAL PLEURA 벽쪽가슴막
9a COSTAL PLEURA 갈비가슴막
9b DIAPHRAGMATIC PLEURA 가로칸가슴막
9c MEDIASTINAL PLEURA 세로칸가슴막
10 PLEURAL CAVITY 가슴막안
10d CUPOLA 가슴막꼭대기
10e COSTODIAPHRAGMATIC RECESS 갈비가로막오목
10f COSTOMEDIASTINAL RECESS 갈비세로칸오목

MEDIASTINAL SURFACE 허파의 세로칸면

A ROOT (HILUS) 허파문
B MAIN BRONCHUS 으뜸기관지
C PULMONARY ARTERY 허파동맥
D PULMONARY VEIN 허파정맥
E PULMONARY LIGAMENT 허파인대

GROOVES MADE BY 압흔

F APEX 허파꼭대기
G BRACHIOCEPHALIC VEIN 팔머리정맥
H SUP. VENA CAVA 위대정맥
I SUBCLAVIAN ARTERY 빗장밑동맥
J AZYGOS VEIN 홀정맥
K AORTA 대동맥
L HEART 심장
M INF. VENA CAVA 아래대정맥
N TRACHEA AND ESOPHAGUS 기관·식도
O DIAPHRAGM SURFACE 가로막면
P CARDIAC NOTCH 심장패임

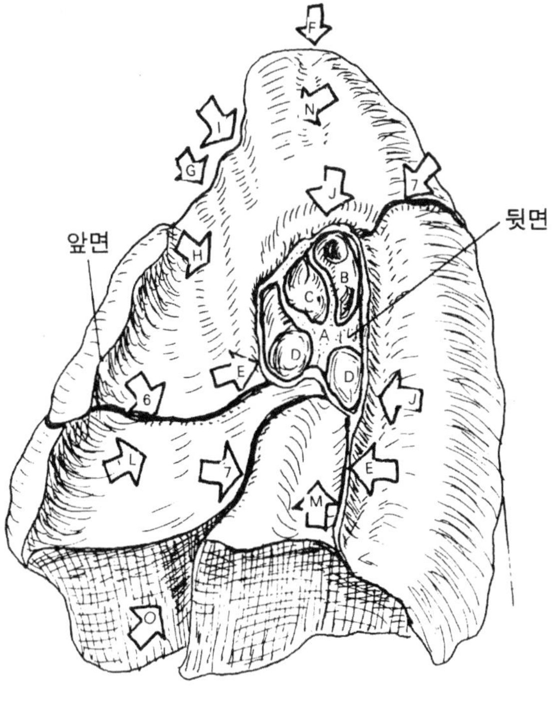

오른 허파(가슴세로면)

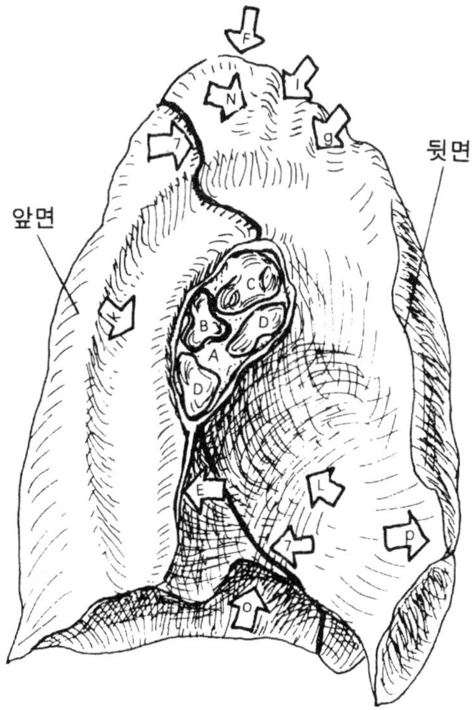

왼허파(가슴세로면)

★ 허파 LUNG
- 무게 ; 약 500−600g, 높이 약 25cm
- 빛깔 : 신생아 담홍색, 성인 회백색
- 허파꼭대기 Apex는 빗장뼈보다 3−5cm 위로 솟아 있으며, 허파바닥은 가로막에 얹혀있다.

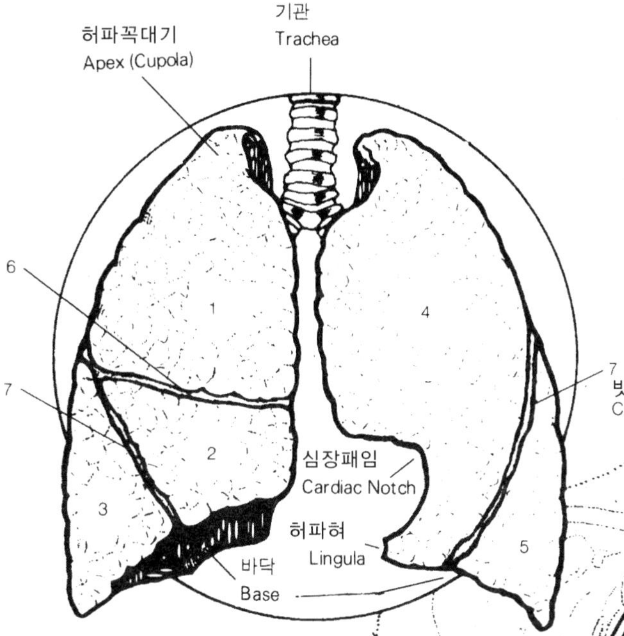

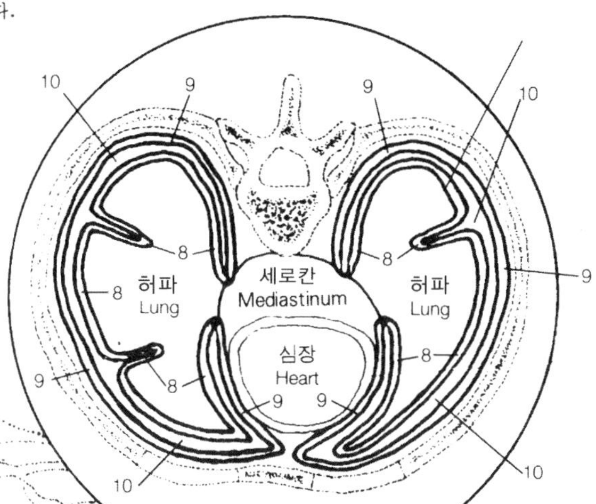

가슴우리-횡단면

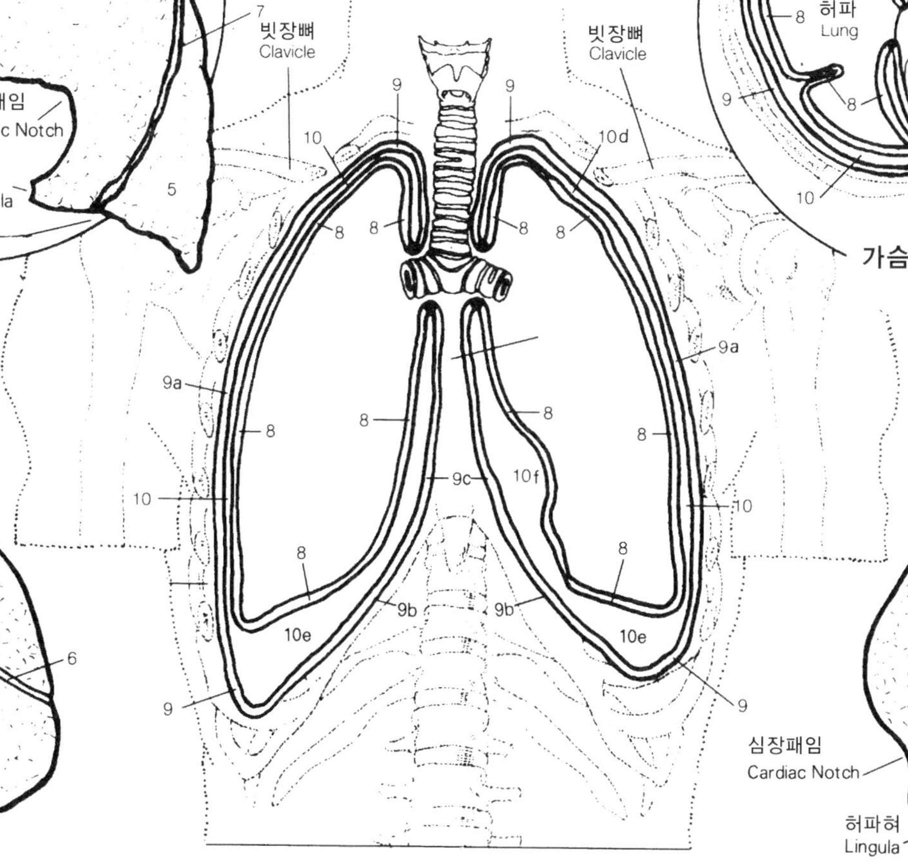

가슴막

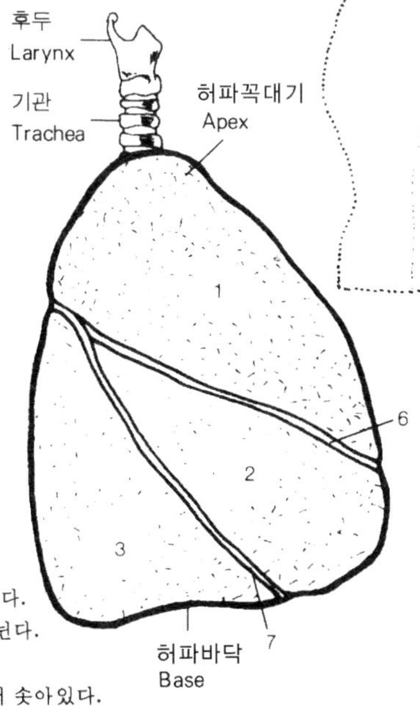

★ 오른허파 RIGHT LUNG
- 3개의 허파엽으로 구성된다.
- 10개의 허파구역으로 나뉜다.
- 왼허파보다 짧고 무겁다.
- 왼허파보다 빗장뼈위로 더 솟아있다. (간 Liver 때문)

오른허파 −갈비뼈면−

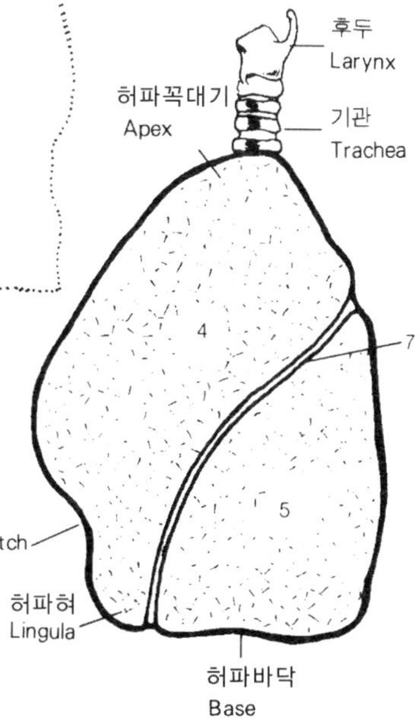

왼허파 −갈비뼈면−

★ 왼허파 LEFT LUNG
- 두개의 허파엽으로 구성된다.
- 8개의 허파구역으로 나뉜다.
- 오른허파보다 길고 가볍다.
- 심장패임이 현저하다.
- 허파혀 Lingula가 있다.

8–8

호흡기계통 RESPIRATORY SYSTEM : 하기도 LOWER RESPIRATORY TRACT
가슴막안 Pleural Cavity, 가슴세로칸 Mediastinum, 호흡운동 Respiratory Movement

흡기근=따뜻한색
호기근=차가운색

■ 허파문 HILUS
양 허파의 내측면 거의 중앙에 허파쪽 가슴막이 없는 부분으로, 이곳에는 기관지, 허파동·정맥, 신경, 림프관이 출입하는 곳이다.

■ 가슴막안 PLEURAL CAVITY
가슴막내면을 덮는 벽쪽흉막과 허파면을싸는 허파쪽가슴막사이의 좁은 틈을 가슴막안 이라 하며, 가슴막액이 들어 있다.

■ 가슴막액 PLEURAL FLUID
허파의 확장, 수축시에 마찰을 방지하기위한 윤활제 역할을 한다. 가슴막염Pleuritis때 허파쪽가슴막, 벽쪽가슴막이 유착되거나 가슴막액이 증가한다.

■ 가슴막천자 PLEURAL PUNCTURE
가슴막은 가슴의 옆구리 부분에서는 대략 열번째 갈비뼈높이에까지 내려와 있고 허파는 깊이 숨을 들여마시는 흡기를 했더라도 그 아래 끝이 여덟째 갈비뼈높이에까지 밖에 내려가지 않으므로 여덟째 갈비뼈와 열번째 갈비뼈 사이에는 가슴막안 속에 허파가 없는 공간이 생긴다. 이 부위를 가슴오목 Pleural Recess이라 하며, 여기서 막오목액체 또는 공기를 뽑는다.

가슴세로칸의 구분 및 내용물

SM | SUP. MEDIASTINUM 위가슴세로칸 |

복장뼈각에서 수평으로 그은 선보다 위쪽 부분으로서, 기관·식도·가슴샘·대동맥·위대정맥 등이 들어 있다.

AM | ANT. MEDIASTINUM 앞가슴세로칸 |

가슴막과 앞가슴벽 사이이며 가슴샘·내흉동·정맥 등이 간직되어 있다.

MM | MID. MEDIASTINUM 중간가슴세로칸 |

심장이 차지하는 중앙부이다.

PM | POST. MEDIASTINUM 뒷가슴세로칸 |

심장후면과 척추 사이로서 식도·미주신경·대동맥·가슴관 등이 들어 있다.

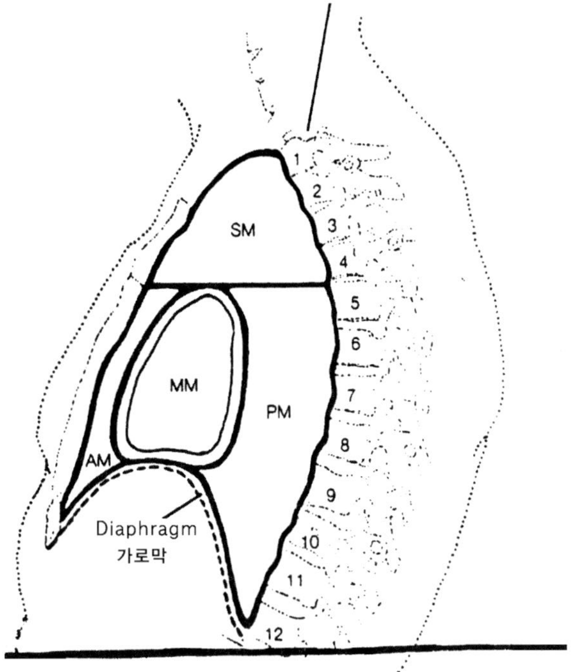

가슴막 · 가슴세로칸

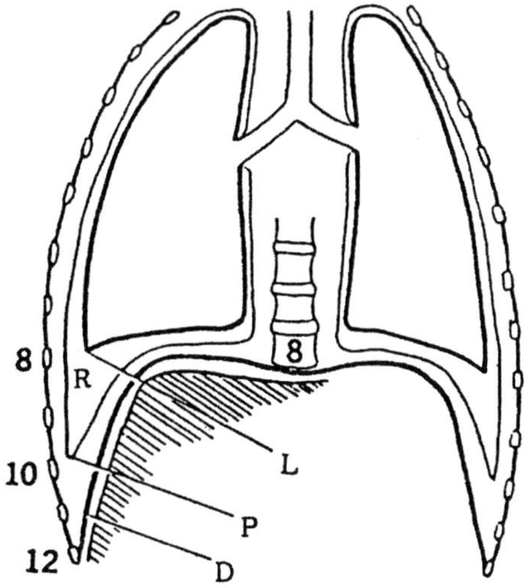

가슴막 및 허파의 가쪽 가슴벽에서의 높이
L : 허파의 아래끝 P : 가슴막의 아래끝
D : 가로막 R : 가슴막오목

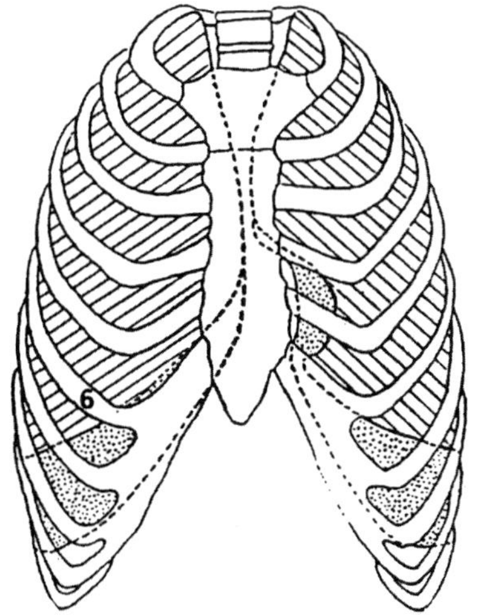

허파(빗금친 부분)의 윤곽과 가슴막(점찍은 부분)의 윤곽(6 : 여섯째갈비뼈)

■ 흡기운동 INSPIRATORY MOVEMENT

• 안정호흡에 있어서 흡기운동은 바깥갈비사이근 External Intercostal Muscle이 능동적으로 수축하여 갈비와 복장뼈가 위와 바깥쪽으로 이동하고, 가로막이 수축하여 아래로 내려감으로써 가슴우리의 폭과 깊이가 증가하여 가슴우리의 용량이 증가하여 일어난다.

• 노력성 흡기운동은 코안과 성문주위의 근육들이 수축하여 허파로 공기가들어가는 것을 돕고, 목부위의 근육수축으로 제1갈비뼈를 위로 올리고 복장뼈를 앞쪽으로 이동시켜 가슴우리 용량을 안정시 흡기보다 더 증가시켜서 일어난다.

■ 호기운동 EXPIRATORY MOVEMENT

• 안정호기운동은바깥갈비사이근 External Intercostal Muscle이 이완되어 갈비뼈와 복장뼈가 아래와 안쪽으로 이동하고, 가로막이 이완되어 위로 올라감으로 가슴우리의 폭과 깊이가 감소되어 가슴우리의 용량이 감소되어 일어난다.

• 노력성호기운동은 속갈비사이근 Internal Intercostal Muscle 수축으로 갈비뼈를 능동적으로 더 끌어 올려 가슴우리의 용량을 안정시보다 더 감소시킴으로써 일어난다.

RESPIRATORY MOVEMENT 호흡운동

A INSPIRATION 흡기

a EXT. INTERCOSTAL MUSCLE 바깥갈비사이근

b INSPIRATION 흡기

b′ EXPIRATION 호기

호흡작용의 75%를 가로막이 한다.

c EXPANDED THORAX 확장된 가슴우리

B EXPIRATION 호기

d INT. INTERCOSTAL MUSCLE 속갈비사이근

e THORAX AT REST 안정시가슴우리

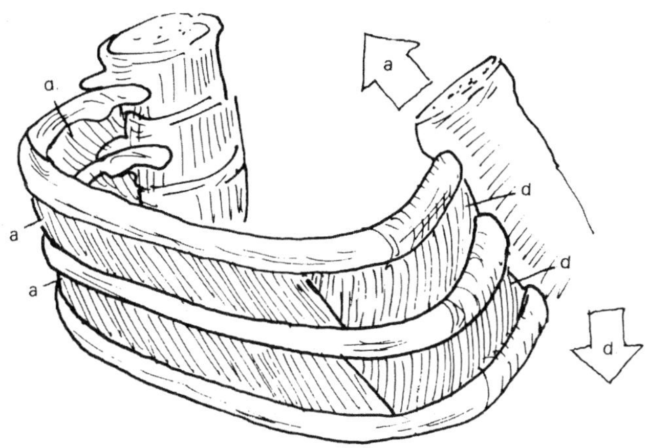

갈비사이근의 움직임

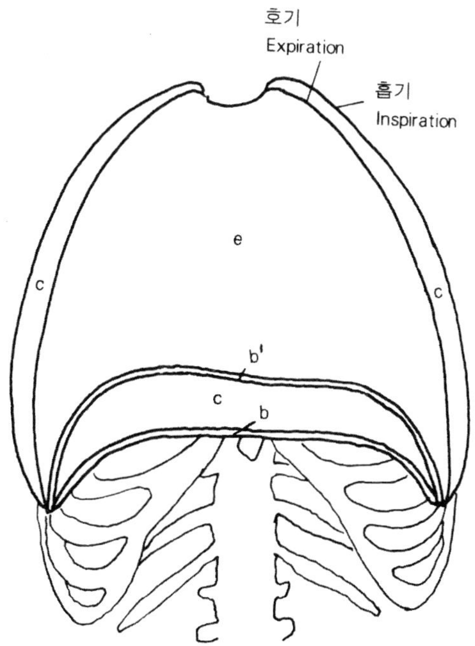

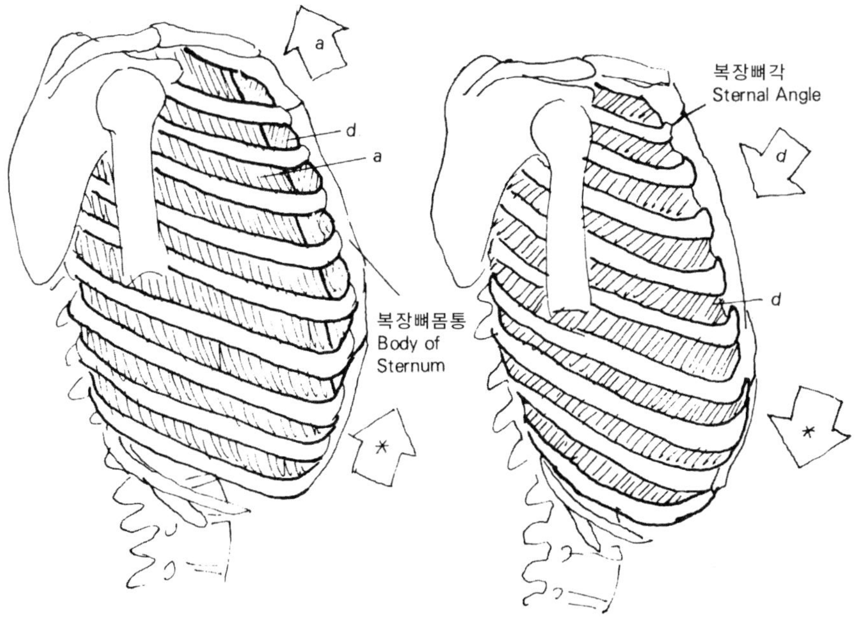

호흡운동

제 9 장 비뇨기계통

Urinary System

배설기관 및 배설물질

배설기관 SYSTEM ORGANS	배설물질 ELIMINATION
비뇨기계통 URINARY SYSTEM (콩팥 KIDNEY)	• 질소성 산물 • 독소(TOXINS) • 물 • 전해질
외피 COMMON INTEGUMENT (피부 SKIN)	• 물 • 무기염(MINERAL SALTS) • 소량의 질소 산물
호흡기계통 RESPIRATORY SYSTEM (허파 LUNG)	• CO_2 • 물
소화기계통 DIGESTIVE SYSTEM (위장관 G-I TRACT)	• 소화산물 : 셀룰로즈 등 • 대사산물 : 쓸개즙, 색소 등

＊ 비뇨기계통 URINARY SYSTEM
여과를 담당하는 콩팥 Kidney, 형성된 오줌 Urine을 방광으로 내려보내는 요관 Ureter, 오줌을 저장하는 방광 Bladder, 저장된 오줌을 내보내는 요도 Urethra로 구성된다.

■ 신진대사로 인해 형성되는 대사산물, 즉 노폐물 중에 Gas 성분은 호흡기계통을 통해 몸밖으로 배출되며, 소화되지 않은 반고체의 찌꺼기는 소화기계통을 통해 체외로 배출되나 질소를 주성분으로 한 요소・요산 등 수용성인 것은 액체상태로 되어 비뇨기계통 및 피부를 통해서 몸 밖으로 나간다.

■ 비뇨기계통은 단순한 배설작용 뿐 아니라 혈액중의 성분, 삼투압, pH 및 총혈액량을 조절하는데 협력하는 중대한 기능을 갖고 있다.

■ 인체에 불필요하고 해로운 물질을 제거할 뿐 아니라 수분, 염분 및 당분등 인체에 늘 필요한 물질들까지도 혈중의 양을 조절하기 위해 배출하기도 한다.

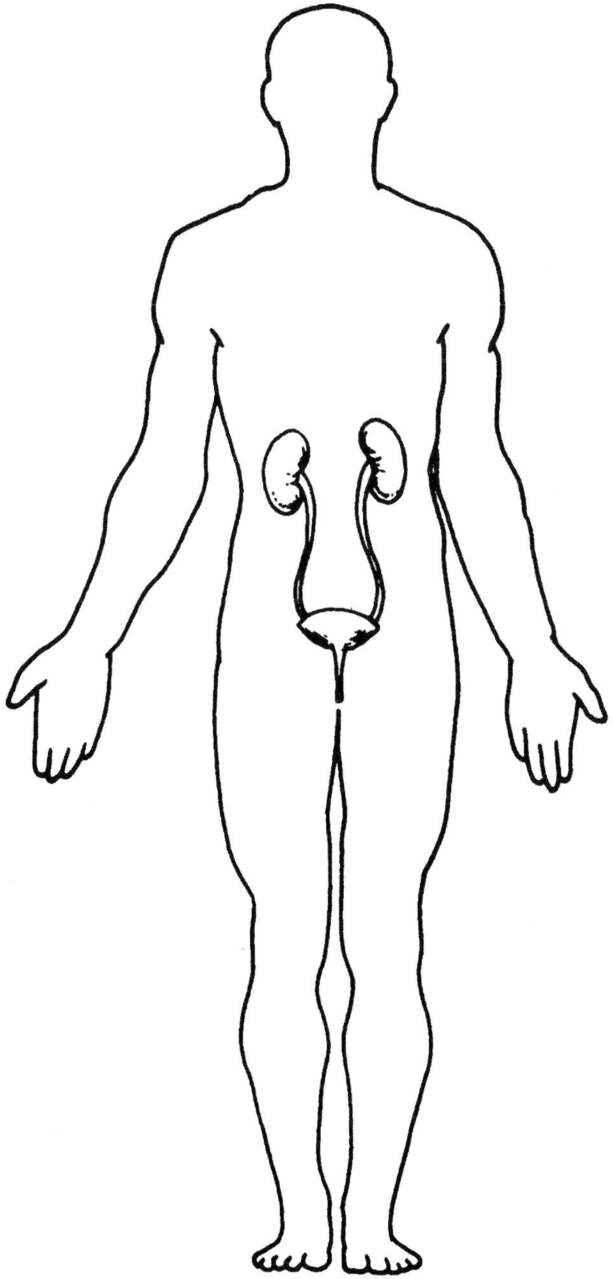

앞면

비뇨기계통 구성
. 콩팥 Kidney 요관 Ureter . 방광 Urinary Bladder 요도 Urethra

비뇨기계통 기능
・혈액중에 필요없는 산물이나 해로운 물질들을 제거한다. ・혈액의 삼투압과 pH를 조절한다. ・총혈액량을 조절한다. ・혈장의 조성을 조절한다.

단원 색칠 안내
・겉질 = 옅은 밤색 ・속질 = 흙갈색 ・동맥계통 = 따뜻한 색 ・정맥계통 = 차가운 색

A=회색 B=크림색
C=분홍 D=노랑

비뇨기계통 URINARY SYSTEM : 일반적구성 GENERAL ORGANIZATION

비뇨관 Urinary Tract

＊ 신장 Kidney

복막뒤장기 Retroperitoneal Organ의 하나로 좌・우 한개씩 척추 양쪽에 놓여 있으며, 제12등뼈와 제2허리뼈 사이에 위치한다.

- 오른콩팥 Right Kidney은 바로 위에 간이 있어 실제로는 왼쪽콩팥이 약간 더 높이 위치하고 있다.
- 전체적으로 강낭콩 Bean 모양이며 길이 약 10cm, 무게 115～170gm 가량이다.

＊ 요관 Ureter

콩팥깔대기 Renal Pelvis에서 시작하여 콩팥문 Hilus을 나와 복막뒤 공간을 따라 방광까지 이어지는 길이 25～30cm, 직경 약 3～6mm 가량되는 가는 근육성관이다. 이 요관에는 3곳의 협부가 있어 콩팥결석이 가끔 요관내로 내려가서 정체됨으로써 콩팥산통 Renal Colic pain을 일으킨다.

＊ 방광 Bladder

요관에서 흘러 들어온 오줌을 한동안 저장하였다가 요도로 배출하는 장기이다. 방광의 용량은 평균 500cc 정도이다. 최대용량은 800～1000cc, 여성은 남성의 5/6정도이며, 두께는 3～6mm이다.

＊ 요도 Urethra

방광에서 체외로 연결하는 관으로 남성은 그 길이가 약 20cm, 여성은 약 3cm가량이다. 남성의 요도는 3부분으로 나눌 수 있다.

COMPONENTS 비뇨기계통의 구성

- A 2 KIDNEYS 콩팥
- B 2 URETERS 요관
- C 1 URINARY BLADDER 방광
- D 1 URETHRA 요도

3 MALE URETHRA 남성요도의 구분

① PROSTATIC PORTION 전립샘부분
② MEMBRANOUS PORTION 막부분
③ SPONGY PORTION 해면체부분
(CAVERNOUS PORTION)

★3 CONSTRICTIONS OF THE URETER
요관의 협착부분

① URETEROPELVIC JUNCTION
② CROSSED VESSELS
③ BLADDER JUNCTION

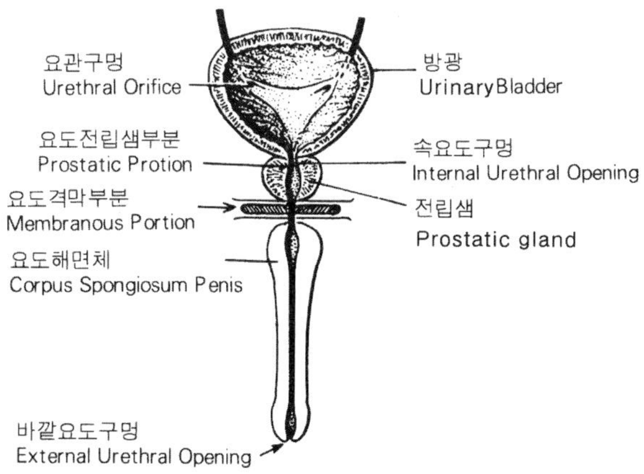

남성요로계통

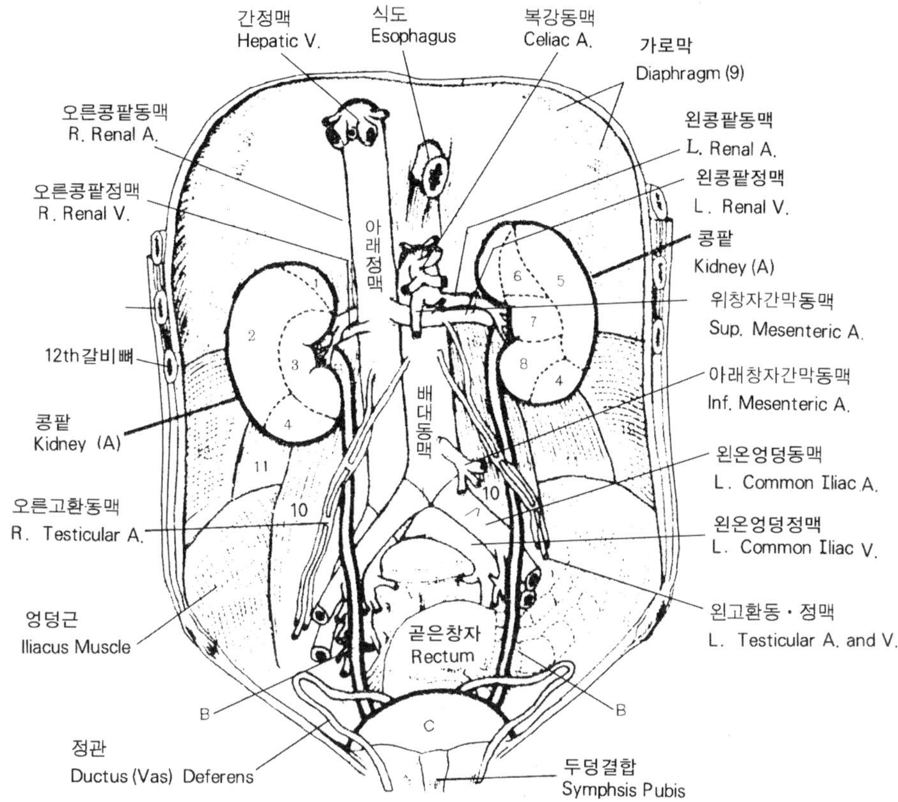

타장기와의 접촉관계

RIGHT KIDNEY 오른콩팥	LEFT KIDNEY 왼콩팥
1 ADRENAL GLAND 부신 (SUPRARENAL GLAND)	5 SPLEEN 지라
	6 STOMACH 위
2 LIVER 간	7 PANCREAS 이자
3 DUODENUM 샘창자	8 JEJUNUM 빈창자
4 COLON 잘록창자	

MUSCLE 근육

- 9 DIAPHRAGM 가로막
- 10 PSOAS MUSCLE 허리근
- 11 QUADRATUS LUMBORUM MUSCLE 허리네모근
- 12 TRANSVERSE ABDOMINUS 배가로근

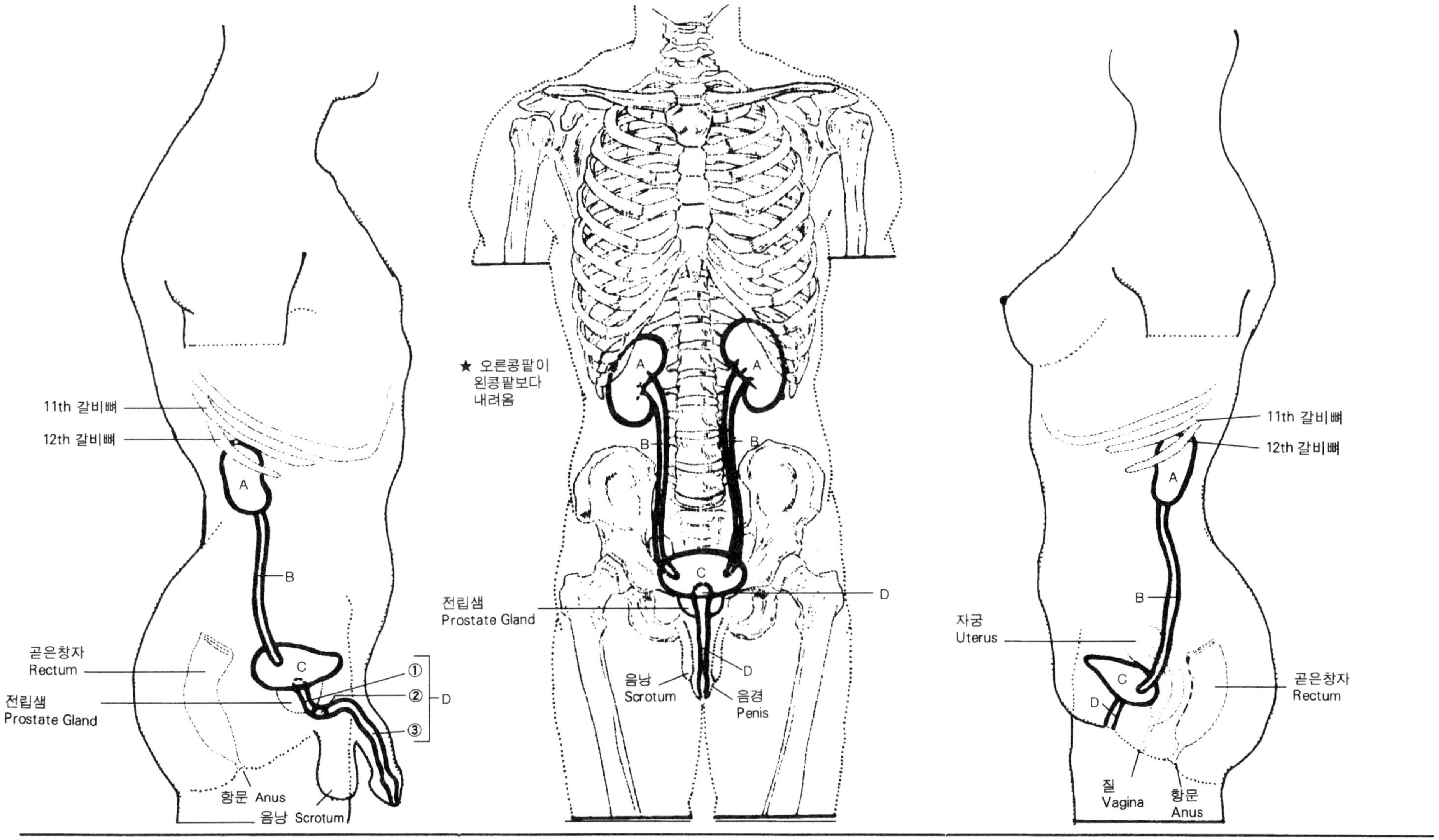

오른가쪽면(남성)

앞면(남성)

왼가쪽면(여성)

9−1

9-2

비뇨기계통 URINARY SYSTEM : 콩팥 KIDNEY
육안해부 Gross Anatomy

2=노랑 8=엷은갈색 9=분홍
10=흙갈색 12=귤색 13~14=차가운색
16=크림색

■ 주변조직 Surrounding Tissue

콩팥은 두꺼운 지방결합조직인 콩팥주위지방 Perirenal Fat이 콩팥 피막 Renal Capsule을 싸고 있어 충격흡수의 역할을 하며, 성긴결합조직인 콩팥근막 Renal Fascia은 콩팥과 부신을 함께 싸고 주위에 고정시킨다.

★ 유주신 Movable Kidney

콩팥은 주위와 느슨하게 고정되어 있기 때문에 종종 그 위치가 변위되기도 한다. 이때 콩팥의 위치고정이 잘 되지 않고 이동범위가 큰 것을 부유콩팥 Floating Kidney이라 하며, 야윈 여성에게서 많다.

■ 콩팥문 Hilus

내측모서리의 약간 오목한 곳을 말하며, 요관, 동·정맥, 신경등의 출입구가 되고 콩팥굴 Renal Sinus으로 이어진다.

★ 복막뒤장기 Retroperitoneal Organ

복막 뒤벽을 덮는 벽쪽복막보다 뒤, 즉 복막뒤공간 Retroperitoneal Space에 있는 기관을 말한다. 콩팥은 여기에 속한다.

GROSS ANATOMY 육안해부

3 SURROUNDING TISSUE LAYERS 주변조직층

1 RENAL FASCIA 콩팥근막 : 바깥

2 ADIPOSE CAPSULE 지방피막 : 중간

3 FIBROUS CAPSULE 섬유피막 : 속

CAVITIES 강

4 HILUS(HILUM) 콩팥문

5 RENAL SINUS 콩팥굴

BLOOD VESSELS 혈관

6 RENAL ARTERY 콩팥동맥

7 RENAL VEIN 콩팥정맥

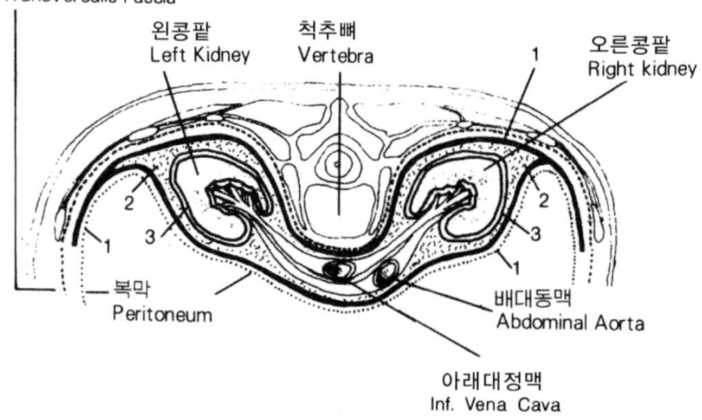

뒤복막 근막

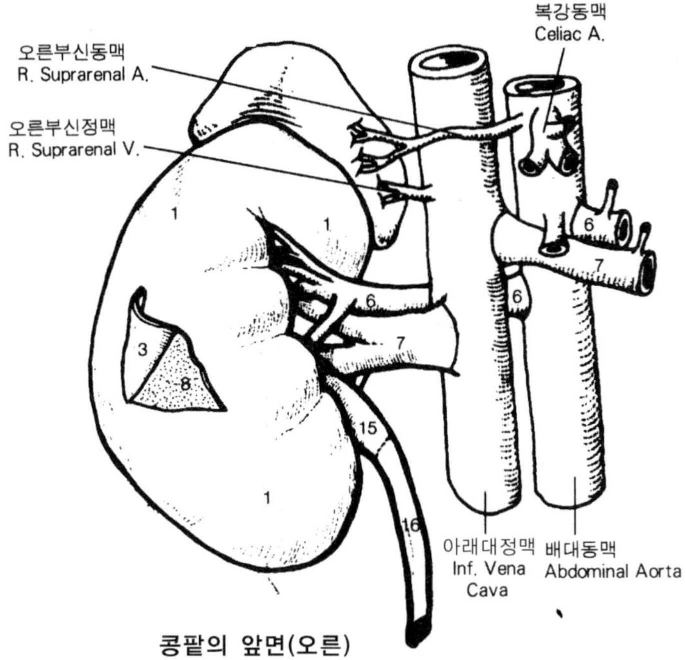

콩팥의 앞면(오른)

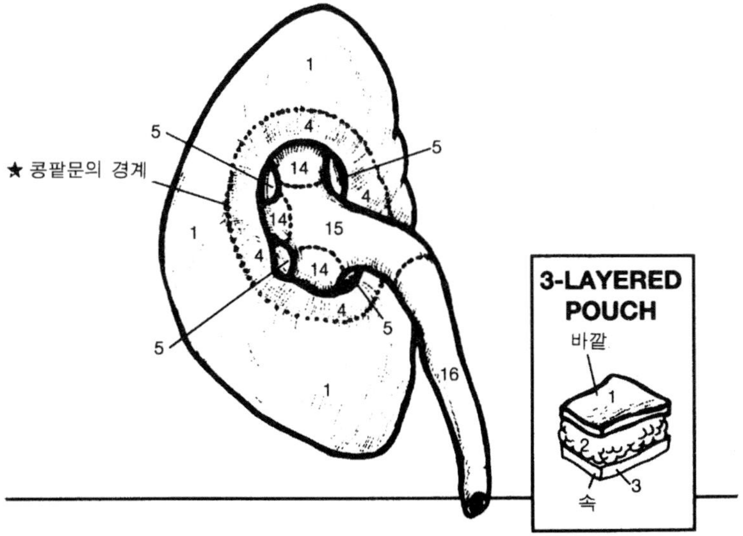

콩팥의 안쪽면(오른)

* **콩팥 KIDNEY**
콩팥의 실질은 바깥쪽의 콩팥겉질과 안쪽의 콩팥속질로 구분된다.

■ **겉질 Cortex**
콩팥실질의 바깥부분으로 적갈색이고, 속질과 콩팥겉막 사이에 있다. 피라밋 사이의 부분을 콩팥기둥 Renal Column이라 한다. 겉질은 속질보다 색이 연하고 둥근 콩팥소체 Renal Corpuscles가 많기 때문에 미세한 과립모양이다.

■ **속질 Medulla**
실질에서 안쪽의 흑갈색 부분으로 8−18개의 원추형 피라밋 Pyramid로 구성된다. 속질 피라밋의 바닥은 겉질과 닿아 있고, 꼭대기Apex은 콩팥굴Hilus 속으로 뻗어 있으며, 콩팥유두Renal Papilla 끝으로 개구한다.

■ **콩팥굴 Renal Sinus**
콩팥문 Hilus 주위의 오줌 집합부를 말하며, 이는 약 7~13개의 작은술잔과 2~3개의 큰술잔 Major Calyces으로 구성되어 있다.

■ **작은술잔 Minor Calyx**
콩팥세관의 집합관 Collecting Tube이 콩팥유두 Renal Papilla를 통하여 작은술잔내에 열려있다.
1개의 작은술잔은 1~3개의 콩팥유두를 에워싸며, 몇개씩의 작은술잔이 합하여 2~3개의 큰술잔 Major Calyces을 이룬다.

■ **큰술잔 Major Calyx**
작은술잔 Minor Calyces이 모여 이루어지며, 몇개의 큰술잔이 모여서 콩팥깔때기 Renal Pelvis를 이루어 요관 Ureter에 연결된다.

INTERNAL STRUCTURES 속구조

OUTER PERIPHERAL PART 바깥주변부분

8 CORTEX 겉질

9 RENAL COLUMNS 콩팥기둥
: 피라밋 사이의 겉질이다.

10 RENAL MEDULLA 속질
(RENAL PYRAMID 콩팥피라밋)

11 RENAL PAPILLAE 콩팥유두
: 피라밋 끝으로 작은 술잔에 돌출된다.

12 FAT 지방 : 콩팥기둥 밑에 있다.

INNER CENTRAL PART 속중심부분

13 MINOR CALYCES 작은술잔

14 MAJOR CALYCES 큰술잔

15 RENAL PELVIS 콩팥갈때기

16 URETER 요관

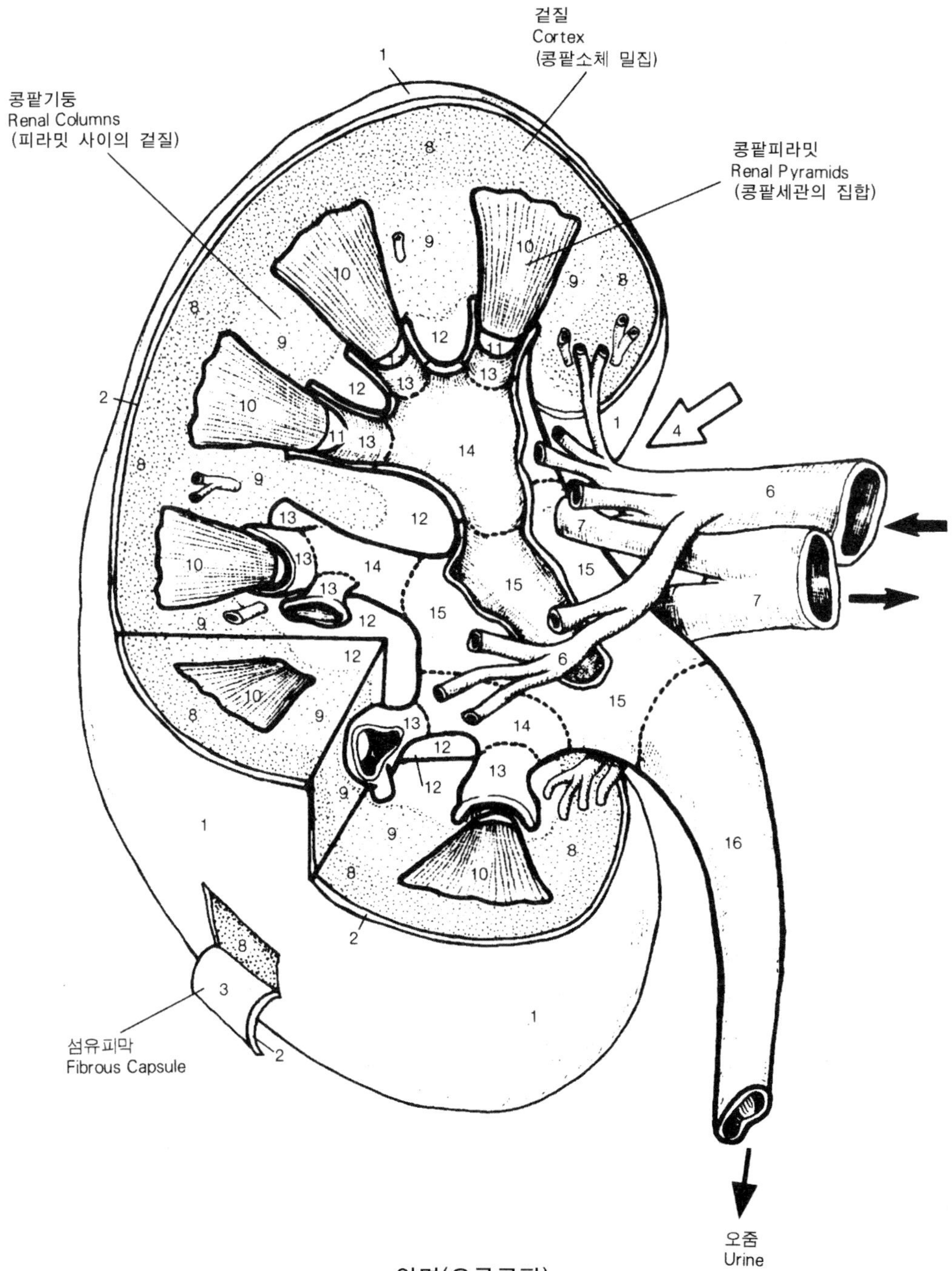

앞면(오른콩팥)

비뇨기계통 URINARY SYSTEM : 콩팥 KIDNEY
현미해부 Microscopic Anatomy

6-7=차가운색 8=주황
9=엷은파랑 11=따뜻한색

*** 콩팥단위 NEPHRON**
혈액에서 오줌을 걸러내는데 필요한 구조상 및 기능상의 단위로서 1개의 콩팥에 약 100~300만개가량 있으며, 콩팥소체와 콩팥세관으로 나뉜다.

■ 콩팥소체 Renal Corpuscle
동맥성 모세혈관뭉치 토리와 이를 싼 토리주머니(보우만 주머니)로 구성된다.

- **토리 Glomerulus**
들세동맥이 토리주머니의 혈관극 Vascular Pole으로부터 들어가 여러가닥의 모세혈관으로 나뉜 다음 다시 모여 1개의 날세동맥이 되어 혈관극을 나온다.
- **토리주머니 Bowman's Capsule**
내외 두겹으로 속막은 모세혈관벽을 직접 싸고, 바깥막은 속막과의 좁은 틈을 두고 토리에서 걸러져 나오는 오줌성분을 받아 들인다.

■ 콩팥세관 Renal Tubule
직경 20~30μ, 전체길이 4~7cm로 토리 주머니와 요관극에서 시작하여 겉질내에서 몸쪽곱슬세관을 이루고, 속질내에서 콩팥단위고리 Henle's Loop를 만든 다음, 겉질내 콩팥소체 근처에서 먼쪽곱슬세관에 이어진다.

*** 집합세관 COLLECTING RENAL TUBULE**
콩팥단위와발생이 다른 부분으로, 먼쪽곱슬세관을 받으며 속질내로 내려가 콩팥유두에서 더 큰 유두관을 이루어 작은술잔에 개구한다.

NEPHRON콩팥단위(I and II)

I RENAL CORPUSCLE 콩팥소체 (MALPIGHIAN CORPUSCLE)

II RENAL TUBULE 콩팥세관

RENAL TUBULE 콩팥세관

1 PROXIMAL CONVOLUTED TUBULE 몸쪽곱슬세관

2 PROXIMAL STRAIGHT TUBULE 몸쪽곧은세관

3 LOOP OF HENLE 콩팥단위고리

4 DISTAL STRAIGHT TUBULE 먼쪽곧은세관

5 DISTAL CONVOLUTED TUBULE 먼쪽곱슬세관

6 COLLECTING TUBULE 집합세관

7 PAPILLARY DUCT 유두관 (COLLECTING DUCT) 집합관

RENAL CORPUSCLE 콩팥토리

8 GLOMERULUS 토리

9 BOWMAN'S CAPSULE 토리주머니

10 AFFERENT ARTERIOLE 들세동맥

11 EFFERENT ARTERIOLE 날세동맥

GLOMERULUS 토리

a CAPILLARY ENDOTHELIUM 모세상피

b BASEMENT MEMBRANE 바닥막

BOWMAN'S CAPSULE 토리 주머니

c VISCERAL LAYER 장쪽층

d BOWMAN'S SPACE 토리공간

e PARIETAL LAYER 벽쪽층

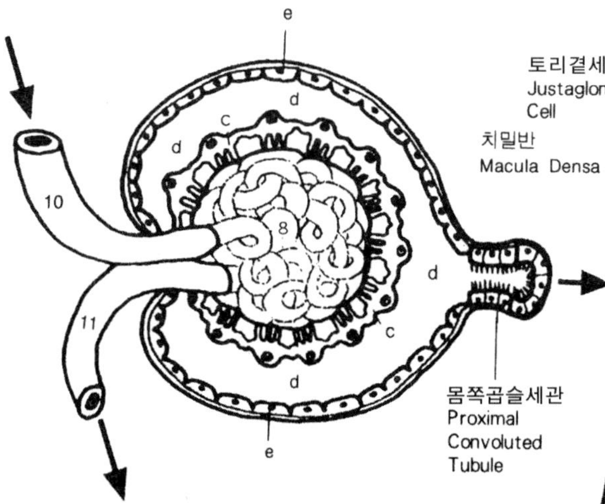

토리 주머니

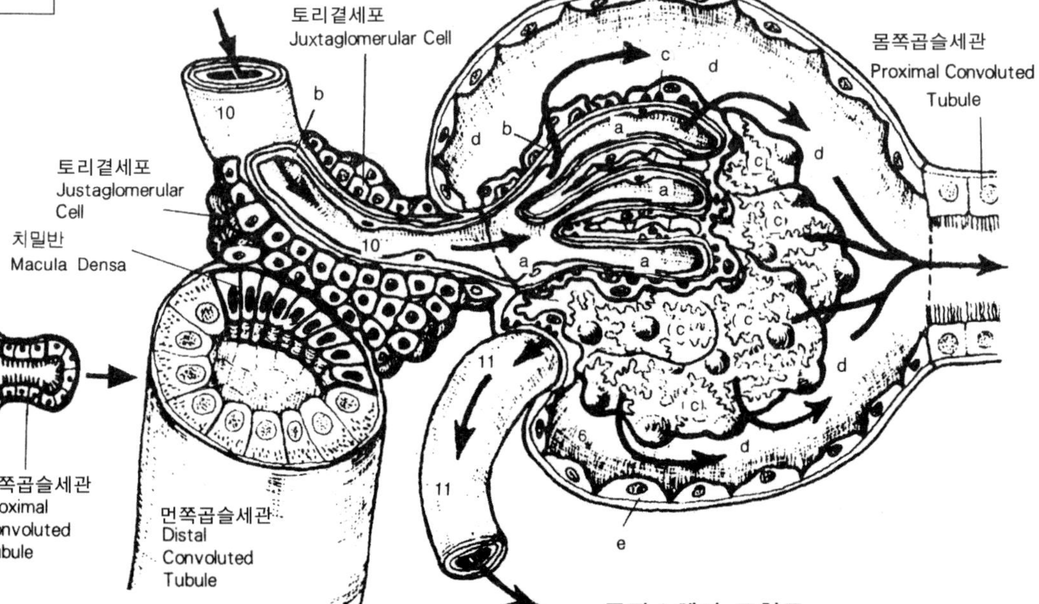

콩팥소체의 모형도

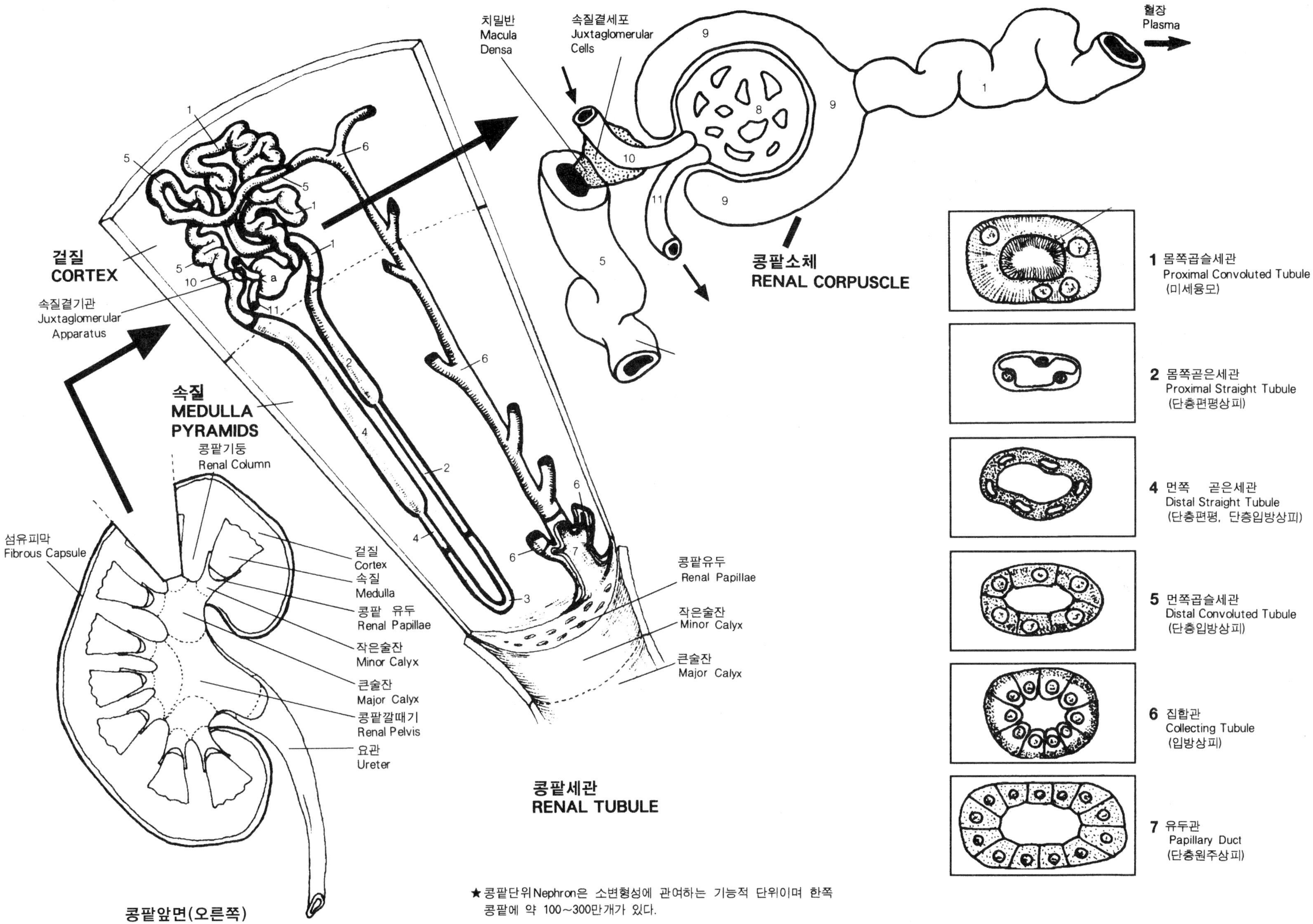

★콩팥단위Nephron은 소변형성에 관여하는 기능적 단위이며 한쪽 콩팥에 약 100~300만개가 있다.

9–4

비뇨기계통 URINARY SYSTEM : 콩팥 KIDNEY
혈관구조와 순환 Vascular Structure and Circulation

1–8=빨강색계통, 따뜻한색
9–11=엷은자주색계통
13–17=파랑, 차가운색

*** 콩팥혈관 RENAL VESSELS**

혈중에 있는 노폐물을 정화하기 위하여 왼심실에서 밀어내는 혈액량의 25%가 여과를 위하여 콩팥에 배분된다.

- 들세동맥을 통해 들어오는 혈류는 1분간 1~1.2 ℓ 가량이다.
- 간이나 허파의 혈관은 기능혈관과 영양혈관이 따로 있는데 비해, 콩팥의 혈관은 단 하나인 콩팥동맥이 오줌의 생산과 영양공급을 동시에 한다.

★ 여과 Filtration

양쪽 콩팥의 콩팥소체 Renal Corpuscle의 총수는 대략 200만개이고, 토리의 Glomerulus의 연표면적은 대략 0.76m² 가량으로서 이 넓은 면에서 끊임없이 여과가 일어나고 있다.

- 들동맥으로 들어오는 혈액의 압력은 다른 모세혈관 압력의 2배인 70mmHg로 매분 1200ml씩 토리로 들어 온다. 이곳에서 매분당 120ml의 여과가 일어나 날동맥으로 1080ml의 농축된 혈액이 매분 흘러 나간다.
- 1일 100~150 ℓ 의 묽은 여과물이 매일 양쪽 콩팥의 토리에서 형성된다.
- 토리 안에서 투과되어 나가지 못하는 성분들은 혈구, 지방 그리고 단백질과 같이 큰 분자의 물질이다.

■ 콩팥단위 Nephron

위치에 따라 두 형태가 있다. 대부분 겉질에 있는 겉질콩팥단위 Cortical Nephron이며, 일부는 속질결콩판단위 Juxtamedullary Nephron이라 하는데, 겉질과 속질 접합부위에 있다.

콩팥동맥안으로

콩팥정맥안으로

동맥흐름

1 RENAL A. 콩팥동맥
2 SEGMENTAL A. 구역동맥
3 INTERLOBAR A. 엽사이 동맥
4 ARCUATE A. 활꼴동맥
5 INTERLOBULAR A. 소엽사이동맥
6 AFFERENT ARTERIOLE 들세동맥
7 GLOMERULUS 토리
8 EFFERENT ARTERIOLE 날세동맥
9 PERITUBULAR CAPILLARIES 세관주위모세혈관
10 VASA RECTI 곧은혈관

정맥흐름

17 RENAL V. 콩팥정맥
16 SEGMENTAL V. 구역정맥
15 INTERLOBAR V. 엽사이정맥
14 ARCUATE V. 활꼴정맥
13 INTERLOBULAR V. 소엽사이정맥
12 PERITUBULAR CAPILLARIES 세관주위 모세관
11 VASA RECTI 곧은 혈관

★ 물의재흡수 Water Reabsorption

물은 세뇨관 세포에 의해 능동적으로 재흡수되지 않는다. 물의 이동은 능동적인 용질의 이동에 의한 삼투압 경사에 따라 수동적이동이 일어난다.

- Henle's고리 하행각은 수분투과도가 크고 상행각은 Na^+와 Cl^-이 재흡수되어 이결과 수질조직내의 삼투압이 높아져서 하행각의 물이 재흡수된다.

★ 농축 Concentration

심장은 하루에 9,000 ℓ 의 혈액을 박출해 내는데, 그 중 20%인 1,800 ℓ 가 콩팥에 도달하여 다시 그 중 1/10인 180 ℓ 가 여과되어 콩팥세관으로 들어간다. 이곳에서 여과된 것의 80%는 몸쪽세관에서, 20%는 먼쪽세관과 집합관에서 대부분이(179 ℓ 가량) 재흡수되고 하루에 약 1 ℓ 가량만이 소변이 되어 콩팥을 떠난다.

속질곁콩팥단위 JUXTAMEDULLARY NEPHRON 겉질콩팥단위 CORTICAL NEPHRON

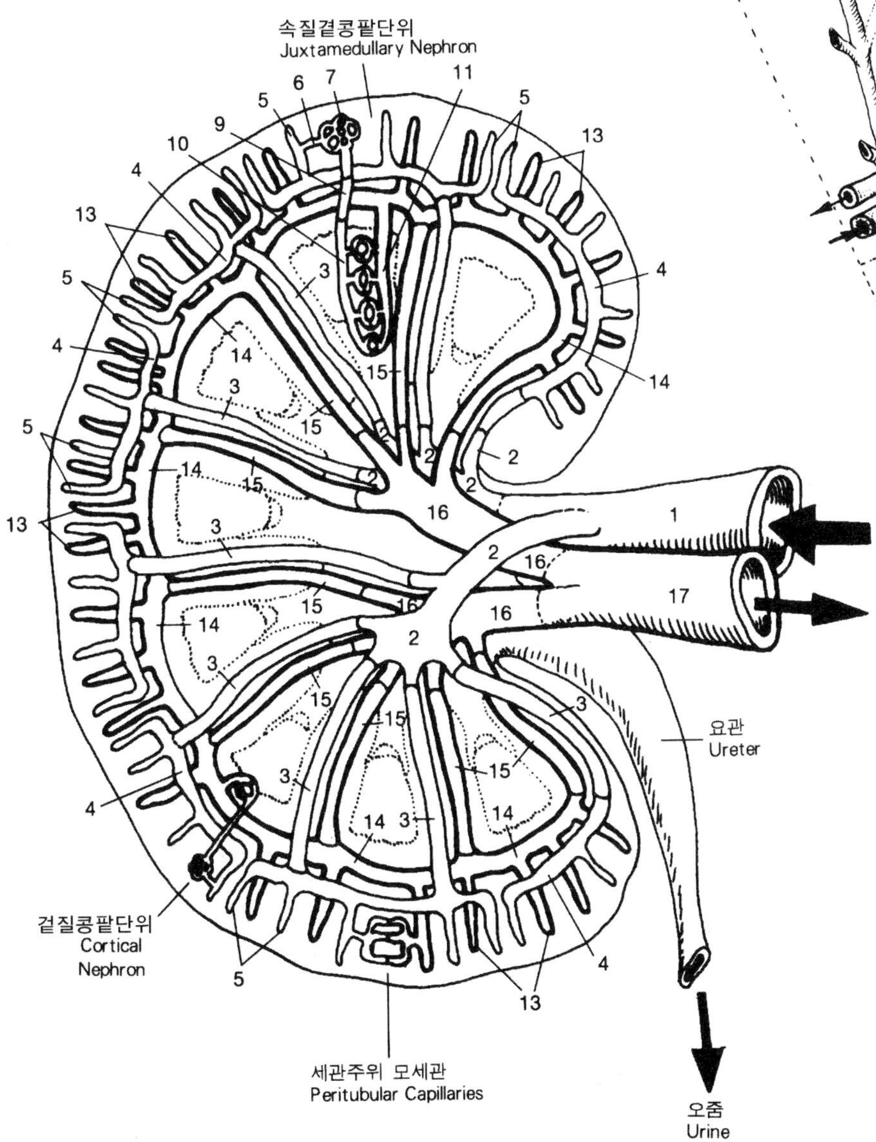

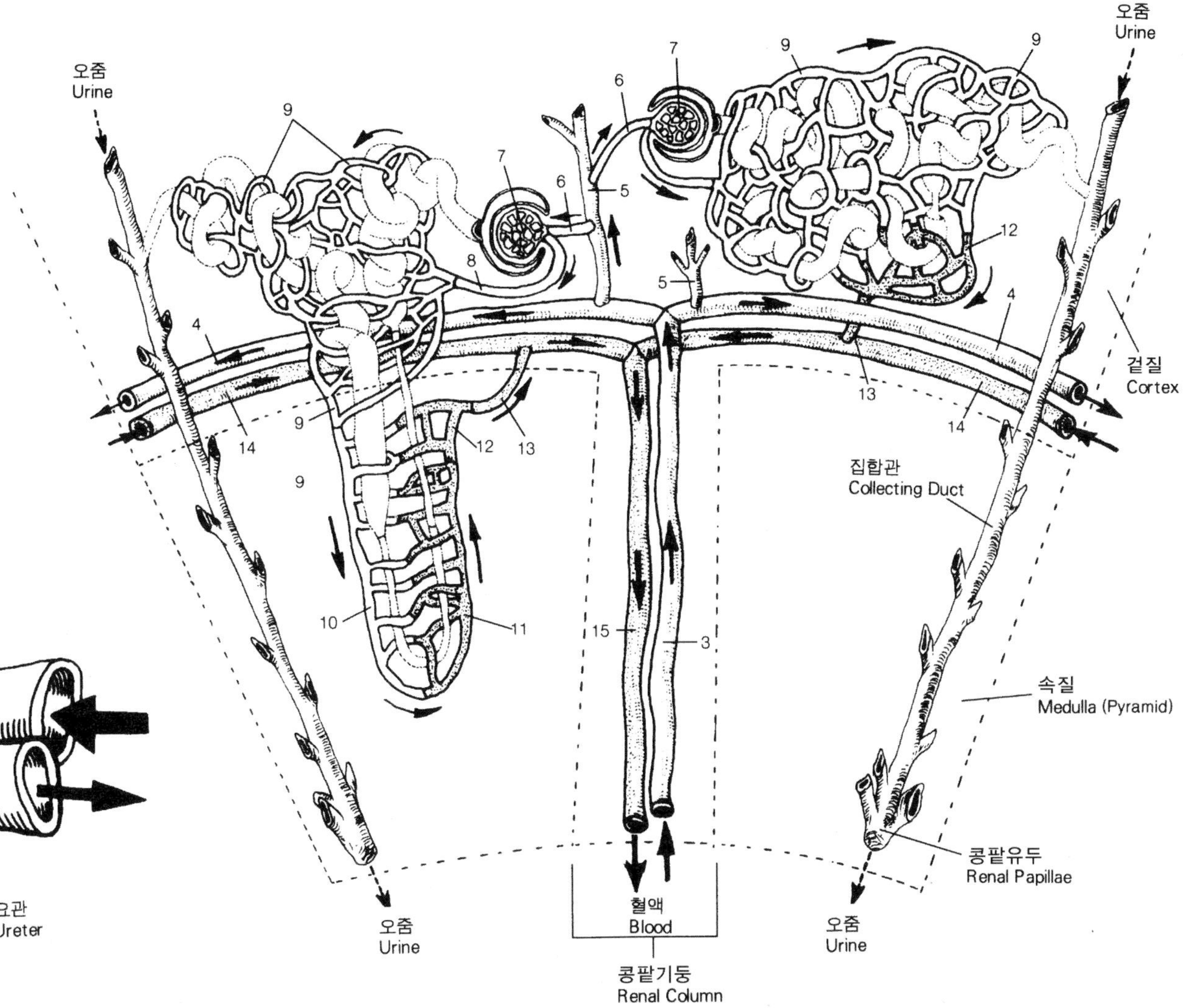

콩팥의 혈관구조와 순환

9-5

비뇨기계통 URINARY SYSTEM : 요관 URETER 방광 URINARY BLADDER, 요도 URETHRA

B=크림색　C=분홍　D=노랑
7, 9, 10=빨강·오렌지색

B 2 URETERS 요관

C 1 URINARY BLADDER 방광

D 1 URETHRA 요도 : 남성

1 2 URETERAL ORIFICES 요관구멍

* 요관 URETER : 한쌍의 근육성기관으로 길이 25-30cm이며, 콩팥에서 만들어진 오줌을 방광으로 보내는 복막뒤장기로 배안부분과 골반부분으로 나뉘어진다.

• 요관을 콩팥깔때기 Renal Pelvis와 고유뇨관 Ureter Proper의 두부분으로 되어 있으며, 요관구멍 Ureteral Orifice이 방광바닥에서 그 벽을 비스듬이 관통하여 개구한다.

■ **3 COATS OF THE URETERS 요관의 층**

• **점막 Mucosa**
방광과 마찬가지로 이행상피 Transitional Epithelium로 덮여 있어 잘 늘어나는 성질이 있다.

• **근육층 Muscularis**
2-3층의 민무늬근 으로 구성되어 있어서 비교적 두꺼우며, 1분간에 1~4회의 연동운동을 하여 오줌이 잘 내려가도록 돕는다.

• **바깥막 Adventitia**
섬유결합조직으로 근위단에서 콩팥근막 Renal Fascia에 이어지고 먼쪽단에서는 방광의 바깥막과 이어진다.

★3 CONSTRICTIONS OF THE URETER 요관의 협착부분

① URETEROPELVIC JUNCTION
② CROSSED VESSELS
③ BLADDER JUNCTION

2 INTERURETERIC FOLD 요관사이 주름

3 VESICAL TRIGONE 방광삼각

4 VESICAL UVULA 방광목젖

4 COATS 층

5 MUCOSA 점막

6 SUBMUCOSA 점막밑조직

7 DETRUSOR MUSCLE 방광배뇨근 두꺼운 민무늬근

8 SEROSA 장막 : 복막의 연속

9 INT. SPHINCTER 속조임근 : 방광조임근

10 EXTERNAL URETHRAL SPHINCTER 바깥요도조임근 : 요도조임근

■ **점막 Mucosa**
방광의 점막은 이행상피로 덮이고 근육층은 매우 두껍고 속요도구멍을 둘러싼 속방광조임근을 형성한다. 방광벽의 맨 바깥층을 덮는 내장쪽복막은 방광의 뒷면과 방광꼭대기에만 있고 그 밖의 부분은 섬유막이다.

★ **조임근 Sphincter** : 방광과의 접경 사이 있는 불수의근(민무늬근)으로 된 속조임근과 이보다 밑에 수의근(가로무늬근)으로 된 바깥조임근이 있어 방광에서의 배설을 조절한다.

■ **방광삼각 Vesical Trigone** : 좌우의 요관구멍과 앞쪽 아래의 속요도구멍이 만드는 삼각형의 영역으로, 점막에 주름이 잡히지 않고 항상 평활한데 이것은 오줌이 잘 배설되도록 하기 위한 구조이다.

11 PROSTATIC URETHRA 전립샘요도

12 MEMBRANOUS URETHRA 막요도

13 SPONGY(CAVERNOUS) URETHRA 해면체요도

PROSTATIC URETHRA 전립샘요도

14 URETHRAL CREST 요도능선

15 SEMINAL COLLICULUS 요도능선둔덕

■ **전립샘요도 Prostatic Urethra** : 약 3cm되는 정중선상의 융기부를 요도능선이라 하며, 그 중앙의 비후된 부분을 요도능선둔덕이라고 한다. 이 요도능선둔덕 양쪽에는 사정관이 개구하는 외에, 중앙에 전립샘소실 Prostatic Utricle이 개구되어 있다. 전립샘소실은 여성의 자궁이나 질에 해당된다.

■ **막요도 Membranous Urethra** : 전립샘 바로 밑에 있는 길이 약 1.3cm되는 가장 짧은 부분으로 뼈대근성의 요도조임근 Sphincter Urethra이 감겨져 있으며, 양쪽에 요도망울샘 Bulbourethral Gland이 있다.

■ **해면체요도 Spongy(Cavernous) Urethra** : 음경 Penis의 요도해면체를 지나 바깥요도구멍에 개구한다. 남성의 요도중 가장 긴 부분이다.

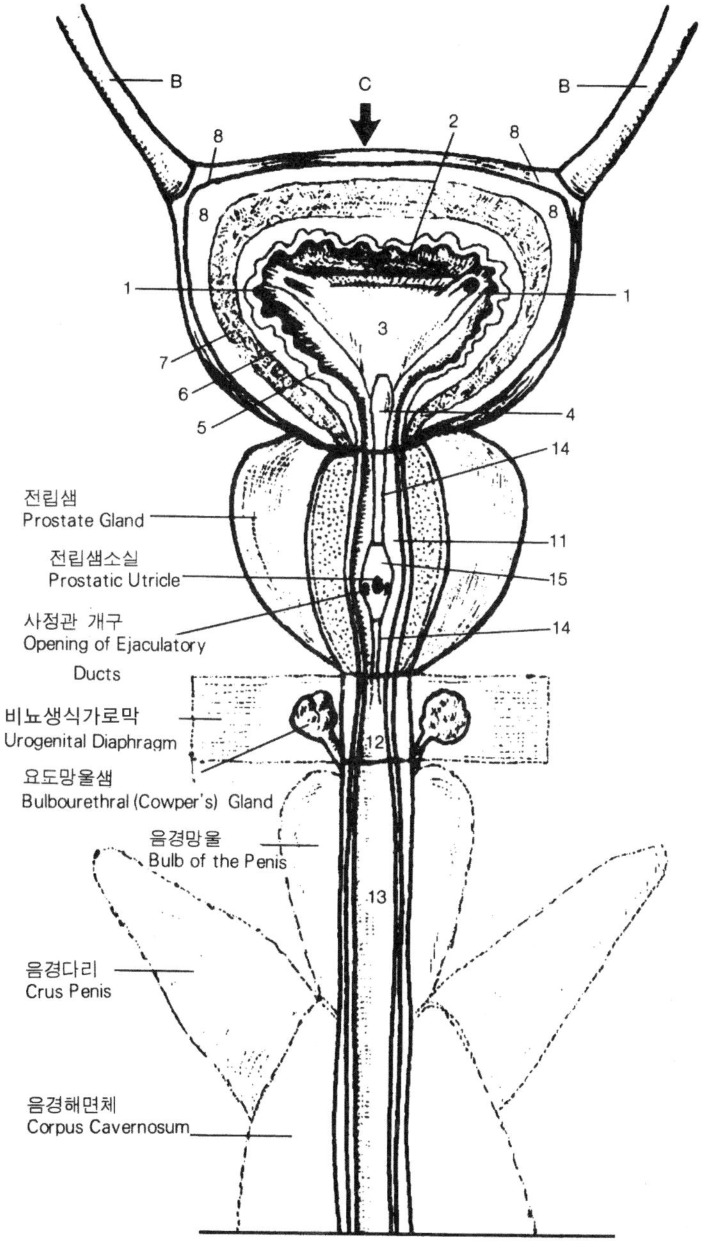

남성요도(앞면)

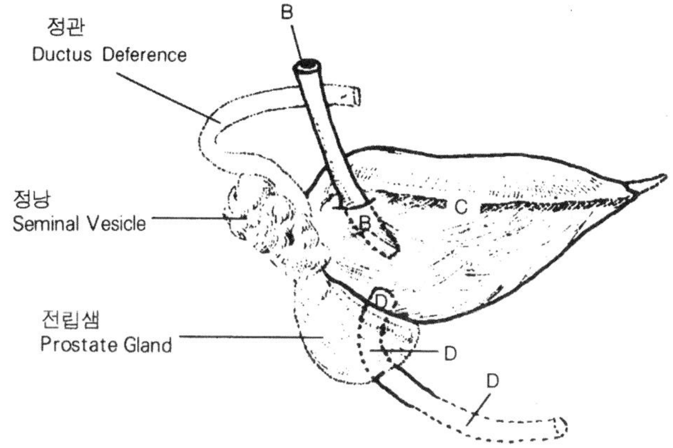

방광의 수축된 상태

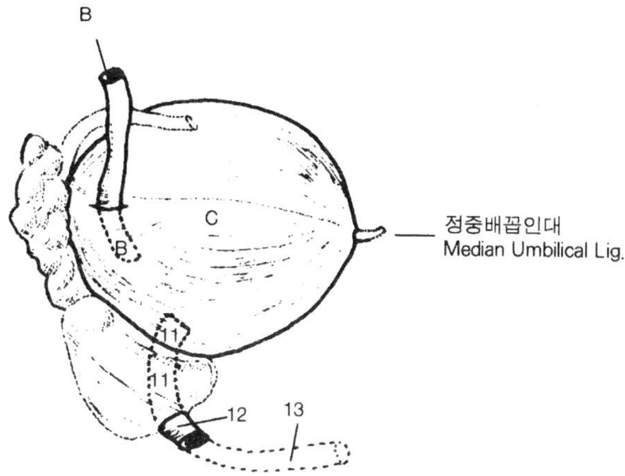

방광의 확장된 상태

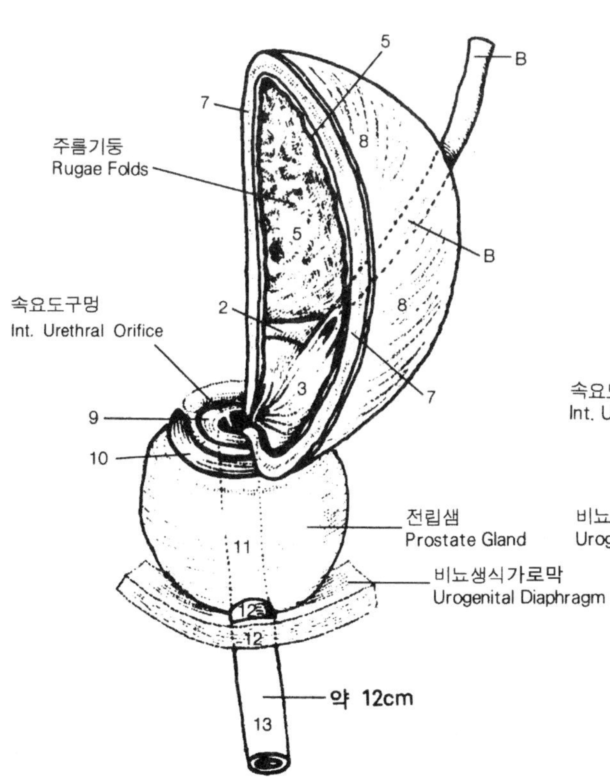

남성방광(앞면, 시상단면)

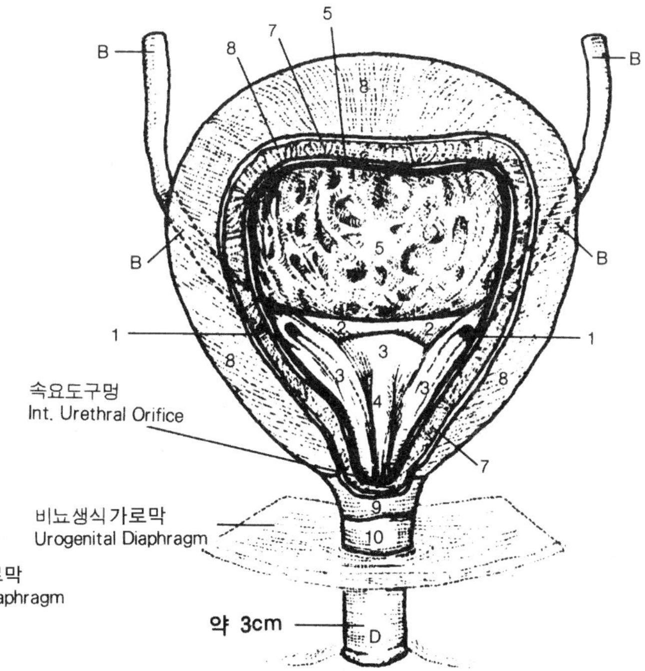

여성방광(내부구조)

9−5

제 10 장 생식기계통
Reproductive System

✱ 생식기계통 REPRODUCTIVE SYSTEM

생식이란 모든 생물체가 자기와 꼭 닮은 생명체를 만들어 종족을 유지시켜주는 기능을 맡은 일련의 기관들로 구성되며, 남녀 성에 있어서 구조적 차이가 가장 큰 것이 생식기계통이다.

■ 남녀 각각의 몸속에 있는 생식샘 Gonads에서 생식을 위한 준비로 오랜 기간에 걸쳐 만들어진 성세포 Sex Cell가 접합기관 Copulatory Organs의 도움으로 결합되어 일정기간 동안 여성의 몸속에서 성장함으로써 개체가 완성된다.

■ 2차성징의 특성비교

남성 MALE	여성 FEMALE
• 뼈대, 근육의 발달	• 유선의 발달
	• 뼈대의 여성화(골반이 퍼짐)
• 수염, 음모의 발생	• 피하지방의 침착(가슴, 하복부, 넓적다리)
• 기름샘의 발달	• 체모가 적고 머리카락이 많다.
• 음성의 변화	

■ 남·녀 상동기관의 비교

남성	여성
고환 Testis	난소 Ovary
음낭 Scrotum	대음순 Labia Majora
음낭솔기 Perineal Raphe	소음순 Labia Minora
요도망울샘 Bulbourethral Gland	질어귀샘 Vestibular Gland
전립샘요도 Prostatic Urethra	질어귀샘 Vestibule

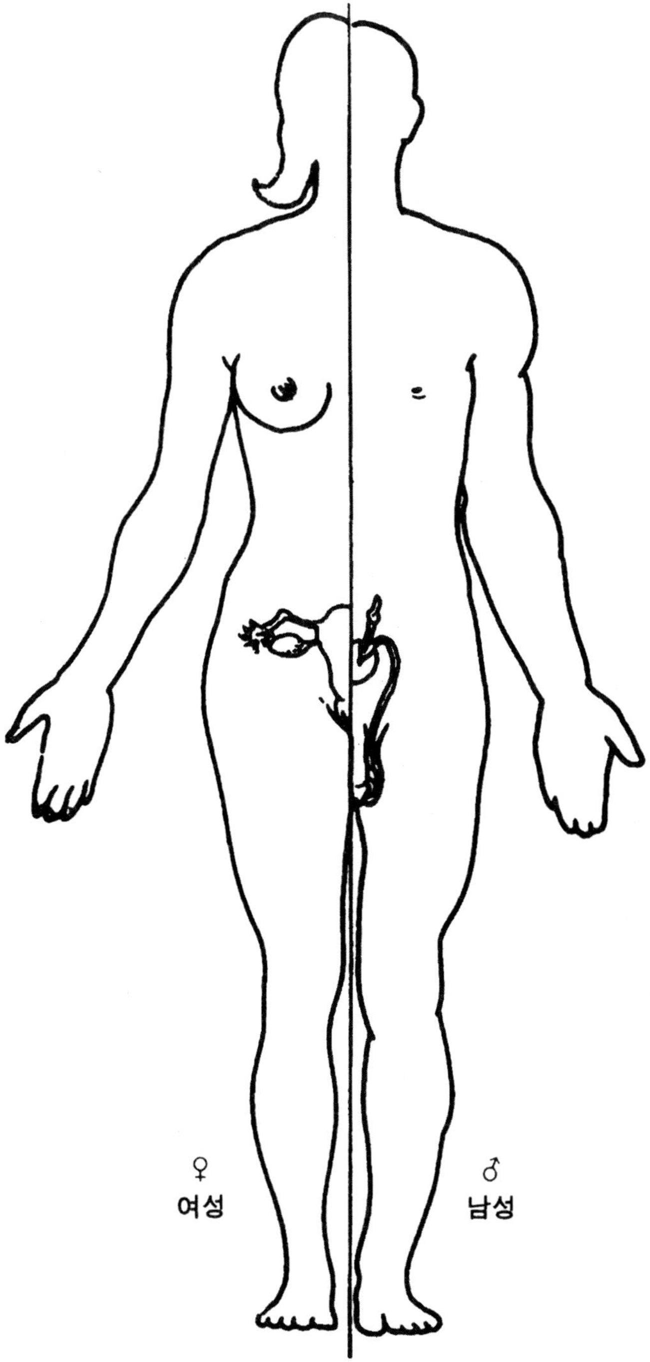

생식기계통의 구성
• 생식샘 Gonad
• 생식관 Genital Duct
• 부속샘 Accessory Gland
• 접합기관 Copulatory Organs

생식기계통의 기능
• 생식과정
• 종족유지
• 유전적물질의 통로

단원색칠 안내
• 지방조직＝노랑
• 근육＝빨강, 오렌지
• 나머지 임의로 선택한다.

10－1

남성생식기계통 REPRODUCTIVE SYSTEM : 일반적구성 GENERAL ORGANIZATION
남성생식기관 Male Genital Organs

A=흙갈색 B=엷은갈색 C=크림색 D=노랑
E=연두 F=엷은파랑 G=보라 H=분홍
I=청록 J=회색 K=살색 L=오렌지
M=빨강

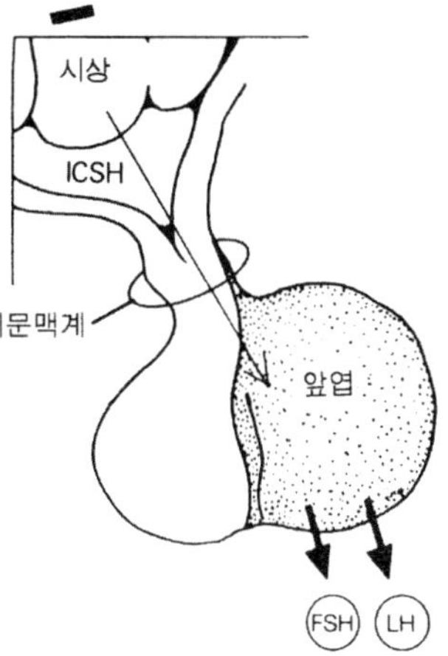

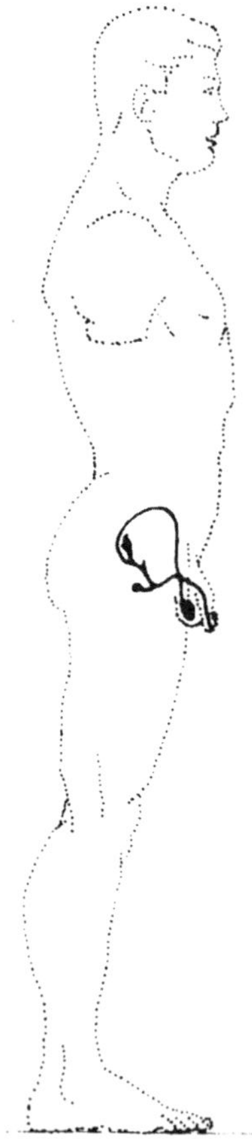

■ **고환의 내분비 기능**
- 정세관은 FSH 자극하에 정자를 생성하며, 고환의 내분비기능은 정세관사이의 사이질세포에서 담당한다.
- 샘뇌하수체(앞엽)에서 분비하는 사이질세포자극호르몬 Interstitial Stimulating Hormone(ICSH)에 의해 사이질세포가 자극되어 Testosterone을 분비한다.
- Testosterone의 작용은 태생기 발달, 생식기의 성숙, 2차 성징의 발현 및 성적욕구를 일으킨다.
- Testosterone분비는 ICSH와 혈중 Testosterone양에 의해 조절된다.

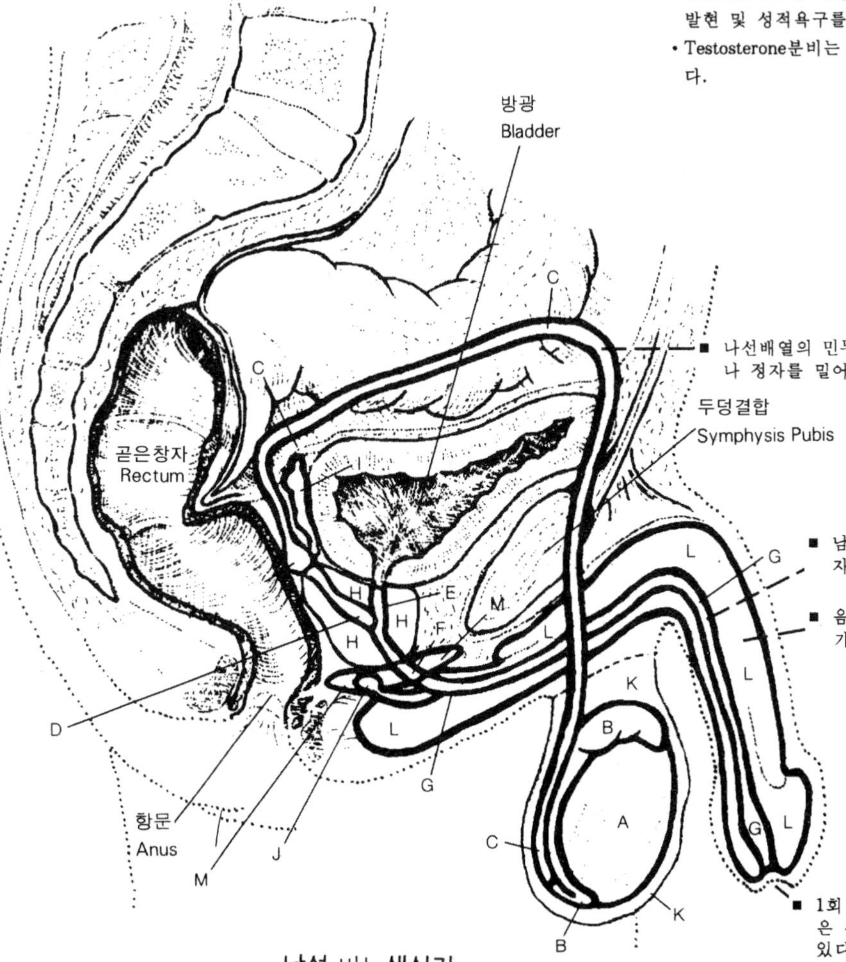

■ 나선배열의 민무늬근으로 두껍게 싸여 있으므로 사정시 수축이 일어나 정자를 밀어내게 된다.

■ 남성요도는 소변을 체외로 내보내는 관으로, 고환으로부터의 정자와 생식샘으로부터의 생식분비물을 내보내는 기능을 한다.

■ 음경의 해면체동에 정맥혈이 꽉 차고 소주가 긴장하면 발기상태가 된다.

■ 1회 사정으로 나오는 정액Semen은 약 2～3㎖이다. 정액의 대부분은 정낭과 전립샘의 분비물이고 여기에 정자는 2～3억개가 섞여 있다.

남성 비뇨생식기

* 남성생식기계통 Male Reproductive System

■ 고환 TESTIS

남성의 생식샘으로 정세관 Seminiferous Tubule 에서는 정자를 생성하고 사이질조직 Interstitial Cell에서는 남성홀몬인 Testosterone을 분비한다.

■ 생식관 GENITAL DUCT

정자가 정세관에서 체외로 배출될 때까지의 통로로 정세관과 연결된 고환망, 수출세관, 부고환, 정관, 사정관 및 요도순으로 이어져 있다.

■ 부속샘 ACCESSORY GLANDS

좌우 한쌍의 정낭, 요도망울샘 그리고 하나의 전립샘을 말하며 이들은 정자이동매체, 에너지 공급원 및 윤활제 역할을 하는 물질을 낸다.

■ 외생식기 EXTERNAL GENITAL ORGANS

고환, 부고환 및 정삭의 일부를 간직하는 음낭, 성교시 남성의 접합기관으로 발기성 조직인 음경, 정액을 밖으로 내보내는 통로인 요도, 비뇨생식삼각을 덮고 있는 비뇨생식가로막을 말한다.

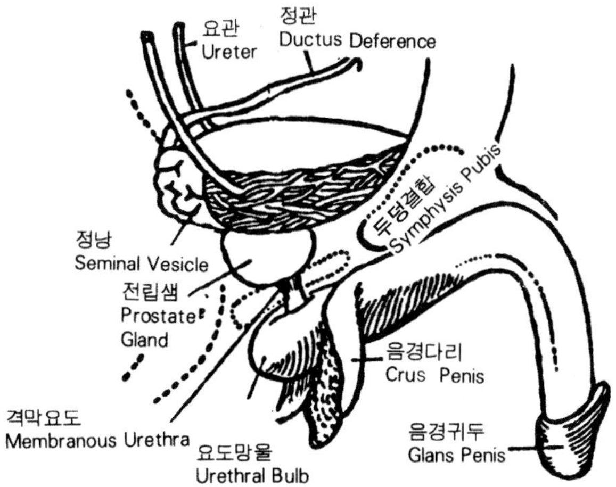

남성요생식기의 모형도

PRIMARY SEX ORGANS 1차 성기관(성샘)

A TESTIS 고환

SECONDARY SEX ORGANS 2차 성기관

GENITAL DUCTS 생식관

B 2 EPIDIDYMIS 부고환

C 2 DUCTUS DEFERENS 정관

D 2 EJACULATORY DUCTS 사정관

1 URETHRA 요도 : 정액이 배출되는 통로

E PROSTATIC URETHRA 전립샘요도

F MEMBRANOUS URETHRA 격막요도

G PENILE(CAVERNOUS) URETHRA 해면체요도

ACCESSORY GLANDS 부속샘

H PROSTATE GLAND 전립샘

I 2 SEMINAL VESICLES 정낭

J 2 BULBOURETHRAL GLANDS 요도망울샘

EXTERNAL GENITAL ORGANS 바깥생식기관

K SCROTUM 음낭

L PENIS 음경

M UROGENITAL DIAPHRAGM 비뇨생식가로막

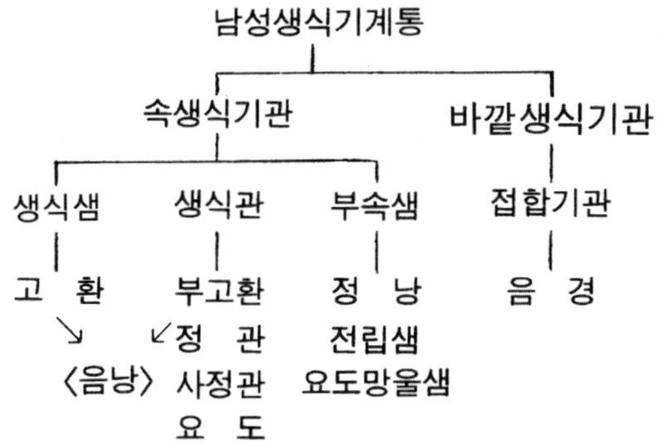

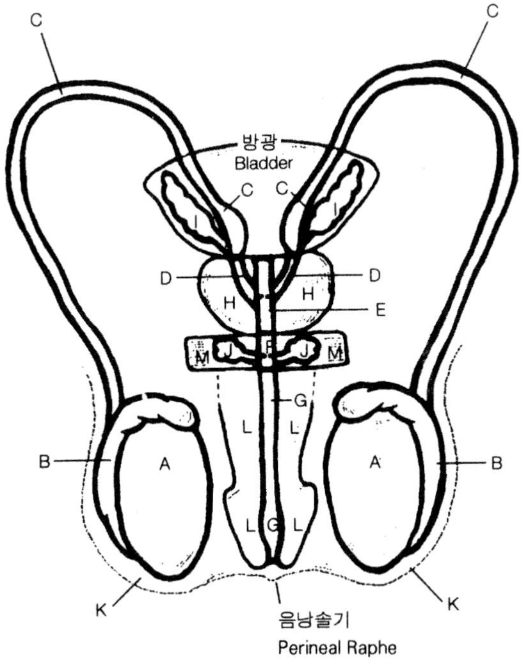

앞면 (I와C는 방광뒤에 위치, E와 D는 전립샘 속에 위치)

10–2

남성생식기계통 MALE REPRODUCTIVE SYSTEM : 1차성기관 PRIMARY SEX ORGANS
고환 Testis, 정자 Spermatozoa

1=흰색 2=회색 3=흙갈색
4=노랑 5=황토색 6=주홍 7=엷은갈색
8=오렌지 9=빨강 ⓑ=엷은갈색 C=크림색

***** 고환 TESTIS
음낭안에 들어 있는 4~5cm, 무게 약 12g의 납작한 타원형의 기관으로 정자를 생성한다.

- **백색막** TUNICA ALBUGINEA : 고환의 표면을 싸는 질긴 결합조직으로 이것이 고환의 뒤윗쪽에서 큰 덩어리로 뭉쳐 고환세로칸 Mediastinum을 형성한다.
- **소엽** LOBULES : 고환세로칸에서 얇은 칸막이인 고환중격 Septum(백색막의 연속)이 뻗어나가 250여개의 고환소엽을 이룬다. 각 소엽에는 2~3개의 정세관이 들어 있다.
- **정세관** SEMINIFEROUS TUBULES : 고환의 기본적인 구조물로서 관의 내면은 정자를 만들어 내는 성상피 Germinal Epithelium가 있으며, 한쪽 고환에서의 정세관 총길이는 약 230cm가량된다.
- **고환그물** RETE TESTIS : 고환의 뒤에서 곧은 정세관이 얽혀서 형성된다. 여기서 몇개의 수출소관이 되어 고환을 나와 부고환을 이룬다.
- **부고환** EPIDIDYMIS : 총길이 6cm가량되는 긴 관의 뭉치로 끝은 정관으로 이어진다. 부고환은 정자를 보관해 두는 곳으로 정자의 성숙에 알맞는 수분환경을 만들어 줌으로써 정자로 하여금 운동력을 갖게 한다.

PRIMARY SEX ORGANS 1차 성기관(생식샘)

TESTIS 고환

ⓐ TUNICA VAGINALIS 고환집막
1 TUNICA ALBUGINEA 백색막
2 SEPTA OF THE TUNICA ALBUGINEA 백색막사이막
3 LOBULES 소엽
4 SEMINIFEROUS TUBULES 정세관
5 STRAIGHT SEMINIFEROUS TUBULES 곧은 정세관
6 RETE TESTIS 고환그물
7 MEDIASTINUM TESTIS 고환세로칸

SECONDARY SEX ORGANS 2차 성기관

ⓑ EPIDIDYMIS 부고환
8 EFFERENT DUCTULES 날세관
9 DUCTUS EPIDIDYMIS 부고환관

ⓒ VAS(DUCTUS)DEFERENS 정관

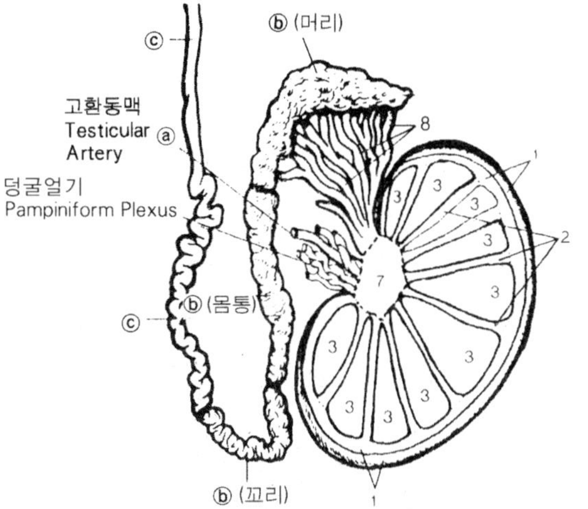

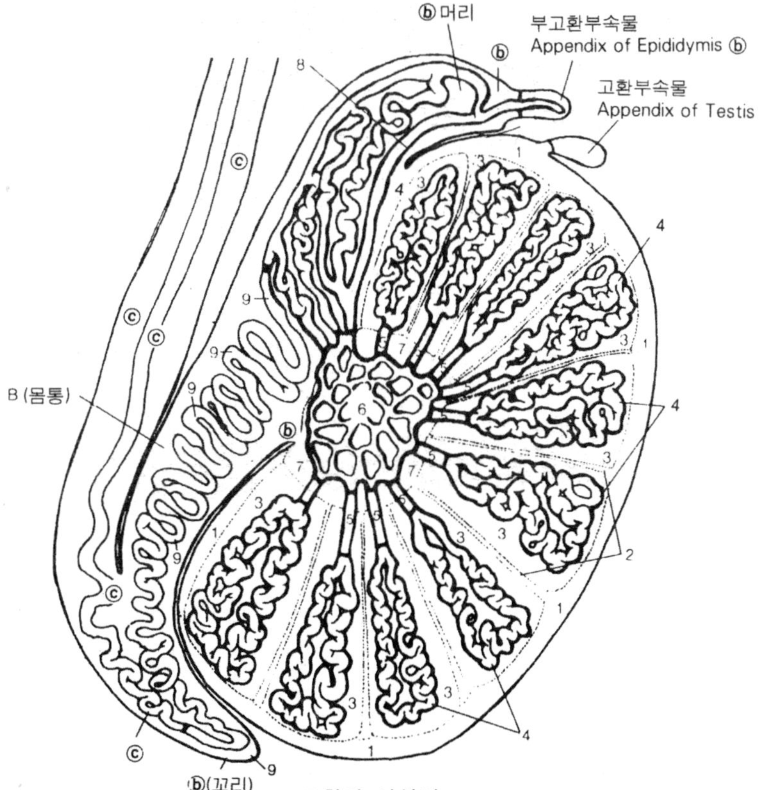

고환의 시상면

✱ 정자발생 SPERMATOGENESIS

고환의 정세관에서 원시성세포인 정조세포가 정자로 전환되는 과정이다. 출발에서 완성까지 64일이 소요되며, 사춘기 이후 부터 노년기까지 계속된다.

■ 정조세포 SPERMATOGONIA

태생기때 이미 형성되어 있으며 사춘기가 되어서야 일차정모 세포로 바뀐다.

■ 정모세포 SPERMATOCYTES

- 1차 정모세포는 감수 분열 Meiosis에 의해 2차 정모세포(염색체 23)를 형성한다.
- 2차 정모세포는 감수분열에 이어서 일어나는 유사분열 Mitosis에 의해 4개의 정자세포 Spermatids가 되며, 더이상의 분열없이 정자세포는 정자로 변형된다.

■ 지지세포 SUPPORTING or SERTOLI'S CELL

정자 생성 세포사이에 비교적 일정한 간격으로 끼어 있는 원주상의 세포로서 정자세포의 지지와 영양에 관여한다.

■ 간질세포 INTERSTITIAL CELL

고환소엽의 정세관사이에 있는 성긴 결합조직으로 남성홀몬인 Testosterone을 생산한다.

■ 정액 SEMEN

사정 Ejaculation에 의해 체외로 나오는 액체로 1회 사정량은 약 2~3mℓ이다.

- 전체량의 대부분은 정낭과 전립샘의 분비물이며, 여기에 2~3억개의 정자가 섞여 있다.
- 정액 1mℓ속에 정자가 6천만 이하일때 남성불임의 가능성이 많아진다.

SEMINIFEROUS TUBULE 정세관

A BASEMENT MEMBRANE 바닥막

GERMINAL EPITHELIUM 성상피

B SPERMATOGONIA 정조세포

C PRIMARY SPERMATOCYTES 일차정모세포

D 2nd SPERMATOCYTES 이차정모세포

E SPERMATIDS 정자세포

F SPERMATOZOA 정자

G NURSE [SERTOLI] CELLS 지지세포

H INTERSTITIAL CELLS 사이질세포

Ⓣ TESTOSTERONE

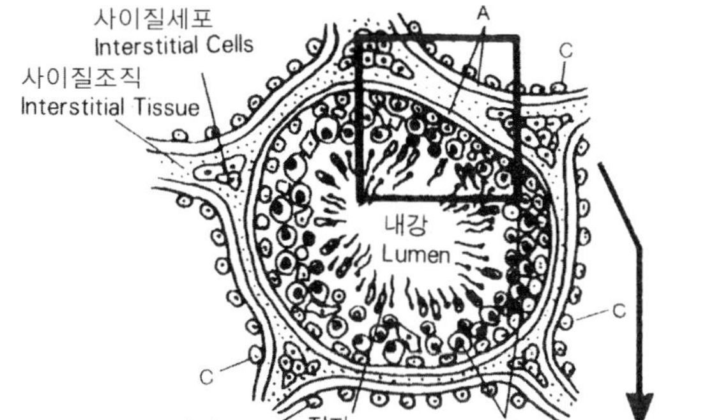

정세관의 가로 단면

SPERM 정자(길이 60㎛)

a HEAD 머리

b NECK 목

c BODY 몸통

d TAIL 꼬리

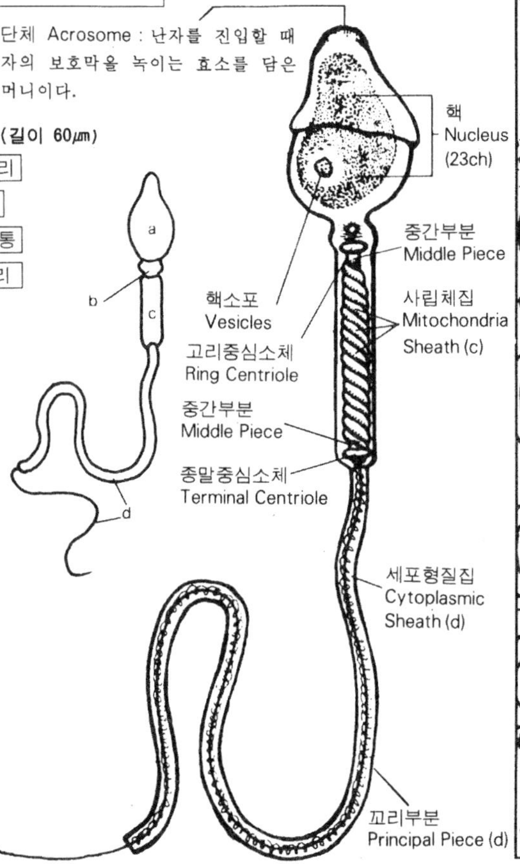

정자형성 SPERMATOGENESIS

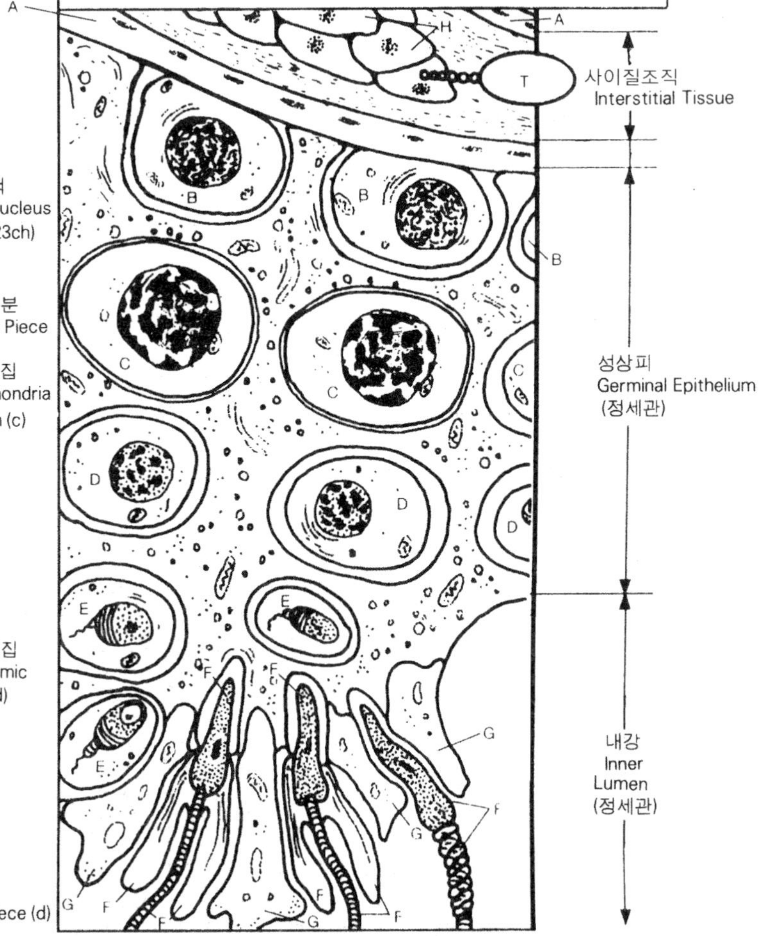

10-2

10－3

남성생식기계통 MALE REPRODUCTIVE SYSTEM : 2차 성기관 SECONDARY SEX ORGANS
음낭 Scrotum, 정삭 Spermatic Cord

3=살색 4=주황 근막=차가운색
C=크림색 10=빨강 11=파랑 신경=회색

＊ 음낭 SCROTUM
하복부에 매달려 있는 주머니로서 속은 사이막 Septum에 의하여 좌우로 나뉘며 각기 고환, 부고환 및 정삭의 일부를 간직하고 있다. 음낭은 왼쪽 정삭의 길이가 길기 때문에 왼쪽이 다소 아래로 쳐져서 비대칭을 이룬다.

■ 음낭근 DARTOS MUSCLE
음낭의 피하에는 지방조직대신에 얇은 민무늬근인 음낭근이 들어 있어 자율적으로 수축 이완하므로서 고환의 온도를 정자발생에 적합한 온도로 유지한다(36.5℃이상이면 정자가 생성되지 않는다)

★ 고환집막 TUNICA VAGINALIS
고환이 하강함에 따라 복막의 일부가 분리되어 음낭내로 들어온 것으로 고환쪽판 Visceral Layer과 벽쪽판 Parietal Layer사이에 집막강을 형성한다. 집막강은 여유공간이 있고 얇은 막형태로 장액이 함유되어 있어 활동시 마찰을 방지한다.

★ 잠재고환 CRYPTORCHISM
고환의 하강이 어떤 원인으로 방해되어 배안내에 남아있는 경우를 말한다.

★ 샅고랑탈장 INGUINAL HERNEA
고환하강이 끝난 뒤 배안과 음낭의 불완전한 폐쇄로 음낭의 집막강 내로 작은창자의 일부가 내려온 것 을 샅고랑탈장이라 한다.

★ 음낭수종 HYDROCELE
장액이 내려와 음낭이 커지는 것을 음낭수종 Hydrocele이라 한다.

SCROTUM 음낭

1 SCROTAL SEPTUM 음낭사이막
2 PERINEAL RAPHE 음낭솔기 : 여성의 소음순에 해당됨

LAYERS 층

3 SKIN 피부 : 음모가 있다
4 DARTOS MUSCLE 음낭근 : 얇은 민무늬근
5 EXT. SPERMATIC FASCIA 바깥정삭근막
6 CREMASTERIC FASCIA 고환올림근막
7 CREMASTER MUSCLE 고환올림근
8 INT. SPERMATIC FASCIA 속정삭근막
★9 TUNICA VAGINALIS 고환집막 : 복막의 연속

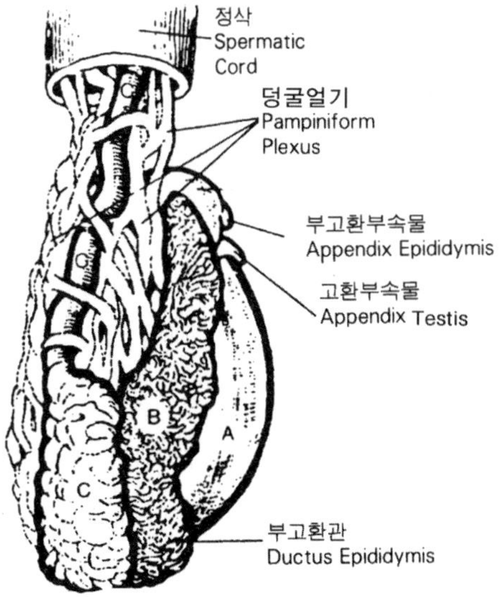

고환뒷면

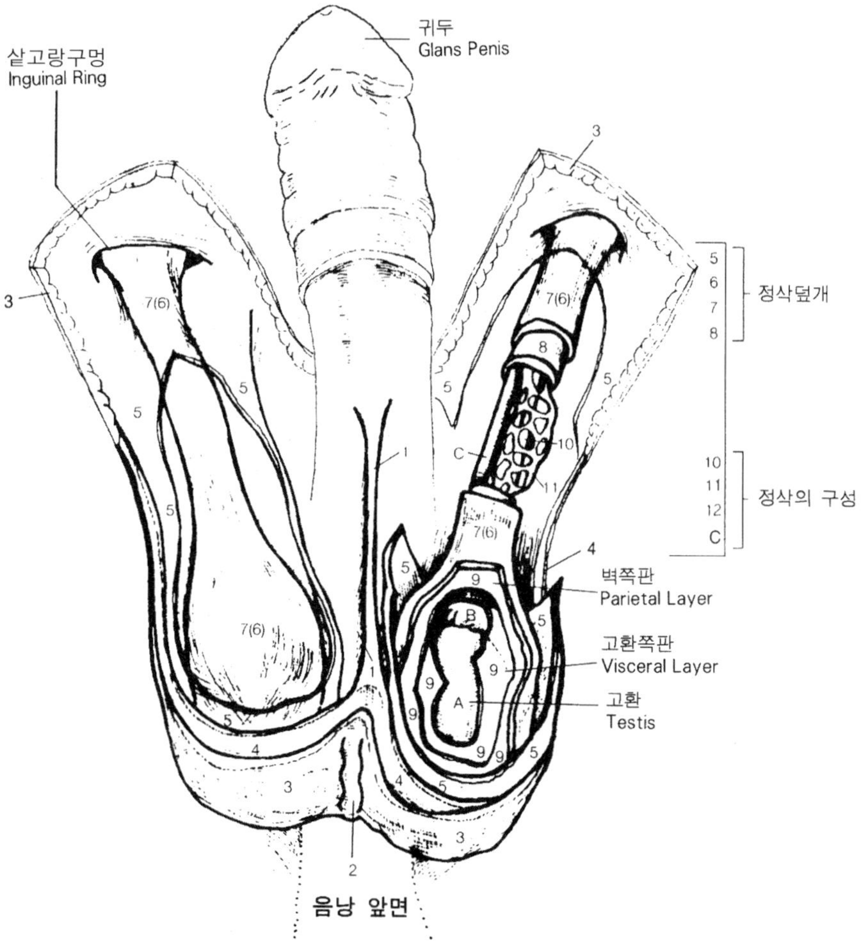

A TESTIS 고환
B EPIDIDYMIS 부고환
C DUCTUS DEFERENS 정관

■ 정삭 SPERMATIC CORD
정관이 고환상단에 이르러 음낭내로 연장된 고환올림근, 고환올림근막, 고환동·정맥, 신경, 및 림프관과 함께 동행하는 것을 말한다. 샅고랑관Inguinal Canal를 통해 배안안으로 나오면 다시 정관만 골반안으로 들어간다.

■ 정관 DUCTUS DEFERENS
정관은 부고환관에 연속된 근육성관으로 길이는 40~50㎝이다. 골반안으로 들어간 정관은 방광 뒷면에서 팽대 Ampulla를 만든 후에 정낭과 연결되는 정자의 통로이다.

★ 정관절제술 VASECTOMY
시술시에 정삭안의 정관만을 자르고 양단을 묶음으로써 정자가 배출되지 못하도록 하는 것으로 고환을 제거하는 거세 Castration와는 차이가 있다. 거세는 남성홀몬인 Testosterone을 분비하는 간질세포가 제거되기 때문에 남성의 특성을 잃게 되지만 정관절제에 의하여는 남성의 특성은 전혀 영향을 받지 않는다.

SPERMATIC CORD 정삭의 덮개

5 **EXT. SPERMATIC FASCIA 바깥정삭근막**
(배바깥빗근 Obliquus Externus Abdominis 널힘줄의 연속)

6 **CREMASTERIC FASCIA 고환올림근막**

7 **CREMASTER MUSCLE 고환올림근**
(배속빗근 Obliquus Internus Abdominis의 연속)

8 **INT. SPERMATIC FASCIA 속정삭근막**
(복부의 배가로근 Transversus Abdominis근막의 연속)

SPERMATIC CORD 정삭의 구성

C **VAS(DUCTUS)DEFERENS 정관**

10 **TESTICULAR ARTERY 고환동맥**

11 **PAMPINIFORM PLEXUS 덩굴얼기**

12 **NERVES AND LYMPHATICS 신경·림프**

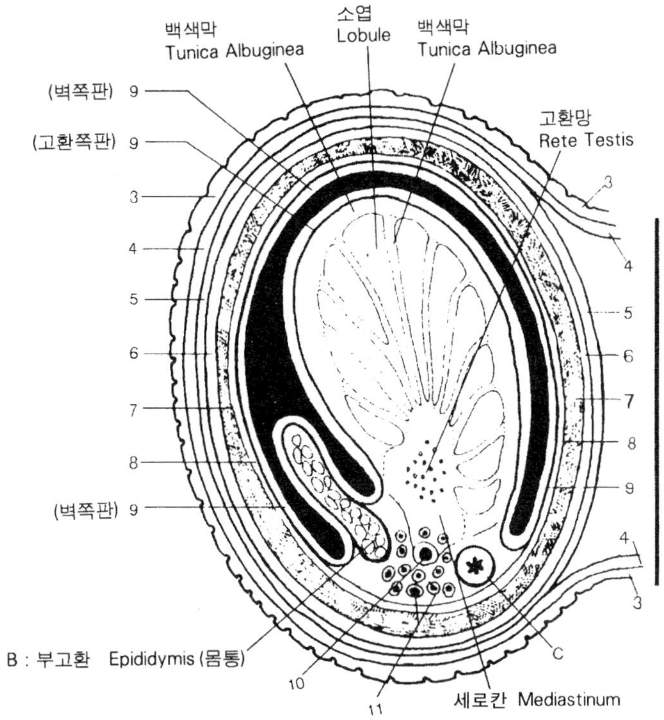

고환 및 음낭주머니의 가로면

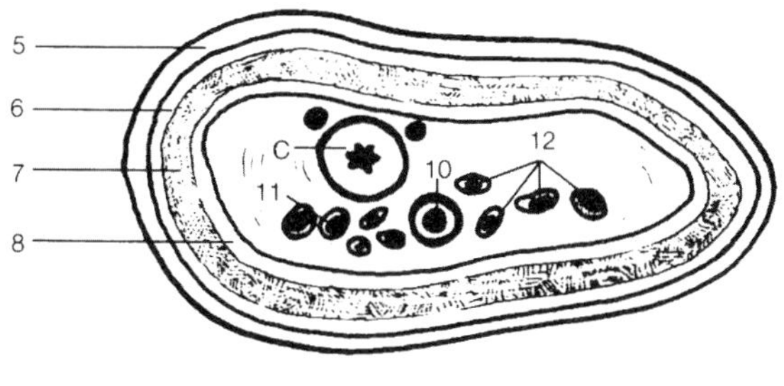

정삭의 가로단면

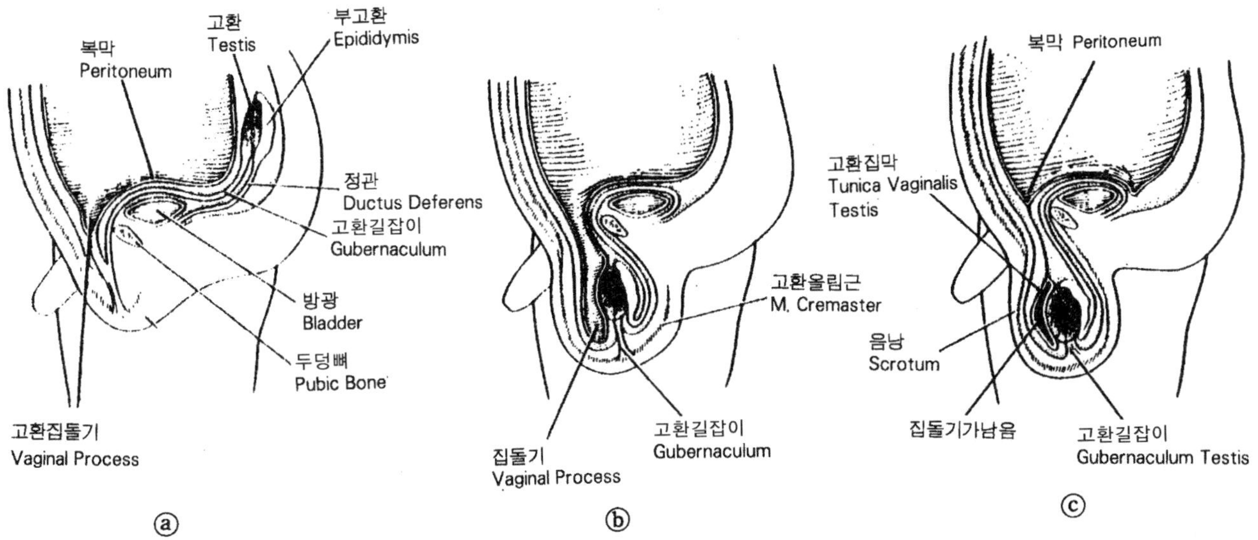

* **고환내림** : 고환은 태생 2개월경에 콩팥부근에서 발생하지만 태생후기부터 고환과 음낭벽 사이에는 민무늬근속 Smooth Muscle Bundle으로 형성된 줄(고환길잡이Gubernaculum)이 서서히 짧아지면서 8개월경에 고환은 샅고랑굴을 지나 출생시에는 거의 음낭에 위치하게 된다.

10－4

남성생식기계통 MALE REPRODUCTIVE SYSTEM : 2차 성기관 SECONDARY SEX ORGANS
요도 Urethra, 음경 Penis, 부속샘 Accessory Glands

E＝연두　F＝엷은파랑　G＝보라색
C, C_1＝크림색　D＝노랑　H＝분홍　I＝청록색
J＝회색　1＝자주　2＝빨강　3＝주황
4＝오렌지　7＝보라　9＝살색

URETHRA 요도의 구분

E PROSTATIC PORTION 전립샘부분

F MEMBRANOUS PORTION 막부분

G SPONGY(CAVERNOUS) PORTION 해면체부분

DUCT 관

C VAS(DUCTUS)DEFERENS (2) 정관

C_1 AMPULLA OF VAS DEFERENS(2) 정관팽대

D EJACULATORY DUCT(2) 사정관

ACCESSORY GLANDS 부속샘

H PROSTATE GLAND(1) 전립샘

I SEMINAL VESICLES(2) 정낭

J BULBOURETHRAL GLANDS(2) 요도망울샘

1 PELVIC DIAPHRAGM 골반가로막

2 UROGENITAL DIAPHRAGM 비뇨생식가로막

- **전립샘** PROSTATIC GLAND 30～50개의 분지된 샘 Gland이 모여서 되고 7～15개의 배출관을 요도능선 양측에 개구한다.
  - 전립샘은 정액의 특이한 냄새를 풍기는 알카리성 분비물을 생산하여 정자에 운동성을 부여하는 부속샘으로 방광밑에 있고 요도와 사정관에 의하여 관통된다.
- **정낭** SEMINAL VESICLE : 용적 2～7㎖인 주머니로서 내부는 엉성한 벌집같은 모양을 하고 있으며 정액의 한 성분인 노란 액체를 분비한다.
- **사정관** EJACULATORY DUCT : 정낭관과 정관이 합쳐져서 이루는 16～19㎜의 짧은 관으로 정관에서 온 정자와 정낭의 분비물을 합쳐 요도의 전립샘부분 Prostatic Portion에 사출시킨다.
- **요도망울샘** BULBOURETHRAL GLAND : 비뇨생가로막속에 위치하는 한쌍의 콩알만한 샘으로 요도의 해면체 부분에 열려 있으며, 단순한 성적 자극만으로도 투명한 알카리성 분비물을 분비한다.

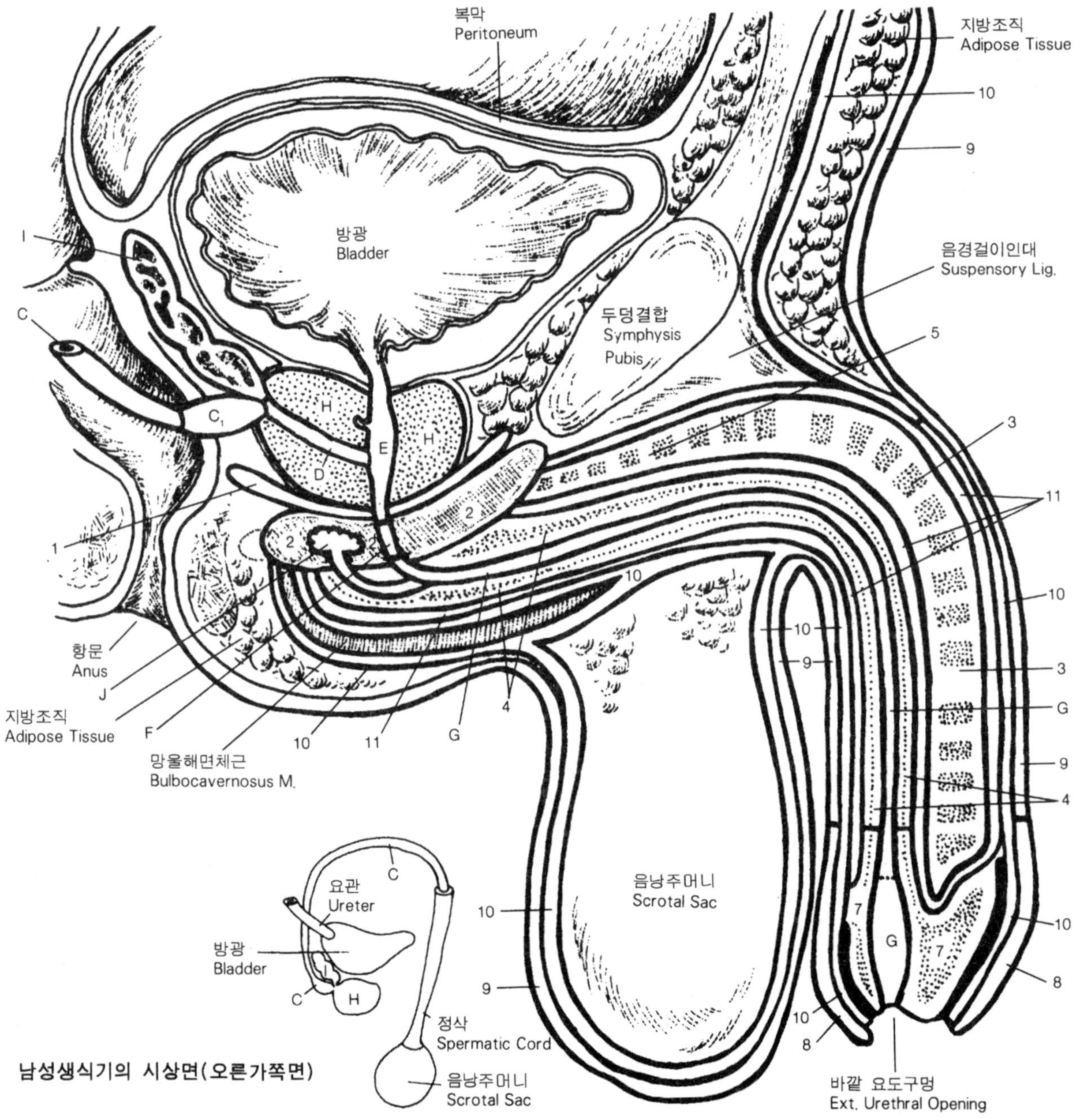

남성생식기의 시상면(오른가쪽면)

★ **포경 PHIMOSIS** : 귀두의 일부를 덮은 피부 주름을 음경꺼풀이라 하는데 이것이 음경귀두 뒤로 넘겨지지 않는 경우를 포경이라 한다.

■ **백색막 TUNICA ALBUGINEA** : 해면체를 싸는 두꺼운 섬유막이다. 이백색막으로 부터 해면체 안으로 많은 돌기를 내어 스폰지 같은 해면체동을 형성한다.

★ **해면체동 CAVERNOUS SPACE** : 해면체동굴은 평활근을 함유한 결합조직인 잔기둥Trabeculae가 있어 해면체동굴에 정맥혈이 꽉 차고 잔기둥이 긴장하면 발기 Erection상태가 된다.

PENIS 음경

(ERECTILE TISSUE 발기조직)

3 | CORPUS CAVERNOSUM 음경해면체 | : 2개

4 | CORPUS SPONGIOSUM 요도해면체 | : 1개

5 | CRUS OF THE PENIS 음경다리 | : 음경해면체 뿌리 부분

6 | URETHRAL BULB 음경망울 | : 요도해면체 뒤끝의 팽대부

7 | GLANS PENIS 음경귀두 | : 요도해면체 앞끝이 거북이 머리같이 커진 부분으로 음경해면체 앞부분을 싸고 있다.

8 | PREPUCE(FORESKIN) 음경꺼풀 |

9 | SKIN 피부 |

FASCIA 근막

10 | SUPERFICIAL FASCIA 얕은근막 |

11 | DEEP FASCIA 깊은근막 |

⑫ | TUNICA ALBUGINEA 백색막 |

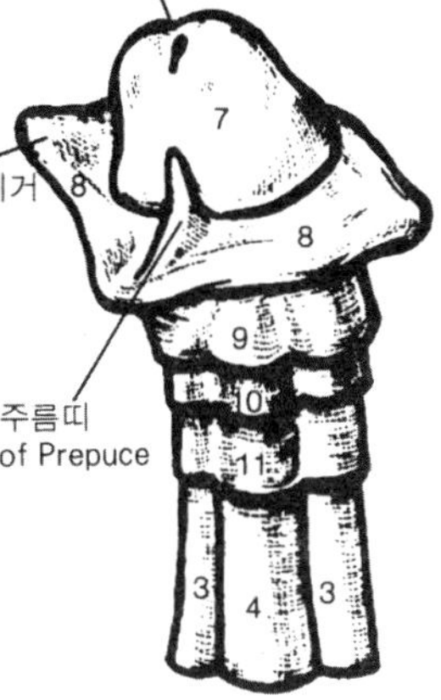

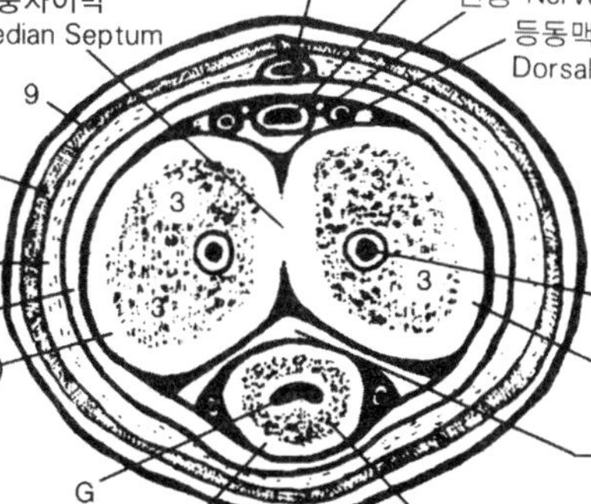

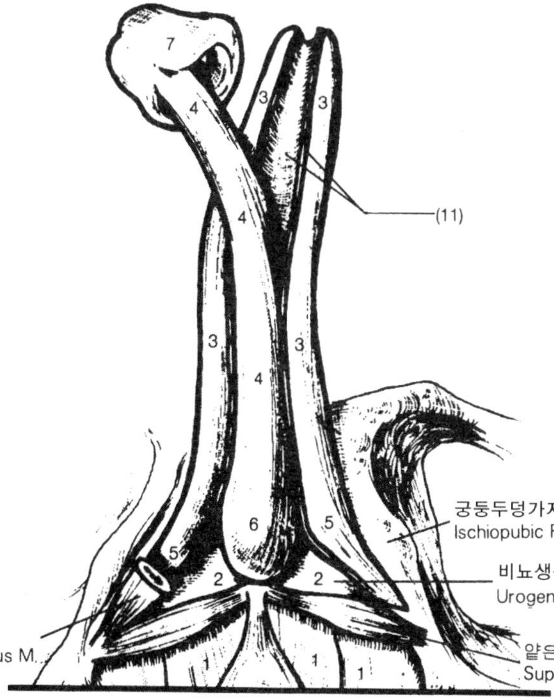

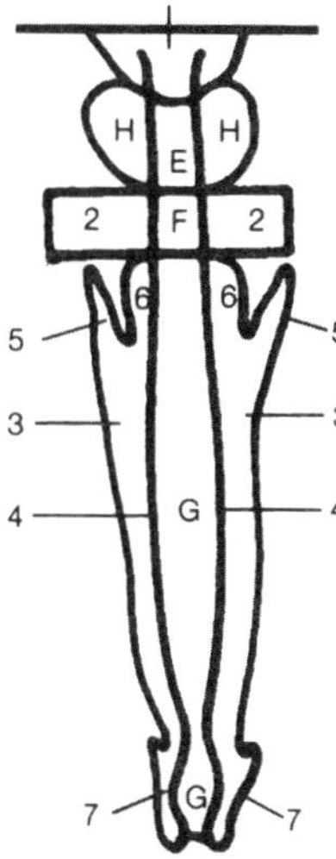

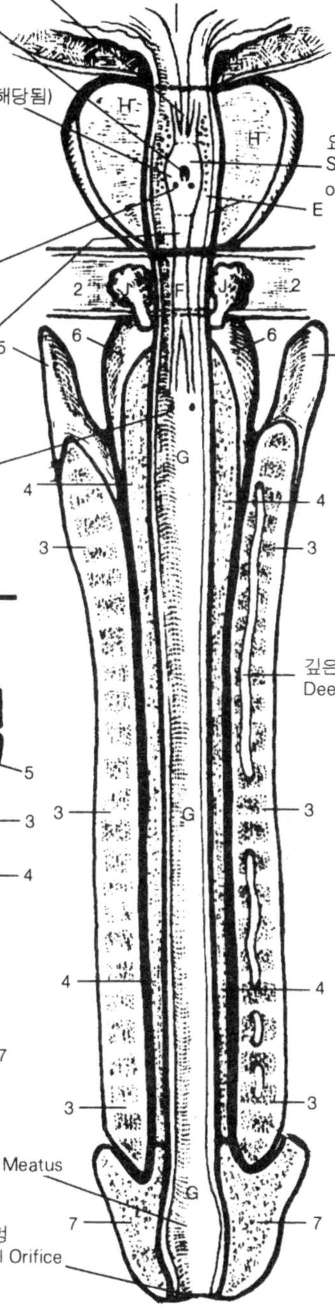

10—5

여성생식기계통 FEMALE REPRODUCTIVE SYSTEM : 일반적구성 GENERAL ORGANIZATION
여성생식기관 Female Genital Organs, 여성음부 Female Pudendum

A=흙갈색 B=연두
C=빨강 D=분홍 E=노랑
F=살색 G=주홍 H=오렌지

INTERNAL GENITAL ORGANS 속생식기

A 2 OVARIES 난소 : 1차 성기관

B 2 UTERINE TUBE 자궁관 (FALLOPIAN/OVIDUCT) — 2차 성기관

C 1 UTERUS 자궁

D 1 VAGINA 질

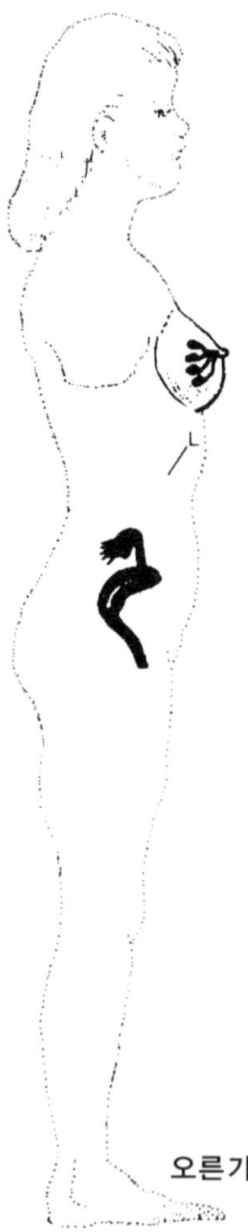

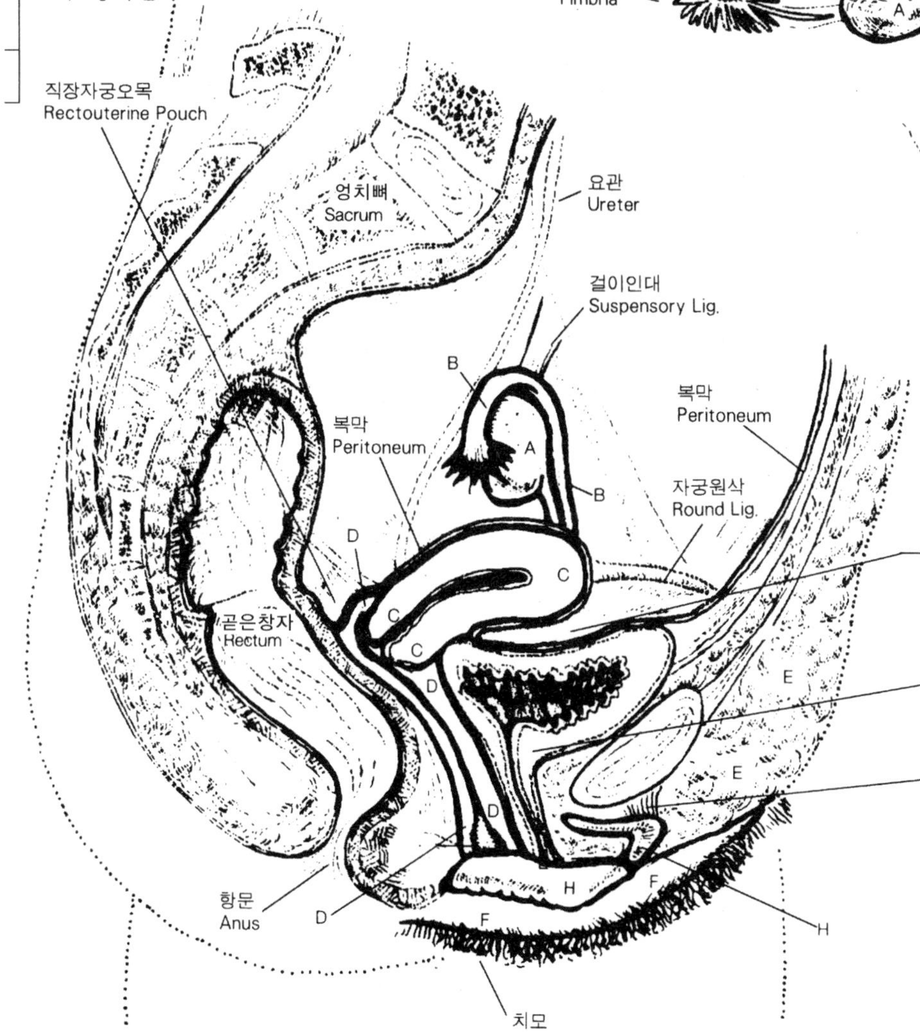

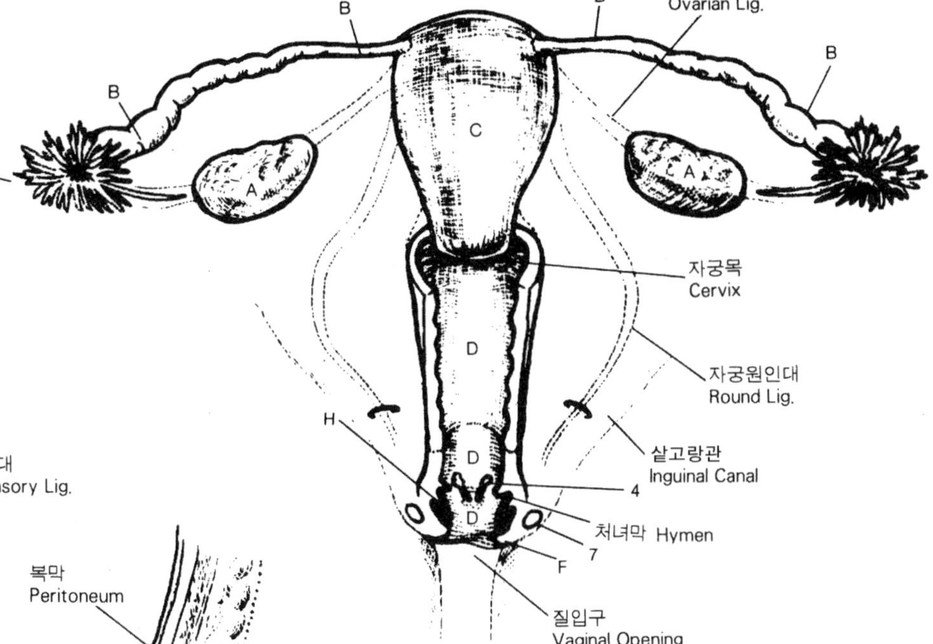

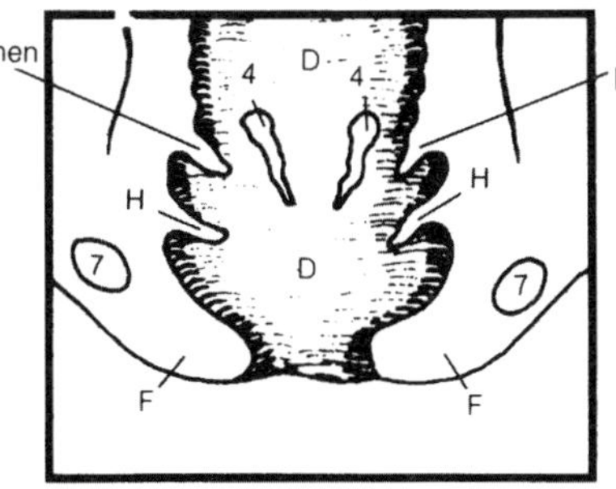

* **여성생식기관 FEMALE GENITAL ORGANS :** 형태와 기능에서 남성과 많은 차이를 가지고 있는 여성생식기관은 수정, 착상 및 태아의 발육이 진행되는 곳이다.

■ 여성 생식기계통의 구성

- 여성생식기계통
  - 속생식기관
    - 성샘
      - 난소
    - 생식관
      - 난관
      - 자궁
      - 질*
    - 부속샘
      - 큰질어귀샘
      - 작은질어귀샘
  - 바깥생식기관
    - 접합기관
      - 불두덩
      - 대음순
      - 소음순
      - 음핵
      - 질어귀망울
      - 질어귀

* 질은 속생식기관이면서도 접합기관의 주된 부분으로 역할을 한다.

■ 바깥생식기 EXTERNAL. GENITAL ORGANS :

• 불두덩 MONS PUBIS : 대음순 Labia Majora은 지방과 섬유조직으로 되어 있고, 소음순은 보다 색이 짙고 앞에서 음핵의 덮개역할을 하며 뒤에서 음순소대 Fourchette로써 대음순과 합쳐진다.

• 질어귀 VESTIBULE : 소음순 사이의 틈을 말하며 요도, 요도옆샘, 질어귀샘을 받는 곳으로 평상시는 닫혀 있거나 밀착되어 있는 요도구멍과 질구멍의 개구부가 열리는 곳이다.

★ 처녀막 HYMEN : 처녀에서 질입구에 있는 반달모양의 점막 주름을 말하며, 성교 및 외력에 의해 쉽게 파열되어 흔적만 남는다. 해부학적으로 이 막의 유무가 처녀성의 기준은 되고 있지 않다.

■ 회음부 PERINEUM : 인체구간부의 하면에 있는 능형의 부위를 말하며, 양옆의 궁둥뼈결절을 잇는 선에 의해 두개의 삼각부위로 나누어 진다. 각각의 삼각형은 특별한 근육과 근막들에 의하여 막혀 있는데 이를 비뇨생식가로막, 골반가로막 이라 한다.

EXTERNAL GENITAL ORGANS 바깥생식기

E MONS PUBIS 불두덩

F 2 LABIA MAJORA 대음순 : 남성의 음낭

G CLITORIS 음핵 : 남성의 음경

H 2 LABIA MINORA 소음순 : 남성의 음낭솔기

1 PREPUCE OF CLITORIS 음핵꺼풀

2 FRENULUM OF CLITORIS 음핵꺼풀주름대

I FOURCHETTE 음순소대

J VESTIBULE 질어귀 : 남성의 전립샘요도

3 EXT. URETHRAL ORIFICE 바깥요도구멍

4 PARAURETHRAL GLANDS 요도옆샘

5 HYMEN(CARUNCULAE) 처녀막

6 VAGINAL ORIFICE 질구멍

7 VESTIBULAR GLANDS 질어귀샘 : 남성의 요도망울샘

K PERINEAL BODY 회음몸통

L ANUS 항문

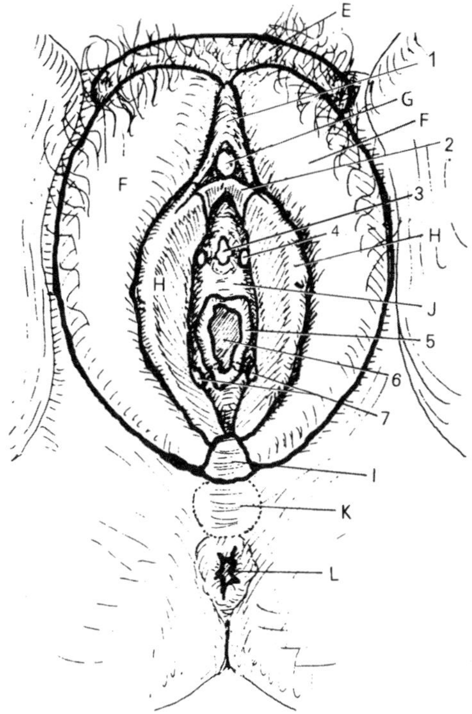

■ **PERINEUM 회음부**

M UROGENITAL TRIANGLE 비뇨생식삼각

N ANAL TRIANGLE 항문삼각

O UROGENITAL DIAPHRAGM 비뇨생식가로막

P PELVIC DIAPHRAGM 골반가로막

a SYMPHYSIS PUBIS두덩결합

b COCCYX 꼬리뼈

c ISCHIAL TUBEROSITY 궁둥뼈결절

d SARCOTUBEROUS LIG. 엉치결절인대

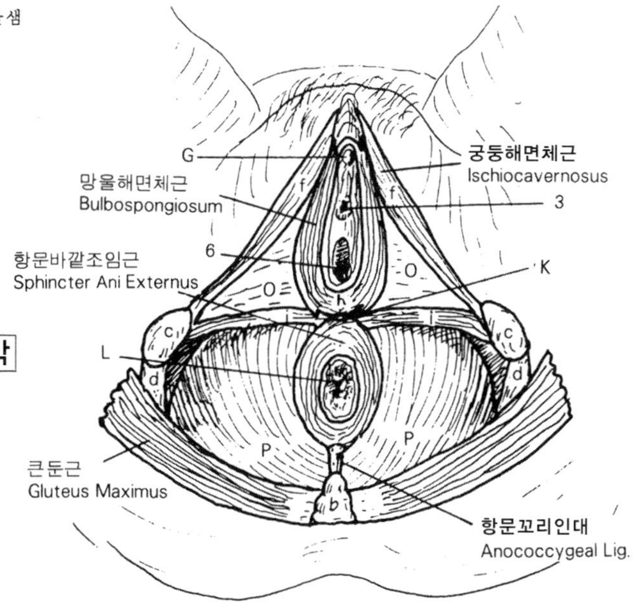

여성회음부

10－6

a=노랑　　b=오렌지　G=보라　9=빨강
10－12=귤색,　황토색　c,d,e=엷은차가운색
f=흙갈색　g=엷은갈색　h=크림색　i=자주

여성생식기계통 FEMALE REPRODUCTIVE SYSTEM : 1차 성기관 PRIMARY SEX ORGANS
성숙난포 Graafian Follicle, 난소주기 Ovarian Cycle

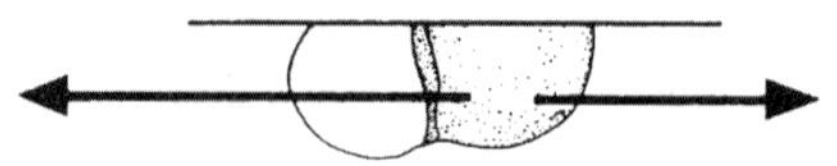

FSH 난포자극호르몬	LH 황체호르몬
Follicular Stimulating Hormone	Lutenizing Hormone
↓	↓
원시난포성장, 포막 형성	배란, 난포가 황체로 변형
성숙난포 Graafian Follicle	황체 Corpus Luteum

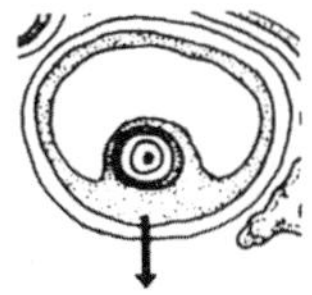

Estrogen분비
(난포속막)

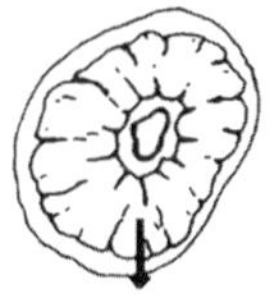

Estrogen,
Progesterone분비

증식기(월경주기)	2차 성기관	분비기(월경주기)
젖관 발달 자극	젖샘	샘포발달 자극
자궁관 수축	자궁관	자궁관이완
자궁속막의 섬유조직, 샘 재생	자궁	자궁속막샘의 분비
각질화	질	점액분비

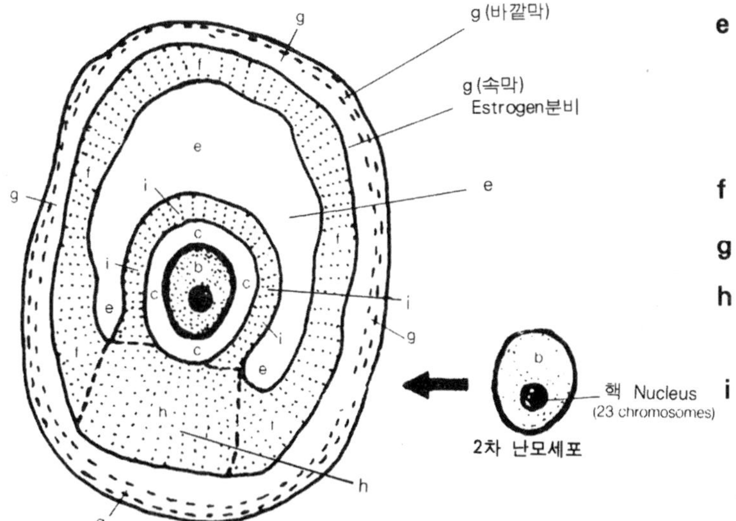

성숙난포(직경 10～15㎜)

A : OVARY 난소

OVUM 난자의 종류

a **PRIMARY OOCYTE** 일차난모세포

b **SECONDARY OOCYTE** 이차난모세포

난포 FOLLICLE의 발달

① PRIMORDIAL FOLLICLE 원시난포

② PRIMARY FOLLICLE 1차난포

③ SECONDARY FOLLICLE 2차난포

④ MATURING FOLLICLE 성숙하고 있는 난포

⑤ MATURE/GRAAFIAN FOLLICLE 성숙난포

FOLLICULAR CAVITIES 난포안

c ZONA PELLUCIDA 투명층 : 두께 7～11μ

d FOLLICULAR FLUID CAVITIES 난포액안

e ANTRUM(FLUID-FILLED CAVITY) 난포동

(난포액강이 모여서 난포동을 형성하며 난포액이 들어있다)

FOLLICULAR CELL GROUPS 난포세포무리

f FOLLICULAR CELLS 난포세포

g THECA FOLLICULI 난포막

h CUMULUS OOPHORUS 난세포더미

(난포상피의 일부가 난포세포를 싸고 있는 융기된 부분이다)

i CORONA RADIATA 부챗살관

(투명층 주위에 배열된 난포세포군이다)

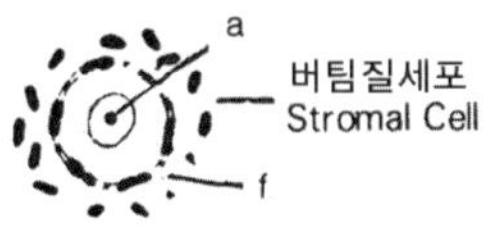

①

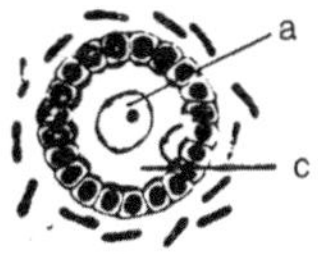

②

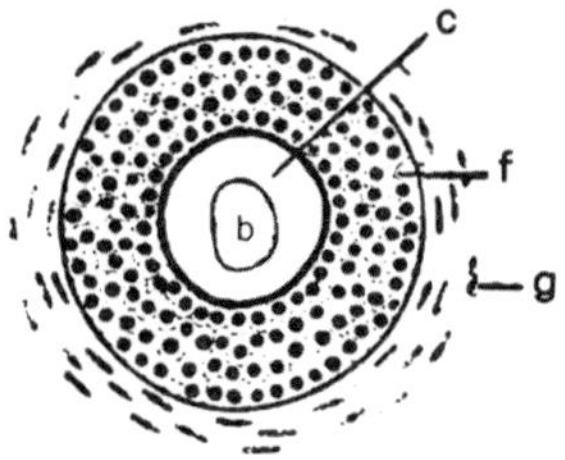

③

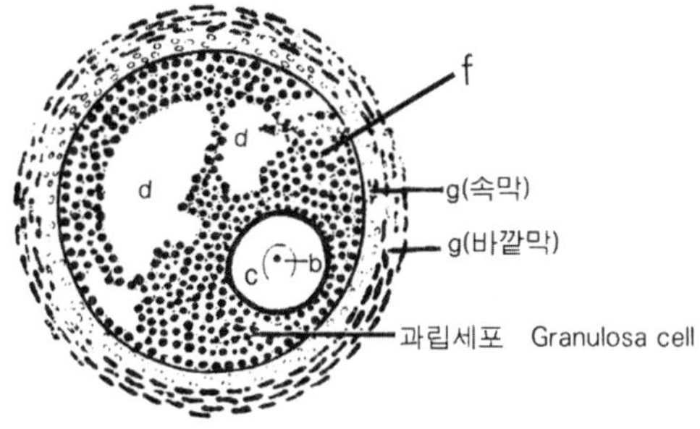

④

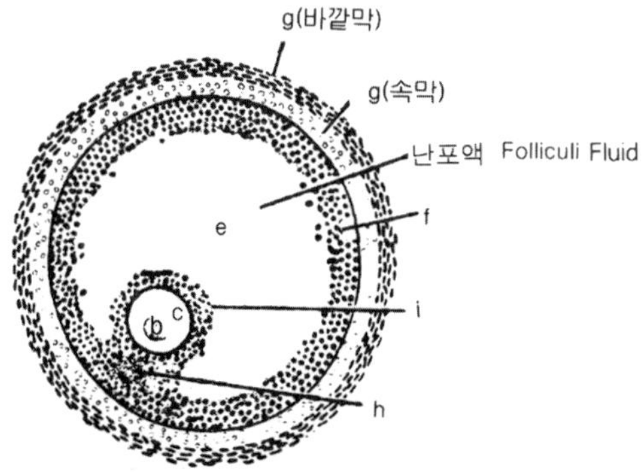

⑤

FOLLICLE 난포의 발달

1 PRIMORDIAL FOLLICLE 원시난포

↓

2 PRIMARY FOLLICLE 1차난포

↓

3 SECONDARY FOLLICLE 2차 난포

↓

4 GROWING FOLLICLE 성숙중인난포

↓

5 MATURE(GRAAFIAN)FOLLICLE 성숙난포

↓

6 ATRET C FOLLICLES 폐쇄난포

OVULATION 배란

7 RUPTURED FOLLICLE 파열난포

⑧ RELEASED SECONDARY OOCYTE 2차 난모세포 방출

- 난자는 투명층 Zonapellucid에 싸여 있다.
- 난포액과 부챗살관 Corona Radiata에 싸여 있다.
- 수정되지 않은 난자는 2일내에 붕괴한다.
- 배란시 난포의 파열에 의한 출혈이 복막을 자극하여 통증을 일으킬 수 있다.

CORPUS LUTEUM 황체

배란 후 난소에 남은 난포세포들은 출혈로 인하여 출혈황체가 되지만, 즉시 혈액이 흡수되고 황색색소를 가진 Lutein Cells이 증식하여 황체를 형성한다.

⑨ CORPUS RUBRUM 적체

↓

⑩ YOUNG CORPUS LUTEUM 황체

↓

⑪ MATURE CORPUS LUTEUM 성숙황체

↓

⑫ CORPUS ALBICANS 백색체

★ 난포는 난소표면에 있는 성상피 Germinal Epithelium에서 발생된다.

② 원시난포 : 출생시는 양쪽난소에 40여만개 이상이나 사춘기에는 4만개 정도만 남는다. 이중 완전히 성숙하여 배란되는 난포수는 평생동안 300~400개 정도이다.

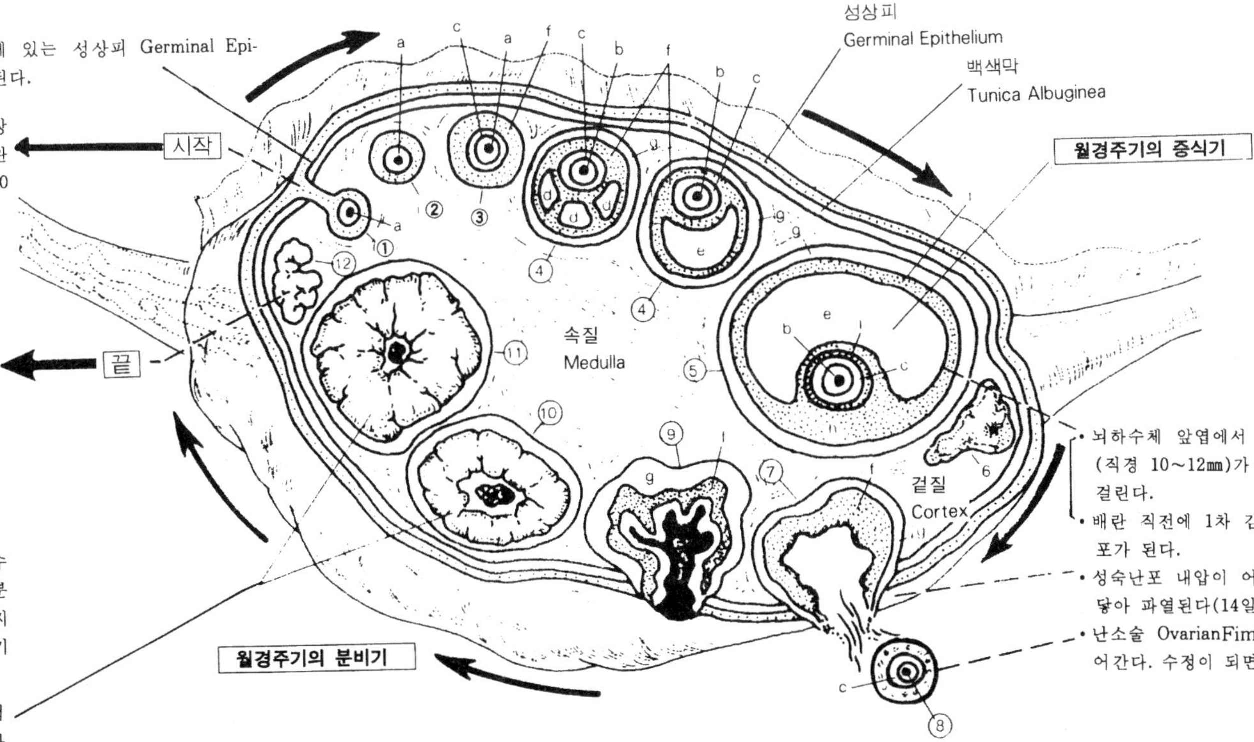

왼쪽 난소

★ 황체는 난자의 수정여부에 따라 좌우된다. 즉 수정이 되면 5~6개월 있다가 점차 줄어 들어 분만 후 자연흡수되어 백체가 된다. 수정이 되지 않으면 황체는 배란후 약 2주일부터 퇴축하기 시작하여 백체가 된다.

★ 수정되지 않으면 황체는 배란후 7~8일간 점점 커져 Estrogen, Progesterone을 분비한 후 점차 작아진다.

- 뇌하수체 앞엽에서 분비되는 FSH에 의해 성숙난포(직경 10~12㎜)가 되는데 월경 후 약 10~14일이 걸린다.
- 배란 직전에 1차 감수분열이 완료되어 2차 난모세포가 된다.
- 성숙난포 내압이 어느 정도에 이루면 난소 표면에 닿아 파열된다(14일±1일)
- 난소술 OvarianFimbria에 의해 자궁관으로 끌려들어간다. 수정이 되면 2차 감수분열이 완성된다.

10－7

여성생식기계통 FEMALE REPRODUCTIVE SYSTEM : 2차 성기관 SECONDARY SEX ORGANS
자궁관 Fallopian Tubes, 자궁 Uterus, 질 Vagina

B=연두, 파랑 C=빨강 D=분홍
인대=회색, 은색

B : FALLOPIAN TUBES 자궁관
난소와 자궁을 연결하는 길이 약 10cm, 직경 2～3㎜의 관으로 자궁관간막 Mesosalpins 으로 싸여 있다.

1 INFUNDIBULUM 자궁관깔때기

2 FIMBRIA 자궁관술

3 OVARIAN FIMBRIA 난소술

4 AMPULLA 자궁관팽대 : 수정되는 곳

5 ISTHMUS 자궁관잘록

6 INTRAMURAL 벽내

7 MUCOSA 점막

섬모 Villi가 있어 난자를 자궁쪽으로 밀어낸다.

8 MUSCULARIS 근육층

수축운동으로 난자를 자궁쪽으로 밀어낸다.

9 SEROSA 장막 : 복막의 연속이다.

C : UTERUS 자궁
길이 7cm, 폭 5cm, 두께 2.5cm로 자궁속막, 근육층, 자궁바깥막으로 구성되어 있다.

10 FUNDUS 바닥

11 BODY 몸통 : 전체 2/3

12 ISTHMUS 자궁잘록

13 CERVIX 자궁목

INNER CAVITIES 속안

14 UTERINE CAVITY 자궁안

15 INTERNAL OS 목관입구

16 CERVICAL CANAL 자궁목관

17 EXTERNAL OS 자궁구멍

D : VAGINA 질
길이 약 7～8cm정도의 민무늬근성 관강성 기관으로서, 여성교접기및 산도로써 작용한다.

25 FORNIX OF VAGINA 질천정

- 질천장은 위치에 따라 앞질천장, 뒤질천장 및 외측질천장이라 부르며 뒤질천장이 가장 깊다.
- 뒤질천장의 바로 위는 곧창자자궁와 Rectouterine Pouch와 가까이 접하고 있어 골반강내의 출혈등의 진단적인 천자 Colpotomy를 하는 부위가 된다.
- 질의 축은 자궁목축과 90° 이상의 각을 이룬다.

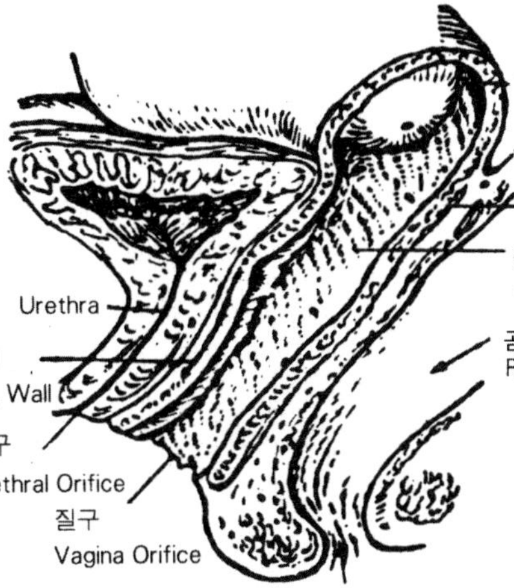

질,요도 및 곧창자의 단면도

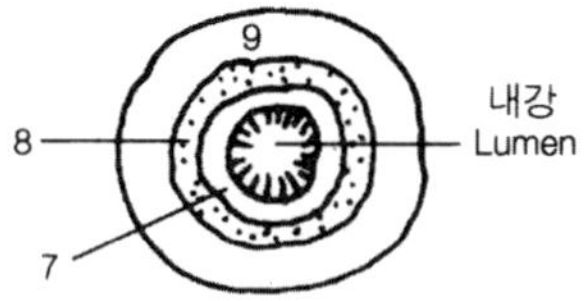

난관가로단면

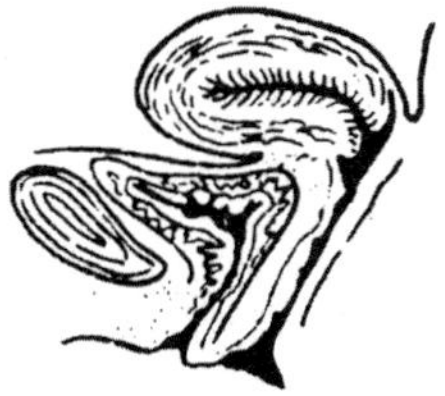

정상자궁의 자세

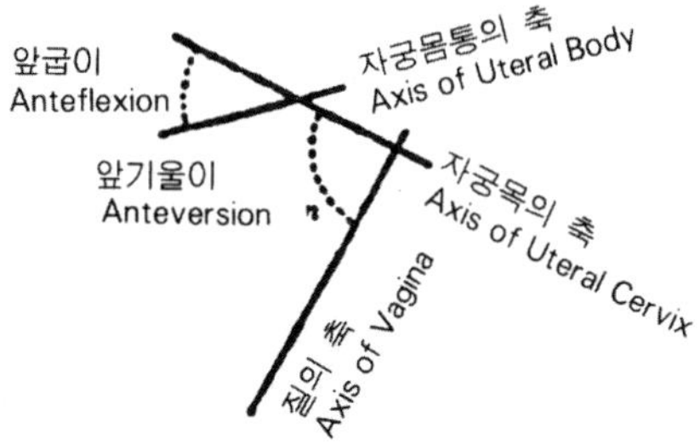

앞굽이 및 앞기울이

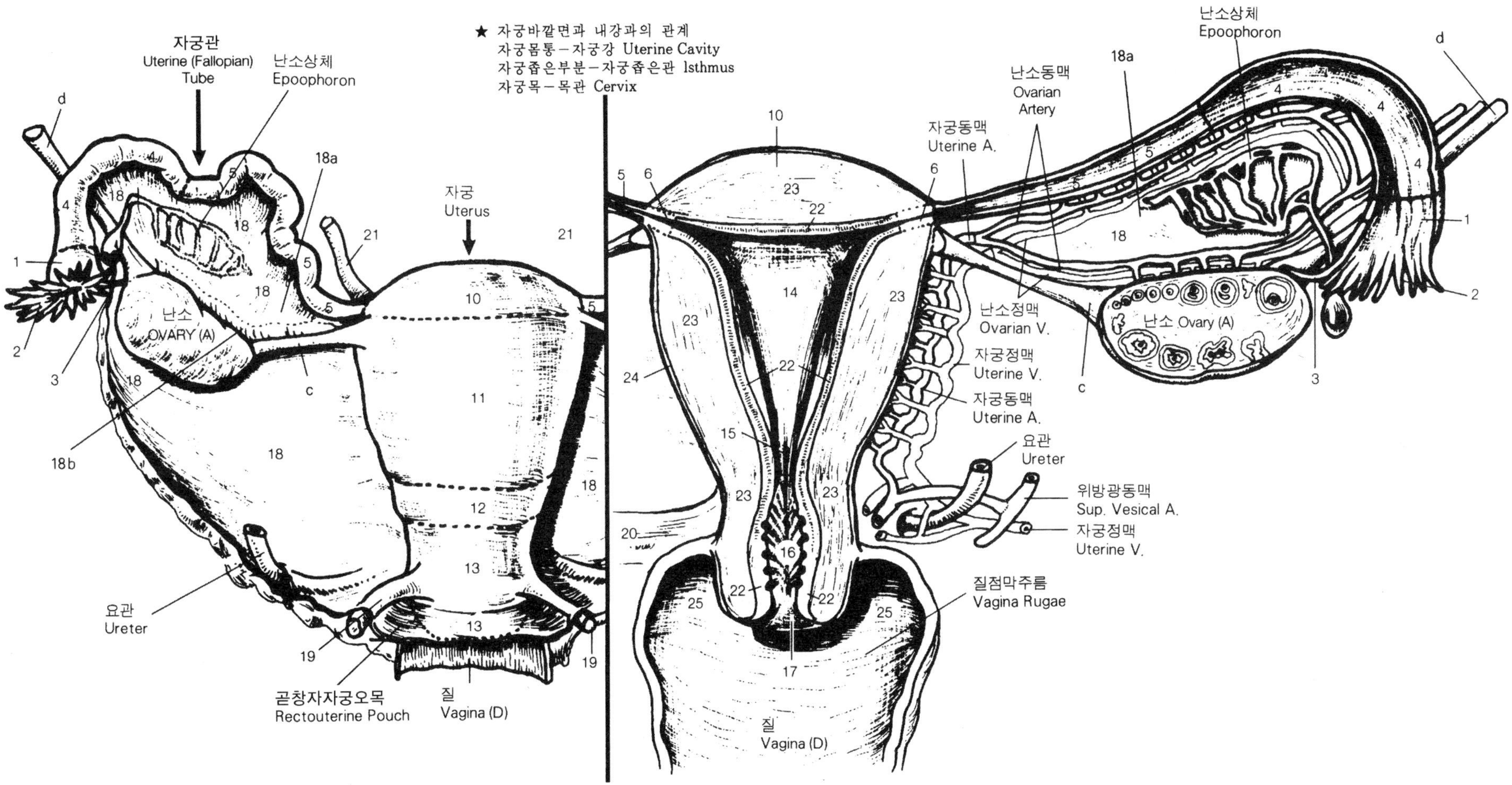

SUPPORT of OVARY 난소지지

- 18 BROAD LIGAMENT 넓은 인대
- 18a MESOSALPINS 난관간막
- 18b MESOVARIUM 난소간막
- c OVARIAN LIGAMENT 고유난소인대
- d SUSPENSORY LIG. 난소걸이인대

SUPPORT of UTERUS 자궁지지

- 18 BROAD LIGAMENT 넓은 인대
- 19 UTEROSACRAL LIG. 자궁엉치인대
- 20 CARDINAL LIGAMENT 기본인대
- 21 ROUND LIGAMENT 원인대

UTERINE WALL 자궁벽의 구조

- 22 ENDOMETRIUM 자궁속막
  월경주기에 따라 주기적인 변화를 나타낸다.
- 23 MYOMETRIUM 근육층 : 민무늬근
- 24 PERIMETRIUM 자궁바깥막 : 복막의 연속이다.

생식주기 Reproductive Cycle

The OVARIAN CYCLE 난소주기

FOLLICULAR PHASE 난포기

② **PRIMORDIAL FOLLICLE 원시난포**

③ **PRIMARY FOLLICLE 1차난포**

④ **SECONDARY FOLLICLE 2차난포**

⑤ **MATURE GRAAFIAN FOLLICLE 성숙난포**

OVULATORY PHASE 배란기

⑦+⑧ **OVULATION 배란**

LUTEAL PHASE 황체기

⑩ **YOUNG CORPUS LUTEUM 어린황체**

⑪ **MATURE CORPUS LUTEUM 성숙황체**

⑫ **CORPUS ALBICANS 백색체**

THE HORMONAL CYCLE 홀몬주기

뇌하수체분비	난소분비
FSH (FOLLICLE STIMULATING HORMONE)	E **ESTROGEN** (ESTRADIOL)
LH (LUTENIZING HORMONE)	P **PROGESTERONE**

MENSTRUAL CYCLE 월경주기(약28일)

a **MENSTRUAL PHASE 월경기** : (3~4일간) 극도로 비후된 자궁속막의 표층이 탈락되어 밖으로 나오는 것

b **PROLIFERATIVE PHASE 증식기** : (10~11일간)기저층에서 자궁막이 재생증식 된다. 약 2~3㎜까지 두꺼워진다.

c **SECRETORY PHASE 분비기** : (12~13일간)자궁이 최대로 발달하여 자궁속막이 4~5㎜까지 비후되어 수정난이 착상하기 좋은 시기이다. 착상되면 이 상태 계속된다.

PREMENSTRUAL PHASE 월경전기 : (2 ~ 3 일간)자궁속막의 극소빈혈로 혈관파열 및 자가용해가 일어난다.

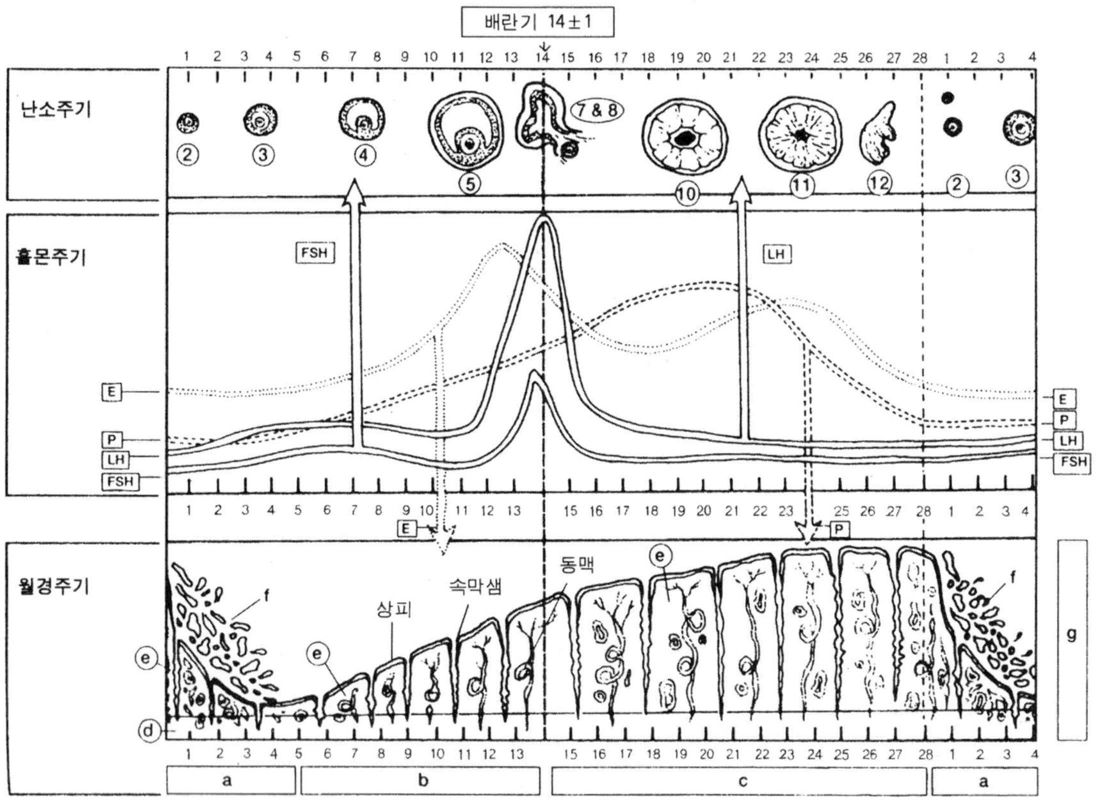

ENDOMETRIUM 자궁속막 : 속층의 점막은 섬모상피로 덮여있고 많은 자궁샘 Uterine Glands이 있다. 점막은 난소주기, 배란과 관련하여 주기적 변화를 계속한다.

ⓓ **BASAL LAYER 바닥층** : 월경후에 탈락되지 않는 층으로 자궁속막을 재생증식 시킨다.

ⓔ **FUNCTIONAL LAYER 기능층** : 월경전기에는 비후·충혈되어 월경기에 박리 출혈한다. 기능층의 비후·충혈은 수정란을 착상발육하기 위한 준비단계이다.

ⓕ **MENSTRUATION 월경** : 수정이 이루어지지 않는 경우에 불필요해진 기능층을 박리·소실시키기 위한 출혈이다. 이때 바닥층은 탈락되지 않는다.

ⓖ **THICKNESS 자궁속막두께** : 자궁속막은 증식기에 바닥층에서 재생증식되어 약 2~3㎜까지 두꺼워지며, 분비기 때는 극도로 비후하여 두께가 4~5㎜에 이르고 자궁샘이 높게 증식하여 굴곡성이 많아진다.

배자의 발달 DEVELOPMENT OF THE EMBRYO

정자발생 Spermatogenesis, 난자발생 Oogenesis

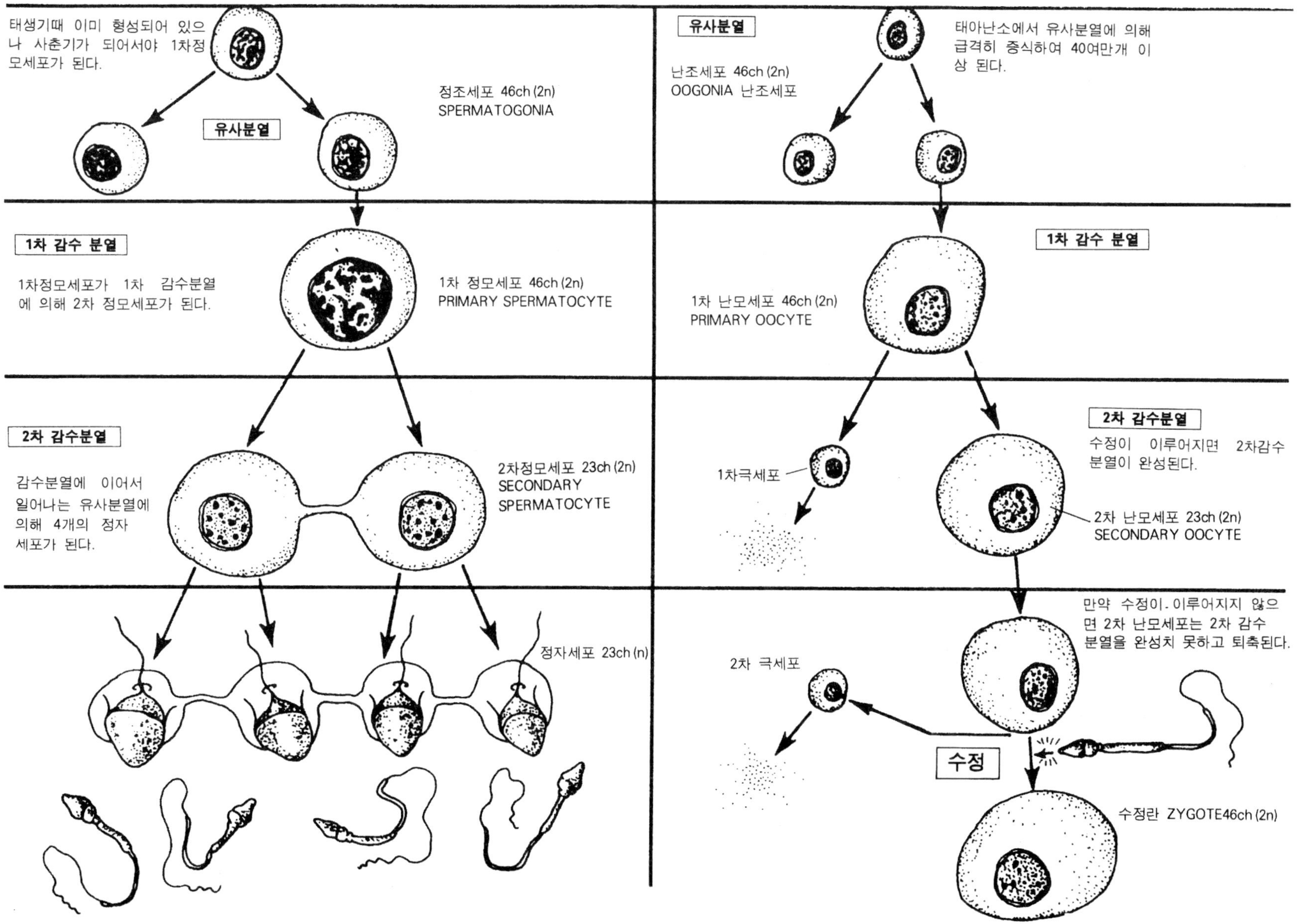

10－9

배자의 발달 DEVELOPMENTAL OF THE EMBRYO

수정 Fertilization, 분할 Cleavage, 포배 Blastocyst, 배자 Embryo

h, h_1, h_2, h_3=동일한색
L, L_1=동일한색
m, m_1=동일한색 배자=차가운색

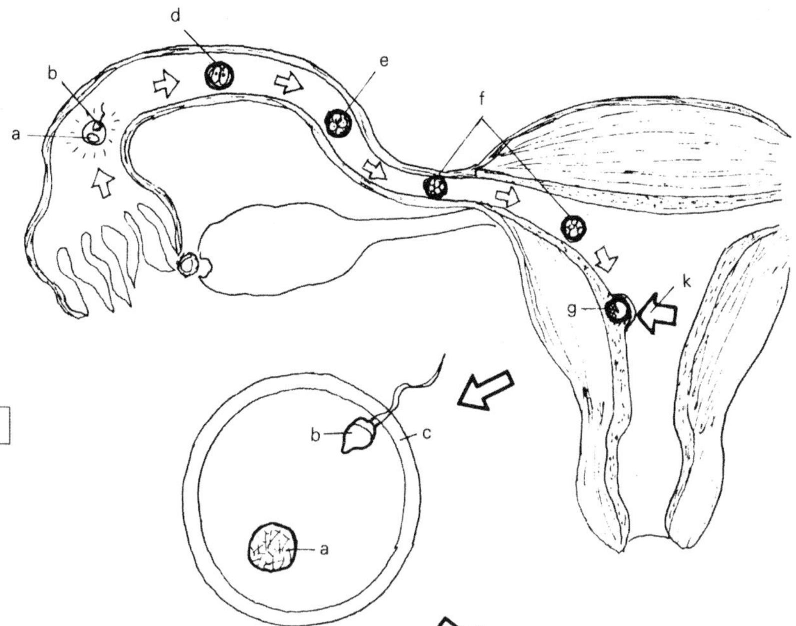

* 발생 DEVELOPMENT
정자와 난자가 만나 수정란이 분할되는 것으로부터 시작되며, 이 수정란이 자라서 성장·발달하는 모든 과정을 말한다.

■ 생식세포의 운반과 생존기간

- 정자 SPERM : 1회 사정으로 2～3억개의 정자가 질속에 사정되나 실제로 수정장소인 **자궁관 팽대부**까지 도달하는 수는 약 300～500개 정도이며, 시간은 약 75분(1분에 3～4㎜씩 전진)걸린다. 정자는 여성생식관내에서 약 24～48시간 동안 살 수 있다.
- 난자 OVUM:난자가 팽대부까지 옮겨지는데 약 25분이 소요되며 난자의 수명은 24시간이므로 자궁에 도달하기 전 12시간이내에 수정되어야 한다.

■ 분할 CLEAVAGE : 수정란은 **자궁관**을 지나는 동안 분할을 거듭하면서 분할소구를 이루는데, 수정 후 3일이 경과하면 약 16개의 분할소구로 나뉘며 이들이 모여 오디배를 형성한다.

■ 착상 IMPLANTATION : 수정된 뒤 약 6일이 되면 포배는 막 주위의 투명층이 소실되면서 자궁 뒤벽에 부착하는데, 속세포덩이가 있는 쪽의 영양막이 자궁점막에 닿게 된다.

- 자궁점막에 닿은 영양막은 급격히 증가하여 세포영양막과 융합세포영양막으로 나뉘고 발생 12일째에 융합세포 영양막에 의해 수정체 전부가 자궁속막에 함몰되는 것을 착상이라 한다.

EMBRYO 배자의 발생

■ FERTILIZATION 수정(A,B)

- a FEMALE PRONUCLEUS 여성전핵
- b HEAD OF SPERM 정자머리
- b_1 MALE PRONUCLEUS 남성전핵
- c ZONA PELLUCIDA 투명층

■ CLEAVAGE 분할 (C.D.E)

- d 2-BLASTOMERE STAGE 2-분할소구단계
- e 4-BLASTOMERE STAGE 4-분할소구단계
- f MORULA 오디배
- g EARLY STAGE BLASTOCYST 초기단계포배
- h TROPHOBLASTS 영양막
- i INNER CELL MASS 속세포덩이
- j BLASTOCOELE 포배강
- k IMPLANTATION 착상

A(1일)

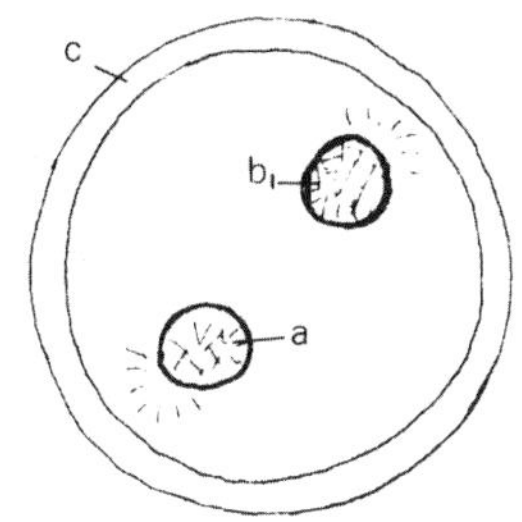

B(1일)

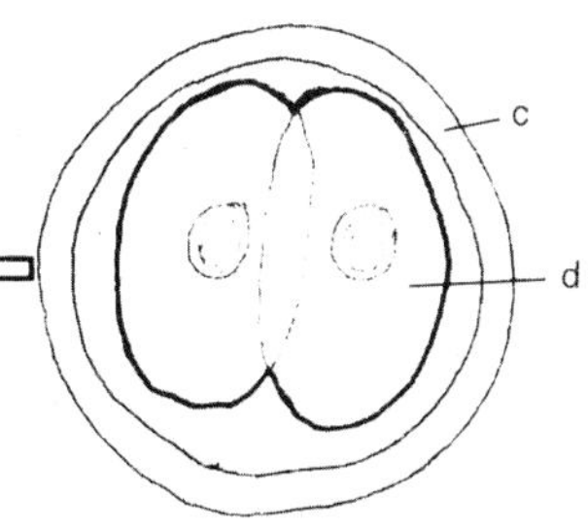

C(2일)

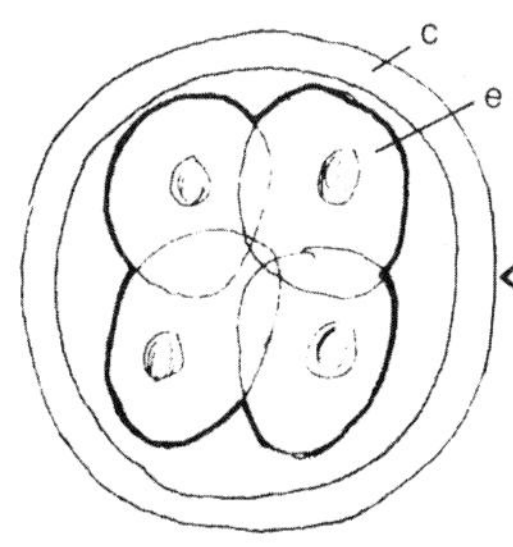

D(2일)

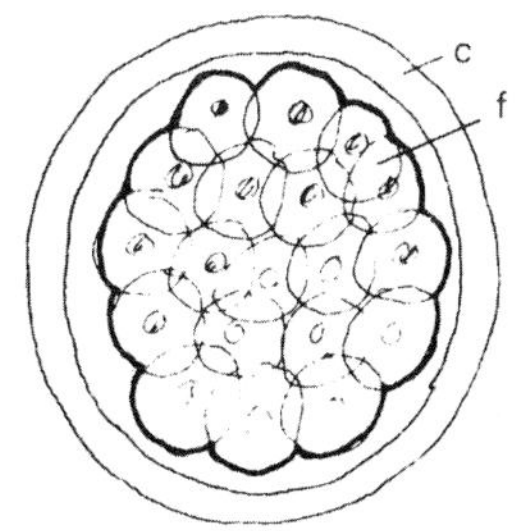

E(4일)

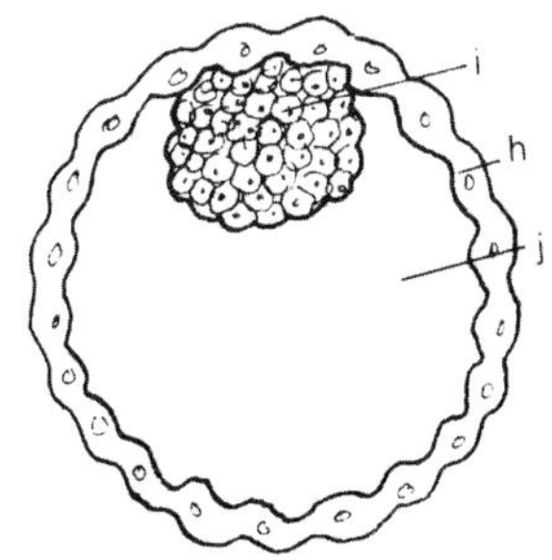

F(7일)

■ **포배 BLASTOCYST** : 수정후 1-2주경에 포배의 속세포덩이는 배자원반을 이루어 태아가 되는 부분이 되며, 영양막과 기초가 되는 중간배엽은 양막과 융모막을 형성한다.

■ **배자원반 EMBRYONIC DISC** : 수정후 2-3주에 속세포덩이에서 형성되며 곧 외배엽과 내배엽부분으로 나뉘고 그후 두 층 사이에서 중간배엽이 생긴다. 배자원반을 사이에 두고 양막안과 노른자위주머니가 생긴다.

■ **노른자위주머니 YOLK SAC** : 내배엽의 분할강에서 된것으로 초기 태아의 영양물을 공급하는 소화관을 이룬다.

■ **양막 AMNION** : 외배엽과 세포영양막 사이에 틈바구니가 생겨 점점 커져서 이루어지는데, 이 속의 빈 양막안에 양수 Amniotic Fluid가 채워져 있으며, 양막은 매우 커져 태아 전체를 싸서 보호한다.

*** 각 배엽으로부터 유래되는 구조물**

■ **외배엽 ECTODERM** : 피부의 표면과 감각기 및 신경계의 주요성분을 형성한다.

■ **내배엽 ENDODERM** : 주로 관강장기의 내표면을 덮는 상피가되고 소화기와 호흡기를 형성한다.

■ **중배엽 MESODERM** : 지지조직(결합조직, 연골골), 근조직, 맥관과 심장 및 요생식기의 주요성분을 형성한다.

★ **자궁외임신 ECTOPIC PREGNANCY** : 접합자 Zygote가 자궁이외의 곳에 착상하는 것을 말하며, 착상하는 장소에 따라 구분된다.

- 자궁관임심 Tubal Pregnancy
- 난소임신 Ovarian Pregnancy
- 복강임신 Abdominal Pregnancy
- 자궁목임신 Cervical Pregnancy

BLASTOCYST 포배(F, G, H)

h TROPHOBLAST 영양막
h_1 MESODERM 중간배엽
h_2 CONNECTING STALK 연결줄기
j BLASTOCOELE 포배강
L AMNION 양막
L_1 AMNIOTIC CAVITY 양막안
m YOLK SAC 노른자위주머니
n EMBRYONIC DISC 배자원반

EMBRYO 배자(I, J)

o ECTODERMAL PART 외배엽성부분
p MESODERMAL PART 중간배엽성부분
q ENDODERMAL PART 내배엽성부분

h_3 CHORION 융모막
h_4 CHORIONIC VILLI 융모막 융모
m_1 ALLANTOIS 요막

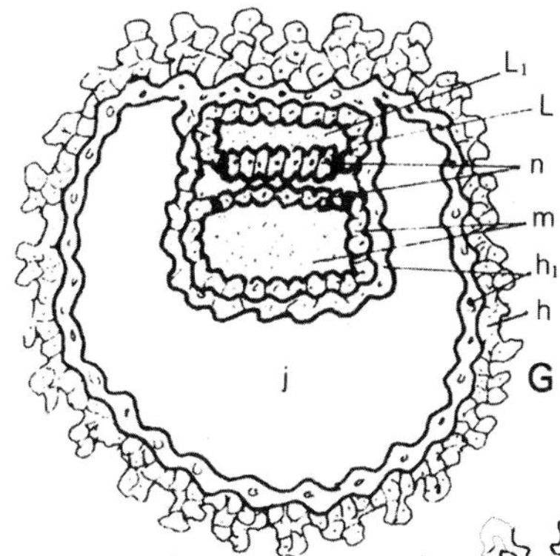

G(11일)

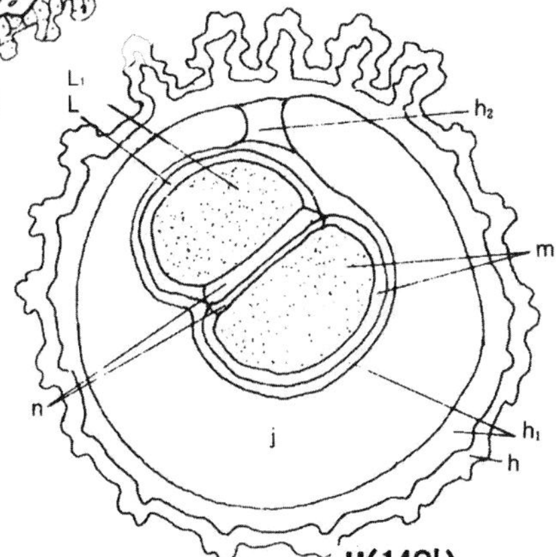

H(14일)

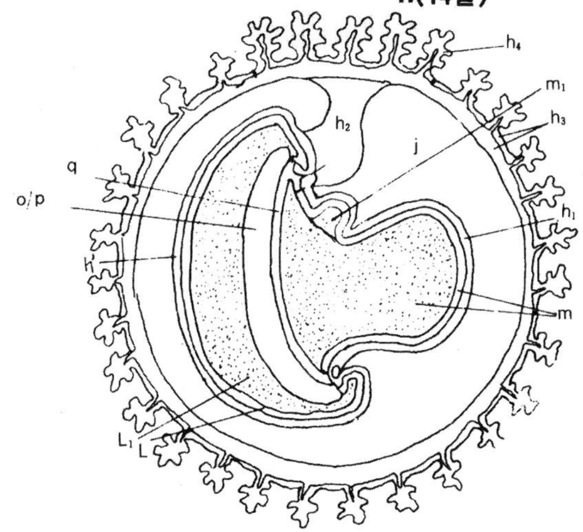

I(21일)

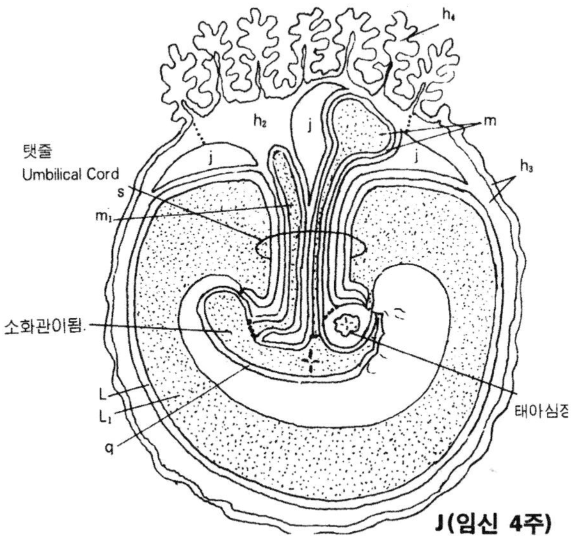

J(임신 4주)

10－10

생식기계통 REPRODUCTIVE SYSTEM : 배자의 발달 DEVELOPMENT OF THE EMBRYO
태아 Fetus, 태반 Placenta

배자＝차가운색 탈락막＝따뜻한색
동맥＝빨강 정맥＝파랑

EMBRYO 배자의 발달

- r EMBRYO 배자
- r_1 FETUS 태아 수정된지 8주 이후부터
- s UMBILICAL CORD 탯줄
- L AMNIOTIC CAVITY 양수안
- m YOLK SAC 노른자위
- h_3 CHORION 융모막
- h_4 CHORIONIC VILLI 융모막융모

* 태아 FETUS(9주－38주)
배자(2주－8주)는 모체와 배자세포 양쪽에서 기인된 막과 주머니에 의해 지지·보호되고 영양물을 공급받아 성장한다.

■ 배자 EMBRYO에서 기인된 것에는 양막, 융모막, 탯줄, 난황, 요막 등이 포함된다.
- 태아막중 융모막과 융모는 태반의 중심부가 되는 착상부위를 제외하고 대부분 융모를 잃게 되고, 태아는 양막에 의해 둘러 싸여 액체가 채워진 양막강내에서 발달한다.

■ 모체 MOTHER에서 기인된 것은 탈락막층으로 태아가 태어난 후 태아막과 함께 떨어진다.
- 피막탈락막 D. Capsularis은 가장 바깥쪽으로 융모막에 바로 연결해 있는 태아의 양막과 융막을 둘러싸기 위한 모체의 덮개이다. 태아와 양막이 팽창함에 따라 피막은 자궁의 반대쪽인 벽쪽으로 밀려 곧 퇴행하여 사라진다.
- 벽쪽탈락막 D. Parietalis은 자궁근 가까이에 있으며 산후에는 이 층에서 새자궁속막을 생성한다.
- 바닥탈락막 D. Basalis은 포배 Blastocyst의 영양막 융모를 받아들이는 자궁속막부위이다. 바닥탈락막의 혈관들은 융모 사이의 공간으로 열려 있어 산소·영양소, 태아배설물을 교환한다.

DECIDUA 탈락막

- t D. CAPSULARIS 피막탈락막
- u D. BASALIS 바닥탈락막
- v D. PARIETALIS 벽쪽탈락막

1. MYOMETRIUM 자궁근육층
2. MUCUS PLUG 점액전
3. UTERINE CAVITY 자궁안
4. CERVIX 자궁목
5. UTERINE WALL 자궁벽
6. VAGINA 질

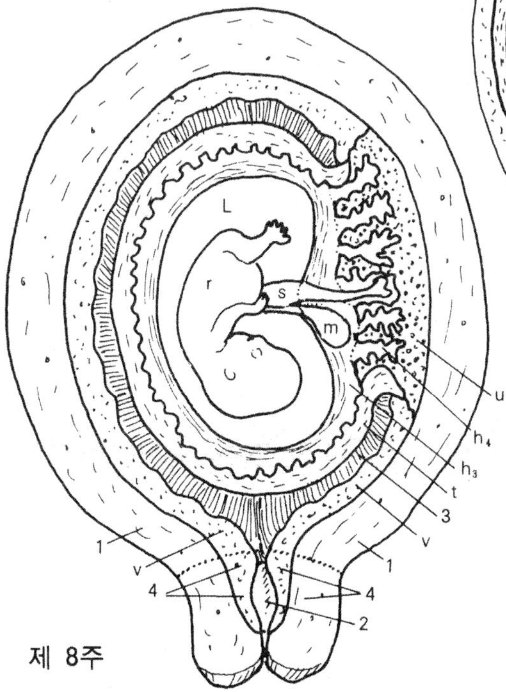

제 8주

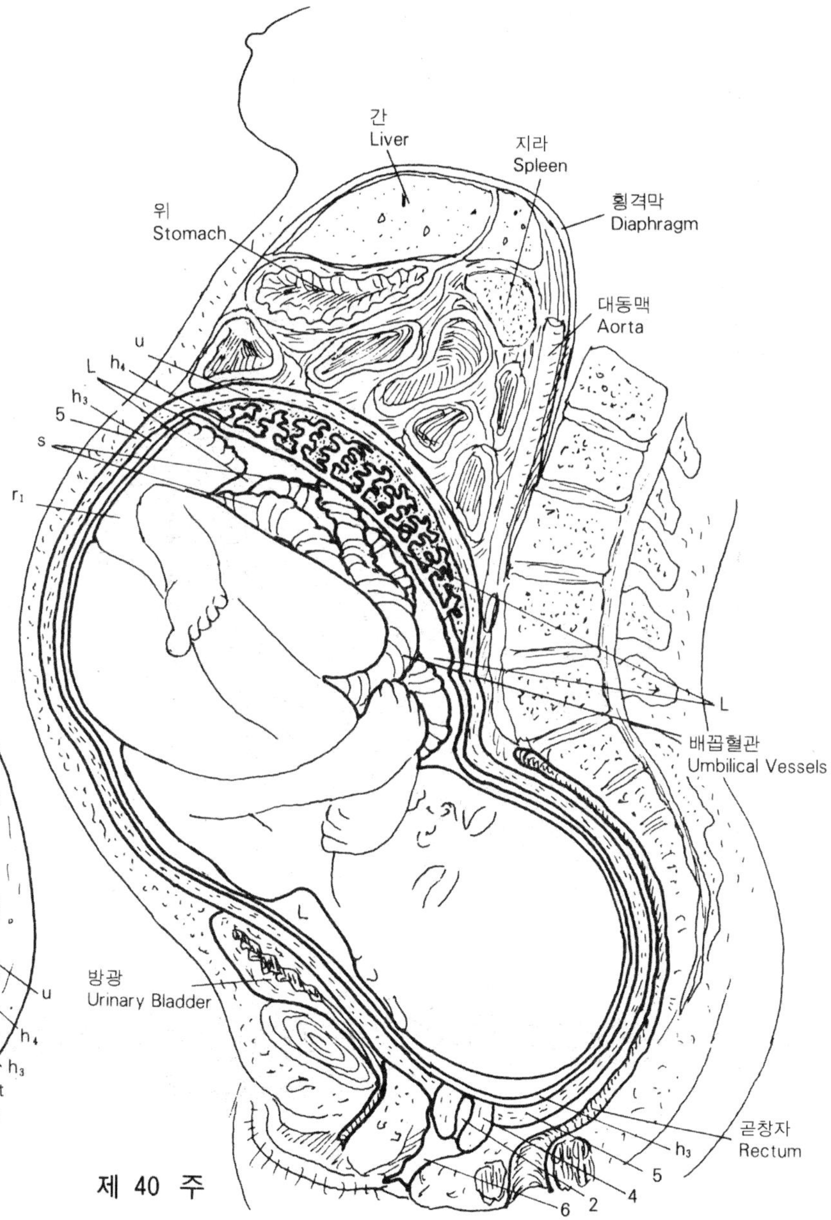

제 40 주

*** 태반 PLACENTA**

태반이란 태아쪽에서 발생한 융모막 Chorion과 모체의 자궁속막 Endometrium인 탈락막 Decidua이 합쳐서 형성되며 출산시까지 태아의 보호, 영양공급, gas교환 및 배설기능을 담당한다.

- **영양막** Trophoblast에서 자궁속막쪽으로 융모가 형성되고 융모속에 형성되는 혈관과 착상쪽 기저탈락막에서 융모사이를 흐르는 모체쪽 혈액간에 일어나는 물질과 gas교환에 태아의 생존이 달려있다.
- 태아의 융모속 혈관과 모체혈액사이의 **태반막** Placental Membrane은 발생 20주 이후 극도로 얇아진다. 자궁속막의 바닥탈락층을 통해 융모사이로 흐르는 모체의 혈량은 발생 10주에 분당 50cc이던 것이 분만직전에는 500～600cc로 늘어나며 1분에 3～4회 교체된다.
- 분만직전 태반의 넓이는 15～25cm, 두께 2－3cm, 무게 500～600g이나 되며, 자궁내면의 25～30%를 차지한다. 분만후 곧 배출된다.

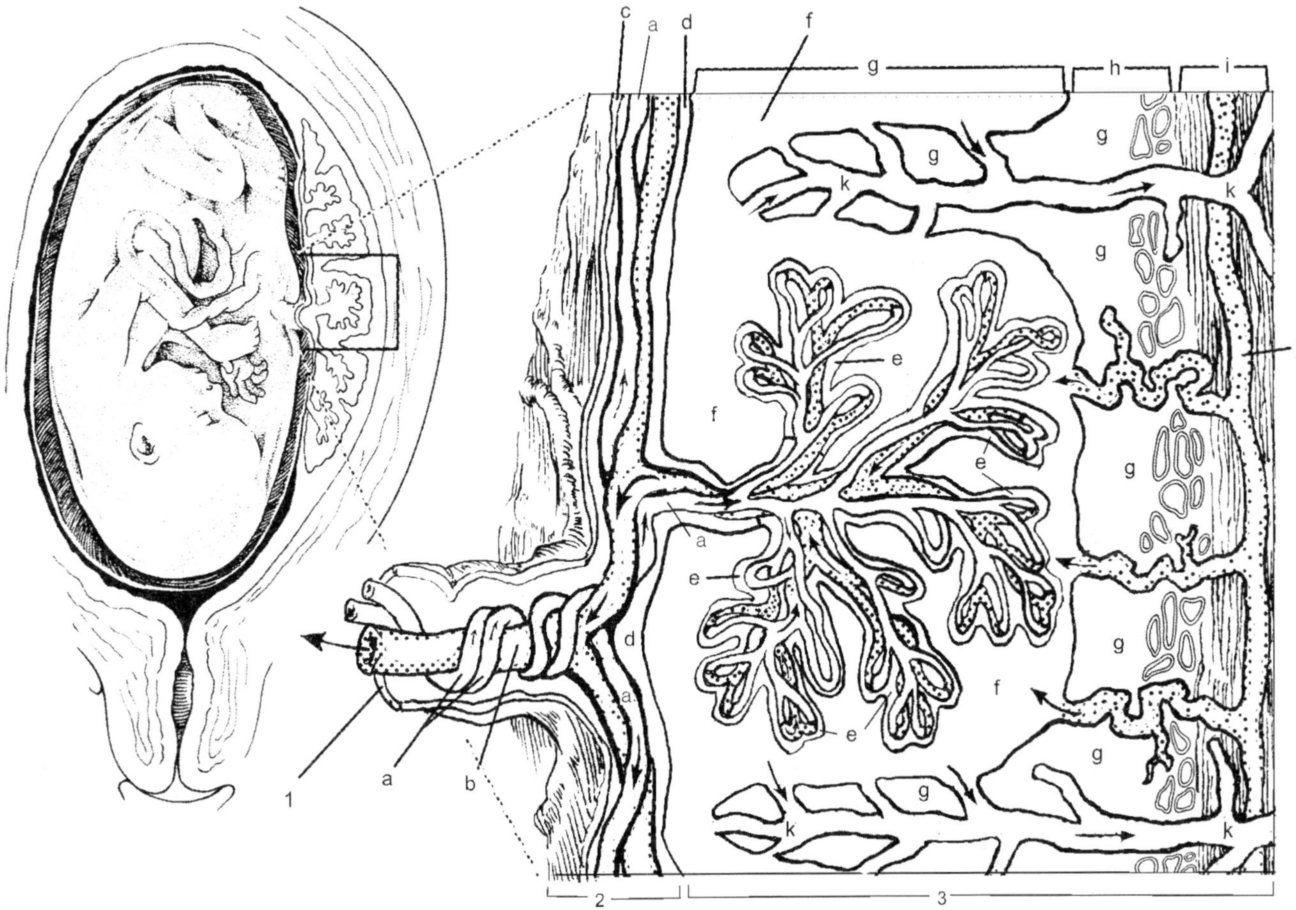

태반의 혈관배열

1. UMBILICAL CORD 탯줄

- a UMBILICAL ARTERY 배꼽동맥
- b UMBILICAL VEIN 배꼽정맥

2. FETAL PORTION OF PLACENTA
태반의 태아부분(융모막)

- c AMNION 양막
- d CHORION 융모막
- e VILLUS 융모

3. MATERNAL PORTION OF PLACENTA
태반의 모체부분(바닥탈락막)

- f INTERVILLOUS SPACE 융모사이공간
- g PLACENTA SEPTUM 태반사이막
- h BASAL DECIDUA 바닥탈락막
- i MYOMETRIUM 자궁근육막
- j UTERINE ARTERY 자궁동맥
- k UTERINE VEIN 자궁정맥

10－10

제 11 장 외피계통

Integumentary System

피부의 표면적 구분 ("RULE OF 9'S")

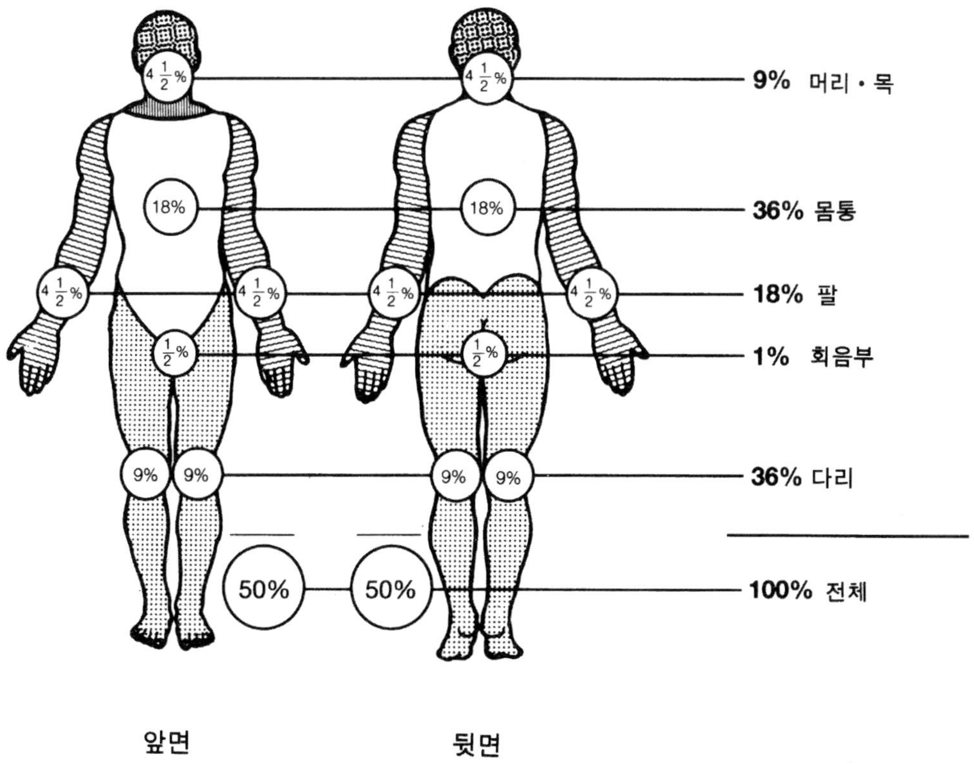

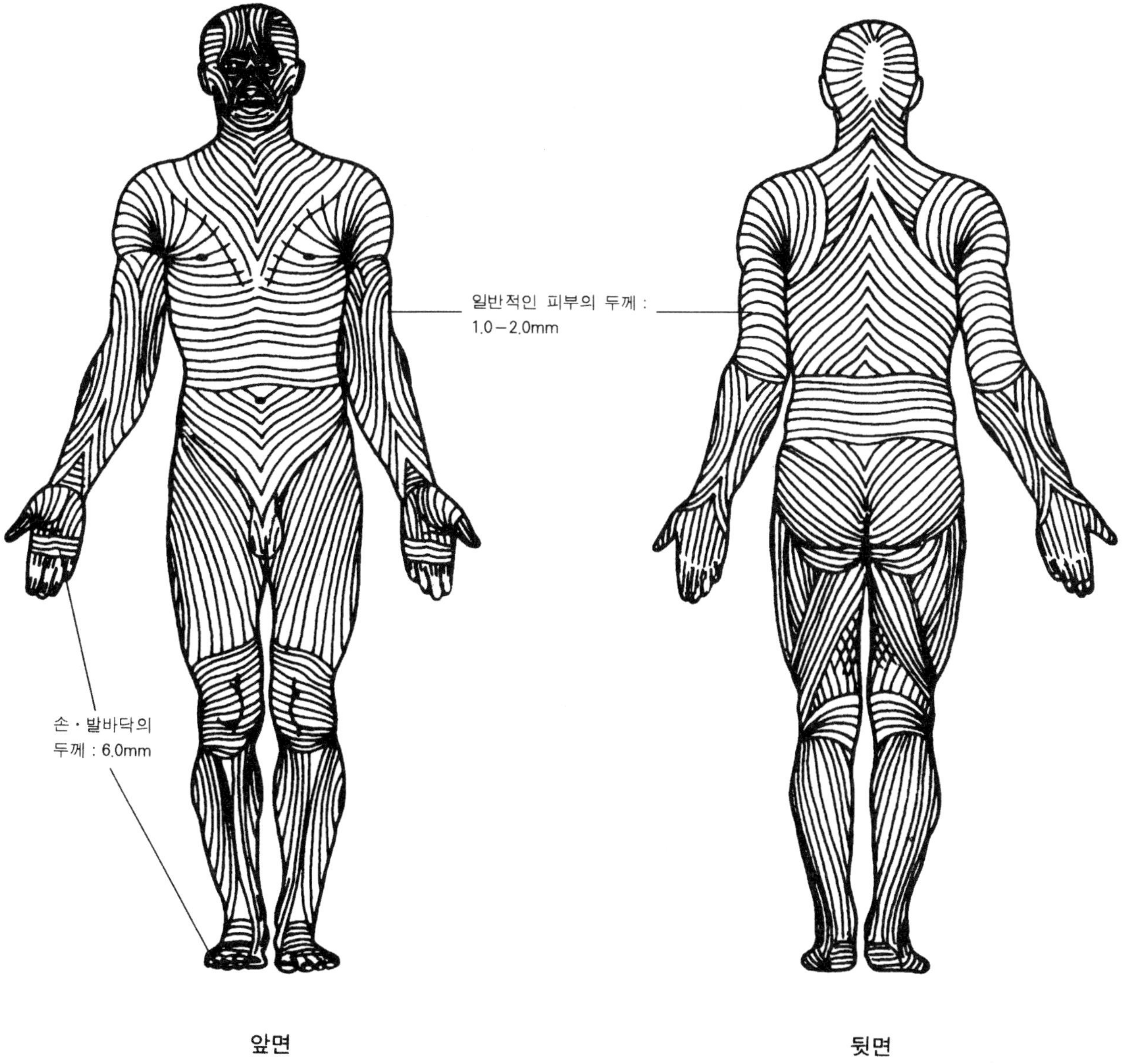

피부의 절개선
(Langer's Line)

외피의 구성

- 피부 Skin
- 부속기관 Accessory Organs
  털, 땀샘, 기름샘, 손발톱

외피의 기능

- 보호 Protection
- 방벽 Barrier
- 체온조절 Temperature Regulation
- 배설 Excretion 및 분비 Secretion
- 비타민 D 합성 Synthesis
- 감각수용기 Sensory Receptors
- 소도구 Tools
- 영양소저장 Storage of Nutrients

단원색칠 안내

- 동맥＝빨강, 정맥＝파랑
- 표피＝살색, 분홍
- 진피＝엷은 회색
- 땀샘, 지방샘＝노랑
- 털＝엷은 갈색

11－1

외피계통 INTEGUMENTARY SYSTEM : 피부 SKIN

피부층 Cutaneous Layers

표피=살색 진피=회색

피부밑조직=노랑

＊ 피부 SKIN

체중의 약 16%를 차지하는 기관으로써 겉층인 표피는 외배엽성인 상피조직이며, 속층인 진피는 중배엽성인 결합조직이다.

■ 두께 THICKNESS

일반적으로 1－2mm이나 손바닥, 발바닥의 피부는 6mm가량으로 가장 두껍고 가장 엷은 부위는 고막, 안검, 음경 및 음낭으로 0.5mm이다. 몸통에서는 뒷면보다 앞면의 피부가 더 얇으며, 사지에서는 안쪽이나 구부리는 쪽이 더 얇다.

■ 피부색 COLOR

정상피부색은 색소인 Melanin, Carotene과 혈색소 Hemoglobin, 그리고 피부에 존재하는 혈관의 상호작용에 의해서 나타난다.

＊ 피부층 CUTANEOUS LAYERS

Ⅰ. 표피 Epidermis

- 편평상피는 중첩되고 각화된 얇은 층으로, 표피의 두께는 부위마다 다르다. 손·발바닥은 약 1.5mm, 입술과 안검의 표피는 0.5mm미만이다.
- 표피층엔 혈관이 없기 때문에 유두층의 혈관에서 산소, 영양분이 확산되어 공급된다.

Ⅱ. 진피 Dermis

상부에 존재하는 표피를 지탱하는 결합조직층으로 혈관, 신경, 림프관, 땀샘, 기름샘, 털 등이 들어있다. 두께는 0.3－3mm정도이다.

Ⅲ. 피부밑조직 Hypodermis

진피와 근육을 덮는 깊은근막 Deep Fascia 사이에 있는 지방성결합조직의 얇은 층이다. 피부밑조직의 세포수는 성별, 연령, 개인의 영양상태, 신체부위에 따라 다르다.

CUTANEOUS LAYERS 피부층

Ⅰ **EPIDERMIS 표피** : 중층편평상피

a **HORNEY LAYER 각질층**
- 핵과 세포내 소기관들이 소실된 세포들이 비늘같이 각질화되어 여러층 또는 그 이상의 층으로 구성된다.
- 죽은층으로 시일이 지나면 피부 밖으로 탈락하게 된다.

b **CLEAR/LUCID LAYER 투명층**
- 핵이 없고, 케라틴으로 가득찬 세포들이 여러층을 이루고 있다.
- 과립층과 각질층사이에 있지만 인체의 피부에는 거의 없고 손바닥과 발바닥같은 두꺼운 피부에만 발달되어 있다.

c **GRANULAR LAYER 과립층**
- 3－5층의 방추상세포층으로 세포핵이 뚜렷하며 케라토하이알린 Kelatohyaline이라는 과립을 생산한다.

GERMINAL LAYER 종자층

d **SPINOUS LAYER 가시층**
- 5－10층으로 구성되며 세포들 사이에 형성되는 조직액 공간을 가로지르는 부착반 Desmosome들이 가시세포들을 연결시킨다.
- 부착반들이 가시처럼 보이므로 가시층이라 한다.

e **BASAL LAYER 바닥층**
- 1층으로 구성되었으며 진피와의 경계부분이다.
- 세포분열의 기능을 수행하여 표층에서 떨어져 나가는 표피세포를 보충한다.

Ⅱ **DERMIS 진피** : 소성결합조직

f **PAPILLARY LAYER 유두층 1/5**
- 진피중 상부를 향해 유두처럼 삐죽삐죽 튀어나온 부위를 말하며, 이 유두안에 작은혈관, 림프샘 수많은 감각수용기를 가지고 있다.

g **RETICULAR LAYER 그물층 4/5**
- 굵은 아교섬유다발과 탄력섬유가 치밀하게 배열되고 피부면에 평행하므로 부위에 따라 각기 다른주름을 형성한다. 이 주름을 피부절개선 Line of Clevage 또는 Langer's Line이라 한다.

Ⅲ **HYPODERMIS 피부밑조직** : 지방성 결합조직(Subcutaneous Fascia 피부밑근막)
- 다량의 지방세포를 가지고 있으며 피부밑 지방의 정도에 따라 피부밑조직 두께가 달라진다.

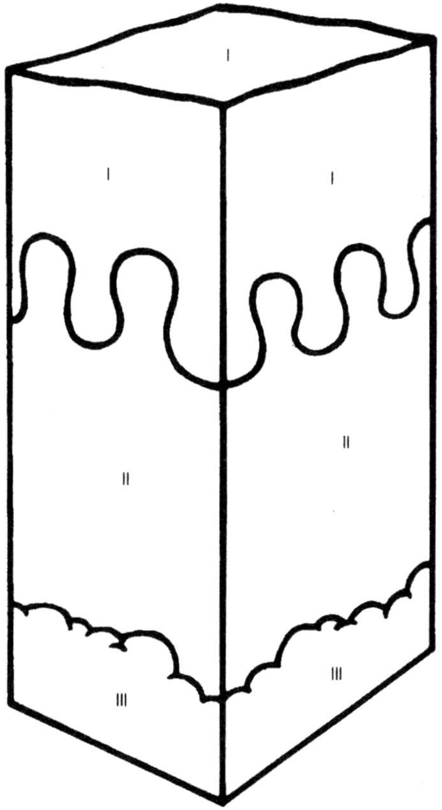

★ **바닥층** Basal Layer

Melanin 색소과립이 많이 함유되어 있어 진피내의 색소체와 더불어 피부색을 결정짓는 요소가 된다.

★ **유두층** Papillary Layer

이층의 배열은 피부표면에 고랑과 이랑을 형성하여 손바닥무늬 Palmar Print, 발바닥무늬 Sole Print, 손가락무늬 Finger Print로서 나타난다. 이것은 개인차가 있어 법의학상의 개체 감별에 응용된다.

★ **그물층** Reticular Layer

아교섬유와 탄력섬유가 뒤엉켜 거칠고, 탄력있는 층을 형성하여 피부를 가죽처럼 질기게 한다. 그러므로 임산부와 비만한 사람에서도 피부가 늘어나 지탱이 된다.

★ **피부밑조직** Hypodermis

• 교원섬유와 탄력섬유는 진피와 연결되어 섬유다발 Fiber Bundle을 형성하고 세로축에 평행하게 배열한다. 지방이 축적되고 큰 혈관이 달리고 있으므로 체온조절을 할수 있다.

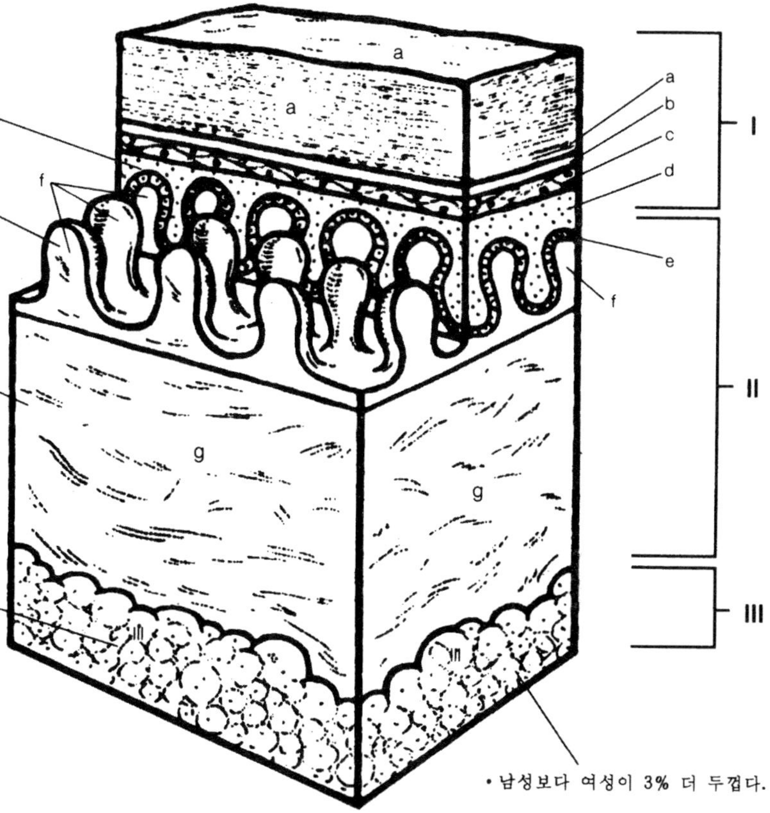

두꺼운 피부의 절단면(손·발바닥)

11－1

11−2

외피계통 INTEGUMENTARY SYSTEM : 표피유래물 EPIDERMAL DERIVATIVES
털 Hair, 외피샘 Integumentary Glands

12=노랑 13=빨강 14=파랑
15=녹색 샘=엷은색 근육=분홍, 오렌지

*** 표피 유래물**
털 Hair, 샘 Gland, 손·발톱 Nail의 3종류가 있다. 이들은 모두 표피가 변화된 것이다.

■ 털 HAIR
손바닥, 발바닥 및 바깥생식기의 일부를 제외한 전신에 나있다. 피부내에 있는 털뿌리와 피부면에 나오는 털줄기로 이루어지며, 털뿌리의 하단은 털망울이 되어 팽륜되어 있으며 혈관이 풍부한 털유두가 들어있다.

• 털줄기 Shaft
횡단면을 보면 밖으로부터 소피, 겉질, 속질로 나뉜다. 이중 겉질은 털의 가장 주가 되는 부분으로 단단한 각질로 되어 있으며 세포내에는 다량의 Melanin 과립이 있다. 머리털색은 겉질내의 Melanin양과 속질내의 공기량에 의해 결정된다.

• 털주머니 Follicle
표피와 진피의 결합조직이 일부 함몰되어 생긴것으로 털뿌리와 이를 덮고 있는 엷은 막인 뿌리상피집 Root Sheath으로 되어 있다.

• 털기질 Hair Matrix
털의 생성이 이루어지는 것으로 털유두의 윗부분에 있는 상피세포층으로 표피의 종자층과 상응한다.

• 털세움근 Arrector Pili Muscle
털주머니에 부착되어 있고, 털주머니의 내각에서 진피의 유두층까지 비스듬이 주행하는데 이 털세움근은 추위, 공포, 분노에 반응하여 수축하게 되면 털을 세우고, 털주위의 피부를 상승시켜 소름끼치게 된다.

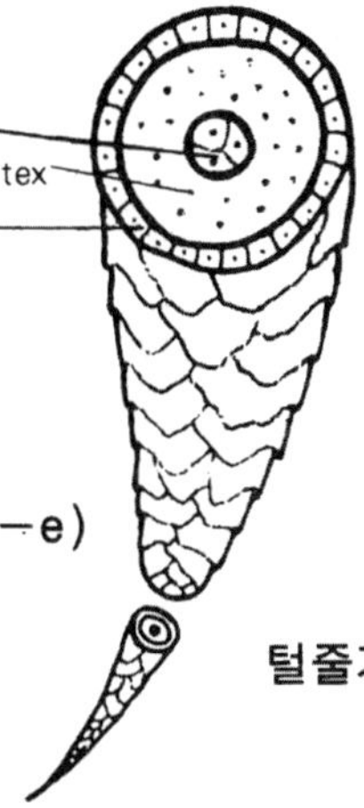

털줄기의 단면

Ⅰ EPIDERMIS 표피(a−e)

HAIR 털
1 SHAFT 털줄기
2 ROOT 털뿌리
3 FOLLICLE 털주머니
4 BULB OF FOLLICLE 털망울
바탕질+진피유두층

INTEGUMENTARY GLANDS 외피샘
5 SEBACEOUS GLAND 기름샘
6 APOCRINE SWEAT GLAND 큰땀샘 (땀샘)
7 ECCRINE SWEAT GLAND 작은땀샘 (땀샘)
• CERUMINOUS GLAND 귀지샘 (특수화된땀샘)
• MAMMARY GLAND 젖샘 (특수화된땀샘)

Ⅱ DERMIS 진피

PAPILLARY LAYER 유두층
8 PAPILLAE 유두

RETICULAR LAYER 그물층
9 COLLAGENOUS, ELASTIC, and RETICULAR FIBERS 아교, 탄력, 그물섬유
10 ARRECTOR PILI MUSCLE 털세움근

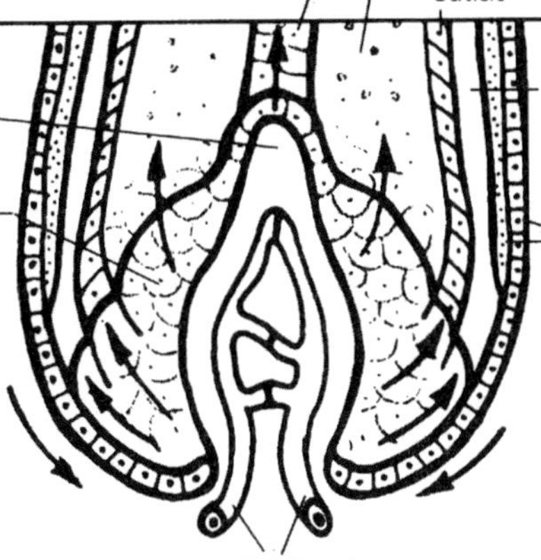

털뿌리의 세로단면

■ **기름샘** : 털주머니에서 유래된 것으로 털주머니와 연결되어 있다. 털세움근의 수축으로 기름샘이 압박을 받아서 털주머니내로 분비된다.
★ **귀지샘** : 땀샘이 변형된 것으로 귀의 바깥귀길에 분포한다. 여기에서 귀지 Serum을 분비하는데 고막을 보호하는 물질이다.
★ **젖샘** : 성인여성의 유방내에 있다.

Ⅲ HYPODERMIS 피부밑조직

11 LOOSE FIBROUS CONNECTIVE TISSUE 성긴섬유 결합조직
12 ADIPOSE TISSUE 지방조직
13 ARTERY 동맥
14 VEIN 정맥
15 LYMPHATIC VESSEL 림프관
16 MOTOR NERVE 운동신경

· 동맥=빨강, 정맥=파랑
· 표피=살색, 분홍
· 진피=엷은 회색
· 땀샘, 지방샘=노랑
· 털=엷은 갈색

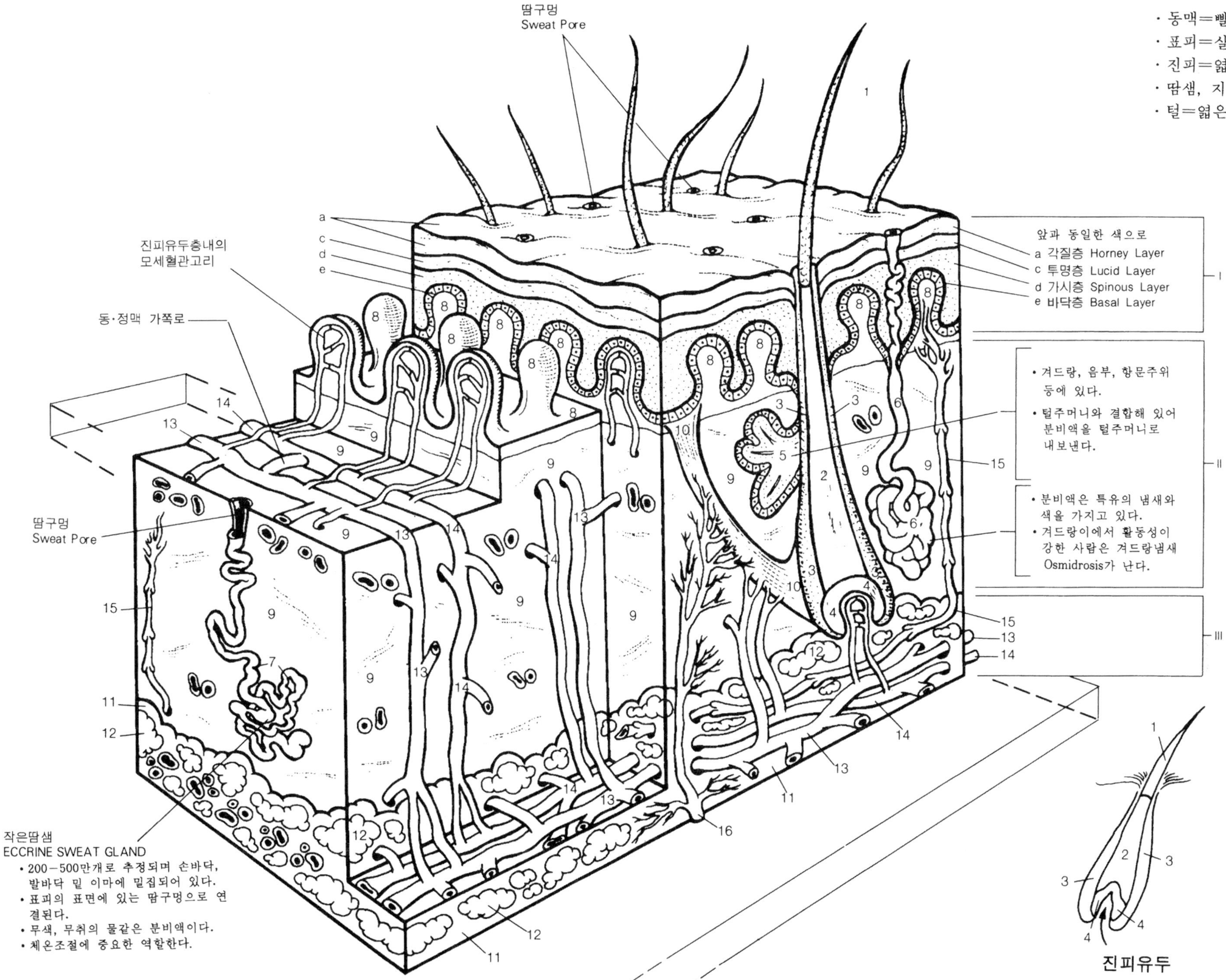

피부의 구조

진피유두

11-3

외피계통 INTEGUMENTARY SYSTEM : 표피유래물 EPIDERMAL DERIVATIVES

손·발톱 Nail, 피부수용기 Integumentary Reseptors

2=분홍 각질층영역=따뜻한색

가시층과 종자층 영역=차가운색

NAIL 손발톱 : 손발가락의 등쪽표피가 각화된 것으로 손발가락 끝을 보호한다.

3 PARTS OF NAIL 손톱 부분

1 **FREE EDGE 자유변연부** : 계속 돌출되어 박탈되는 부분

2 **NAIL BODY 손톱몸통** : 각질화가 되어 표면으로 밀려나온 부분이다.

3 **NAIL ROOT 손톱뿌리** : 피부속에 묻혀 있는 곳으로 각질화가 완성되지 않은 부분이다.

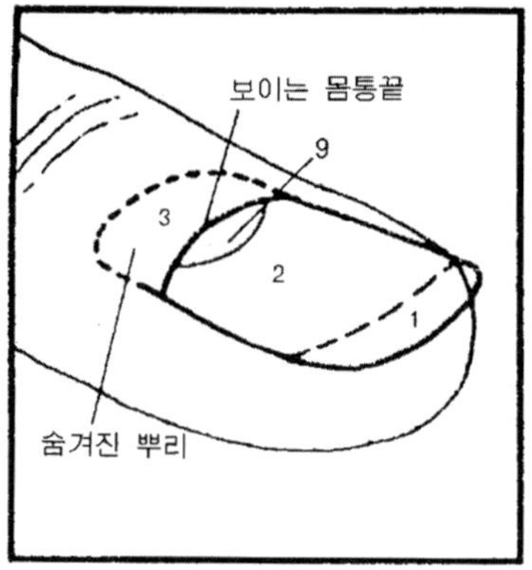

손톱의 부분

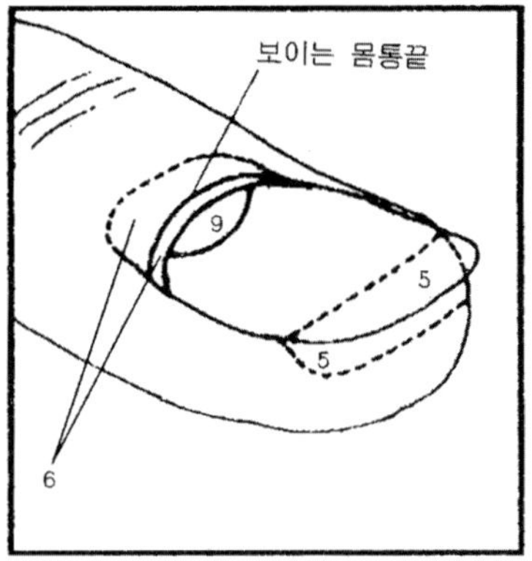

손 · 발톱주위조직

SUPPORTIVE AND SURROUNDING AREAS
지지 및 주변영역

AREAS OF HORNEY LAYER 각질층 영역

4 **NAIL FOLD 손톱주름** : 손톱 몸쪽부와 양측면을 둘러싸는 주름진 피부이다.

5 **HYPONYCHIUM 아래허물** : 손톱바탕질의 종자층이다.

6 **EPONYCHIUM 위허물** : 손톱뿌리와 몸통의 일부를 덮고 있는 부분이다.

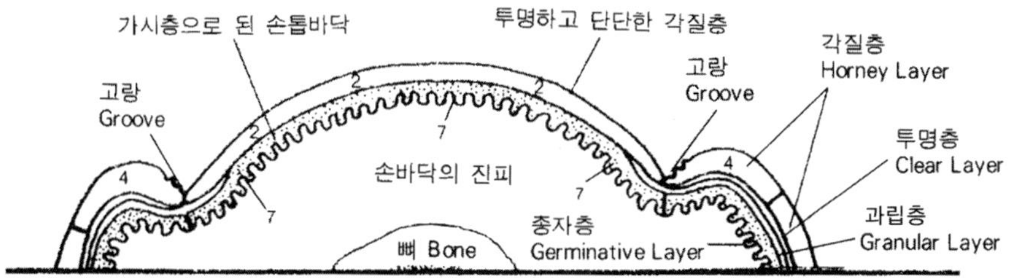

손 · 발톱의 횡단면

AREAS OF GERMINATIVE LAYER 종자층 영역

7 **NAIL BED 바닥** : 손톱의 성장이 일어나는 곳으로 자라서 앞으로 밀려나가며 각질화 된다.

8 **MATRIX 바탕질**

9 **LUNULA 손발톱반달** : 각질형성 중 공기의 작은 기포가 섞인 것으로 손톱의 근위단에서 초생달모양으로 나타난다.

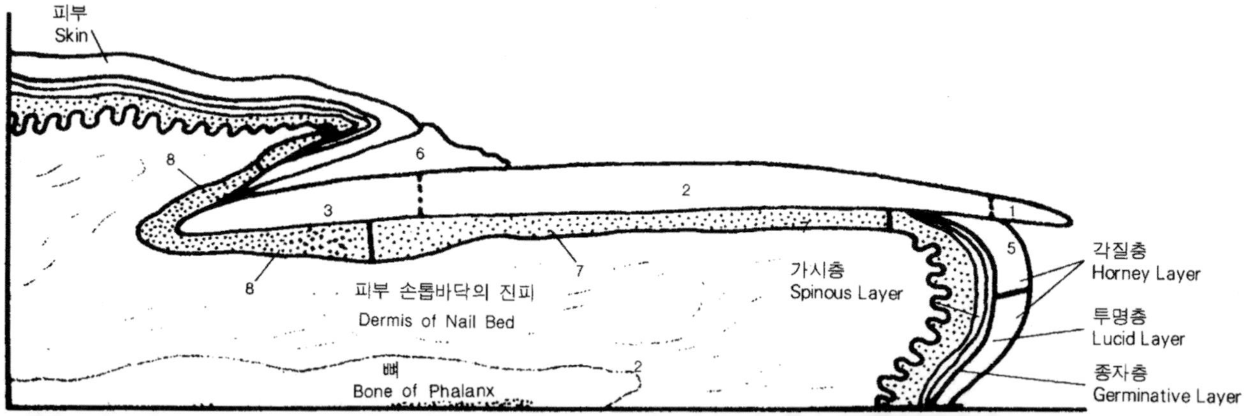

★ 손 · 발톱의 성장

정상적인 경우 하루에 약 0.1mm씩 자라나 영양상태, 질병등에 따라 속도는 다르다. 빠진 손톱은 바탕질 Matrix이 건재하는 한 다시 자라날 수 있으며, 손톱의 경우 회복에는 약 3-5 1/2개월이 걸리며, 발톱은 6-8개월이 소요된다.

* 피부수용기 INTEGUMENTARY RECEPTORS

감각종말로 구성되어 있고 외계로부터의 자극을 수용한다. 1차적인 피부의 감각작용은 동통, 온감, 냉감, 촉감, 압감 등이 있다. 이러한 감각은 신경종말을 통하여 받아진 후, 중추신경계통으로 전달된다.

Ⅰ. EPIDERMIS 표피

① FREE NERVE ENDINGS 자유신경종말 : 동통

② MERKEL'S DISCS 멕켈판 : 촉감

Ⅱ. DERMIS 진피

PAPILLARY LAYER 유두층

③ MEISSNER'S CORPUSCLES 마이스너스소체 : 촉감

RETICULAR LAYER 그물층

④ BULBS OF KRAUSE 크라우스종말망울 : 냉감

⑤ ORGANS OF RUFFINI 루피니소체 : 온감

Ⅲ. DERMIS AND HYPODERMIS 진피·피부밑조직

⑥ PACINIAN CORPUSCLES 파치니소체 : 압감

⑦ GOLGI－MAZZONI ENDINGS 골지마조니종말

⑧ HAIR ROOT PLEXUSES 털뿌리얼기

⑨ SENSORY NERVE 감각신경

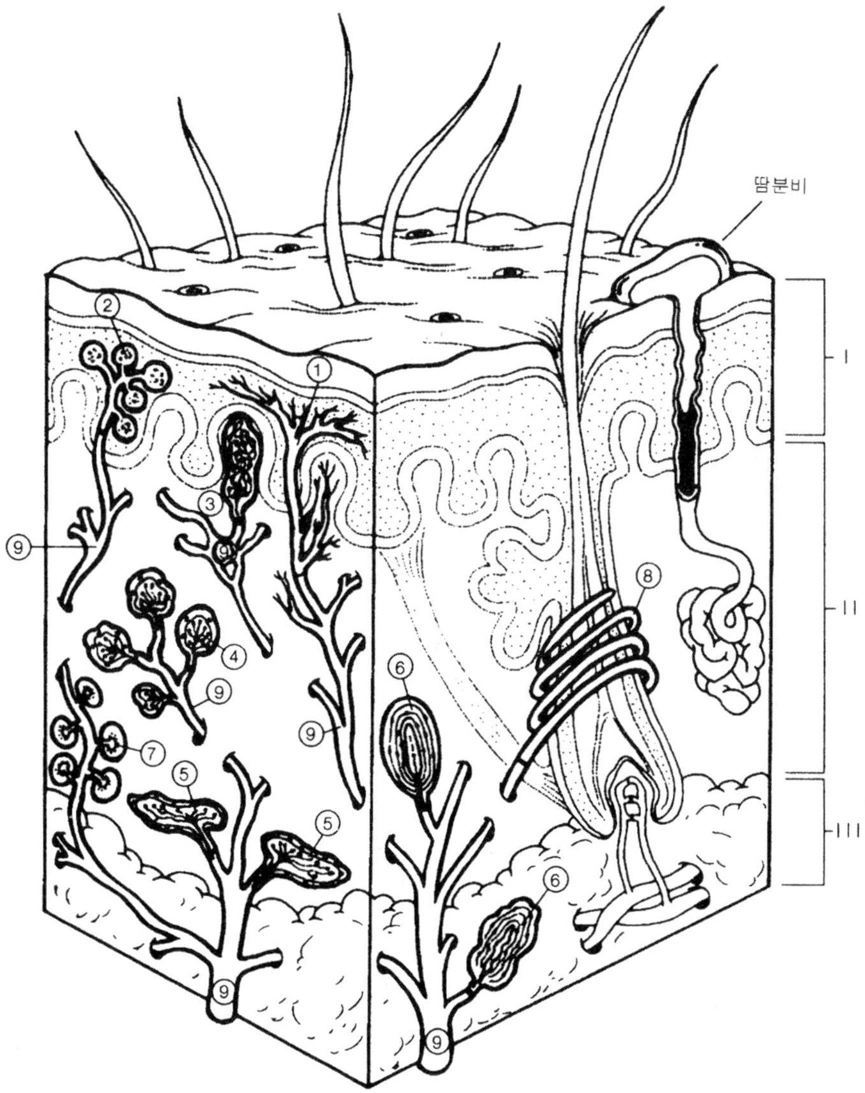

피부수용기 확대

11－4

외피계통 INTEGUMENTARY SYSTEM : 표피유래물 EPIDERMAL DERIVATIVES
유방 Brest

근육＝빨강·오렌지색
관계통＝차가운색
림프절＝녹색 젖꼭지＝붉은갈색
젖꽃판＝엷은갈색 근막＝노랑

*유방 BREAST
피부밑의 얕은 근막과 큰가슴근의 깊은 근막사이에서 발생한 피부 부속샘의 하나로 여성에서 사춘기 이후에 현저히 발육하고(150－200g) 수유기 때 최고에 달하며(400－500g) 폐경기에 현저하게 위축된다.

■ 젖샘관 Lactiferous Ducts
각 젖샘엽으로부터 유즙을 수송하기 위한 도관으로서 1개씩의 젖샘관이 나와 젖꼭지에 모인다. 젖샘관은 젖꼭지에 개구하기 직전 젖샘관팽대를 만들어 유즙이 고이도록 되어 있다.

■ 젖꼭지 Nipple
유방이 중앙에 돌출한 부분으로 젖무리에 의해 둘러싸여 있다. 젖꼭지와 젖무리의 피부에는 색소가 침착되어 있으며 이 색소는 임신시에 더 증가한다.

■ 젖꽃판 Areola
신생아가 젖을 빠는 동안 피부의 윤활제로서 작용하는 기름샘 Sebaceous Gland이다.

■ 림프절 Lymph Nodes
여성유방에서 피부밑조직속에 겨드랑으로 통하는 림프관과 림프절이 많아서 유방암 발생시 전이통로가 된다.

■ 임신중의 젖샘변화는 난소와 태반에서 분비되는 Estrogen과 Progesteron 등의 호르몬의 영향때문이고, 유즙분비는 Prolactin 호르몬 영향에 의한다.

THE BREASTS (L. & R.) 유방
THE MAMMARY GLANDS 젖샘

Glandular Structure 샘구조

1 LOBE 엽
2 LOBULES 소엽
3 GLANDULAR ALVEOLI 샘꽈리 유즙분비
4 SECONDARY TUBULES 2차소관
5 MAMMARY DUCTS 젖관
6 LACTIFEROUS AMPULLAE (SINUSES) 젖샘관팽대
7 LACTIFEROUS DUCTS 젖샘관

Gross Anatomy 육안해부

8 NIPPLE 젖꼭지
9 AREOLA 젖꽃판
10 AREOLAR GLANDS 젖꽃판샘

★ 분만 후 젖의 분비는 하루에 600－800ml정도 분비되는데 분만후 2－3일 동안의 분비물을 초유라 한다.
★ 초유 Colostrum는 출생 직후에 걸리기 쉬운 감염성질환을 예방해 주는 항체 IgG가 포함되어 있다.

Lymphatic Drainage 림프 유출

11 AXILLARY NODES 겨드랑림프절
12 AXILLARY－APICAL NODES 겨드랑꼭대기 림프절
13 PARASTERNAL NODES 가슴뼈옆림프절
14 TO OPPOSITE BREAST 반대쪽 유방으로
15 TO RECTUS SHEATH AND DIAPHRAGM 배곧은근집·가로막으로

Related Structures 관련구조물

16 SUSPENSORY LIGAMENTS 유방걸이인대
(유방을 지지한다.)
17 SUPERFICIAL FASCIA 얕은근막
18 PECTORALIS MAJOR M. 큰가슴근
19 DEEP FASCIA OF PECTORALIS MAJOR MUSCLE 큰가슴근 깊은근막
20 SERRATUS ANTERIOR M. 앞톱니근
22 CLAVICLE 빗장뼈
23 RIBS 갈비뼈

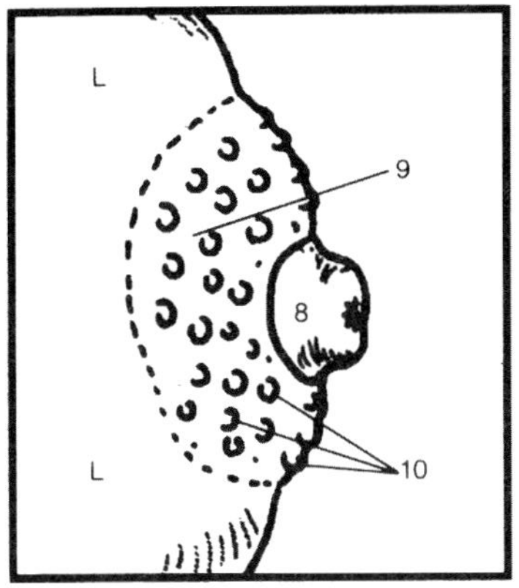

유방의 육안해부

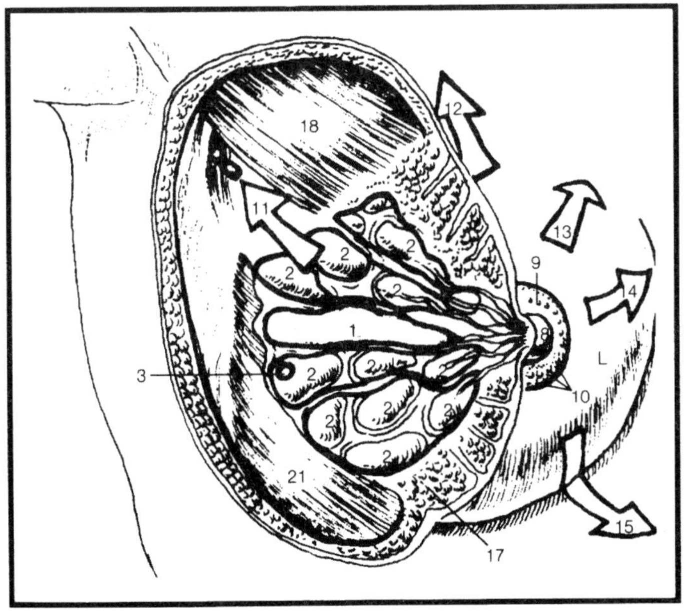

림프유출

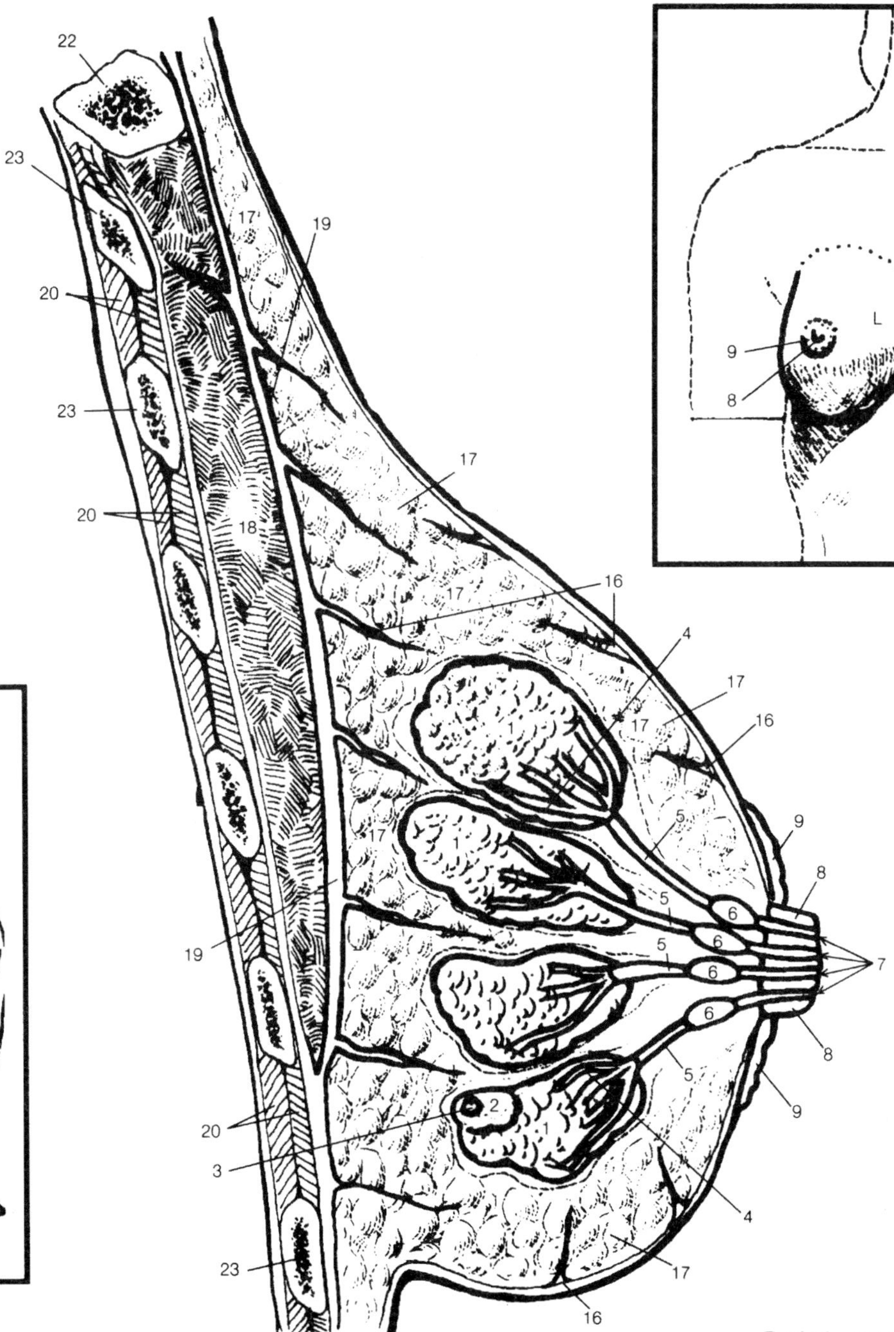

유방의 시상단면

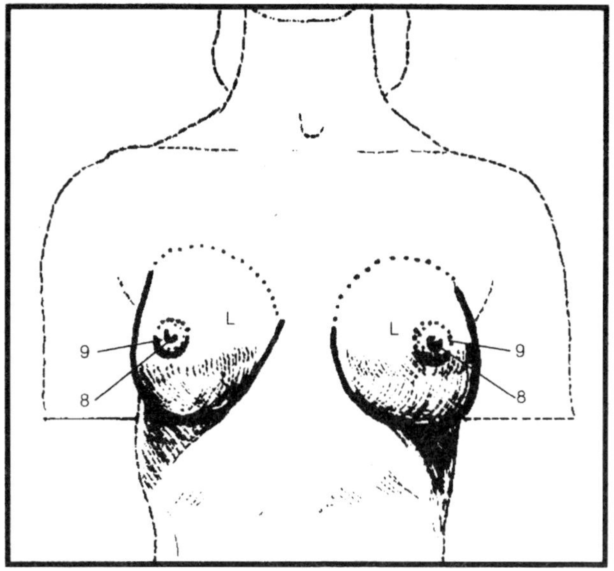

★ 임신기간동안의 유방발달

- **6－12주** : 팽만감과 중량감이 있고, 젖꼭지내 발기조직이 발달되며 젖꼭지주위에 색소가 침착된다.
- **16－20주** : 젖꼭지주변의 젖무리에 기름샘이 확장되면서 색소침착된 곳에 작은 하얀점이 생긴다.

제 12 장 내분비계통

Endocrine System

＊ 내분비계통 ENDOCRINE SYSTEM

상피조직의 일부에서 발생되었으나 분비물질을 이동시키는 관 Duct이 없이 직접 분비물을 혈액중으로 분비한다. 즉 홀몬은 내분비샘에 의해 분비되고 혈액에 의해 운반되어 특정 표적기관의 대사속도에 영향을 미친다. 따라서 내분비선에는 공통적으로 많은 모세혈관이 분포되어 있어 분비세포들과 모세혈관들이 긴밀히 접해 있다.

＊ 호르몬 HORMONE

단백질 복합체, 단백질 유도체 또는 스테로이드 Steroid 복합체이며, 거의 모두가 대형분자로서 다음과 같은 생리적 기능을 나타낸다.

■ 인체기능의 통합

형태적으로 서로 연결은 없지만 내외부의 자극에 대해 다른 그룹의 조직들과 밀접한 연관성을 가지고 상호조절 및 통합기능을 수행한다.

■ 항상성 유지

체액 및 전해질의 평형, 산－염기 평형 등 체내의 항상성을 유지함으로써 내부환경의 연속성을 유지한다.

■ 발육과 성장조절

신진대사, 생식, 부생식기, 골격등의 발달에 관여하여 인체조직의 성장형태와 성장속도를 조절한다.

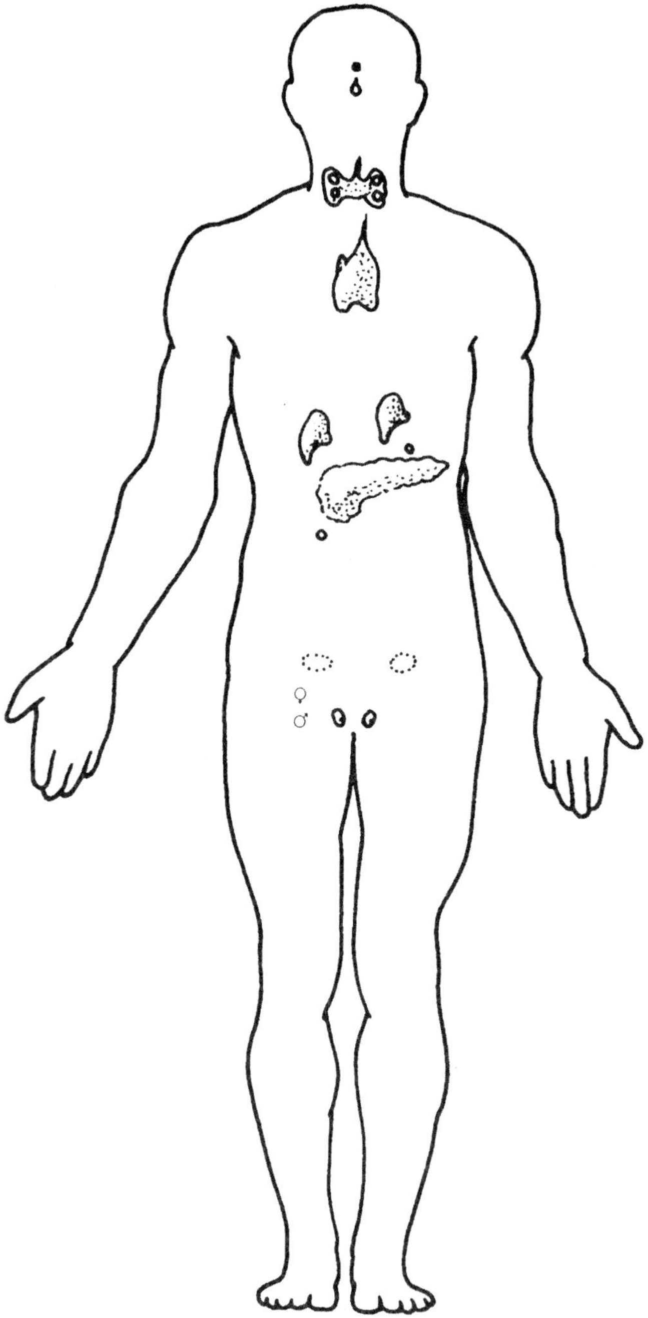

앞면

내분비 계통의 구성
• 세포집단과 샘 Gland

내분비 계통의 기능
• 인체기능의 통합 • 항상성 유지 • 발육과 성장조절

단원 색칠 안내
이자＝살색 부신＝갈색 가슴샘＝보라 갑상샘＝분홍 부갑상샘＝빨강 고환＝오렌지 난소＝파랑 뇌하수체＝회색

12－1

내분비 계통 ENDOCRINE SYSTEM : 일반적 구성 GENERAL ORGANIZATION
내분비샘의 위치 Location of Major Endocrine Glands

C=분홍 D=빨강 E=보라
F=갈색 G=살색 1=파랑 J=오렌지색

＊ 호르몬 HORMONE
극히 미량으로 표적기관의 대사속도에 영향을 미치는 호르몬은 2종류로 구분할 수 있다.

■ **일반호르몬 GENERAL HORMONE**
내분비샘에서 생산·저장되었다가 순환혈액으로 분비되어 표적기관에 영향을 미치는 물질을 말한다.

■ **국소호르몬 LOCAL HORMONE**
내분비샘이 아니더라도 특정세포군에서 세포외액으로 분비되어 인접세포 또는 기관에 작용하거나 분비한 세포자체에 작용하여 영향을 미치는 물질로 위장관에서 분비되는 Gastrin, Secretin, Cholecystokinin 등을 들 수 있다.

＊ 송과체 PINEAL BODY (GLAND)
사이뇌의 셋째뇌실 후상방에 있는 납작한 1개의 원뿔형샘으로, 표면은 연질막 Pia Mater으로 싸여 있다.

- 크기는 약 5~8mm, 두께 3~5mm, 무게 0.2~0.3g으로 송방울샘세포 Pinealocyte와 중추성아교세포Glial Cell로 이루어진다.
- 송방울샘의 내분비작용은 아직 명백치 않으며 Melatonin이라는 호르몬을 생성한다. 이 호르몬은 고환과 난소의 작용을 억제하는 것으로 추측된다.
- 송방울샘의 발육부진은 성 조숙 Sexual Precocity을일으킨다.

REGIONS OF THE BODY 내분비샘의 위치

CRANIAL REGION 머리부분
A PITUITARY GLAND (HYPOPHYSIS) 뇌하수체
B PINEAL GLAND 송방울샘

CERVICAL REGION 목부분
C THYROID GLAND 갑상샘(2)
D PARATHYROID GLANDS 부갑상샘(4)

THORACIC REGION 가슴부분
E THYMUS 가슴샘

ABDOMINAL REGION 배부분
F ADRENAL GLANDS 부신(2) (SUPRARENAL)
G PANCREAS 이자
H G－I SECRETORY CELLS 위장관분비세포

PELVIC·PERINEAL REGION 골반·회음부분
I OVARIES 난소 ♀
J TESTIS 고환 ♂

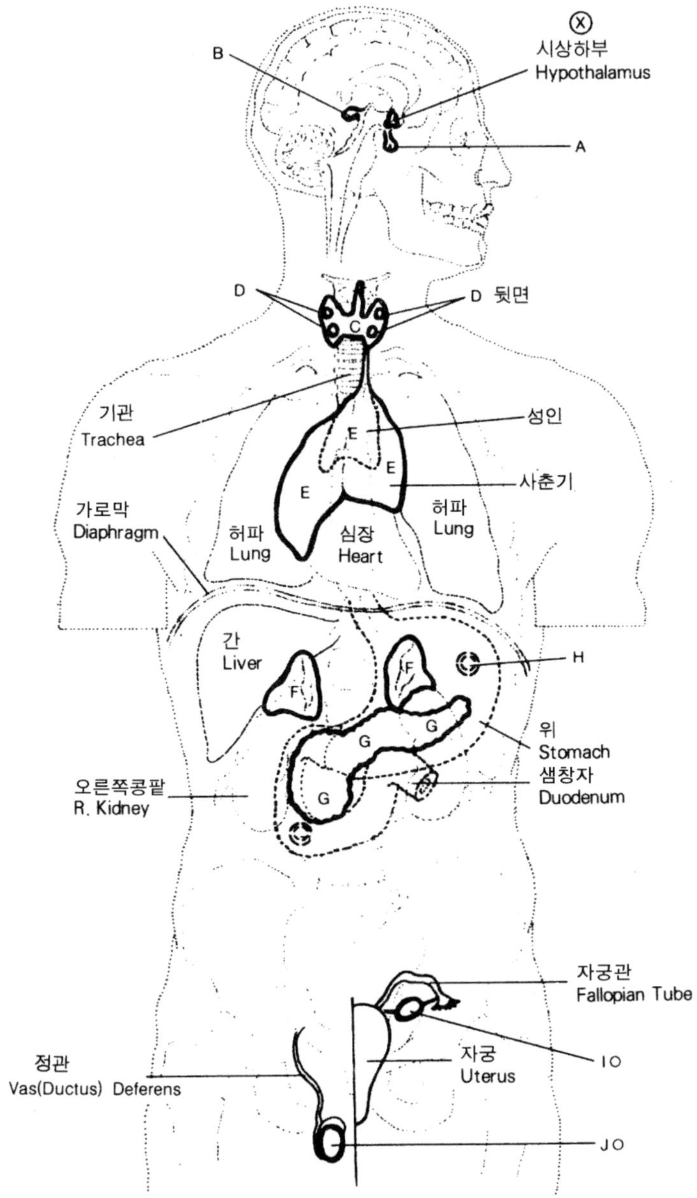

Endocrine Structure and Function 내분비의 구조와 기능

샘 또는 기관	호르몬 분비	1차 표적기관	호르몬의 1차 작용
송방울샘 PINEAL BODY	Melatonin	시상하부, 뇌하수체앞엽	성샘자극호르몬 분비에 영향
가슴샘 THYMUS	Thymosin	림프절	백혈구 생성자극
갑상샘 THYROID GLAND	Thyroxine(T4) Triiodothyronine(T3)	대부분 기관	성장과 발달, 기초대사량 증가
	Thyrocalcitonin(TCT)	뼈, 장, 콩팥	혈중 Ca^{++} 저하
부갑상샘 PARATHYROID GLAND	Parathyroid Hormone (Parathormone)	뼈, 장, 콩팥	혈중 Ca^{++} 상승
부신겉질 ADRENAL CORTEX	Aldosterone	콩팥	$Na^{+}-K^{+}$의 균형조절
	Cortisol	간, 근육	포도당 대사
	Androgen	생식기	성스테로이드 호르몬 대용
부신속질 ADRENAL MEDULLA	Epinephrine (Adrenalin)	심장, 세기관지, 혈관	심장활동증가로 혈압상승, 세기관지확장
	Norepinephrine(Noradrenalin)	혈당, 땀샘	혈관수축으로 혈압상승
소화관 - 샘창자 DUODENUM	Secretin Cholecystokinine(CCK)	이자, 쓸개(주머니)	이자, 쓸개(주머니) 수축하여 분비 촉진
	Enterogastrine	위	위 배출시간 지연
	Enterokinase	Tripsin 선구물질	Tripsin 활성화
소화관 - 위 STOMACH	Gastrin	위	산 분비 자극
이자 PANCREAS (Langerhan's Islet)	Insulin Glucagon	많은 기관들	혈당 감소 도모 혈당 증가 도모
난소 OVARY	Estrogen Progesterone	여성 생식기 젖샘	여성 생식기 성장도모 및 여성 2차 성징발현
고환 TESTIS	Testosterone	전립샘, 정낭, 기타생식기	남성생식기 성장도모 및 남성 2차 성징발현
태반 PLACENTA	Human Chorionic Hormone	황체	임신 5~6주동안 황체 유지
	Placental Lactogen	젖샘	젖샘 발육 도모
	Progesterone Estrogen	자궁, 젖샘 자궁, 젖샘	임신기간동안 자궁점막발달 유지와 젖샘발육 도모

12-2

내분비계통 ENDOCRINE SYSTEM : 머리부분 CRANIAL REGION

시상하부 Hypothalamus, 뇌하수체 Pituitary Gland(Hypophysis) : 구조와 순환 Structure and Circulation

동맥=빨강　　모세혈관얼기=보라
정맥=파랑

*** 시상하부 HYPOTHALAMUS**
중간뇌의 위쪽에 자리잡고 있으며 여러개의 신경핵이 무리를 지어있고 뇌하수체로 원심섬유를 보내어 뇌하수체의 내분비 기능을 조절한다.
- 시상하부호르몬은 분비를 촉진하는 방출호르몬 Releasing Hormone 과 분비를 억제하는 억제호르몬 Inhibiting Hormone이 있다.

*** 뇌하수체 PITUITARY GLAND**
사이뇌의 시상하부(셋째뇌실바닥)로 부터 뇌하수체 깔때기줄기에 의해 매달려 있으며, 나비뼈안장의 중앙(뇌하수체 오목)에 들어가 있는 직경 1cm, 무게 0.6 g 으로 완두콩만하다.

■ 샘뇌하수체 ADENOHYPOPHYSIS
태생기에 인두상피가 위로 솟아 올라 마련된 샘조직이며 뇌하수체의 75%를 차지한다.

■ 신경뇌하수체 NEUROHYPOPHYSIS
깔때기에 의해 시상하부에 직접 이어지는 신경조직으로 그 구조는 뇌와 비슷한 중추성아교세포(신경뇌하수체세포) Glia Cell로 구성된다.

■ 중간엽 INTERMEDIATED LOBE
소아에서는 앞·뒤엽 사이에 원주상피 세포가 잘 발달되어 있으나 성인에서는 위축되어 2%에 불과하며 그 경계가 뚜렷치 않다. Melanin색소에 관여하는 멜라닌세포 자극호르몬(MSH)을 분비한다.

P　PITUITARY GLAND (HYPOPHYSIS) 뇌하수체

① **ADENOHYPOPHYSIS (ANT. LOBE) 샘뇌하수체(앞엽)**
② **NEUROHYPOPHYSIS (POST. LOBE) 신경뇌하수체(뒤엽)**
③ **HYPOPHYSEAL STALK 뇌하수체줄기**

---

① **ADENOHYPOPHYSIS 샘뇌하수체** :분비세포 있다.
- a **ANT. LOBE 앞엽** :뇌부위의 먼쪽 부
- b **INTERMEDIATE LOBE 중간엽** :앞엽과 뒤엽 사이
- c **PARS TUBERALIS 결절부분** :깔대기를 싸고 있는 융기부

② **NEUROHYPOPHYSIS 신경뇌하수체**:분비세포 없다.
- d **POST. LOBE 뒤엽** :뇌하수체 뒤엽의 체부에서 형성되는 경우 PARS NERVOSA
- e **PARS INFUNDIBULUM 깔대기부분** :시상하부와 직접 이어지는 신경조직

③ **HYPOPHYSEAL STALK 뇌하수체 줄기**: 시상하부와 뇌하수체를 연결한다.
- c **PARS TUBERALIS OF ANT. LOBE 앞엽의 융기부분**
- e **PARS INFUNDIBULUM OF POST. LOBE 뒤엽의 깔대기부분**

PITUITARY GLAND LOCATION 위치
4　SELLA TURCICA OF SPHENOID BONE 나비뼈안장

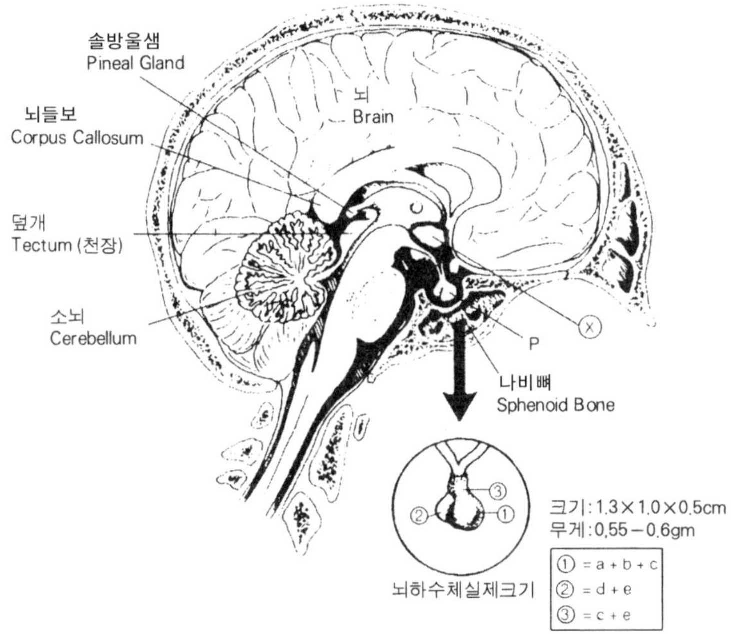

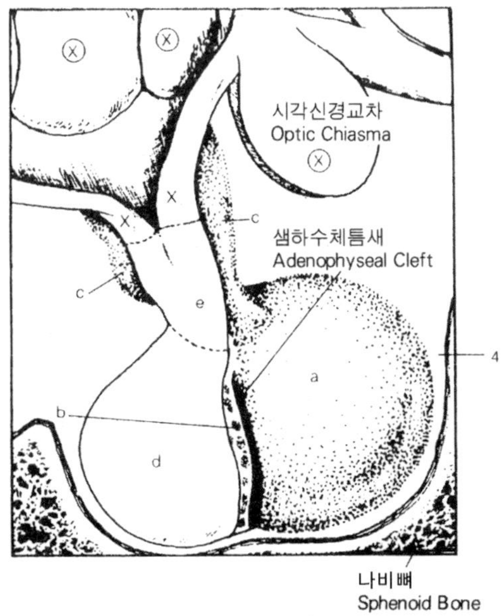

Ⓧ **HYPOTHALAMUS 시상하부**

5 **PARAVENTRICULAR NUCLEUS 뇌실주위신경핵** — 호르몬 분비 — 6 **SUPRAOPTIC NUCLEUS 안와부신경핵**

10 **SECRETORY NEURONS 분비신경** (NEUROSECRETORY CELL 분비신경세포)

HYPOTHALAMO-HYPOPHYSEAL NERVE TRACT 시상하부뇌하수체신경로 (무수신경섬유축삭으로 구성)

RELEASING OR INHIBITING FACTOR 유리인자 또는 억제인자
X_1 MEDIAN EMINENCE 정중융기

PITUITARY (HYPOPHYSIS) 뇌하수체

뇌하수체의 순환로

NEUROHYPOPHYSIS 신경뇌하수체

- 신경뇌하수체(뒤엽)자체에는 내분비샘으로 볼 수 있는 뚜렷한분비세포가 없다.
- 시상하부 호르몬은 신경섬유따라 뒤엽에 저장 되었다가 모세혈관으로 방출한다.

CAPILLARY PLEXUS OF THE INFUNDIBULAR PROCESS 깔때기돌기의 모세혈관얼기

8 **INF. HYPOPHYSEAL ARTERY 아래뇌하수체동맥** → CAPILLARY PLEXUS OF THE INFUNDIBULAR PROCESS → 9 **POST. HYPOPHYSEAL VEIN 뒤뇌하수체정맥** → **NONENDOCRINE ORGAN 비내분비표적기관**

ADENOHYPOPHYSIS 샘뇌하수체 : 분비세포 있다.

11 **SUP. HYPOPHYSEAL A. 위뇌하수체동맥**

줄기

HYPOTHALAMIC-HYPOPHYSEAL PORTAL SYSTEM 시상하부뇌하수체 문맥계

12 **PRIMARY CAPILLARY PLEXUS 1차 모세혈관그물**

13 **HYPOPHYSEAL PORTAL V. 뇌하수체문맥**

14 **VENULE 세정맥**

15 **SINUSOIDS(VENOUS) 굴모양혈관**

16 **ANT. HYPOPHYSEAL V. 앞 뇌하수체 정맥**

ENDOCRINE TARGET ORGANS 내분비표적기관

■ 위뇌하수체동맥 SUP. HYPOPHYSEAL A. : 정중융기와 깔때기목 부분에 분포하며, 이들이 모세혈관그물을 형성하고 정맥이 된 후 샘뇌하수체(앞엽)의 굴모양혈관을 연결하는 세정맥계를 뇌하수체-문맥로 Hypophygeal Portal Tract라 한다.

★시상하부-뇌하수체 문맥계 HYPOTHALAMIC-HYPOPHYSEAL PORTAL SYSTEM : 시상하부의 분비신경 Secretory Neuron에서 생산되는 분비물이 뇌하수체 문맥로를 통하여 샘뇌하수체(앞엽)를 자극하여 호르몬을 굴모양혈관으로 배출한다. 그러므로 시상하부와 뇌하수체를 하나의 계통으로 생각해서 시상하부-뇌하수체-문맥계라한다.

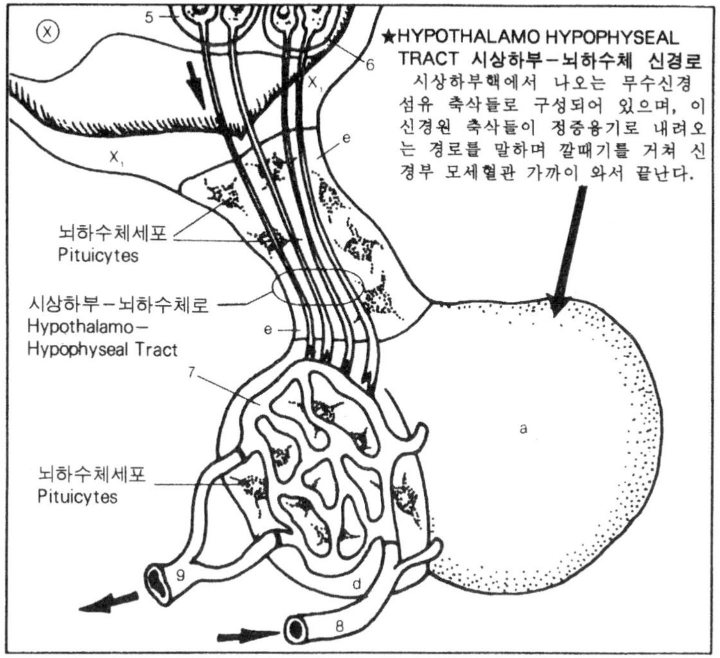

신경하수체(뒤엽)

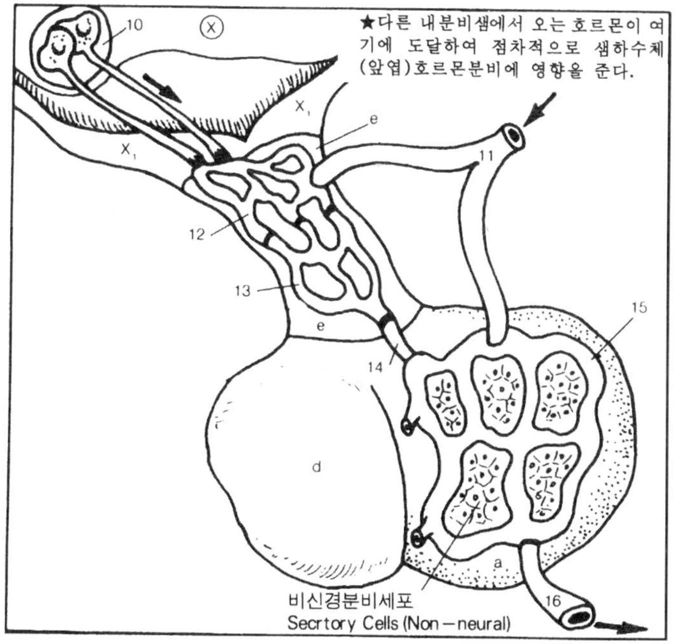

샘뇌하수체(앞엽)

12-3

내분비계통 ENDOCRINE SYSTEM : 머리부분 CRANIAL REGION

시상하부 Hypothalamus와 뇌하수체 Pituitary Gland : 호르몬 분비와 표적기관 Hormonal Secretion and Target Organs

①~⑨를 먼저 채색한 다음 f~l를 하시오.

*** 시상하부 HYPOTHALAMUS**
뇌하수체 호르몬 분비를 조절하는 호르몬을 생산, 분비하는 장소로서 시상하부 호르몬은 축삭수송에 의해 신경말단에 운반되어 뇌하수체문맥 혈중에 신경분비된다.

*** 샘하수체(앞엽) ADENOHYPOPHYSIS**
앞엽은 3종류의 샘세포로 구성되어 있다.

1 **으뜸세포 CHIEF CELL(색소안듬세포 CHROMOPHOBES)**
앞엽의 50%를 차지하며 중심부에 많고 호르몬의 분비기능은 없는 것으로 본다.

2 **호산성세포 ACIDOPHILIC CELL**
앞엽의 38%를 차지하며 보충세포로 간주되며 Prolactin과 성장호르몬을 분비한다.

3 **호염기성세포 BASOPHILIC CELL**
앞엽의 12%를 차지하며 보충세포로, 갑상샘자극호르몬(THS), 부신겉질자극 호르몬(ACTH), 난포자극호르몬(FSH), 황체형성호르몬(LH)을 분비한다.

*** 중간엽 INTERMEDIATE LOBE**
샘세포가 소낭상 Scaccule으로 배열되고, 내강에 아교질 Colloid Substance이 들어 있으며, 메라닌세포자극호르몬(MSH)을 분비한다.

---

① (ADH)ANTIDIURETIC H. 항이뇨 호르몬
② OXYTOCIN "분만 호르몬

HYPOTHALAMIC HORMONES 시상 하부호르몬 = RF
(REGULATING FACTORS 조절인자)

HORMONES of the HYPOPHYSIS 뇌하수체 호르몬

NEUROHYPOPHYSIS 신경뇌하수체(뒤엽)

- 시상하부 호르몬인 Oxytocin과 Vasopressin은 분비신경세포에서 생성되는데 이 호르몬은 과립형태로 축삭을 타고 신경뇌하수체(뒤엽)의 축삭종말에 저장되며 필요에 따라 순환계로 분비된다.
- 신경뇌하수체(뒤엽)는 내분비샘이라기보다는 호르몬을 저장하는 장소로 볼 수 있다. 축삭종말에 축적된 분비과정을 Herrings body라 한다.

① (ADH)ANTIDIURETIC H. 항이뇨호르몬
② OXYTOCIN "분만 호르몬"

ADENOHYPOPHYSIS 샘뇌하수체(앞엽)

③ (TSH)THYROTROPHIN 갑상샘자극 호르몬
④ ADENOCORTICOTROPHIN(ACTH) 부신겉질자극호르몬
⑤ FOLLICLE STIMULATING H.(FSH) 난포자극 호르몬
⑥ LUTENIZING H. (LH) 황체형성 호르몬
INTERSTITIAL CELL STIMULATING H. (ICSH)
사이질세포자극 호르몬
⑦ PROLACTIN(PRL) 젖분비호르몬
⑧ GROWTH HORMONE(GH) 성장 호르몬
SOMATOTROPHIN H.(STH)
⑨ MELANOCYTE STIMULATING H.
(MSH) 메라닌세포자극호르몬

TARGET ORGANS 표적기관		TARGET ORGAN HORMONE SECRETION 표적기관의 호르몬분비
③	THYROID GLAND 갑상샘	f THYROID HORMONE 갑상샘호르몬
④	ADRENAL GLAND 부신(CORTEX 겉질)	g ADRENAL CORTICAL HORMONES 부신겉질호르몬
⑤⑥	OVARIES 난소	h ESTROGEN i PROGESTERONE
⑤⑥	TESTIS 고환	j TESTOSTERONE
①	KINDEY 콩팥	k WATER CONSERVATION 수분축적
②⑦	BREAST 유방	l MILK EJECTION/SUCKING 유즙사출
⑧	ALL BODY ORGANS 뼈, 근육, 지방조직	
⑨	SKIN 피부	

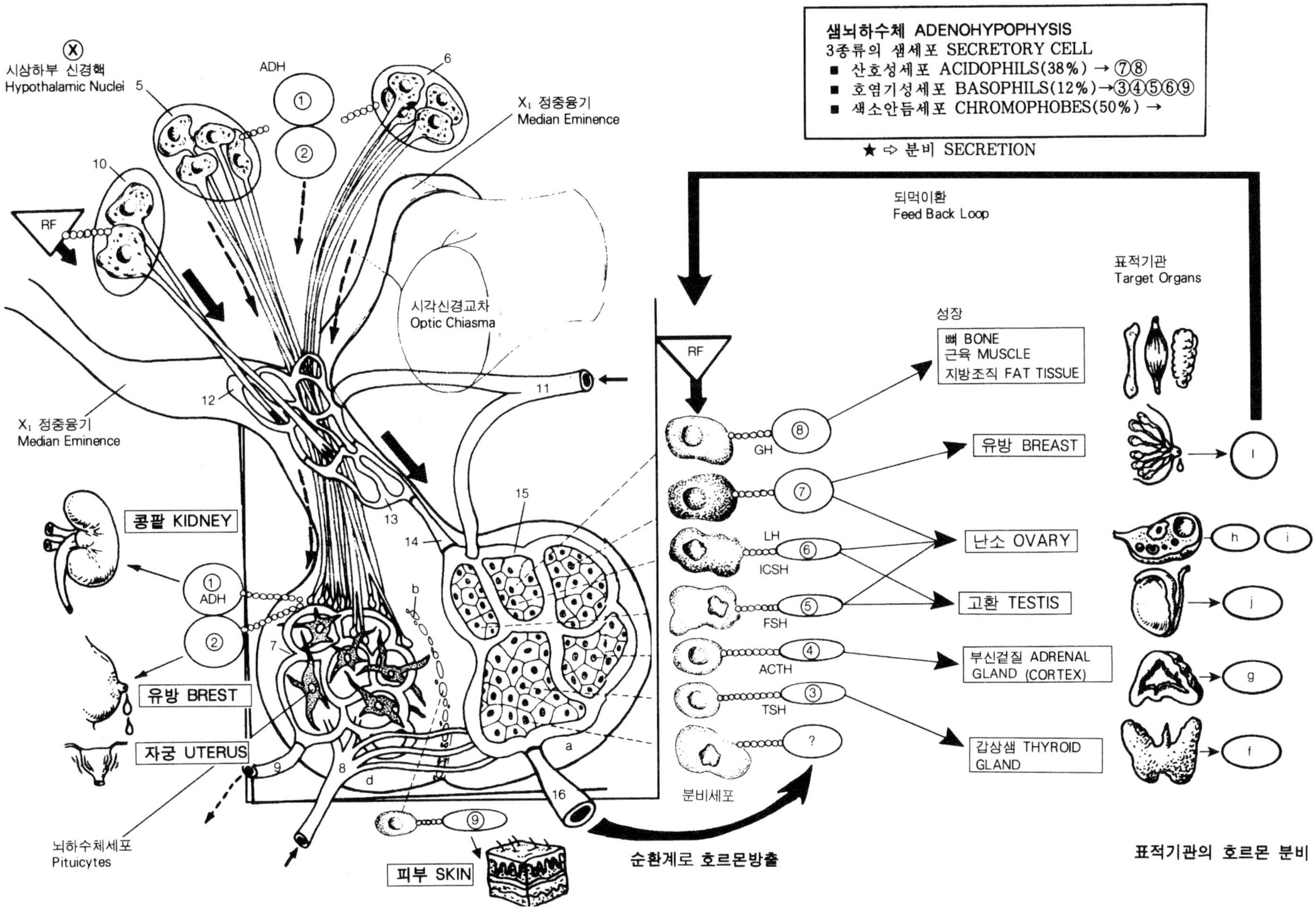
샘뇌하수체 ADENOHYPOPHYSIS
3종류의 샘세포 SECRETORY CELL
■ 산호성세포 ACIDOPHILS(38%) → ⑦⑧
■ 호염기성세포 BASOPHILS(12%)→③④⑤⑥⑨
■ 색소안듬세포 CHROMOPHOBES(50%) →
★ ⇨ 분비 SECRETION
시상하부 신경핵
Hypothalamic Nuclei
ADH
X₁ 정중융기
Median Eminence
RF
시각신경교차
Optic Chiasma
되먹이환
Feed Back Loop
표적기관
Target Organs
성장
뼈 BONE
근육 MUSCLE
지방조직 FAT TISSUE
GH
유방 BREAST
LH
ICSH
난소 OVARY
FSH
고환 TESTIS
ACTH
부신겉질 ADRENAL GLAND (CORTEX)
TSH
갑상샘 THYROID GLAND
분비세포
콩팥 KIDNEY
유방 BREST
자궁 UTERUS
뇌하수체세포
Pituicytes
피부 SKIN
순환계로 호르몬방출
표적기관의 호르몬 분비

12－4

©＝분홍 동맥＝따뜻한색 h＝빨강 i＝주황
정맥＝차가운색

내분비계통 ENDOCRINE SYSTEM : 목부분 NECK (CERVICAL) REGION
갑상샘 Thyroid Gland , 부갑상샘 Parathyroid Gland

© THE THYROID GLAND 갑상샘

STRUCTURE 구조

a R. AND L. LOBES 오른·왼엽

b ISTHMUS 좁은부분

c PYRAMIDAL LOBE 피라밋 엽

HISTOLOGY (조직학 ⇨ 호르몬분비)

d CONNECTIVE TISSUE CAPSULE 결합조직피막

e THYROID FOLLICLES 갑상샘소포

① COLLOID 갑상샘아교질

Iodine과 Globulin의 결합으로 된 반유동성물질

f PRINCIPAL FOLLICULAR CELLS 소포세포

② ⇨ THYROXINE(T_4)
(TEYRAIODOTHYRONINE)

③ ⇨ TRIIODOTHYRONINE(T_3)

g PARAFOLLICULAR CELL 소포곁세포

④ ⇨ THYROCALCITONIN(TCT)
(CALCITONIN)

조직학적 구조

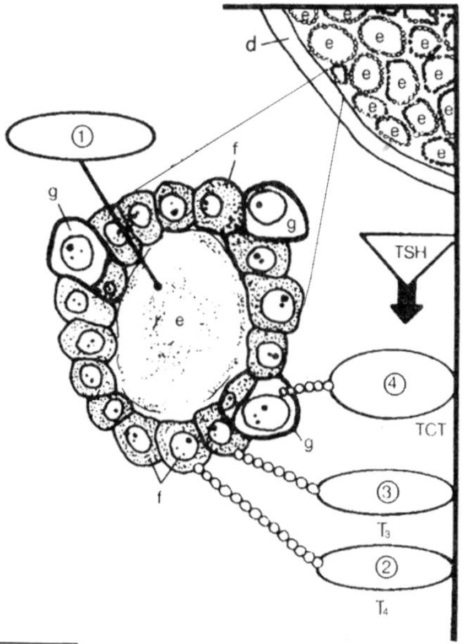

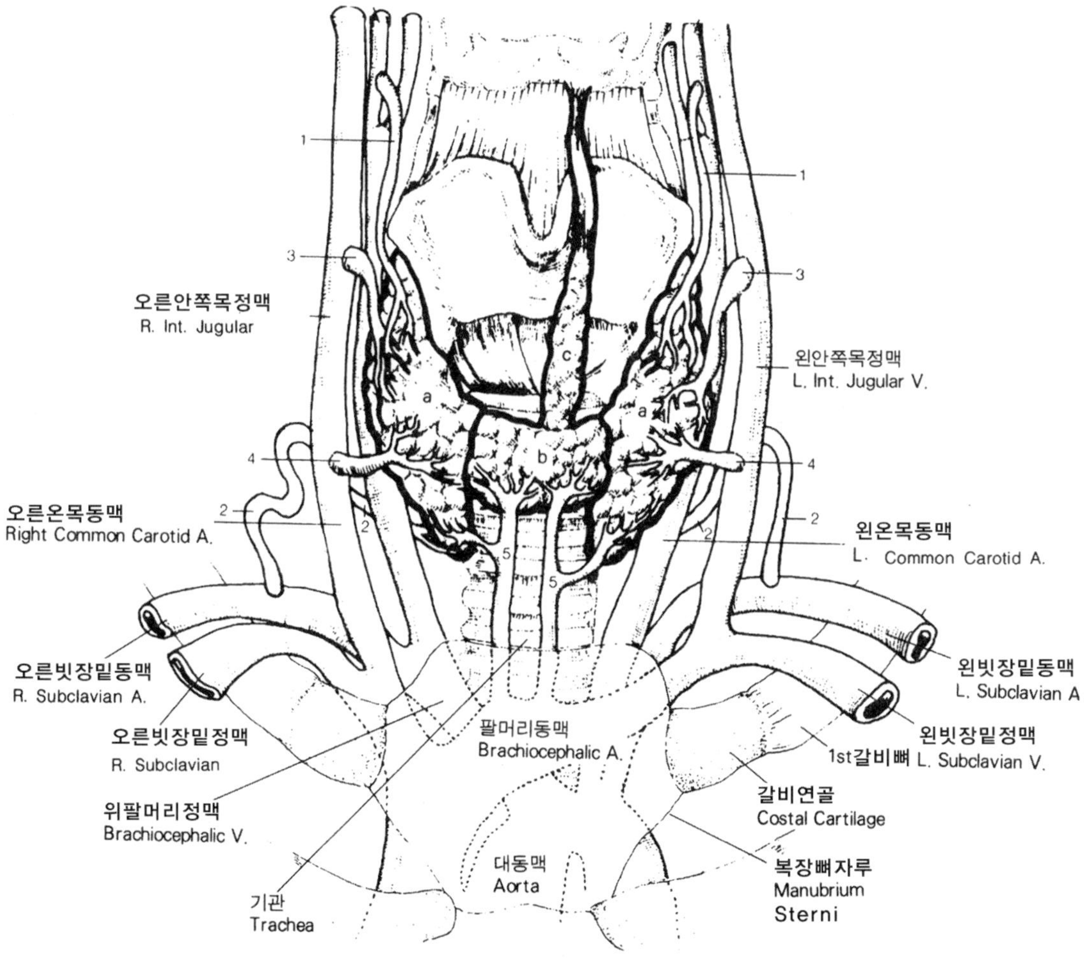

갑상샘 앞면

BLOOD CIRCULATION 혈액순환 (갑상샘과 부갑상샘의 혈액 순환 같다)

1 SUP. THYROID A. 위갑상샘동맥 ⇦ 바깥목동맥

2 INF. THYROID A. 아래갑상샘동맥 ⇦ 빗장밑 동맥

3 SUP. THYROID V. 위갑상샘정맥 ⇨ 안쪽목정맥

4 MID. THYROID V. 중간갑상샘정맥 ⇨ 안쪽목정맥

5 INF. THYROID V. 아래갑상샘정맥 ⇨ 팔머리 정맥

D PARATHYROID GLAND 부갑상샘 2쌍

h L. R. SUP. PARATHYROID GLANDS 왼·오른위부갑상샘

I L. R. INF. PARATHYROID GLANDS 왼·오른 아래부갑상샘

RELATED STRUCTURE 관련구조물

ⓒ THYROID GLAND 갑상샘

j PHARYNX 인두

k ESOPHAGUS 식도

L TRACHEA 기관

HISTOLOGY 조직학 ⇨ 호르몬 분비

m PRINCIPAL (CHIEF)CELLS 으뜸세포

산호성세포보다 수효는 많지만 크기는 작다.

①⇨ PARATHYROID H.(PTH) 부갑상샘호르몬
(PARATHORMONE)

n OXYPHIL CELLS 호산성세포

나이가 듬에 따라 수가 증가하나 세포작용은 명확지 않다.

조직화적구조

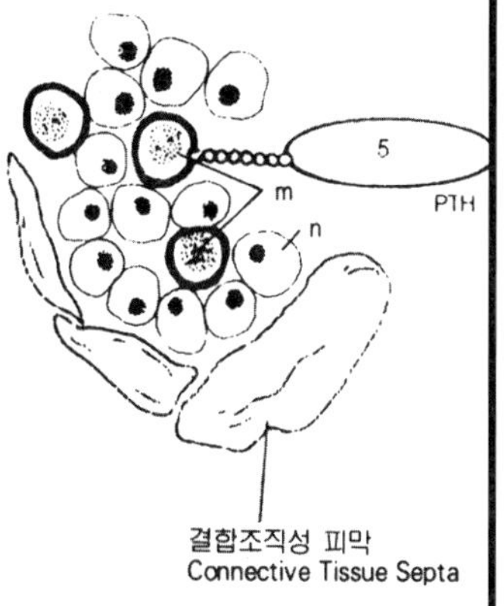

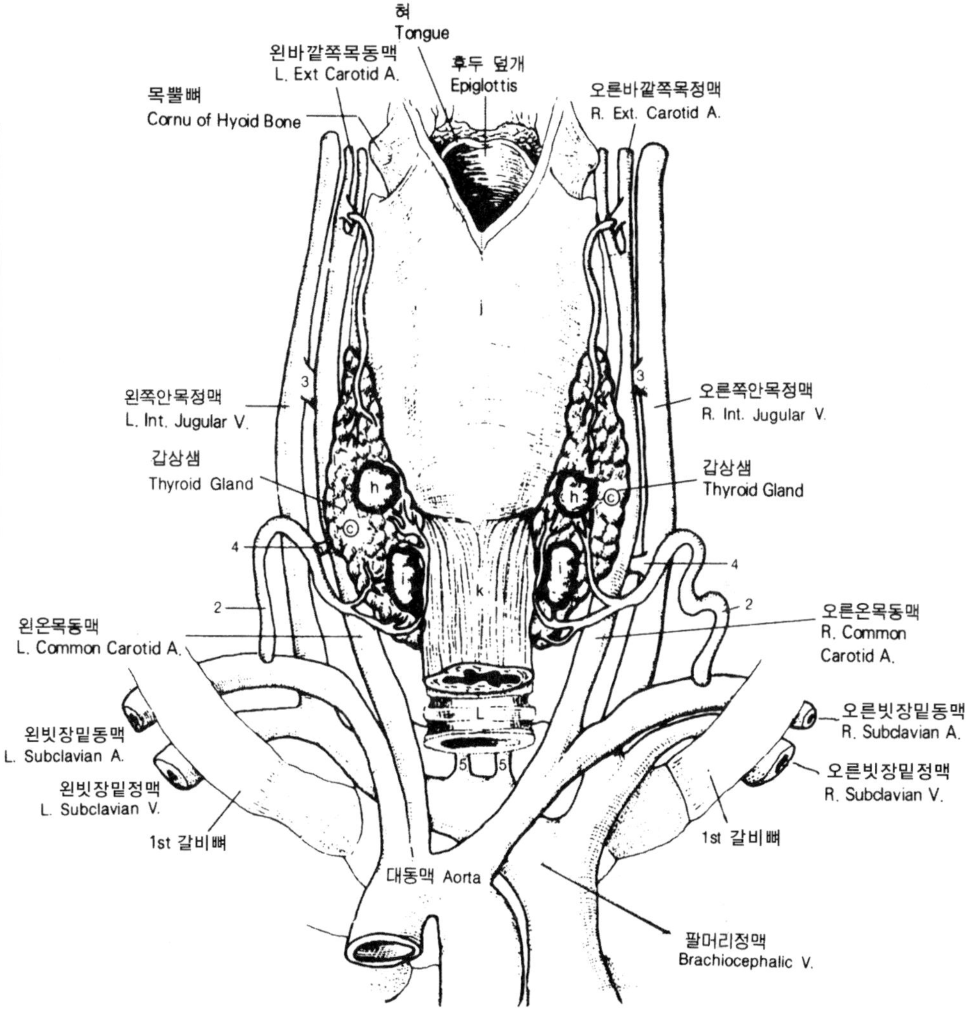

부갑상샘 뒷면

갑상샘 THYROID GLAND	부갑상샘 PARATHYROID GLAND
■ 태생기에 인두앞벽으로 부터 생성되어 발달되었으며 방패연골 중앙부에서 5번째 기관연골까지 분포되어 있는 무게 약 20~30g 정도의 비교적 큰 내분비샘으로 여성에서 약간 무겁고 임신중에는 커지는 것이 특징이다. ■ TCT는 혈중 Ca^{++}치를 낮게 하는 Polypeptide 호르몬인 Calcitonin을 분비한다. · 장에서 Ca^{++}을 흡수하여 뼈에 축적하여 혈중 Ca^{++} 농도와 부갑상샘의 반작용효과에 의해 조절된다. ■ T_4, T_3는 에너지 대사 및 각종영양소 대사에 관여하며 생식샘 및 신체의 성장과 발달에 관여한다. · 피부조직, 머리카락 윤기등에 영향을 미치며 신경계에 작용한다.	■ 갑상샘 뒷면 네모서리에 있는 쌀알크기의 황갈색 작은샘으로, 1개의 크기는 길이가 약 3~8mm, 폭 2mm, 두께 1~2mm, 무게 0.05~0.3gm로 결합성 조직에 싸여 갑상샘 피막과 밀착되어 있다. ■ 칼슘과 인의 균형을 이루는데 매우 중요하며 뼈조직에서 Ca^{++}을 유리하여 혈중 Ca^{++}치를 상승시킨다. ■ 콩팥에서 Ca^{++}유리와 인의 분비를 조절하며 음식으로 섭취한 Ca^{++}을 장에서 재흡수를 촉진하여 전해질 균형을 유지한다. ■ PTH분비는 혈중 Ca^{++}치, 음식물로 섭취한 Ca^{++}치와 Calcitonin의 반작용 효과에 의해 조절된다.

12－5

내분비계통 ENDOCRINE SYSTEM : 배부분 ABDOMINAL REGION

부신 Adrenal(suprarenal) Glands

F=갈색　동맥=따뜻한색　정맥=차가운색

＊ 부신 ADRENAL GLAND
왼·오른 콩팥의 위모서리에 있는 기관으로, 발생학적, 조직학적 기능적으로도 콩팥과 전혀 다른 2계통, 즉 바깥쪽의 겉질 Cortex과 안쪽의 속질 Medulla로 구성되어 있다. 크기는 직경 3～5㎝, 두께 0.5～1㎝, 무게 약 10 g 으로 비교적 크다.

■ 부신겉질 ADRENAL CORTEX
태생기에 중배엽에서 파생된 상피세포로 Steroid hormone을 분비하며 세포배열에 따라 3층으로 구분한다.

- **토리층 ZONA GLOMERULOSA**
가장 바깥층으로 가장 얇고 모세혈관으로 둘러싸여진 원형의 세포들로 되어 있다.
- **다발층 ZONA FASCICULATA**
중간부위로 가장 두껍고 동모양혈관에 의해 분리되었으며 방사성형태로 배열되어 있다.
- **그물층 ZONA RETICULAR**
가장 안쪽에 있으며 길이로 되어 있던 세포끈은 서로 그물모양으로 결합한다.

■ 부신속질 ADRENAL MEDULLA
겉질이 성장하면서 신경능세포 Neural Crest에서 유래되었다.
속질의 주된 세포는 Chromaffin Cell로 세정맥과 모세혈관 주위에 불규칙적인 집단을 이루어 배열되었고 주위에는 수많은 교감신경섬유가 있다.

F ADRENAL GLANDS 부신

STRUCTURE 구조

- a FIBROUS CAPSULE 섬유피막
- b ADRENAL CORTEX 부신겉질
- c ADRENAL MEDULLA 부신수질

RELATED STRUCTURE 관련구조물

- d KIDNEYS 콩팥
- e ABDOMINAL AORTA 배대동맥
- f INFERIOR VENA CAVA 아래대정맥
- g GREATER SPLANCHNIC N. 큰내장신경
- h CELIAC PLEXUS 복강얼기
- i MID. SUPRARENAL A. 중간부신동맥
- j INF. PHRENIC A. 아래가로막동맥
- k SUP. SUPRARENAL A. 위부신동맥

HISTOLOGY 조직학(⇨ 호르몬 분비)

ADRENAL CORTEX 부신겉질 : CORTICOSTEROIDS

	호르몬의 작용	호르몬분비 조절
b₁ ZONA GLOMERULOSA 토리층 MINERALOCORTICOIDS 광물부신겉질호르몬 ① ⇨ ALDOSTERONE	■ eldosteron은 광물부신겉질 호르몬의 95%를 차지하는대표적인 물질이다. ■ Na^+ 재흡수와 K^+ 분비촉진한다. ■ 세포외액의 유지와 혈압을 상승시킨다.	■ Renin-Angiotensin계이다. ■ 혈중 Na^+ 농도 감소와 K^+ 농도를 증가시킨다. ■ 세포외액의 현저한 변화를 일으킨다.
b₂ ZONA FASCICULATA 다발층 GLUCOCORTICOIDS 당류겉질호르몬 ② ⇨ HYDROCORTISONE (CORTISOL) ③ ⇨ CORTICOSTERONE ④ ⇨ CORTISONE	■ Cortisol은 당류겉질 호르몬의 95%를 차지하는 대표적인 물질이다. ■ 지방, 탄수화물, 단백질 대사에 관여한다. ■ 혈당상승작용(당대사에 대한 작용)을 한다. ■ 스트레스에 대한 저항을 한다. ■ 항염증 및 Shock 작용을 한다.	■ ACTH 분비 ■ 혈중 Glucouse량에 의해 조절(음성되먹이기전)된다.
b₃ ZONA RETICULARIS 그물층 GONADOCORTICOIDS 성호르몬 ⑤ ⇨ ANDROGENS ⑥ ⇨ ESTROGENS	■ 생식샘에서 생성된 호르몬과 함께 성을 특징지워주는 성호르몬이다. ■ 생식샘은 나이에 비례하여 기능이 저하되므로 중년기에는 부신겉질이 성호르몬의 분비에 중요한 기관이다.	■ ACTH 분비 ■ Stress

ADRENAL MEDULLA 부신속질 2종류의 CATECHOLAMINES

	호르몬의 작용	호르몬분비 조절
C₁ CHROMAFFIN CELLS 크롬친화성세포 ⑦ ⇨ EPINEPHRINE(ADRENALINE)	■ 산소소비와 기초대사율을 항진시킨다. · 심장박동수와 심장활동을 증가시킨다. · 혈압상승, 혈중글루코스 상승시킨다. ■ 동공과 세기관지를 확대시킨다. ■ 위장계 활동을 억제한다.	■ 동통, 추위, 정신적흥분에 의해 조절된다. ■ 저혈당, 혈압하강시 ■ 자극의 종류에 따라서 Epinephrine와 Noepinephrine의 분비비율이 결정된다.
⑧ ⇨ NOREPINEPHRINE(NORADRENALINE)	■ Epinephrine과 공통된 기능을 나타내나 혈당상승과 기관지 확장 작용을 하지 않는다. ■ 혈관수축작용이 강하여 혈압은 올리나 심박동과 박출량에는 영향을 미치지 않는다.	

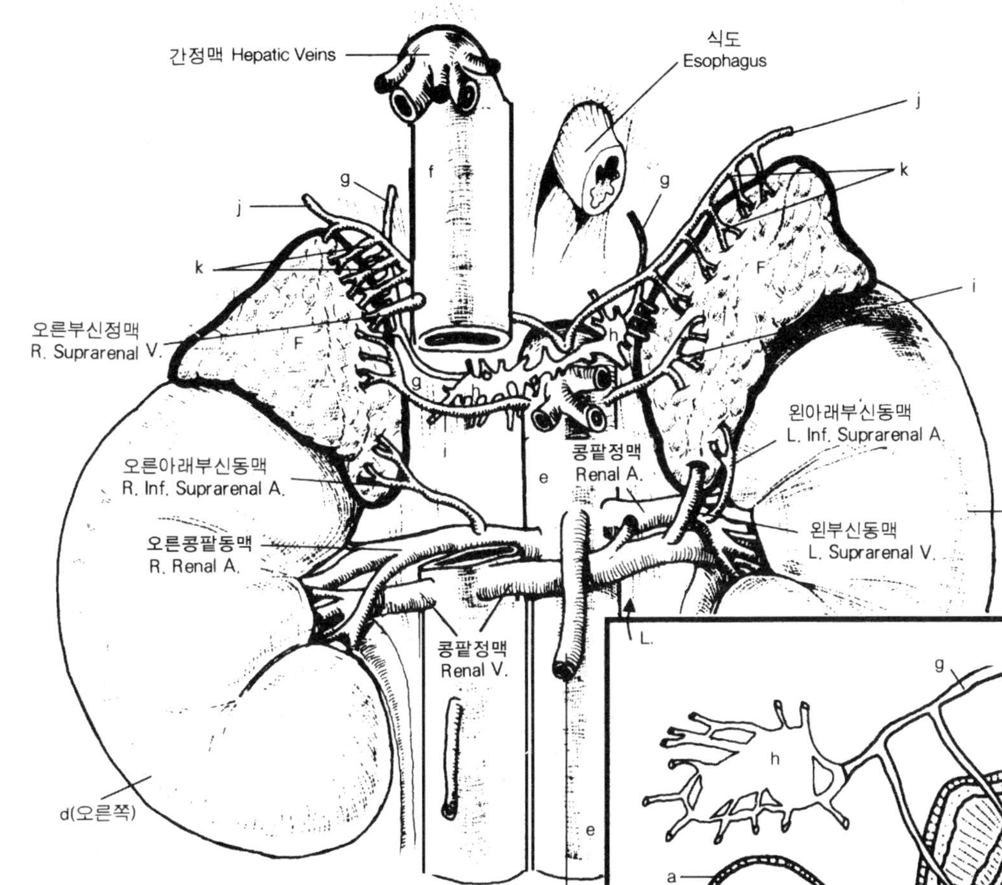

부신겉질의 구분

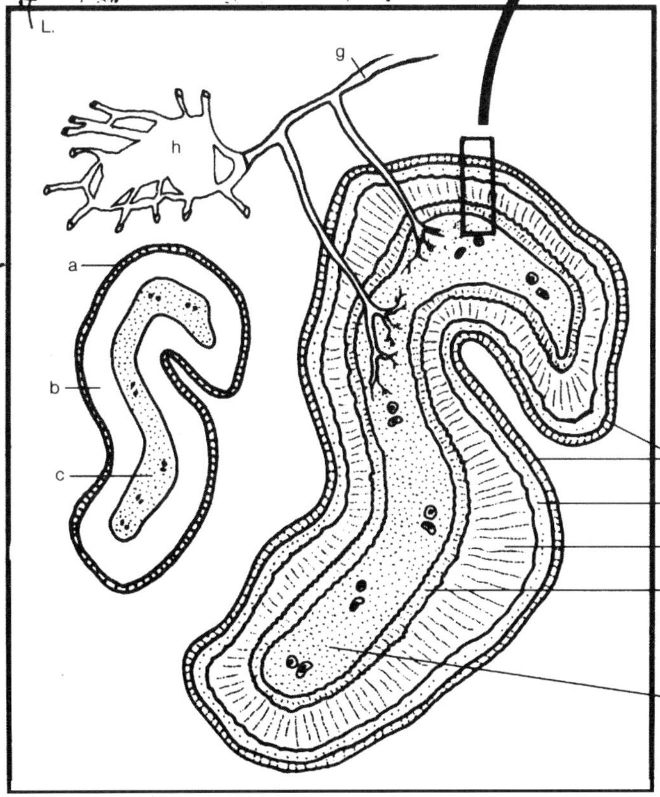

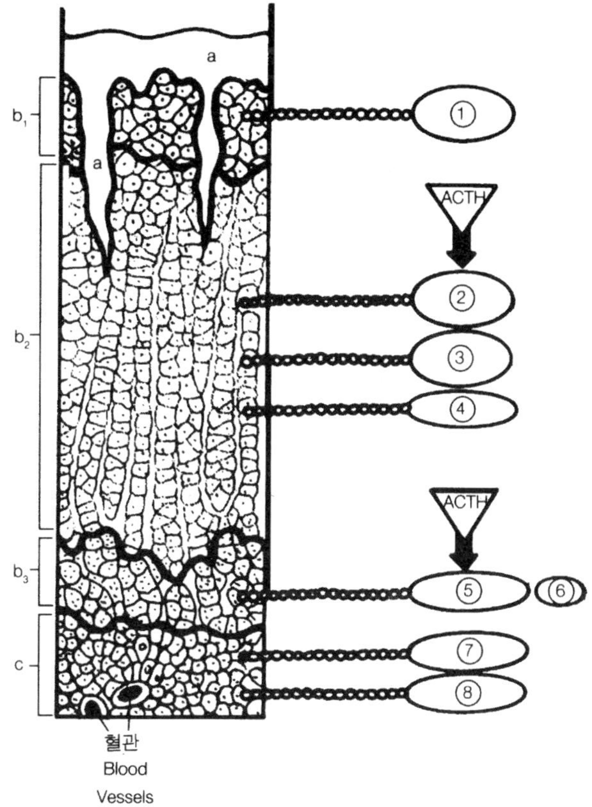

★**부신의 발생학적 구분(b)**

태생기 중배엽의 생식계통에서 파생된 상피세포로 Steroid 호르몬을 분비하며, 세포배열에 따라 3층으로 구분된다.

★**부신속질 ADRENAL MEDULLA(c)**

태생기 외배엽에서 유래되어 부신속질이 성장하면서 통합된다. 겉질과 속질은 발생과정이 다르기 때문에 분비하는 호르몬 뿐만 아니라 형태학적, 조직학적으로 다르다.

★**NOREPINEPHRIN 분비는 부신속질의 크롬친화성 세포와 온몸에 있는 교감신경계의 절후신경 종말에 의해 분비되며, 저혈압이나 쇼크반응시 교감신경계를 통하여 조절한다. 그러므로 임상에서 혈압상승과 쇼크방지를 위해 상용한다.**

12-6

내분비계통 ENDOCRINE SYSTEM : 배부분 ABDOMINAL REGION
위장계 호르몬 Gastrointestinal Hormone, 췌장분비 Pancreatic Secretion

위, 십이지장=주홍
이자=살색　쓸개(주머니), 온쓸개관 = 연두
간=흙갈색

*** 소화관호르몬 GASTROINTESTINAL HORMONE**
소화관의 점막에 있는 특수한 세포에서 분비되어 소화관의 기능을 촉진 또는 억제하는 작용을 가진 호르몬을 말하며 위장호르몬이라고도 일컫는다.

■ 작용상의 상호성
소화관 호르몬들은 각기 그 호르몬의 특이한 작용 즉 주작용을 가지고 있는 외에 부수적인 작용으로서는 소화관 호르몬 서로가 협동적 또는 길항적으로 작용하여 관련성이 강하다.

*** 췌장 PANCREAS**
소화샘으로서 췌액을 분비하는 외분비 부분과 호르몬을 분비하는 내분비 부분으로 이루어진다.

■ 내분비 ENDOCRINE SECRETIONS : 내분비 기능은 랑거한스 섬 Langerhan's island에서 이루어지며 약 일백만개의 분산된 구형세포집단으로 구성되었다. 특수 염색을 하면 랑거한스섬 내에는 보통 3종의 미세과립성 세포를 구별할 수 있다. 약 20%를 차지하는 A세포 (α-call)에서 glucagon을, 약 75%를 차지하는 B세포(β-cell)에서는 Insulin을 분비하며, 약5%를 차지하는 D세포(δ-cell)에서는 Somatostatin을 분비한다.

G - I HORMONE 소화관호르몬

⇨:호르몬 분비

	호르몬의 작용	호르몬분비조절
GASTRIC MUCOSA 위점막 ① ⇨ GASTRIN	• HCl 분비촉진 : 벽세포 • Pepsinogen 분비촉진 : 으뜸세포 • Insulin 방출촉진 : 이자	• 날문방 안의 단백질 • 미주신경자극 • 점막신전
DUODENAL MUCOSA 샘창자점막 ② ⇨ (CCK-PZ)CHOLECYSTOKININ	• 쓸개(주머니)수축 촉진하여 쓸개즙 분비 • 이자수축하여 효소가 많은 이자액분비 • 이자에서 Insulin 분비촉진	• 샘창자내 단백질, 지방의 분해산물
③ ⇨ (SECRETIN)	• 효소가 적은 이자액분비 촉진 • Insulin 분비촉진 • 이자에서 cck-pz 작용 상승 위배출억제	• 작은창자내 단백질 분해산물, 산
④ ⇨ (GIP)GASTRIC INHIBITORY PEPTIDE	• Insulin 분비촉진 • 위액분비억제 • 위배출억제	

PANCREATIC SECRETIONS 이자분비

EXOCRINE SECRETIONS 외분비

a GLANDULAR ACINI CELLS
⑤ ⇨ PANCREATIC ENZYMES

분해효소	분해산물	효소작용
• Trypsin	Pepton→Polypeptid	단백질 분해
• Chymotrypsin	Polypeptid→dipeptid	
• Amylase	Statch→dextrine maltose	탄수화물 분해
• Lipase	Fat→fatty acid, glycerol	지방 분해

ENDOCRINE SECRETIONS 내분비

ISLETS OF LANGERHANS 랑거한스섬

		호르몬작용	호르몬분비조절
α ALPHA CELLS ⑥ ⇨ GLUCAGON	(20%)	• 간에서 당원분해를 촉진 • 아미노산으로부터 포도당 신생 • 지방분해작용 Lipase를 촉진	• 혈중 Glucouse양 • 혈중 Insulin(반비례)양
β BETA CELLS ⑦ ⇨ INSULIN	(75%)	• 혈중 포도당을 당원질로 • 혈액의 포도당 농도 감소 • 세포막의 포도당에 대한 투과성을 높인다. • 간이외의 조직에 당원질 저장량 증가	• 혈중 Glucouse양 • 혈중 Glucagon양(반비례)
δ DELTA CELLS ⑧ ⇨ (HGHIF)HUMAN GROWTH HORMONEINHIBITING FACTOR	(5%)	• 성장호르몬분비억제	• 혈중 HGHIF양

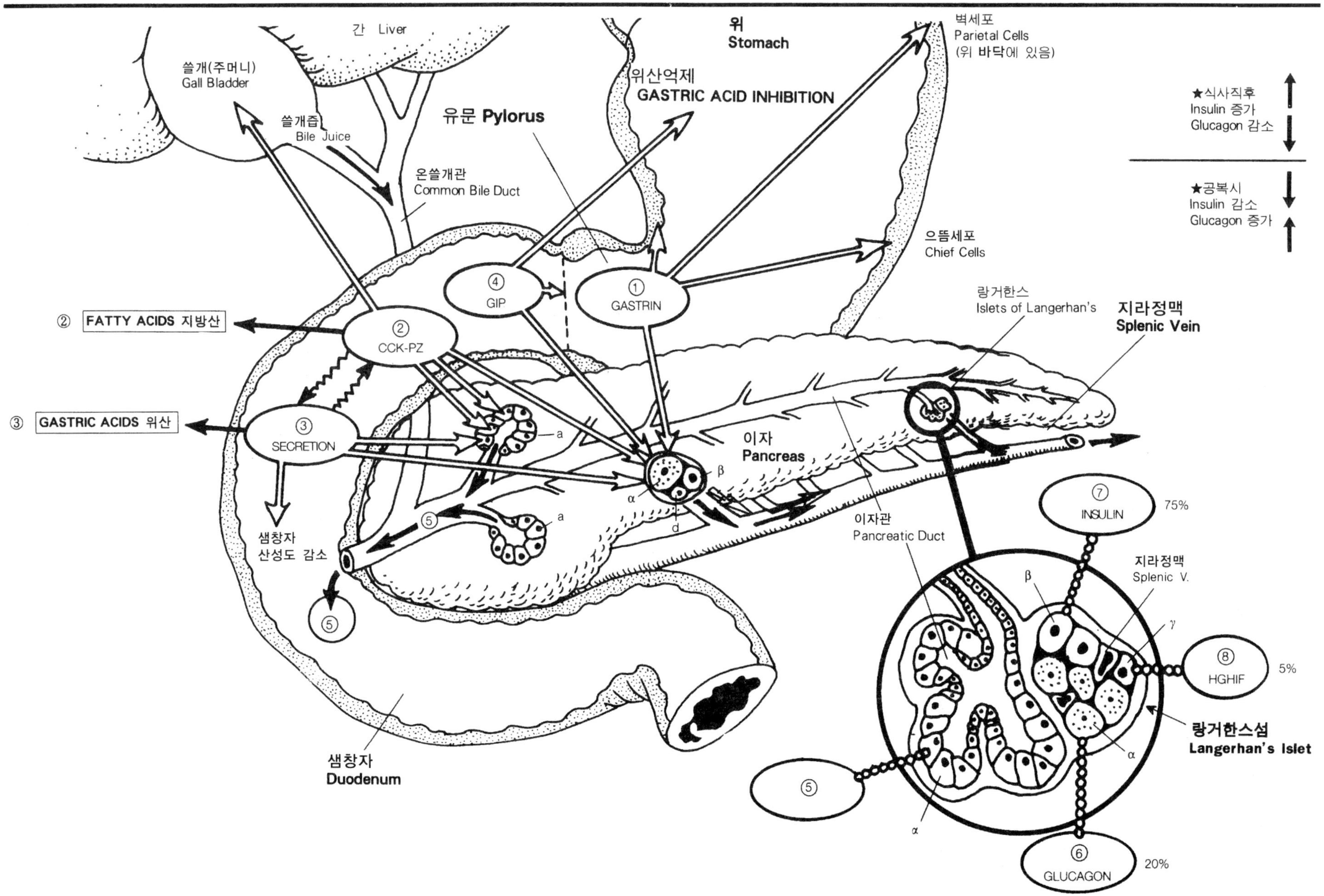

간 Liver
쓸개(주머니)
Gall Bladder
쓸개즙
Bile Juice
온쓸개관
Common Bile Duct
유문 Pylorus
위
Stomach
위산억제
GASTRIC ACID INHIBITION
벽세포
Parietal Cells
(위 바닥에 있음)
★식사직후
Insulin 증가
Glucagon 감소
★공복시
Insulin 감소
Glucagon 증가
으뜸세포
Chief Cells
랑거한스
Islets of Langerhan's
지라정맥
Splenic Vein
① GASTRIN
④ GIP
② CCK-PZ
② FATTY ACIDS 지방산
③ GASTRIC ACIDS 위산
③ SECRETION
이자
Pancreas
샘창자
산성도 감소
이자관
Pancreatic Duct
⑦ INSULIN
75%
지라정맥
Splenic V.
⑧ HGHIF
5%
랑거한스섬
Langerhan's Islet
⑥ GLUCAGON
20%
샘창자
Duodenum

12-7

내분비계통 ENDOCRINE SYSTEM : 골반·회음부분 PELVIC and PERINEAL REGION
생식샘 Gonads, 태반 Placenta

고환=따뜻한색
난소=차가운색

＊ 생식샘GONADS

■ 난소 OVARY
뇌하수체에서 분비되는 난포자극호르몬(FSH)에 의해 난포가 성숙되고 이 성숙난포의 내막에서Es-trogen이 분비되어 다시 뇌하수체를 자극하여 황체형성호르몬(LH)을 분비한다. LH에 의해 배란이 유발되며, 황체에서 Estrogen과 Progesterone이 분비된다.

■ 고환 TESTIS
고환의 내분비기능은 정세관 사이에 있는 사이질세포 Interstitial Cells에서 담당한다. 샘뇌하수체(앞엽)에서 분비하는 사이질세포자극호르몬(ICSH)에 의해 사이질세포가 자극되어 남성호르몬인 Testosterone을 분비한다.

＊ 태반 PLACENTA
태아측조직과 모체측 조직으로 구성된 태반은 해면질모양의 혈관성기관으로 임신 중 자궁벽에서 성장하며 내분비기관으로 작용한다.

■ 융모막 성선자극 호르몬(HCG)
임신1기(첫3개월)동안에 태반에서 분비되는 단백질 호르몬으로 황체형성호르몬(LH)과 작용이 비슷하다. 이 호르몬은 수정후부터 시작하여 수정 60~80일경에 최고에 달하고 그 이후 전기간 동안 낮은 분비율을 보인다.

■ 태반스테로이드 PLACENTAL STEROID
태반에서 분비되는 Estrogen과 Progesterone이며 임신 2~3기 동안에 다량으로 나오는데 태반은 임신 후반기에 주요 Steroid분비 구조로써 황체가 대체된 것으로 본다.

■ 태반락토겐 PLACENTAL LACTOGEN
성장호르몬(GH), Prolactin과 비슷한 효과를 나타내는 단백질 호르몬이다.

The GONADS생식샘 (⇨홀문분비)

	호르몬의 작용	호르몬분비조절
OVARIES 난소		
a OVARIAN FOLLICLES 난소 난포		
① ⇨ **ESTROGEN(ESTRADIOL－17β)** →	· 성숙난포 내막에서 분비된다. · 여성의 12차성징을 나타낸다. · 생식기계 성숙에 관여한다. · 배란전 자궁샘과 젖관이 증식되도록 자극한다. · 임신기간 동안 임신을 유지시킨다.	· FSH · 혈중 Estrogen양
b CORPUS LUTEUM 황체		
① ⇨ **ESTROGEN(ESTRADIOL－17β)** → ② ⇨ **PROGESTERONE** →	· 임신을 유지시킨다. · 배란후 수정란이 착상할 수 있도록 자궁샘의 분비활동을 자극한다. · 젖샘의 분비샘을 자극한다.	· L H
TESTIS 고환		
c INTERSTITIAL CELLS 사이질 세포		
③ ⇨ **TESTOSTERONE**(MAIN ANDROGEN) → ④ ⇨ **OTHER ANDROGENS** →	· 남성생식기의 2차 성징을 나타낸다. · 부속샘을 발달(정낭, 전립샘, 요도망울샘)시킨다.	· ICSH · 혈중Testosterone 양

PLACENTA 태반

	호르몬의 작용
① ⇨ **ESTROGENS** →	위의 ①과 동일
② ⇨ **PROGESTERONE** →	위의 ②와 동일
⑤ ⇨ **(HCG)HUMAN CHORIONIC GONADOTROPHIN** →	• 황체의 퇴화를 방지한다. • 임신유지 위해 다량의 Estrogen과 progesterone을 생성하도록 자극한다. • 난포자극호르몬(FSH), 황체형성호르몬(LH) 분비를 억제한다. • 난포성숙, 배란, 생리주기 출현하지 않도록 한다.
⑥ ⇨ **PLACENTA LACTOGEN** →	• 성장호르몬과 비슷하다.

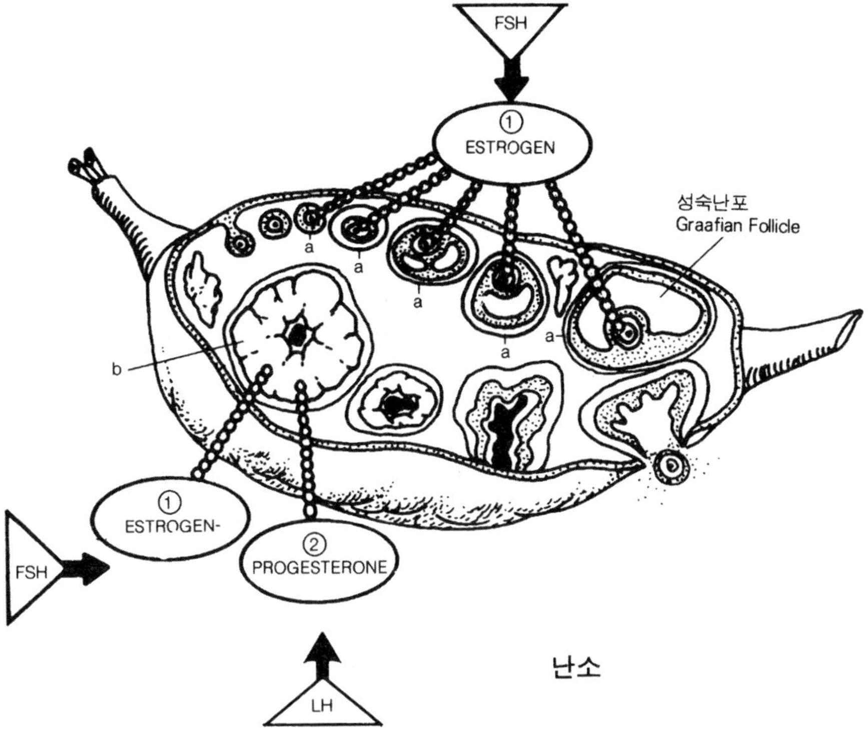

난소

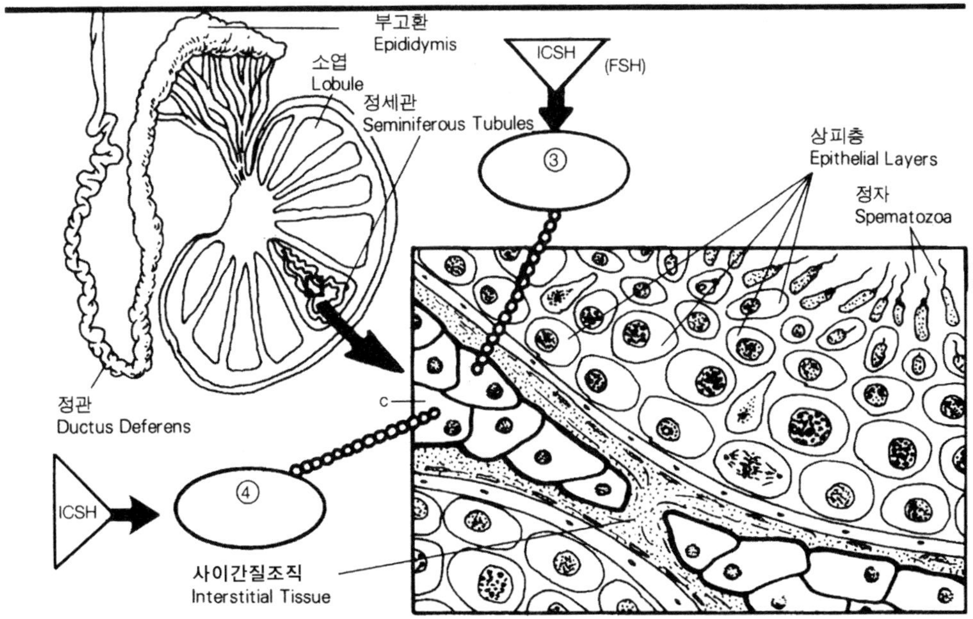

고환의 정자형성

12－7

임신기간동안의 태반

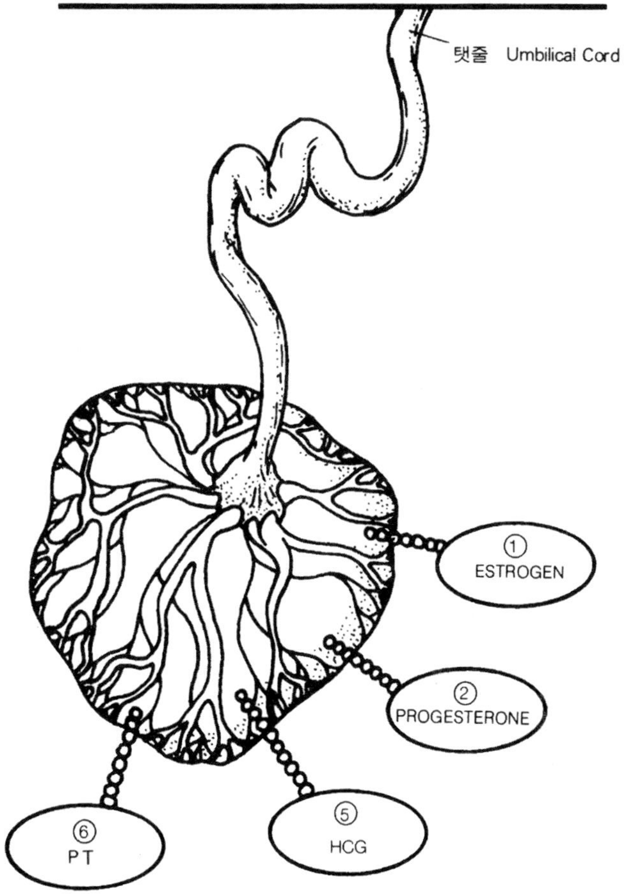

제 13 장 신경계통

Nervous System

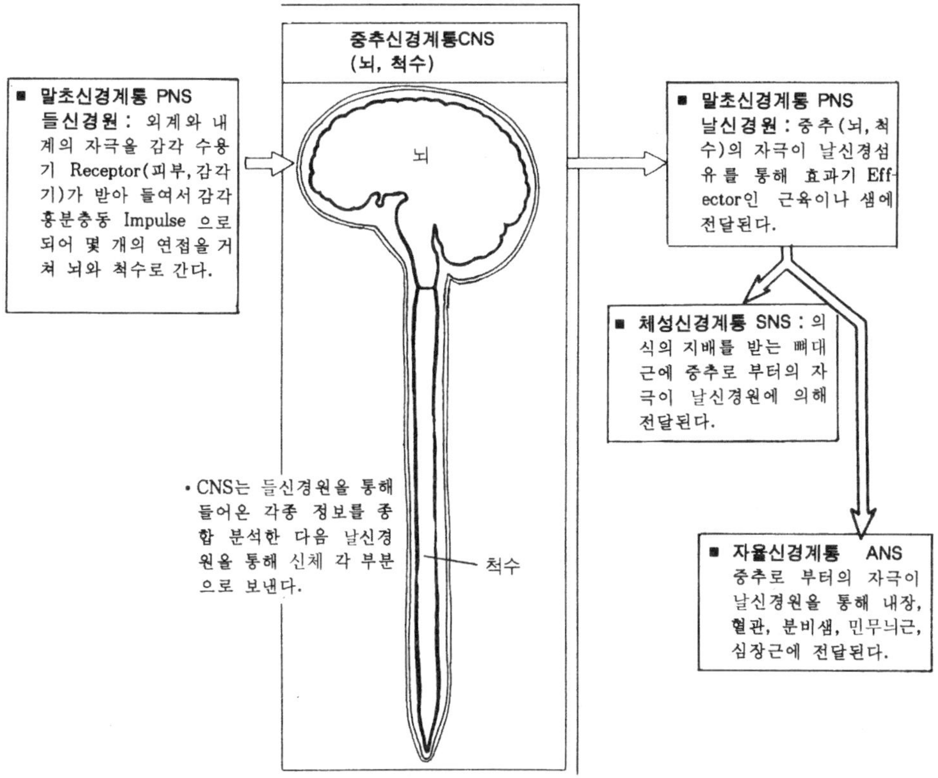

* 신경계통 NERVOUS SYSTEM

신경계통은 신체의 내부와 외부에서 일어나는 여러가지 자극을 받아들이고, 또 이에 적절하게 대응하는 데 필요한 고도로 발달된 조직이다.

■ 신경계통의 기능

① 몸에 영향을 주는 상황의 변화를 인지하는 감각기능이 있다.

② 조직 또는 세포로 하여금 기능을 할 수 있도록 조정하는 운동기능이 있다.

③ 한 기관 또는 어느 부분의 활동을 다른 부분 또는 기관과 조화가 되게끔 조절하는 조정기능이 있다.

④ 한 신경세포에서 시작된 자극을 말초에서 중추로 또는 중추에서 말초로 전달시키는 자극의 전달 기능이 있다.

■ 신경계통의 구분

- 중추신경계통 Central Nervous System
  - 뇌Brain
    - 앞뇌 Forebrain
    - 중간뇌 Midbrain
    - 마름뇌 Hindbrain
  - 척수 Spinal Cord

- 말초신경계통 Peripheral Nervous System
  - 뇌척수신경 Craniospinal Nerves
    - 뇌신경 Cranial N.
    - 척수신경 Spinal N.
  - 자율신경 Autonomic Nerves
    - 교감신경 Sympathetic N.
    - 부교감신경 Parasympathetic N.

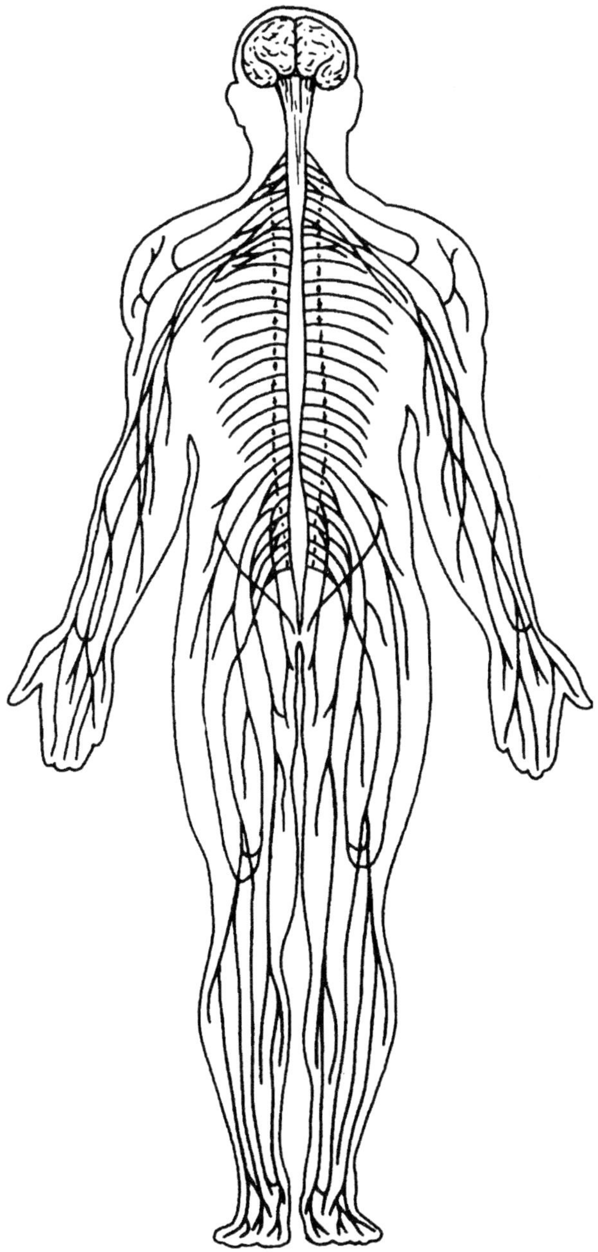

앞면

신경계통의 구성
·뇌 Brain ·척수 Spinal Cord ·신경 Nerve ·감각기관 Sensory Or– –gans(눈 Eye, 귀 Ear)

신경계통의 기능
·감각기능 ·운동기능 ·조정기능 ·자극의 전달

단원 색칠 안내
·회백질＝회색 ·백색질 · 수초＝크림색 ·척수＝살색 ·뇌 ＝노랑

13-1

1=녹색 2=파랑 3=빨강 4=분홍
5=오렌지 7=주황 8=보라 9=노랑
11=크림색 C_1=귤색 C_2=갈색

신경계통 NERVOUS SYSTEM : 일반적 구성 GENERAL ORGANIZATION
신경조직 Nervous Tissue

* **신경조직 NERVOUS TISSUE**
  신경조직은 신경세포 Nerve Cell와 지지적 역할을 하는 신경아교 Neuroglia가 있다.

■ **신경아교 Neuroglia**
신경세포보다 2배 정도 많으며, 중추성아교세포와 말초성아교세포로 구분된다. 신경아교는 중추신경계의 사이질조직으로 신경세포의 지지, 영양공급,이물질의 식세포작용등을 행한다. 말초신경계에서는 아교세포대신 쉬반세포 Schwann's Cell와 신경절하세포 Stellite Cell등이 이에 해당된다.

■ **신경세포 Nerve Cell**
신경세포 Neuron이라고도 하며 신경세포체와 신경돌기로 형성된다. 신경돌기에는 가늘고 긴 축삭과 짧고 굵은 가지돌기가 있다.

■ **신경섬유 Nerve Fiber**
신경섬유는 단백질과 지질로 형성되는 말이집 Myelin의 유무에 따라서 말이집신경섬유 Myelinated Nerve Fiber와 민말이집신경섬유 Unmyelinated Nerve Fiber라 한다.

■ **신경섬유 마디 Nodes of Ranvier**
말초신경에서 말이집Myelin가 축삭을 완전히 둘러싸고 있으나 일정한 간격으로 가늘어진 부분에 만은 말이집과 신경집이 없는 곳으로 활동전압이 마디를 뛰어 넘어서 흥분이 전도된다.

■ **세포체 Cell Body**
세포질과 핵으로 구성되며 세포질내에 있는 닛슬소체 Nissl Bodies는 단백질합성 및 신경세포의 영양과 밀접한 관계가 있으며, 신경원섬유 Neurofibrils는 그물을 이루어 세포 돌기까지 뻗쳐 있어 돌기를 지지한다.

NEURONS

NEURON 신경세포의 구성

1 1 CELL BODY 세포체
2 DENDRITES 가지돌기
3 1 AXON 축삭

CELL BODY 세포체의 구성

a NUCLEUS 핵 b NUCLEOLUS 핵소체
c CYTOPLASM 세포질
c_1 NISSL BODIES 닛슬소체
c_2 NEUROFIBRILS 신경원섬유

AXON축삭의 구성

4 AXON HILLOCK 축삭둔덕
5 AXOPLASM 축삭형질 : 신경세포 섬유 포함
6 AXOLEMMA 축삭막
7 TELODENDRIA 가지돌기종말
8 SYNAPTIC KNOBS(END FEET) 연접꼭지

AXON SHEATH COVERING 축삭층덮개

9 SCHWANN'S SHEATH 신경집층 (NEURILEMMA) 신경막
10 NUCLEUS OF SCHWANN CELL 신경집세포핵
11 INNER MYELIN SHEATH 속말이집
12 NODES of RANVIER 신경섬유마디

NEUROGLIA (GLIAL CELLS) 신경아교

■ PNS NEUROGLIA 말초신경계 신경아교

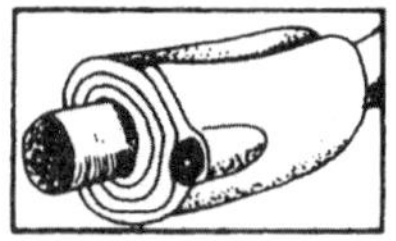

SCHWANN CELLS 신경집세포
말초신경 축삭의 영양과 신경손상시 말이집형성, 신경재생에 관여한다. 특히신경집층Schwann's sheath은 중추신경계에서 신경아교에 해당된다.

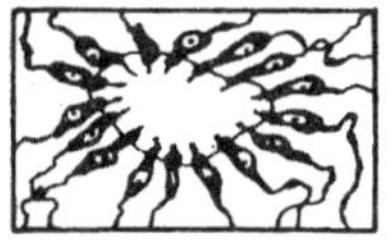

SATELLITE CELLS 신경절아교세포
말초신경절에서 신경세포체 주위를 둘러싸서 보호하는 작고 편평한 세포다.

■ CNS NEUROGLIA 중추신경계 신경아교

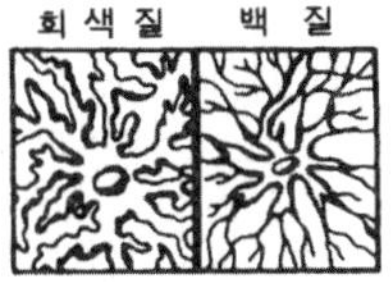

ASTROCYTES 별아교세포
가장 크고 별모양으로 신경세포를 지지하며, 일부 돌기가 혈관-뇌장벽 Blood-Brain Barrier에 관여한다.

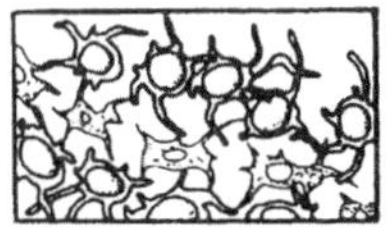

OLIGODENDROCYTES 희소돌기아교세포
별아교 세포보다 크기나 수적으로는 적으나 미세한 돌기를 가지고 있으며 말이집초형성에 관계한다. 말초신경계에서 신경세포 Schwann's Cell에 해당된다.

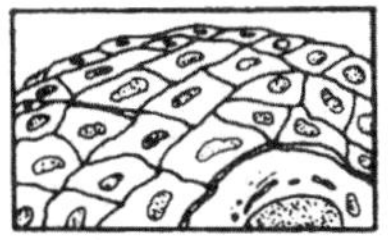

EPENDYMA 뇌실막
입방내지 원주상피로 때때로 섬모를 갖기도 하며, 뇌실과 척주의 중심관 내면을 싸고 맥락얼기 Choroid Plexus의 상피를 덮는다.

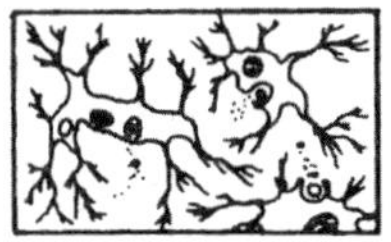

MICROGLIA 미세아교세포
간엽에서 유래된 것으로 백색질이나 회백질에 있으며 식세포작용, 물질의 운반과파괴, 제지 및 병적 대사물질의 청소등 중요한 역할을 한다.

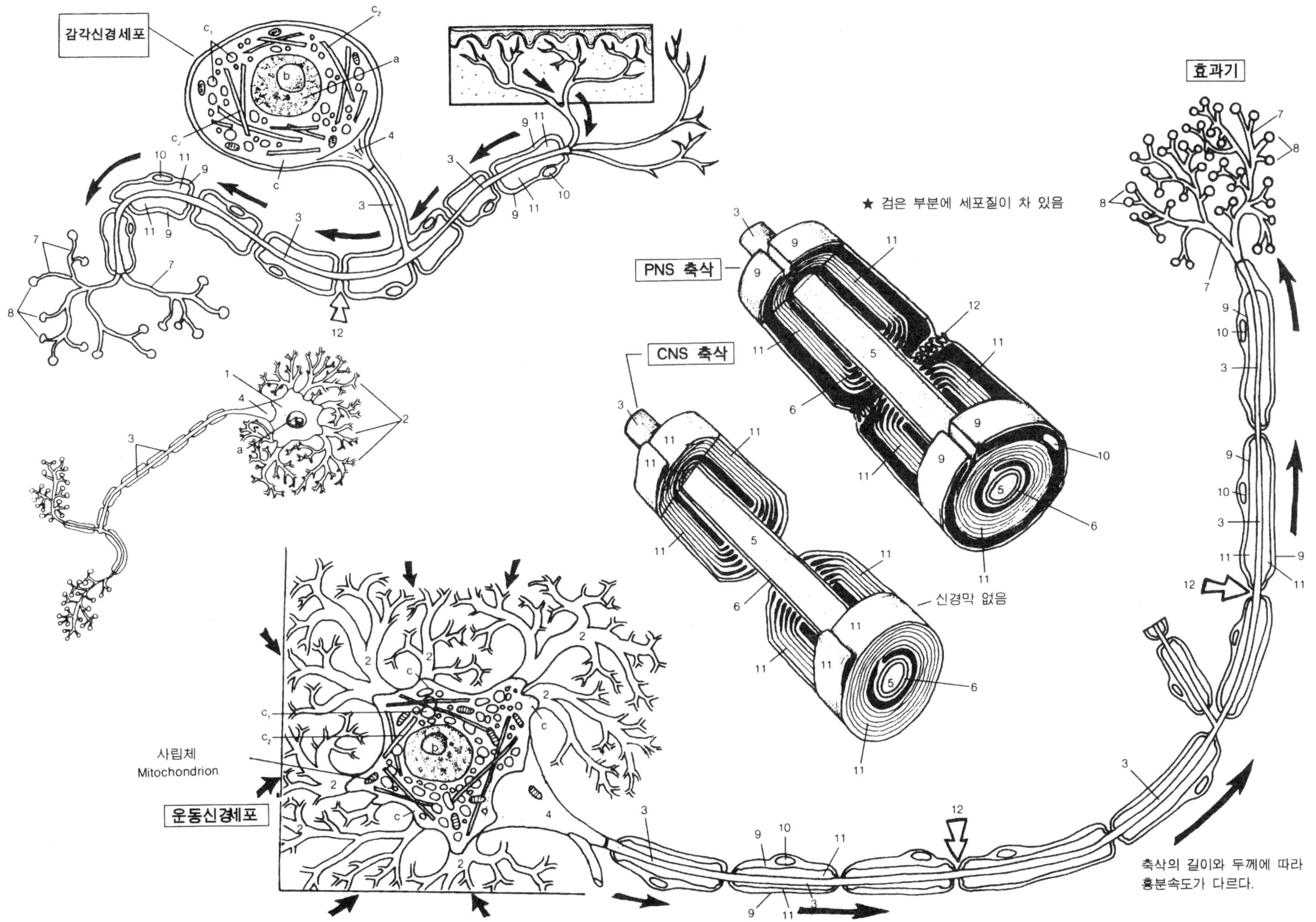
감각신경세포
효과기
★ 검은 부분에 세포질이 차 있음
PNS 축삭
CNS 축삭
신경막 없음
사립체
Mitochondrion
운동신경세포
축삭의 길이와 두께에 따라
흥분속도가 다르다.

13–2

신경계통 NERVOUS SYSTEM : 일반적 구성 GENERAL ORGANIZATION
신경세포의 분류 Classification of Neuron

가지돌기=파랑 말초돌기=귤색
세포체=녹색 4=주황 5=회색
7=연두 8=빨강 9=엷은갈색
10=살색 11=분홍 12=엷은파랑

＊ 신경세포의 구조적 분류(돌기수에 의한)

■ 단극성신경세포 Unipolar
한개의 돌기가 세포체에서 나와 T자형으로 갈라진다. 세포체는 뇌신경과 척수신경의 감각신경절내에 있으며 태생기에서 볼 수 있다.

■ 두극성신경세포 Bipolar Neuron
세포체를 중심으로 한쪽은 축삭이, 다른 한쪽은 가지돌기가 나와 있다. 이들은 특수감각과 관계가 있어 후각점막, 망막 속귀에서 볼 수 있다.

■ 다극성신경세포 Multipolar Neuron
한개의 축삭에 둘 이상의 가지돌기를 갖는 것이며, 중추신경내에서 볼 수 있는 중요한 신경세포의 형태로서 자율신경절에서도 볼 수 있다.

★ 신경조직 성분에 따른 명칭

• **회백질** Gray Matter
신경세포와 민말이집신경섬유가 많은 부분이다.

• **백색질** White Matter
감각·운동신경원의 말이집신경섬유가 주로 많은 부분으로 말이집 Myelin인 지방질의 색깔에 따라 흰색으로 보이는 것이다.

• **핵** Nucleus
뇌와 척수중에 신경세포체가 많이 모여 집단을 이루는 회백질 부분을 가리키는데 이 핵은 백색질속에도 나타난다.

• **신경절** Ganglion
중추신경 밖에서 신경세포체가 집단을 이루고 있는 곳을 말한다.

• **신경로** Tract
신경섬유가 뇌나 척수 속에서 동일한 기원과 목적지로 가기 위해 다발로 뭉쳐져 있는 상태를 신경로라 한다.

• **신경** nerve
같은 신경섬유의 다발이라도 중추신경 밖으로 나가는 것을 신경이라 한다.

NEURON 신경세포의 구조적 분류

돌기수에 의한 신경세포원의 분류

a UNIPOLAR 단극성신경세포
b BIPOLAR 이극성신경세포
c MULTIPOLAR 다극성신경세포

돌기 형태에 의한 분류

1 PERIPHERAL PROCESS 말초돌기
2 CENTRAL PROCESS 중심돌기
3 DENDRITE 가지돌기 4 AXON 축삭

구조적 분류

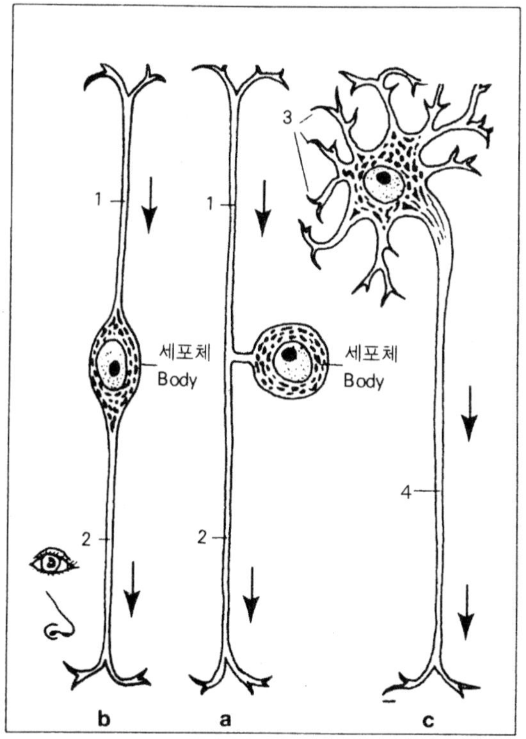

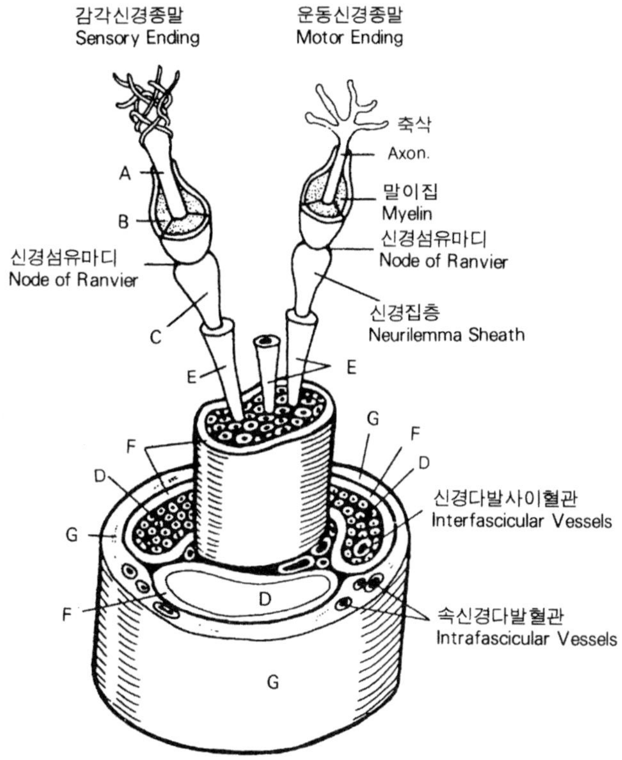

PERIPERAL NERVE 말초신경의 구조

A AXON 축삭
B MYELIN 말이집
C SCHWANN'S SHEATH 신경집층
D FASCICULUS 신경다발
E ENDONEURIUM 신경섬유막
F PERINEURIUM 신경다발막
G EPINEURIUM 신경바깥막

FUNCTIONAL CLASSIFICATION 기능적 분류

■ **AFFERENT NEURON : 들 신경세포**
SENSORY NEURON 감각신경

1 RECEPTOR 수용기
2 PERIPERAL PROCESS 말초돌기
3 CELL BODY in DORSAL GANGLIA 뒤뿌리 세포체
4 CENTRAL PROCESS(AXON) 중심돌기
5 SYNAPSES 연접
6 CENTRAL NERVOUS SYSTEM (CNS) 중추신경계통

■ **EFFERENT NEURON 날 신경세포**
• SOMATIC MOTOR NEURON 체(성)운동 신경세포

7 CELL BODY in CNS 중추신경계내 세포체
8 AXON 축삭
9 MOTOR END PLATE 운동성종판 : 연접
10 SKELETAL MUSCLE 뼈대근(효과기)

• **AUTONOMIC MOTOR NEURON 자율 운동신경세포**

11 PREGANGLIONIC NEURON 신경절이전신경세포
5 SYNAPSE 연접
12 POSTGANGLIONIC NEURON 신경절이후신경 세포
13 SMOOTH MUSCLE, CARDIAC MUSCLE or GLAND 민무늬근, 심장근, 샘

■ **CONNECTING NEURON 연결신경세포**

14 ASSOCIATION NEURON/ 연합신경

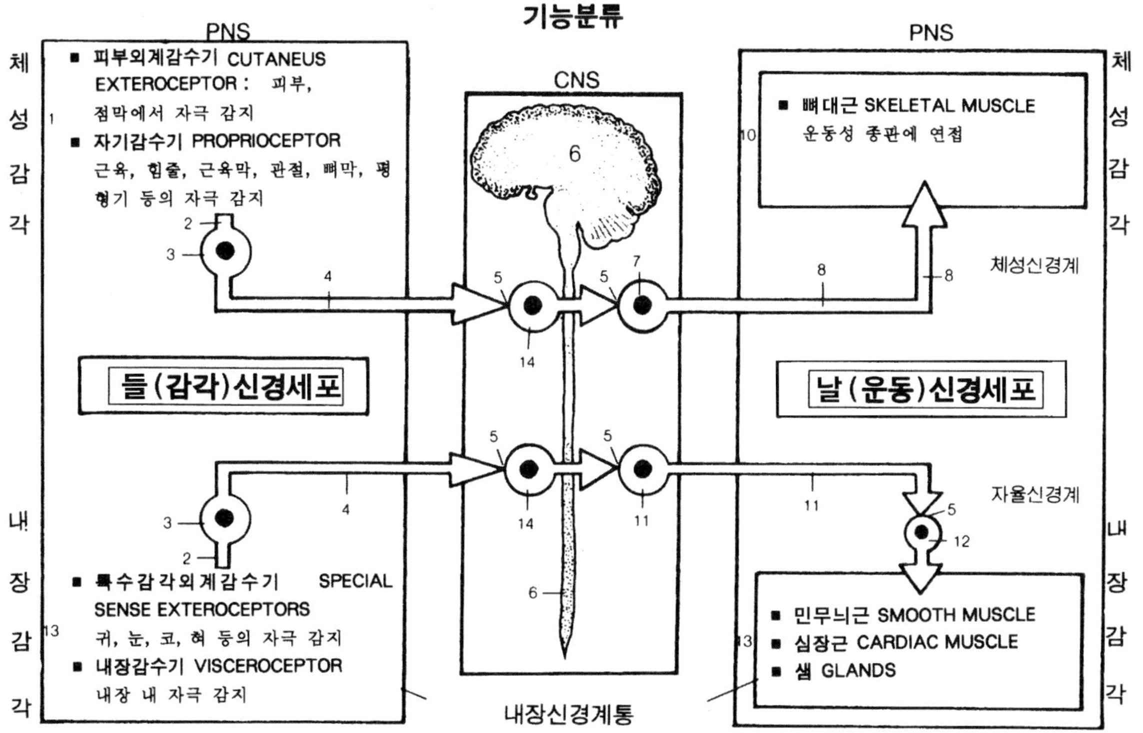

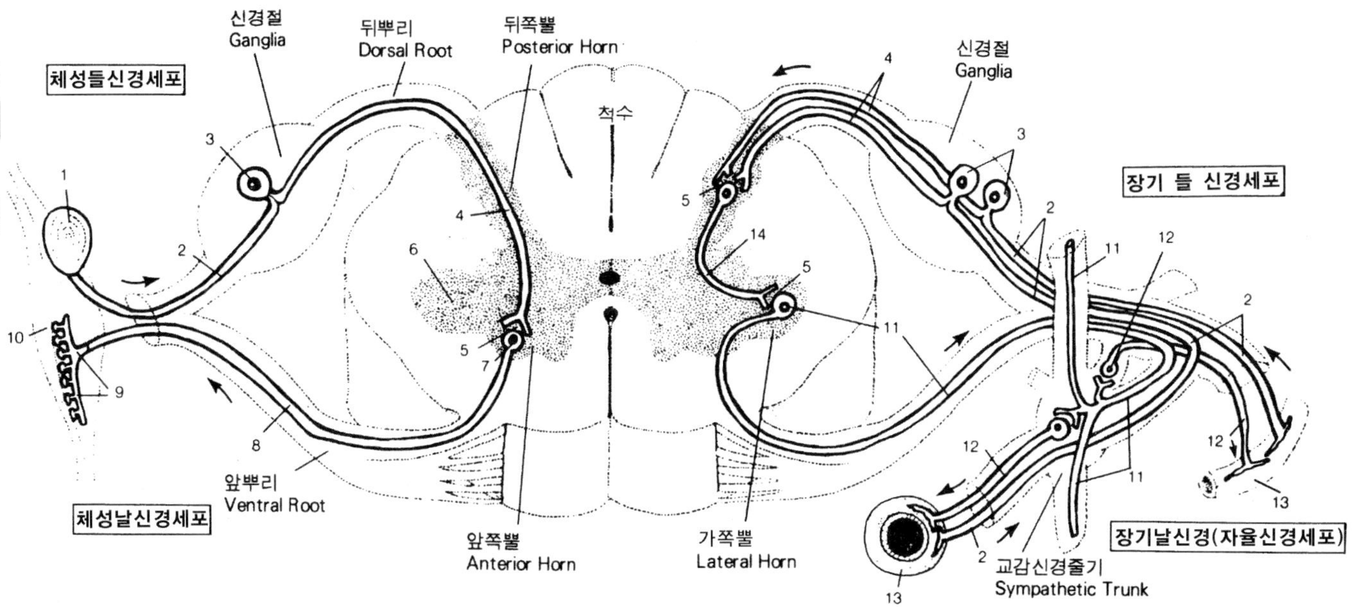

13−3

신경계통 NERVOUS SYSTEM : 일반적 구성 GENERAL ORGANIZATION
연접 Synapes, 반사활 Reflex Arcs
신경근 접합 Neuromuscular Junction

a=빨강　b=자주　c=연두　d=파랑
e=귤색　f=주황　g=녹색　6, 6a, h=회색
i=분홍　j=보라　7a=엷은갈색　8a=살색

＊ 반사궁 REFLEX ARC

신경계통의 구조적 단위가 신경세포 Neuron이라면 기능적 단위는 반사활 Reflex Arc이다. 반사활은 수용기 Receptor, 감각신경 Sensory Nerve, 반사중추 Reflex Center 운동신경 Motor Nerve, 효과기 Effector 등의 최소 5가지 요소에 의해 이루어진다.

■ 반사중추 REFLEX CENTER

감각신경과 운동신경이 연결되는 곳으로 이곳에서 연결되는 방식에 따라 단일연접활과 다발연접활으로 나눈다.

POLYSYNAPTIC ARC 다발연접반사활

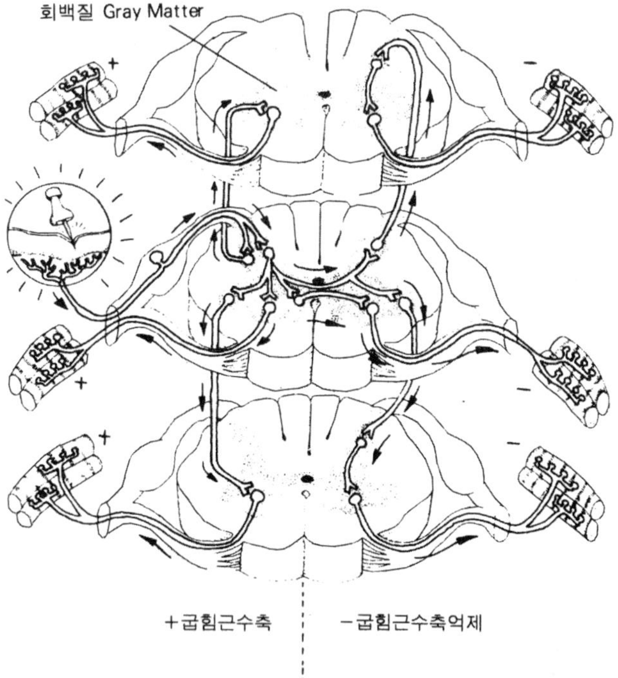

TYPES of SYNAPSES 연접방식

신경세포의 연결방식은 축삭의 연접꼭지가 다음의 신경세포의 어느 부위에 접속되느냐에 따라 구분된다.

a AXO − AXONIC b 축삭사이 연접
a AXO − SOMATIC c 축삭세포체 연접
a AXO − DENDRITIC d 축삭가지돌기 연접

MONOSYNAPTIC ARC 단일연접반사활(2 NEURON)

e STRETCH RECEPTOR 신장수용기
f SENSORY AXON 감각축삭
g SENSORY NEURON CELL BODY 감각신경세포체(뒤뿌리신경절내)
h SYNAPSE 연접
i MOTOR NEURON CELL BODY 운동신경원세포체
j EFFERENT(MOTOR) AXON 날출(운동)축삭
7a MOTOR END PLATE 운동성종판
8a SKELETAL MUSCLLE 뼈대근(효과기)

■ **단일연접반사활 MONOSYNAPTIC ARC** : 감각신경과 운동신경사이에 연합신경세포가 하나만 삽입되었을 때를 말하며 주로 동측성이다. 무릎힘줄 반사는 두개의 신경세포만으로 이루어지는 반사활로 매우 드물며, 수용기가 효과기 속에 함유된 경우의 반응은 부어진 곳으로 되돌아오므로 고유반사라고 한다. 근의 뻗힘에 의해 일어나므로 뻗힘반사 Stretch Reflex라고도 한다.

■ **다발 연접반사활 POLYSYNAPTIC NEURON** : 감각신경과 운동신경사이에 두개 이상의 연합신경세포가 끼여서 중계역할을 하는 경우를 말한다. 이중 한개의 억제 신경세포에 의해 지배되는 굴근은 수축억제한다(−). 동시에 흥분연합신경세포는 굴근에 대해 수축반응을 일으킨다(+)

신경연접의 종류

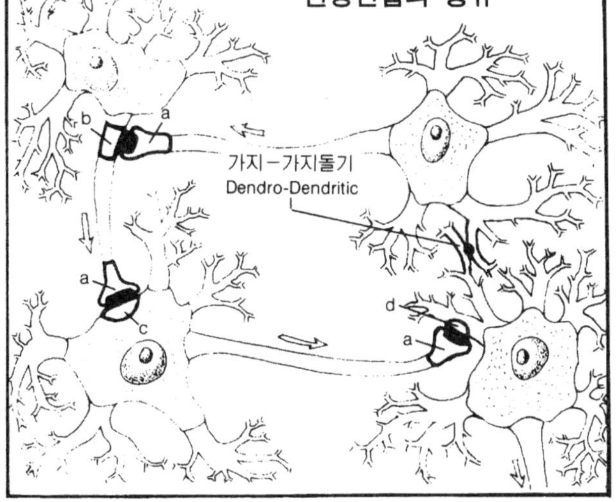

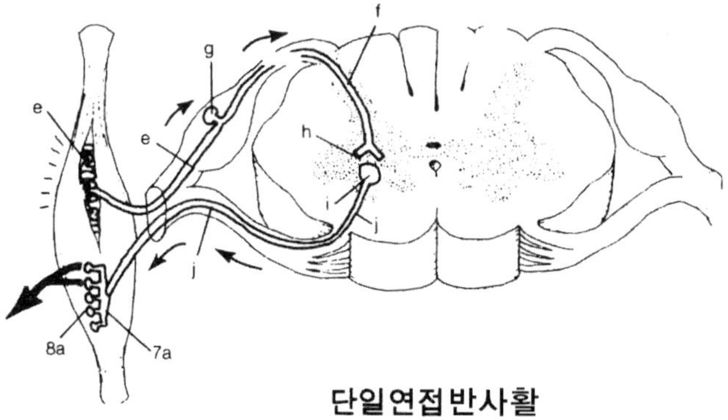

단일연접반사활

＊ 연접 SYNAPSE

수 많은 신경세포 서로 연락하여 복잡한 그물을 만드는 것이 신경계이다. 그러나 연락방식은 일정하여 한 신경세포의 가지돌기는 반드시 다른 신경세포에 접속된다. 이런 접속 부분을 연접이라 한다.

■ 신경계의 전도과정에서 신경섬유의 전도가 일정방향으로 진행되는 것은 축삭의 연접꼭지에 수포 Vesicles가 있고 그 속에 있는 전달물질이 연접꼭지인 연접이전축삭 Presynaptic Axon과 반대편 운동성종판 쪽의 연접이후막 Postsynaptic Membrane의 연접틈새 Synaptic Cleft를 메꾸어 주므로 연속된 연접으로서 전도가 이행된다.

SYNAPSE 연접(신경사이 기능적 연결)

1 PRESYNAPTIC AXON 연접이전축삭

2 SYNAPTIC KNOB(END FOOT) 연접꼭지

3 MITOCHONDRIA 사립체

4 SYNAPTIC VESICLES 연접소포 1만~10만개

5 PRESYNAPTIC MEMBRANE 연접이전막

CONTINUITY JUNCTION 연속접합

6 SYNAPTIC CLEFT 연접틈새

7 POSTSYNAPTIC MEMBRANE 연접이후막

8 AXON, CELL BODY or DENDRITE 축삭, 세포체, 가지돌기

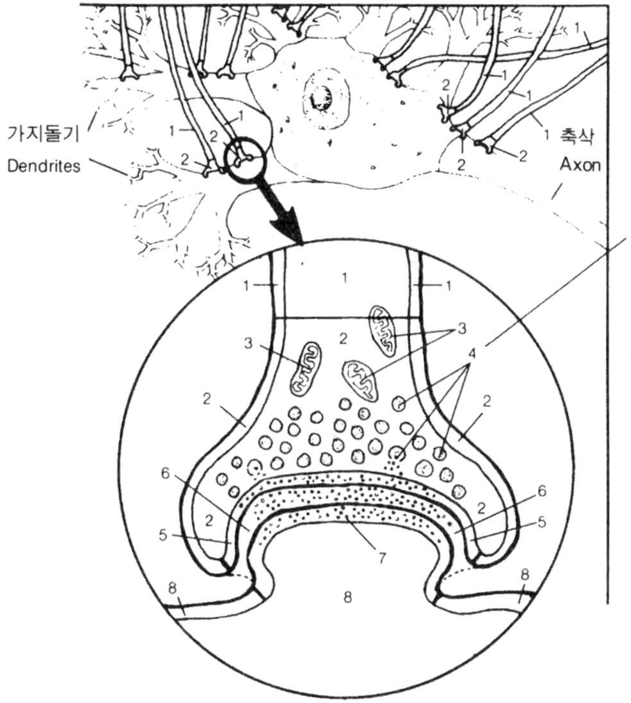

연접꼭지의 접속모형

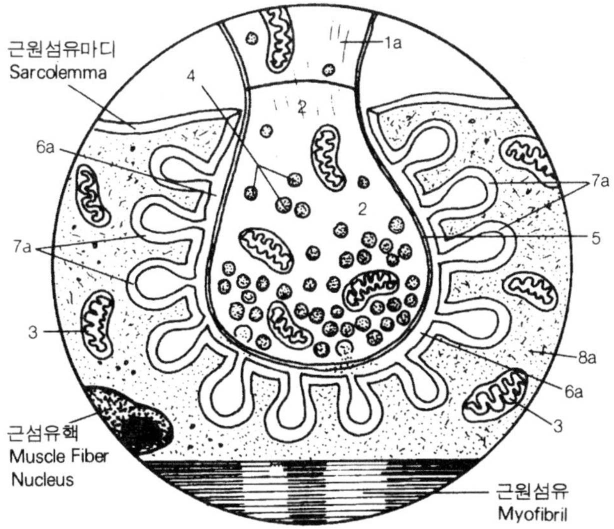

신경근연접모형

NEUROMUSCULAR JUNCTION 신경근접합(PNS)

1a TELODENDRION 가지돌기종말

(TERMINAL KNOB 종말꼭지)

2 SYNAPTIC KNOB 연접꼭지

3 MITOCHONDRIA 사립체

4 SYNAPTIC VESICLES 연접소포

5 PRESYNAPTIC MEMBRANE 연접이전막

CONTINUITY JUNCTION 연속접합

6a NEUROMUSCULAR CLEFT 신경근 틈새

7a MOTOR END PLATE 운동성종판

8a MUSCLE FIBER 근섬유

■ **신경근연접 Neuromuscular Junction**

- 연접꼭지가 접촉하는 근육섬유의 근막은 약간 함몰되어 막이 두꺼워져 있다. 이것을 운동성종판이라 한다. 연접꼭지와 운동성종판 사이에는 약 150~200Å정도 틈새가 있어 운동성종판과 연접꼭지 사이에 세포질의 직접적인 연락은 없다. 이 부위를 신경근연접이라고 한다.
- 연접꼭지에는 수많은 소포 Vesicles가 있고 그 속에는 Acetylcholine이 저장되어 있으며, 흥분이 연접꼭지까지 전도되면 소포속에 저장되었던 아세틸코린이 분비되어 연접꼭지와 운동성종판과의 좁은 틈새로 확산되어 유출된다.

13-4

신경계통 NERVOUS SYSTEM : 중추신경계통 CENTRAL NERVOUS SYSTEM(CNS)
뇌의 발달 Development of the Brain

F=노랑 H=빨강 M=녹색 S=살색
①a=크림색 ②=옅은갈색 ④=분홍
⑤=보라 뇌실=차가운 색

* **중추신경계통** CENTRAL NERVOUS SYSTEM
중추신경계통은 신경관 Neural Tube이라는 배자의 외배엽 구조에서 생겨나며, 신경관은 배자의 배측면에 있는 외배엽이 양쪽으로 융기하여 중심부가 깊어져 신경고랑 Neural Groove이 되고 양쪽 융기는 말려 올라가서 융합하여 신경관이 된다.

■ **신경관** NEURAL TUBE : 성장과 발달은 머리쪽에서 더 크고 빠르며 이것이 뇌 Brain가 되고 그 다음의 꼬리부분으로 척수 Spinal Cord가 된다. 그리고 신경관 Neural Tube은 뇌의 뇌실 Ventricle과 척수의 중심관 Central Canal이 된다.

■ 어른의 뇌 무게는 평균 약 1,300 g 이며, 노인이 되면 약간 가벼워진다. 그리고 남자는 여자보다 약간 더 무겁다. 신생아 뇌는 약 350~400 g 정도이지만 출생 후 1~2년말 경에는 3배에 이른다.

■ **중추신경계통(CNS)**

BRAIN 뇌

a CEREBRUM 대뇌

② DIENCEPHALON 간뇌

B BRAIN STEM 뇌줄기

M MIDBRAIN 중뇌포

i PONS 교뇌

j MEDULLA OBLONGATA 연수

h CEREBELLUM 소뇌

S SPINAL CORD 척수

뇌의 발달 Developmental of the BRAIN

1차 뇌포 (4th week)	F (FOREBRAIN) 앞뇌포 PROSENCEPHALON		M (MIDBRAIN) 중간뇌 MESENCEPHALON	H (HINDBRAIN) 마름뇌 RHOMBENCEPHALON
2차 뇌포 (5th week)	① TELENCEPHALON 종뇌 "END BRAIN"	② DIENCEPHALON 간뇌 "IN-BETWEEN BRAIN"	③ MESENCEPHALON 중뇌 (MIDBRAIN)	④ METENCEPHALON 뒤뇌 "CHANGE BRAIN" ⑤ MYELENCEPHALON 수뇌(숨뇌) "SPINAL BRAIN"
유래물	a CEREBRUM 대뇌 2 CEREBRAL HEMISPHERES 2개 대뇌반구	b THALAMUS 시상 c HYPOTHALAMUS 시상하부 d EPITHALAMUS 시상상부 and PINEAL BODY 송과체 e PITUITARY GLAND 뇌하수체	f QUADRIGEMINAL BODIES 네개둔덕 • 2 SUP. COLLICULI 위둔덕 • 2 INF. COLLICULI 아래둔덕 g CEREBRAL PEDUNCLES 대뇌다리	h CEREBELLUM 소뇌 i PONS 다리뇌 j MEDULLA OBLONGATA 연수
신경관	1V, 2V 2 LATERAL VENTRICLES 가쪽뇌실	3V 3rd VENTRICLE 셋째뇌실	CA CEREBRAL AQUEDUCT 대뇌수도관	4V 4th VENTRICLE 넷째뇌실

중추신경계의 발달

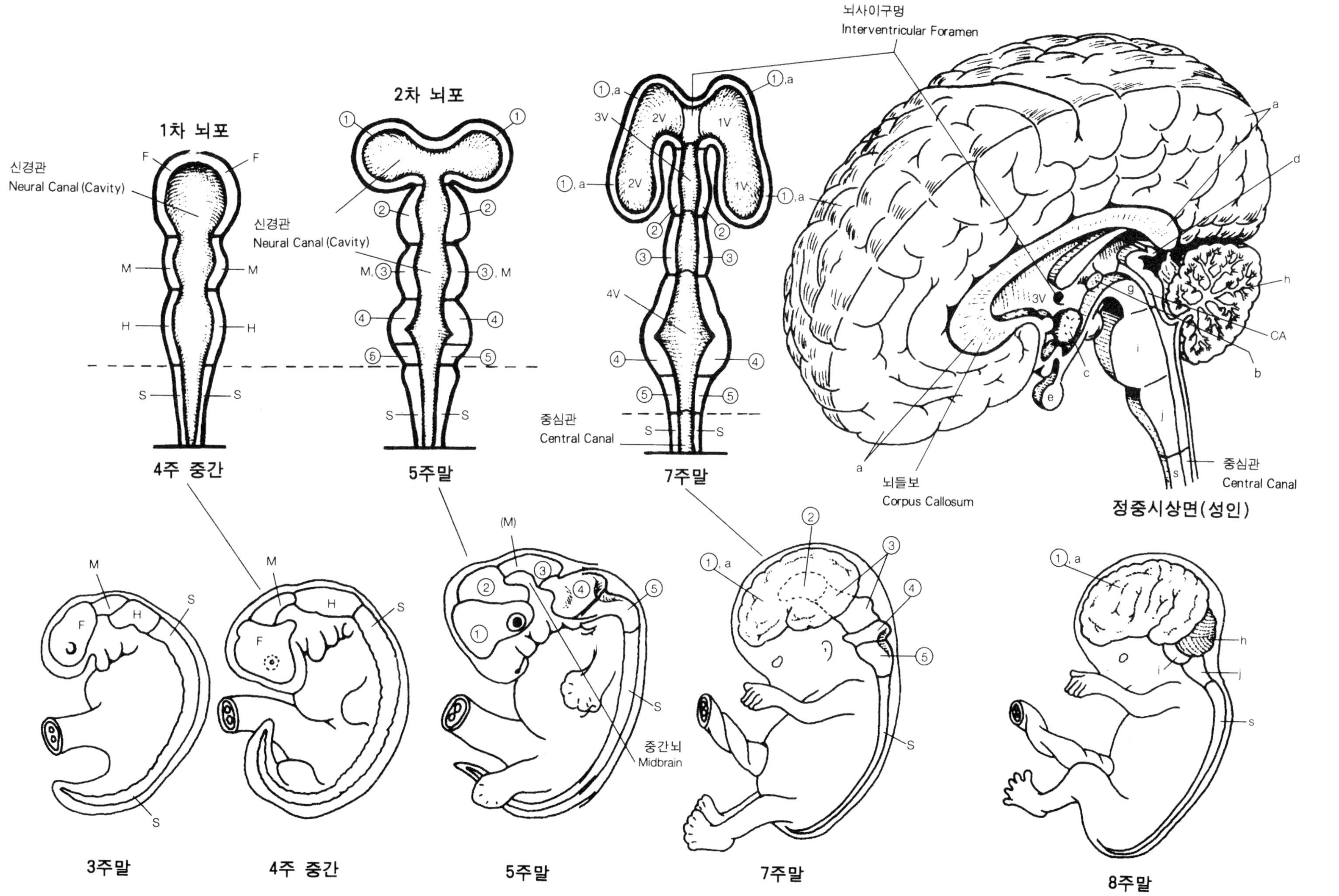

13—4

13-5

신경계통 NERVOUS SYSTEM : 중추신경계통 CENTRAL NERVOUS SYSTEM(CNS)
뇌척수막 Meninges

a, b=녹색 a₂=청녹색 ②=오렌지색
③=노랑 c=귤색 d=분홍 e=흰색
f=크림색 7=살색 8=엷은갈색 9=회색

✱ 뇌척수막 MENINGES
뇌와 척수를 싸서 보호하며 3개의 결합조직성막으로 되어 있다. 바깥쪽으로부터 경질막, 거미막 및 연질막으로 되어 있다.

■ 뇌경질막 Brain Dura Mater
뇌경질막은 속, 바깥 두 층으로 되며 이 두층 사이에 뇌에서 나가는 정맥혈을 받는 경질막정맥굴 Dural Sinus이 있다. 뇌경질막 바깥층은 머리안속의 뼈막에 이어지고 속층은 뇌의 울퉁불퉁한 여러 주름을 이룬다. 주요 주름으로는 대뇌낫, 소뇌천막, 소뇌낫 등이 있다.

■ 뇌거미막 Brain Arachnoid Membrane
거미막과 연질막사이에 있는 거미 다리 같은 기둥 Trabeculae가 많은 결합조직성 막이다.

- 거미막 기둥 Arachnoid Trabeculae는 거미막과 연질막 사이를 연결한다. 또한 거미막이 거미막융모 Arachnoid villi를 형성하여 경질막 정맥굴로 돌출하고 이것을 통하여 뇌척수액 Cerebrospinal fluid(CSF)이 경질막 정맥굴로 흡수된다.

■ 뇌연질막 Cranial Pia Mater
뇌실질 표면에 밀착하는 가장 얇은 막으로 모든 뇌고랑 Sulcus에 들어가 있다. 이 막은 대뇌 가로틈새에서 셋째・넷째 뇌실의 등쪽면, 또는 가쪽내실 안쪽면에 들어가 혈관이 풍부한 맥락얼기 Choroid Plexus를 만들어 CSF분비작용을 한다.

MENINGES of ENCEPHALON 뇌막
① CRANIAL DURA MATER 뇌경질막 ② ARACHNOID MEMBRANE 거미막 ③ PIA MATER 연질막

① DURA MATER 경질막 : 바깥

a DOUBLE-LAYERED CRANIAL DURA MATER 뇌경질막 2층

a₁ OUTER PERIOSTEAL LAYER 바깥뼈막층 : 두껍다

a₂ INNER MENINGEAL LAYER 속뇌막층 : 얇다

4 FALX CEREBRI 대뇌낫 : 좌우 대뇌반구 사이의 경질막

5 TENTORIUM CEREBELLI 소뇌천막 : 대뇌뒤통수엽과 소뇌 위 사이의 경질막

6 FALX CEREBELLI 소뇌낫 : 좌우소뇌반구사이

② ARACHNOID MEMBRANE 거미막 : 중간

c ARACHNOID GRANULATIONS (VILLI) 거미막 과립

③ CRANIAL PIA MATER 뇌연질막

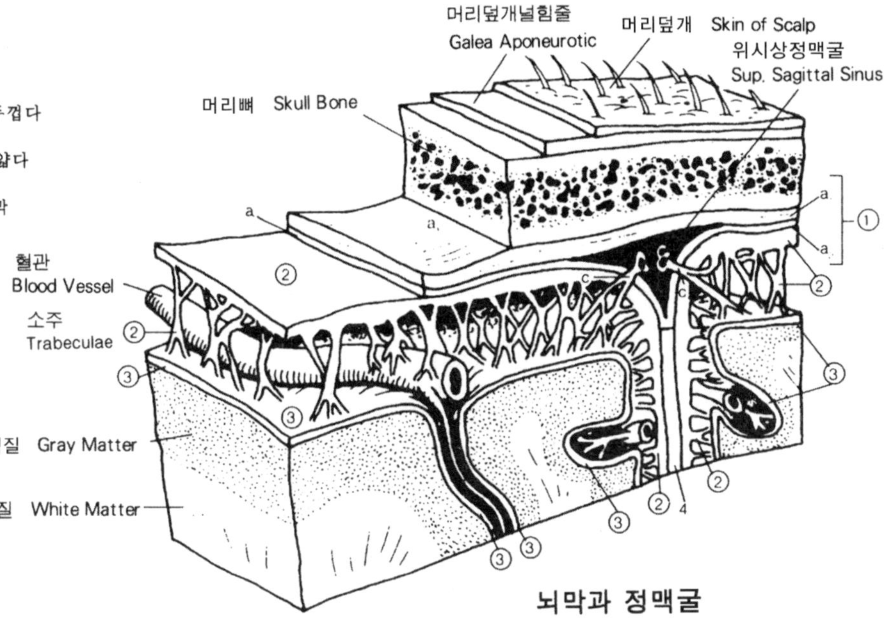

뇌막과 정맥굴

뇌경질막의 중격(뇌와 머리관)

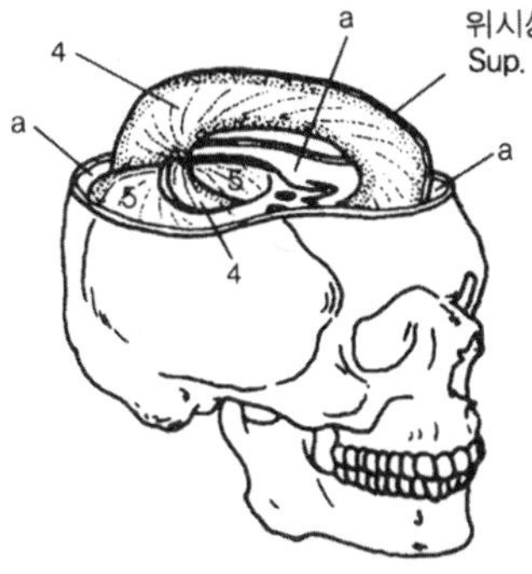
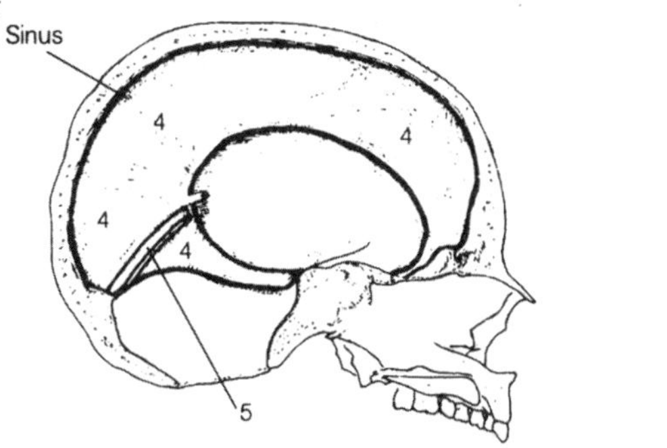

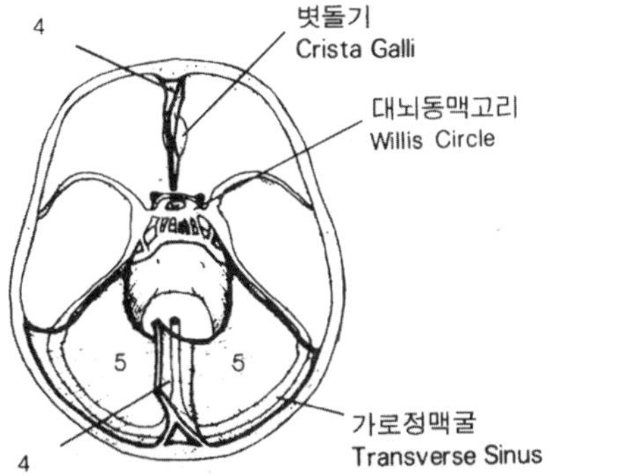

■ SPINAL DURA MATER 척수경질막
대뇌경질막의 속층으로 계속되는 단일층의 경질막이 싸고 있다.

7 **EPIDURAL SPACE 경질막바깥공간**
: 지방조직과 정맥얼기로 가득차 있어 쿳숀역할 하는 곳으로 경질막바깥공간에 의해 척추관과 척수가 분리된다.

8 **SUBDURAL SPACE 경질막밑공간**
장액이 얇은 피막처럼 차있는 좁은 공간으로 경질막과 거미막의 경계가 된다.

■ **척수거미막** Spinal Arachnoid Membrane
척수의 경질막과 연질막사이에 있는 혈관이 없는 결합조직성 막으로 거미막기둥 Arachnoid Trabeculae이 거미막과 연질막을 연결하는 사이에 거미막밑공간을 이룬다.

9 **SUBARACHNOID SPACE 거미막밑공간**
임상에서 허리뼈(요추)천자에 이용된다. 천자는 척수손상을 피하기 위해 척수원뿔보다 하방, 즉 셋째~넷째 허리뼈 사이에서 한다. 이때 높이의 기준은 좌우 엉덩뼈능선의 최고점을 연결하는 선으로 Jacob's Line이라 한다.

■ **척수연질막** SPINAL PIA MATER
뇌연질막과 마찬가지로 척수실질의 전체표면에 밀착되어 있다. 그러므로 척수의 끝인 첫째 또는 둘째 허리뼈 높이에서 함께 그치고 있으나 실처럼 생긴 종말끈 Filum Terminale은 엉치뼈관의 끝까지 내려가 있다.

3 PROTECTIVE SPINAL MENINGES 보호 척수막

① SPINAL DURA MATER 척수경질막 ② SPINAL ARACHNOID 척수거미막 ③ SPINAL PIA MATER 척수연질막

---

① SPINAL DURA MATER 척수경질막

b **SINGLE-LAYERED SPINAL DURA MATER 척수경질막1층**

② SPINAL ARACHNOID MEMBRANE 척수거미막

d **3 DORSAL ARACHNOID SEPTA 뒤거미막중격**

③ SPINAL PIA MATER 척수연질막

e **LIGAMENTUM DENTICULATUM 치아인대**

연질막의 경질막 쪽으로 21쌍 정도의 인대를 내서 척수를 고정시키는 것을 말한다.

f **FILUM TERMINALE 종말끈** : 연질막이 척수의 끝에서 20cm 정도의 가는 끈으로 되어 꼬리뼈 후면에 가서 고정된다. 중추신경으로서의 기능은 없다.

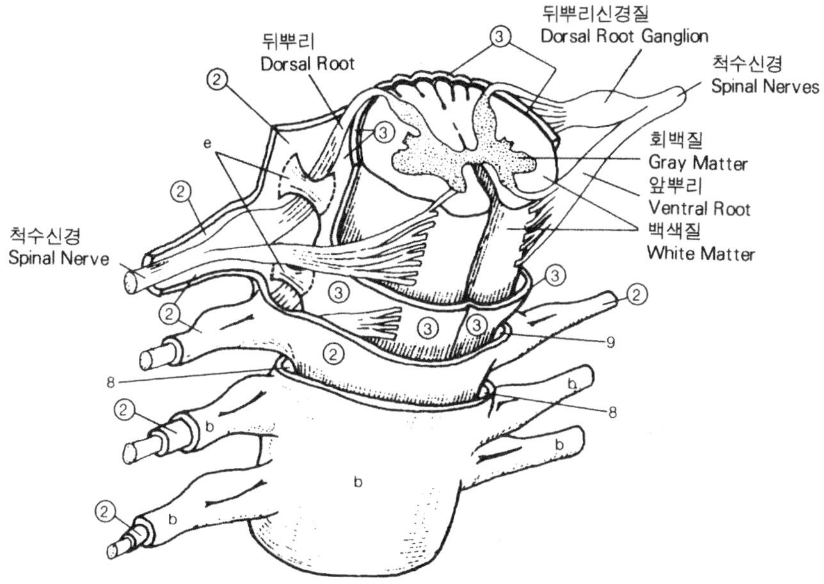

척수 및 척수막

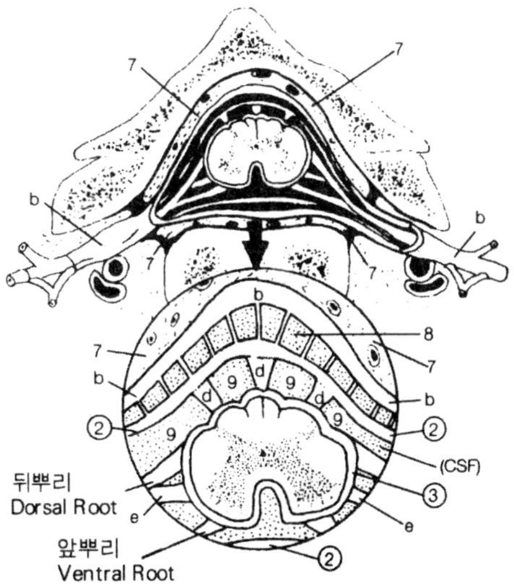

척수의 가로면

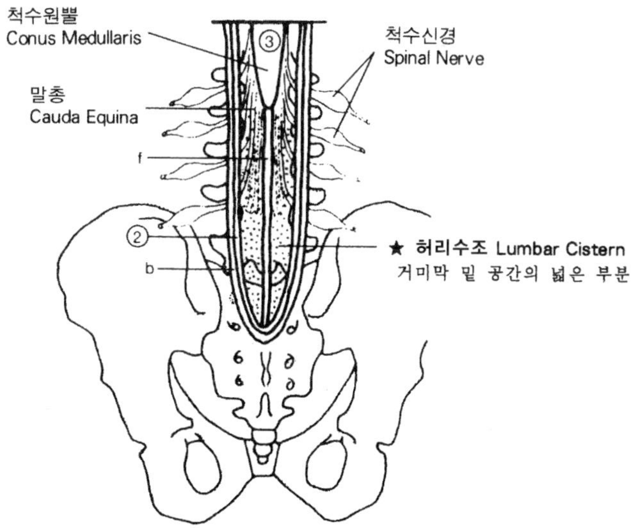

척수의 거미막밑공간

13–6

신경계통 NERVOUS SYSTEM : 중추신경계통 CENTRAL NERVOUS SYSTEM(CNS)
뇌척수액의 순환로 Circulation of Cerebrospinal Fluid(CSF)

1=녹색 2=오렌지 3=노랑 4=남색
5=엷은 파랑 11=빨강 뇌실=차가운색

*** 뇌실 VENTRICLE**
신경관 Neural Tube의 속안이 여러 형태의 안과 관으로 발달하면서 이루어지는 것으로 이 속에는 뇌척수액 CSF이 차 있다.

■ 외측내실 LATERAL VENTRICLE
좌우 대뇌반구내에 1쌍이 있으며 각각 좁은 뇌실사이구멍 Interventricular Foramen을 통하여 셋째 뇌실에 개구되며 큰 맥락얼기 Choroid Plexus가 각 뇌실에 있다.

■ 셋째뇌실 3rd VENTRICLE
사이뇌에 있는 갈라진 틈과 같은 좁은안 이며, 뇌실사이 구멍을 통해 좌・우 가쪽 뇌실과 연락되고 역시 맥락얼기가 있다.

■ 넷째뇌실 4th VENTRICLE
대뇌수도관에 의해서 셋째뇌실과 연결된다. 넷째 뇌실은 다리뇌와 숨뇌에 걸쳐 있는 다이아몬드형의 거미막밑공간으로 들어가는 좌・우 가쪽구멍과 정중구멍이 있다. 아래로는 중심관이 이어진다.

*** 뇌척수액 CEREBROSPINAL FLUID (CSF)**
무색 투명한 액체로서 그 양은 약 120cc정도이며 가쪽뇌실 및 셋째뇌실에 있는 맥락얼기에서 하루에 약 300cc나 분비되어 거미막밑공간으로 들어간다. 그러므로 뇌와 척수는 CSF속에 떠 있는 상태이다.

■ CSF는 영양물질과 노폐물의 운반매체로 작용하며 중추신경계를 충격으로부터 보호한다.

■ CSF는 위시상정맥굴에서 거미막과립을 통해 흡수된다. 재흡수는 뇌척수액과 정맥혈 사이의 압력차에 의해서 일어난다.

CEREBROSPINAL FLUID(CSF) 뇌척수액

1 DURA MATER 경질막
2 ARACHNOID MEMBRANE 뇌거미막
2a ARACHNOID GRANULATIONS (VILLI) 거미막 과립

4 VENTRICLES 뇌실
1V, 2V 2 LATERAL VENTRICLES (1st and 2nd) 가쪽 뇌실
3V 3rd VENTRICLE 셋째뇌실
4V 4th VENTRICLE 넷째뇌실

뇌실 연결구멍
7 INTERVENTRICULAR FORAMEN (FORAMEN OF MONRO) 뇌실사이구멍
(좌, 우 가쪽 뇌실 연락한다.)
8 CEREBRAL AQUEDUCT 대뇌수도관

넷째 뇌실과 거미막밑공간과 통하는 구멍
9 MEDIAN APERTURE 정중구멍
10 2 LATERAL APERTURES 가쪽구멍

뇌에 있어서의 특수혈관
11 CHOROID PLEXUSES 맥락얼기
연질막이 뇌실에 들어가 혈관이 풍부한 맥락얼기를 만들어서 CSF를 분비한다.

3 PIA MATER 뇌연질막
4 SUPERIOR SAGITTAL SINUS 위시상굴
5 SUBARACHNOID SPACE 거미막밑공간
6 CENTRAL CANAL 척수 중심관

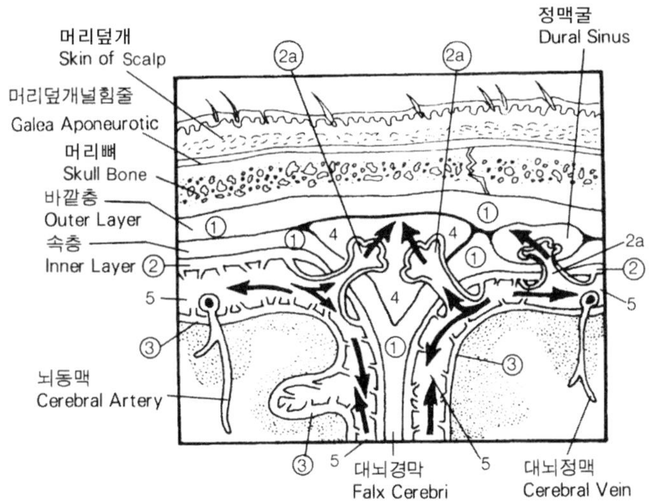

★ 뇌수종 HYDROCEPHALUS
임상적으로 뇌척수액의 순환경로가 어떤 병변에 의해 폐쇄되면 뇌척수액의 배출이 방해되어 뇌실에 많은 뇌척수액이 고여서 오는 것이다.

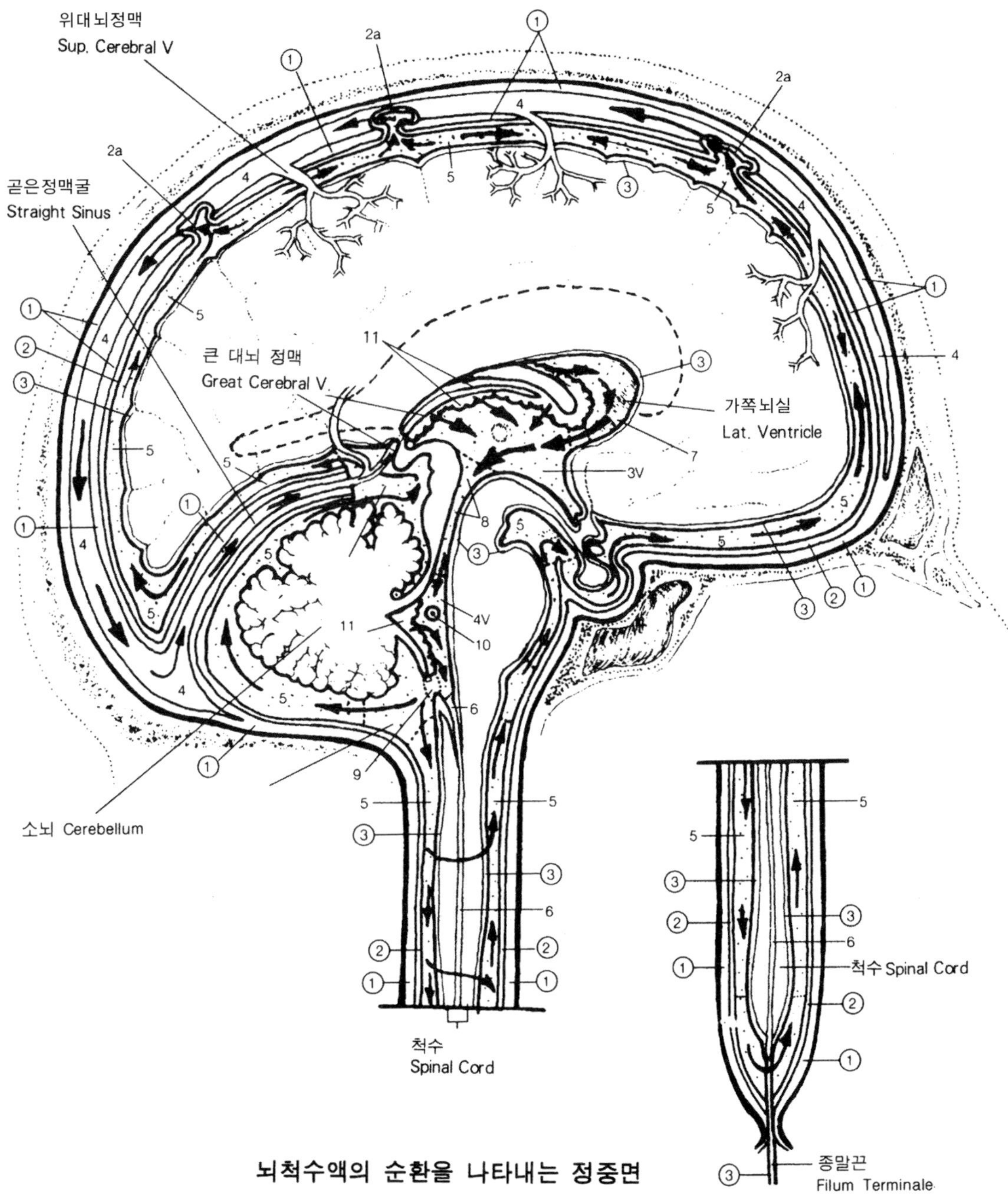

뇌척수액의 순환을 나타내는 정중면

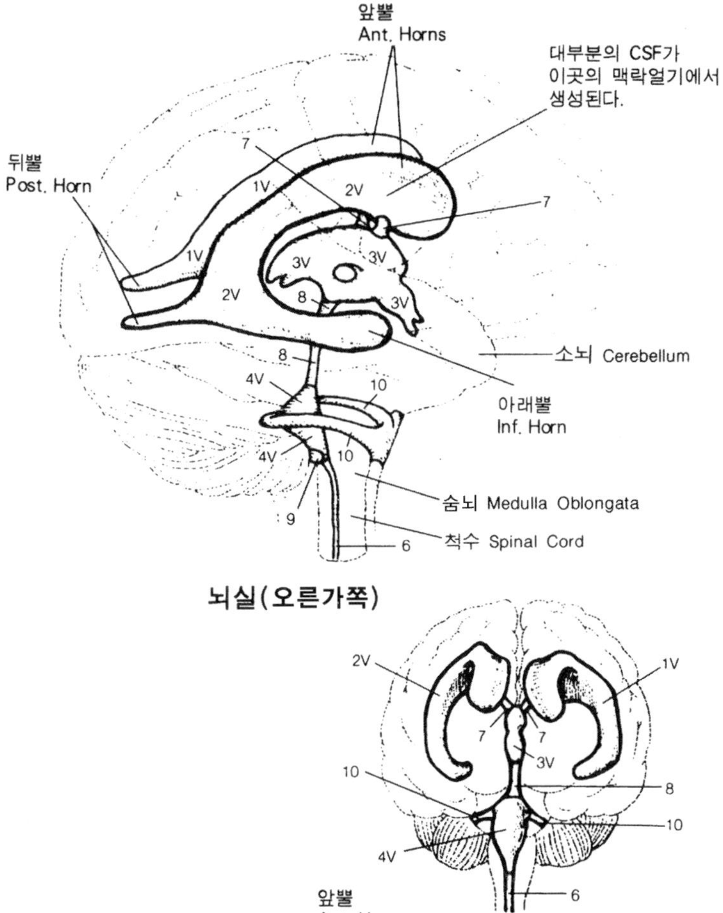

뇌실(오른가쪽)

뇌실(앞면)

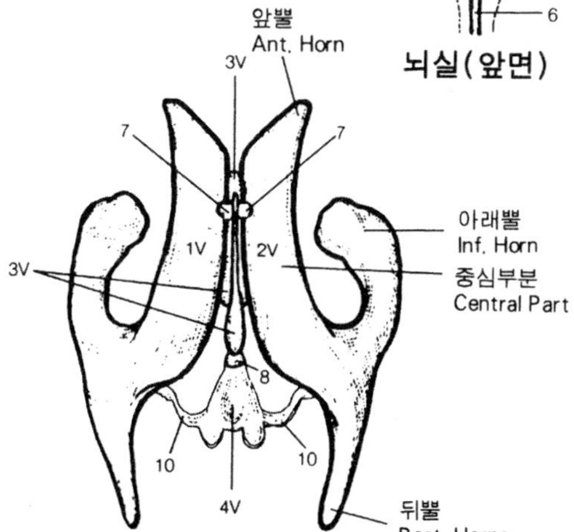

뇌실(윗면)

13–7

신경계통 NERVOUS SYSTEM : 중추신경계통 CENTRAL NERVOUS SYSTEM(CNS)
뇌 Brain : 대뇌 겉질 Cerebral Cortex

Ⓕ=빨강 Ⓟ=노랑 Ⓣ=파랑
Ⓞ=녹색 Ⓘ=분홍 Ⓛ=보라

Ⓕ FRONTAL LOBE 이마엽

1 PRIMARY MOTOR 1차 운동 (PREMOTOR GYRUS 중심앞이랑)
2 PREMOTOR ASSOCIATION 앞운동연합
3 SUPPLEMENTARY MOTOR 억압운동
4 FRONTAL EYEFIELD 이마엽눈
5 BROCA'S SPEECH (왼쪽엽만) 운동성언어
6 PREFRONTAL CORTEX 앞이마엽겉질

Ⓟ PARIETAL LOBE 마루엽

7 PRIMARY SENSORY 1차감각 (POSTCENTRAL GYRUS 중심뒤이랑)
8 SOMATESTHETIC ASSOCIATION 체(성)연합
9 PRIMARY GUSTATORY 1차 미각
10 GNOSTIC 인지

Ⓣ TEMPORAL LOBE 관자엽

11 PRIMARY AUDITORY 1차 청각
12 AUDITORY ASSOCIATION 청각연합
13 PRIMARY OLFACTORY 1차 후각 (ARCHIPALLIUM 해마)

Ⓞ OCCIPITAL LOBE 뒤통수엽

14 PRIMARY VISUAL 1차시각
15 VISUAL ASSOCIATION 시각연합

Ⓘ INSULA LOBE 대뇌섬

가쪽고랑의 아래면을 이루는 부분으로 담장과 렌즈핵을 싸고 있다.

Ⓛ LIMBIC LOBE 변연엽

두뇌에 속하는 겉질과 편도체를 총칭한다.

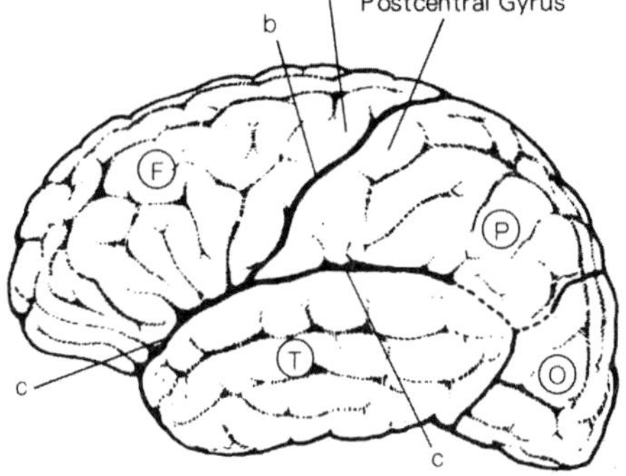

대뇌겉질의 가쪽면

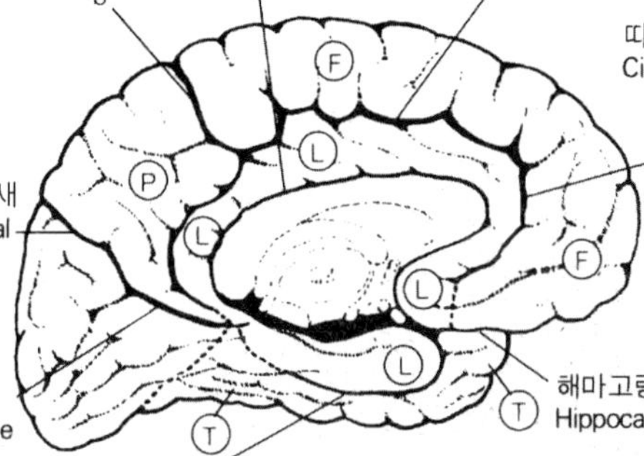

대뇌겉질의 안쪽면

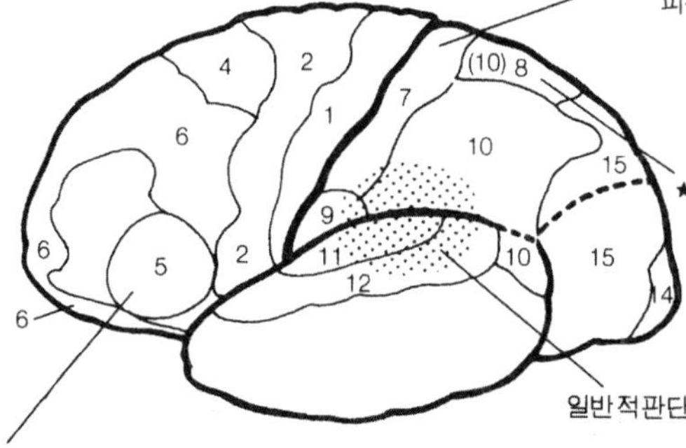

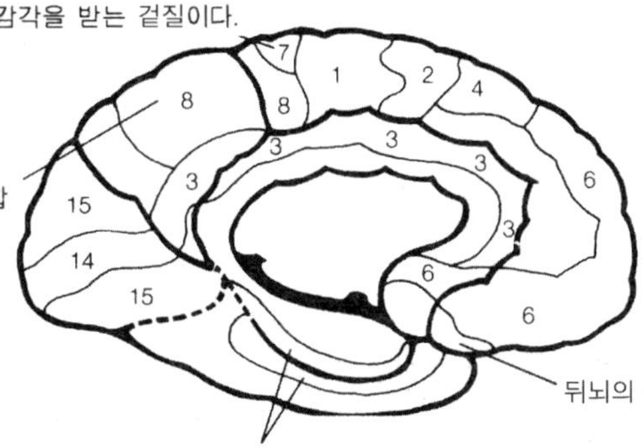

MAJOR FISSURES 큰고랑

a LONGITUDINAL FISSURE 세로틈새
b CENTRAL SULCUS 중심고랑
c LATERAL SULCUS 외측고랑

대뇌겉질의 기능별 주요 영역

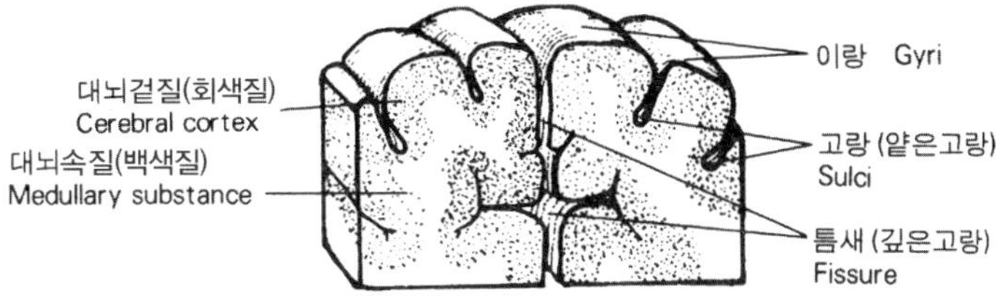

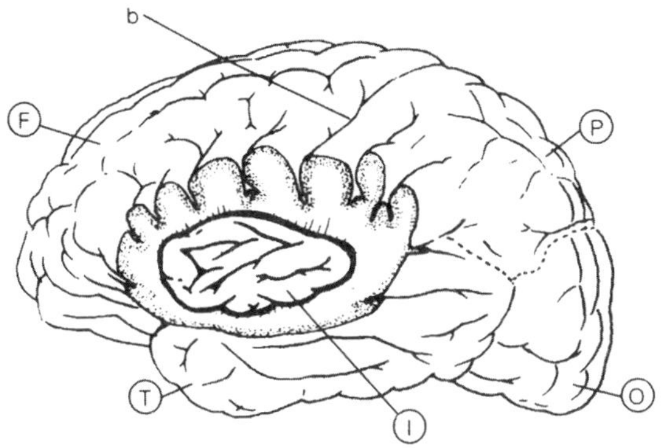

가쪽대뇌겉질의 깊은면

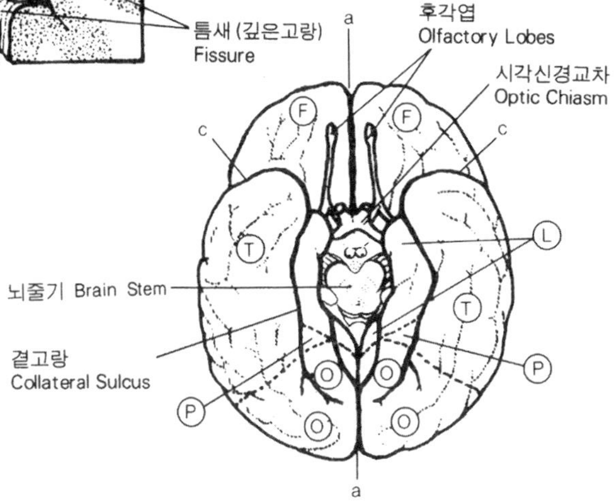

대뇌겉질 아래면

대뇌반구피질의 기능별 주요영역

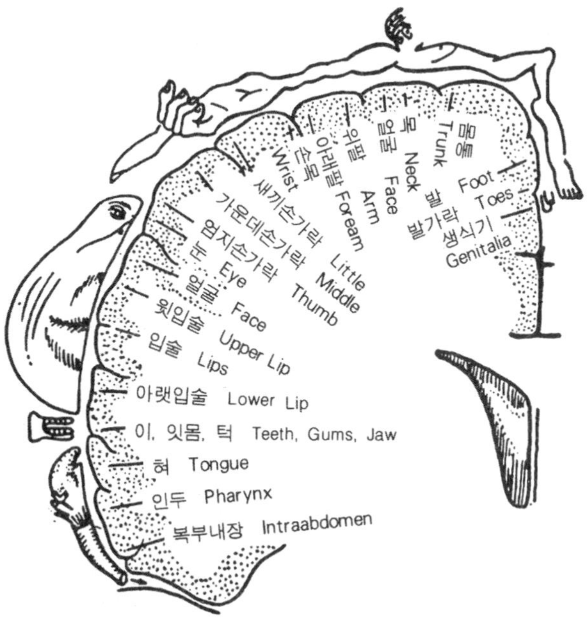

대뇌겉질의 기능적 영역을 차례로 배열한 신체 각 부위의 지각중추

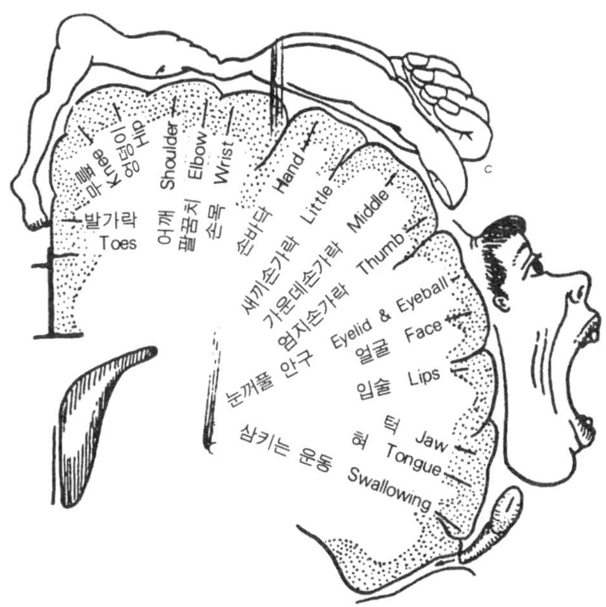

대뇌겉질의 기능적 영역을 차례로 배열한 신체 각 부위의 운동중추

대뇌겉질의 세포층

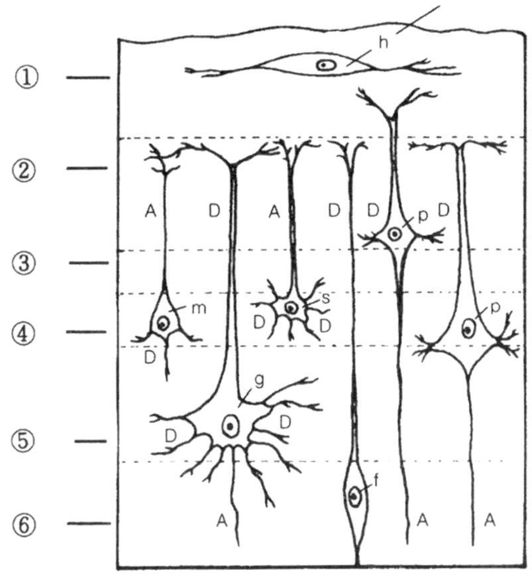

A=AXON 축삭 D=DENDRITES 가지돌기

① **MOLECULAR LAYER 분자(얼기)층**
연질막 바로 밑에 있는 좁은 층으로 주로 신경아교 Neuroglia와 산재성의 작은 신경세포가 있다.

② **EXT. GRANULAR LAYER 바깥과립층**
과립세포가 밀집되어 있으며 지각에 관여하는 층으로 간주된다.

③ **EXT. PYRAMIDAL LAYER 바깥피라밋**
비교적 큰 피라밋 세포로 집단을 이루며 특히 심부에 있는 것이 더 크다.

④ **INT. GRANULAR LAYER 속과립층**
바깥피라밋과 같다.

⑤ **INT. GANGLIONIC LAYER 속신경세포층**
비교적 세포수는 적으나 크기는 부위에 따라 다르다.
특히 중심앞이랑에는 거대피라밋세포가 있다.

⑥ **FUSIFORM LAYER 방수세포층**
세포크기 모양은 다양하다.

★ 새겉질 NEOCORTEX : 대뇌표면에서 발생학적으로 가장 늦게 발생된 부위이기 때문에 붙여진 이름이다. 고등동물의 겉질은 6층으로 구분되는 광범위한 세겉질로 되어 있으며 Brodmann은 세포층의 배열에 따라 52개의 구역으로 나누고, 대뇌겉질의 부위를 표시하는 Brodmann의 번호를 사용하고 있다.

13－8

신경계통 NERVOUS SYSTEM : 중추신경계통 CENTRAL NERVOUS SYSTEM(CNS)
뇌 Brain : 대뇌의 겉질밑 영역 Subcortical Areas of the Cerebrum

①＝따뜻한색(노랑색계통)
②＝차가운색(보라색계통)

＊ 대뇌속질 CEREBRAL MEDULLA
대뇌반구의 백질로 된 속 부분을 말한다. 이곳은 간혹 신경세포가 집단을 이루어 대뇌핵을 형성하기도 하지만 대부분이 신경섬유로 이루어져 있다. 이 신경섬유 다발은 전도로 Tract를 이룬다.

■ 연합신경로 ASSOCIATION TRACTS
한 대뇌 반구쪽에서 두 지점을 잇는 섬유로서 바로 인접한 이랑 Gyrus을 잇는 짧은 연합섬유 Short Association Fiber와 먼 곳을 잇는 긴연합섬유 Long Association Fiber가 있다. 이 연합 신경로에 의해서 과거와 현재를 비교하고, 각종 정보들의 교환, 반복, 합성 등을 할 수 있다.

■ 맞교차연결신경로 COMMISURAL TRACT
한쪽 대뇌반구의 겉질중추와 반대편 대뇌반구의 같은 곳에 해당되는 겉질중추 사이를 잇는다.

■ 투사신경로 PROJECTION TRACTS
대뇌겉질의 어느 중추와 대뇌보다 하위에 있는 뇌줄기 또는 척수의 신경세포 사이를 잇는 섬유이다. 따라서 여기에는 말초에서 대뇌로 가는들 감각섬유와 겉질에서 말초로 가는날 운동섬유가 있다.
또한 운동섬유는 숨뇌에서 서로 교차되어 내려가므로 오른쪽 대뇌반구의 운동중추 또는 투사신경로에 이상이 오면 왼쪽반이 마비된다.

3 Major Subcortical Areas 겉질밑영역
① CEREBRAL MEDULLARY SUBSTANCE 대뇌속질
② BASAL GANGLIA 바닥핵
③ LATERAL VENTRICLES 가쪽뇌실

① MEDULLARY SUBSTANCE 대뇌속질

■ 4 ASSOCIATION TRACTS (FIBER) 연합신경로 3/4차지

■ COMMISURAL TRACT (FIBER) 교차연결신경로
5 CORPUS CALLOSUM 뇌들보
6 ANT. COMMISURE 앞맞교차연결
7 POST. COMMISURE 앞맞교차연결
8 FORNIX 뇌활 : 좌·우 대뇌반구섬유 연결
9 COMMISSURE OF FORNIX 뇌활맞교차연결

■ PROJECTION TRACTS (FIBER) 투사 신경로
10 CORONA RADIATA 대뇌부챗살
11 INTERNAL CAPSULE 속섬유막

② BASAL GANGLIA 대뇌바닥핵
(CEREBRAL NUCLEI 대뇌핵)
대뇌반구의 속질 속에 있는 회색질 덩어리를 대뇌핵 또는 대뇌바닥핵이라 하며 꼬리핵, 렌즈핵, 담장 및 편도체의 4쌍이 있다.

CORPUS STRIATUM : 줄무늬체
12 CAUDATE NUCLEUS 꼬리핵
LENTIFORM NUCLEUS 렌즈핵
a PUTAMEN 조가비핵
b GLOBUS PALLIDUS 창백핵

13 CLAUSTRUM 담장
14 AMYGDALOID NUCLEUS 편도핵

③ LATERAL VENTRICLE 가쪽뇌실 : 대뇌반구
의 이마엽, 뒤통수엽, 관자엽속에 빈자리가 마련되어 뇌척수액이 들어있는 곳으로 사이뇌의 셋째 뇌실과 뇌실사이구멍으로 통한다.

15 SEPTUM PELLUCIDUM 투명사이막
뇌들보 Corpus callosum과 뇌활 Fornix 사이에 있으며 좌우 가쪽뇌실을 구분하는 막이다.

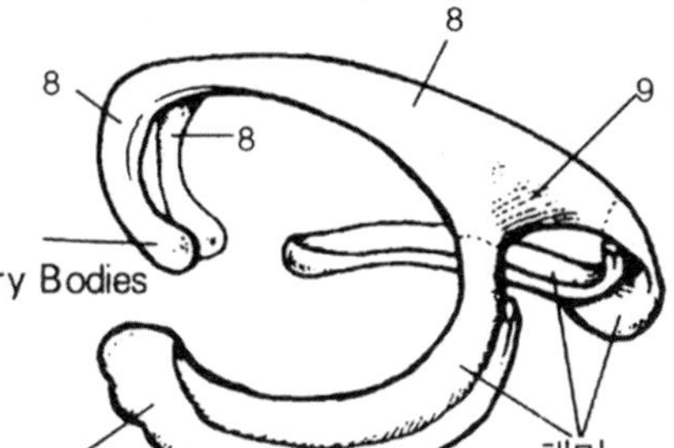

왼쪽활궁(가쪽뒷면)

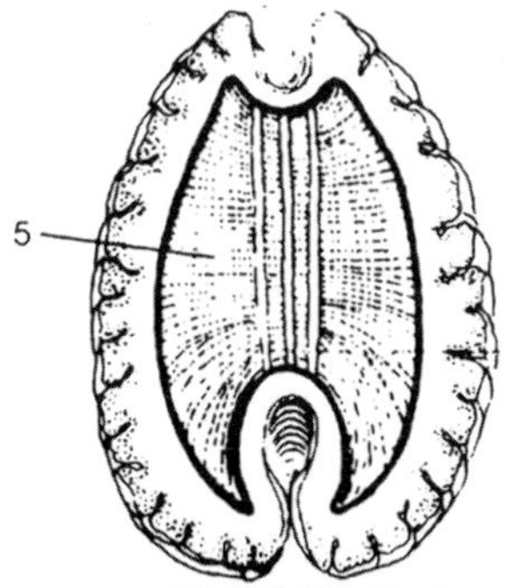

대뇌반구 윗면

연합신경로
Association Tract

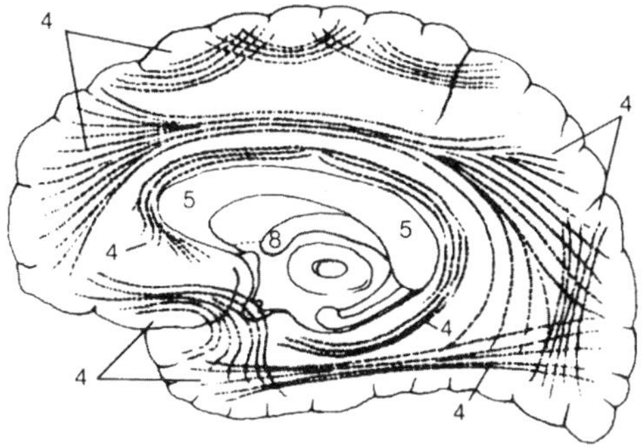

대뇌반구안쪽면

투사신경로
Projection Tract

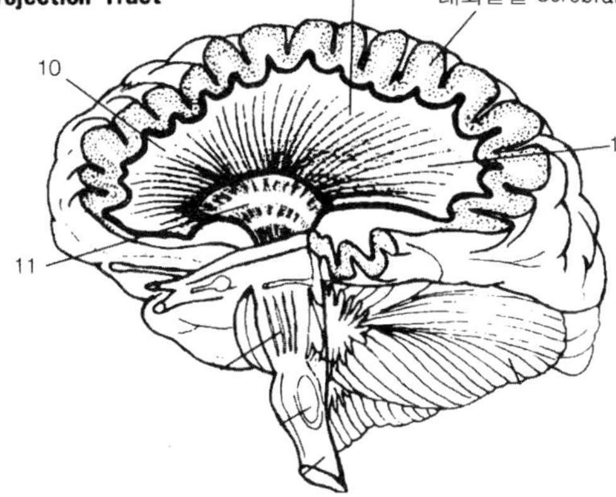

대뇌반구가쪽면

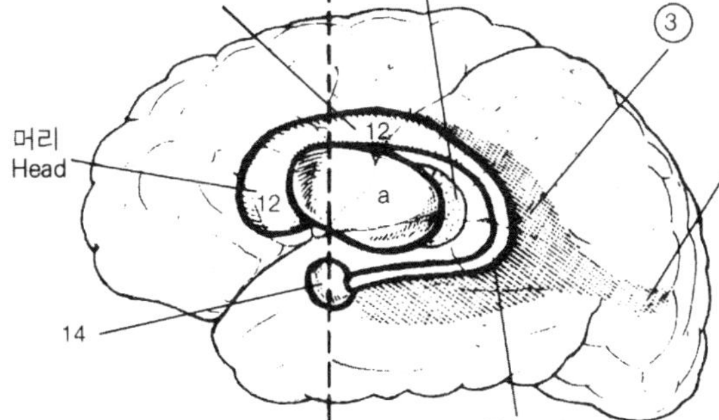

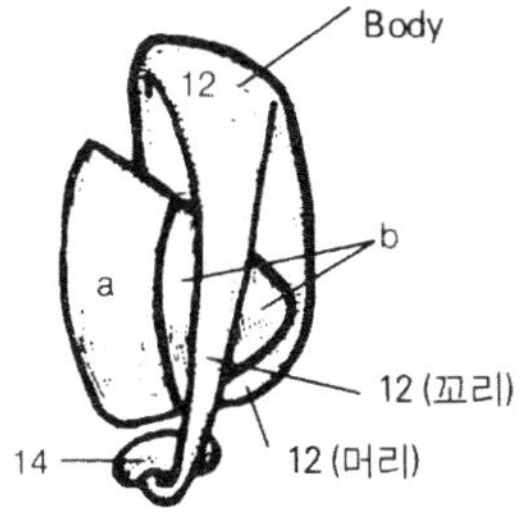

줄무늬 편도핵 뒷면

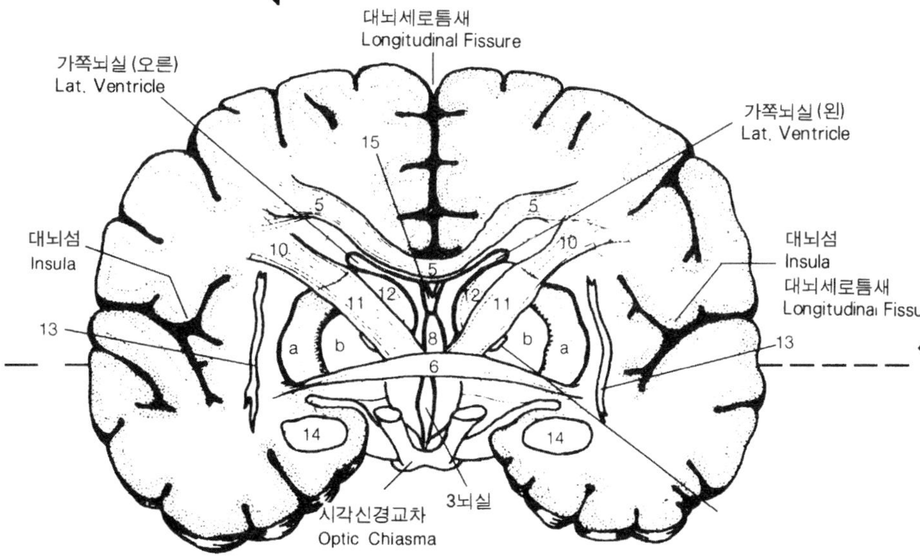

대뇌반구의 관상면

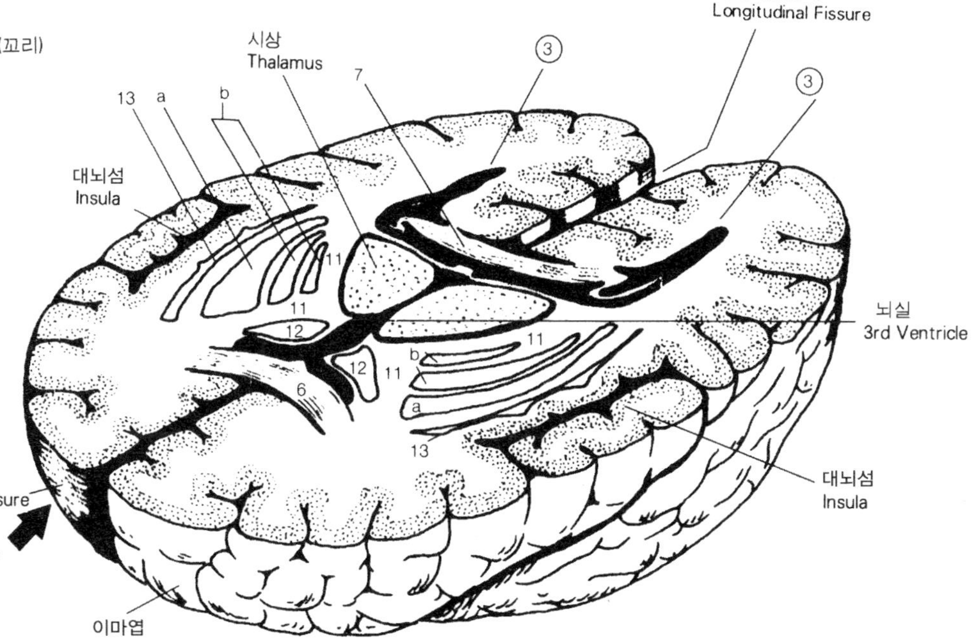

대뇌반구의 가로면

13−8

13-9

신경계통 NERVOUS SYSTEM : 중추신경계통 CENTRAL NERVOUS SYSTEM(CNS)
뇌 Brain : 간뇌 Diencephalon

Ⓔ=차가운색
Ⓗ=따뜻한색

DIENCEPHALON 간뇌의 주요영역

- Ⓔ EPITHALAMUS 시상상부
- Ⓣ THALAMUS 시상
- Ⓗ HYPOTHALAMUS 시상하부
- Ⓝ NEUROHYPOPHYSIS 뇌하수체
- 3V THIRD VENTRICLE 셋째뇌실

Ⓔ : EPITHALAMUS 시상상부

1. PINEAL BODY(GLAND) 송방울샘
2. PINEAL STALK 송방울샘줄기

③ HABENULAR COMMISSURE & NUCLEI 고삐맞교차연결 · 핵

4. PIA MATER CAPSULE 연질피막

*** 사이뇌 DIENCEPHALON**

초기 앞뇌의 두 유래물중 더 작은 사이뇌는 커다란 대뇌반구에 의해 그 안으로 삼켜진 듯이 보인다. 간뇌는 배부의 중간뇌와 가쪽의 대뇌반구 사이에 있고 셋째뇌실을 둘러싸고 있으며 시상상부, 시상, 시상하부로 구성된다.

■ 시상상부 EPITHALAMUS

셋째 뇌실의 천정을 이루고, 송방울샘 그리고 관련된 핵과 시상, 바닥핵, 안쪽관자 겉질에 연결을 가지는 신경로로 구성되어 있다. 인간에게 송방울샘의 기능은 확실하지 않으나 최근 증거는 호르몬 분비를 통해 고환, 난소에 억제적 영향을 제공한다고 본다(멜라토닌), 즉 송방울샘은 내분비기능을 갖고 있다(★ 내분비계통에서 설명됨).

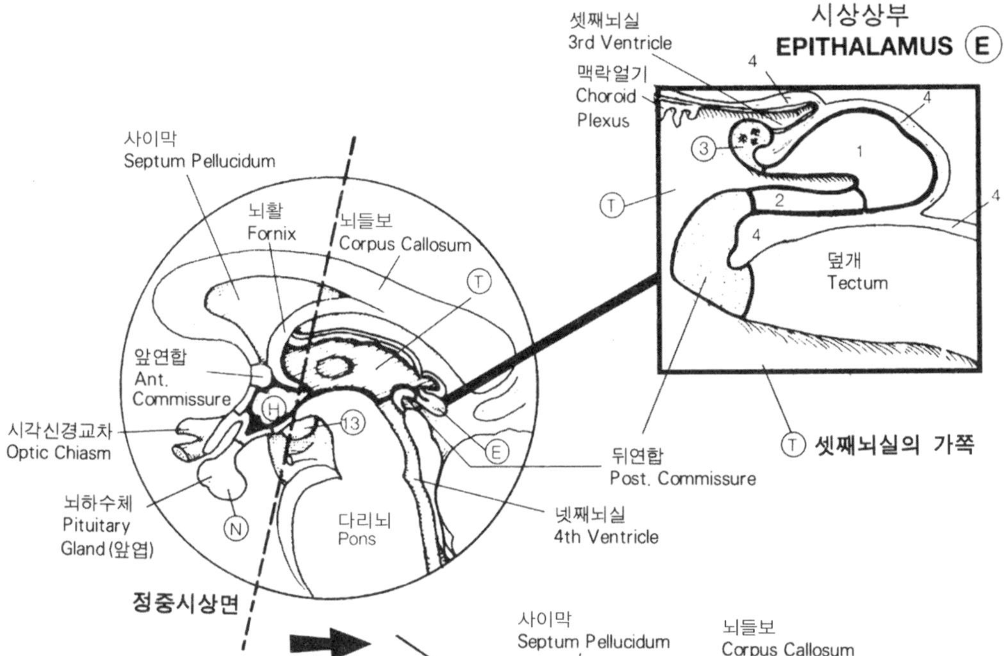

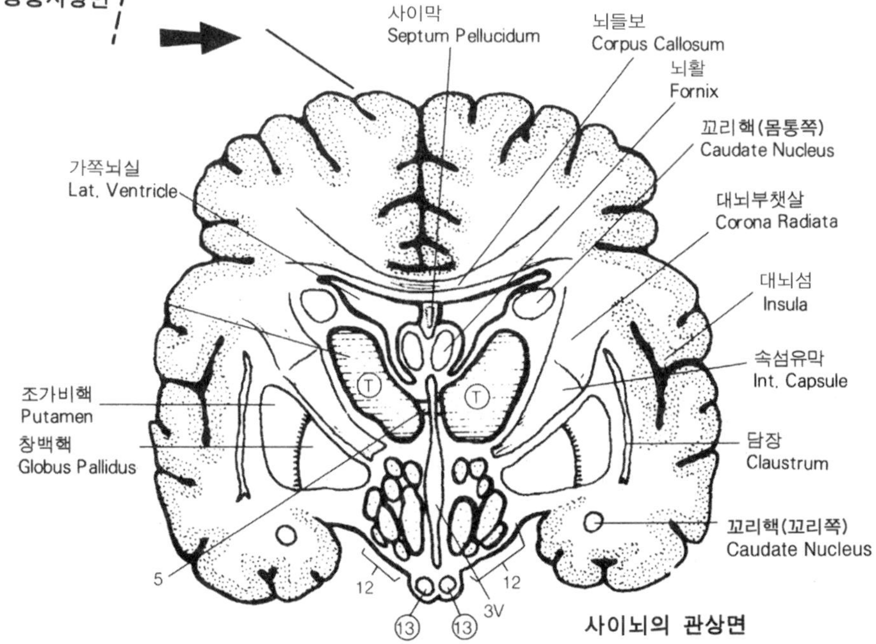

사이뇌의 관상면

✱ 시상 THALAMUS : 회백질로 구성된 부분으로서 후각을 제외한 모든 감각 자극들을 중계하는 곳이다. 이 자극들은 말초에서 대뇌겉질로 가는 경로를 따라 올라가는 도중에 이곳을 거치는 곳이다.

■ 중계뿐만 아니라 감각자극을 통합하기도 하여 동통, 온도의 변화같은 자극의 인식을 하게 된다. 이 통합의 결과 그 개체로 하여금 근육의 수축 정도를 현실화 시킬 수 있도록 한다.

■ 운동신경과도 연관이 있어 대뇌겉질에서 오는 운동자극을 촉진시키기도 하고 억제하기도 한다.

✱ 시상하부 HYPOTHALAMUS : 셋째뇌실의 아래벽과 바닥을 이루며 시상하부로부터 뇌하수체 깔때기줄기 Infundibular Stalk에 의해 뇌하수체가 매달려 있다.

■ 자율신경계의 통합작용을 하는 중요한 대뇌중추이고 신체의 항상성유지 기능과 내적환경 변화에 민감하게 반응하는 핵들과 중추들의 집합체이다.

■ 뇌하수체 후엽에서 분비되는 Oxytocin과 ADH, 전엽에서 분비되는 Hormone들의 방출인자와 억제인자를 생산한다.

■ 섭식중추 Feeding Center, 포만중추 Satiety Center, 수분조절중추 Water Regulation Center, 체온조절중추 Temperature Center 등이 있다.

Ⓟ THALAMUS 시상

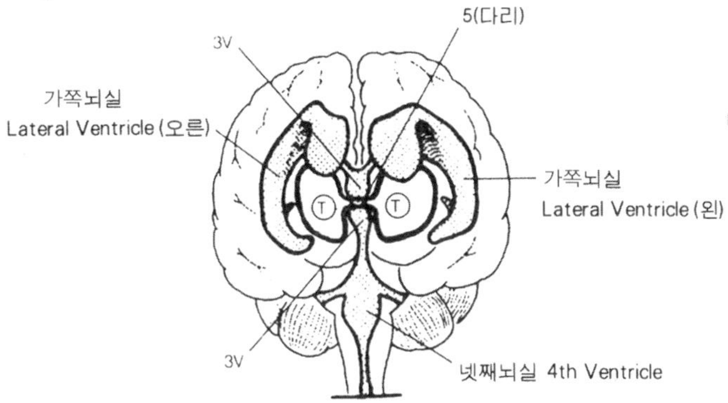

시상 앞면

Ⓗ HYPOTHALAMUS 시상하부

12 | HYPOTHALAMIC NUCLEI MASSES 시상하부 핵덩어리

⑬ | MAMMILLARY BODIES 유두체

Ⓝ | NEUROHYPOTHYSIS(POST. LOBE) 뇌하수체의 신경하수체(뒤엽)

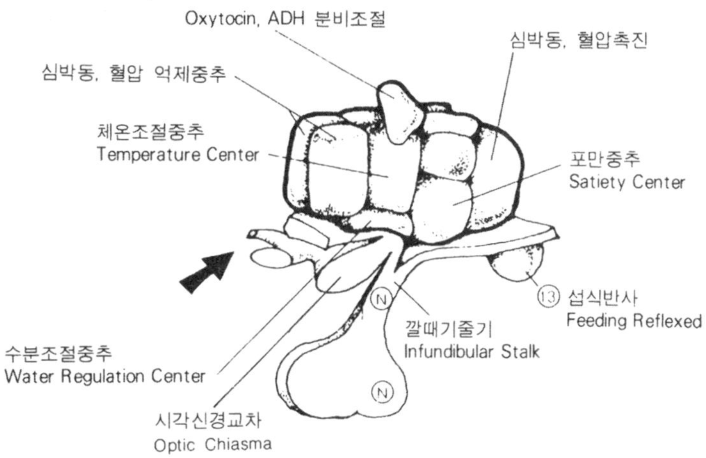

시상하부 내측면

변연계 ("EMOTIONAL BRAIN")

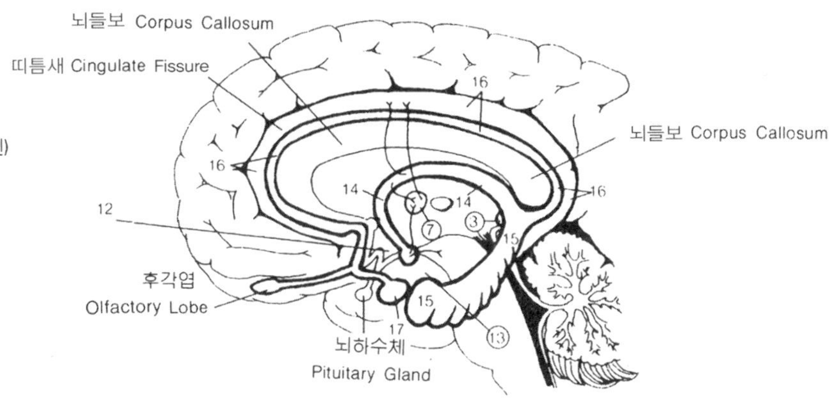

14 • FORNIX 뇌활
15 • HIPPOCAMPUS 해마
16 • CEREBRAL LIMBIC LOBE 대뇌변연엽
17 • AMYGDALOID NUCLEI OF BASAL GANGLIA 바닥핵의 편도체

⑬ | MAMMILLARY BODIES OF HYPOTHALAMUS 시상하부의 유도체

⑦ | ANT. NUCLEI OF THALAMUS 시상앞핵

③ | HABENULAR NUCLEI OF EPITHALAMUS 시상상부 고삐핵

★ 변연계 Limbic System : 형태학적으로 광의의 후뇌에 속하는 겉질과 편도체등을 총칭하는 영역으로서 발생학적으로 원시겉질 및 고겉질에 속한다.

• 기능적으로 후각에 관계있는 것으로 알려져 있으나, 시상하부의 자율신경의 조절 성감 같은 원시적인 감각, 쾌감및 불쾌감 등의 감정 Emotion의 형성에 중요한 의의를 가지고 있다.

13—10

신경계통 NARVOUS SYSTEM : 중추신경계통 CENTRAL NERVOUS SYSTEM(CNS)
뇌 Brain : 뇌줄기 Brain Stem, 소뇌 Cerebellum

①=노랑 ②=녹색 ③=오렌지 ④=엷은갈색

	① 중간뇌 MIDBRAIN(MESENCEPHALON)	② 다리뇌 PONS	③ 숨뇌 MEDULLA OBLONGATA(MYELENCEPHALON)
앞부분	4 CEREBRAL PEDUNCLE 대뇌다리	8 BASAL PONS 다리뇌바닥	11 PYRAMIDS 피라밋 12 PYRAMIDAL DECUSSATION 피라밋교차 좌우섬유가 서로 교합으로 형성 13 OLIVES 올리브 올리브핵에 의해 융기됨
뇌실	CA CEREBRAL AQUEDUCT 중뇌수도관	4V 4th VENTRICLE 넷째뇌실 : (윗부분)	4V 4th VENTRICLE 넷째뇌실 :(아랫부분)
뒷부분	TECTUM 뇌덮개 :QUADRIGEMINAL BODIES 네개둔덕 5 2 SUP. COLLICULI 위둔덕 • 시각 전도로 중계소 • 빛 반사중추 6 2 INF. COLLICULI 아래둔덕 : 청각전도로 중계소	9 TEGMENTUM 다리뇌뒤판 • 그물체안에 있는 신경세포군 • 제4뇌실바닥을 형성	14 PERIPHERAL WHITE MATTER BUNDLE TRACTS 말초백색질가지로 • 제4뇌실바닥형성
소뇌로 가는 전도로	7 2 SUP. CEREBELLAR PEDUNCLES 위소뇌다리	10 2 MID. CEREBELLAR PEDUNCLES 중간소뇌다리	15 2 INF. CEREBELLAR PEDUNCLES 아래소뇌다리
큰핵	■ RED NUCLEUS 적색핵 • 피라밋 외계로와 직립보행운동에 관계 • 대뇌·소뇌·척수 사이의 중계핵 ■ SUBSTANTIA NIGRA 흑색질 • 피라밋외계로 치밀대(멜라닌 색소) • 그물대(철이포함됨)	■ NUCLEI 다리뇌핵 • 회백질 덩어리 • 대뇌에서 오는 흥분을 반대쪽 소뇌로 전달 • 근육들의 협동작용에 중요한 구실하는 중간소뇌다리 이는곳	■ NUCLEUS GRACILUS 얇은핵 NUCLEUS CUNEATUS 쐐기핵 • 고유감각, 피부촉각의 전도로 • 이곳에서 나가는 축삭은 교차하여 시상으로 감 • 감각교차 Sensory Decussation가 이루어짐 ■ OLIVARY NUCLEI(INFERIOR) 올리브핵 • 올리브 척수로의 시작핵으로 피라밋외계로 • 운동전도로 신체의 평형과 관계있음
뇌신경기시핵	Ⅲ, Ⅳ	Ⅴ, Ⅵ, Ⅶ, Ⅷ	Ⅸ, Ⅹ, Ⅺ, Ⅻ

* 소뇌 CEREBELLUM : 다리뇌와 숨뇌 뒤쪽에 있는 무게 약 120 g 의 것으로 신체운동의 협조, 평형 또는 근육의 긴장 등에 관여하며, 제4뇌실의 천정을 이룬다.
■ 원시소뇌 ARCHICEREBELLUM : 뒤가쪽열에 의해 소뇌몸통과 분리된 가장 원시적인 부분으로 이는 전정신경중추이다.
■ 옛소뇌 PALEOCEREBELLUM : 신체말초부에서 근, 힘줄, 관절에서 고유감각을 척수를 통해서 받아, 이에 관련된 기능을 하는 부분이다.
■ 새소뇌 NEOCEREBELLUM : 소뇌에서 가장 발육이 좋은 부분이며, 소뇌겉질과 관련되는 부분이다.

④ CEREBELLUM 소뇌

■ Oldest ARCHICEREBELLUM 원시소뇌

a FLOCCULUS 타래

b NODULUS(NODULE) 결절

■ PALEOCEREBELLUM 옛소뇌

c VERMIS(SUP. AND INF.) 벌레부

■ NEOCEREBELLUM 새소뇌
(2 CEREBELLAR HEMISPHERES 소뇌반구)

d ANTERIOR LOBE 앞엽

e POSTERIOR LOBE 뒤엽

g CORTEX 겉질

h ARBOR VITAE 소뇌나무 백색질 전도로의 속가지

CEREBELLAR NUCLEI 소뇌핵 보이지않음

★ 대뇌경질막의 연장

f TENTORIUM CEREBELLI 소뇌천막
대뇌와 소뇌를 분리시킴

FALX CEREBELLI 소뇌낫 : 대뇌반구사이.

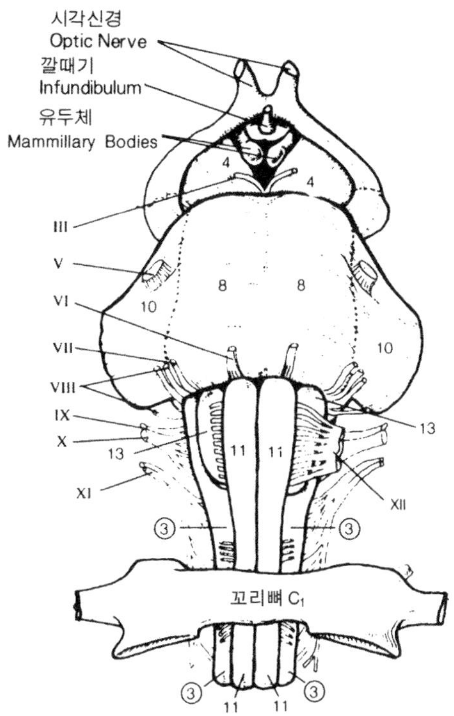

앞 면

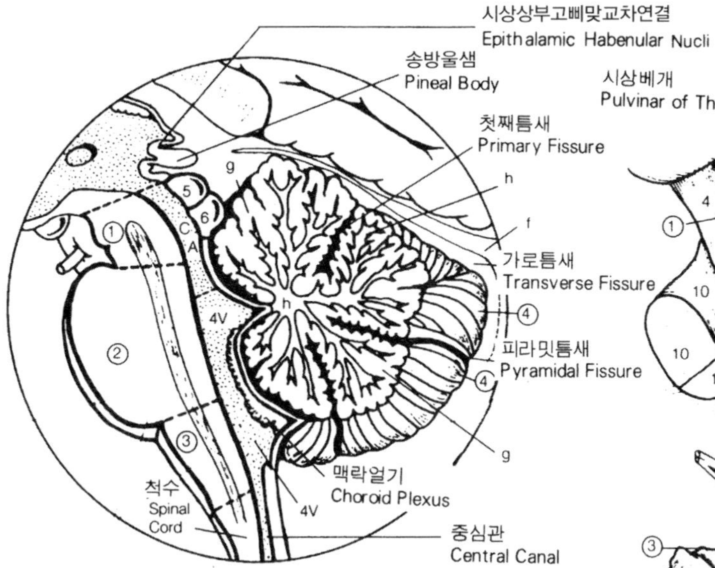

뇌줄기와 소뇌(정중시상면)

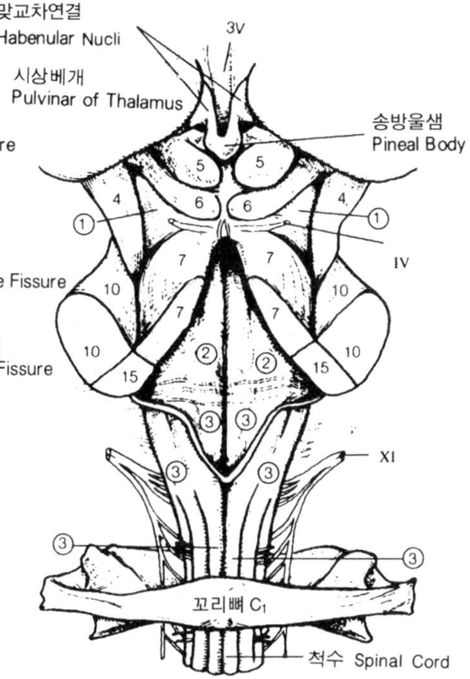

뒷 면

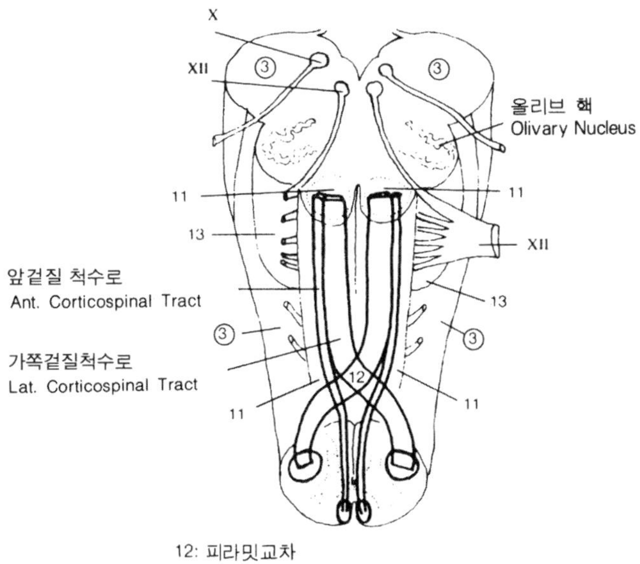

앞 면

④: CEREBELLUM 소뇌

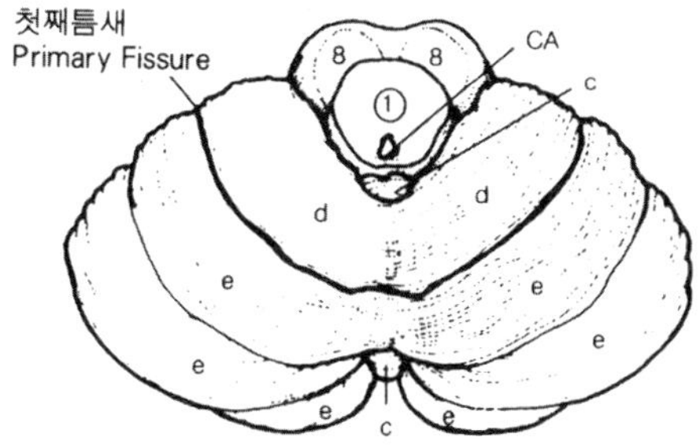

윗면

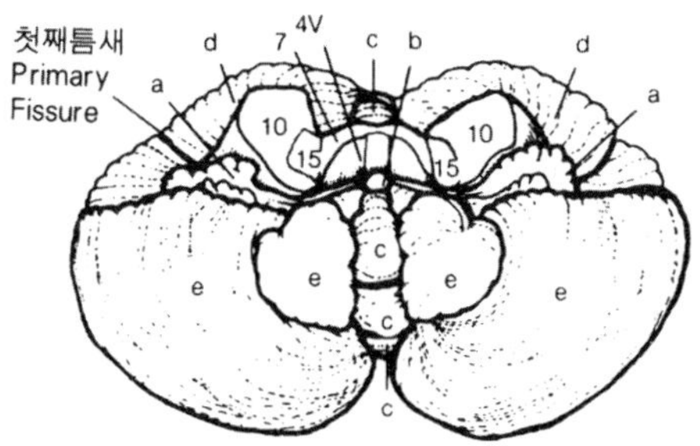

아래면

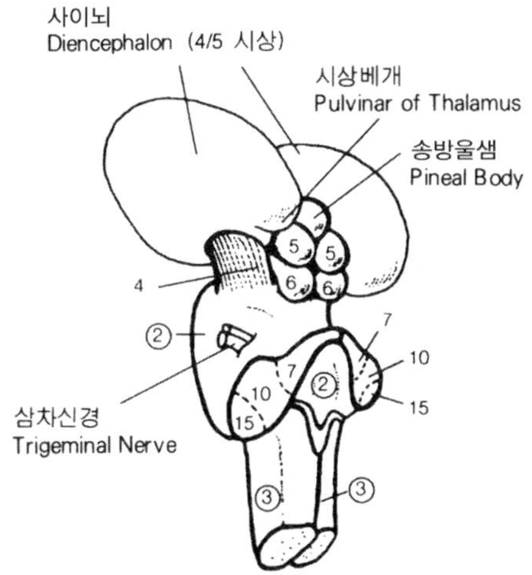

뇌줄기의 뒤가쪽면(왼쪽)－소뇌제거됨

신경계통 NERVOUS SYSTEM : 중추신경계통 CENTRAL NERVOUS SYSTEM
척수 Spinal Cord

C＝오렌지 T＝노랑 a＝귤색
b＝크림색 c＝살색
L＝흙갈색

SPINAL CORD 척수의 일반적 구조

EXTERNAL ANATOMY 외관해부

C **CERVICAL ENLARGEMENT C_5-T_1** 목팽대

T **THORACIC SECTION T_3-T_8** 가슴분절

L **LUMBAR ENLARGEMENT L_1-S_2** 허리팽대

a **CONUS MEDULLARIS** 척수원뿔

b **FILUM TERMINALE** 종말끈

ⓒ **CAUDA EQUINA** 말총

SPINAL GROOVES 척수고랑

d **ANT. MEDIAN FISSURE** 배쪽정중틈새

e **POST. MEDIAN SULCUS** 등쪽정중고랑

SN **SPINAL NERVES** 척수신경

* **척수 SPINAL CORD**: 척수는 뇌의 연장이며 척주관 내부에 보호되어 있다. 위로는 큰구멍 높이에서 숨뇌와 연결되고, 아래로는 $L_{1\sim2}$ 높이에서 척수원뿔로서 끝난다. 이 끝은 가느다란 종말끈으로서 (약 20cm) 꼬리뼈 뒤면에 부착된다.
- 무게 약 30g, 길이 40～45cm, 직경 1cm의 원기둥 모양의 연한 백색 신경다발이다.
- **팽대 ENLARGEMENT**: 목팽대, 허리팽대를 이루는데 이것은 팔·다리의 신경지배에 필요한 신경세포와 여기에 접속하는 신경섬유의 양이 많기 때문이다.
- **말총 CAUDA EQUINA**: 연질막이 변형된것으로 허리·엉치신경이 종말끈을 따라 10～20cm정도나 내려가게 되는데 말의 꼬리처럼 보이므로 붙여진 이름이다.

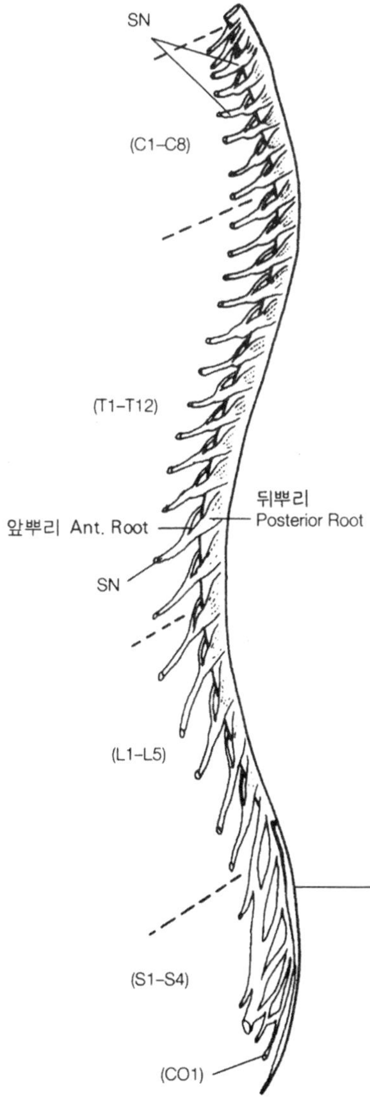

오른가쪽면

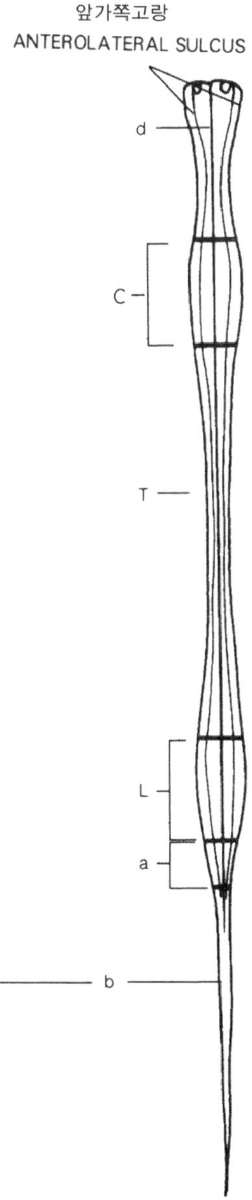

앞면

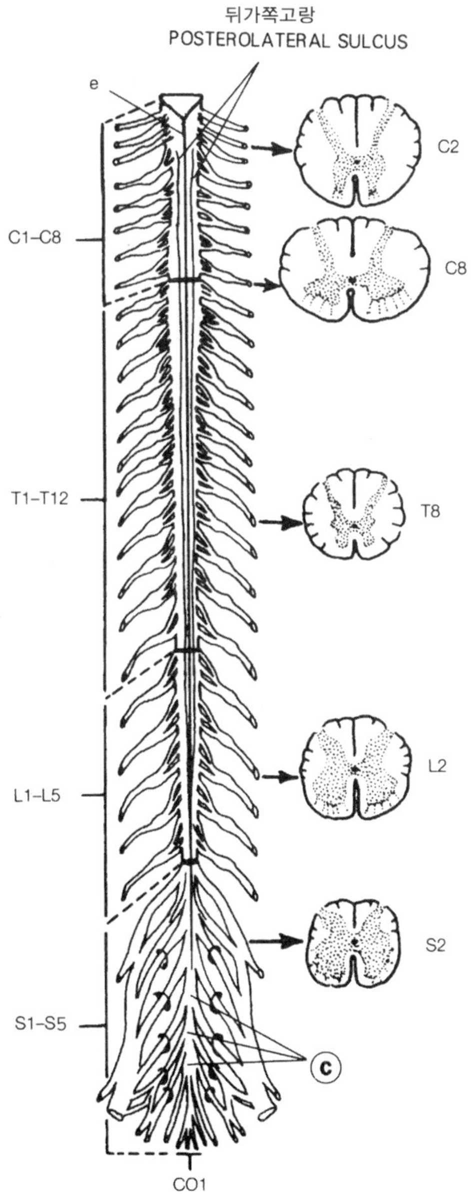

뒷면

GRAY MATTER 회백질	
1 2 ANT.(VENTRAL) HORNS 앞(배쪽)뿔	• 운동성의 신경세포가 밀집되어 있다. • 운동섬유로써 뼈대근으로 향한다.
2 2 POST.(DORSAL) HORNS 뒤(등쪽)뿔	• 지각성신경세포나 중계세포가 밀집되어 있다. • 피부, 근육, 관절등으로 부터의 지각섬유가 접속된다.
3 2 LAT. HORNS 가쪽뿔세포	• 교감신경의 신경절이전섬유가 일어나는 곳이다. • T_1-L_2에만 국한된다.
4 2 GRAY COMMISSURES 회백질맞교차연결	• 좌우의 회백질을 연결한다. • 중앙에는 뇌척수액이 흐르는 중심관이 있다.
5 INTERMEDIATE ZONE 중간대	• 대부분의 연합신경세포와 약간의 운동신경세포가 있다.
6 RETICULAR FORMATION 그물체	• 백색질과 회백질이 혼합된 부분이다. • 여러가지 방향의 신경섬유망이 다리뇌에서 중간뇌까지 퍼져있는 구조이다.

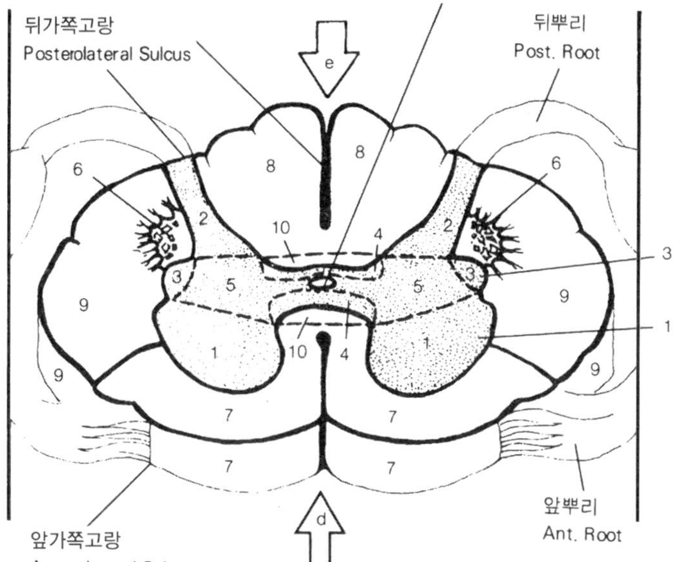

WHITE MATTER 백색질

7 2 ANT. FUNICULI 앞쪽섬유단

8 2 POST. FUNICULI 뒤쪽섬유단

9 2 LAT. FUNICULI 가쪽섬유단

10 2 WHITE COMMISSURES 백색질맞교차연결

SPINAL GROOVES 척수고랑

d ANT. MEDIAN FISSURE 배쪽정중틈새

ANTEROLATERAL SULCUS 앞가쪽고랑

e POST. MEDIAN FISSURE 등쪽정중틈새

POSTEROLAT. SULCUS 뒤가쪽고랑

POST. INTERMEDIAL SULCUS 등쪽중간고랑

■ 백색질 WHITE MATTER : 위·아래방향으로 종주하는 신경섬유로 구성된다. 즉 지각로 Sensory Tract와 운동로 Motor Tract 및 연합로 Association Tract로 이루어진다.

■ 척수고랑 SPINAL GROOVE : 백색질의 앞쪽, 가쪽, 뒤쪽 섬유단의 3부분은 척수표면으로부터의 분명치 않은 앞쪽·뒤쪽가쪽 고랑에 의해서 구분된다.

★뿔 HORN:단면상에서 보이는 회백질의 돌기를 그 방향에 따라 앞뿔 Ant. Horn, 뒤뿔 Post. Horn, 가쪽뿔 Lat. Horn이라 한다.

★기둥 COLUMN:회백질의 3뿔이 위 아래로 계속되므로 이를 각각 앞기둥 Ant. Column, 뒤기둥 Post Column 가쪽기둥 Lat. Column이라 한다.

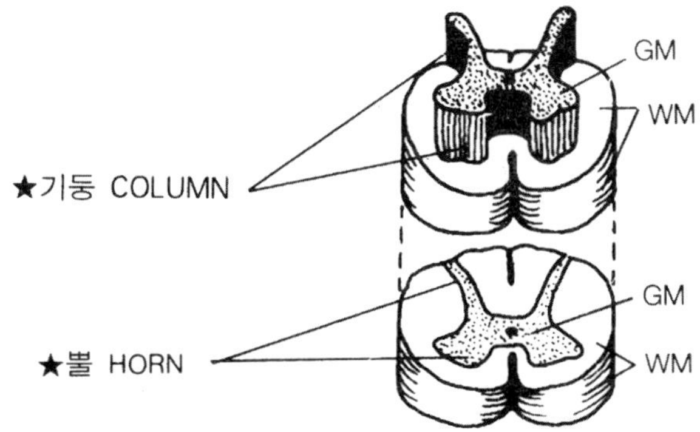

13－12

신경계통 NERVOUS SYSTEM : 말초신경계통 PERIPHERAL NERVOUS SYSTEM(PNS)
뇌신경 Cranial Nerve

Ⅰ＝노랑 Ⅱ＝황토색 Ⅲ＝오렌지
Ⅳ＝귤색 Ⅴ＝분홍
Ⅵ＝보라 Ⅶ＝남색 Ⅷ＝청록
Ⅸ＝엷은파랑 Ⅹ＝파랑 Ⅺ＝녹색 Ⅻ＝연두

* **말초신경계 PERIPERAL NERVOUS SYSTEM**:중추신경계인 뇌 또는 척수에서 나오는 모든 신경들이 포함된다. 말초신경계로서 뇌척수신경 Craniospinal Nerve과 자율신경 Autonomic Nerve이 있다.

■ **뇌척수신경 CRANIOSPINAL NERVE**: 12쌍의 뇌신경 Cranial Nerve과 31쌍의 척수신경 Spinal Nerve로 구분된다.

■ **자율신경 AUTONOMIC NERVE**:주로 내장에 분포하여 소화, 흡수, 순환, 호흡, 분비, 영양 및 생식등의 무의식적 작용에 관여하며 교통가지 Communicating Branches에 의해 뇌척수신경과 섞여서 골격근이나 피부에서 근육의 긴장이나, 땀샘, 털세움근의 조절기능에 관여한다. 기능에 따라 교감신경과 부교감신경으로 구분된다.

감각⬅
운동⇨

Ⅰ	OLFACTORY 후각신경	⬅
Ⅱ	OPTIC 눈돌림신경	⬅
Ⅲ	OCULOMOTOR 동안신경	⇨
Ⅳ	TROCHLEAR 도르래신경	⇨
Ⅴ	TRIGEMINAL 삼차신경	⬅⇨
Ⅵ	ABDUCENS 갓돌림신경	⇨
Ⅶ	FACIAL 얼굴신경	⬅⇨
Ⅷ	VESTIBULOCOCHLEAR 속귀신경	⬅
Ⅸ	GLOSSOPHARYNGEAL 혀인두신경	⬅⇨
Ⅹ	VAGUS 미주신경	⬅⇨
Ⅺ	ACCESSORY 더부신경	⇨
Ⅻ	HYPOGLOSSAL 혀밑신경	⇨

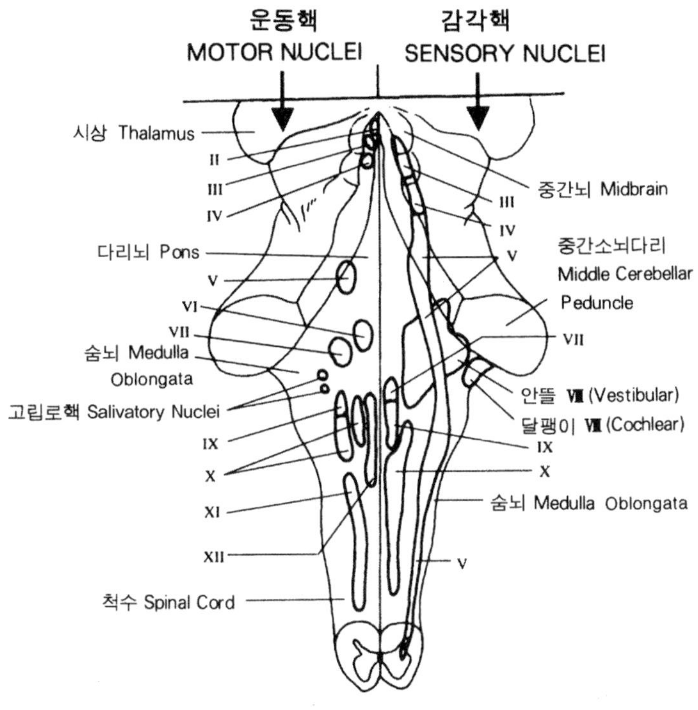

뇌줄기 뒷면

★ **뇌신경의 구성**
순수감각성(Entirely Sensory) : Ⅰ, Ⅱ, Ⅷ
순수운동성(Entirely Motor) : 없음
혼합성(Mixed): Ⅰ, Ⅱ, Ⅷ 제외한 모두
주감각성(Primarily Sensory) : Ⅴ
주운동성(Primarily Motor) : Ⅲ, Ⅳ, Ⅵ, Ⅺ, Ⅻ
동등혼합성(Equally Mixed) : Ⅶ, Ⅸ, Ⅹ

뇌신경의 장해(임상적 증후)
Ⅰ. 후각신경:후각소실
Ⅱ. 시각신경:시력소실
Ⅲ. 눈돌림신경:위눈꺼풀 처짐, 동공 확대, 안구운동의 이상
Ⅳ. 도르래신경:안구의 운동(위치) 이상, 안구가 안쪽아래로 향하지 않는다.
Ⅴ. 삼차신경:얼굴과 입안(점막)의 지각마비, 씹기근육마비
Ⅵ. 갓돌림신경:안구의 벌림불능
Ⅶ. 얼굴신경:표정근육 마비, 침 분비와 미각장해
Ⅷ. 속귀신경:청각, 평형각 이상
Ⅸ. 혀인두신경:연하곤란, 혀근육 주변의 지각·미각 마비
Ⅹ. 미주신경:연하, 발성장해(쉰 목소리), 위장운동장해(변비)
Ⅺ. 더부신경:머리의 돌림, 어깨의 거상운동 장해(목빗근과 등세모근의 기능 부진)
Ⅻ. 혀밑신경:혀의 운동마비(회화, 연하장해)

신경이름	두개바닥 통과부위	기 능
Ⅰ 후각신경	체판	감각 : 후각
Ⅱ 시각신경	시각신경구멍	감각 : 시각
Ⅲ 눈돌림신경	위눈확틈새	눈의 위 아래빗근, 위눈꺼풀올림근 부교감신경 : 섬모체, 홍체
Ⅳ 도르래신경	위눈확틈새	눈의 위빗근
Ⅴ 삼차신경		
눈신경	위눈확틈새	각막, 코의피부 이마, 머리피부
위턱신경	원형구멍	코안, 입천장웃니 볼의 피부
아래턱신경	타원구멍	· 감각 : 혀, 아랫니, 관자부 턱의피부, 아래턱 · 운동 : 씹기근
Ⅵ 갓돌림신경	위눈확틈새	눈의 가쪽곧은근
Ⅶ 얼굴신경	붓꼭지 구멍	· 운동 : 얼굴표정근 · 감각 : 혀의앞 2/3의미각 · 부교감신경 : 턱밑샘, 혀밑샘
Ⅷ 속귀안뜰 신경	속귀질	· 감각 : 평형각
달팽이신경		· 감각 : 청각
Ⅸ 혀인두신경	목정맥구멍	· 운동 : 붓인두근 · 감각 : 혀의1/3미각, 가운데귀관 · 부교감신경 : 목동맥굴의 일반감각
Ⅹ 미주신경	목정맥구멍	· 운동 : 인두와 뒤통수근 · 감각 : 바깥귀의피부, 혀뒤의 미각, 내장
Ⅺ 더부신경	목정맥구멍	등세모근, 목빗근
Ⅻ 혀밑신경	혀밑신경관	혀의 외래근과 고유근

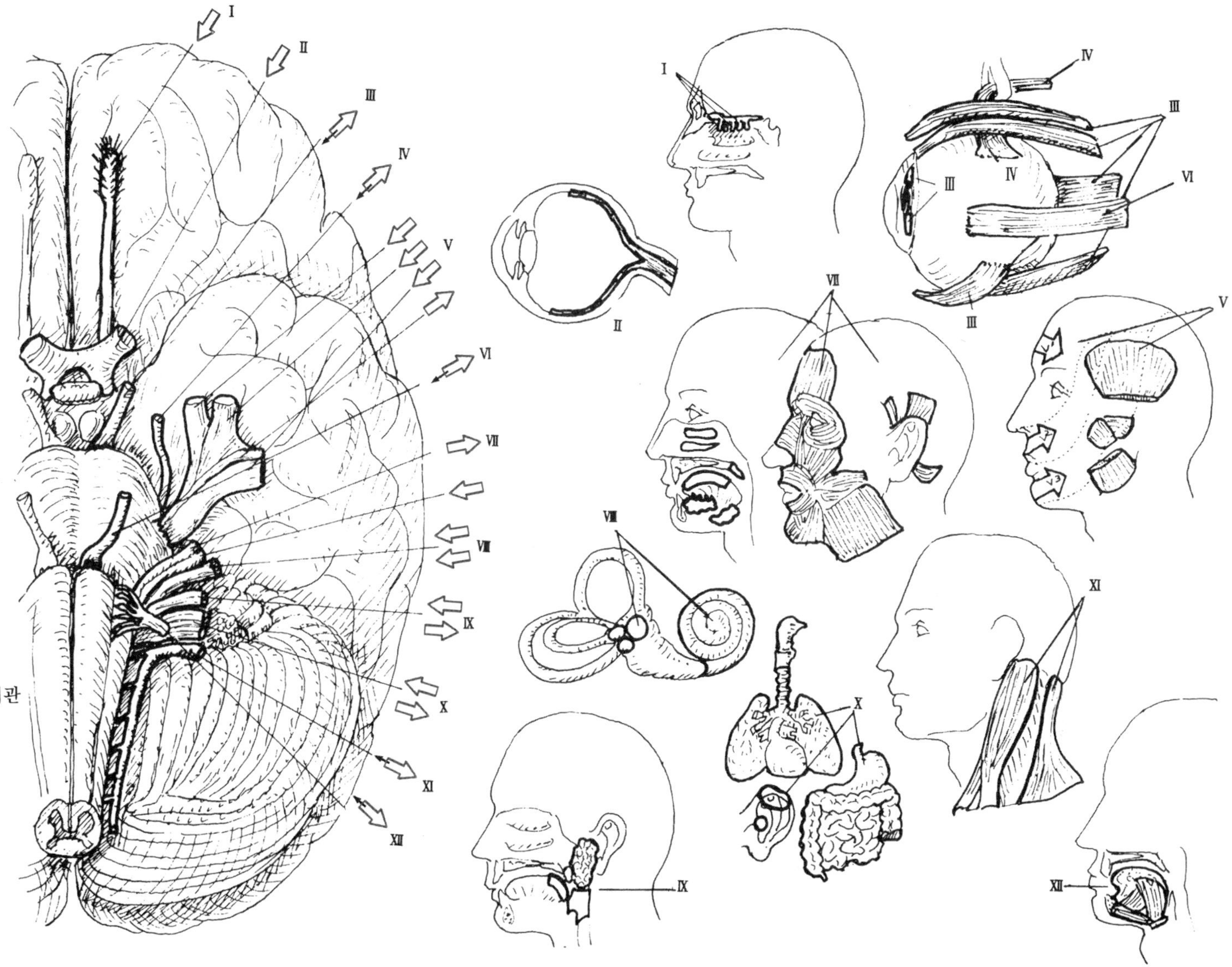

뇌신경과 주요분포영역

신경계통 NERVOUS SYSTEM : 말초신경계통 PERIPHERAL NERVOUS SYSTEM

척수신경 Spinal Nerve 일반적구조 General Structure

G=회색 W=흰색
C=오렌지 T=노랑 L=빨강
S=살색 Co=보라

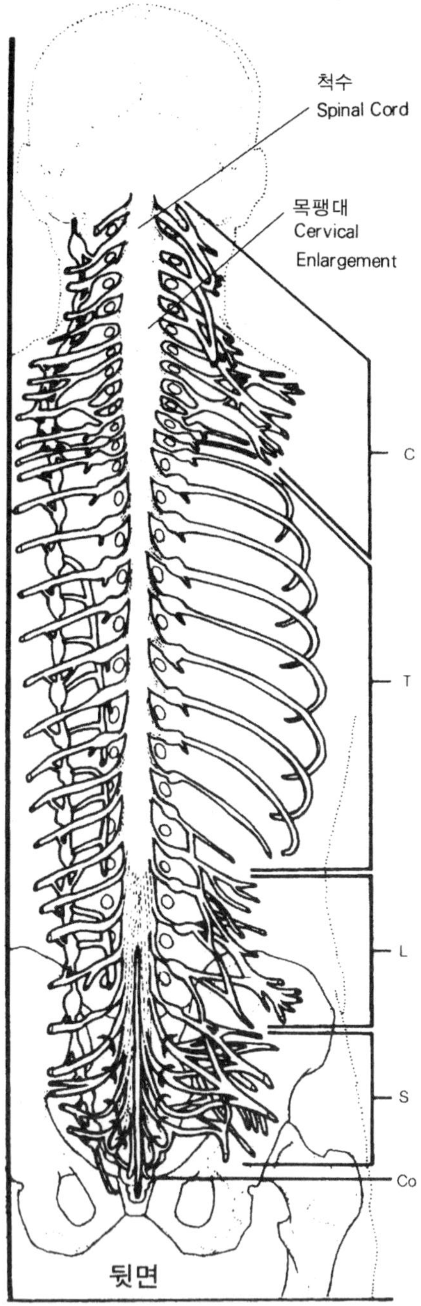

뒷면

S SPINAL CORD 척수
G GRAY MATTER 회백색질
W WHITE MATTER 백색질

SN SPINAL NERVE 척수신경
1 DORSAL ROOT 뒤뿌리
1a DORSAL ROOT GANGLIA 뒤뿌리신경절
2 VENTRAL ROOT 앞뿌리

31쌍의 척수신경

C	8 CERVICAL 목	C1－C8
T	12 THORACIC 가슴	T1－T12
L	5 LUMBAR 허리	L1－L5
S	5 SACRAL 엉치	S1－S5
Co	1 COCCYGEAL 꼬리	Co1

* 척수신경 SPINAL NERVE:각 척수신경은 2개의 뿌리 즉 뒤뿌리와 앞뿌리로서 척수에서 기시한다.

■ 앞뿌리 VENTRAL ROOT:척수신경의 앞뿌리를 구성하는 섬유의 대부분은 척수 앞쪽뿔(기둥)세포로부터 나오는 운동섬유이지만 그 일부는 교감신경섬유이다.

■ 뒤뿌리 DORSAL ROOT:척수신경절세포부터 나오는 지각섬유외에 부교감섬유가 혼합되어 있다. 따라서 척수신경에는 네가지 섬유가 혼합되어 있다.

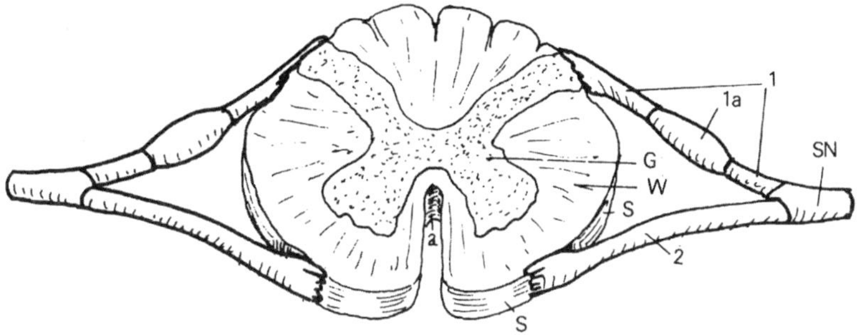

가로면

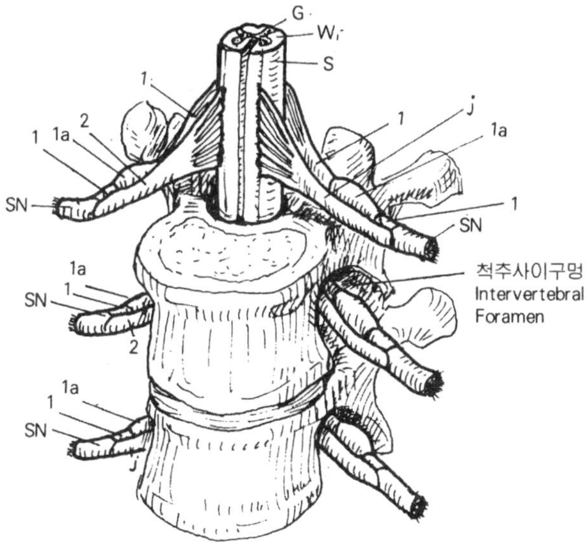

앞면

척수신경의 구성

SPINAL NERVE 척수신경의 일반적 구조

SN SPINAL NERVE 척수신경

1 DORSAL ROOT 뒤뿌리

1a DORSAL ROOT GANGLIA 등쪽뿌리신경절

2 VENTRAL ROOT 앞뿌리

SPINAL NERVE BRANCHES 척수신경가지

3 DORSAL RAMUS 등쪽가지

4 VENTRAL RAMUS 배쪽가지

RAMI COMMUNICANTES 자율신경 교통가지

5 GRAY RAMUS COMMUNICANS 회백질교통가지

6 WHITE RAMUS COMMUNICANS 백색질교통가지

7 SYMPATHETIC CHAIN GANGLION 교감연결신경절

8 SPLANCHNIC NERVES 내장신경

SMALL RETURNING BRANCH 작은반환가지

9 MENINGEAL BRANCH 뇌막가지

* 척수신경 SPINAL NERVE: 척수신경은 척주관을 나온 후 바로 2개의 교통가지를 내는데 회백질교통가지와 백색질교통가지로 이들은 교감신경줄기에 척수신경을 연결시킨다.

- 척수신경은 다시 또 다시 2개의 가지로 갈라지는데 앞가지는 신체의 앞가쪽벽과 사지의 감각 및 운동을 지배하고 뒤가지는 신체 뒤벽에 대한 감각 및 운동을 지배한다.
- 척수신경중 가슴에 분포하는 것만 갈비사이신경으로 이러한 형태를 유지하고 다른 부위는 서로 합쳐지고 나뉘어짐으로써 복잡한 신경얼기 Plexus을 형성한다. 이러한 신경얼기는 팔·다리를 지배하는 신경들에서 잘 발달되어 있다.

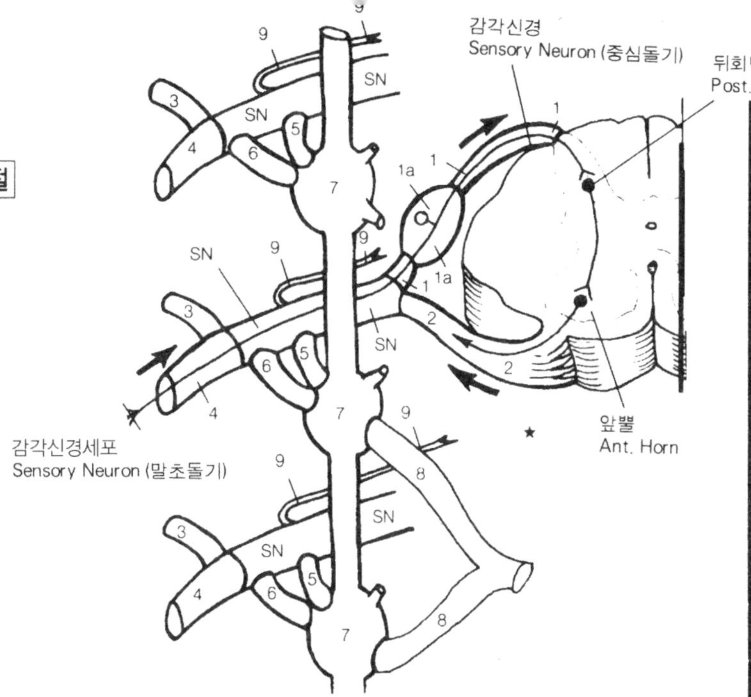

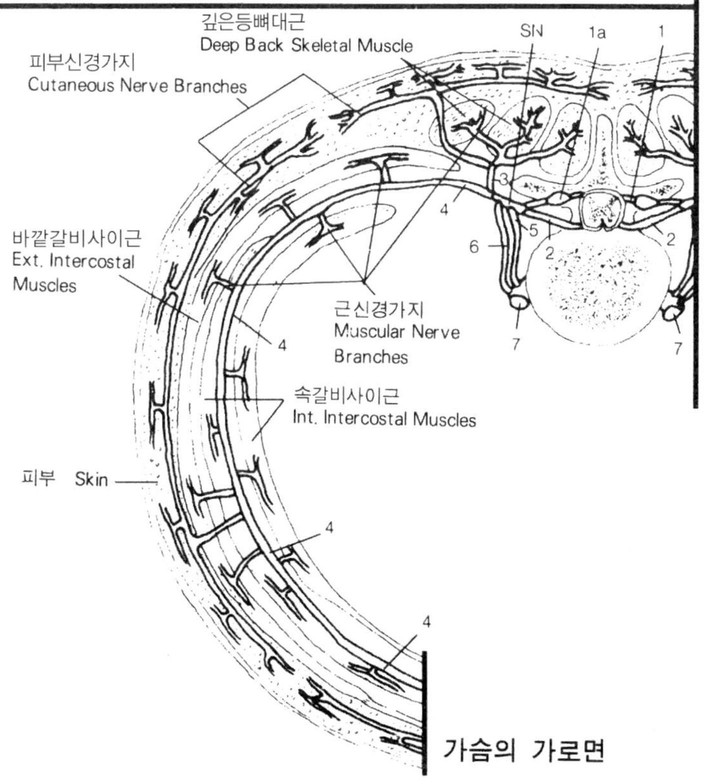

가슴의 가로면

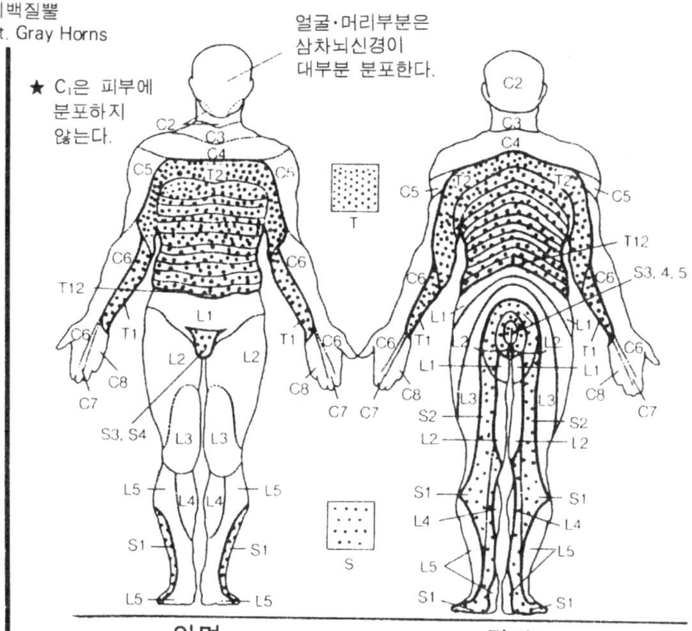

지각신경분포

Cutaneous Sensory Areas 피부지각신경영역

C	DORSAL ROOTS of CERVICAL NERVES 목신경등쪽뿌리	C_2-C_8
T	DORSAL ROOTS of THORACIC NERVES 가슴신경등쪽뿌리	T_1-T_{12}
L	DORSAL ROOTS of LUMBAR NERVES 허리신경등쪽뿌리	L_1-L_5
S	DORSAL ROOTS of SACRAL NERVES 엉치신경등쪽뿌리	S_1-S_5

- 한쌍의 척수신경에 의해 지배되는 피부의 구역은 매우 분절적이다. 따라서 피부는 지배신경에 따라 일정한 구역을 이루게 된다.
- 피부에서의 여러가지 일반감각은 피부의 진피층에 와 있는 지각(감각)신경종말에 의해 받아들여지는 것이지만 때로는 몸속에 있는 내장의 통증이 느껴지기도 한다.
- 내장의 자극이 들신경을 타고 전도되는 경우에 흔히 일부자극이 피부로 전파되는 수가 있어 이를 파급통 Referred Pain이라 한다.

신경계통 NERVOUS SYSTEM : 말초신경계통 PERIPHERAL NERVOUS SYSTEM
척수신경 Spinal Nerve: 목·팔 신경얼기 Cervical and Brachial Plexus

R=노랑 T=오렌지 12=엷은파랑
13=연두 c=빨강

* 목신경 CERVICAL NERVES(C_1-C_8)
목신경의 뒤가지는 뒤통수에서 뒤목부위 근육과 피부에 분포하며, 앞가지의 상방의 것(C_1-C_4)은 목신경얼기를, 하방의 것(C_5-T_1)은 팔신경얼기를 만든다.

■ 목신경얼기 CERVICAL PLEXUS: 제1～제4 목신경의 앞가지로 이루어지는 작은 신경얼기로 가장 중요한 신경은 가로막을 지배하는 가로막신경이고 다른 분지들은 목부분의 근육과 피부에 분포한다.

■ 팔신경얼기 BRACHIAL PLEXUS: 제5～제8 목신경과 제1목신경으로 구성되며, 팔로 가는 5개의 큰 신경과 많은 가지를 내고 있다.

- **근육피부신경** MUSCULOCUTANEOUS NERVE: 위팔의 굽힘근육과 위팔가쪽의 감각을 담당한다.
- **겨드랑신경** AXILLARY NERVE: 삼각형근과 작은원근을 지배하며, 피부가지는 위팔가쪽부분의 피부에 분포한다.
- **자신경** ULNAR NERVE: 위팔뼈의 안쪽위관절돌기의 뒤를 지나 위팔의 굽힘근육중 정중신경이 지배하지 않는 2개의 근육 (자쪽 손목굽힘근, 엄지손가락의 굽힘근육의 자쪽1/2)과 손바닥에 있는 작은 근육을 지배하고 그 표면의 피부에 분포한다.
- **노신경** RADIAL NERVE: 팔의 모든 펴짐근육을 지배하며 위팔, 아래팔 및 손등의 피부에 분포한다.
- **정중신경** MEDIAN NERVE: 위팔의 굽힘근육(대부분 엄지손가락근육), 손바닥 가쪽부분(2/3), 첫째 넷째손가락의 손바닥쪽 및 그 겉의 피부에 분포한다.

CERVICAL PLEXUS 목신경얼기
(C_1-C_4, C_5 일부)

R ROOTS 뿌리(C_1-C_4)

CUTANEOUS BRANCHES 피부가지

1 LESSER OCCIPITAL 작은뒤통수신경
2 GREATER AURICULAR 큰귓바퀴신경 (C_2, C_3)
3 TRANSVERSE CERVICAL 가로목신경
4 SUPRACLAVICULAR 빗장위신경 (C_3, C_4)

MOTOR BRANCHES 운동가지

5 ANSA CERVICALIS 목신경고리 (C_1, C_3)
5a SUPERIOR ROOT 위뿌리 (C_1, C_2)
5b INFERIOR ROOT 아래뿌리 (C_2, C_3)
⑥■ PHRENIC NERVE 가로막신경 (C_3-C_5)
7 SEGMENTAL BRANCHES 분절가지 (C_1-C_5)

XI ACCESSORY NERVE 더부신경
XII HYPOGLOSSAL NERVE 혀밑신경

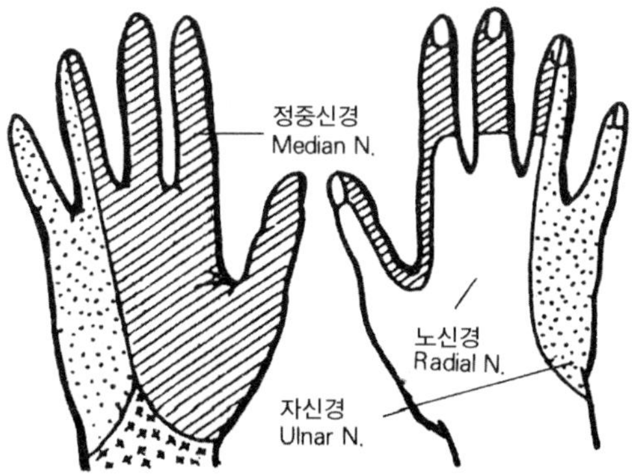

손의 지각분포

BRACHIAL PLEXUS 팔신경얼기
(C_5-T_1, C_4와 T_2의 일부)

R ROOTS 뿌리 (C_5-T_1)
8 DORSAL SCAPULAR NERVE 등쪽어깨신경 (C_5)
9 LONG THORACIC NERVE 긴가슴신경 (C_5-C_7)

T 3 TRUNKS(UPPER, MIDDLE, LOWER) 줄기 (C_5-C_6)
10 SUBCLAVIUS 빗장밑신경
11 SUPRASCAPULAR 어깨위신경 (C_5-C_6)

D 6 DIVISIONS 분지 (C_5-C_8)
12 3 ANTERIOR DIVISIONS 앞신경분지
13 3 POSTERIOR DIVISIONS 뒤신경분지 (C_5-C_8)

C 3 CORDS 다발 (C_5-T_1)

Lateral Cord 가쪽다발(팔의 가쪽면과 등쪽 얕은근육일부에 분포)
⑭■ MUSCULOCUTANEOUS 근육피부신경
15 MEDIAN(LATERAL HEAD) 안쪽(가쪽머리)신경 (C_5-C_7)
16 LATERAL PECTORAL 가쪽가슴근

Posterior Cord 뒷다발(팔의 뒤면과 등쪽 얕은 근육일부에 분포)
17 SUBSCAPULAR 어깨밑신경
18 THORACODORSAL 가슴등신경 (C_5-C_6)
⑲■ AXILLARY 겨드랑신경
⑳■ RADIAL 노신경(C_5-C_8, T_1)

Medial Cord 안쪽다발(팔의 앞면에 분포)
21 MED. PECTORAL 안쪽가슴근신경
22 MED. BRACHIAL CUTANEOUS 안쪽위팔피부 (C_8, T_1)
23 MED. ANTEBRACHIAL CUTANEOUS 안쪽아래팔피부신경
24 MEDIAL (MEDIAL HEAD) 안쪽(안쪽머리)신경 (C_5-C_7, T_1)
㉕■ ULNAR 자골신경 (C_8, T_1)
㉖■ MEDIAN 정중신경 (C_6-C_8, T_1)

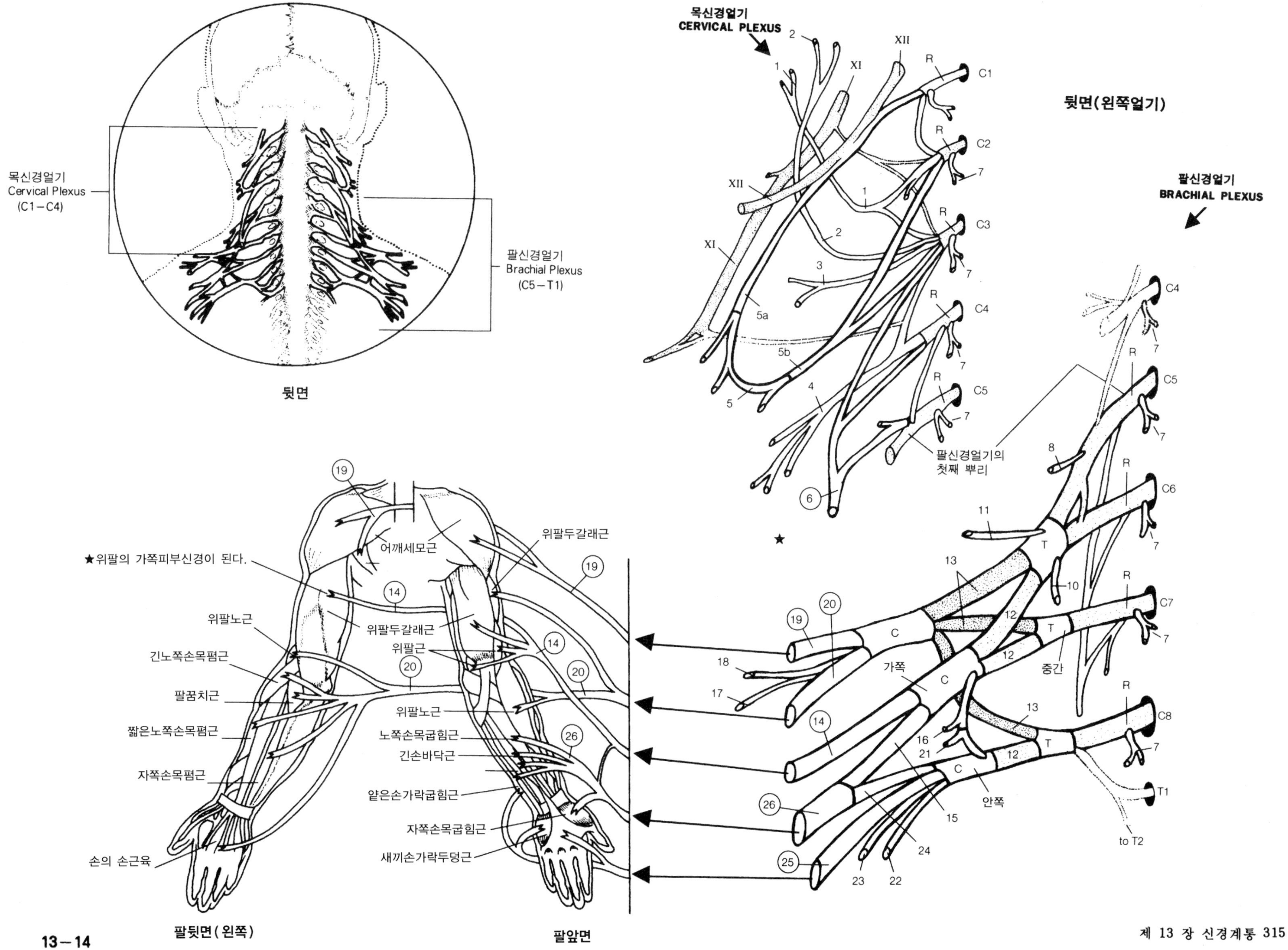
목신경얼기
Cervical Plexus
(C1–C4)
팔신경얼기
Brachial Plexus
(C5–T1)
뒷면
목신경얼기
CERVICAL PLEXUS
뒷면(왼쪽얼기)
팔신경얼기
BRACHIAL PLEXUS
XII
XI
R
C1
C2
C3
C4
C5
C6
C7
C8
T1
to T2
5a
5b
팔신경얼기의
첫째 뿌리
★위팔의 가쪽피부신경이 된다.
어깨세모근
위팔두갈래근
위팔노근
위팔두갈래근
위팔근
긴노쪽손목폄근
팔꿈치근
위팔노근
짧은노쪽손목폄근
노쪽손목굽힘근
긴손바닥근
자쪽손목폄근
얕은손가락굽힘근
자쪽손목굽힘근
새끼손가락두덩근
손의 손근육
가쪽
중간
안쪽
팔뒷면(왼쪽)
팔앞면

13–14

13－15

신경계통 NERVOUS SYSTEM : 말초신경계통 PERIPHERAL NERVOUS SYSTEM
척수신경 Spinal Nerve: 허리·엉치신경얼기 Lumbar and Sacral Plexus

R＝노랑 분지＝차가운색

＊ 허리신경 LUMBAR NERVE(L_1-L_5)
등쪽가지는 허리부위에 있는 고유등근육과 그 표면의 피부영역에 분포하며, 앞가지는 제12가슴신경부터 제4허리신경($T_{12}-L_4$)까지가 양쪽에서 문합하여 허리신경얼기를 만든다.

■ **허리신경얼기 LUMBAR PLEXUS**: L_1-L_5의 앞가지에 의해 구성된 허리신경얼기에서 가장 중요한 신경은 폐쇄신경과 넓다리신경이다.

• **폐쇄신경 OBTURATOR NERVE**: 같은 이름의 동·정맥과 함께 골반안 측벽에서 폐쇄관으로 향하고 넓적다리 위안쪽측부의 근육과 피부에 분포한다.

• **대퇴신경 FEMORAL NERVE**: 샅고랑인대 밑을 지나 넓적다리전면으로나와 그 부위의 많은 근육과 피부에 분포되고 있으며, 피부가지 중의 한가지인 두렁신경 Saphenous Nerve은 다리의 안쪽을 따라 내려와 발에 까지 이룬다.

＊ 엉치신경 SACRAL NERVE(S_1-S_5): 뒤가지는 엉치뼈부위의 고유등근육과 엉치뼈, 꼬리뼈부위의 피부에 분포하고, 앞가지는 허리·엉치신경줄기와 합쳐져서 엉치신경얼기를 만든다.

■ **엉치신경얼기 SACRAL PLEXUS**: L_4-L_5 및 S_1-S_4의 앞가지에 의해 형성되며, 앞넓적다리 이외의 하지 전역에 분포한다.

■ **궁둥신경 SCIATIC NERVE**: 인체내에서 가장 크고 긴 신경으로서 골반의 큰궁둥패임을 나와 넓적다리 후면에서 온종아리신경과 정강신경으로 나뉘어진다. 온종아리신경은 다리의 가쪽과 발등을 지배하고 정강신경은 다리의 뒷면과 발바닥을 지배한다.

LUMBAR PLEXUS 요수신경얼기(L_1-L_4, T_{12}일부)
(회음부, 앞배벽 다리에 분포)

R 5 ROOTS 뿌리 : ($T_{12}-L_4$)

1 LUMBOSACRAL TRUNK 허리엉치신경줄기 (C_2, C_3)

Anterior Division 앞분지

2 ILIOINGUINAL 엉덩샅굴신경 (L_1)
3 GENITOFEMORAL 음부넙다리신경 (L_1, L_2)
④■ OBTURATOR 패쇄신경 (L_2-L_4)
5 SAPHENOUS 두렁신경 (L_2-L_4)

Posterior Division 뒤분지

6 ILIOHYPOGASTRIC 엉덩아랫배신경 (T_2-T_1)
7 LAT. FEMORAL CUTANEOUS 가쪽넙다리피부신경 (L_2, L_3)
⑧■ FEMORAL 넙다리신경 (L_2-L_4)

SACRAL PLEXUS 엉치신경얼기(L_4-L_5, S_1-S_4)
(볼기, 회음부, 다리에분포)

R ROOTS 뿌리 : (L_4-S_4)

1 LUMBOSACRAL TRUNK 허리엉치신경줄기 (L_4-L_5)

Anterior Division 앞 분지

9 PUDENDAL 음부 신경 (S_2-S_4)
10 NERVE TO QUADRATUS FEMORIS M. 넓다리네모근신경 (L_4-L_5, S_1)
11 NERVE TO OBTURATOR INTERNUS M. 속폐쇄근신경 (L_5-S_2)
⑫■ TIBIAL 정강신경 (L_4-S_3)
a MED. PLANTAR 안쪽발바닥신경
b LAT. PLANTAR 가쪽발바닥신경

Posterior Division 뒤분지

⑬■ COMMON PERONEAL 온종아리신경 (L_4-S_3)
c SUPERFICIAL PERONEAL 얕은종아리신경
d DEEP PERONEAL 깊은종아리신경

(⑫, ⑬: SCIATIC 궁둥신경)

14 SUP. GLUTEAL 위볼기신경 (L_4-L_5, S_1)
15 INF. GLUTEAL 아래볼기신경 (L_5-S_2)
16 NERVE TO PIRIFORMIS MUSCLE 궁둥구멍근신경 (S_1-S_2)
17 POST. CUTANEOUS 뒤피부신경 (S_1-S_3)
⑱■ SCIATIC 궁둥신경: 경골신경과 온종아리신경됨 (L_4-S_3)

Co1 COCCYGEAL NERVES(Co1) 꼬리신경

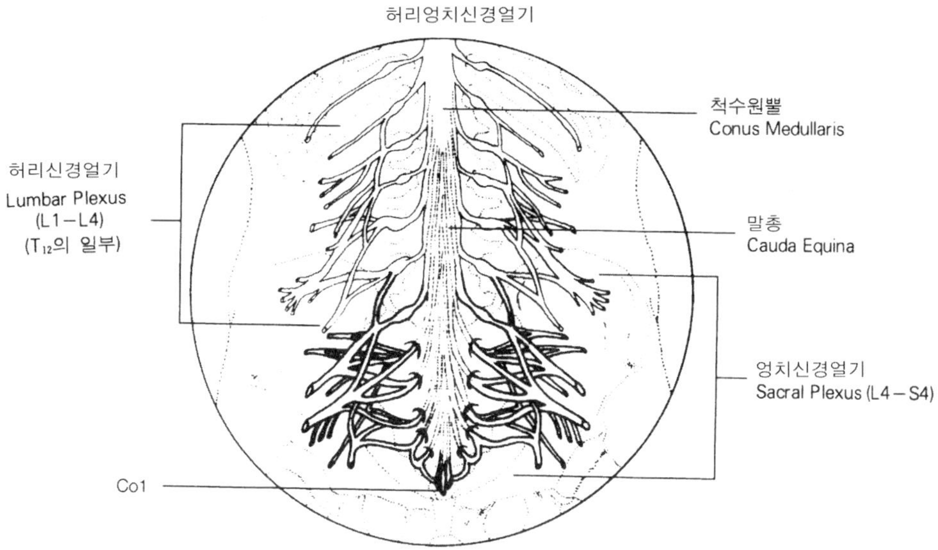

앞면

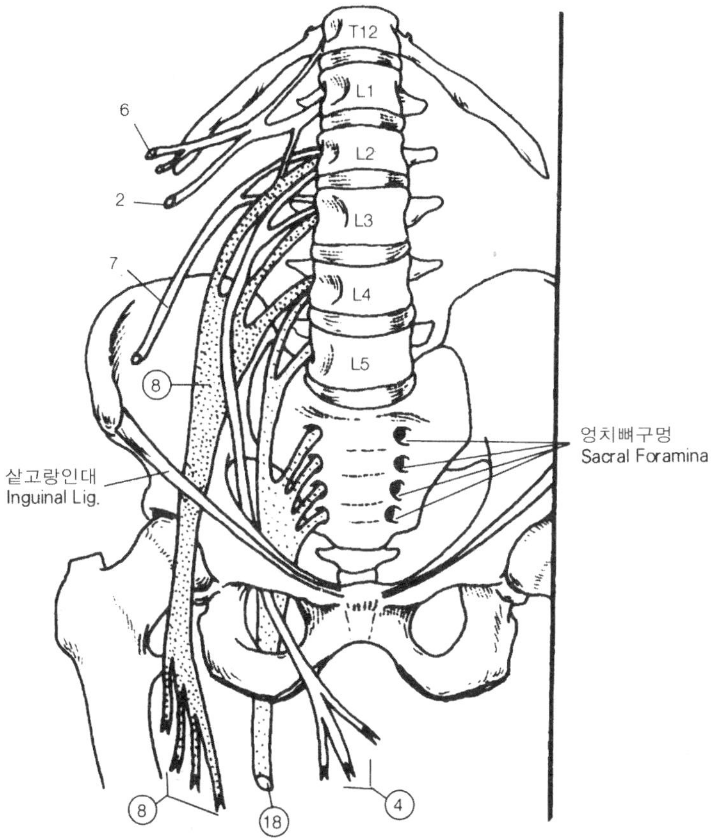

앞면(엉덩뼈-골반부분)

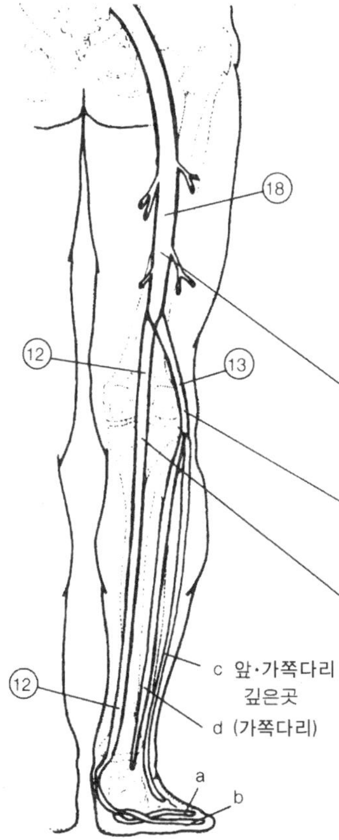

뒷면

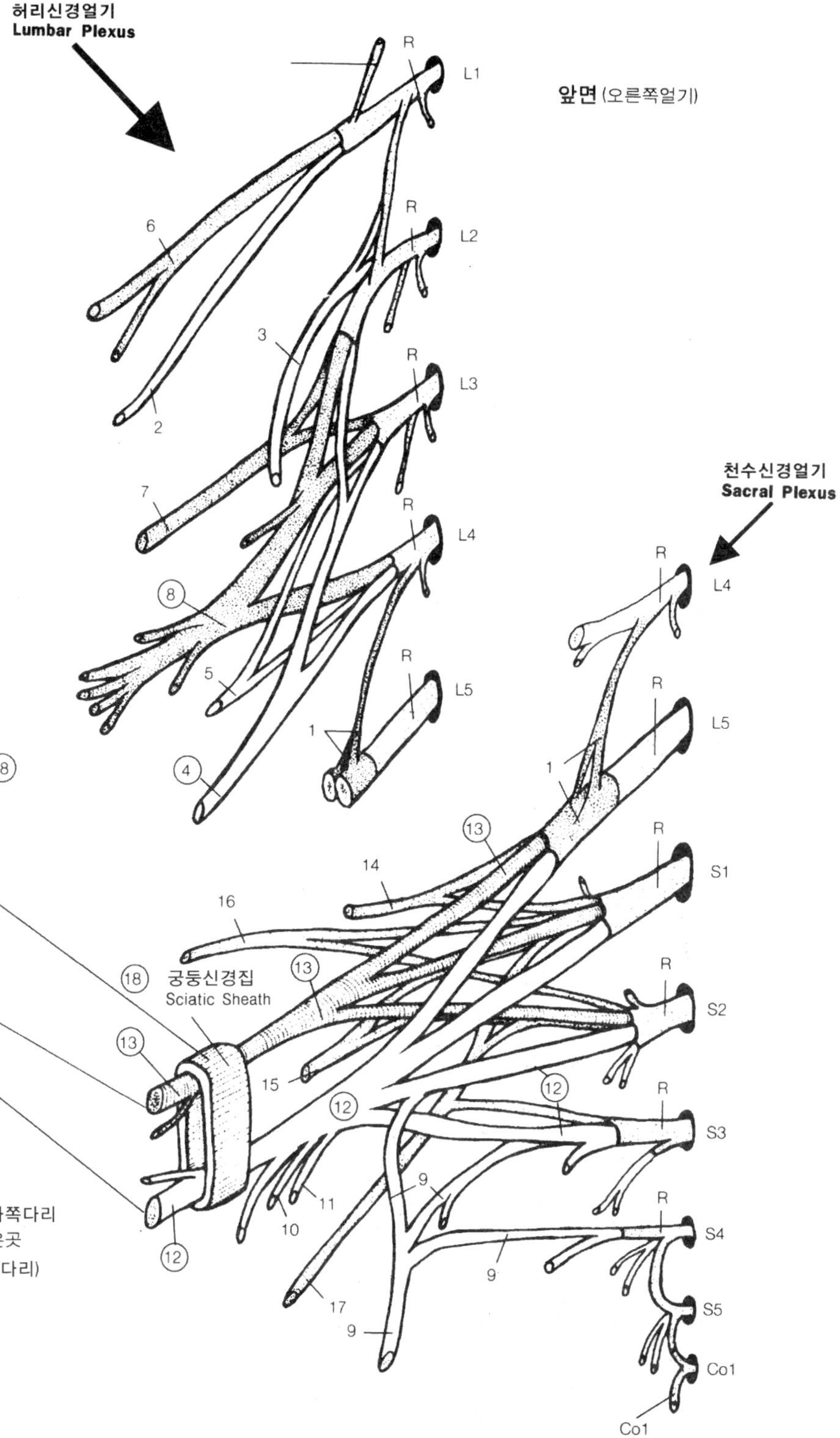

13–15

13-16

신경계통 NERVOUS SYSTEM : 주요전도로 MAJOR NERVOUS PATHWAY
하행성 전도로 Descending Tract, 상행성전도 Ascending Tract

하행성 전도로=따뜻한 색
상행성 전도로=차가운 색

* DESCENDING TRACT 하행성 전도로

① CORTICOSPINAL TRACT 겉질척수로 (PYRAMIDAL TRACT 피라밋로)
전신뼈대근의 수의운동을 지배하는 전도로

16 **LAT. CORTICOSPINAL TRACT 가쪽겉질척수로** : 80%
대뇌겉질운동중추(피라밋층)－중간뇌(대뇌다리)－다리뇌－숨뇌(피라밋)－피라밋교차(숨뇌하단에서)－반대측척수가쪽섬유단 － 척수앞쪽기둥세포(운동성세포)－운동신경－뼈대근

17 **ANT. CORTICOSPINAL TRACT 앞겉질척수로** : 20%
숨뇌의 피라밋교차에서 교차하지 않고 같은쪽 척수가쪽섬유단을 하행하여 지배영역에 해당하는 높이의 반대측 척수기둥세포(운동성세포)에 연결된다.

② EXTRAPYRAMIDAL TRACTS 피라밋외계로
골격근의 운동이나 긴장, 그리고 근육들의 협조운동을 반사적, 불수의적으로 지배하는 신경로이다.

18 **RETICULOSPINAL TRACTS 그물척수로**
근육긴장, 땀샘을 지배하는 전도로

19 **VESTIVULOSPINAL TRACTS 안뜰척수로**
근육긴장, 평형을 지배하는 전도로

20 **RUBROSPINAL TRACTS 적색척수로**
근육긴장, 자세를 지배하는 전도로

21 **TECTOSPINAL TRACTS 덮개척수로**
머리 움직임을 지배하는 전도로

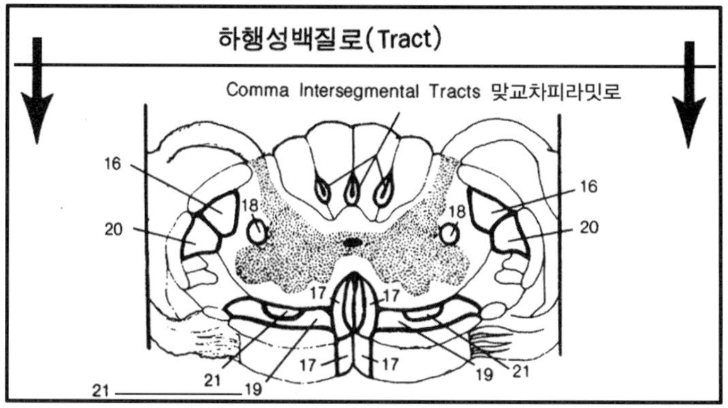

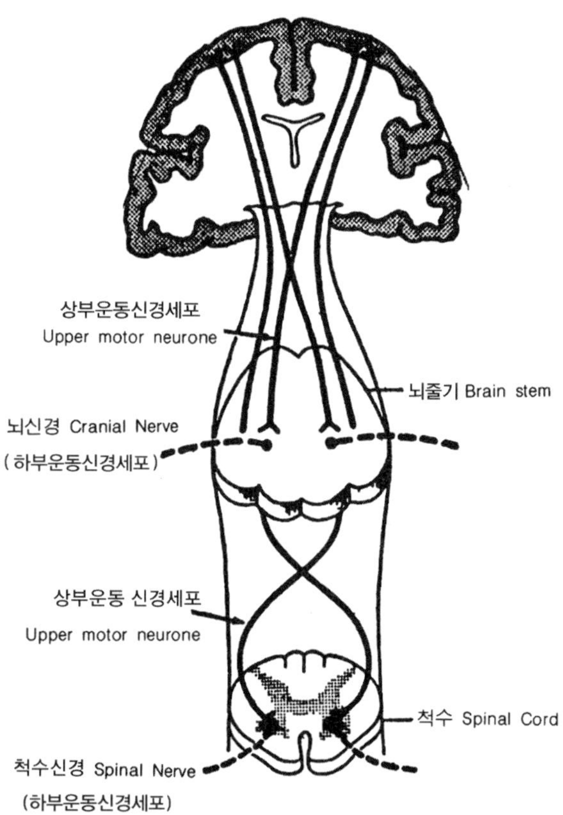

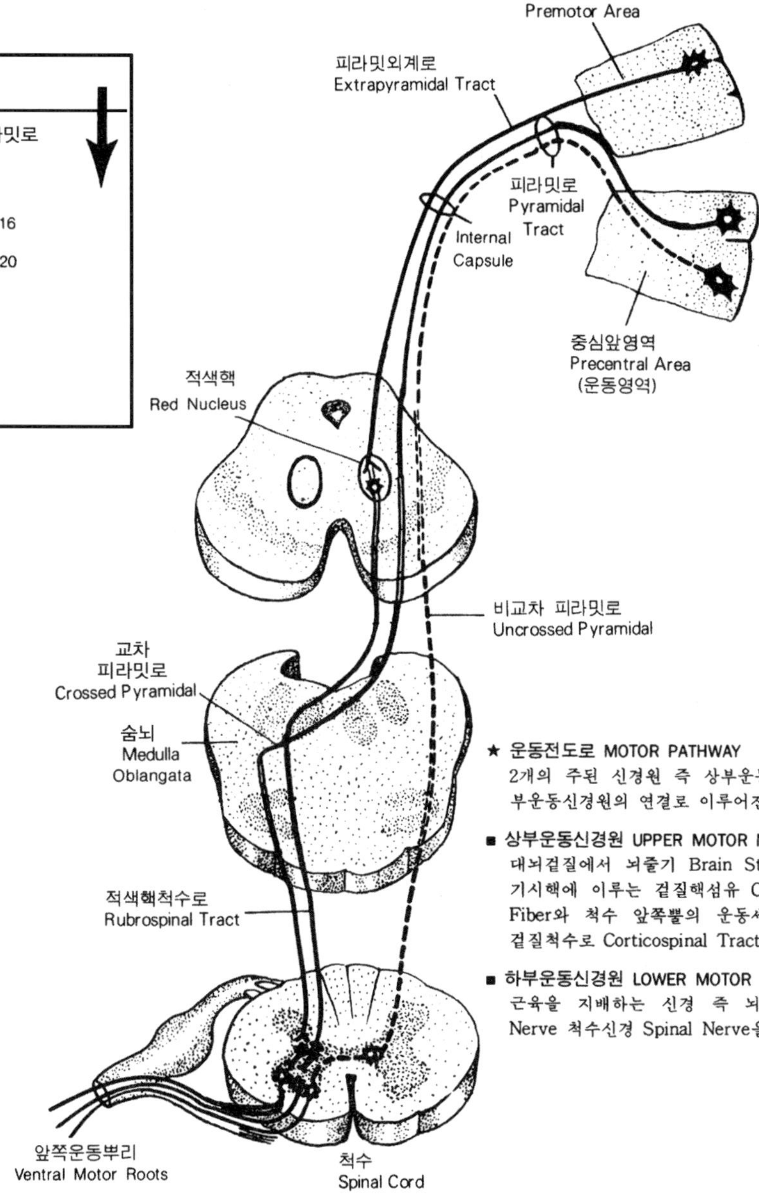

피라밋로와 피라밋외계로

★ 운동전도로 MOTOR PATHWAY
2개의 주된 신경원 즉 상부운동신경원과 하부운동신경원의 연결로 이루어진다.

■ 상부운동신경원 UPPER MOTOR NEURON
대뇌겉질에서 뇌줄기 Brain Stem의 뇌신경기시핵에 이루는 겉질핵섬유 Corticonuclear Fiber와 척수 앞쪽뿔의 운동세포에 이루는 겉질척수로 Corticospinal Tract로 구성된다.

■ 하부운동신경원 LOWER MOTOR NEURON
근육을 지배하는 신경 즉 뇌신경 Cranial Nerve 척수신경 Spinal Nerve을 말한다.

* ASCENDING TRACT 상행성 전도로

상행성전도로 피부감각이나 근육, 힘줄, 관절등의 심부감각및 감각기 등의 말초흥분을 대뇌겉질중추까지 전달하는 전도로이다.

Pain/Temperature Pathway 통각/온각전도로

11 **LAT. SPINOTHALAMIC TRACT 가쪽척수시상로**

감각신경－척수등쪽기둥세포－가쪽섬유단－시상－시상겉질로－넓다리겉질감각중추

Touch/Pressure Pathway 촉각/압각전도로

12 **ANT. SPINOTHALAMIC TRACT 앞쪽척수시상로**

교차성 1차신경원이 척수 등쪽뿔에서 2차 신경원으로 이어지면 곧 반대측의 백색질 앞쪽섬유단으로 건너가서 앞쪽척수시상로를 구성한다.

13 **FASCICULUS GRACILIS AND FASCICULUS CUNEATUS TRACT 비교차성 얇은 · 쐐기 섬유단로**

1차 신경원이 척수등쪽뿔의 2차 신경원과 연접한 다음, 이외 축삭이 같은쪽의 백색질 뒤쪽섬유단으로 들어간다.

Muscle/Position Sense Pathway 근육/자세감각전도로

14 **POST. SPINOCEREBELLAR TRACTS 등쪽척수소뇌로**

15 **ANT. SPINOCEREBELLAR TRACTS 앞쪽척수소뇌로**

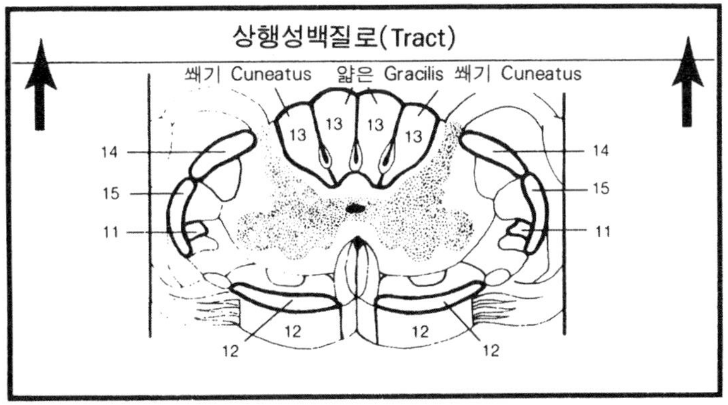

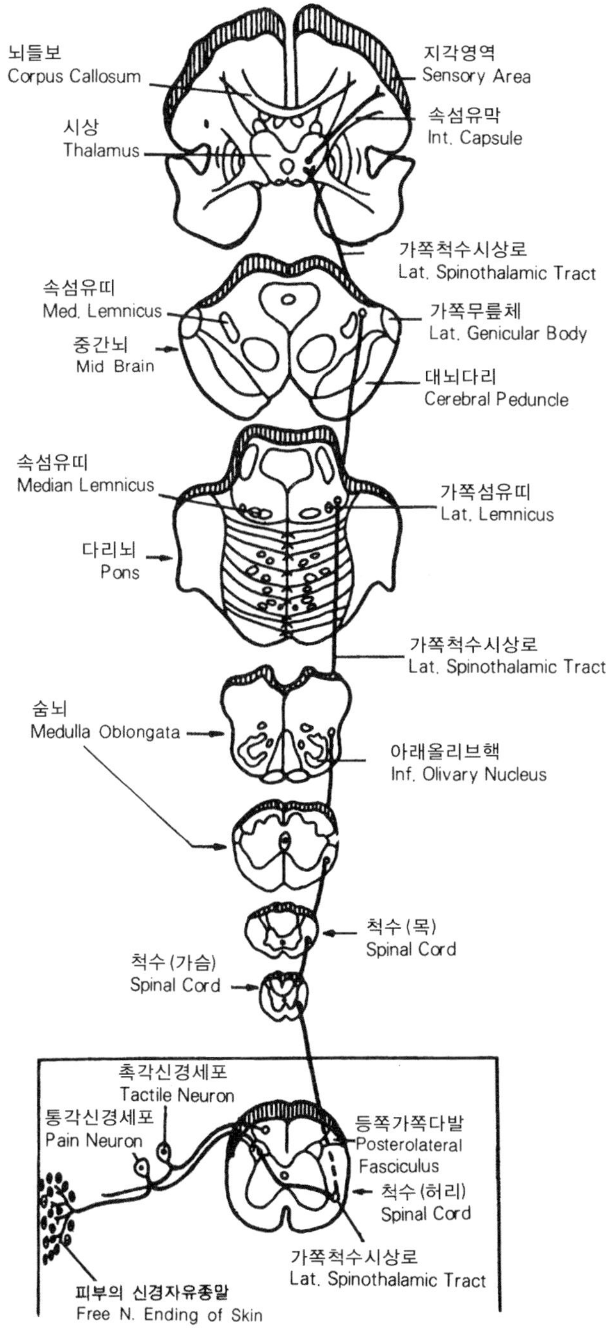

통각 및 온도각 전도로

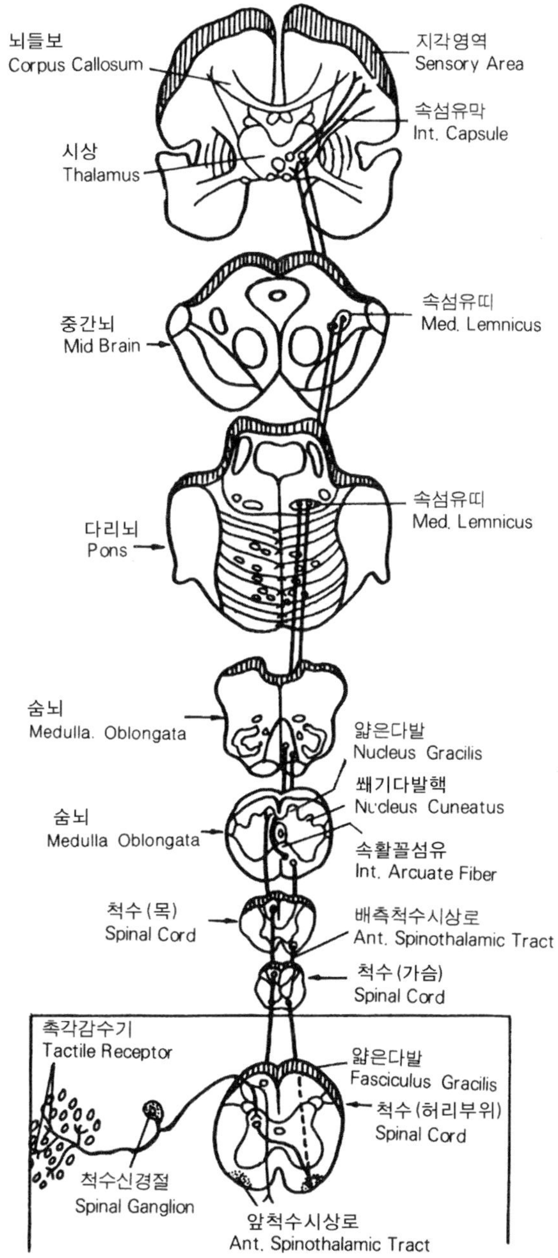

촉각 전도로

신경계통 NERVOUS SYSTEM : 자율신경계통 AUTONOMIC NERVOUS SYSTEM(ANS)
교감신경 Sympathetic Nerve

A＝살색 a＝노랑 b＝분홍 c＝오렌지
d＝녹색 e＝연두 f＝파랑 g＝하얀색
h＝회색 j＝엷은파랑

■ **PREGANGLIONIC NEURON** 신경절이전신경세포
- a **PREGANGLIONIC CELL BODY** 신경절이전세포체
- b **PREGANGLIONIC AXON** 신경절이전축삭

■ **POSTGANGLIONIC NEURON** 신경절이후신경세포
- c **POSTGANGLIONIC CELL BODIES** 신경절이후세포체
- d **SYMPATHETIC TRUNK** 교감신경줄기 (SYMPATHETIC CHAIN OF GANGLIA)
- e **PREVERTEBRAL GANGLIA** 척수이전신경절
- f **POSTGANGLIONIC AXON** 신경절이후축삭

- g **WHITE RAMUS COMMUNICANS** 백색교통가지
- h **GRAY RAMUS COMMUNICANS** 회색교통가지
- i **SPLANCHNIC NERVE** 내장신경

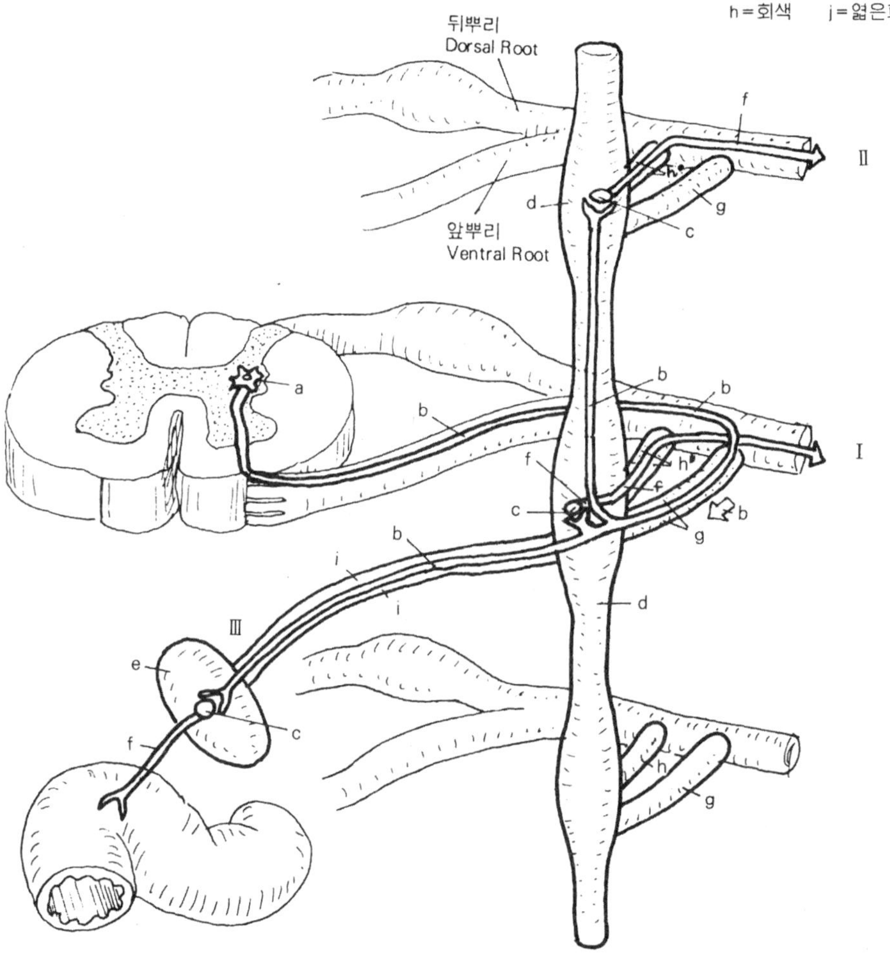

＊ 자율신경계 AUTONOMIC NERVOUS SYSTEM

자율신경은 의식에 관계없이 작용하는 신경으로 대부분 내장계통을 지배하는 신경으로 대개 일반말초신경에 합류되어 해당부위로 간다.

- 자율신경계는 중추신경계와의 연결방식 및 신경절의 위치에 따른 형태상의 차이와, 기능적으로 서로 길항작용을 하는 생리적 차이에 의하여 교감신경과 부교감신경으로 나뉜다.
- 중추신경계에 있는 1차 신경세포의 축삭이 목적지까지 가는 도중 신경절에서 2차 신경세포로 연접된다. 이때 신경절에 이르기 전의 축삭을 신경절이전 축삭이라 하며, 신경절에서 장기 사이의 것을 신경절이후 축삭이라 한다.

＊ 교감신경계 SYMPATHETIC NERVE

교감신경의 1차 신경세포세포체는 T_1-L_2에 있는 회색질 가쪽뿔에 있으며, 이로부터 신경절이전축삭이 척수신경을 따라 척주관을 나온뒤 곧 척수와 평행하게 위아래로 위치하는 교감신경줄기에 연결된다.

★ 척수신경과 교감신경줄기와의 연결

Ⅰ 같은 높이에 있는 교감신경줄기신경절에서 제2신경원과 연접하여 척수신경에 합류한다.

Ⅱ 위 아래의 교감신경줄기신경절과 연접하기 위하여 상행 또는 하행하여 제2의 신경원과 연접하여 회백질 교통가지를 경유하여 척수신경에 합류한다.

Ⅲ 내장신경 Splanchnic Nerve으로써 교감신경줄기를 지나쳐 통과하여 척수이전신경절에 이룬다. 지배장기 신경얼기 Plexus로 들어간다.

■ **PREGANGLIONIC NEURON 신경절이전신경세포**

a **PREGANGLIONIC CELL BODY** 신경절이전세포체

b **PREGANGLIONIC AXON** 신경절이전축삭

i SPLANCHNIC NERVE 내장신경

■ **POSTGANGLIONIC NEURONS 신경절이후신경세포**

c CELL BODIES 세포체

■ **AXONS 축삭**

f_1 TO HEAD & NECK 머리 · 목으로

f_2 TO THORACIC VISCERA 가슴 · 장기로

f_3 TO SKIN 피부로 땀샘, 털세움근, 혈관

f_4 TO ABDOMINAL VISCERA 복부장기로

f_5 TO PELVIC/PERINEAL VISCERA 골반/회음장기로

---

d SYMPATHETIC TRUNK 교감신경줄기

e PREVERTEBRAL GANGLIA 척주이전신경절

j SPINAL NERVES 척수신경

■ **교감신경줄기 Sympathetic Trunk** : 일명 척주 옆 신경절 Paravertebral Ganglia이라고도 하며 일반적으로 척주양쪽에 척추뼈의 수(20~25개)만큼 짝지어져 있는 교감신경절은 길이로 달리는 섬유에 의하여 연결되어 교감신경절고리 Sympathetic Ganglionic Chain를 형성한다. 그러므로 세포체는 척수의 가슴허리에 국한되어 있지만 전신의 거의 모든 부분을 지배한다.

■ **교통가지 Communicating Ramus** : 신경절이전섬유가 교감신경줄기와 이어지는 것을 백색교통가지라고 하는데, 말이집신경섬유로 구성되어 희게 보인다. 회색교통가지는 신경절이후섬유와 척수신경이 이어지는 것이며, 민말이집신경섬유로 구성되어 회색으로 보인다.

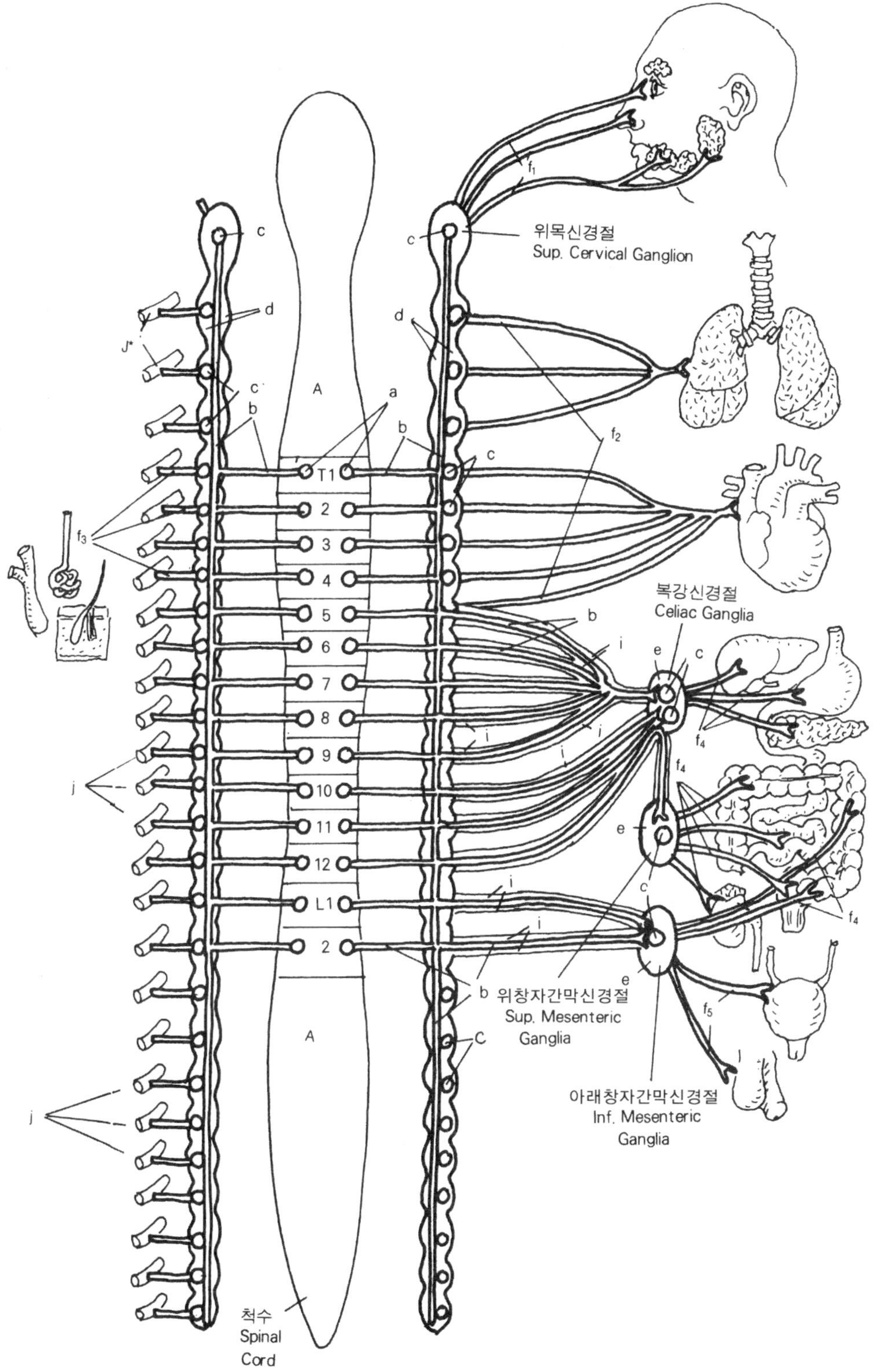

13－18

신경계통 NERVOUS SYSTEM : 자율신경계통 AUTONOMIC NERVOUS SYSTEM
부교감신경 Parasympathetic Nerve

＊ 부교감신경 PARASYMPATHETIC NERVE-S : 부교감신경은 독립된 형태를 갖지 않으며, 그 섬유는 주로 눈돌림신경, 얼굴신경, 혀인두신경 및 미주신경내에 혼합되어 있고, 척수신경에서는 둘째～넷째 엉치신경 속에 혼합되어 있다. 이들 섬유의 이는곳는 중간뇌, 수뇌 및 엉치의 회색질세포이며, 여기서 출발하는 섬유는 신경절이전섬유로서 달리며, 지배기관에 도달하는 도중에 소속신경절을 거쳐서 신경절이후섬유가 되어 지배기관에 분포한다.

• 부교감신경 분포영역

1) Ⅲ 눈돌림신경…섬모체근, 동공조임근
2) Ⅶ 얼굴신경…눈물샘, 코샘, 입천장샘, 턱밑샘, 혀밑샘
3) Ⅸ 혀인두신경…귀밑샘
4) Ⅹ 미주신경…목부분, 가슴부분, 배부분
5) 천골신경(골반내장신경)…내림(잘룩)창자, 골창자, 방광, 생식기

■ TERMINAL GANGLIA 종말신경절

e1 CILIARY GANGLION 섬모신경절
e2 PTERYGOPALATINE GANGLION 날개입천장신경절
e3 SUBMANDIBULAR GANGLION 턱밑신경절
e4 OTIC GANGLION 귀신경절
e5 INTRAMURAL GANGLIA 벽내신경절

PARASYMPATHETIC DIVISION 부교감신경분지

A SPINAL CORD 척수
A1 LAT. GRAY HORNS 가쪽회질뿔
B BRAIN STEM 뇌줄기

■ PREGANGLIONIC AXON 신경절이전축삭

a CELL BODIES 세포체

뇌신경 축삭

Ⅲ OCULOMOTOR 눈돌림신경
Ⅶ FACIAL 얼굴신경
Ⅸ GLOSSOPHARYNGEAL 혀인두신경
Ⅹ VAGUS 미주신경

엉치신경축삭

S S2, S3, S4 엉치 2, 3, 4
S1 PELVIC SPLANCHNIC N. 골반장기신경

■ POSTGANGLIONIC AXON 신경절이후축삭

c CELL BODIES 세포체

AXON TO 축삭 방향

f1 EYE 눈
f2 NASAL/ORAL CAVITY 코안/입안
f3 SALIVARY GLAND 침샘
f4 THORACIC/ABDOMINAL VISCERA 가슴/복부장기
f5 PELVIC/PERINEAL VISCERA 골반/회음부 장기

A＝살색 B＝회색
a＝노랑 c＝오렌지
s＝분홍
Ⅲ, Ⅶ, Ⅸ, Ⅹ＝빨강

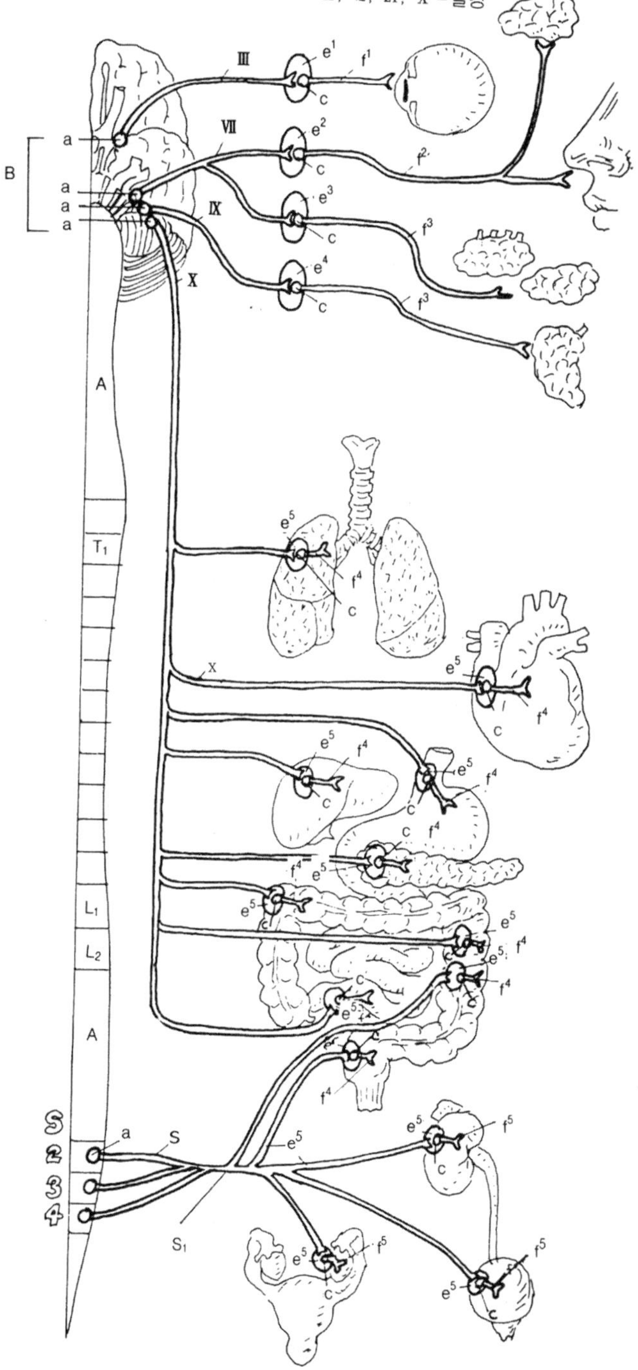

자율신경의 구조적 비교

교감신경	부교감신경
가슴허리신경($T_1 \sim L_2$)	머리엉치신경(Ⅲ, Ⅶ, Ⅸ, Ⅹ, $S_2 \sim S_4$)
신경절 • 교감신경줄기 • 척주이전신경절 • 효과장기로부터 멀다	신경절 • 종말신경절 • 효과장기 가까운 곳이나 장기속에 있다.
·1개의 신경절이전섬유는 20여개 이상의 신경절이후 신경원과 연접한다.	·1개의 신경절이전섬유는 4~5개의 신경절이후 신경원과 연접한다.
·피부를 포함한 전신에 분포한다.	·머리와 가슴, 배 및 골반 장기에 분포한다.
·신경절이후섬유가 상대적으로 길다.	·신경절이후섬유가 상대적으로 짧다.

자율신경의 기능적 비교

교감신경 (아드레날린 동작성 신경원)	부교감신경 (콜린동작성 신경원)
신경절이전섬유 말단	
ACETYLCHOLINE분비	ACETYLCHOLINE 분비
신경절이후섬유 말단	
NOREPINEPHRINE분비	ACETYLCHOLINE 분비

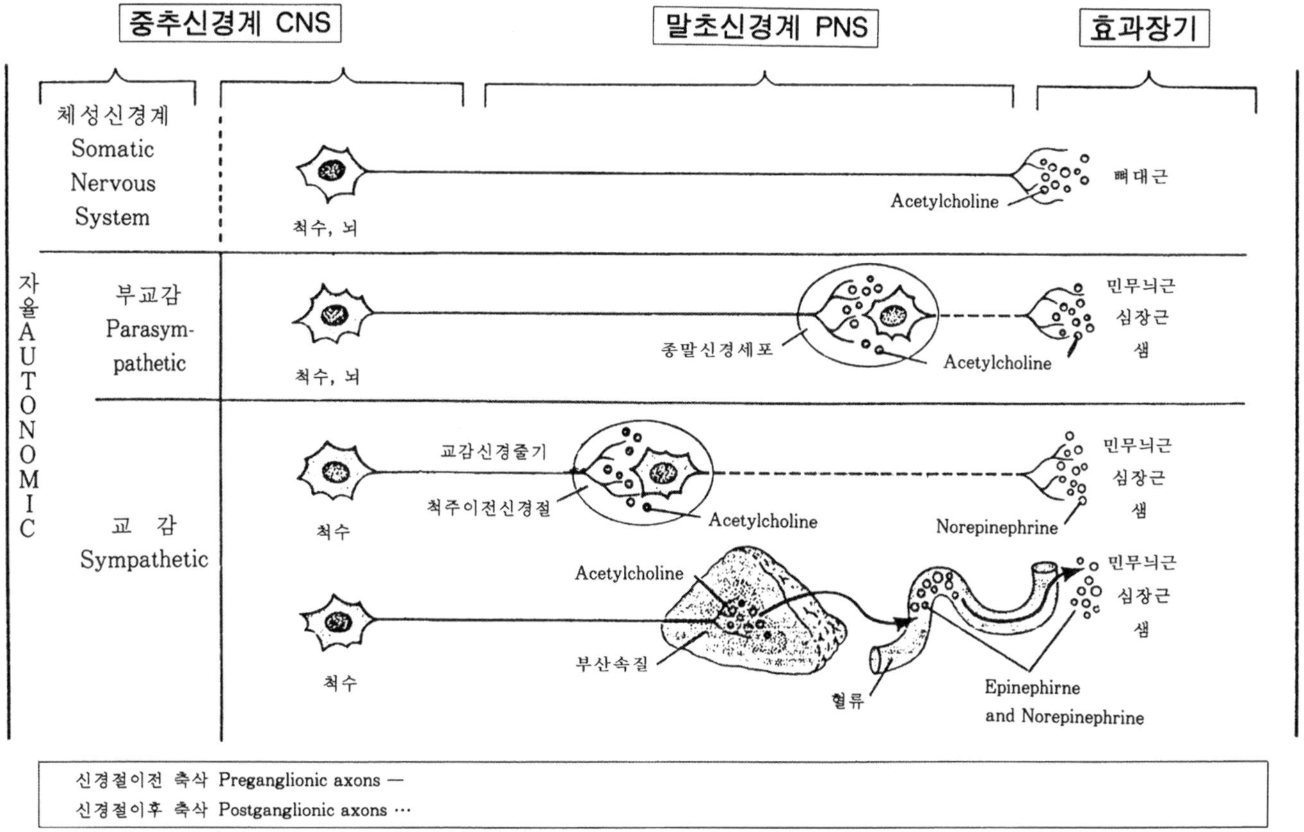

교감신경과 부교감신경의 작용 비교

기 관	교감신경	부교감신경
동공(Pupils)	확장	수축
눈물샘(Lcrimal Glands)	많은 양 분비	정상 양 분비
섬모체근육(Ciliary Muscle)	수축(가까이 봄)	이완(멀리 봄)
침샘(Salivary Glands)	점액 분비	물 같은 침 분비
땀샘(Sweat Glands)	분비촉진	–
털세움근(Erector Pili)	수축(털 세움)	–
소화분비샘(Digestive Glands)	분비억제	분비촉진
소화관연동운동(Peristalsis)	억제	촉진
심장박동(Cardiac Pumping)	촉진(빨라짐)	억제(느려짐)
기관지(Bronchus)	확장	수축
방광(Urinary Bladder)	이완(배뇨 억제)	수축(배뇨 촉진)
조임근(Sphincters)	수축	이완
혈관(Blood Vessels)	수축(피부, 내장)	확장(침샘, 생식기)

13－19

신경계통 NERVOUS SYSTEM : 특수감각기관 SPECIAL SENSORY ORGANS
미각 Gustatory Sense : 미각 Taste
후각 Olfactory Sense : 냄새 Smell

A=살색　B=노랑　1=분홍　2=빨강
3=크림색　4 =주황　D=엷은파랑　E=크림색
F=분홍　G=노랑　H=오렌지색
f=녹색　7=보라　e=빨강

GUSTATORY SENSE : TASTE 미각

A TONGUE 혀
1 CIRCUMVALLATE PAPILLAE 성곽유두
2 FUNGIFORM PAPILLAE 버섯유두
B TASTE BUDS 맛봉오리
3 SUPPORTING CELLS 지지세포
4 GUSTATORY RECEPTOR CELLS 미각수용기세포
a TASTE HAIRS 미세융모
b TASTE PORE CANAL 미각구멍관
C SENSORY NERVE FIBERS 감각신경섬유
V TRIGEMINAL N. BRANCH 삼차신경가지
Ⓥ FACIAL NERVE 얼굴신경
Ⓘ GLOSSOPHARYNGEAL 혀인두신경
Ⓧ VAGUS NERVE 미주신경

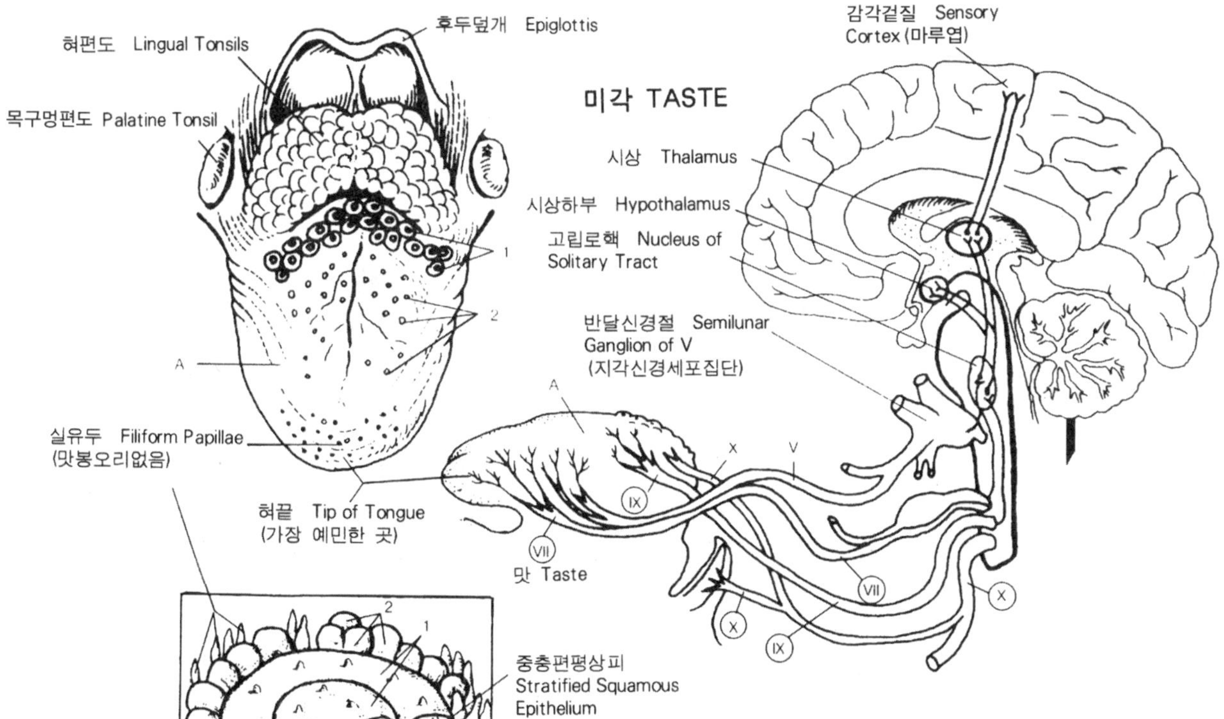

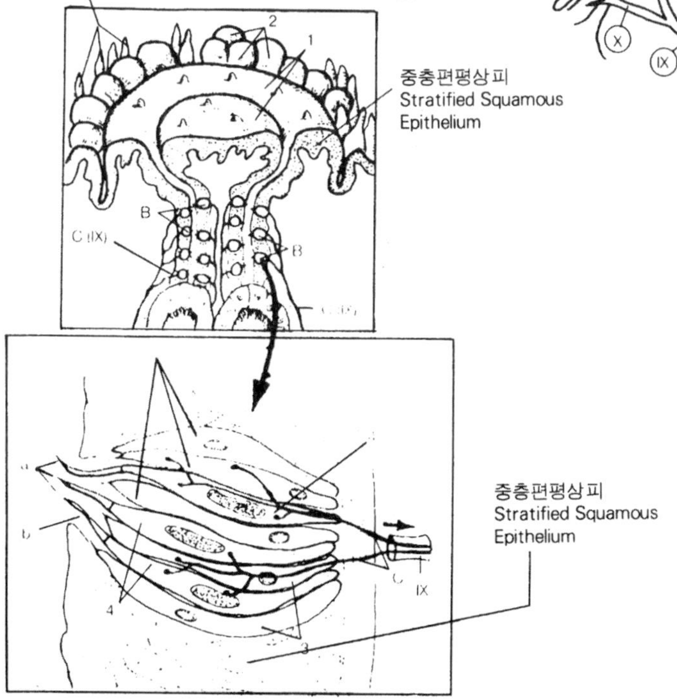

SWEET 단맛
■ 물에 잘 녹는 당류 Glycerol

SOUR 신맛
■ 수소이온의 자극 강산, 유기산

BITTER 쓴맛
■ 유기물질의 자극

SALTY 짠맛
■ 물에 녹는 염류의 자극

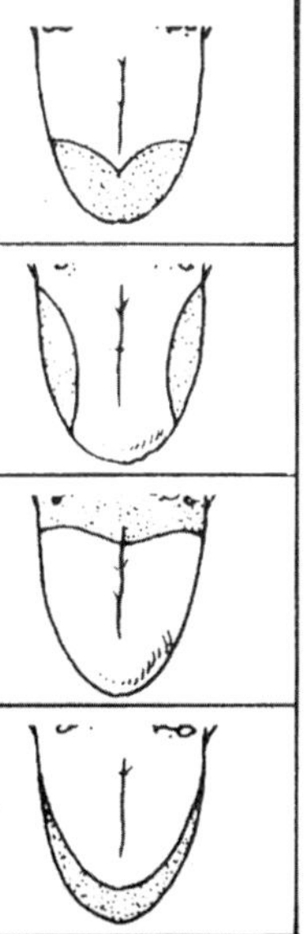

* 미각 TASTE
입에서 화학적 물질분자에 의하여 자극되는 화학수용기로 미각기에 의하여 감각을 나타낸다. 미각의 수용기는 맛봉오리 Taste Bud이다.

■ 맛세포 TASTE CELL
맛봉오리안에 있는 맛세포는 선단에 맛세포털이 있으며, 맛세포는 표면을 향한 부분에서 맛관이 나와 맛구멍이 밖으로 나와 있기 때문에 타액이나 물에 녹은 물질이 쉽게 맛세포털을 자극하게 된다.

■ 미각로 TASTE PATHWAY
① 용해된 물질 즉 Von Ebner선의 분비물인 타액이나 장액내에서 맛구멍 Taste Pore으로 들어간다.
② 미각수용기를 자극한다.
③ 신경흥분 충동은 미각신경으로 중계된다.
④ 뇌에 있는 미각중추로 간다(혀의 한쪽에서 오는 흥분충동은 대뇌반대편의 마루엽에 있는 미각중추로 간다.)

OLFACTORY SENSE : SMELL 후각

D NASAL CLEFT 코틈새

E CRIBRIFORM PLATE 체판

F OLFACTORY EPITHELIUM 후각상피

5 SUPPORTING CELLS 지지세포

6 BOWMAN'S GLAND 후각샘

7 OLFACTORY RECEPTOR 후각수용기세포(두극감각신경원)

c DENDRITIC OLFACTORY HAIRS(CILIA) 가시돌기후각털

d OLFACTORY CELL BODIES 후각세포체

e UNMYELINATED OLFACTORYAXONS 무수초후각축삭

Ⅰ OLFACTORY NERVE FIBERS(1) 후각신경섬유

G OLFACTORY BULB 후각망울

f MITRAL CELL BODIES 승모신경세포체

H OLFACTORY TRACT 후각로

OLFACTORY CENTER 대뇌겉질의 후각중추

8 LAT. and MED. OLFACTORY STRIAE 가쪽·안쪽 후각선

9 OLFACTORY CENTER 후각중심

10 THALAMIC CENTERS 시상중심

* 후각로 SMELL PATHWAY

1차 신경원은 코안점막의 후각세포 Olfactory cell 이다. 여기서 나오는 신경돌기는 후각신경이 되어, 벌집뼈의 체판을 관통하여 후각망울로 들어가 2차 신경원 세포에 연결된다. 이 섬유는 후각로, 후각삼각을 지나서 직접 혹은 신경원을 바꾸어 결국은 해마옆이랑으로 와서 후각중추에서 끝난다.

SMELL 냄새

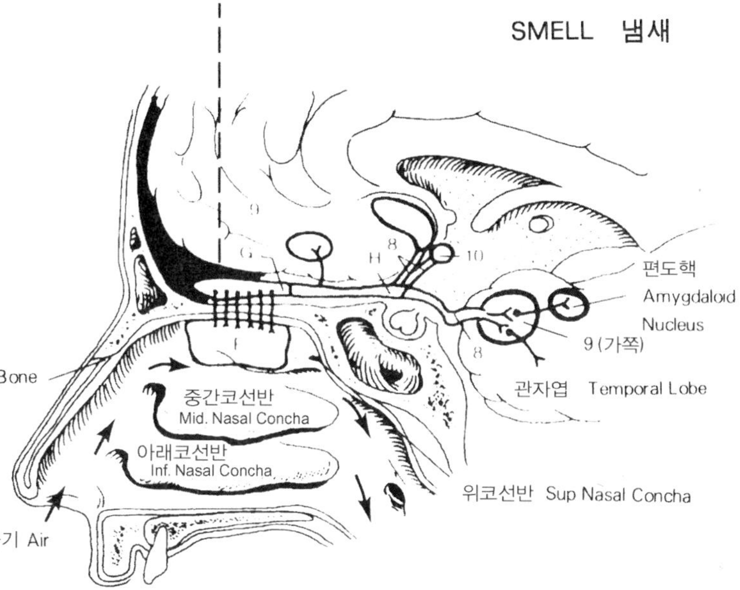

★냄새는 화학감각이다. 즉 수용기가 화학자극에 반응을 일으키는 것이다.감각의 발생은 어떤 물질이 먼저 까스상태로 되어야 하고 그 다음 용해된다.

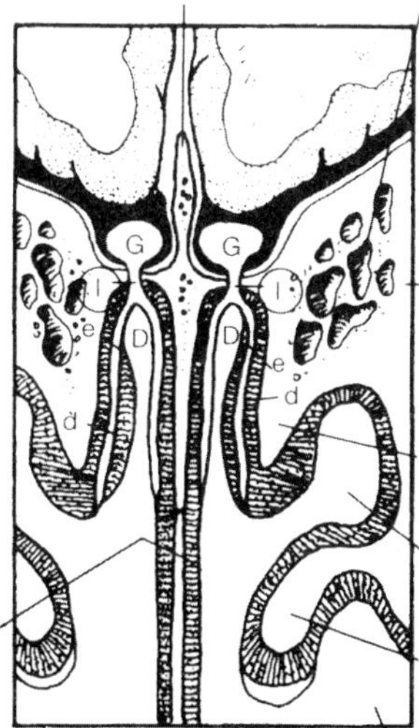

코의 관상 단면

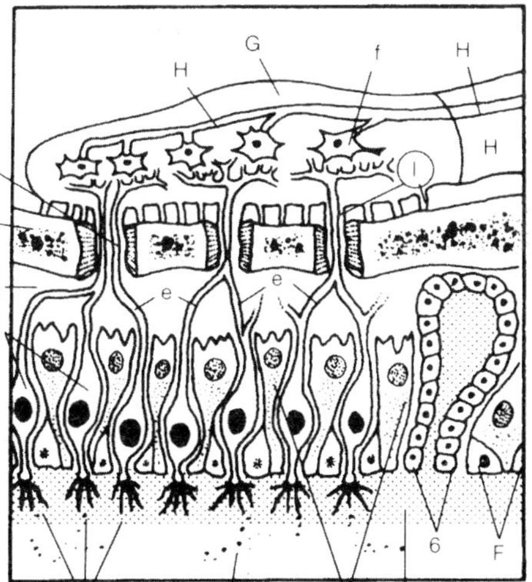

13–20

신경계통 NERVOUS SYSTEM : 특수감각기관 SPECIAL SENSORY ORGANS
시각기 Organ of Sight
안구의 구조 Structure of the Eye Ball

4=크림색 5=회색 6=분홍 7=오렌지
8=옅은갈색 9=노랑 방 (chamber) =옅은파랑, 녹색
23=빨강 24=파랑

* 시각기 ORGAN OF SIGHT
시각기는 안확 Orbit속에 수용되어 있으며 안구 Eye ball와 그 부속기관 Accessory organs들로 구성된다.

* 안구 EYE BALL
직경 약 24㎜의 구형체로서 벽은 섬유층, 혈관층, 신경막 3층으로 구분된다.

■ 안구섬유층 FIBROUS TUNIC
안구의 바깥을 싸는 질긴 막으로 뒤 5/6를 차지하는 불투명한 공막, 앞 1/6을 차지하는 투명한 각막으로 형성되고, 각막과 공막 결합부에 안구방수가 주입되는 공막정맥동 Schlemm's Canal이 있다.

■ 안구혈관층 VASCULAR TUNIC
맥락막, 섬모체, 홍채로 구분된다.

• 맥락막 Choroid
공막의 내면을 덮고 있는 얇은 막으로 Melanin 색소가 많이 있어 암갈색을 띠고 내면은 망막의 색소상피층과 밀착되어 있다.

• 섬모체 CILIARY BODY
맥락막 앞끝을 말하며 내부에 섬모체근이 있고, 섬모체의 안쪽 끝에서는 70~90개의 섬모체돌기 Ciliary process가 나와 수정체 주변과 연결하는 섬모체띠 Ciliary zonule가 나와 있다.

• 홍채 IRIS
수정체의 앞면에 있는 중앙이 뚫린 원판상의 기관이며 뚫린 둥근 구멍을 동공 Pupil이라 한다. 동공의 크기는 2종류의 민무늬근인 동공조임근과 동공확대근에 의하여 동공크기가 조절된다.

3 Basic Layers of the EYEBALL 안구의 벽
① FIBROUS TUNIC 섬유층 ② VASCULAR TUNIC 혈관층 ③ NERVOUS TUNIC 신경층

① FIBROUS TUNIC 안구섬유층
Posterior 뒤 5/6, 두께 0.2~2㎜
4 SCLERA 공막 : 흰자위부분
a VENOUS SINUS/ 공막정맥동 CANAL of SCHLEMM : 공막과 각막의 연결부위에 있음
Anterior : 앞 1/6 두께 약 1㎜
5 CORNEA 각막 : 투명한 부분으로 공막의 혈관에서의 확산으로 영양공급 받는다

② VASCULAR TUNIC 안구혈관층
6 CHOROID 맥락막 Melanin 색소 많다
7 CILIARY BODY 섬모체 안쪽으로 70~90개의 섬모체돌기 나옴
b 3 CILIARY MUSCLE 섬모체근
c CILIARY PROCESSES 섬모체돌기
수정체의 주변과 연결하는 섬모체띠 Ciliary zonule나옴.
8 IRIS 홍채
d PUPIL 동공 홍채 중심부의 구멍

③ NERVOUS TUNIC 안구신경막(RETINA 망막)
9 RETINA 망막
10 ORA SERRATA 톱니둘레
11 MACULA LUTEA 황반
12 FOVEA CENTRALIS 중심오목
13 OPTIC DISC(BLIND SPOT) 시각신경원반
14 PARS CILIARIS RETINAE 섬모망막부분
15 PARS IRIDICA 홍채부분 : 홍채뒤 부분을 덮고 있는 곳

INTERIOR CAVITIES 내부안
Anterior Cavity 앞안
16 ANTERIOR CHAMBER 안구앞방
17 POSTERIOR CHAMBER 안구뒤방
18 FLUID AQUEOUS HUMOR 안구방수
(Schlemn's Canal로 빠져 나감)
Posterior Cavity 뒤안
19 VITEOUS CHAMBER 유리체방
수정체와 망막사이의 공간에 들어 있는 점액같은 액체로 안구의 내압을 유지한다.
20 HYALOID CANAL 유리체관

FOCAL APPARATUS 초점장치
21 LENS WITH SURROUNDING LENS CAPSULE 피막에 싸인 수정체
22 SUSPENSORY LIG. : 섬모체 띠
섬모체근의 이완과 수축에 의해 수정체의 만곡도가 조절된다.

NERVE TRACT 신경로
Ⅱ OPTIC NERVE II 시각신경

BLOOD SUPPLY 혈액공급
23 CENTRAL RETINAL A. 망막중심동맥
24 CENTRAL RETINAL VEIN 망막중심정맥
25 CILIARY ARTERIES 섬모동맥
26 CILIARY VEINS 섬모정맥

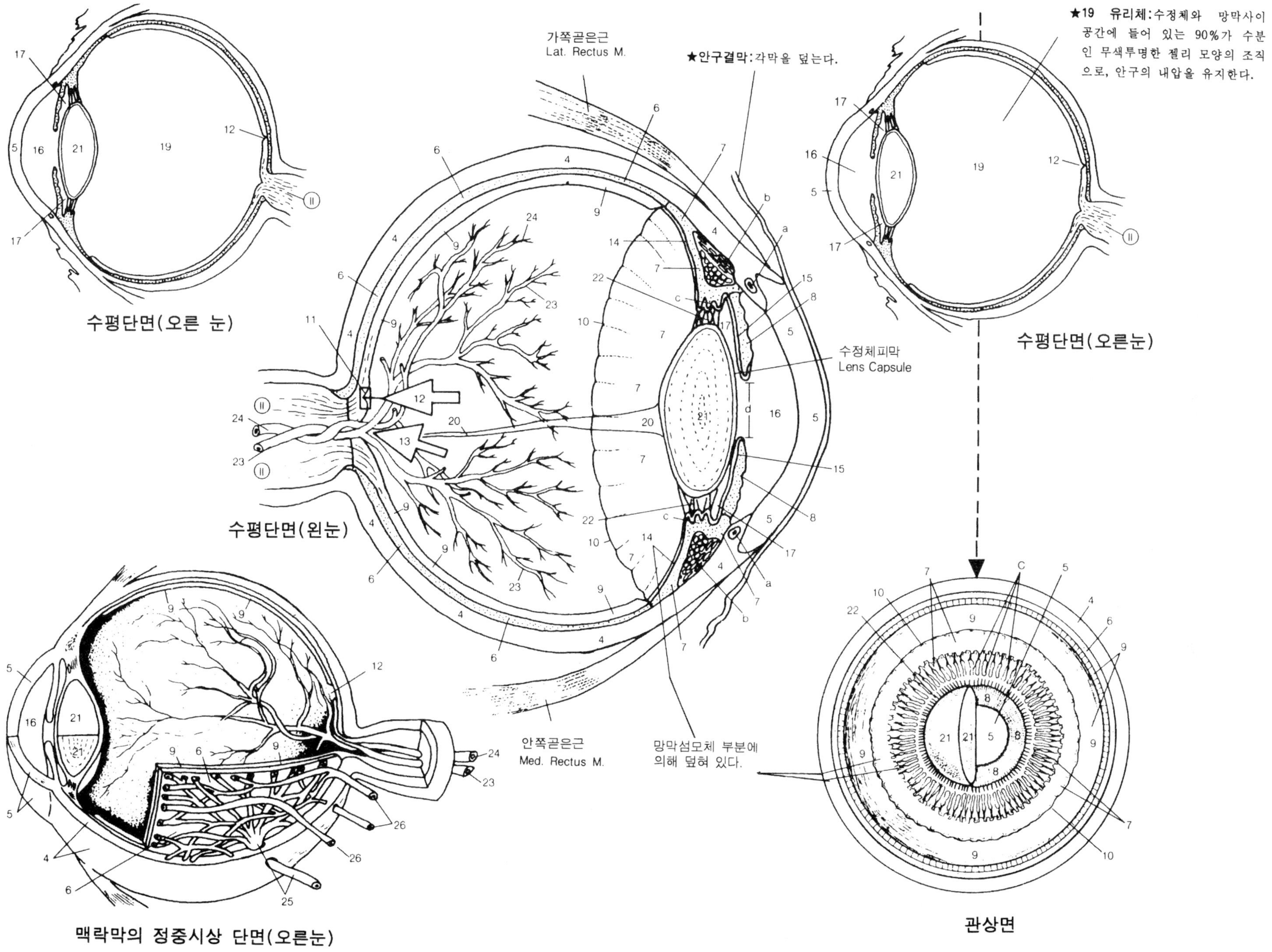

수평단면(오른 눈)

수평단면(왼눈)

수평단면(오른눈)

맥락막의 정중시상 단면(오른눈)

관상면

13-20

13—21

신경계통 NERVOUS SYSTEM : 특수감각기관 SPECIAL SENSORY ORGANS
시각기 Organ of Sight : 망막의 구조 Structure of the Retina

*** 안구신경막 NERVOUS TUNIC**
망막은 투명하고 본질적인 광선감각기로서 발생학적으로 뇌포 Brain Vesicle에서 유래되었다.

■ **톱니둘레 ORA SERRATA**
이곳을 중심으로 앞쪽의 홍채와 섬모체 내면에 접촉하는 색소상피로 되어 있는 부분을 소경부분 Blind portion, 뒤방부분은 신경세포가 배열된 시각부분 Optic portion이라 한다.

■ **황반 MACULA LUTEA**
후반 중심부 근처에 황색을 띠는 곳으로 중심부는 중심오목을 이룬다. 이 부분은 망막이 매우 얇을 뿐만 아니라 물체를 가장 똑똑히 볼 수 있는 부분이다(원뿔세포 Come Cell만 있음).

■ **시각신경원반(유두) OPTIC DISK**
황반의 약 4㎜ 내측에 시각신경의 연결부위를 말한다. 여기에는 감각상피가 덮여 있지 않아 맹점 Blind Spot이라 일컬어 물체를 볼 수 없는 부분이며, 망막에 분포하는 혈관들이 이곳을 뚫고 나와 사방으로 퍼진다.

✶수정체 LENS
투명한 볼록렌즈 모양의 구조물로(직경 약 9㎜, 두께 약 4㎜)주변은 섬모체 띠 Ciliary Zonule에 의해 연결된다. 섬모체근의 이완과 수축에 의해 수정체의 만곡도가 조절되어 초점 맞춘다. 나이가 많아짐에 따라 수정체 중심부로부터 점점 혼탁해져 시력장해가 일어나는 것을 백내장 Cataracta라 한다.

★유리체 VITREUS BODY
안구의 내강을 채워 안구의 내압을 유지하는 투명한 점액 같은 액체로 90%가 수분이다.

3 Parts of the RETINA 망막부분

A **PARS OPTICA 시각부분**
B **PARS CILIARIS 섬모체 부분**
C **PARS IRIDICA 홍채 부분**

Special Points 특별한 점

D **ORA SERRATA 톱니둘레**
E **MACULA LUTEA 황반**
F **FOVEA CENTRALIS 중심오목**
G **OPTIC DISC 시각신경원반**

★REFRACTING MEDIA 굴절질
망막에 도달하는 사이에 통과하는 것을 말한다.

a **CORNEA 각막**
b **AQUEOUS HUMOR 안구방수**
c **LENS 수정체**
d **VITREUS BODY 유리체**

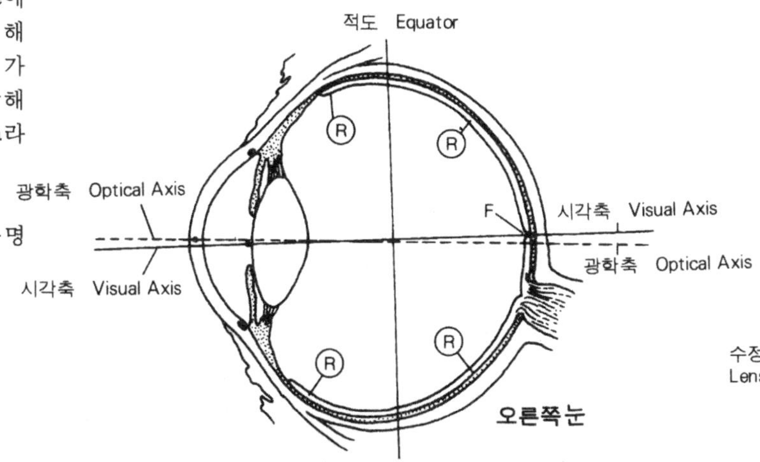

공막, 맥락막, 망막 등의 13—20과 동일한 색으로 한다.

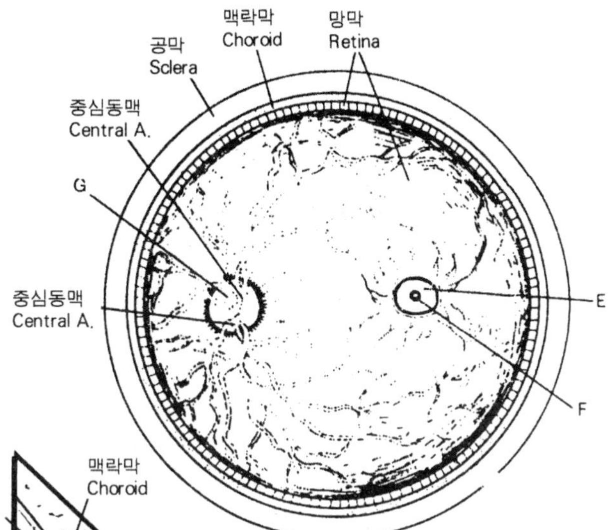

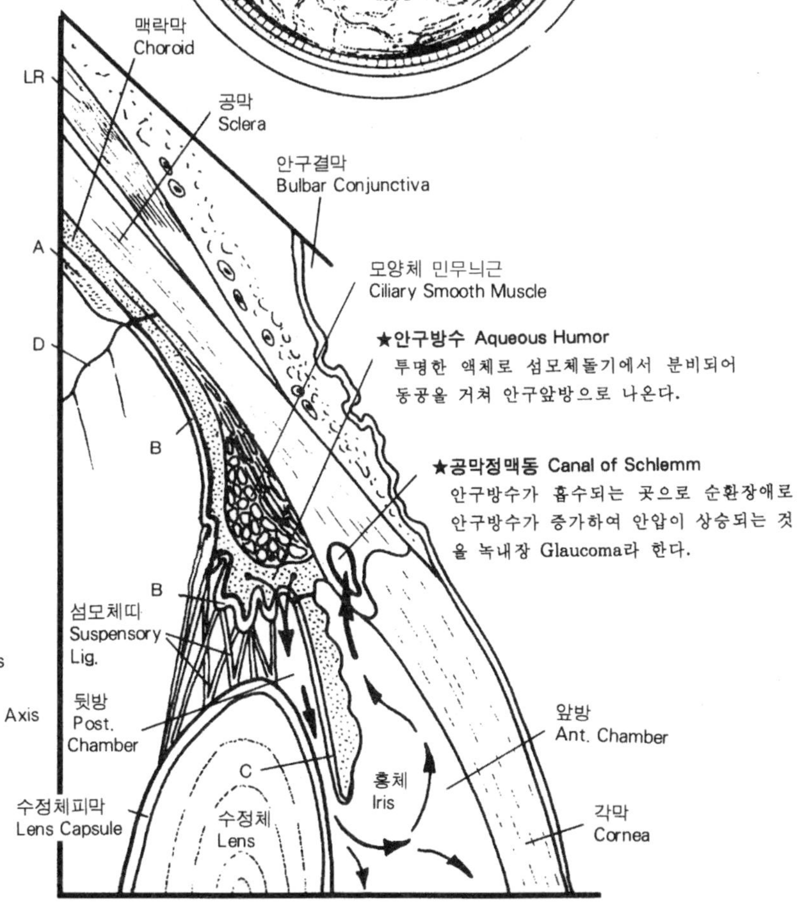

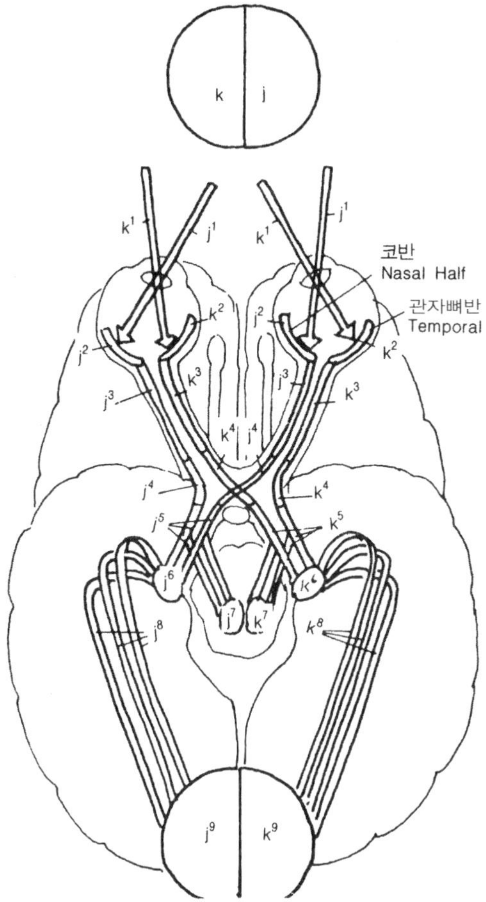

VISUAL PATHWAYS 시각전도로

- J · K VISUAL OBJECT 시각물체
- J^1K^1 LIGHT WAVE 빛파장
- J^2K^2 RETINA 망막
- J^3K^3 OPTIC NERVE 시각신경
- J^4K^4 OPTIC CHIASMA 시각신경교차
- J^5K^5 OPTIC TRACT 시각로
- J^6K^6 LAT GENICULATE BODY 가쪽무릎체
- J^7K^7 SUP. COLLICULI 위둔턱 : 동공반사에만 관여
- J^8K^8 OPTIC RADIATIONS 시각로부챗살
- J^9K^9 VISUAL CORTEX 시각겉질

LAYERS OF THE RETINA 망막의 층

1. PIGMENTED EPITHELIUM 색소층 : 맥락막 다음
2. LAYER of RODS CONES 막대 · 원뿔세포층
   a. 막대세포 Rods, b. 원뿔세포 Cones,
3. EXT. LIMITING MEMBRANE 바깥경계층
4. OUTER NUCLEAR LAYER 바깥핵층
   c. 빛수용기 Photoreceptor
5. OUTER PLEXIFORM LAYER 바깥얼기층
   신경돌기와 신경원 사이의 연접
6. INNER NUCLEAR LAYER 속핵층
   d. 2차 신경원의 세포체 또는 개재신경원 Intercalated Neuron
7. INNER PLEXIFORM LAYER 속얼기층
   신경돌기와 신경원사이의 연접
8. LAYER of GANGLION CELLS 신경절세포층
   e. 3차 신경원의 세포체 또는 통합신경원
9. LAYER of OPTIC NERVE FIVERS 시각신경섬유층
   시각신경 유두에 모여 시각신경이 됨
10. INT. LIMITING MEMBRANE 속경계층
   망막의 신경교 Neuroglia

★망막의 주위부

- 덜예민한 시야부이다.
- 원뿔세포수가 점점 적어지고 변부로가면서 막대세포수가 점점 많아진다.
- 막대세포 Rod Cell 수용기는 색의 구별 못하고 어두운 빛에 자극된다.

★망막의 중심오목

- 예민한 시야부이다.
- 원뿔세포 Cone Cell만 있다.
- 수용기는 밝은데서 천연색에 자극된다.
- 물체를 볼 때 상이 중심오목에 맺혀지도록 시선을 맞춘다.

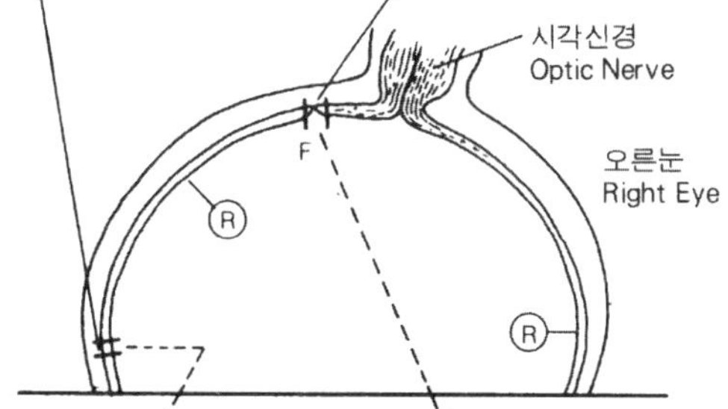

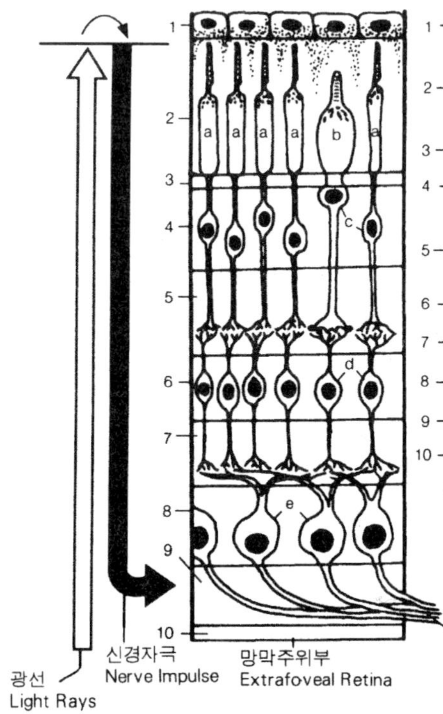

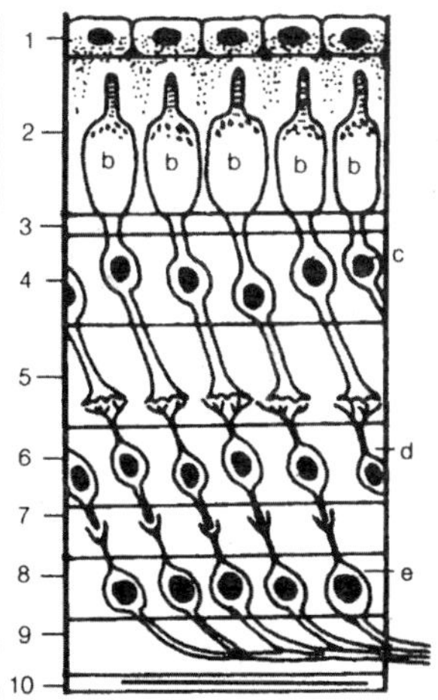

F : 중심오목 FOVEA CENTRALIS

- 중심오목은 원뿔세포만 함유한다.
- 모든 다른층은 망막의 이 부위에서는 얇다. 그러므로 오목 들어간다.

*** 시각로 VISUAL PATHWAY**

안구의 망막과 시각신경은 사이뇌에서 분화한 것으로 대뇌내부의 전도로이다.

- 각 망막의 중심쪽 1/2에서 오는 시각신경섬유들은 시야의 가쪽 1/2에서 오는 상을 전달하고, 시각신경교차를 하여 반대쪽 시각로 들어간다.
- 반대로 망막의 가쪽에서 오는 시각신경섬유들은 시야의 안쪽 1/2에서 오는 상들을 전달하며, 시각신경교차 Optic Chiasma를 하지 않고, 같은 쪽의 시각로로 들어간다.
- 각 시각로의 시각신경 섬유들은 뇌줄기 Brain Stem로 들어가 시상 Thalamus에 있는 가쪽 무릎체 신경원과 연접을 이루고, 시각로 부챗살로서 뒤통수엽의 겉질시각 중추로 향한다.

13－2

바깥근육＝따뜻한 색　　속근육＝차가운 색

신경계통 NERVOUS SYSTEM : 특수감각기관 SPECIAL SENSORY ORGANS
시각기 Organ of Sight
눈의 부속 구조물 Associated Structure of the Eye

■ 눈꺼풀 EYELIDS
바깥은 피부로 되어 있고 그 밑에 근육과 눈꺼풀판 Tarsal plate이 있으며 안쪽층은 결막 Conjuntiva로 되어 있다.

■ 눈꺼풀판샘 TARSAL/MEIBOMI AN GLAND
일종의 큰 기름샘 Sebaceous Gland이 있어 지방질 성분이 눈꺼풀 유리연으로 분비되어 정상에서 눈물이 넘치는 것을 방지한다. 이 선이 곪으며 산립종 Chalazion이 유발된다.

■ 결막 CONJUNTIVA
눈꺼풀의 내면을 덮는 눈꺼풀 결막 Palpebral Conjunctiva이라고 하며, 안구공막의 앞면을 덮는 것을 안구결막 Bulbar Conjunctiva이라 한다.

■ 결막구석 CONJUNCTIVAL FORNIX
눈꺼풀 깊숙이에서 이행되는 부위로, 먼지나 작은 이물질이 머무는 곳이다.

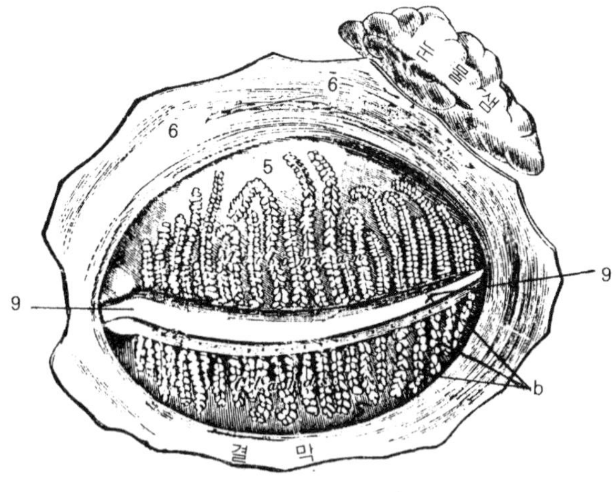

눈꺼풀의 눈꺼풀판

1 BONY ORBIT(ORBITAL CAVITY) 눈확
2 EYEBROWS 눈썹

EYELIDS and EYELASHES 눈꺼풀과 속눈썹
3 EYELIDS(PALPEBRAE) 눈꺼풀
4 EYELASHES 속눈썹 : 수명60일 정도임.
a SEBACEOUS GLANDS 기름샘
이선이 곪으면 Hordeolum이라 함
5 TARSAL PLATES 눈꺼풀판
b TARSAL MEIBOMIAN GLANDS 눈꺼풀 샘

CONJUNCTIVA 결막
6 PALPEBRAL CONJUNCTIVA 눈꺼풀결막
7 BULBAR CONJUNCTIVA 안구결막
8 CONJUNCTIVAL SAC 결막주머니
9 PALPEBRAL FISSURE 눈꺼풀틈새

ANGLES OF EYELIDS 눈꺼풀의각
10 LATERAL CANTHUS 가쪽눈구석
11 MEDIAL CANTHUS 안쪽눈구석
12 LACRIMAL CARUNCLE 눈물언덕

EYELIDS눈꺼풀의 얼굴근
13 ORBICULARIS OCULI M. 눈둘레근
14 LEVATOR PALPEBRAE SUPERIORIS MUSCLE 위눈꺼풀올림근

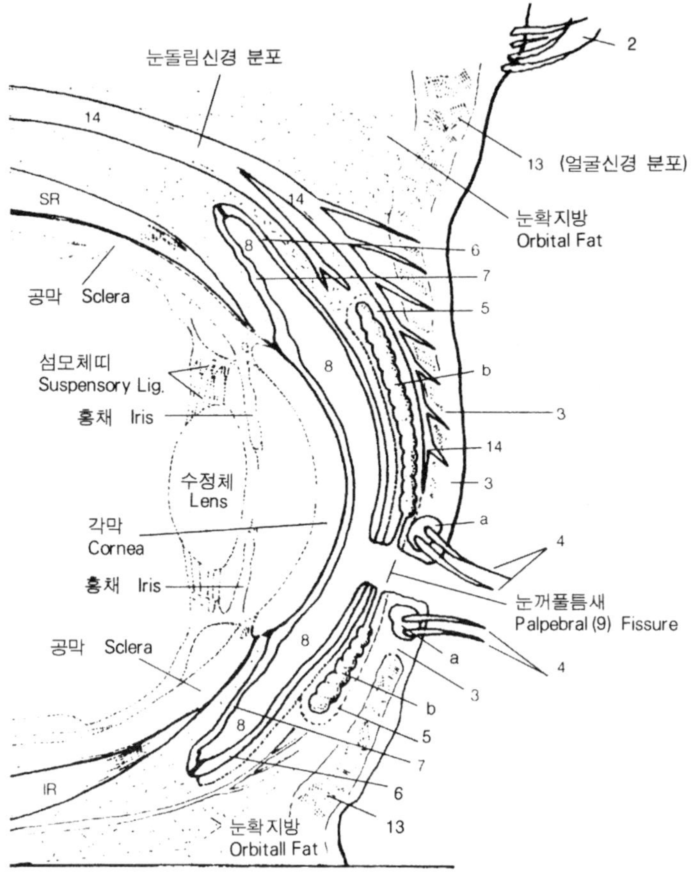

시각기의 안구앞방부분(정중시상단면)

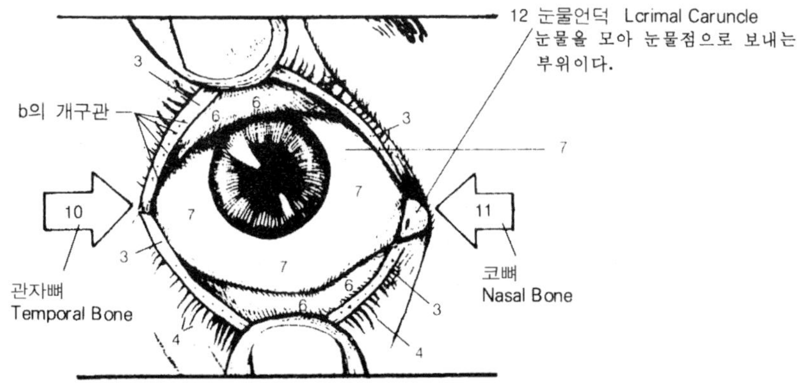

근육이름	근육작용	지배신경
위곧은근 Sup. Rectus M.	안구를 위로 올린다.	눈돌림신경(Ⅲ) Oculomotor N.
아래곧은근 Inf. Rectus M.	안구를 아래로 내린다.	눈돌림신경(Ⅲ) Oculomotor N.
안쪽곧은근 Med. Rectus M.	안구를 안쪽으로 돌린다.	눈돌림신경(Ⅲ) Oculomotor N.
가쪽곧은근 Lat. Rectus M.	안구를 가쪽으로 돌린다.	갓돌림신경(Ⅵ) Abducens N.
위빗근 Sup. Oblique M.	내향한 안구를 밑으로 내린다.	도르래신경(Ⅳ) Trochlear N.
아래빗근 Inf. Oblique M.	내향한 안구를 위로 올린다.	눈돌림신경(Ⅲ) Oculomotor N.

■ 눈물샘 LACRIMAL GLAND
눈확의 상벽 가쪽에 자리잡고 있는 납작한 난원형의 장액선이다. 6~12개의 배설관을 통하여 위결막구석 Sup. Fornix의 가쪽에 개구하고 있는데 눈물은 안구의 전면 안쪽으로 흘러가 눈물점에 흡수되어 눈물관으로 들어간다.

■ 눈물 TEAR
약한 알카리성의 맑은 액체로서 안구의 전면을 적시어 깨끗이 청소할 뿐만 아니라 약간의 효소도 함유하여 살균의 구실도 갖고 있다.

★ 동공조임근 : 윤상민무늬근섬유로 부터 교감신경의 지배를 받아 밝은 빛에서 동공을 수축시킨다. 즉 눈으로 들어가는 빛의 양을 홍채가 조절한다.

★ 동공확대근 : 방사성섬유로 밝음이 어둠으로 변할 때, 먼 곳을 볼 때, 공포와 통각이 있을 때 교감신경의 지배를 받아 동공을 크게 한다.

MUSCLES OF THE EYE 눈의 근육

EXTRINSIC MUSCLES 바깥 근육

- SR SUPERIOR RECTUS M. 위곧은근
- MR MEDIAL RECTUS M. 안쪽곧은근
- LR LATERAL RECTUS M. 가쪽곧은근
- IR INFERIOR RECTUS M. 아래곧은근
- SO SUPERIOR OBLIQUE M. 위빗근
- IO INFERIOR OBLIQUE M. 아래빗근

INTRINSIC MUSCLE 속근육

- a CILIARY BODY 섬모체
- b IRIS 홍채
- c SPHINCTER PUPILLAE 동공조임근
- d DILATOR PUPILLAE 동공확대근

LACRIMAL APPARATUS 눈물기관

- 15 LACRIMAL GLAND 눈물샘
- 16 LACRIMAL DUCTS 눈물소관
- 17 PUNCTA LACRIMALIA 눈물점
- 18 LACRIMAL CANALS 눈물관
- 19 LACRIMAL SAC 눈물주머니
- 20 NASOLACRIMAL DUCT 코눈물관
- 21 INF. NASAL MEATUS 아래콧길

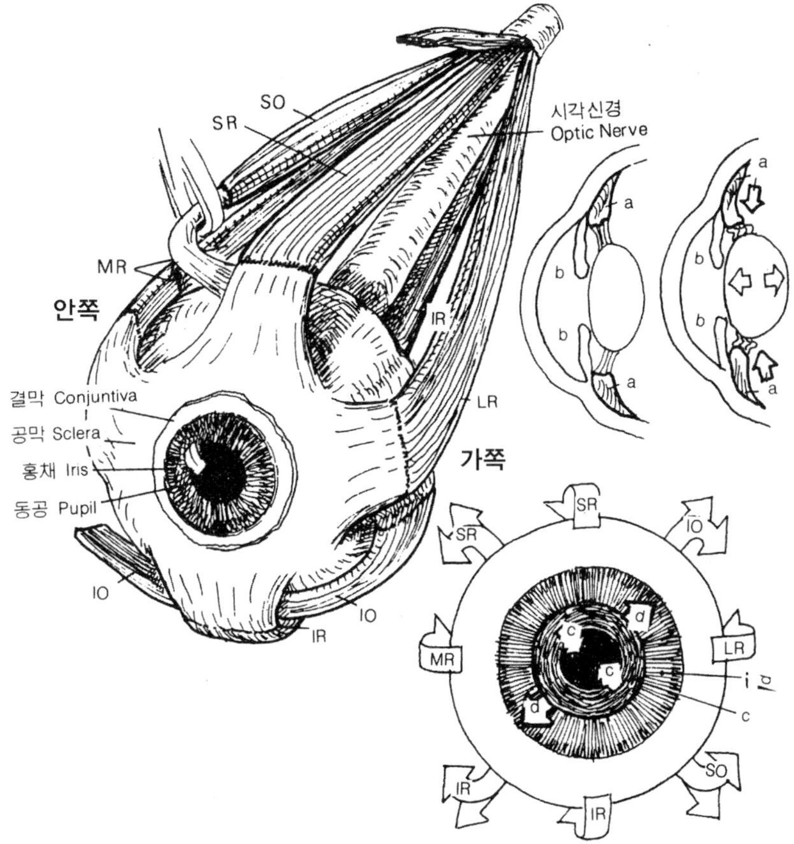

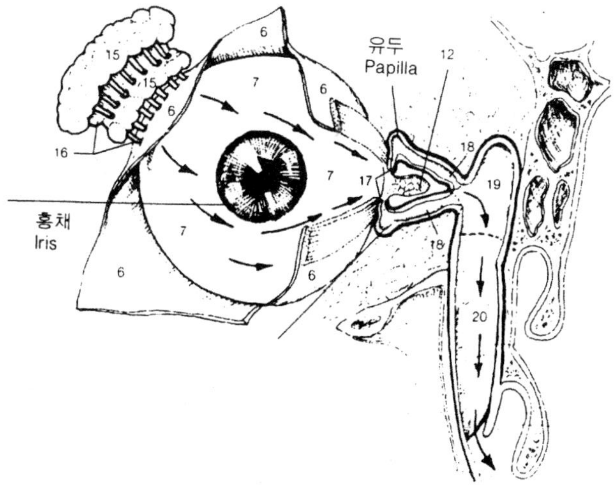

13－22

신경계통 NERVOUS SYSTEM : 특수감각기관 SPECIAL SENSORY ORGANS
평형각 · 청각기 Organ of Equilibrium and Hearing
귀의 구조 Structure of the Ear

4＝살색 5＝주홍 6＝노랑 7＝엷은갈색
8＝엷은회색 BL＝크림색 ML＝녹색 10＝엷은파랑
11＝연두 근육＝따뜻한 색

* 귀 EAR : 평형과 청각을 담당하는 특수 감각기관으로, 음파를 모우는 바깥귀, 공기의 진동(음파)을 기계적인 진동으로 바꾸는 가운데귀, 기계적 진동을 액체의 진동으로 전환시켜 주는 속귀로 구분된다.

■ 바깥귀 EXTERNAL EAR
- 귓바퀴 AURICLE : 음파를 모우고 그것을 바깥귀길로 보내는 역할을 하며, 탄력연골위에 피부 및 약간의 지방조직이 덮여서 된다.
- 바깥귀길 EXTERNAL ACOUSTIC MEATUS : 길이 2.5cm 가량의 관으로 내벽은 모두 피부로 덮혀 있다. 안쪽 2/3는 골벽(측두골)으로 되어 있고, 가쪽 1/3은 연골로 되어 있다. 연골(가쪽1/3) 부분의 피부는 털과 땀샘의 변형인 귀지샘 Ceruminous Gland 및 기름샘 Sebaceus Gland등이 있으며, 귀지샘의 분비물이 귀지 Cerumen가 된다.
- 고막 EAR DRUM : 장경 약 1cm, 두께 0.1㎜로 생체에서 진주모양의 광택을 내는 얇은 막으로 고실을 보호하며 고막내면에 고실뼈가 붙어 있다.

■ 가운데귀 MIDDLE EAR
- 고실 TYMPANIC CAVITY : 속은 점막으로 덮혀 있으며 고실의 한 가운데 3개의 고실뼈가 관절로서 연결되어 고막의 진동을 속귀로 전달한다.
- 가운데귀관 AUDITORY TUBE : 코인두와 교통되어 있으며, 보통 때는 닫혀 있으나 하품을 할 때에 순간적으로 열리며 고막내외의 기압차를 조절한다.

■ 족귀 INNER EAR : 관자뼈의 암석내에 들어 있는 평형청각기의 주요 부분으로 뼈미로와 막미로도 구성된다. 뼈미로과 막미로 사이에 바깥림프가 들어있고 막미로 속에는 속림프가 들어 있다.

3 BASIC REGIONS of the EAR 귀의구분

① EXTERNAL(OUTER) EAR 바깥귀
4 AURICLE(PINNA) 귓바퀴 : 음파를 모음
5 EXT. AUDITORY MEATUS 바깥귀길
6 TYMPANIC MEMBRANE(EARDRUM) 고막

② MIDDLE EAR 가운데귀
7 TYMPANIC CAVITY 고실
8 EUSTACHIAN (AUDITORY)TUBE 가운데귀관
9 EPITYMPANIC RECESS 고실오목

③ INNER EAR 속귀
BL OUTER BONY LABYRINTH 바깥뼈미로
ML INNER MEMBRANOUS LABYRINTH 속막미로

LYMPHATIC FLUID 림프액
10 PERILYMPH 바깥림프
11 ENDOLYMPH 속림프

Innervation of NERVE 신경분포
Ⅶ FACIAL NERVE Ⅶ 얼굴신경
Ⅷ VESTIBULOCOCHLEAR N. (Ⅷ) 안뜰속귀신경
vb VESTIBULAR BRANCH 안뜰신경가지
cb COCHLEAR BRANCH 달팽이신경가지

AUDITORY OSSICLES 고실뼈
12 MALLEUS 망치뼈
13 INCUS 모루뼈
14 STAPES 등자뼈

SKELETAL MUSCLES 뼈대근
15 TENSOR TYMPANI 고막긴장근
16 STAPEDIUS 등자뼈근

MECHANISMS OF EQUILIBRIUM 평형의 기전

■ MACULA:MU MACULA UTRICULI 둥근주머니평형반
평형반 MS MACULA SACCULI 타원주머니평형반
a GELATINOUS MATRIX 교원질
b OTOLITHS 평형모래막
c HAIR CELLS 털감각세포
d SUPPORTING CELLS 지지세포

- 평형반MACULA : 털감각세포 Hair Cells라고 하는 평형수용기를 갖고 있다. 이들 털감각세포는 평형모래라는 투명한 교원질에 묻혀 있다.
- 평형모래막 OTOLITH MEMBRANE : 아주작은 농도의 단백질과 평형모래 Otolith라고 하는 탄산칼슘물질을 갖고 있다. 이 평형모래가 중력의 작용을 받아 털감각세포를 자극한다.
- 털감각세포 HAR CELLS : 구심성 안뜰신경 중추경로를 통해 뇌에 머리와 신체의 위치에 관한 정보를 전달한다.

■ DYMAMIC EQUILIBRIUM : 동적 신체균형과 회전 운동에 대한 수용기
CA CRISTA AMPULLARIS 팽대능선
e CUPULA 아교질 꼭대기
c HAIR CELLS 털감각세포
d SUPPORTING CELLS 지지세포

■ 팽대능선 CRISTA AMPULLARIS : 귀속에 있는 털감각 세포는 아교질 꼭대기라고 하는 아교양 물질사이에 들어 있다.
■ 아교질꼭대기 CUPOLA : 움직이거나 방향을 바꿀 때마다 속림프는 반고리관을 따라 움직이고, 속림프의 흐름은 아교질꼭대기 Cupola를 휘어지게(변형초래) 하므로서, 팽대능선의 털감각세포가 자극을 받아 안뜰신경 Vestibular Nerve을 통해 충추로 전달된다.

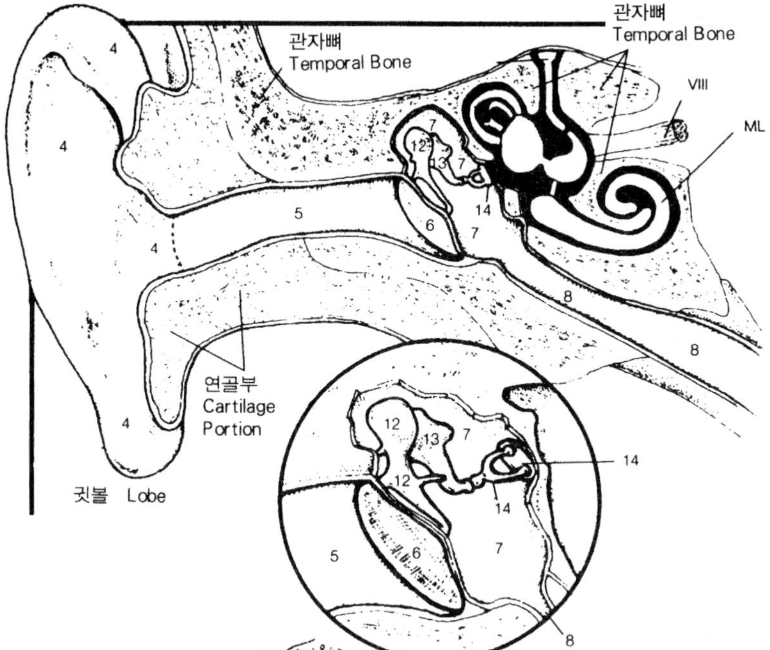

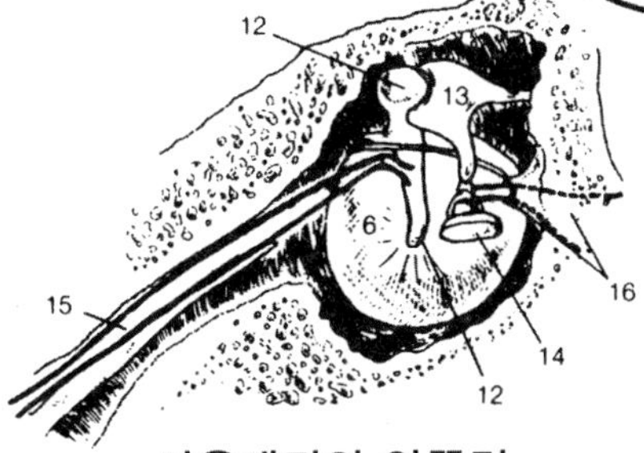

가운데귀의 안쪽면

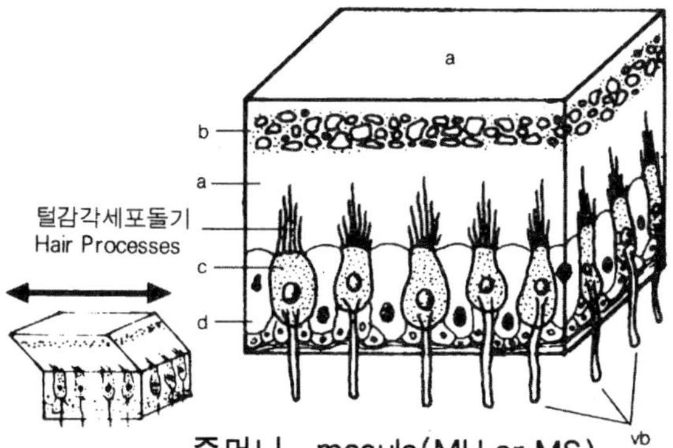

주머니 macula(MU or MS)

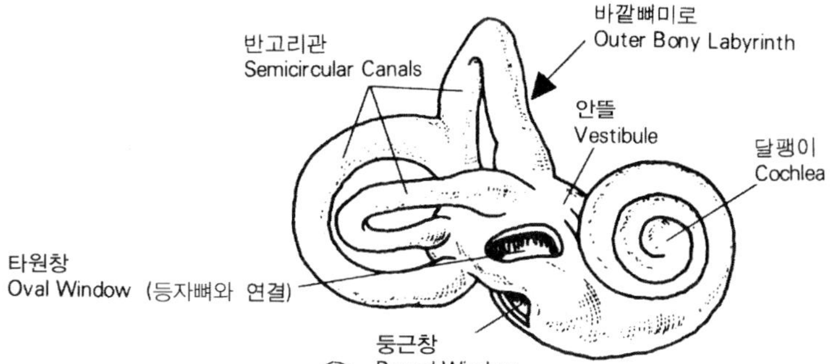

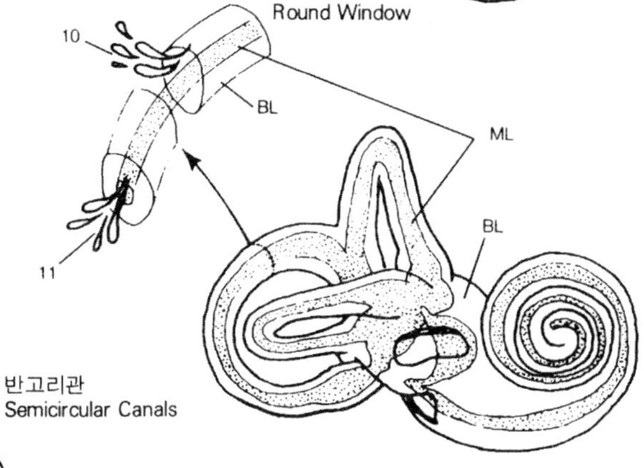

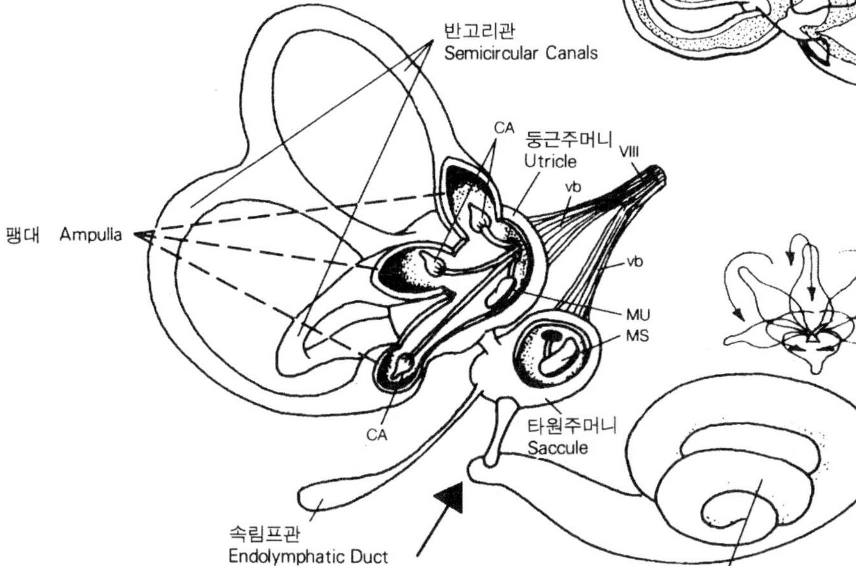

속막미로
Inner Membranous Labyrinth(ML)

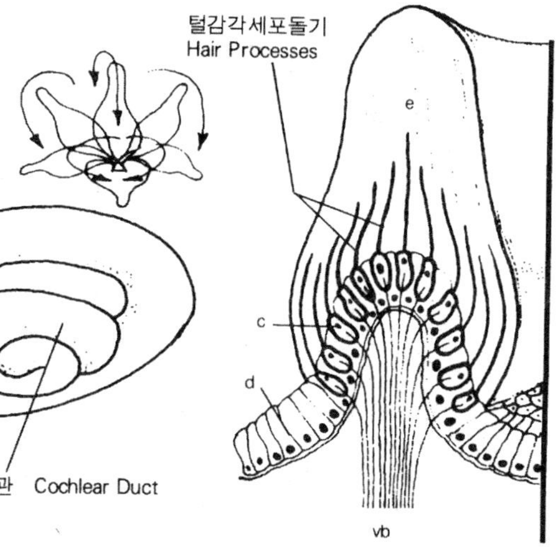

13－23

A＝오렌지 B＝보라 C＝녹색
5＝엷은파랑 6＝청록색 7＝귤색
8＝빨강 B_1＝자주 C_1＝연두
OC＝노랑 B＝오렌지 14＝회색 15＝분홍

신경계통 NERVOUS SYSTEM : 특수감각기관 SPECIAL SENSORY ORGANS
평형각 · 청각기 Organ of Equilibrium and Hearing
속귀의 구조 Structure of the Inner Ear

＊ 속귀 INNER EAR

속귀의 구조는 매우 복잡하여 미로 Labyrinth라 하며, 전후 직경이 약 20㎜, 폭 10㎜에 불과하다.

뼈미로	막미로
A 안뜰	……… 7 타원주머니, 8 둥근주머니
B 반고리관	… B_1 막반고리관
C 달팽이관	… C_1 달팽이관(코르티 관) — 청각

■ 뼈미로 BONY LABYRINTH : 뼈의 치밀질이 만든 동굴이다.

• 안뜰 Vestibule
안뜰의 가쪽벽에 2개의 작은 구멍 즉 안뜰창은 등자뼈 Stapes바닥에 의해, 달팽이창은 결합조직성인 제2고막 Secondary Tympanic Membrane에 붙어 있다.

• 반고리뼈관 Bony Semicircular Canals
3개의 반원형의 고리관이 서로 직각을 이루고 있다.

• 달팽이관 Cochlea
달팽이 모양의 뼈강이며, 달팽이축 Modiolus 주위를 두바퀴 반 회전하는 나선관이 감긴다. 나선관은 속림프가 들어 있는 달팽이관, 바깥 림프가 들어 있는 안뜰계단 및 고실계단으로 구획되어 있다.

■ 막미로 MEMBRANOUS LABYRINTH
뼈미로와 비슷한 모양을 한 폐쇄관으로 속림프가 들어있다.

• 타원주머니 Macula Sacculi와 둥근주머니 Macula Utriculi
평형감각에 관여하는 신경상피 Neuroepithelium가 있다.

• 반고리관 Semicircular Canals
타원주머니 Utricle에 붙어 있는 반원형관으로 팽대 Ampulla 내면에 감각상피가 있는 팽대능선 Ampullary Crest가 있어 안뜰신경과 연결된다.

• 달팽이관 Cochlea
속림프가 흐르고 있으며 나선기관 Spiral Organ (Corti's Organ)은 청각세포가 기초를 이루고 달팽이신경과 연결되어 있다.

BONY LABYRINTH 뼈미로

A VESTIBULE 안뜰미로
B 3 SEMICIRCULAR CANALS 반고리뼈관
C COCHLEA 달팽이

LABYRINTH VESTIBULE 안뜰미로

1 OVAL WINDOW 타원창 (FENESTRAL VESTIBULI 전정창)
2 ROUND WINDOW 둥근창 (FENESTRAL COCHLEA 달팽이창)

LABYRINTH COCHLEA 달팽이미로

3 MODIOLUS(CENTRAL PILLAR) 달팽이축
4 OSSEOUS SPIRAL LAMINA 뼈나선판

SPIRAL LAMINA 뼈나선판

5 SCALA VESTIBULI 안뜰계단
6 SCALA TYMPANI 고실계단

VESTIBULOCOCHLEAR N.(Ⅷ) 속귀신경

cd COCHLEAR BRANCH of Ⅷ 달팽이신경
vb VESTIBULAR BRANCH of Ⅷ 안뜰신경

MEMBRANOUS LABYRINTH 막미로

VESTIBULE 안뜰

7 UTRICULUS(UTRICLE) 타원주머니
8 SACCULUS(SACCULE) 둥근주머니
9 ENDOLYMPHATIC DUCT 속림프관
10 DUCTUS REUNIENS 결합관 (HENSEN'S CANAL) 안뜰을 달팽관에 연결한다.

3 SEMICIRCULAR CANALS 반고리관

B1 3 SEMICIRCULAR DUCTS 반고리관
B2 MEMBRANOUS AMPULLAE of the SEMICIRCULAR DUCTS 반고리관의 막팽대

COCHLEA 달팽이관

C1 COCHLEAR DUCT 달팽이관
11 VESTIBULAR MEMBRANE 안뜰막
12 BASILAR MEMBRANE 바닥막
OC ORGAN of CORTI 나선기관
13 TECTORIAL MEMBRANE 덮개막
14 EXT. SPIRAL LIG. 바깥나선인대

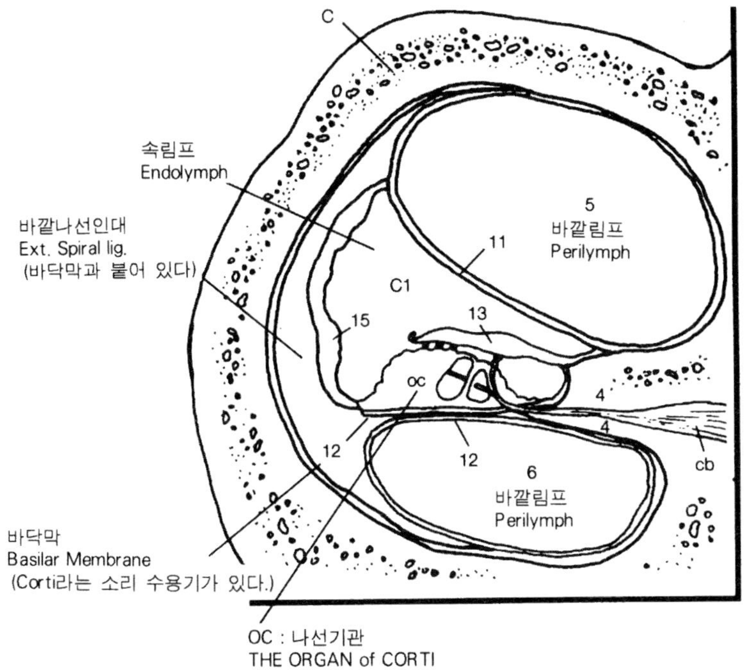

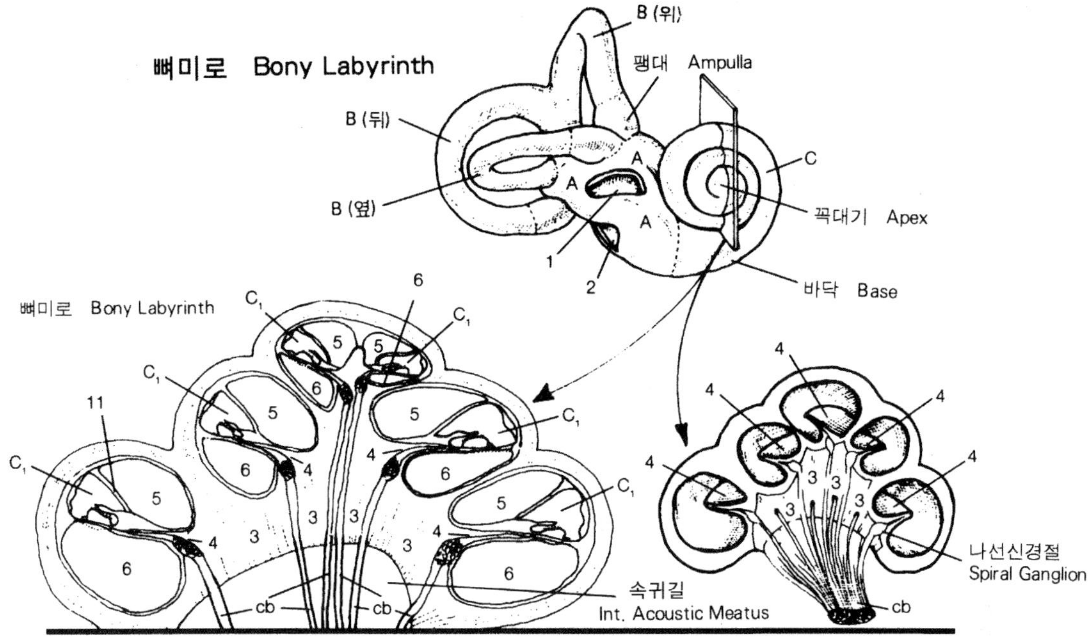

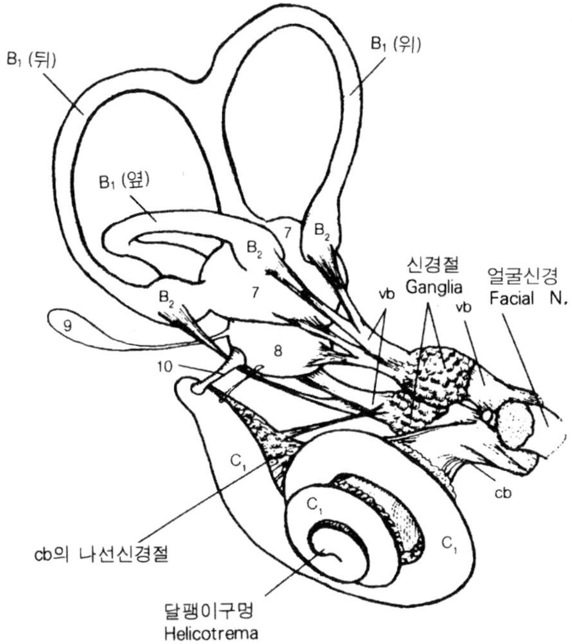

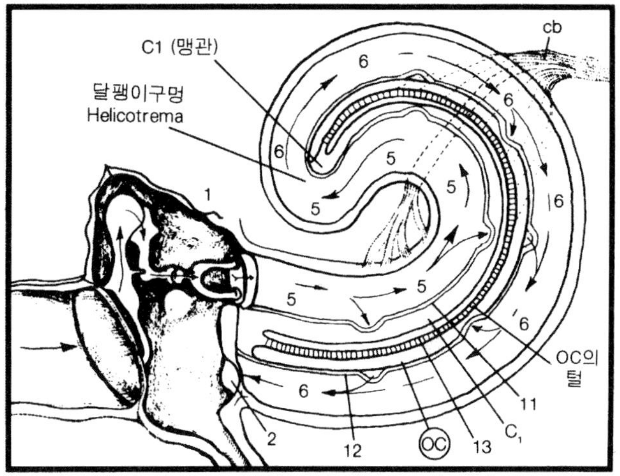

전도형태	변환장소	전도매개물질
공기의 진동		공기
↓	← 고 막	
기계적 진동		고실뼈
↓	← 안뜰창	
액체의 진동		바깥림프
↓	← 나선관(코오리 기관), 속림프	
신경자극		달팽이신경

■ 청각 SENSE OF HEARING

- 음파에 의한 고막의 진동이 고실뼈에 의해 22배 증폭된 후 안뜰창 Vestibular Window을 통해 안뜰계단 Scala Vestibuli 속의 바깥림프를 진동시킨다.
- 이 진동이 안뜰막 Vestibilar Membrane을 통해 달팽이관 내의 속림프로 전달되어 나선기관 Spiral Organ의 덮개막 Tectorial Membrane을 자극한다.
- 감각세포 Hair Cells가 이를 신경자극으로 바꾸어 달팽이 신경 Cochlear Nerve을 통해 청각중추로 전달된다.

찾아보기

[ㄴ]

[ㄷ]

[ㄹ]

[ㅁ]

모세혈관이전조임근 Precapillary Sphincter Muscles 118

[ㅂ]

[ㅅ]

[ㅇ]

[ㅈ]

[ㅊ]

[ㅋ]

[ㅌ]

[ㅍ]

[ㅎ]

INDEX

[B]

[C]

[D]

[E]

[F]

[G]

[H]

[M]

[N]

[O]

[P]

[Q]

[R]

[S]

[T]

[U]

[V]

[X]

[Y]

[Z]

요점 및 실습가이드

사람해부학

1993년 3월 30일 초판인쇄
1995년 5월 30일 개정판발행
1996년 8월 15일 개정2판발행
2003년 3월 30일 개정3판발행
2004년 3월 10일 개정3판2쇄발행
2009년 3월 10일 개정4판발행

지은이 : 한상숙
펴낸이 : 이상태
펴낸곳 : 청구문화사
주 소 : (120-831)서울특별시 서대문구 연희 1동 436-1번지
전 화 : 02-332-0541(代) FAX : 02-337-9577
등 록 : 1990년 11월 2일 제9-247호

가격 30,000원

ISBN 978-89-5616-306-2 93510